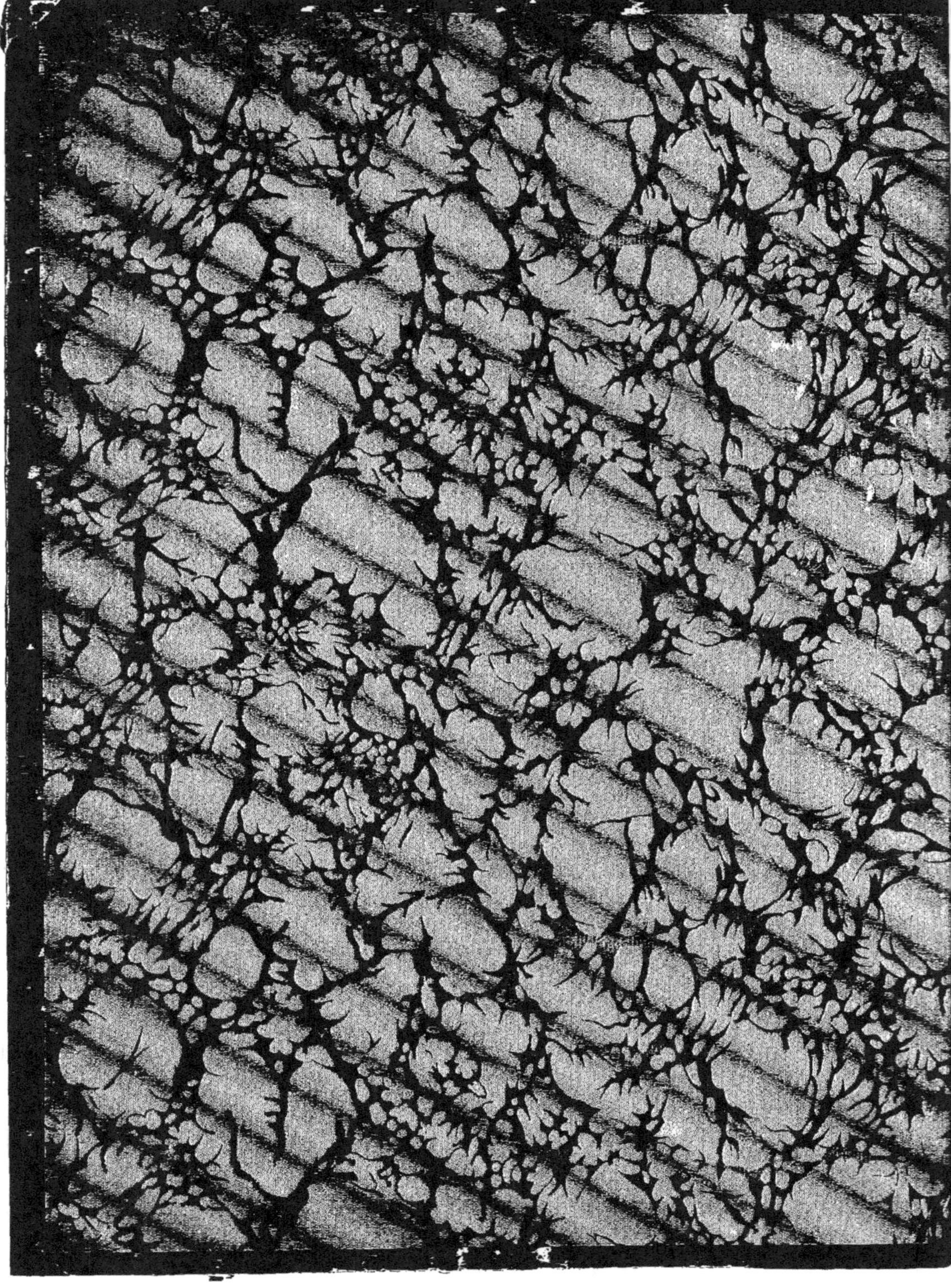

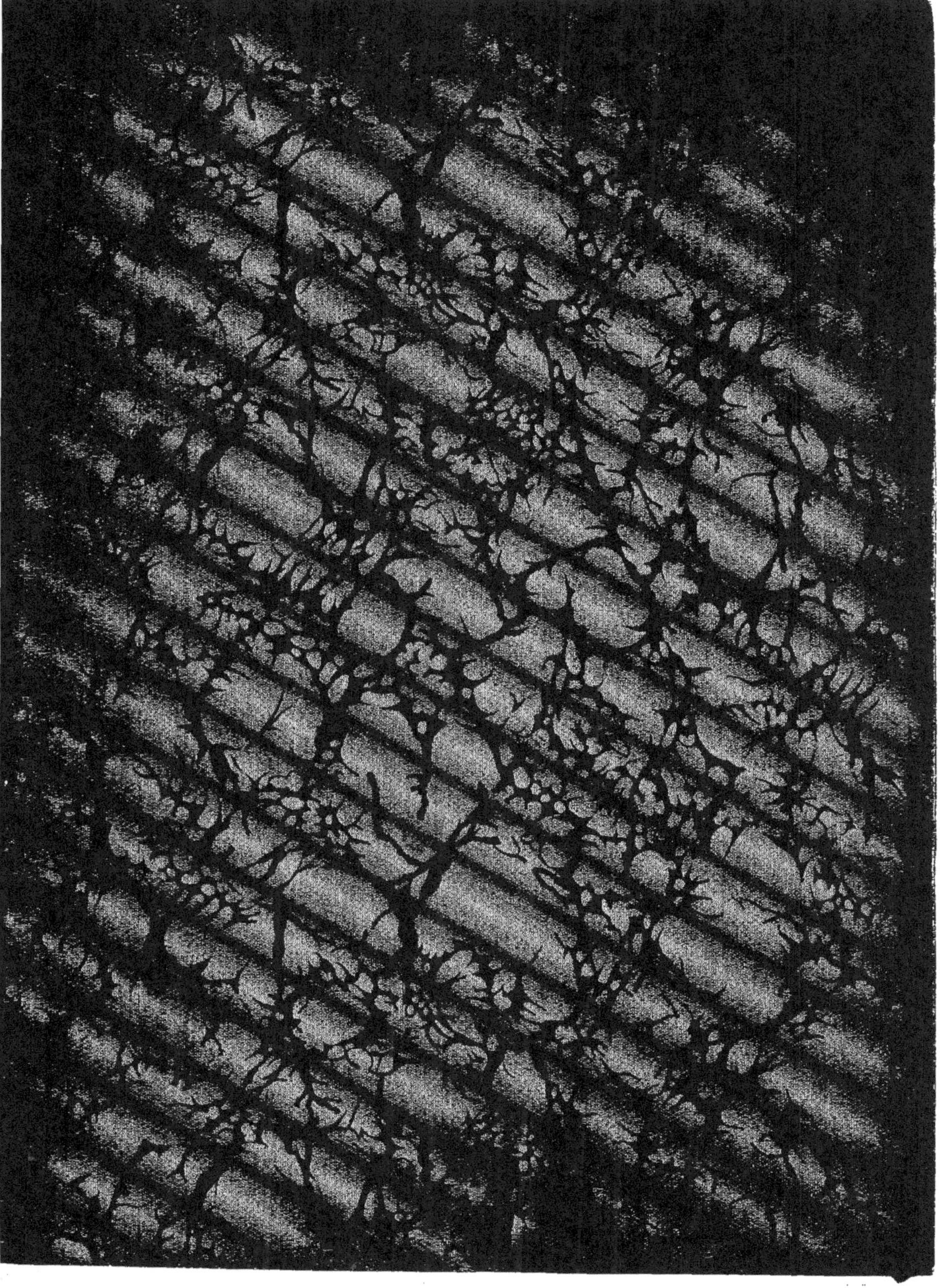

Prix : 75 centimes

Fascicule 1

Larousse Médical

ILLUSTRÉ de Guerre

PUBLIÉ
S LA
ECTION
DOCTEUR
ALTIER=
SSIÈRE.

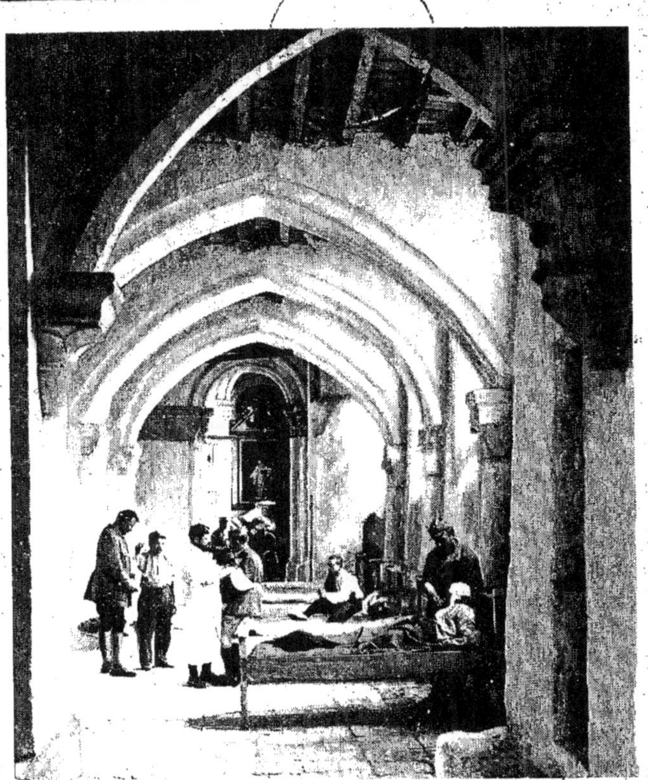

ÉGLISE TRANSFORMÉE EN AMBULANCE.

SUPPLÉMENT AU
LAROUSSE MÉ-
DICAL ILLUSTRÉ
BLESSURES ET MA-
LADIES DE GUERRE
RÉÉDUCATION DES
MUTILÉS.

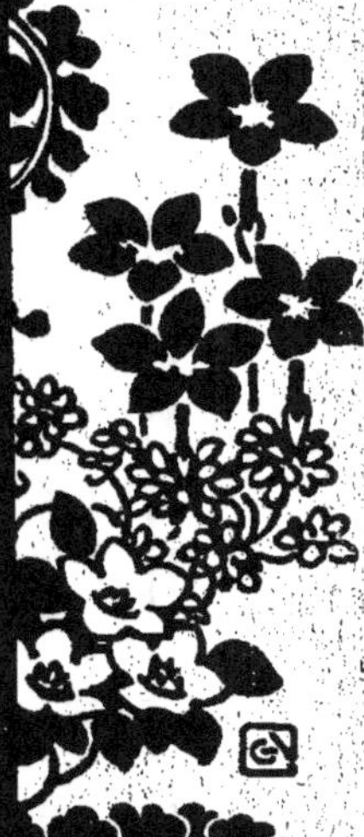

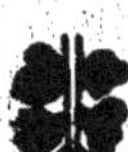

avec le concours de M.M. les Médecins militaires
ILLARD - BOUREAU - de CHAMPTASSIN
EBAT - H. GUILLEMINOT - P. KOUINDJY
KRESSER - J. MOLINIÉ - H. NEPPER
ALIGNAT - CH. VALLÉE - G. VALOIS et les
decins spécialistes DUCROQUET - P. DEGRAIS
FLŒRSHEIM chirurgien de l'Hôpital 103

de M.M. L. DUPUIS, HERVAUX
et H. MARICHELLE, professeurs
à l'Institut des Sourds-Muets,
PÉROUZE, professeur
aux Jeunes Aveugles
et du Capitaine aviateur X.

Librairie Larousse - Paris.

LAROUSSE MÉDICAL DE GUERRE

La guerre, en multipliant les blessures et les maladies, a apporté de nombreuses modifications dans la connaissance de leurs signes et dans leur traitement. On a constaté que des affections transmissibles comme la dysenterie, la fièvre typhoïde, la tuberculose, des maladies de la peau comme les gelures et certaines dermites, des maladies nerveuses comme les psychoses ont présenté des formes spéciales aussi bien dans la clientèle civile que dans l'armée et on a trouvé des thérapeutiques nouvelles.

Le pansement des plaies, les greffes, les appareils à fracture ont été grandement améliorés ; les applications de la gymnastique élévatoire, du massage, des bains de vapeur locaux et des bains de soleil (héliothérapie), de la radio et de la radiumthérapie, de l'hydrothérapie chaude et froide ont été agrandies ; des vaccins préventifs et curatifs ont été découverts. Un de nos collaborateurs a inventé un appareil de mécanothérapie pouvant être utilisé pour tous les usages, un autre a créé pour la mobilisation des articulations, des appareils de fortune très simples qui rendent les plus grands services. Enfin la nécessité de remédier aux mutilations a stimulé l'ingéniosité de nos compatriotes médecins, professeurs ou fabricants et un nombre considérable d'appareils de prothèse pour les mains et les jambes sont venus suppléer les fonctions altérées ou supprimées.

Des méthodes de rééducation des amputés et mutilés, des aveugles et des sourds dont bénéficieront les accidentés du travail ont été imaginées ; elles donnent déjà d'excellents résultats et ont permis de rendre à l'industrie des ouvriers gagnant un salaire rémunérateur.

Il nous a semblé que le public, à un moment où tant de familles ont été atteintes, avait intérêt à connaître toutes ces découvertes qui survivront à la guerre et dont nous ne pouvons signaler ici qu'une faible partie, tel est le but de ce Supplément au LAROUSSE MÉDICAL qui fut accueilli avec tant de faveur.

LISTE DES COLLABORATEURS

Dr GALTIER-BOISSIÈRE [1], Médecin de l'hôpital 103, Directeur du *Larousse Médical*

MM. les *Médecins militaires* :

Dr **F. Allard**, aide-major, chef des services de thermothérapie et de photothérapie au Grand Palais, Directeur de l'Institut des agents physiques.

Dr **Boureau** (de Tours), médecin-major de 2e cl., chirurgien de l'hôpital 7/9.

Dr **de Champtassin**, médecin chef de l'ambulance 9/5, chef du service de mécanothérapie à l'hôpital Saint-Louis.

Dr **F. Debat**, aide-major, chef du service de dermatologie de la 8e région, assistant de dermatologie à l'hôpital Saint-Antoine.

Dr **H. Guilleminot**, aide-major, chef du service central de physiothérapie à Dijon. Chef des travaux pratiques de physique biologique à la Faculté de médecine de Paris.

Dr **P. Kouindjy**, aide-major, chef du service de physiothérapie au Val-de-Grâce. Chargé du service de rééducation et de massage à la Clinique Charcot (Salpêtrière).

Dr **N. Kresser**, médecin-major de 2e classe.

Dr **J. Mallnié**, médecin-major de 2e classe.

Dr **H. Nepper**, aide-major, chef du laboratoire de physiologie pathologique du Collège de France.

Dr **L. Salignat** (de Vichy), aide-major de 1re cl.

Dr **Somen**, aide-major, assistant de physiothérapie à la Clinique médicale de l'Hôtel-Dieu.

D^r **Ch. Vallée**, aide-major de 2e classe, chef du service de rééducation du Grand-Palais.

Dr **Valois** (de Moulins), aide-major de 2e classe.

MM. les *Médecins spécialistes* :

Dr **Degrais**, ancien chef de laboratoire à l'hôpital Saint-Louis.

Dr **Ducroquet**, chef du service d'orthopédie à l'hôpital Rothschild.

D^r **Flœrsheim**, ancien interne des hôpitaux, chirurgien de l'hôpital 103.

MM. les *Professeurs* :

Dupuis, professeur à l'Institution des Sourds-Muets de Paris.

Hervaux, professeur à l'Institution des Sourds-Muets de Paris.

H. Marichelle, professeur à l'Institution des Sourds-Muets de Paris, directeur du laboratoire de la parole à l'École pratique des hautes études.

Pérouze, professeur à l'Institution des Jeunes Aveugles.

M. le **Capitaine aviateur** X....

---

(1) Les articles non signés et les parties d'articles suivies du monogramme G. B. sont écrits par le Directeur du *Larousse Médical*.

LAROUSSE MÉDICAL

ILLUSTRÉ DE GUERRE

OUVRAGES DU MÊME AUTEUR

LAROUSSE MÉDICAL ILLUSTRÉ. — Ouvrage honoré d'une souscription du ministère de l'Instruction publique. In-4° de 1 300 pages (format 20 × 27), illustré de 2 462 gravures dont un grand nombre de photographies d'après nature, 78 planches en noir et 36 planches en couleurs dont une planche découpée représentant le corps humain et ses organes. Librairie Larousse. Broché, 42 francs; relié demi-chagrin (reliure originale d'Auriol), 52 francs (*Prix temporaire*). — Cet ouvrage peut être payé à raison de 5 francs par mois.

ŒUVRES PROTECTRICES DU SOLDAT. (Blessé ou Malade, Réformé [Rééducation], Prisonnier de guerre.) In-18. — Librairie Larousse; 1 fr. 20. (*Majoration temporaire, 20 °/₀.*)

DICTIONNAIRE ILLUSTRÉ DE MÉDECINE USUELLE. — Ouvrage honoré d'une souscription des ministères de l'Instruction publique et de la Guerre. — In-8°, 580 pages, 857 gravures, photographies, radiographies, 5 cartes, 4 planches en couleurs. 54ᵉ édition. — Librairie Larousse. Broché, 6 francs; relié toile, 7 fr. 50. (*Majoration temporaire, 20 °/₀.*)

POUR ÉLEVER LES NOURRISSONS. — Ouvrage honoré d'une souscription du ministère de l'Instruction publique. — In-16, 62 gravures. 10ᵉ mille. — Librairie Larousse; 90 centimes. (*Majoration temporaire, 20 °/₀.*)

POUR PRÉSERVER DES MALADIES VÉNÉRIENNES. — Ouvrage honoré d'une souscription des ministères de l'Instruction publique et de la Guerre. — In-8°; 31 gravures. 19ᵉ mille. — Librairie Larousse; 75 centimes. (*Majoration temporaire, 20 °/₀.*)

HYGIÈNE NOUVELLE. — Ouvrage honoré d'une souscription du ministère de l'Instruction publique. — In-16; 396 gravures. 2ᵉ édition. — Librairie Larousse; 3 fr. 75. (*Majoration temporaire, 20 °/₀.*)

LES MALADIES DE POITRINE. — In-16; 63 gravures. 6ᵉ mille. — Librairie Larousse; 1 fr. 35. (*Majoration temporaire, 20 °/₀.*)

L'ANTIALCOOLISME EN HISTOIRES VRAIES. — Lectures; courtes leçons rédigées conformément aux programmes officiels; 60 gravures reproduisant des œuvres de maîtres. — In-8°, 26ᵉ mille. — Librairie Larousse; 60 centimes. (*Majoration temporaire, 20 °/₀.*)

HYGIÈNE COLONIALE (un des chapitres des *Colonies françaises*, t. II : publication de la Librairie Larousse).

DES MANIFESTATIONS DE LA SYPHILIS SUR LA VOÛTE CRANIENNE. — Chez l'auteur, 29, rue Vaneau; 3 francs.

LA FEMME. (Conformation, fonctions, maladies et hygiène spéciales.) — Dix planches coloriées (1/3 grandeur naturelle) en feuilles découpées et superposées, formant 45 coupes anatomiques et 55 photographies et gravures dans le texte. 2ᵉ édition. — Schleicher-Costes, éditeurs; in-4°; 10 francs.

POUR SOIGNER LES MALADIES VÉNÉRIENNES ET URINAIRES. — In-18 jésus. 41 gravures. 2ᵉ édition. — Schleicher-Costes, éditeurs; 3 fr. 50.

L'ENSEIGNEMENT DE L'ANTIALCOOLISME. — In-16; 3 cartes et 41 gravures. 6ᵉ édition. — Colin, éditeur; 1 fr. 50.

OBRAS EN LANGUA ESPAÑOLA

DICIONARIO ILUSTRADO DE MEDICINA USUAL, version española del Dr Leonardo de la Peña, catedratico de la Facultad de medicina de Valladolid. — In-8°, 560 paginas, 834 grabados, fotograbados, radiografias, 4 laminas en color. En rustica, 8 francos; encuadernado en tela, 10 francos. (*Majoration temporaire, 20 °/₀.*)

CRIANZA DEL NINO DE PECHO, version española del Dr M. Duran-Bach, medico interno del hospital de Santa-Cruz de Barcelona. — In-8°, ilustrado con 62 grabados. En rustica, 1 franco; encuadernado en tela, 1 fr. 50.

PARA EVITAR LAS ENFERMEDADES VENEREAS, version española del Dr Leonardo de la Peña, profesor de la Facultad de medicina de Cadiz. En rustica, 0 fr. 75; encuadernado en tela, 1 fr. 25.

LAROUSSE MÉDICAL ILLUSTRÉ DE GUERRE

Par le Dᵣ GALTIER-BOISSIÈRE

AVEC LA COLLABORATION

DE MM. LES Dʳˢ F. AILLARD, BOUREAU, DE CHAMPTASSIN,
F. DEBAT, DEGRAIS, DUCROQUET, OERSHEIM, H. GUIL-
LEMINOT, KOUINDJY, H. KRESSER, MOLINIÉ, H. NEPPER,
L. SALIGNAT, SOMEN, CH. VALLÉE, G. VALOIS, *ET DE*
MM. L. DUPUIS, V. HERVAUX, MARICHELLE, PÉROUZE,
LE CAPITAINE AVIATEUR X...

497 gravures, 57 tableaux en noir, 2 planches en couleurs.

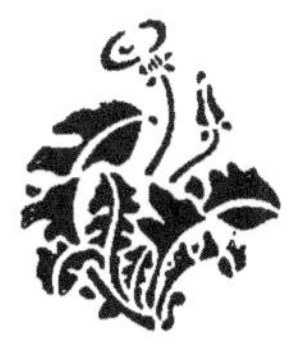

LIBRAIRIE LAROUSSE — PARIS

PRÉFACE

L A MÉDECINE ET LA CHIRURGIE ont réalisé de nombreux progrès depuis quatre ans. Bien qu'à chaque nouvelle édition du *Larousse médical* nous apportions toutes les corrections utiles, nous avons dû donner à cet ouvrage un supplément pour exposer les modifications survenues dans la connaissance des maladies et des blessures, et surtout dans leur traitement.

Si ce supplément porte le titre de *Larousse médical de guerre*, ce n'est point que les sujets traités se rapportent exclusivement aux circonstances actuelles : il n'existe pas une chirurgie et une médecine spéciales à la guerre, mais une chirurgie et une médecine s'appliquant à *tous les individus* dans toutes les circonstances. La multiplicité des cas ont fait simplement mieux déterminer les origines, les manifestations et les médications appropriées; les civils en bénéficieront comme les militaires.

Pour prendre deux exemples :

1° On croyait généralement, en 1913, que la dysenterie existant dans notre pays était presque exclusivement bactérienne; or, on a trouvé des cas de dysenterie amibienne non pas seulement chez des soldats des colonies, mais chez des soldats n'ayant jamais quitté la France et aussi chez des civils vivant très éloignés du front. Cette constatation aura des conséquences heureuses, car il n'est pas douteux que, si des malades atteints de lésions amibiennes du foie n'en guérissaient pas, c'était parce que cette forme n'était pas soupçonnée;

2° D'autre part, nos renseignements sur les paratyphoïdes étaient très incomplets; le grand nombre de cas observés au début de la guerre les a fait bien connaître et l'emploi du vaccin triple contre les trois typhoïdes a eu pour suite en 1916 de réduire, dans l'armée en guerre, le nombre des cas et des décès à un chiffre beaucoup moindre que celui de l'armée en temps de paix, alors que les effectifs de guerre sont infiniment supérieurs. Il faut espérer qu'il en résultera la généralisation de la vaccination pour les civils qui continuent à payer un lourd tribut à cette affection destinée à disparaître, comme a disparu la variole, dès qu'on eut appliqué sérieusement la vaccination. Une loi s'impose rendant *obligatoire* la vaccination antityphique, à des dates déterminées de l'adolescence et, peut-être même, de l'enfance.

En ce qui concerne la chirurgie, les améliorations apportées au pansement des plaies, aux greffes, aux appareils destinés à la correction des fractures et au soutien des membres blessés, à leur mobilisation et à leur massage précoces, n'ont rien de spécial à la guerre. On verra dans ce livre les services rendus par la mécanothérapie, les bains de soleil, la radio et la radiumthérapie, la photo et la thermothérapie, la gymnastique élévatoire, ainsi que les dispositions prises pour éviter les cicatrices vicieuses.

Un essor considérable a été donné aux appareils de prothèse pour remédier aux mutilations des yeux, des mains et des pieds; les *accidentés* du travail qui longtemps, malheureusement, seront encore nombreux, en profiteront. Il en est de même des méthodes de rééducation qui ont été imaginées pour les aveugles, les sourds, les amputés, méthodes qui permettent déjà à ces nobles victimes de la guerre de gagner un salaire rémunérateur.

L'article sur l'*aviation*, dans lequel nous avons eu la bonne fortune de pouvoir donner l'avis d'un de nos as, le capitaine aviateur X..., après avoir résumé les opinions des médecins sur la question, est, nous le croyons, l'étude la plus complète qui ait paru sur ce sujet.

Nous avons fait une place aussi aux appareils d'étude physiologique et de mesure, ainsi qu'à ceux d'exploration interne qui ont été récemment créés.

Nos collaborateurs ont été choisis parmi les médecins civils mobilisés qui, avant 1914, s'étaient déjà spécialisés, mais dont le champ d'observation s'est trouvé extrêmement élargi, et parmi les professeurs de nos institutions nationales qui se sont rapidement adaptés aux élèves inattendus que leur amenait la guerre.

Nous nous sommes plus particulièrement réservé à nous-même les études d'ensemble où nous avions à faire connaître les travaux de divers auteurs.

Depuis quatre ans la vie scientifique s'est, en grande partie, concentrée dans les journaux de médecine et, en premier lieu, dans la *Presse médicale* et le *Paris médical* qui ont dû multiplier leurs efforts dans les conditions difficiles actuelles pour mettre les praticiens à même d'être bien renseignés. Nous avons le devoir de rendre hommage aux confrères qui dirigent ces remarquables publications auxquelles nous avons fait de nombreux emprunts.

Pour répondre au but que nous poursuivions, c'est-à-dire donner une idée aussi complète que possible de tout ce qui a été créé depuis quatre ans pour venir en aide aux blessés et aux malades, nous devions avoir recours à une importante illustration. Nos collaborateurs nous ont apporté, à ce point de vue, une aide des plus efficaces à laquelle est venue s'ajouter celle d'un très grand nombre de confrères qui ont mis à notre disposition les photographies de leurs collections avec une amabilité dont nous leur sommes profondément reconnaissant. Nous sommes heureux de remercier ici M. le professeur Bordas, du Collège de France, M. Amar, du Conservatoire des Arts et Métiers, MM. les docteurs Bailleul, Bellot, Bourguignon, le professeur agrégé J. Camus, Cantonnet, Chiray, Dehelly, Grangée, Gourdon, Hesnard, Julliard (de Genève), Keating Hart, Lebar, Lemerle, Malot, Sollier, le professeur agrégé Terrien, et aussi Miss Gassette, MM. H. Martel et Degaast. — M. Gaumont, montrant une fois de plus son dévouement à la science, dès que notre collaborateur M. H. Marichelle lui en eut exprimé le désir, a fait exécuter un long film qui montre, d'une façon des plus intéressantes, les diverses expressions de la bouche pendant la parole, film qui facilite l'étude de la lecture sur les lèvres et qui nous a servi pour trois tableaux de cet ouvrage.

Nous remercions enfin M. le Président de la Société des Blessés militaires et Mme la Présidente de l'Union des Femmes de France qui ont mis à notre disposition, pour notre article sur la Croix-Rouge, de belles photographies montrant nos infirmières à l'ouvrage et à sa juste récompense.

Grâce à tous ces concours, nous espérons avoir fait une œuvre utile qu'apprécieront les nombreux lecteurs du *Larousse médical* de qui nous avons reçu de si précieux encouragements.

Dr GALTIER-BOISSIÈRE,

Médecin de l'Hôpital 103.

LISTE DES AUTEURS D'ARTICLES

Dr GALTIER-BOISSIÈRE [1], Médecin de l'hôpital 103, Directeur du *Larousse médical*.

MM. les *Médecins militaires :*

Dr F. ALLARD, aide-major, chef des services de thermothérapie et de photothérapie au Grand Palais, directeur de l'Institut des agents physiques.

Dr BOUREAU (de Tours), médecin-major de 2e classe, chirurgien de l'hôpital 7/9.

D^r DE CHAMPTASSIN, médecin chef de l'ambulance 9/5, chef du service de mécanothérapie à l'hôpital Saint-Louis.

Dr F. DEBAT, aide-major, chef du service de dermatologie de la 8e région, assistant de dermatologie à l'hôpital Saint-Antoine.

Dr H. GUILLEMINOT, aide-major, chef du service central de physiothérapie à Dijon, chef des travaux pratiques de physique biologique à la Faculté de médecine de Paris.

Dr P. KOUINDJY, aide-major, chef du service de physiothérapie au Val-de-Grâce, chargé du service de rééducation et de massage à la Clinique Charcot (Salpêtrière).

Dr H. KRESSER, médecin-major de 2e classe, chef du service de rééducation de Maison-Blanche.

Dr J. MOLINIÉ, médecin-major de 2e classe.

Dr H. NEPPER, aide-major, chef du laboratoire de physiologie pathologique du Collège de France.

Dr L. SALIGNAT (de Vichy), aide-major de 1re classe.

Dr SOMEN, aide-major, assistant de physiothérapie à la Clinique médicale de l'Hôtel-Dieu.

D^r Ch. VALLÉE, aide-major de 2e classe, chef du service de rééducation du Grand-Palais.

Dr VALOIS (de Moulins) aide-major de 2e classe.

MM. les *Médecins spécialistes :*

Dr DEGRAIS, ancien chef de laboratoire à l'hôpital Saint-Louis.

Dr DUCROQUET, chef du service d'orthopédie à l'hôpital Rothschild.

D^r FLŒRSHEIM, ancien interne des hôpitaux, chirurgien de l'hôpital 103.

MM. les *Professeurs :*

DUPUIS, professeur à l'Institution des Sourds-Muets de Paris.

HERVAUX, professeur à l'Institution des Sourds-Muets de Paris.

H. MARICHELLE, professeur à l'Institution des Sourds-Muets de Paris, directeur du laboratoire de la parole à l'École pratique des hautes études.

PÉROUZE, professeur à l'Institution des Jeunes Aveugles.

M. le CAPITAINE aviateur X...

---

[1] Les articles non signés et les parties d'articles suivies du monogramme G. B. ont pour auteur le Directeur du *Larousse médical*.

A MA FILLE SUZANNE GALTIER-BOISSIÈRE,

INFIRMIÈRE A L'HOPITAL VILLEMIN 33.

JANVIER 1915-1916-1917-19...

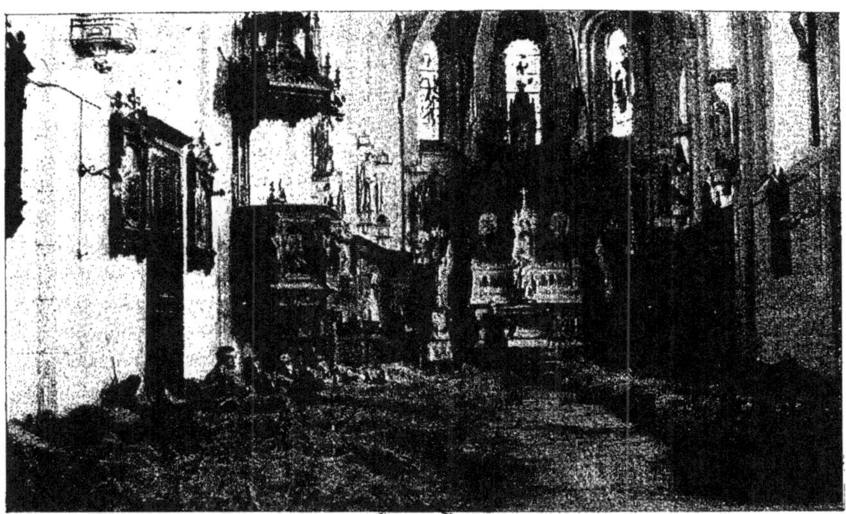

FIG. 1. — *UNE AMBULANCE DANS UNE ÉGLISE.*   Service photographique de l'armée.

LAROUSSE MÉDICAL ILLUSTRÉ
DE GUERRE

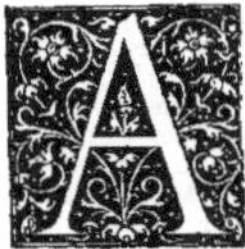

Acromyohypertonie (du gr. *akros*, extrémité ; *mus*, muscle ; *hyper*, excès et *tonos*, tension). — Nom donné par Sicard aux contractures postraumatiques rebelles.

Agar-Agar. — V. PANSEMENT*.

★**Alcool.** — Pour l'antisepsie des mains. —L'alcool est considéré comme un des meilleurs désinfectants pour les mains du chirurgien. Avant l'opération, on imbibe d'alcool à brûler des tampons d'ouate stérilisée avec lesquels on frotte les mains et les avant-bras. Au cours de l'opération le chirurgien trempe ses mains dans un bol contenant cet alcool.

Alibour (Eau d'). — Antiseptique recommandé par Sabouraud comme très actif et non irritant. Voici sa formule :

Sulfate de zinc	4 gr.
Sulfate de cuivre	1 gr.
Eau-de-vie camphrée	5 gr.
Teinture de safran	0 gr. 50
Eau distillée bouillie	1 000 gr.

L'étoile (★) indique qu'un article existe déjà sur le sujet au *Larousse médical illustré ;* celui-ci n'en est donc qu'un complément.

L'astérisque (°) renvoie à un article fait dans le présent ouvrage.

Ambulances. — V. SANTÉ* (Service de).

AMPUTÉS ET MUTILÉS (RÉÉDUCATION DES).

I. Organisation. — UTILITÉ. Qu'il s'agisse d'un ouvrier blessé par un accident du travail ou d'un blessé de la guerre, l'utilité d'une rééducation permettant au mutilé de se livrer à un travail rémunérateur s'impose (1). *Elle ne diminue jamais la pension.*

Dans les deux cas l'indemnité allouée ne lui permettra qu'une situation inférieure, il ne pourra pas constituer une famille, ayant à peine assez de ressources pour lui-même, l'oisiveté lui pèsera, sans parler de la chute dans l'alcoolisme qui en est la suite trop fréquente. Or une expérience, qui malheureusement s'est considérablement élargie depuis la guerre, a permis de constater qu'à condition d'entreprendre, *le plus tôt possible* après la cicatrisation des blessures, des exercices destinés à rendre aux muscles et aux articulations restantes leur maximum de rendement et, en adaptant des appareils de prothèse aux diverses variétés de travail, on peut obtenir des résultats des plus intéressants. M. Amar estime que 80 pour 100 des mutilés sont rééducables.

(1) Cette partie de l'article est un résumé de la communication du Dr Borne à la Société de médecine publique qui a pris une grande part à la création de la Fédération nationale d'assistance aux mutilés de guerre. V. *Œuvres protectrices du soldat.*

HISTORIQUE. Napoléon Ier ayant publié un décret ordonnant l'établissement d'ateliers pour les estropiés, la ville de Grenoble en fit l'essai en 1850, mais c'est à l'étranger, en Allemagne, en Danemark, en Suède, à Petrograd, en Belgique, que des ateliers-écoles ont été d'abord créés. En France, en dehors des instituts des sourds-muets et des aveugles, il n'existait que l'Association pour l'assistance aux mutilés pauvres et surtout l'Œuvre-asile des jeunes garçons infirmes et pauvres fondée par les frères de Saint-Jean de Dieu qui ont créé des ateliers pour estropiés. Tout cela était très insuffisant, mais, depuis la guerre, des œuvres multiples se sont créées et de nombreuses études ont été faites sur la question. Nous citerons particulièrement les travaux de M. le professeur Jules Amar, l'auteur du « Moteur humain », de MM. les Drs Borne, Boureau, Bourrillon et Camus.

M. Borne répartit les blessés en trois classes : 1° les *blessés améliorables* par des soins immédiats consécutifs ; 2° les *infirmes définitifs rééducables*, réadaptables au travail ; 3° les *mutilés graves*, infirmes sans recours.

1° Blessés améliorables. — « L'influence du traitement initial, l'âge du malade jouent un rôle énorme dans l'évolution de la maladie ». Une plaie profonde suppurant abondamment, des tendons enflammés qui n'auront pu être mobilisés rapidement feront des adhérences, une fracture dont la réduction et l'extension n'ont pu être convenablement opérées donnera lieu à des raideurs, à une ankylose partielle.

Lorsque le rôle du chirurgien est terminé, le traitement physiothérapique doit *aussitôt* intervenir (électrisation, air chaud, massage, mécanothérapie, mobilisation, etc.). L'envoi en convalescence dans des dépôts où aucun de ces traitements n'est employé est désastreux, car les lésions ont grande chance de devenir définitives ; or, en cette circonstance, il y a désavantage autant pour l'homme que pour l'Etat. Une diminution de capacité de travail de 30 pour 100 représente une gratification renouvelable de 300 francs, somme insignifiante pour un bon ouvrier qui a le plus grand intérêt à recouvrer le maximum de son habileté manuelle.

2° Infirmes définitifs rééducables, réadaptables au travail. — « Les résultats seront différents selon la lésion, l'âge et surtout la *rapidité* avec laquelle on *s'occupera des malades*, cette rapidité plus grande d'autant plus grande qu'ils sont plus âgés. On doit tenir compte aussi de l'intelligence de l'infirme.

« La mutilation du membre peut être partielle ou totale. Pour le membre supérieur un doigt ou deux doigts peuvent être remplacés par des voisins à condition de donner rapidement à ceux-ci l'assouplissement nécessaire et les exercices d'adaptation. »

M. Borne donne l'exemple d'un blessé à la main droite par scie circulaire n'ayant conservé que le pouce et l'auriculaire intacts et les premières phalanges des autres doigts qui, après quelques années, est devenu un mécanicien de premier ordre arrivant à serrer les plus petits objets et donnant au dynamomètre une force plus grande à droite qu'à gauche.

« Si la main est complètement perdue celle de l'autre côté s'adapte, le moignon sert de point d'appui. Les amputés de la main droite arrivent à écrire (V. à ÉCRITURE), à dessiner, à coudre et à faire les travaux habituels du membre droit avec la main gauche.

« Pour les membres inférieurs, lorsque le pied et la jambe entière ont disparu, l'adaptation ne peut plus se faire ; l'infirme doit porter un appareil de prothèse pour la station debout et la marche. Si les deux mains sont solides, le mutilé peut reprendre parfois son ancienne profession, mais, à coup sûr, apprendre rapidement un métier.

« Si les deux membres inférieurs sont détruits, les déplacements de l'estropié deviennent plus difficiles : une œuvre bien comprise devra songer à l'adaptation d'un métier à domicile avec service de fourniture et de reprise du travail si la chose est possible. » (Dr Borne.)

II. Amputés et Mutilés (ateliers-écoles professionnels). — Dans son rapport, M. le Dr Borne estime que la rééducation individuelle chez un patron, surtout un petit patron, alors que la rééducation demande de 6 mois à 1 an, est impossible ou du moins ne peut être réalisée que dans des conditions exceptionnelles. L'utilisation d'ateliers départementaux, type Marsoulan lui semble présenter de graves inconvénients à cause du petit nombre de places disponibles, du fait aussi que ces établissements sont des externats et ne comprennent que l'apprentissage d'un petit nombre de métiers. Il conclut à la création de grands ateliers avec internat, sauf pour les blessés ayant leur famille dans la ville où est établi l'atelier-école.

« Un organisme central pourrait servir de centre à ces écoles et créer des professeurs, » dit M. Borne.

M. le professeur Amar demande « la création d'écoles supérieures de rééducation, une par *région économique*, en prenant pour modèle l'école récemment créée à Bordeaux, d'après ses méthodes. Chacune possédera un office technique pour la constitution des fiches d'aptitude (V. plus loin), les besoins médicaux et orthopédiques, l'examen physiologique général tel que la fiche elle-même les expose ; il y aura, tout à côté, dans le même bâtiment, des ateliers appropriés aux professions ordinaires de la région. La direction de l'école sera confiée à un médecin compétent assisté d'un ingénieur expérimenté. Au médecin incomberaient la rééducation fonctionnelle, la prothèse et les observations relatives aux aptitudes psycho-physiologiques des blessés. Quant à l'ingénieur il s'occupera, aidé de quelques bons professeurs de travail manuel ou de contremaîtres, à vérifier l'instruction générale et technique des hommes et à les répartir en catégories professionnelles. Il surveillera les mouvements des mutilés, le bon état des membres artificiels dont il expliquera le meilleur mode d'application. L'amputé montre souvent dans l'exercice des outils une adresse merveilleuse. On donnera aussi des cours théoriques pour élever le niveau moyen des intelligences et permettre au cerveau de coopérer avec les bras surtout quand ils seront défaillants.

« Pour le choix du métier l'amputé doit consulter les médecins et les techniciens ayant une véritable pratique de l'estropié. Ce sont eux qui, d'après l'étude du moignon ou de l'infirmité, d'après l'examen des membres sains et de l'état général, pourront utilement guider son choix. Le mutilé, l'amputé aura d'autant plus de courage qu'il se trouvera réuni à des compagnons d'infortune, il se sentira à son aise dans un milieu de camarades et de chefs qui comprennent bien son amoindrissement. Il obtiendra d'eux pendant la journée, sans arrière-pensée, l'interruption du travail pour dégourdir ses muscles ou soulager la crampe musculaire, car pendant des années il sera soumis à des défaillances morales et physiques. Aussi doit-on à tout prix éviter, avant sa complète rééducation, de le mélanger dans les ateliers à des ouvriers valides, ironiques parfois, à plus forte raison à de jeunes apprentis qui, munis de tous leurs moyens, les dépasseront trop rapidement. La rééducation, pour obtenir tous ses résultats, doit être faite, autant que possible, par des chefs d'ateliers et des contremaîtres infirmes qui ont eu à souffrir eux-mêmes, qui ont lutté, peiné, sont devenus des maîtres artisans dans leur profession à force de volonté. Ils la communiqueront à leurs élèves et seront pour ceux-ci l'exemple quotidien et vivant. Ils comprendront également, les ayant subis, tous les troubles, toutes les défaillances et, mieux que d'autres, sauront les relever.

« Les professions à enseigner doivent être aussi simples que possible pour permettre aux *réapprentis* de les posséder rapidement. » (Dr Borne.)

M. le Dr P. Regnier, médecin chef des services de physiothérapie du Grand Palais, fait remarquer que « la rééducation professionnelle doit avoir pour but de permettre aux blessés, soit de *reprendre leur ancien métier*, soit d'apprendre un métier nouveau plus compatible avec leurs moyens réduits. Il est évident que la première solution est la plus avantageuse ; aussi doit-on chercher à l'obtenir, même au prix des plus grands efforts. L'apprentissage d'un métier manuel comporte toujours un travail cérébral intense tant pour les connaissances parfois très étendues qu'il faut acquérir que

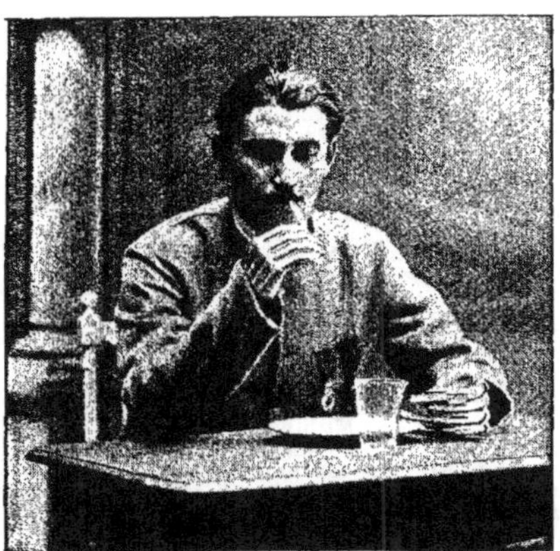

1.– Amputé des deux avant-bras.

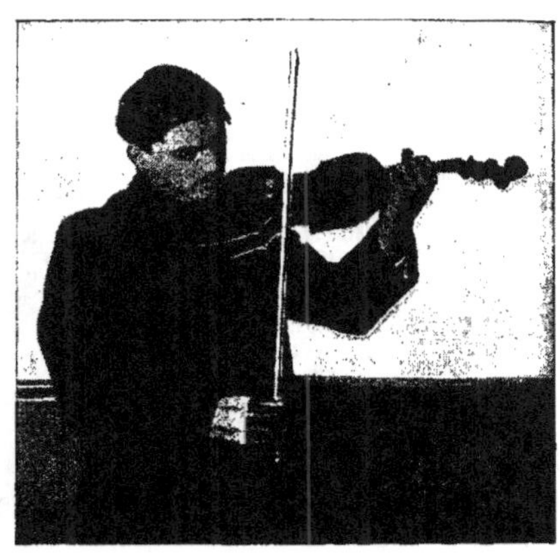

2.– Amputé d'avant-bras.

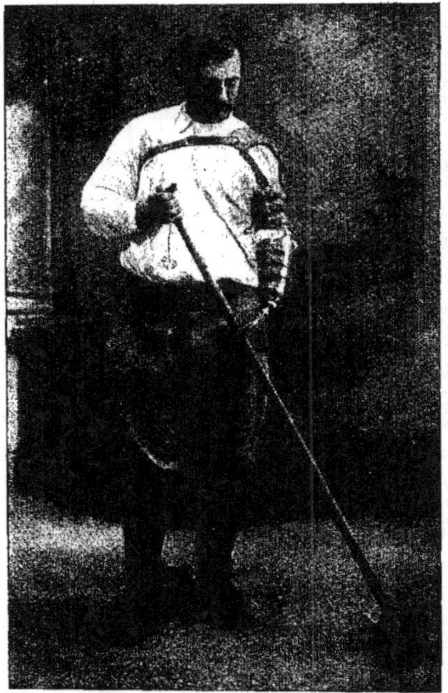

3.– Domestique amputé de l'avant-bras gauche.

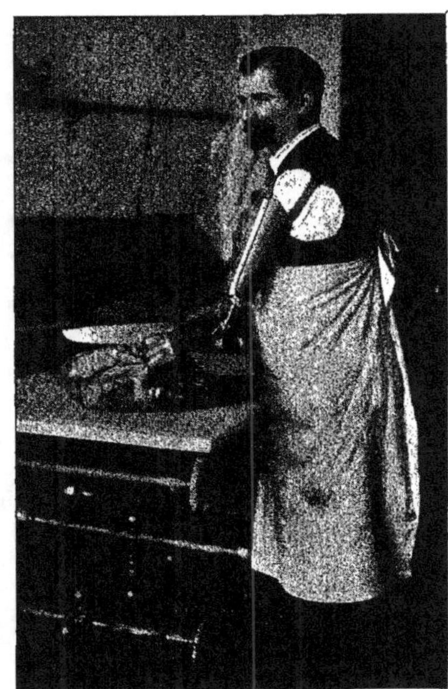

4.– Chef boucher amputé du bras gauche.
Collection du prof. Amar (Phot. Sartony).

Rééducation des amputés.

pour les mouvements variés et complexes qu'on doit exécuter et qui, devenus automatiques, représentent un considérable effort d'entrainement.

« On ne doit pas, surtout à un certain âge, renoncer délibérément aux avantages de l'apprentissage antérieur. En conséquence, on devra s'efforcer de réagir contre la tendance des mutilés à choisir un autre métier que le leur, obéissant ainsi à un goût général de changement, à l'attrait de la nouveauté.

« Cependant il est des cas où le choix d'un métier nouveau s'impose. Il faut alors en chercher un, analogue autant que possible, à celui qu'on abandonne. Si, par suite de son impotence, le mutilé ne peut exécuter les mêmes mouvements, fournir le même effort que précédemment, il est avantageux pour lui cependant d'utiliser ses connaissances acquises et d'évoluer dans le cercle de ses occupations antérieures. En prenant ces précautions, on évitera le temps perdu, la fatigue inutile, et l'on ne s'exposera pas à faire un ouvrier médiocre.

« Le charpentier deviendra menuisier s'il est amputé d'une jambe et ne peut plus monter à l'échelle ; s'il ne peut employer la varlope, il pourra être ébéniste ou sculpteur sur bois.

« Il importe aussi de ne pas encombrer tel métier au détriment des autres. Par suite, il serait utile de consulter les organisations patronales et ouvrières. Mais l'écueil le plus redoutable serait de procurer des occupations exclusivement urbaines aux travailleurs agricoles, alors que, s'ils sont devenus inaptes à la grande culture, ils peuvent trouver à s'utiliser dans les travaux annexes de la ferme (1). »

M. Borne a dressé une liste des emplois pouvant être occupés par les infirmes et, par suite, des ateliers-écoles devant y préparer :

Branche commerciale. — *Comptabilité et dactylographie* pour les infirmes des membres supérieurs et inférieurs. Apprentissage, 6 mois en moyenne.

Branche industrielle. — *Tailleur.* — Infirmité des membres inférieurs et infirmité incomplète du membre supérieur où la pince serait conservée. Apprentissage, 6 mois en moyenne.

Cordonnerie. — Infirmes des membres inférieurs. Les deux mains sont nécessaires ; néanmoins, avec mutilation partielle d'une main, l'ouvrier pourra se rééduquer. Apprentissage, 1 an à 1 an 1/2.

Reliure. — Avec deux mains, laminoir, dorure ; avec une main, débrochage, cousage, massicot, presse, rouleaux ou machine à endosser. Apprentissage, 1 an 1/2 au maximum.

Serrurerie et petite mécanique, prothèse. — Infirmes des membres inférieurs et infirmes partiels d'une main. Apprentissage, 1 an 1/2 au maximum.

Tapis, sparterie, paillage, cannage de chaises, tresses en alfa pour l'agriculture. — Infirmes des membres supérieurs et des membres inférieurs. Apprentissage simple et rapide.

Vannerie. — Amputés d'un membre inférieur. Apprentissage, 1 an.

Brosserie, horlogerie, bijouterie. — Infirmes des membres inférieurs. Apprentissage, 1 an 1/2.

Compositeur typographe. — Infirmes des membres inférieurs. Apprentissage, 6 mois.

Estampage, tourneur. — Infirmes des membres inférieurs et même d'un membre supérieur. Apprentissage, 2 mois.

Branche agricole. — Elle ne peut guère convenir aux amputés d'un membre inférieur à cause de la difficulté de la marche dans les terres meubles et celle de s'accroupir, mais les amputés d'un membre supérieur peuvent s'y utiliser.

Il y a lieu de remarquer que des fabricants intelligents ont déjà entrepris des essais intéressants pour modifier la marche des appareils mécaniques employés dans l'agriculture, de façon à permettre à un amputé d'une jambe de les faire marcher.

Viticulture, arboriculture, horticulture. — Apprentissage, deux saisons.

(1) Dr REGNIER, *Bulletin de l'Association des mutilés de la guerre*, n° 7 (juillet 1916).

Aviculture. — Apprentissage, 2 mois.
Berger. — Apprentissage rapide.

M. le Dr Regnier appelle l'attention sur l'utilisation des mutilés pour l'exploitation des petits produits de la ferme (lait, beurre et fromage, miel, élève des animaux de basse-cour), pour la fabrication des multiples outils et ustensiles dont l'agriculture est tributaire (tonnelleries diverses, paniers et corbeilles à fruits, caisses pour les expéditions, vannerie rustique, barattes, vans, cribles, ruches). L'enseignement pouvant être donné dans les écoles d'agriculture et le séjour à la campagne étant particulièrement bienfaisant à ces mutilés, ils ont grand avantage à ne pas se « déraciner ».

Automobiles. — Des chauffeurs d'automobiles de toutes sortes seront nécessaires et l'apprentissage est court. Ici encore des modifications nouvelles ont été apportées pour permettre à des amputés de jambe de faire marcher une voiture à traction mécanique.

On trouvera aux annexes une liste à ce jour des ateliers créés. Quotidiennement, les journaux en publient de nouvelles.

III. Amputés et Mutilés (principes de la rééducation) [1]. — Dans une conférence faite le 12 janvier 1916, M. le professeur Jules Amar fixe trois périodes à la rééducation : 1° La *période de rééducation fonctionnelle* du blessé ; 2° l'application d'un *appareil de prothèse* approprié ; 3° la *rééducation professionnelle* proprement dite.

1° Période de rééducation fonctionnelle. — ETUDE DES LÉSIONS. — « On s'occupe de l'*état moteur* du blessé réalisé par le jeu des articulations et des muscles qui les commandent. Il faut lutter contre les raideurs et les ankyloses et même contre certaines formes de soudure articulaire, tâcher à enrayer l'atrophie des muscles, assouplir tendons et cartilages et stimuler la nutrition, la vitalité cellulaire. Cet *entraînement physiologique* veut une progression, par gradations insensibles, de l'effort et de la vitesse. En même temps, on analyse le mouvement dans ses irrégularités, son rythme, sa précision et dans la répartition et l'intensité des forces qui le produisent.

« Ces différents facteurs importent au bon rendement en travail et bénéficient *toujours* de l'application d'une *mécanothérapie* intelligente. On rééduquera les fonctions de la main avec plus de continuité et d'attention.

« Chez les amputés, les *moignons*, presque toujours atrophiés par un long séjour dans les dépôts de convalescence, se développent, se fortifient, et l'amplitude de leurs mouvements augmente, circonstance où ne peut plus favorable à l'application d'appareils prothétiques, généralement assez lourds. »

Avant de donner au mutilé un appareil de prothèse, avant de l'envoyer à l'atelier, il est indispensable d'avoir atteint le maximum d'amélioration de son état fonctionnel et de sa *résistance à la fatigue*.

Pour l'analyse des mouvements et leur entrainement, on aura recours au *chirographe*, à la *poire* dynamographique*, à l'*arthrodynamomètre* (V. à ces mots) du professeur Amar et au *cycle ergographique* qui est décrit dans cet article même.

EDUCATION SENSITIVE ET UTILISATION DES MOIGNONS. — Cette question a été étudiée par M. Jules Amar dans sa note à l'Académie des sciences du 5 juin 1916, résumée comme suit : L'adresse des mouvements et le rendement des appareils de prothèse sont réduits par la diminution de la sensibilité ; or l'amputation apporte des troubles trophiques et des troubles sensitifs.

Troubles trophiques. — Le plus rapide est la réduction d'épaisseur des fibres musculaires, « celles qui

(1) Pour cette partie de notre article, nous avons, comme on le verra, fait de larges emprunts aux publications du Prof. Jules Amar, directeur du laboratoire de prothèse militaire et du travail professionnel au Conservatoire des arts et métiers, dont on appréciera la haute compétence. Appelé peu de temps avant la guerre à la chaire créée pour l'étude de la rééducation des blessés du travail, à la suite de ses nombreux travaux sur cette question, il a multiplié ses recherches pour venir en aide à nos soldats. Qu'il reçoive ici nos remerciements pour la libéralité avec laquelle il nous a permis d'utiliser ses publications.

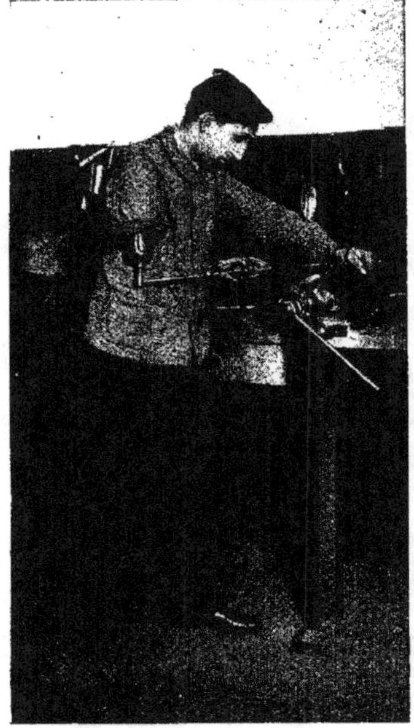

1.- Mécanicien amputé du bras droit et muni
du bras de travail Amar.

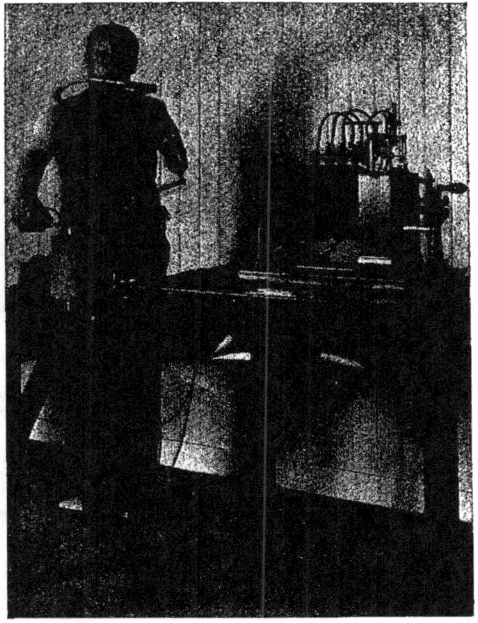

2. - Travail d'un amputé sous l'équipement expérimental du prof. Amar
et muni du bras artificiel d'étude.

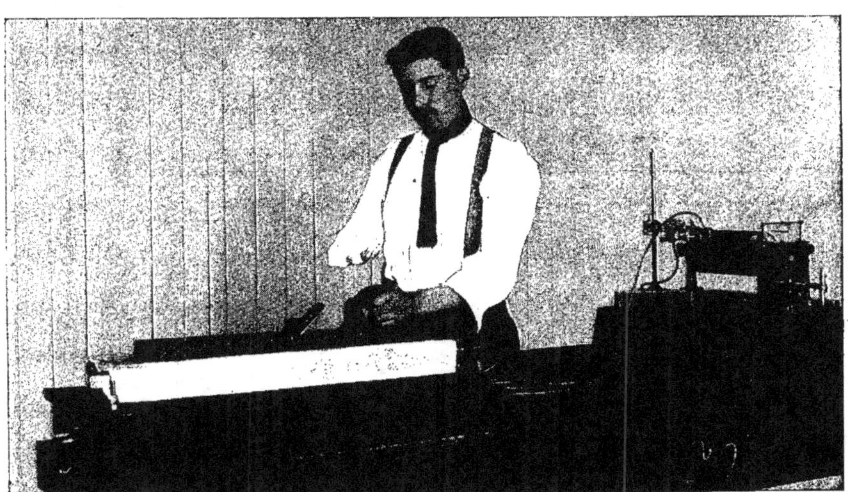

3. - Éducation d'un amputé rabotant une planche avec la varlope inscrivante.

Collection du prof. Amar (Phot. Sartony).

Rééducation des amputés.

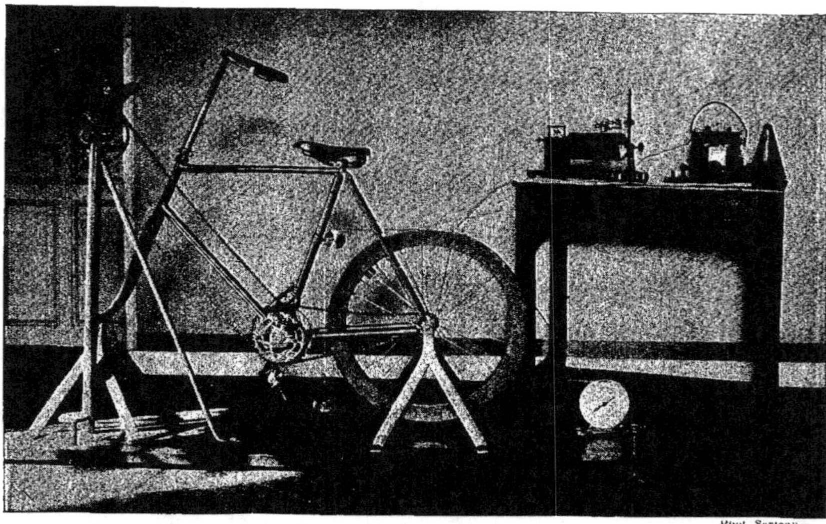

FIG. 2. — Cycle ergométrique du professeur Amar avec ses appareils enregistreurs.

Phot. Sartony.

ont été sectionnées forment de nouvelles insertions tendineuses aux dépens de leur substance contractile. Il en résulte un pouvoir de raccourcissement plus limité, c'est-à-dire moins de force absolue alors que, l'insertion s'étant rapprochée de l'articulation, un effort plus grand est nécessaire à l'exécution du mouvement ».

La réduction d'épaisseur des fibres est la conséquence d'une dégénérescence des éléments nerveux, elle-même favorisée par l'absence de mouvements. L'os, plus lentement, évolue à son tour. La force et la vitalité des moignons tendent donc à diminuer.

Troubles sensitifs. — Les phénomènes nutritifs précédents sont liés aussi à une réduction de la sensibilité, étant indirectement stimulés par des impressions extérieures.

La sensibilité des moignons au contact ou à la pression est affaiblie et les centres nerveux, séparés de leurs connexions anatomiques normales, traduisent faussement les sensations. La diminution est particulièrement notable sur la surface latérale du moignon, où l'on ne perçoit les deux pointes du compas de Weber (esthésiomètre ★) [*fig.* 3] qu'avec un écartement de 30 millimètres, alors que

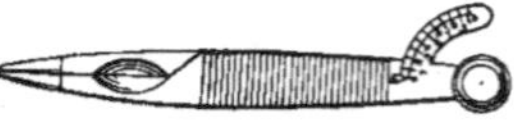

FIG. 3. — Esthésiomètre.

sur les doigts il suffit de 2 millimètres et, sur la cicatrice, de 17 millimètres. D'autre part, si on touche un point de la surface transversale, la sensation est perçue sur le côté du moignon, et d'autant plus loin que l'amputation est plus récente et le moignon plus atrophié. Ce *rejet latéral* n'est pas définitif. Il en est de même de l'illusion du membre absent. (V. page 11.)

L'*éducation* et la *réadaptation sensitive* des moignons corrigent les erreurs de localisation. On y arrive par des exercices convenables. L'amputé actionne, avec son moignon, la gouttière du cycle ergométrique (V. plus loin), en surmontant des résistances graduellement variables. L'intelligence et l'attention aident à lui faire apprécier ces variations. La rééducation des moignons

améliore leur fonctionnement, les réadapte et combat la menace d'une dégénération nerveuse. Elle leur permet d'agir sur les appareils de prothèse avec une force parfaitement nuancée et donne aux blessés « un sentiment de leur force et d'espérance en l'avenir ». L'atrophie musculaire fait place à une régénération fibrilleuse, la sensibilité reparaît et gagne la section même du moignon, si bien que l'appareil de prothèse, *bras articulé* spécialement, acquiert une valeur d'utilisation insoupçonnée. Ce rendement des appareils prothétiques est favorisé encore par l'*éducation de la sensibilité.* Les expériences faites par M. Amar ont porté spécialement sur des aveugles*. On verra à la partie de cet article consacré à la technique de la rééducation les procédés employés pour constater les résultats obtenus.

MESURE DE LA PUISSANCE DES MOIGNONS. — M. Jules Amar a, dans plusieurs communications à l'Académie des sciences, étudié la valeur fonctionnelle des moignons des amputés.

Dans sa note du 29 mai 1916 que nous résumons ci-dessous, il a recherché, en vue de la chirurgie, de la prothèse et de la rééducation professionnelle, la mesure exacte de la puissance de ces moignons. « La technique est très simple. On évalue en degrés l'amplitude des mouvements angulaires du moignon sur son articulation et aussi la force absolue des muscles qui ont déterminé la flexion. En les comparant à la force et à l'amplitude du membre sain, on calcule le taux de la perte résultant de l'amputation.

« Pour de telles mesures, on peut employer l'*arthrodynamomètre**. Mais pour nous rapprocher des conditions mêmes où s'exerce l'activité d'un moignon, nous avons adopté l'instrument appelé *cycle ergométrique*, dont la gouttière nous sert depuis 18 mois à rééduquer les membres amputés (*fig.* 2, 4, 5).

« La gouttière est en métal, avec partie en feutre munie de courroies ; elle se monte sur un arbre relié à l'axe d'un volant, au moyen de roues dentées et d'une chaîne de transmission. Le moignon s'engage dans la gouttière, l'articulation exactement au niveau de l'arbre ; on lui imprime sa *plus grande oscillation*, de l'adduction à l'abduction extrêmes et, dans ce mouvement, l'arbre entraine une aiguille qui passe devant un cadran gradué (*fig.* 2).

« D'autre part, un ruban d'acier frotte sur le volant ; on le tend avec des poids, ce qui permet de régler le frottement et de créer une résistance à vaincre, variable à volonté et d'ailleurs marquée sur le dynamomètre. Le parcours du volant et le frottement donnent, par leur produit, le *travail effectué*. Connaissant la durée de cette oscillation, la plus rapide et la plus ample, on calcule la *puissance par minute*. Le travail et la longueur du moignon permettent en outre de calculer la *force* que celui-ci développe».

La puissance fonctionnelle des moignons change suivant les sujets. Aussi doit-on comparer le membre sain et le membre amputé, effectuer les mêmes démonstrations sur diverses personnes et en déduire des moyennes. M. Amar a établi, d'après l'observation de 200 amputés, le tableau suivant :

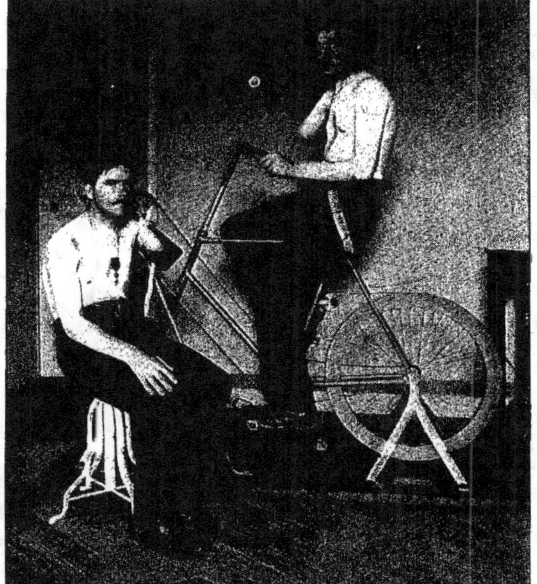

Phot. Sartony.

FIG. 4. — Emploi de la gouttière pour mutilés du cycle ergométrique du prof. Amar.

Résultats des mesures de puissance des moignons

| | Amplitude en degrés. | | | Puissance |
	Antérieure.	Postérieure.	Totale.	utile.
Membre supérieur	—	—	—	—
BRAS (longueur à partir du niveau de l'aisselle).				
32 cm. à 13 cm....	140	90	230	100
12 cm. à 7 cm....	100	52	152	64
6 cm. à 5 cm....	85	45	130	44
4 cm.............	55	25	80	9
AVANT-BRAS (longueur à partir du pli du coude).				
24 cm. à 12 cm....	flexion de 140			100
11 cm. à 7 cm....	—	125		68
6 cm. à 4 cm....	—	95		40
4 cm. et au-dessous	—	90		négligeable.
Membre inférieur.				
CUISSE (longueur à partir du pli inguinal).				
40 cm. à 18 cm....	110	40	150	100
17 cm. à 10 cm....	70	32	102	62
9 cm. à 6 cm....	55	30	85	38
5 cm.............	40	28	68	24
4 cm. et au-dessous	inutilisable.			
JAMBE (longueur à partir de l'articulation fémoro-tibiale)				
38 cm. à 17 cm.,..	flexion de 125			100
16 cm à 7 cm....	—	110		73
6 cm..	—	90		négligeable

MOUVEMENT ET FORCE CHEZ LE BLESSÉ. — « Il arrive qu'une articulation étant raide, celle du genou, par exemple, la plus voisine la supplée, ici l'articulation de la hanche. Les conditions du mouvement de la marche sont alors changées et favorisent un nouveau mode de synergie musculaire. C'est dans la physiologie du *pas* que l'on cherchera les dispositions mécaniques pouvant empêcher l'atrophie du muscle quadriceps.

« Il faut, d'ailleurs, imprimer de petits mouvements aux os ankylosés, tout le temps que leur revêtement fibreux et tendineux gardera quelque souplesse et que la radiographie n'a point révélé une soudure osseuse irrémédiable. Tous les actes de la locomotion seront ainsi traités avec la double préoccupation, ou de rétablir dans le membre atrophié sa fonction normale, ou de lutter par la rééducation contre l'aggravation de l'impotence, afin que de simples raideurs ne dégénèrent pas en ankyloses et que les atrophies soient au moins enrayées. Les cas définitifs seuls seront compensés grâce aux *suppléances articulaires et musculaires* du segment de membre voisin, stimulées par un exercice de véritable entraînement. C'est seulement au cours de cette activité de renfort qu'une suppléance rationnelle, économique peut s'établir, guidée par l'instinct du « moindre effort » ou du « minimum de contrainte ». Les *liaisons* que la blessure a fait naitre se relâchent peu à peu et laissent plus d'amplitude aux mouvements des surfaces articulaires ; l'élasticité des ligaments augmente et les pièces du squelette se polissent dans un frottement renouvelé, détruisant les aspérités qui subsistent après la consolidation des fractures.

« On n'oubliera pas non plus que la contraction d'un muscle peut modifier celle de muscles plus éloignés : la force des fléchisseurs des doigts diminue si l'articulation du poignet est le siège d'une raideur qui le maintient fléchi.

« Aussi la mobilisation graduelle de l'une est-elle salutaire pour la restauration fonctionnelle des autres. De telles relations ne sont pas toujours évidentes, et c'est en vue de les utiliser que M. Amar pratique l'*exercice physiologique* de tout le membre ; elles se manifestent alors inévitablement. Ayant déterminé, au moyen de l'*arthrodynamomètre**, le degré de mobilité des articulations et la force absolue des muscles qui les commandent, on peut régler méthodiquement l'exercice de la rééducation, en exclure l'*effort*, c'est-à-dire la fatigue et la douleur. D'autant plus qu'on sera toujours à même de déceler tout excès de fatigue dans les troubles de la

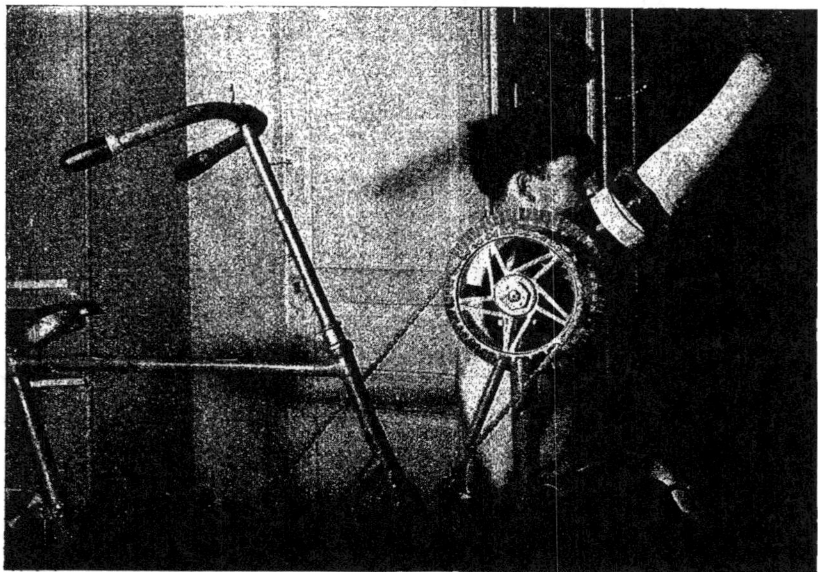

Phot. Sartony.

FIG. 5. — Gouttière brachiale pour l'application au bras du cycle ergométrique.

respiration et de la circulation, ainsi que dans l'irrégularité du mouvement lui-même.

« Il ne faut jamais tenter de rééduquer une articulation capable encore de suppurer, un membre douloureux au toucher ou mal consolidé.

« Mais quand cette rééducation est possible, on effectuera toutes les mensurations utiles sur les membres, sain et malade, pour calculer l'effet que l'on devra poursuivre ; on fera, avant et après un travail *exactement évalué*, la détermination des échanges respiratoires et l'examen des urines en vue de connaître la *dépense énergétique* du patient et le prix réel de son travail. Ces diverses opérations seront exécutées de nouveau, dès qu'il paraîtra évident que des progrès ont été accomplis dans la puissance motrice considérée ». M. Amar a souvent constaté la vérité de ce qu'il avait déjà noté dans « Le Rendement de la machine humaine », à savoir que l'activité musculaire devient, du fait de l'exercice, de plus en plus *économique ; son rendement s'améliore sous l'empire de l'adaptation.*

« Après chaque séance d'entrainement fonctionnel, on devra faire un *massage*. Il faut recommander d'éviter la fatigue des organes soignés et interdire aux ouvriers-soldats les occupations clandestines qui, pour une minime rétribution, les exposent à de fâcheux accidents. La *gymnastique* devient, elle aussi, à une certaine période de la rééducation, quand les articulations auront repris leur jeu normal, un procédé d'entrainement de grande valeur. Il s'agit surtout des mouvements des bras et des jambes ; j'y ajoute les exercices avec haltères de 1 à 3 kilogr. pour finir à 5 kilogr. dans les meilleures conditions. »

2° **Période prothétique et** 3° **Période de rééducation professionnelle.** — Les appareils de prothèse (du gr. *prothesis*, addition) ont pour objet de suppléer, non pas à vrai dire un membre ou un seg-

ment de membre absents, mais une fonction qui a été abolie ou diminuée. Ils visent à rétablir l'action musculaire dans un but d'utilité et doivent répondre aux trois conditions suivantes :

a) Constituer des appareils à fixation robuste, sans gêner les mouvements intéressés ni ceux des articulations voisines ;

b) Etre proportionnés à la force des moignons ;

c) Pour les appareils du membre supérieur, comporter un organe de préhension permettant un usage long et varié.

En ce qui concerne cette dernière condition, il existe, en dehors des mains articulées, des appareils répondant à deux tendances différentes. M. le professeur Amar préconise le *bras de travail* avec *pince universelle* (*fig.* 6 et 7) répondant à toutes les indications du travail ; M. Boureau est partisan d'une pince variant de forme suivant le métier et même suivant les différentes manœuvres du métier. On trouvera à l'article MAIN toutes les explications sur cette dernière conception, données par l'auteur lui-même. Mais l'indusrtie exige l'économie de temps, et sous peine de ne pas pouvoir trouver un emploi, le mutilé devra conserver presque toujours le même appareil de préhension.

Les mains articulées répondent plus particulièrement aux professions libérales. Le bras mécanique Amar permet de saisir un verre, retirer son chapeau, jouer du violon, dactylographier et même faire certains travaux professionnels : percer du bois et raboter (Tabl. I et II).

Pour se rendre compte des progrès successifs obtenus par le mutilé avec son appareil de prothèse ou la substitution du bras gauche au bras droit pour son travail, M. Amar utilise ses instruments de mesure, enregistre la besogne effectuée et ainsi gradue exactement ce que peut faire le mutilé ; il fait constater à l'ouvrier

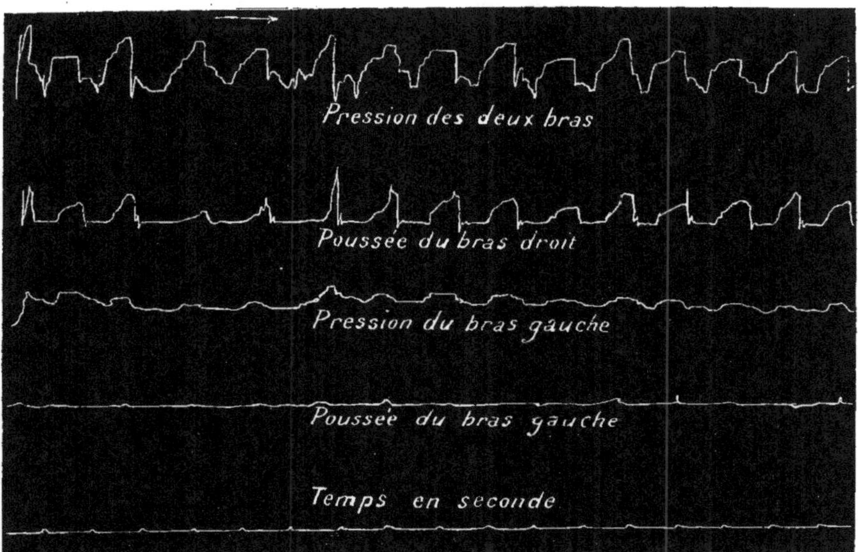

1. — Étapes de la rééducation d'un limeur (fracture du poignet gauche, 14 juin 1915).

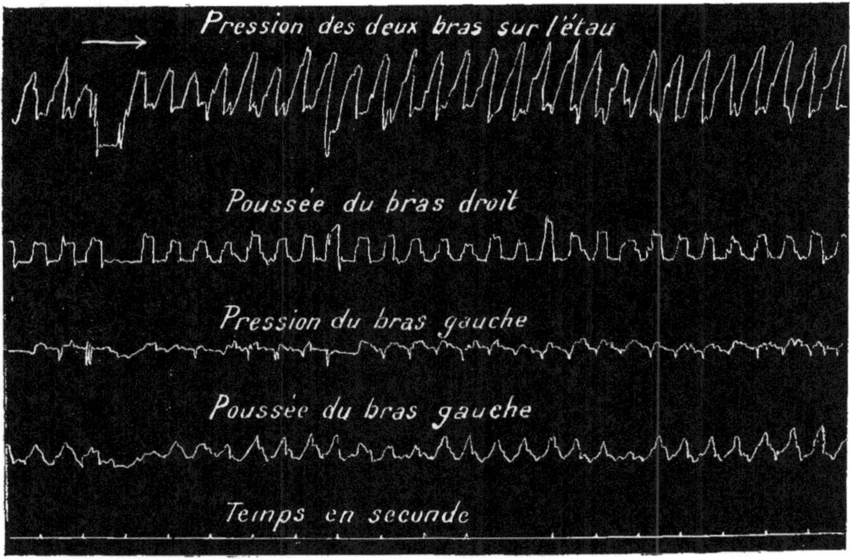

2. — Au 5 juillet 1915, le même sujet à peu près rééduqué. (Collection du prof. Amar.)

Résultats de la rééducation.

SUJET Nᵒ	APTITUDES PHYSIQUES.	APTITUDES PSYCHO-PHYSIOLOGIQUES.	APTITUDES PROFESSIONNELLES.
Nom : Prénoms : Age : Situation militaire : Blessure reçue le { Lieu : / Cause : / Région : / Interventions : / Tissus lésés : / Complications : / Résultats : Profession antérieure : Personnes à sa charge { Femme : / Enfants : / Parents : Adresse :	Poids . Taille { Debout (D) : / Assis (A) : Coefficient thoracique : $\frac{A}{D}$ = Liberté des mouvements : Longueur du membre sain : Dimensions de ou des moignons : Puissance musculaire utile : Etat physiologique du sujet : Perte de capacité fonctionnelle : Appareil de prothèse approprié :	Degré d'instruction { Générale : / Technique : Etat des réflexes : Equation personnelle : Vocation : Goûts : Caractère : Orientation professionnelle qui convient :	Etat du réapprentissage : Dispositions à observer dans le travail : Durée probable de la rééducation : Perte de rendement journalier du sujet : Observations générales : Signé : Le Directeur,

lui-même les résultats obtenus depuis ses premiers essais, ce qui l'encourage grandement.

Les deux graphiques (Tabl. III) montrent des exemples intéressants de ces enregistrements du travail effectué à trois semaines de distance.

Lorsqu'un patron demande un mutilé pour l'utiliser dans un atelier, la *fiche d'aptitude au travail* (v. ci-dessus) qui lui est remise par l'ouvrier lui permet de savoir la dépréciation actuelle que représente la mutilation et de calculer ainsi le salaire. Plus tard, cette dépréciation peut diminuer et une nouvelle vérification en être faite. Les tracés permettent d'autre part d'apporter des modifications aux appareils de prothèse dans leurs modes de fixation et leur emploi, tantôt pour saisir et diriger l'outil, tantôt pour le soutenir et l'appuyer.

Pour M. Amar, « le bras artificiel doit, en général, servir de *soutien*, laissant au bras sain le travail effectif. Cette circonstance se présente d'elle-même dans les amputations du *bras gauche*, l'autre bras conservant ses conditions d'activité normale. Mais dans le cas contraire, il faut absolument rééduquer la personne pour que le bras gauche acquière la force et l'adresse du membre amputé. Grâce à un dispositif convenable, la *varlope inscrivante*, il réussit en 3 ou 4 semaines à former d'assez bons gauchers, travaillant, écrivant, jouant correctement de leur bras gauche.

« Le blessé rabote des planches avec son bras gauche tenant la varlope. De part et d'autre de la planche, on a placé deux barres parallèles ; l'une des barres est immobile, l'autre peut s'en écarter plus ou moins (Tabl. II). Si alors on a fixé le long des barres des tubes de gros caoutchouc réunis à des récepteurs, on enregistre sur un cylindre placé devant le sujet et on amplifie le *tracé des chocs*, dont il verra ainsi les successions latérales, la durée et les fréquences. Les barres sont rapprochées progressivement et on finit par faire travailler si *serré* que l'outil les cotoie à 2 millimètres.

M. Amar a trouvé ainsi divers procédés, dont nous n'avons pu donner qu'un exemple, mais pour lesquels nous renvoyons à ses précédents ouvrages (1).

D'autre part, les amputés eux-mêmes ou ceux qui les emploient, poussés à tout instant par la nécessité, sont encore mieux placés pour découvrir ce que l'on appelle des *tours de main*, des *trucs* qui les aideront à pratiquer leur métier (Dʳ Bourrillon). Au cours de notre enquête dans les centres de rééducation, nous avons eu l'occasion de voir de nombreux dispositifs très simples imaginés par les mutilés ou les directeurs des établissements et qui facilitent l'ouvrage aux travailleurs, diminuent la fatigue spéciale entraînée par leur lésion. On en trouvera quelques-uns aux mots MÉTIERS, TRAVAIL.

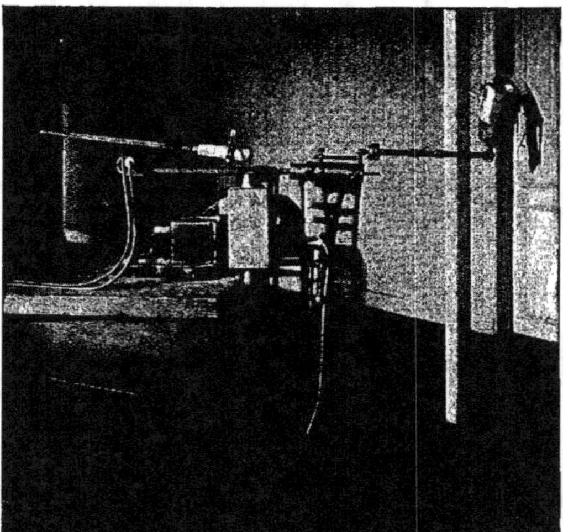

Phot. Sartony.

FIG. 6. — Bras artificiel modifiable du prof. Amar pour s'adapter au moignon d'un côté et saisir un outil de l'autre.

On voit ici un modèle à cran d'arrêt et à rotule pour saisir les manches d'outils.

(1) *Organisation physiologique du travail* (Paris, Dunod et Pinat, 1916).

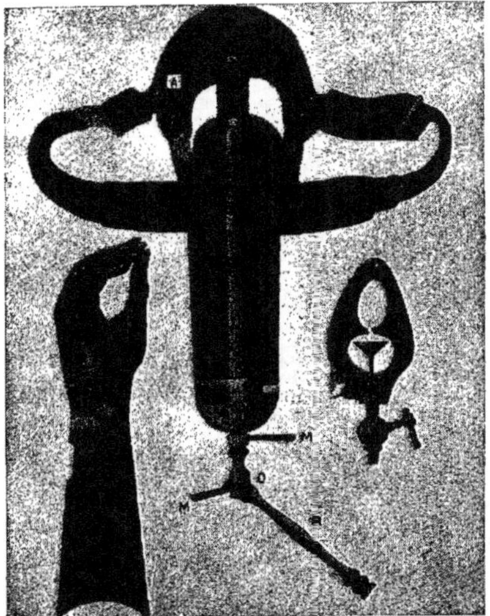

FIG. 7. — Bras de travail du prof. Amar.
A gauche, main de parade ; à droite, pince universelle.

A. Armature se fixant à l'épaule ; M. Contre-écrou pour tourner
l'avant-bras ; O. Chape de flexion ; R. Avant-bras ; M'. Manette.

**Comment on entre dans un centre de réédu-
cation.** — Les demandes de mutilés en vue de leur
admission dans un centre de rééducation doivent être
établies sur le modèle uniforme ci-dessous.

La demande sera adressée directement au ministre
de l'Intérieur par les militaires en congé d'attente chez
eux ou hospitalisés dans les établissements de l'Œuvre
d'assistance aux convalescents.

Elle sera adressée au directeur régional du Service
de santé par le médecin traitant, quand elle émanera
d'un invalide hospitalisé dans les hôpitaux militaires,
complémentaires, auxiliaires, etc.

Une entente directe peut aussi intervenir entre l'intéressé et un établissement de rééducation.

MODÈLE DE DEMANDE D'ADMISSION DANS
LES CENTRES DE RÉÉDUCATION PROFESSIONNELLE

1° Nom du militaire :
Prénoms :
Age :
Né à   , départ.   , le   18
Marié à   célibataire — veuf.
Nombre d'enfants :
Grade :
Bureau de recrutement :
Dépôt du corps :
2° Résidence habituelle en temps de paix :
Résidence actuelle :
3° Profession antérieure .

4° Situation
militaire :
{ en traitement à :
passé devant le conseil de réforme le :
convalescent en congé illimité avec
   allocation :
en possession d'une pension de :
   — d'une gratification de :

5° *a.* Origine de la ou des blessures :
b. Nature de la ou des blessures :
c. Appréciation de l'impotence au point de vue aptitude professionnelle : (Ces renseignements doivent être

fournis par le médecin traitant si le militaire est dans
un hôpital.)

6° Désir exprimé par le blessé sur le choix de l'école
ou du métier :

7° Observations particulières :

Tous les maires ont reçu des instructions pour renseigner les mutilés sur les centres de rééducation.

Pour la rééducation des amputés et mutilés, V. aussi
DYNAMO-ERGOGRAPHES, IMPOTENCES FONCTIONNELLES,
MAINS DE TRAVAIL, MOBILISATION, PROTHÈSE, MÉTIERS,
MUTILATION, RÉÉDUCATION et à TRAVAIL.

Voir, pour les renseignements concernant les mutilés,
Œuvres protectrices du soldat. (Larousse, édit.)

**IV. Amputés et Mutilés (sensations et hallu-
cinations).** — Longtemps après (des mois et des
années) la suppression de leur membre, les amputés :
1° conservent la sensation de la présence complète ou
partielle dudit membre avec faculté de le mouvoir, de
l'étendre ou de le fléchir ; 2° éprouvent au niveau
d'une partie de ce membre disparu, d'ordinaire à son
extrémité, doigts ou orteils, des sensations douloureuses : cuissons, démangeaisons, engourdissements,
fourmillements plus ou moins pénibles (Weir Mitchell).
Ces hallucinations, outre qu'elles sont pénibles, peuvent être dangereuses ; l'amputé, trompé par son illusion, pouvant vouloir marcher sur son membre absent.

Le point d'origine de ces troubles mentaux est l'irritation des filets nerveux de la cicatrice du moignon.

Rééducation du moignon. — Pour M. Jules Amar,
le phénomène décrit par Weir Mitchell « n'est pas permanent ; la rééducation le fait disparaître en quelques
mois et le retour au travail quotidien en détruit les dernières traces. C'est dans l'inaction, l'oisiveté attristée
par les soucis que se manifeste la sensation parfois
douloureuse du « membre fantôme ». De plus, l'amputé sent *uniquement le segment terminal*, main ou
pied, jamais un segment intermédiaire ; et il le sent tel
qu'il était habituellement dans l'état dynamique : la
main serrant l'outil de travail, le pied orienté dans la
position qu'exigeait le métier. Il n'éprouve pas de
fourmillement la nuit, mais ce dernier s'avive au souvenir de la vie professionnelle, de sorte qu'il est déterminé par *une cause morale et une cause physiologique.* »

TRAITEMENT. Anesthésie de la cicatrice à la cocaïne.
Protéger le moignon contre les contusions et les irritations.

★Anesthésie. — **Anesthésie par le chlorure
d'éthyle.** — Divers procédés nouveaux ont été employés. Pour le Dr Savariaud, le chlorure d'éthyle est
l'anesthésique à préférer pour supprimer la douleur
dans les grands pansements. « Il endort en quelques
secondes, permet un réveil immédiat et shock au
minimum l'opéré qui peut manger sans inconvénient
une heure ou deux après son réveil. »

Excellent pour les courtes opérations, il peut être
également employé à son avis pour une intervention
d'une durée d'un quart d'heure à une demi-heure, à
raison d'un gramme par minute.

FAÇON DE PROCÉDER. « Prendre une compresse de
gaze de quatre ou cinq épaisseurs, la poser sur la figure
du patient afin de protéger ses yeux contre le jet de
l'anesthésique. Découper dans une toile imperméable
ou de taffetas-chiffon un carré de 60 centimètres sur
60 centimètres, en couvrir la tête du patient et faire
dans cette toile, au niveau des narines, un trou juste
suffisant pour admettre à frottement l'extrémité du
tube à chlorure d'éthyle. En raison du mécanisme de
la pulvérisation, cette dernière ne se produit que lorsque le fond du tube est élevé un peu au-dessus de
l'horizontale et cesse dès qu'il s'abaisse. » On peut
donc facilement graduer la dose suivant que le malade
tend à se réveiller.

Anesthésie pantopon-éther (*Ethertropfnarkose*).
— On donne ce nom à une méthode d'anesthésie par le
pantopon en injections sous-cutanées (2 centigrammes
une demi-heure avant l'anesthésie) et l'inhalation
d'éther (de Rouville). Ce procédé est utilisé surtout
dans les opérations gynécologiques. Il supprimerait

l'excitation du début, la sensation d'angoisse et de suffocation ; les vomissements pendant l'opération qui sont en outre, après elle, rares et peu abondants. Le sommeil est obtenu en deux minutes et très profond, les pulsations sont régulières et énergiques, la respiration large et régulière.

Anesthésie régionale. 1° *Anesthésie d'une région par injection intra-nerveuse.* — Cette méthode consiste

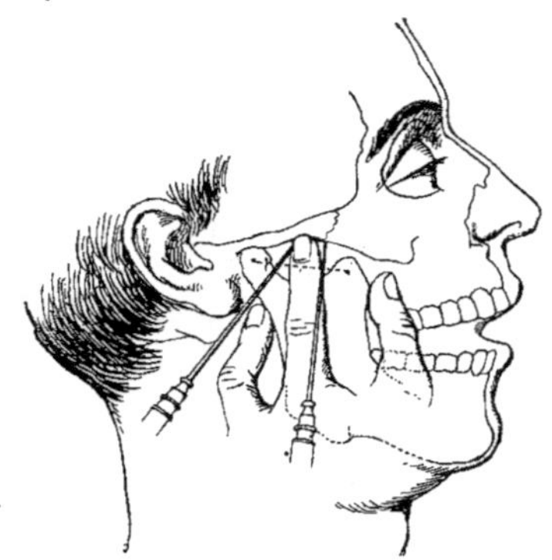

FIG. 8. — Anesthésie des nerfs maxillaires :
inférieur (aiguille à droite), supérieur (aiguille à gauche).

à injecter le liquide anesthésique (novococaïne-adrénaline) directement dans les troncs nerveux. Ainsi, en injectant dans le *plexus brachial,* on obtient l'insensibilité complète du membre supérieur en 15 à 30 minutes et pour une heure et demie au plus. On peut donc faire les opérations les plus importantes : sutures osseuses,

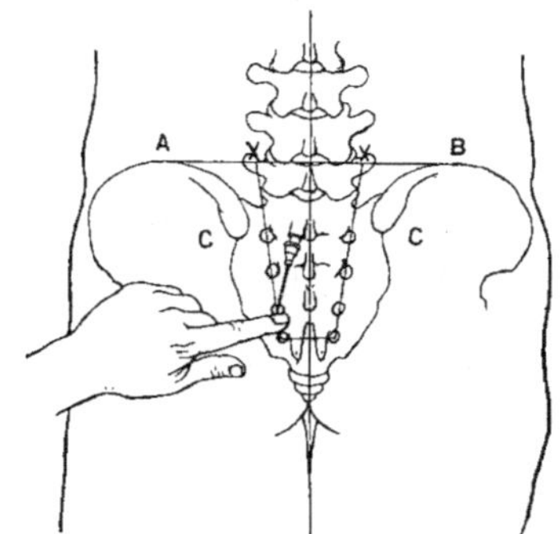

FIG. 9. — Anesthésie transsacrée.

amputations. Préalablement, on anesthésie le derme au moyen de petits *boutons* dermiques faits avec une aiguille fine et courte, puis pénétrant à travers ces boutons anesthésiés, l'aiguille longue va anesthésier les parties profondes, muscles et troncs nerveux.

Les injections dans les principales branches du *trijumeau* permettent les opérations sur la face (*fig.* 8).

En injectant dans les *nerfs intercostaux* ou *lombaires,* on peut sans douleur intervenir dans les régions innervées par ces nerfs ; en injectant dans les nerfs sacrés par les trous sacrés postérieurs on anesthésie la région du périnée et du bassin (*fig.* 9) ;

2° *Anesthésie d'une région par injection intra-veineuse.* — Préconisée par Bier, elle consiste : 1° à vider le membre de sang par une application de la bande d'Esmarch, depuis son extrémité jusqu'à sa racine ; 2° à appliquer deux ligatures avec une bande élastique large et souple, l'une au-dessus, l'autre au-dessous de la région à opérer ; à injecter dans une veine une solution de novococaïne. L'anesthésie envahit toute la zone entre ces ligatures en 1 ou 2 minutes, la région placée au-dessous en 10 à 15 minutes. Elle cesse très vite (2 à 7 minutes) après l'enlèvement des ligatures.

Accidents par anesthésie. — Ils sont rares, mais non négligeables. Les uns se produisent rapidement après l'opération (*shock opératoire*). Le Prof. Delbet les attribue à des lésions des capsules surrénales et, pour les prévenir, il fait précéder l'intervention d'une injection de 4/10e de milligr. d'adrénaline.

Les autres plus tardifs, *ictères chloroformiques,* peuvent être très graves. Il y a lieu, par suite, d'employer de préférence l'éther dans les opérations sur le foie.

Angoisse de guerre. — Renon a donné ce nom à un ensemble de troubles observés chez les civils pendant la guerre : dépression physique et morale qu'accroît une insomnie persistante rebelle aux somnifères, l'inquiétude, l'anxiété, la perte d'appétit, la difficulté des digestions et qui entraîne un amaigrissement intense. Le malade souffre de palpitations, sa tension artérielle est abaissée, sa peau permet le dermographisme, ses réflexes rotuliens et achilléens sont exagérés. Tous ces troubles s'intensifient à l'heure où il apprend des nouvelles des opérations, nouvelles qu'il interprète toujours dans un mauvais sens.

Cet état s'exalte encore par la tendance qu'ont les angoissés à fréquenter de préférence les pessimistes.

Les troubles apparaissent d'ordinaire chez des individus fatigués, ayant subi des pertes matérielles et qui, auparavant, étaient déjà classés parmi les nerveux.

TRAITEMENT. Changement de milieu. Occupations obligeant le malade à un travail suivi demandant plus d'attention que d'intelligence. Bain tiède prolongé avant le repas du soir. Toniques.

★Ankylose. — V. à HYDROTHÉRAPIE, MASSAGE, MOBILISATION, MÉCANOTHÉRAPIE.

★Appendicite. — Les cas d'appendicite aigus provoqués par les fatigues des marches et la nourriture ont été fréquents chez les soldats. On les a observés surtout chez des hommes ayant eu antérieurement de petites crises.

TRAITEMENT. Une cause fréquente des douleurs que ressentent les personnes atteintes de cette affection est le passage des gaz dans l'intestin ; par suite d'un certain degré de contraction du sphincter anal, ces gaz ne pouvant être expulsés. On obvie à cela en introduisant dans l'anus une grosse sonde en caoutchouc rouge dite sonde rectale ou *suçon* dont il existe deux modèles, l'un court, l'autre long. On peut aussi employer la canule anale d'un bock ou d'un irrigateur de façon, dans les deux cas, à dépasser la surface du sphincter. La canule étant rigide a l'avantage de ne pas se ployer. On peut à leur défaut se servir d'une grosse sonde, mais elle a l'inconvénient que son ouverture étant latérale s'accole contre la paroi intestinale.

D'autre part, pour éviter dans la mesure du possible la formation de gaz qui provoquent des souffrances et qui sont dus à des fermentations, il est utile, *pendant la crise,* de ne pas employer de légumineuses (haricots, pois, lentilles) pour le bouillon de légumes, et *après l'opération,* de ne pas les donner non plus. Dans le même but, ne pas faire usage de purées de pommes de terre, utiliser les potages aux farines maltées de céréales avec eau, lait ou bouillon, puis plus tard les cervelles, le poisson (sole, limande) et le poulet (J.-Ch. Roux).

Aptitude militaire. — 1° A l'infanterie : Avoir un poumon fonctionnant bien, des membres inférieurs bien équilibrés (pas de varices des jambes), des pieds

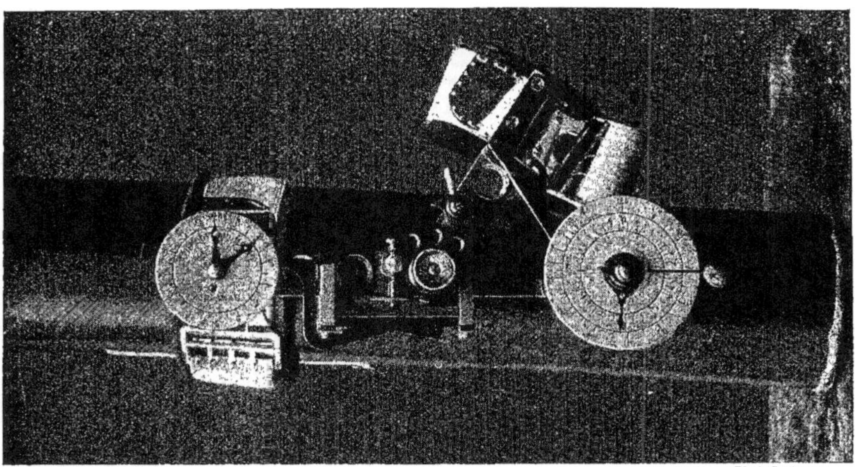

FIG. 10. — Arthrodynamomètre du prof. Amar.

normaux (ni pied plat, ni orteils chevauchant ou en marteau).

L'entraînement à la marche doit être tel que, après 6 mois, le soldat, avec charge de 27 kilogr. (sac, fusil, cartouches) fasse les *marches d'épreuve*, c'est-à-dire parcoure, en 4 jours consécutifs, 20, 22, 24 et 26 kilomètres ;

2° A la cavalerie : Avoir de la souplesse des reins, un tempérament hardi permettant de sauter facilement à cheval et à terre, un poids variant de 65 kilogr. (cavalerie légère) à 70 (dragon) ou 75 (cuirassier), des membres inférieurs longs pour bien encadrer le cheval, une bonne vue pour pouvoir explorer le terrain. Dans cette arme, au contraire, les défectuosités des pieds n'ont qu'une importance secondaire, le cavalier marchant peu.

V. aussi à ENGAGÉS* VOLONTAIRES.

Examen de la vue et aptitude au service militaire. — Une circulaire de M. Justin Godard apporte certaines modifications intéressantes aux instructions jusqu'ici admises pour l'aptitude physique au service militaire.

Parmi les plus importantes de ces prescriptions nouvelles figurent, au premier rang, celles qui concernent les « organes de la vision ». Nous croyons donc intéressant de publier ici les principaux paragraphes qui concernent la vue :

ART. 38. — *Acuité visuelle*. — 1° L'aptitude au service armé exige une acuité visuelle supérieure ou tout au moins égale à 1/2 pour un œil et 1/20° pour l'autre œil (après application, s'il y a lieu, de verres correcteurs) ;

2° Seront versés dans le service auxiliaire les sujets qui ont une acuité visuelle supérieure ou tout au moins égale à 1/4 pour un œil, celle de l'autre œil étant inférieure à 1/20° ou même complètement abolie.

Les *borgnes*, pouvant bénéficier d'une prothèse régulière et possédant de l'autre côté une acuité de 1/4, seront versés ou maintenus dans le service auxiliaire.

La perte de la vision d'un œil, l'acuité visuelle de l'autre œil égalant au moins 1/4, entraîne le classement dans le service auxiliaire, toutes les fois que la cécité résulte de lésions éteintes depuis longtemps et non susceptibles de retours offensifs. Dans les autres cas, l'exemption ou la réforme devront être prononcées.

ART. 39. — *Myopie*. — a) La myopie ne dépassant pas huit dioptries (avec verres correcteurs) est compatible avec le service armé.

b) La myopie supérieure à huit dioptries (avec verres correcteurs) motive le service auxiliaire.

La myopie compliquée de lésions choroïdiennes étendues déterminant une acuité visuelle inférieure aux limites fixées à l'article 38 entraîne l'exemption ou la réforme.

ART. 40. — *Hypermétropie*. — a) L'hypermétropie qui, après correction, n'abaisse pas l'acuité visuelle au-dessous des limites fixées par le premier paragraphe de l'article 38, est compatible avec le service armé.

b) L'hypermétropie qui, après correction, n'abaisse pas l'acuité visuelle au-dessous des limites fixées au deuxième paragraphe de l'article 38, motive le classement dans le service auxiliaire.

ART. 41. — *Astigmatisme*. — L'astigmatisme, associé ou non à la myopie ou à l'hypermétropie, est compatible avec le service armé s'il ne s'accompagne pas d'une acuité visuelle inférieure aux limites fixées par le paragraphe 1er de l'article 38 (après correction).

ART. 42. — *Amblyopie et amaurose*. — Dans un certain nombre de cas, les hommes examinés se plaignent de diminution ou de perte de la vision sans présenter d'altérations appréciables des organes à l'examen objectif.

La décision de l'expert est alors basée sur les renseignements fournis par une étude attentive des antécédents pathologiques, de l'état général et, en particulier, du système nerveux ; l'expert s'appuiera, en outre, sur les résultats que lui apportent les procédés multiples destinés à déjouer les tentatives de simulation.

La réforme ne sera prononcée qu'après une période d'observation méthodique prolongée.

Arthrodynamomètre (*fig.* 10-12) [du grec *arthron*, articulation, *dynamos*, force et *metron*, mesure]. — Instrument (1) imaginé par le professeur Amar pour mesurer l'*amplitude* du mouvement et le *moment moteur* de l'effort musculaire.

Il permet de déterminer les valeurs des déplacements angulaires des membres ou segments de membres, et les forces absolues des groupes de muscles qui les com-

(1) *Comptes rendus de l'Académie des sciences*, séance du 7 Juin 1915.

mandent pour tous les degrés de flexion à considérer.

Il se compose (*fig.* 11) de deux règles plates en acier P et P', articulées en compas et tournant à faible frottement autour de l'axe ; il donne tous les angles de flexion parfaitement utiles, soit entre 180° et 35°.

Mesure des déplacements angulaires des quel obéit l'aiguille dynamométrique. Les indications sont relevées sur le cadran Q'.

Graduations. — Sur le cadran des angles de flexion, on a marqué les angles de 180° à 35° ; sur celui des déplacements de tout le membre, on les a figurés de 0° à 360°, mais il est bon de préciser le *sens* de l'écart

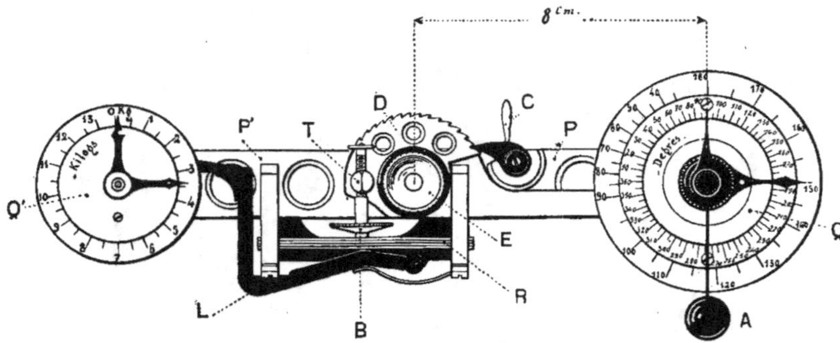

FIG. 11. — Arthrodynamomètre du prof. Amar (détails).

membres. — L'arthrodynamomètre s'applique sur deux segments du membre, de part et d'autre de l'articulation et dans un plan déterminé. Il est muni à cet effet de demi-bracelets en acier mince et souple auxquels sont fixées des bretelles très résistantes. On serre fortement pour que les attaches soient solides et immobiles (*fig.* 12).

Pour effectuer une mesure angulaire on desserre l'écrou central E de la tête articulée et l'on relève le *cliquet* C dont la pointe engrène avec une roue dentée D. Puis agissant sur le *bouton de réglage* B situé sur des lames de ressort R, on l'amène au contact de la rotule sous-jacente T. Si alors on vient à *fléchir* un segment du membre sur l'autre (pied, jambe, main, avant-bras), la branche P du compas entraîne une *poulie* placée sous le cadran et par elle commande la rotation de la petite aiguille, celle des *angles de flexion* qu'on lit sur une circonférence du cadran. On évalue de même les mouvements de *latéralité* de la main et du pied (déclinaison externe ou interne). Pour les déplacements du membre tout entier, soit dans un plan frontal, soit dans un plan sagittal, la manœuvre de l'instrument consiste à serrer l'écrou pour encore libérer l'articulation. L'angle de déplacement est donné par la position que prend l'*aiguille folle* A du même cadran, aiguille à contrepoids servant de fil à plomb. Elle indique l'écart angulaire du membre par rapport à la verticale, dans un sens ou dans le sens opposé. L'amplitude des mouvements, dans tous les plans possibles, est ainsi correctement déterminée. On la compare à celle que nécessitent les manœuvres des machines et des outils.

Mesure de la force absolue des muscles. — Quant à la force des muscles on peut en trouver la *valeur absolue* ou maximum à tous les degrés de flexion. Dans ce but, l'écrou est desserré et le cliquet C rabattu sur la roue dentée où il est appuyé, tandis qu'on desserre le bouton de réglage pour l'amener à toucher les lames du ressort. Cela engage bien l'extrémité du cliquet dans l'intervalle de deux dents et supprime tout jeu lors de l'entrée en action des muscles. L'effort exercé sur le bras de levier du compas se transmet donc à la roue dentée puis aux lames de ressort sur lesquelles fait pression le bouton de réglage B. La déformation, à peine sensible, du ressort est amplifiée par un levier coudé L terminé en crémaillère courbe à convexité externe, et celle-ci commande un pignon au-

angulaire par les mots *latéral* (droit ou gauche), ou *sagittal* (antérieur ou postérieur), afin de ne pas se tromper.

Des explications plus détaillées sont nécessaires à l'égard des mesures de *force absolue*. Les muscles, en tirant sur le segment mobile du membre tandis que le ressort s'oppose à la flexion, agissent sur un bras de levier de *moment variable*. Leur force, même si elle

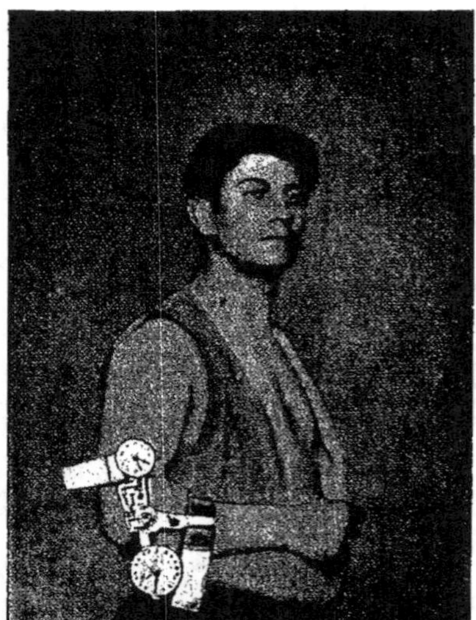
Phot. Sartony.

FIG. 12. — Arthrodynamomètre du prof. Amar en place.

était constante, produirait sur le dynamomètre un effet d'autant plus grand que le moment par rapport à l'axe est lui-même plus grand, ce qui a lieu à mesure de la flexion et jusqu'à une certaine limite. Or la force absolue n'est pas constante, elle tend à s'épuiser dans le raccourcissement musculaire (loi de Schwaun). Il est donc difficile de l'évaluer exactement, sur le moment, à toutes les étapes de ce raccourcissement.

M. Amar a par suite adopté une graduation *conventionnelle* : la force est supposée agir normalement à l'extrémité de la branche du compas, au centre de l'attache, placé à 8 centimètres du centre de l'articulation. Ce bras de levier étant connu une fois pour toutes, on s'est contenté d'inscrire les efforts en kilogrammes sur le petit cadran au lieu des kilogrammes-centimètres qui expriment les moments. Si l'on se donne la position exacte de l'insertion musculaire sur l'os mobile, on pourra en déduire la *composante efficace* de l'effort et calculer la puissance réelle des muscles actifs.

Ce genre de mesures permet de suivre les variations des forces au cours du mouvement et d'apprécier les effets de l'entraînement. Il s'impose toutes les fois que l'on entreprend d'organiser scientifiquement la rééducation, tant fonctionnelle que professionnelle, parce qu'il permet de connaître la position où l'ouvrier exercera le mieux sa force musculaire.

Grâce à cet instrument, M. Amar a pu : 1° déterminer chez un individu normal les valeurs angulaires des déplacements externes ; 2° constater qu'il existe pour chaque segment du membre une attitude favorable où le rendement est au maximum ; qu'un muscle commandant à deux articulations, il arrive souvent qu'il ne suffit pas à toutes deux à la fois et qu'il convient d'utiliser celle où la puissance est la meilleure.

Attelles (nouveaux modèles). — M. le D\u02b3 Marion préconise particulièrement pour les fractures compliquées les attelles en aluminium employées déjà en Angleterre et auxquelles il a apporté quelques modifications (*fig.* 13).

« Ces attelles, d'une longueur quelconque, ont 13 millimètres de largeur sur 3 millimètres d'épaisseur. Sur leur plat sont rivés tous les 8 centimètres des anneaux aplatis. Ces attelles peuvent être courbées dans les deux sens.

MODE D'EMPLOI. 1° Couper avec une scie deux attelles à anneaux à la longueur voulue, en prenant garde que les anneaux se trouvent sur ces attelles vis-à-vis ;

2° Courber ou plier ces attelles comme il convient pour les appliquer sur le membre ou, au contraire, pour laisser un espace entre elles et le segment du membre voulu ;

3° Prendre des lames de même largeur que les attelles, mais de 1 millim. 1/2 seulement d'épaisseur toutes unies, en nombre égal à celui des anneaux des dites attelles et les sectionner à la pince de Liston de façon qu'elles soient un peu plus longues que la demi-circonférence du membre à immobiliser ;

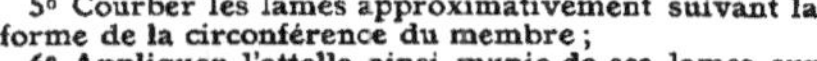

FIG. 13. — Attelles en aluminium.

4° Passer l'extrémité des lames dans les anneaux d'une des attelles et les y fixer en les repliant ;

5° Courber les lames approximativement suivant la forme de la circonférence du membre ;

6° Appliquer l'attelle ainsi munie de ses lames sur un côté du membre, appliquer l'autre attelle de l'autre côté et passer l'extrémité libre dans les anneaux de cette attelle où elles seront fixées à la bonne largeur en les repliant ;

7° Modeler plus exactement les lames sur le membre ;

8° Enlever la gouttière ainsi faite, entourer les parties convenables du membre d'un peu d'ouate maintenue par quelques tours de bandes de façon que l'extrémité des attelles ne blesse pas la peau. Remettre la gouttière et la fixer par des tours de bandes sur le membre aux endroits qui n'ont pas besoin d'être découverts pour le pansement. V. aussi à OS* : *fracture.*

INDICATIONS. — Immobilisation provisoire ou permanente des fractures ou des arthrites suppurées permettant lavage et bains (d'après *Presse médicale*, 1915).

AUDITION (PERTE DE L'). RÉÉDUCATION. — Sur la proposition de M. Victor Collignon, directeur de l'Institution nationale des sourds-muets de Paris, un centre de rééducation pour les soldats devenus sourds a été créé dans cet établissement par M. le sous-secrétaire d'État du service de santé militaire. Sous la direction de l'inspecteur des études, M. B. Thollon, le corps enseignant de l'école y professe des cours de lecture sur les lèvres, suivis par tous les militaires mutilés de l'ouïe, des exercices de rééducation auditive, au profit de ceux qui ont conservé des restes utilisables d'audition, et des cours d'orthophonie pour ceux qui ont contracté des troubles de la parole (bégaiement, mutisme, aphonie, etc.).

On trouvera ci-dessous, rédigés par des professeurs de l'Institution, deux articles : l'un sur la *rééducation auditive*, l'autre sur la *lecture sur les lèvres.*

I. AUDITION (rééducation auditive). — Parmi les nombreuses mutilations auxquelles sont exposés nos soldats dans la terrible lutte qu'ils soutiennent pour la défense d'une noble cause, l'une des plus pénibles est certainement celle qui prive un assez grand nombre d'entre eux de la faculté d'entendre. Quelle qu'en soit la cause déterminante : blessure, ensevelissement, projection, commotion physique ou psychique, ou enfin développement d'une affection antérieure, cette infirmité, lorsqu'elle dépasse un certain degré, entraine nécessairement après elle cette funeste conséquence de dresser comme une barrière infranchissable autour de ceux qu'elle atteint : l'écriture et les signes, les seules voies par lesquelles on peut encore essayer de rétablir les communications avec ces autres « emmurés » non moins à plaindre que leurs frères d'infortune, — les aveugles, — sont des moyens imparfaits et incommodes qui découragent bien vite toutes les bonnes volontés.

Comment et dans quelle mesure les méthodes de rééducation en usage dans les écoles spéciales peuvent améliorer la situation de ces intéressantes victimes de la guerre, c'est ce que nous nous proposons de faire ressortir dans les quelques pages qui vont suivre.

Évaluation des restes d'ouïe. Mesure de l'audition brute et de l'audition différenciée. — Chez les soldats, comme chez les enfants ou les autres sourds, la surdité totale ne se rencontre que d'une manière exceptionnelle : c'est à peine si nous en avons constaté trois ou quatre cas parmi les nombreux

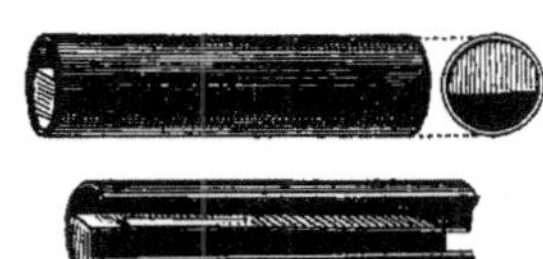

FIG. 14. — Diapason à bouche.

militaires que nous avons déjà examinés. S'il s'agit de surdité psychique, le temps et le hasard des circonstances amèneront parfois la guérison totale ou partielle. Quelle que soit la nature de leur affection, tous les sourds complets tireront grand profit de l'étude de la *lecture sur les lèvres* (V. plus loin).

La *rééducation auditive* s'adresse exclusivement aux sujets atteints de surdité partielle qui, d'ailleurs, auront intérêt, pour la plupart, à suivre également le cours de lecture sur les lèvres.

Mesure de l'audition brute. — La première question qui se pose au professeur chargé des exercices acoustiques est celle d'évaluer l'importance des restes d'ouïe chez les divers sujets qui lui sont confiés. Aucune méthode d'acoumétrie n'atteint à la rigueur absolue ; au point de vue pratique, il faut apprécier avant tout l'état de l'audition *pour la parole*. On se servira donc, dans ces épreuves, des éléments mêmes de la parole, voyelles et consonnes, prononcés en voix haute et en voix chuchotée (*fig.* 15). Comme terme fixe de comparaison, on pourra employer utilement le son d'un diapason à bouche (*fig.* 14), par exemple le *la* normal ou *la* (435 vibrations doubles), petit instrument très maniable qui, moyennant quelques précautions, est capable de donner des vibrations d'intensité à peu près constante.

Voici un exemple des tableaux qu'on obtient par ce procédé : les chiffres représentent les distances maxima auxquelles l'ébranlement sonore commence à déterminer une impression auditive, avec ou *sans identification* des sons mis à l'épreuve ; autrement dit, ils marquent les limites du champ de l'*audition brute* et peuvent être considérés comme une détermination très approximative des restes d'ouïe pour la perception *brute* (mais non pour la *différenciation*) des sons de la parole ainsi que pour la perception *brute* des sons en général.

diapason la,	voyelle a, ut,	a, fa,	a. la,	Voy. i, ut,
3 mètres	1^m,50	2^m,50	3 m.	1 mètre
	i, fa$_2$	i, la,		
	1^m,50	2^m,50		

Pour régler l'intensité de la voix, il est bon de prononcer tout d'abord quelques mots sur le ton de la conversation ordinaire. Les voyelles expérimentées seront produites, autant que possible, avec la même force, de manière à faire porter l'examen sur les sons de la parole courante plutôt que sur des cris. — Afin de ne pas fausser le sens de l'épreuve, le sujet lèvera la main, au lieu d'essayer de répéter, aussitôt qu'il croira entendre *quelque chose*. La question qui lui est posée, à ce premier degré de l'exploration, est en effet la suivante : « *Est-ce que* vous entendez ? » et non pas : « *Qu'est-ce que* vous entendez ? »

On remarquera que, dans l'observation ci-dessus, les chiffres relatifs à la voyelle *i* sont, sur les mêmes notes, inférieurs à ceux qui concernent la voyelle *a*. Ce n'est pas là l'effet d'un simple hasard. Toutes choses égales, les voyelles fermées (*i, u, ou, é*) sont par elles-mêmes moins fortes, moins intenses que les voyelles ouvertes (*è, e, o, a*). On peut s'en assurer en enregistrant côte à côte les sons de ces deux classes

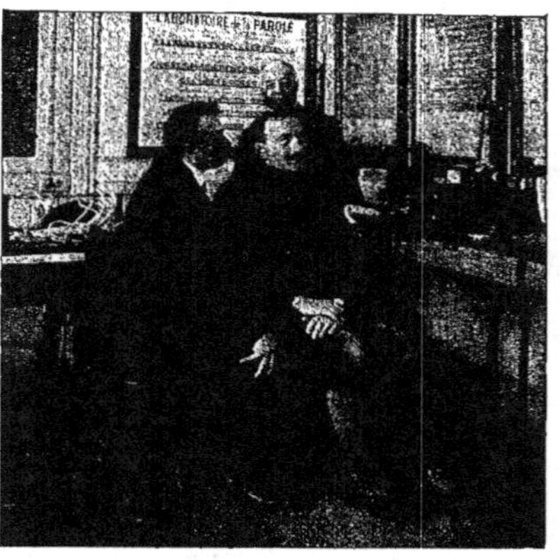

FIG. 15. — Rééducation individuelle de l'audition.

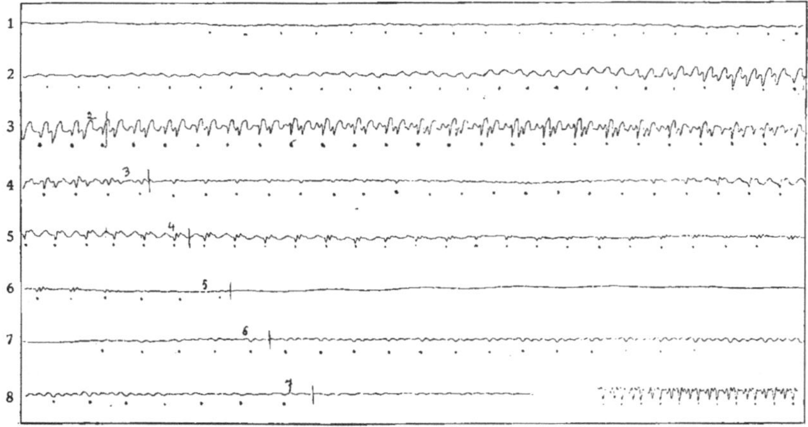

FIG. 16. — Variations d'intensité dans la parole.

Les mots « où allez-vous ? » prononcés par une voix d'homme. — 1re ligne, *ou* ; — 2e l., *ou-a* ; — 3e l., *a* ; — 4e l., *a-l-é* ; — 5e l., *é* ; — 6e l., *é-v* ; — 7e l., *v-ou* ; — 8e l., *ou*. — En bas, à droite, 10 pér. du diap. à bouche la, (435 pér. à la sec.). — *Intensité*. La voyelle ouverte *a* est plus forte que la fermée *ou* et que la demi-fermée *é*. La consonne *l* est plus faible que les voyelles et plus forte que la consonne *v*. — *Hauteur*. Entre ut, dièse (2e ligne, vers la fin) et sol, dièse (fin de l'émission). — *Durée*. Un peu plus de 72 centièmes de seconde. Les traits verticaux et les chiffres qui les accompagnent marquent des dixièmes de seconde. (Voir la note placée au bas de la page 18.)

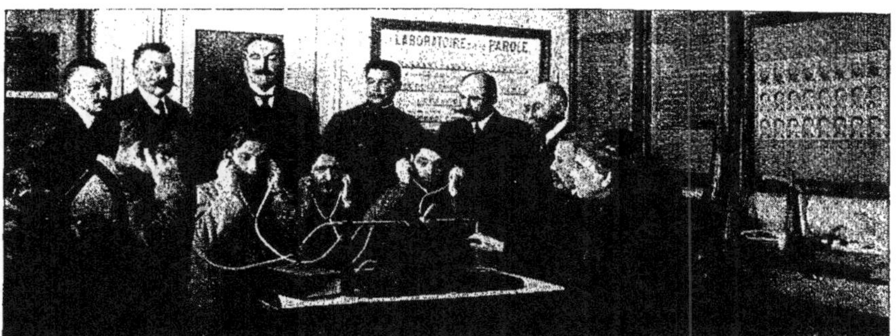

FIG. 17. — Rééducation collective de l'audition par le phonographe à l'Institution nationale des sourds-muets de Paris.

sur le cylindre du phonographe ; les différences sont parfaitement visibles à l'œil nu ; il est de toute évidence que les choses se passent de la même manière sur la membrane du tympan que sur celle de l'appareil. Les figures 19 et 20 permettront au lecteur de se rendre compte des rapports d'intensité qui caractérisent les voyelles, et de constater que les sons de la parole ne sont pas seulement des *timbres,* mais qu'ils sont aussi des *intensités :* notion récente qui trouve plus d'une application utile dans le domaine de la rééducation auditive. Nous en avons notamment tiré cette conclusion que, dans la majorité des cas, il suffit de s'en tenir, pour l'appréciation de l'*audition brute* concernant les voyelles, à l'épreuve d'une seule voyelle ouverte, l'*a*, et d'une seule voyelle fermée, l'*i*.

Pour une voyelle donnée, la forme de la vibration (le timbre) et surtout l'*intensité* varient dans de notables proportions sur les *diverses notes* accessibles à tel ou tel organe vocal. Il est facile de vérifier le fait en jetant un coup d'œil sur la figure 18. D'où la nécessité d'étendre les épreuves aux principales notes du registre parlé chez l'homme et chez la femme. En général, nous avons examiné les voyelles de la voix d'homme sur les notes *ut,* (*do* grave), *fa,* et *la.*

Un certain nombre de sourds sont capables d'entendre (nous ne disons pas de discerner) les voyelles ouvertes ou fermées, ainsi que le diapason, à une distance de 6 ou 7 mètres, ce qui n'implique nullement qu'ils possèdent une audition normale, puisqu'une oreille ordinaire perçoit les mêmes sons à une distance de plus de 100 mètres. L'épreuve de l'ouïe se faisant presque toujours dans un local dont les dimensions ne dépassent guère 4 ou 5 mètres, il faut, avec les sujets qui possèdent encore de semblables restes, recourir à des sons moins forts que ceux des voyelles courantes. L'épreuve sur les *consonnes,* dont voici un spécimen, répond à cette exigence :

diap. et voy.	m	l	v	z	i	b	d	g
plus de 6 m.	2 m.	3 m.	0^m,50	3 m.	0^m,50	0^m,20	0^m,30	0^m,30

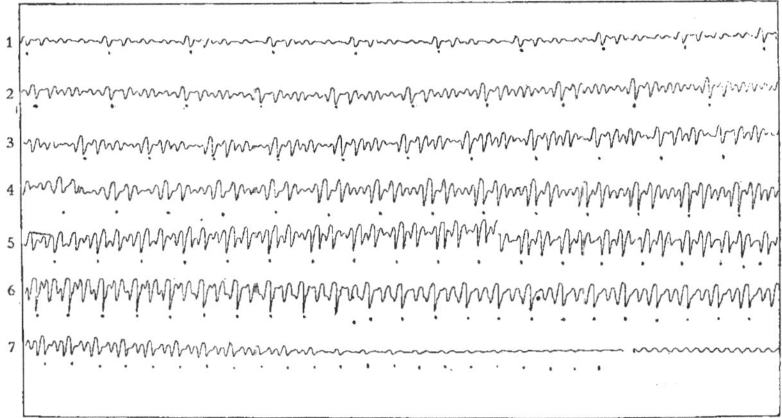

FIG. 18. — Variations d'intensité d'une même voyelle suivant la note d'émission.
Fragments d'un *a* parlé ascendant (Ah !).

En bas et à droite : 14 périodes ou vibrations doubles du diapason à branches la₄ (870 v. d.) — *Intensité.* Les notes graves (lignes 1 et 2) sont de faible intensité : la portion du registre la plus intense est comprise, pour cette voix, entre fa₂ (fin de la ligne 4) et ut₃ (ligne 6). — *Hauteur.* Le ton monte d'une ligne à l'autre depuis le début de la 1re ligne (la₁) jusqu'à la fin de la 7e (un peu au-dessus de fa₃ dièse.) La voix a parcouru ainsi plus d'une octave et demie.

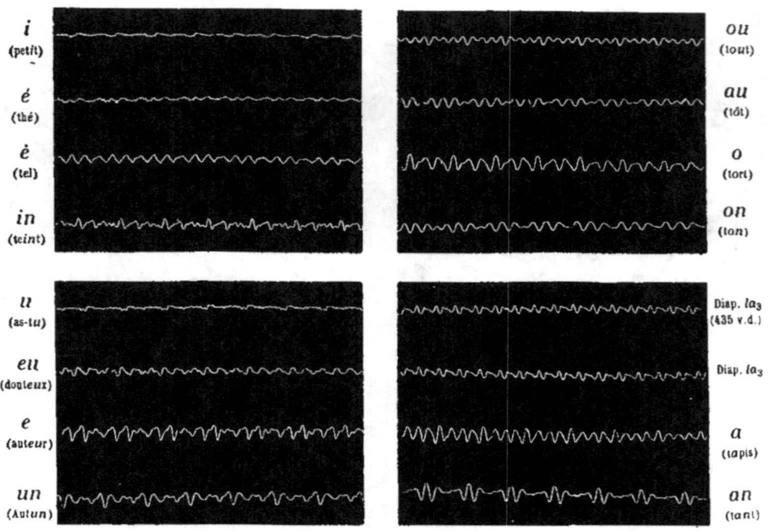

FIG. 19. — Les intensités et les timbres des voyelles françaises prononcées sur une note élevée de la voix d'homme (vers la_1, 217,5 périodes à la seconde).

Les figures 19 et 20 montrent notamment que les voyelles se divisent au point de vue de l'intensité en deux grandes classes, composées elles-mêmes d'éléments de sonorité inégale : les *fortes*, a, o, è, e, an, on, in, un, et les *faibles*, i, u, ou, é ; cette notion est immédiatement applicable à la *rééducation de l'ouïe* chez les sourds partiels.

On se gardera de confondre le *nom* de la lettre (*ème* ou *me*, *èle* ou *le*, *vé* ou *ve*) avec sa valeur phonétique qui seule importe ici et que l'on peut saisir, par exemple, à la fin d'un mot (*l* dans *cheval*, *m* dans *homme*...).

Il est nécessaire, pour les consonnes comme pour les voyelles, de déterminer la note sur laquelle on expérimente, afin de ne pas varier d'une épreuve à l'autre. Pour cela, nous joignons la consonne à une voyelle (*am*(e), *al*...) que nous prononçons sur la note choisie ; l'épreuve est faite ensuite sur la *consonne seule* dégagée de cet agrégat, mais émise sur le même ton de voix.

On constate, en parcourant le précédent relevé, que les chiffres relatifs aux consonnes sont inférieurs aux chiffres recueillis sur les voyelles. C'est que, d'une manière générale, la consonne se distingue de la voyelle par une *diminution d'intensité* quelquefois considérable (*fig.* 16). La diversité des résultats ci-dessus concernant les différentes consonnes correspond aussi, prise du moins dans son ensemble, à des caractères acoustiques qui n'ont rien d'accidentel ni d'individuel. Ainsi, les consonnes *b*, *d*, *g* sont, par leur essence propre, moins intenses que les sifflantes *z*, *j* ou les vocales *l*, *m*.

Les consonnes que nous venons d'envisager comportent toutes une vibration laryngienne ; il en est d'autres, *p*, *t*, *c*, *f*, *s*, *ch* (*p* dans *cap*, *c* dans *sac*...) qui sont simplement des bruits buccaux. Cette classe d'éléments phonétiques met à notre disposition la matière d'une nouvelle série d'épreuves par lesquelles nous apprécierons la capacité auditive des sujets les moins sourds.

Ainsi, et pour conclure sur ce point, les sons de la parole sont caractérisés par des différences de force constituant une véritable *gamme d'intensité*, dont les degrés principaux sont représentés par les catégories suivantes, en commençant par les plus intenses : voyelles ouvertes, voyelles fermées, consonnes vocales, consonnes bourdonnantes, consonnes muettes et voyelles chuchotées. Cette gamme naturelle est précieuse pour la détermination des restes d'*audition brute* (sans identification), car elle permet de poser à l'oreille, à propos de l'*intensité*, c'est-à-dire de l'acuité sensorielle proprement dite, les questions mêmes qu'elle doit résoudre dans la pratique de la parole (1).

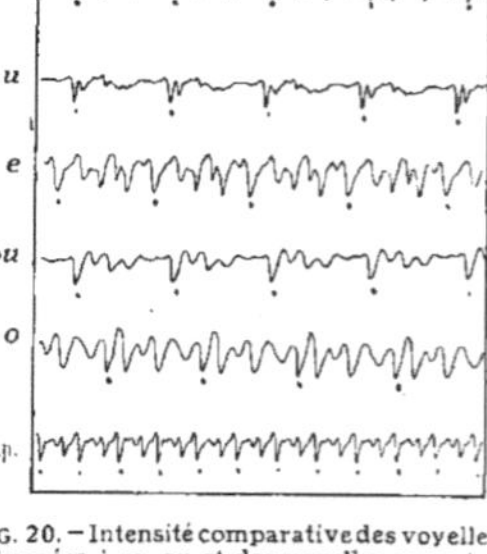

FIG. 20. — Intensité comparative des voyelles fermées *i*, *u*, *ou* et des voyelles ouvertes correspondantes *è*, *e*, *o* prononcées sur une note moyenne du registre de la voix d'homme.

Lignes 1 à 6 : 4 périodes des voyelles *i*, *è*, *u*... sur une *note* voisine de *la₁*. — Ligne 7 : 11 pér. du diap. à bouche la₄ (435 pér. à la seconde). — La *durée* des sons correspondant à chacun de ces tracés a été d'un peu plus de 26 millièmes de seconde.

(1) Les courbes des figures 16, 18, 19, 20, sont des tracés du phonographe vérifiés à l'oreille et transcrits mécaniquement sur une bande de papier mobile au moyen du levier de H. Lioret. (Laboratoire de la parole de l'Institution nationale des sourds-muets de Paris, fondé par M. Victor Collignon.)

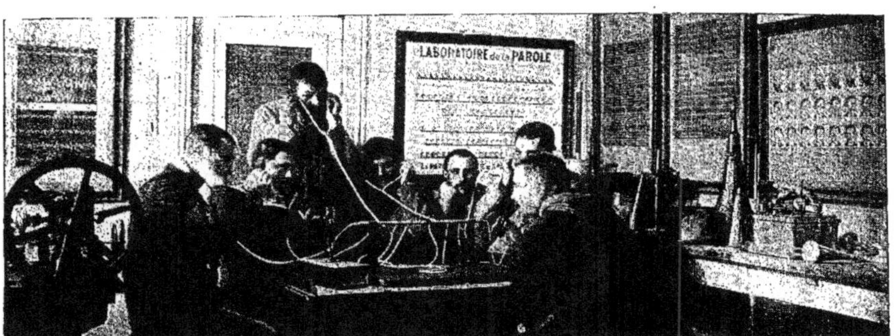

FIG. 21. — Rééducation collective de l'audition par le porte-voix à l'Institution des sourds-muets de Paris.

Mesure de l'audition différenciée. — L'épreuve de l'ouïe se termine par la recherche des *différenciations* phonétiques que le sujet est encore en état d'effectuer. On examine successivement de ce point de vue nouveau l'audition des voyelles et des consonnes, puis celle de groupes polysyllabiques et de mots choisis de manière à offrir une certaine gradation acoustique. Le sourd est maintenant invité à répéter ce qu'on vient de prononcer tout près ou à une distance déterminée de son oreille. Nous donnons ci-après les résultats de l'un de ces examens. Les voyelles ont été prononcées près de l'oreille sur le *do*, (*do grave*) sans dépasser le ton de la conversation. On a noté au-dessous les sons que le sujet a reconnus et ceux par lesquels il a traduit faussement les voyelles émises ; le point d'interrogation marque l'impossibilité, chez le sujet, de toute espèce d'interprétation :

i	u	ou	é	è	e	o	a	in	un	on	an
?	u	ou	é	è	e	o	a	in	in	on	an

Près de l'oreille, deux erreurs seulement ont été commises. A 25 centimètres, cinq voyelles sont encore reconnues ; et à 30 centimètres, il n'en reste plus que deux.

Outre la distance (qui renseigne sur l'*intensité*), il y a lieu d'explorer la tonalité, la gamme des *hauteurs :* tel sourd qui comprend bien sa femme et son jeune fils, est incapable de distinguer ce que lui dit son père. Pour apprécier l'état de l'*audition différenciée,* plus encore que pour évaluer l'*audition brute,* il faut donc faire successivement les expériences sur les principales notes de l'échelle que peut parcourir la voix humaine. Le sujet qui vient d'être examiné ne reconnaît que deux voyelles sur le *do* grave à la distance de 30 centimètres. A cette même distance, les erreurs se réduisent à trois sur le *fa,*, et, sur le *la,*, la plupart des éléments sont reconnus à la première émission : constatation dont nous verrons que le professeur saura tirer parti.

On procédera de la même manière avec les consonnes, placées d'abord entre deux voyelles (a*p*a, a*f*a...). Une expérience de ce genre, faite sur *ut,*, près de l'oreille, a donné les résultats ci-après :

p	t	c	f	s	ch	b	d	g	v	z	j	m	n	gn	l	r	y
p	?	?	f	s	ch	p	?	?	f	s	j	?	?	?	l	r	y
5	5	5	4	3	2	4	5	5	5	5	5	5	5	5	3	4	3

Les chiffres indiquent le nombre des répétitions après lesquelles le son émis a été interprété ou l'épreuve abandonnée. La même expérience, reprise vers la fin de l'éducation, a permis de constater des progrès incontestables :

p	t	c	f	s	ch	b	d	g	v	z	j	m	n	gn	l	r	y
1	1	1	1	2	1	2	2	1	f	s	ch	1	1	1	1	1	1

Les erreurs, du reste fort légères, ne sont plus qu'au nombre de trois, et, chose remarquable, la plupart des éléments sont maintenant reconnus dès la première émission.

Nous passerons sous silence les épreuves portant sur les groupes de syllabes et sur les mots : les développements qui précèdent suffiront vraisemblablement pour donner au lecteur une idée approximative des principes sur lesquels repose ce procédé d'acoumétrie vocale, dont les détails d'application dépendent des connaissances plus ou moins précises que possède le professeur sur la nature acoustique des éléments de la parole.

Exercices de rééducation. — Prenant son point d'appui dans la zone d'audition restée intacte, le professeur tentera de combler les lacunes que lui auront révélées les épreuves acoumétriques, et il portera son attention successivement ou simultanément sur la *différenciation* des éléments, sur l'extension du *registre* et de la *distance* et sur l'accroissement de la *vitesse de perception.*

Revenons, par exemple, au sujet qui distingue les consonnes sur la note *ut,* près de l'oreille. On l'exercera à 10 centimètres, puis à 20.... jusqu'à la *distance* à partir de laquelle les expériences antérieures auront montré qu'aucun progrès ne serait plus à espérer. Ces exercices seront gradués d'après l'intensité des éléments à étudier : voyelles ouvertes, voyelles fermées, consonnes vocales, bourdonnantes, etc., et d'après leur mode de groupement : syllabe répétée (papa, lala...), syllabe simple directe (pa, la...), syllabe inverse (ap(e), al...), consonne seule (p, l...).

On suivra une marche analogue pour accroître graduellement par le haut et par le bas l'étendue du *registre* tonal. Notre sujet distingue les consonnes sur *ut,* près de l'oreille, mais non à 30 centimètres ; sur le *la,* il les reconnaît à cette dernière distance ; on les étudiera d'abord sur le *fa,* puis sur le *mi...* et, gagnant de proche en proche, on tentera d'atteindre le *do ;* peut-être même parviendra-t-on à descendre au-dessous du *do,* ce qui rendrait possible la compréhension des voix d'homme les plus graves sans grande augmentation de la force d'émission ordinaire.

Parallèlement à ces exercices sur les éléments de la parole, on en poursuivra d'autres portant sur le *vocabulaire* et la *phraséologie.* C'est ainsi que l'on familiarisera l'oreille, aux distances et sur les notes convenables, avec les mots correspondant à telle ou telle catégorie d'idées : aliments, parties du corps, vêtements..., comme avec les flexions grammaticales (conjugaisons usuelles...) et les formes de plus en plus complexes de la phrase courante : proposition interrogative, négative comportant ou non l'emploi des pronoms sujets et compléments. Ici, un bon programme d'enseignement de la langue française nous semble un guide indispensable. Enfin, pour rompre la monotonie de ces leçons méthodiques, mais un peu arides, on consacrera une partie des séances à des conversations roulant sur des sujets intéressants, toujours adaptés, par leurs conditions acoustiques, aux états successifs de l'audition.

Emploi des appareils de massage, de synthèse ou d'analyse, de transmission et d'amplification. — De tout temps et de divers côtés, on a proposé de nombreux appareils pour combattre, atténuer ou même guérir la surdité. Ces instruments peuvent être rangés dans ces quelques catégories :

Appareils de massage. — Le procédé est encore actuellement tout à fait empirique. La plupart de ceux qui l'emploient l'appliquent au hasard à tous les genres de surdité, dans la mesure où l'oreille est susceptible de tolérer des excitations d'une certaine force. Si rien ne s'oppose à ce que l'on essaie d'abord ce mode de traitement, dont la majorité des sourds paraissent ne tirer qu'un profit fort douteux, il faudra quand même recourir ensuite, sauf dans quelques cas de surdité psychique, aux exercices, ci-dessus décrits, de la rééducation par les sons de la parole.

Appareils de synthèse et d'analyse. — Viennent en second lieu les appareils de synthèse, *sirènes à voyelles, lames électriques,* dont on affirme parfois, mais à tort, qu'ils possèdent tous les caractères des sons du langage et peuvent se substituer à eux ; en réalité, cette catégorie se confond avec la précédente, celle des appareils de massage.

Il faut en dire autant des *diapasons* à branches, avec lesquels on exerce l'oreille, sans grand avantage apparent, sur les *hauteurs* et les *intensités ;* il est impossible par ce moyen d'aborder ou de préparer l'étude des *timbres :* l'analyse des sons de la parole, leur décomposition en sons élémentaires est un problème qui est encore entièrement à résoudre.

Appareils d'amplification et de transmission. — Il reste enfin les appareils qui transmettent ou qui reproduisent, avec ou sans amplification, les sons de la parole : cornets, tubes pourvus ou non de membranes (*fig.* 21), téléphones, phonographes (*fig.* 17) et microphonographes. Tous ces appareils peuvent, suivant les cas, rendre des services plus ou moins appréciables ; mais il faut, en rééducation, les considérer uniquement comme des auxiliaires de la voix. Ils ont tous l'inconvénient d'altérer le timbre des sons de la parole qu'on a pour objet essentiel de faire différencier et reconnaître. S'il est permis, dans certains cas, de recourir à ces intermédiaires, pour répéter les leçons déjà faites et pour en fixer dans la mémoire auditive les parties les plus nettement tranchées, leur emploi exige des précautions et une compétence infiniment rares ; en tout état de cause, on doit se garder de les substituer purement et simplement à la voix nue, à la *voix naturelle,* éducatrice et excitatrice par excellence de l'audition diminuée comme de l'audition normale.

Résultats. — Nous aurons terminé cette brève description de la méthode de rééducation auditive lorsque nous aurons dit un mot des résultats qu'il est permis d'en attendre. Dans la totalité des cas, nous avons constaté, après trois mois d'exercices, à raison d'une demi-heure au plus par jour, des progrès très sensibles concernant la facilité et la *rapidité* de la perception. Des éléments qui se confondaient au début finissent par se différencier ; les mots et les expressions du langage usuel, redevenus familiers à l'oreille, sous les *formes nouvelles qu'ils revêtent souvent chez le sourd acquis,* par suite non pas seulement de la diminution mais de l'*altération* de l'ouïe, sont compris à la fin, avec une plus grande sûreté, sans que l'interlocuteur ait besoin d'élever considérablement la voix, de scander le débit et de parler tout près de l'oreille.

Tels sont, rapidement esquissés, les procédés et les ressources d'une méthode modeste mais efficace, dont l'application consciencieuse contribuera de plus en plus, nous en avons le ferme espoir, à rapprocher de leur entourage nos héroïques soldats frappés de surdité.

Simulation de la surdité. — Il arrive que des soldats sourds soient exposés pendant de longs mois à des soupçons, très pénibles pour eux, concernant l'état réel de leur audition. Les précédentes épreuves acoumétriques les mettront définitivement à l'abri des doutes qui pourraient subsister sur la sincérité de leurs propres déclarations même après l'emploi des procédés habituels dont on se sert pour dépister la simulation de la surdité.

En effet, les différences de timbre et d'intensité, propres aux diverses classes d'éléments phonétiques, que nous avons signalées plus haut, se dérobent, d'une manière à peu près complète, à l'appréciation de l'oreille normale dans les conditions du moins où se fait l'épreuve de l'ouïe ; le simulateur n'en tiendrait aucun compte, alors qu'elles s'imposent au vrai sourd sans qu'il en ait clairement conscience.

L'épreuve de l'audition brute procure une première indication qui serait déjà probante ; l'épreuve de l'audition différenciée est plus concluante encore. Les confusions possibles portent constamment sur les mêmes groupes d'éléments ; elles sont susceptibles de varier suivant les particularités individuelles relatives à l'état de l'organe de l'ouïe, mais elles demeurent toujours explicables à l'analyse. La fiche recueillie sur un sujet dont l'audition serait intacte se révélerait immédiatement comme entachée d'arbitraire ; elle serait en désaccord tant avec les données acoustiques les plus certaines qu'avec les résultats obtenus chez les sourds réels. Ajoutons qu'une seconde épreuve, faite à quelques jours de distance, ferait apparaître, en cas de simulation, des dissemblances nombreuses et injustifiables, étant donnée l'impossibilité où se trouve le sujet de se rappeler les réponses faites par lui lors du premier examen à un interrogatoire aussi compliqué dont il ignore les liens de coordination.

Les autres procédés par lesquels on cherche à dépister la simulation de la surdité ne semblent offrir que peu de garanties ou restent sans effet dans un grand nombre de cas parce qu'ils n'ont recours qu'à la surprise occasionnée par l'emploi de quelques stratagèmes rudimentaires ou parce que les mesures acoumétriques qu'ils mettent parfois en œuvre sont tout à fait insuffisantes ; au contraire, les épreuves phonétiques ci-dessus fournissent les éléments d'une véritable méthode basée sur un ensemble de notions étroitement enchaînées.

Cette méthode ne s'applique, il est vrai, qu'à la seule catégorie des sourds partiels. Il ne serait pas impossible de montrer que les soldats complètement sourds peuvent trouver dans les procédés de la lecture sur les lèvres un excellent moyen de prouver leur bonne foi et d'échapper ainsi à d'injustes suspicions (1).

H. MARICHELLE.

II. Audition (lecture sur les lèvres). — Pour rendre au sourd l'apparence de l'intégrité de son sens auditif, il suffit de le soumettre à un traitement pédagogique ayant pour but de supprimer la barrière qui s'oppose aux communications orales. Le sourd peut et doit faire jouer à ses yeux le rôle tenu naguère par ses oreilles. Il lui est possible de saisir la parole en observant la bouche de celui qui parle. Il doit, en un mot, s'exercer à la lecture sur les lèvres.

Lire sur les lèvres, c'est donc interpréter en langage oral des images fugitives constituées par la combinaison des positions que prennent les organes vocaux dans leurs parties visibles et des mouvements qu'ils exécutent pour l'émission de la phrase.

L'expérience a depuis longtemps démontré la possibilité de créer ce moyen de communication qui forme le pivot de l'enseignement actuel des jeunes sourds-muets. D'autre part, nombreux sont les adultes, devenus sourds à un âge avancé, qui en ont été dotés.

Le sourd a besoin d'un professeur. — Le malade pourrait-il parvenir seul à lire sur les lèvres ? Quelques auteurs l'affirment et citent certains sujets qui, à force de temps et de volonté, ont réussi à tenir de la sorte des conversations suivies. Ce ne sont que des exceptions. En relation constante avec les mêmes

---

(1) V. aussi les tableaux de M. H. Marichelle, pp. 24 à 26.

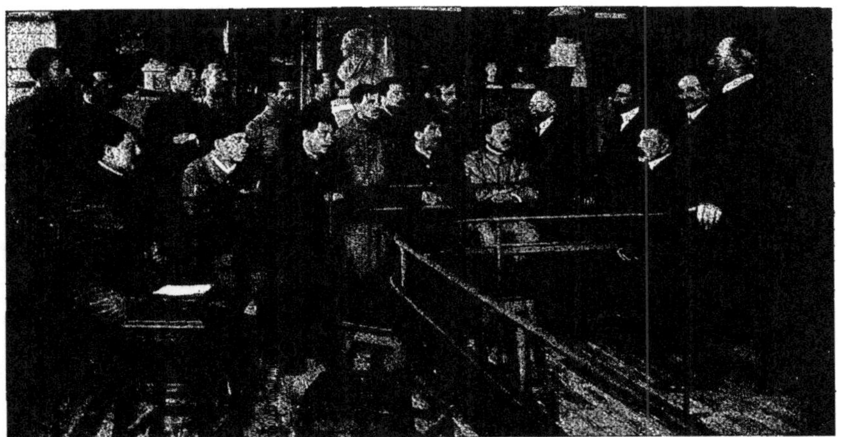

FIG. 22. — Cours de lecture sur les lèvres aux soldats sourds, à l'Institution des sourds-muets de Paris.

personnes, le sourd arrive à deviner un petit nombre d'expressions du langage usuel ayant trait à la vie particulière de la famille. La plupart du temps le pouvoir s'arrête là et le simple changement d'interlocuteur suffit à supprimer la faculté.

On a pu aussi recommander au sourd de se placer devant un miroir et d'étudier les formes mouvantes des organes vocaux en action. Les tentatives ont toujours échoué. L'attention se perd dans la complexité des images ainsi observées, d'autant plus que, par un rapprochement, assez naturel à première vue, avec la marche suivie dans l'enseignement de la lecture à l'école, le sujet prend comme base de son étude l'alphabet ordinaire. Cette marche illogique, comme on le verra plus loin, ne peut que le conduire à un échec certain.

Ce que l'œil peut saisir. — Envisagé exclusivement au point de vue de la parole, notre sens de l'ouïe recueille les ondes sonores variées qui nous permettent de différencier tous les éléments de l'alphabet et leurs diverses combinaisons. L'œil du sourd, appelé à être substitué à l'oreille, doit-il acquérir le même pouvoir ? Peut-il être exercé à distinguer, sous la forme d'images particulières, un *p* d'un *b*, un *f* d'un *v*, la voyelle *u* de la voyelle *eu*, par exemple ? Ce serait une erreur de le croire. Au point de vue phonétique, *b* ne diffère de *p* que par un travail du larynx qui ajoute à l'explosion labiale un phénomène sonore. La prétention ne peut venir à personne de rendre l'œil sensible au son. Il ne peut être impressionné que par les différentes formes du travail musculaire accompli par les organes vocaux en activité.

Les régions de production des éléments constitutifs de la parole sont diverses. Chaque voyelle s'émet avec une ouverture variable de la cavité buccale modifiée par la langue et les lèvres. Il y a donc là des images visibles, facilement reconnaissables, avec cette restriction toutefois que *a* est bien voisin de *è*, *ou* de *o*.

Pour les lettres *p*, *b*, *m*, les lèvres s'opposent momentanément à la sortie du souffle sonore ou non et s'écartent ensuite brusquement. Les vibrations laryngiennes ou nasales qui caractérisent les deux dernières consonnes laissent l'œil indifférent. On retrouve là encore un dessin net de la bouche, mais un dessin unique pour les trois éléments du groupe.

La région de formation des lettres *t*, *d*, *n* est le voisinage de l'arcade dentaire avec entrée en jeu de la pointe de la langue, d'où une seule image mais de visibilité déjà moins grande que pour le groupe précédent.

Avec *c* et *g*, on pénètre dans l'arrière-bouche. Outre que l'élévation de la base de la langue, nécessaire à l'émission, est déjà difficile à percevoir nettement dans l'association de la consonne avec une voyelle ouverte (*a*), elle est impossible à saisir avec une voyelle fermée (*ou*), et ce n'est plus que par répercussion indirecte sur la mâchoire inférieure et à la partie antérieure du cou que l'explosion se décèlera.

On voit donc par ces indications bien sommaires concernant seulement une petite partie de l'alphabet que, si quelques groupes d'éléments sont bien visibles, certains le sont à peine et que d'autres échappent complètement à la vue. De plus, dans chacun de ces groupes des confusions sont certaines puisqu'un même dessin de la bouche peut servir de signe de reconnaissance pour deux, trois et même quatre éléments. On se trouve en présence d'un alphabet visuel bien plus réduit que l'alphabet graphique et on peut en conclure, dès à présent, que la reconnaissance de la parole sur les lèvres offre de plus grandes difficultés et beaucoup moins de sûreté que la lecture d'un texte écrit. Tel quel, pourtant, cet alphabet visuel permet-il au sourd de comprendre ce qu'on lui dit ? C'est ce qu'il s'agit d'examiner.

Suppléance mentale. — Nous acquérons peu à peu la connaissance d'une chose à l'aide de nombreuses sensations isolées fournies par nos différents sens, chaque sensation fixant dans notre cerveau un aspect particulier de la chose. Les perceptions s'associent et se combinent pour nous donner enfin l'idée exacte. Cet organisme mental complet, qui se constitue graduellement, peut ensuite être réveillé dans son intégralité par l'une quelconque des sensations partielles qui ont contribué à le former. Ce phénomène se reproduit à chaque instant et à notre insu, au cours de notre vie. Il suffit d'apercevoir une portion du corps d'un animal connu pour évoquer l'animal tout entier. Ne peut-on reconnaître à distance, grâce à un détail de l'allure ou du vêtement, un ami dont il est impossible de distinguer les traits ? Pour la parole entendue dans un endroit bruyant, quelques signes auditifs incomplets permettent de reconstituer immédiatement une phrase entière. On déchiffre parfois sans peine un manuscrit malgré la disparition de certaines lettres ou leur formation défectueuse. Dans la parole chuchotée, nulle différence n'existe entre la consonne muette et la résonnante (*p* et *b*) (*t* et *d*), puisque le son laryngien n'intervient pas et cela ne gêne en rien la compréhension. Enfin, dans les conditions ordinaires, lorsque deux interlocuteurs sont doués de tous leurs sens, il peut arriver que certains éléments disparaissent ou soient confondus par suite d'un vice de prononciation, et pourtant la parole est comprise sans trop de peine.

Pourquoi ce travail de reconstitution mentale du tout avec la partie n'existerait-il pas au même degré dans la lecture sur les lèvres ?

Par suite de l'arrangement particulier des voyelles et des consonnes, les mots et même les phrases entières arrivent à constituer chez l'adulte des systèmes d'images auditives que le cerveau recueille comme un tout et n'analyse plus. Si l'on exerce l'esprit du sourd à associer l'impression visuelle fournie par certains mouvements et positions des organes phonateurs aux principaux signes de l'alphabet vocal et de l'alphabet graphique, il aura de la sorte assez de points de repère pour opérer la reconstitution de la phrase entière, même si certaines portions de cette phrase n'ont pas été saisies.

Pour lire sur les lèvres, il n'est donc pas nécessaire de distinguer tous les éléments qui forment les mots ni même de lire phonétiquement toutes les syllabes de ces mêmes mots. L'élève ne peut pas analyser tout le travail musculaire qui se déroule devant ses yeux. C'est seulement un schéma de la phrase qui le frappe. Des groupes de syllabes formées des voyelles les plus apparentes associées aux consonnes têtes de groupes émergent seules. Cette lecture physique informe déclanche instantanément une lecture psychique qui comble les vides et fait apparaître automatiquement la phrase dans son intégralité. Ce phénomène de suppléance mentale apparaît donc comme la condition nécessaire d'une lecture sur les lèvres exacte et rapide. On va mieux juger de son importance capitale dans l'exposé de la pratique du cours.

Pratique et matière du cours. — Le professeur n'enseigne pas, à proprement parler, l'art de lire sur les lèvres. Il initie le sourd aux opérations de l'esprit qui feront éclore et se développer une faculté toute neuve ; il le dirige dans un travail d'adaptation. Il soutient les efforts de l'élève, les coordonne, et s'attache à entretenir chez lui la confiance de laquelle dépendent en partie les résultats futurs. Il guide le néophyte à travers le dédale compliqué formé par la succession rapide des *images fugitives* auxquelles il faudra rapporter la signification conventionnelle de la langue. Dès le début, il échelonne les jalons qui constitueront les points de repère permettant d'avancer dans la voie nouvelle. Sa tâche principale consiste à sérier les difficultés pour les aplanir et à montrer comment on peut réussir à les surmonter.

L'acquisition de la lecture labiale repose sur l'observation contrôlée par l'imitation. En conséquence, les exercices préliminaires doivent tendre à faire l'éducation particulière de l'œil ; mais, en outre, et presque simultanément, il faut aiguiller les fonctions cérébrales vers une fin pour laquelle elles ne semblaient pas destinées. Il s'agit de faire établir le rapprochement entre les renseignements qui sont fournis à l'oreille normale, — et dont le souvenir persiste dans le cerveau du sourd — et les renseignements d'un autre ordre que, dans l'état de surdité, on peut recueillir par la perception visuelle.

Sans s'égarer inutilement avec les mutilés de l'ouïe dans le domaine des études phonétiques, il convient de rendre conscient chez eux le mécanisme d'articulation, c'est-à-dire de faire évoquer les images motrices articulaires auxquelles on ne prend pas garde lorsque la révélation verbale se fait par le canal naturel de l'oreille.

Le but poursuivi est de créer, à côté de l'alphabet acoustique d'où découle le langage parlé, un nouvel alphabet basé sur les constatations visuelles et que l'on pourrait appeler kinétoscopique. (D'après le mouvement des organes.)

On a vu précédemment que cet alphabet visuel sera forcément tronqué, donc imparfait ; néanmoins, il pourra rendre les services que l'on attend de lui si la présentation des images et de leurs combinaisons s'accompagne des principes directeurs capables de tourner les obstacles.

La première leçon. — Lorsque les sourds de guerre composant la section qui participera aux exercices collectifs sont réunis pour la première fois, on se trouve en présence d'hommes qui ne sont pas au fait, le plus souvent, ni du travail auquel on va les soumettre, ni du but qu'on se propose d'atteindre. Il faut se hâter de les en instruire, au moins d'une façon sommaire. Les premières communications sont transmises, cela va sans dire, par l'intermédiaire du tableau noir ; elles comportent un bref exposé des efforts que l'on va demander aux mutilés. Puis, on fait appel à leur bonne volonté, on les encourage en leur montrant le résultat qu'ils ont le droit d'espérer. Pour cela, le procédé le plus pratique consiste à produire devant eux, comme exemples probants, des sujets doués déjà d'une certaine habileté quand on en a sous la main : par exemple des soldats déjà rééduqués.

En second lieu, on s'adresse à l'initiative personnelle. Les noms des élèves du groupe étant écrits au tableau, on articule chacun d'eux lentement et plusieurs fois, en désignant la personne à laquelle il s'applique ; on renouvelle l'expérience à deux ou trois reprises et les intéressés ne tardent pas à reconnaître, par l'image globale d'articulation, le nom prononcé. Ce premier point acquis est peu de chose en lui-même, mais il vaut beaucoup par la confiance qu'il détermine.

Valeur des images visuelles d'articulation. — Il a été exposé que l'émission d'un élément phonétique résulte d'un nombre variable d'actes musculaires dont très peu sont accessibles à la vue ; on constate pourtant qu'il existe certaines voyelles et consonnes simples pour lesquelles les organes vocaux en action fournissent des images d'une netteté suffisante. Ce sont elles que l'on chargera de déclancher la mise en marche vers l'organisation du système nouveau de perception.

L'étude de la figure d'articulation débute par les caractères propres à la voyelle, parce que celle-ci a l'avantage d'offrir une position qui peut être *tenue ;* on la fait passer sous les yeux des élèves pendant un temps suffisant pour que l'examen soit complet et porte des fruits. Parmi les sons vocaux, ceux qui sont articulés avec des caractères faciles à déterminer par la vue, sans crainte d'erreur possible, constituent les sons *têtes de groupes : a, i, o,* desquels on fera descendre les autres voyelles : é, u, eu, ou, en signalant les modifications apportées à la forme de l'orifice buccal.

Les consonnes dérivent à la fois d'une position initiale et d'un mouvement subséquent. Suivant l'organe qui joue le rôle prépondérant, on doit observer ou les lèvres ou la langue, et même aussi parfois les parties externes avoisinant l'appareil vocal, car la répercussion qui s'y manifeste donne des indications précieuses. Le maître ne présente, dans les exercices de pure analyse, que les seules consonnes simples ; leurs correspondantes, obtenues par l'adjonction des vibrations laryngiennes, sont réservées jusqu'au moment où l'on peut profiter du secours apporté par l'intelligence de la langue. L'image tête de groupe *p* sera interprétée *b* ou *m ;* celle de la consonne *t* donnera *d* ou *n ; f* pourra être un *v,* le *c* un *g,* le *ch* un *j,* le *s,* un *z.*

De bonne heure, il importe de stimuler le travail personnel de l'élève pour qu'il se dote, à l'aide de ses investigations, des images qui le guideront dans la lecture sur les lèvres. Vouloir lui faciliter la tâche par des explications superflues aurait pour conséquence d'annihiler ses efforts et de compromettre le succès. On se contente de lui présenter les éléments préalablement sériés et de le mettre sur la voie lorsqu'il hésite à s'y engager lui-même.

Exemple d'une voyelle. — Donc, sans aucune indication préliminaire, on présente la figure suivante qui permet d'observer : la bouche modérément ouverte, un centimètre environ d'écart entre les dents, les lèvres reposant naturellement sur les arcades dentaires, la langue visible et immobile sur le plancher de la bouche. Cette position étant reproduite par le sourd, celui-ci est invité à émettre un son dans ces conditions. Huit fois sur dix, l'expérience réussit et l'élève articule la voyelle *a*.

Exemple d'une consonne. — L'image visuelle à examiner offre les caractères suivants : les lèvres sont rapprochées par une légère pression et se séparent brusquement pour livrer passage au souffle. Par l'imitation, l'élève émet la valeur phonétique de la consonne *p*.

Syllabation. — Dans la combinaison syllabique, les figures reconnues à l'examen des éléments phonétiques émis isolément se trouvent influencées, donc modifiées par le fait de l'accouplement. C'est une difficulté que l'on surmonte à l'aide d'exercices appropriés. Point n'est besoin de faire défiler toutes les associations possibles ; mieux vaut s'en tenir à celles qui permettent l'évocation de mots possédant un sens usuel.

Un phénomène particulier qu'il convient de signaler est celui-ci : dans la syllabe inverse (voyelle précédant la consonne, ou consonne suivie d'un *e* muet) la consonne finale se termine dans certaines conditions, mais elle entraîne à sa suite un acte nécessaire pour ramener les organes en travail à la position de repos. C'est une sorte de mouvement neutre dont il faut apprendre à faire abstraction.

Interprétation. — L'analyse est nécessaire puisque c'est elle qui prépare la sûreté de l'œil, mais pas trop n'en faut, ou du moins s'y appesantir avec excès dans les commencements serait plus nuisible qu'utile. Ce que l'on vise est la synthèse ; l'intérêt bien compris des élèves est qu'on les y conduise sans qu'ils s'en doutent à l'aide des exercices d'application, dès que cela est possible. On revient ensuite sur ses pas pour parfaire l'œuvre esquissée.

Une méthode qui serait purement analytique enseignerait au sourd à disséquer la parole pour la reconstituer avec les morceaux obtenus. Ce jeu de patience fatiguerait la plus ferme des volontés.

Si la *lecture mécanique* est indispensable comme gymnastique, elle ne vaut que par les résultats qu'elle prépare ; ceux-ci se manifestent dans l'interprétation qui favorise l'éclosion de la *lecture psychique*.

Interpréter les figures qui défilent sous les yeux, c'est revêtir les images visuelles d'une signification, comme on le fait pour les images auditives dont l'apport impressionne le cerveau. En créant cette relation aussi étroite que possible, on évite l'obligation de traduire parce qu'on ne laisse pas d'intermédiaire entre l'impression visuelle et la compréhension.

Par exemple, le dessin buccal de la voyelle *o* étant devenu familier, les équivalents graphiques du son comportent un sens au point de vue langage. Que l'on dirige les élèves dans la voie des recherches, ils ne tardent pas à trouver que la figure *o* signifie : *eau, haut, oh! au*. Et dans la suite, ces mots divers seront discernés sans peine, parce que ceux auxquels on les associera les feront ressortir.

La combinaison syllabique *opa* donne : *au pas* qui évoque l'idée de marcher. On peut dicter alors :

Marchez *au pas*. — Vous marchez *au pas*.

Vous ne savez pas marcher *au pas*.

Et les formules complètes, quoique renfermant nombre d'éléments non encore étudiés, apparaissent sur les lèvres au profit du sourd sans aucun effort de sa part.

Rôle de la suppléance mentale. — Des associations de sons entendus constituent pour l'oreille des homophones, des paronymes, que l'on distingue sans se demander comment l'on y parvient. Ces particularités existent aussi pour *la parole vue* ; à côté d'elles, il s'en présente d'autres exclusivement propres à la lecture sur les lèvres et qui sont apportées par les consonnes dites similaires. On les appelle des homonymes visuels. Ils se prêtent aussi bien que les premiers à l'amusement innocent des jeux de mots, mais avant d'en arriver là, il faut vaincre les difficultés que suscitent les uns et les autres. On y réussit en faisant appel à la sup-

pléance mentale que rend possible la connaissance du langage.

Si l'on envisage l'image initiale : *pal*, on arrive à trouver qu'elle donne les homonymes visuels : *pal, pâle, bal, balle, mal, malle*, qui s'expliquent dans les phrases ou expressions : Le supplice du *pal*. — Voyez-vous comme il est *pâle*. — Nous allons au *bal*. — Les enfants jouent à la *balle*. — Je me suis fait *mal*. — Le coq est le *mâle* de la poule. — Je fais ma *malle* pour partir.

Entraînement. — Ayant parcouru avec le professeur les stades divers énoncés au cours de cette étude, les élèves sont déjà en possession des principes essentiels qui les soutiendront dans la marche en avant. Ils ont besoin d'être entraînés à démêler, avec le moins d'hésitation possible, les mots composant les formules de langage. On leur soumet des exemples choisis pour l'observation des hiatus et diphtongues ainsi que les rencontres de consonnes dans les mots et entre les mots. On continue par là l'étude du vocabulaire dans la phrase. Ensuite, on aborde la grammaire pratique au point de vue de la construction : formes expositive, négative, interrogative. Chemin faisant, on s'attache à rendre familières les formes les plus courantes pour le début de la phrase, etc., etc. Cette série d'exercices a pour effet d'éduquer la vue au point d'obtenir toute la rapidité et toute la maîtrise souhaitables, sans oublier toutefois que la puissance de l'œil a des limites.

L'expérience recueillie dans nos cours de l'Institution a prouvé que les soldats sourds de guerre, à quelque condition sociale qu'ils appartiennent, réussissent, dans un temps relativement court, à entrer en possession d'une lecture labiale efficace dans toutes les circonstances ordinaires. Cette durée est de trois à quatre mois, mais déjà au bout de cinq à six semaines les soldats sont à même de suivre en grande partie une conversation simple. De plus, une fois rendus à la vie sociale, ils fortifient encore le pouvoir du mode de communication par une pratique constante.

Comment faut-il parler au sourd ? — Beaucoup de gens ignorent que l'individu privé de l'ouïe est capable de lire couramment la parole à l'aide d'une observation attentive de la bouche de celui qui parle. Avertis ensuite de cette possibilité et mis pour la première fois en présence d'un sourd, il n'est pas rare de les voir engager la conversation comme si le sens de la vue, par un pouvoir magique, s'était substitué en tous points au sens de l'audition. Une désillusion est alors à craindre. Il est donc nécessaire de renseigner le public sur les conditions à réaliser pour que la lecture sur les lèvres s'exerce avec fruit. Ces prescriptions découlent de tout ce qui a été exposé précédemment et peuvent se résumer ainsi : se placer en pleine lumière afin que le travail musculaire qui s'accomplit dans la bouche et sur toute la face du parleur soit le plus apparent possible ; attirer l'attention du sourd avant de commencer l'émission de la phrase ; ne pas remuer la tête ; parler sans s'animer outre mesure : les jeux de physionomie et quelques gestes sobres ne sont pourtant pas interdits, car ils peuvent donner d'utiles indications ; éviter l'exagération dans les mouvements d'articulation ; ne parler ni trop vite, ni trop lentement ; veiller à ne pas découper les mots ; conserver à la phrase son allure naturelle car le rythme est un point d'appui précieux pour le lecteur ; se garder d'interrompre l'émission à la vue d'une hésitation : c'est parfois la fin de la phrase qui fournit le mot de valeur éclairant tout le contexte ; ne pas hésiter enfin à changer la forme d'une expression non perçue pour présenter la même idée, ou une idée voisine, avec des mots nouveaux ayant plus de chance d'être saisis rapidement et revenir à la phrase initiale lue alors sans effort, puisque l'idée se trouve située dans un cadre bien déterminé.

L'élève voit mettre tous ces conseils en pratique dans les leçons journalières. On les lui résume avant son départ. Une fois rendu à la vie sociale, il a tout intérêt à en instruire ceux qui l'entourent ; ses relations sont de ce fait facilitées et son isolement est largement atténué. L. DUPUIS et V. HERVAUX.

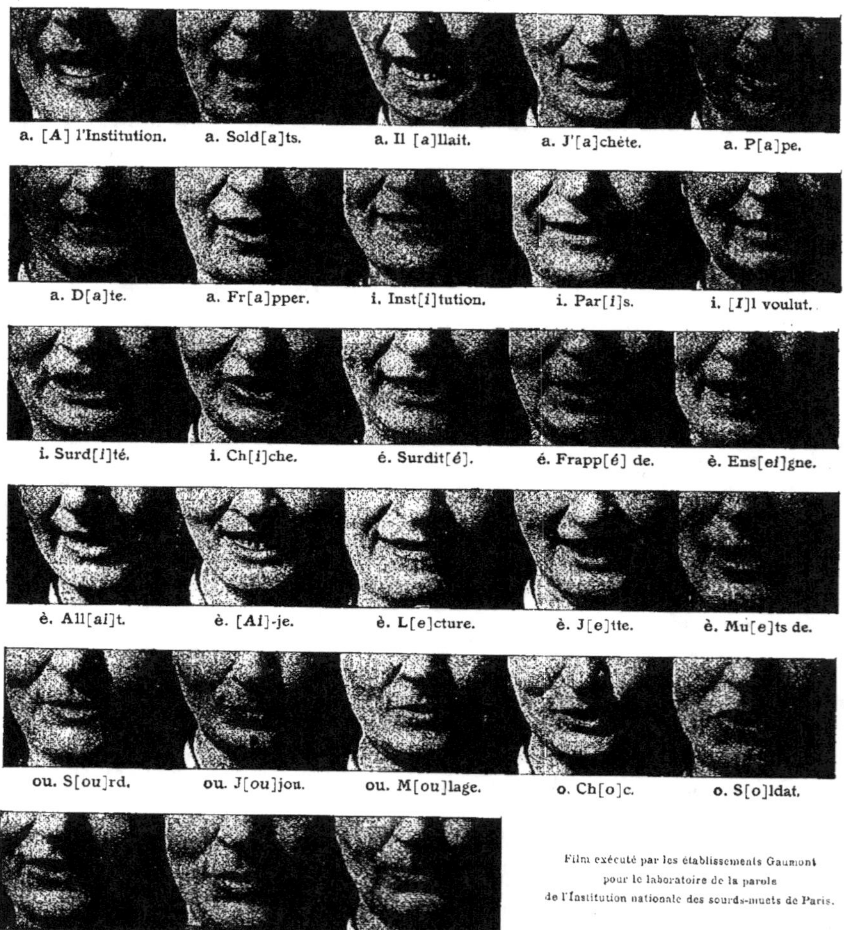

Film exécuté par les établissements Gaumont
pour le laboratoire de la parole
de l'Institution nationale des sourds-muets de Paris.

Pour l'œil qui suit sur la bouche les mouvements de la parole, chaque voyelle est représentée, suivant les mots où elle est incluse, par des images qui peuvent être assez différentes les unes des autres. On se rendra compte de l'importance de ces variations en examinant, par exemple, les sept premières figures qui correspondent toutes à la même voyelle *a*. — L'*a* placé en tête, étant associé à des consonnes et à des voyelles ouvertes (*à l'institution*) et marquant le début de l'émission, se présente avec une grande ouverture des maxillaires et des lèvres; le sixième *a* (*date*), inséré entre deux consonnes dentales, et le septième (*frappé*) entre deux consonnes labiales, se prononcent avec les lèvres et les dents relativement rapprochées. Certaines voyelles (*u, e, an, in, on, un*) ne figurent pas dans notre tableau parce qu'elles correspondent à des images déjà représentées par d'autres sons; ainsi l'*u* se distingue rarement de l'*ou*, les formes de l'*o* ont presque toujours pour équivalentes celles de l'*e*; les voyelles nasales se confondent le plus souvent avec les voyelles pures (*a = an, o = on*, etc.).

D'une manière générale, la forme extérieure d'une voyelle ou d'une consonne (position des lèvres, du maxillaire inférieur, et parfois de la langue) dépend des *éléments associés*, de la *place occupée* dans le mot ou la phrase, de l'*intensité* de l'émission (qui peut être influencée elle-même par la *note émise*) et enfin de la *vitesse* du débit.

Toutes ces causes, agissant ensemble ou séparément, modifient d'une manière très sensible, dans la parole courante, les formes bien connues par lesquelles on représente communément les voyelles, formes que l'on obtenait par la photographie d'une bouche prononçant des sons *isolés*. — Le cinématographe montre que l'*i*, notamment, est loin de se prononcer toujours avec la position du « rire », que l'*é* et l'*è* sont émis parfois avec les coins des lèvres sensiblement rapprochés, que les dents et les lèvres peuvent être plus écartées pour l'*i* et l'*ou* que pour l'*é* et l'*o*, que l'*a* peut avoir à peu près ou tout à fait la même forme que l'*è*, etc. Il suit de là, comme il est dit dans l'article ci-joint, que la méthode de *lecture sur les lèvres* doit consister dans l'étude des groupements syllabiques plutôt que des lettres isolées, et que l'effort de l'éducateur doit se porter sur le mot et la phrase plutôt que sur la syllabe, même associée. — H. MARICHELLE.

Lecture sur les lèvres. — Les voyelles.

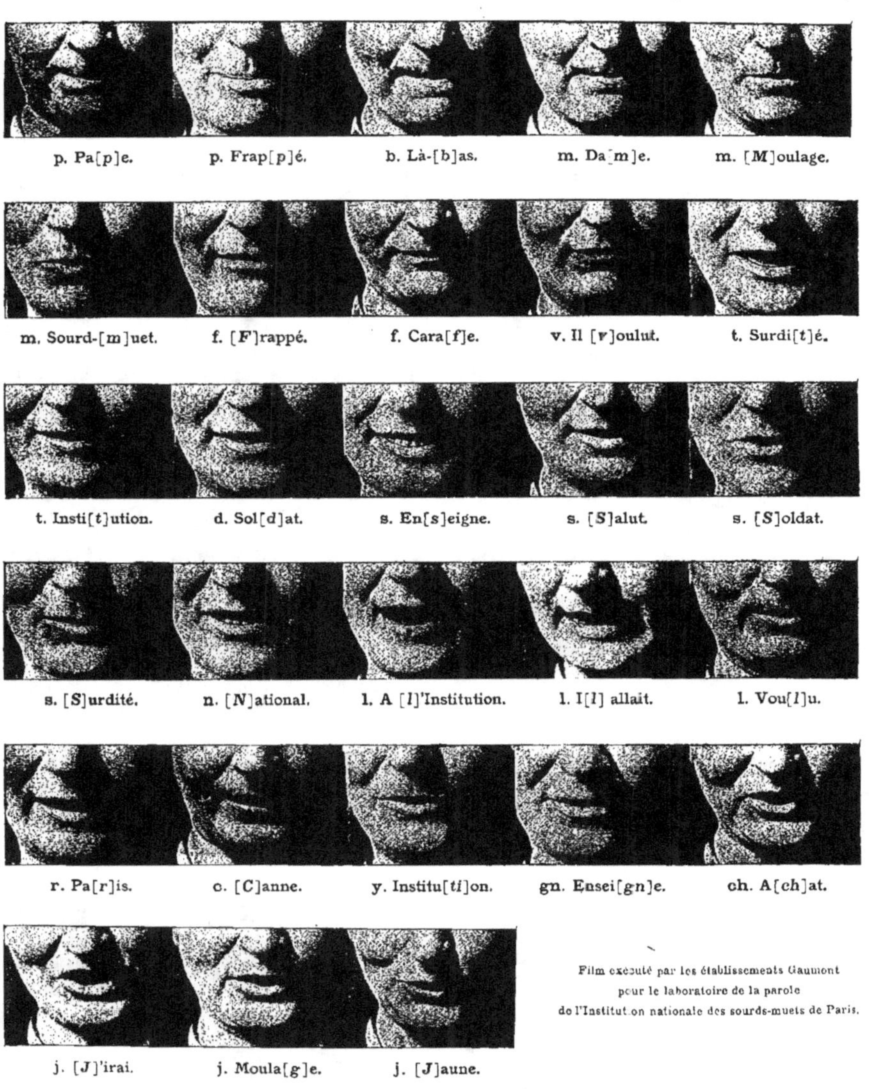

Film exécuté par les établissements Gaumont
pour le laboratoire de la parole
de l'Institution nationale des sourds-muets de Paris.

Labiales p, b, m; — labio-dentales f, v; — dentales t, d, s, (z), n; — linguo-palatales antérieures l, r; — linguo-palatales dorsales c, (g), y, gn; — linguo-palatales labiales ch, j.

Les consonnes, ainsi que les voyelles, correspondent chacune à plusieurs formes différentes : voir ci-dessus les divers s, les t ou les j. — Et inversement, de même que des voyelles différentes peuvent être représentées par des images semblables ou presque semblables, une seule forme labiale ou des formes très difficiles à différencier peuvent correspondre à plusieurs consonnes : par exemple, c'est une question de savoir s'il est possible de distinguer les unes des autres, sur la bouche, les consonnes p, b, m, surtout dans certaines associations phonétiques. On doit en dire autant du f et du v, du t et du d, du c et du g, du s et du z, etc. — On verra, dans l'article consacré à la lecture sur les lèvres, comment le sourd arrive néanmoins à comprendre tout ce qu'on lui dit lorsqu'on lui parle distinctement. Dans les mots ci-dessus, ne considérer que la prononciation (moulage = mou-la-j, etc.). — H. MARICHELLE.

Lecture sur les lèvres. — Les consonnes.

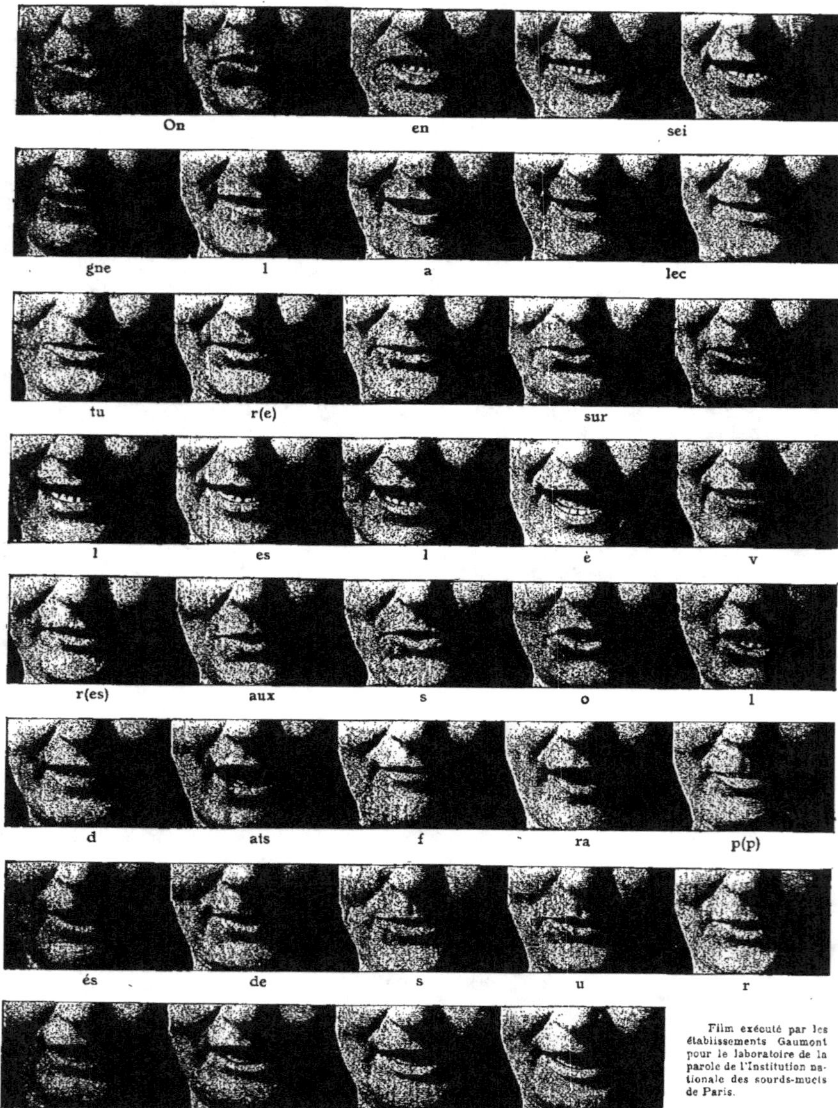

Le tableau ne contient pour la phrase : *On enseigne la lecture sur les lèvres aux soldats frappés de surdité* que les images les plus caractéristiques.
Le film complet renferme, en outre, les positions transitoires où les mouvements des organes sont analysés avec une plus grande précision. — H. M.

Lecture sur les lèvres. — Les mots.

★Automobilistes (Névralgie radiale des). — Cette névralgie, localisée au territoire du radial, est réveillée : 1° par la pression sur son trajet, particuliè-rement au coude, au niveau de la gouttière de torsion de l'épicondyle et au-dessus de la tabatière anato-mique au poignet ; 2° par les mouvements provoquant l'extension du nerf (pronation forcée, rejet en arrière du membre étendu en abduction). — On observe quel-quefois des fourmillements ou une diminution de la sen-sibilité à la face dorsale des deux premiers doigts. Dans certains cas les douleurs intéressent aussi l'épaule et même le cou par extension au nerf cervico-brachial.

CAUSES : 1° DÉTERMINANTES. Refroidissement d'un des bras placé en dehors de la zone de protection du pare-boue et par suite exposé au vent très frais pro-voqué par la marche de la voiture.

2° PRÉDISPOSANTES. Rhumatisme et goutte.

TRAITEMENT. L'effluvation de haute fréquence, sui-vie d'une douche chaude prolongée à faible pression calme rapidement la douleur (d'après le Dr M. Chartier).

★*AVEUGLES DE GUERRE. — Les cas de cécité provenant de blessures sont particulièrement nom-breux dans la guerre actuelle.

Dès que l'état de santé d'un soldat qui a perdu la vue le permet, il est bon d'engager ce soldat à écrire au moyen d'un petit appareil nommé guide-main, composé d'une plaque en carton sur laquelle on applique le papier et qu'on re-couvre d'une seconde plaque pliée hori-zontalement à distance égale de l'inter-valle nécessaire pour l'écriture un peu grosse de l'aveugle, on replie à mesure ce guide de haut en bas (*fig.* 25) ; lui faire commencer l'étude de l'alphabet Braille (*fig.* 26), alphabet dont les lettres sont for-mées de petits points en relief et dont il apprendra souvent à se servir en quelques jours, la période d'étude variant avec les individus, suivant le développement de leur mémoire tactile. Pour écrire, on fait avec un poinçon (*fig.* 23) les points en creux (*fig.* 24) sur une feuille de papier que le lecteur lit à l'envers en saillie comme sur l'alphabet. Si l'homme ne connaît pas encore toute l'é-tendue de son malheur et qu'il garde l'espoir de recouvrer la vue, on peut lui présenter ces petites occupations comme des distractions qui l'aide-ront à attendre sa guérison.

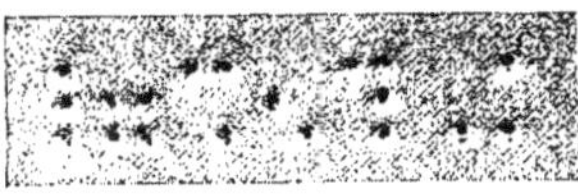

FIG. 24. — Écriture (côté en creux).

I. Aveugles (Comment on doit agir avec les).

— Le *Larousse médical* a donné dans le fascicule 5 de nombreux renseignements sur les soins et l'enseigne-ment à donner aux aveugles, notamment sur l'alphabet Braille ; nous les compléterons ici pour les soldats aveu-gles qui, ayant eu leur vision pendant de nombreuses années, se trouvent dans des conditions particulières.

Trop de personnes s'imaginent, faute d'avoir suffi-samment réfléchi, qu'elles sont incapables, sans le se-cours de leurs yeux, d'exécuter le moindre mouve-ment. Cependant, pour peu qu'elles y prêtent attention, elles constateront qu'elles font à chaque instant une foule de gestes, sans avoir besoin de regarder : qui donc, par exemple, se met devant une glace pour porter la cuiller à sa bouche ?

Et puis « ne vous est-il jamais advenu de rentrer dans votre maison, la nuit, sans lumière ? N'avez-vous pas trouvé votre chemin à travers la cour, le vestibule, l'escalier ? Vous avez, malgré l'obscurité, mis la clef dans la serrure ; vous êtes parvenu dans votre cham-bre, où, sur la cheminée, vous avez pris des allumettes. Si vous avez un peu d'adresse ou un peu d'ordre, je suis même persuadé que vous avez fait cela sans trop tâtonner, sans rien renverser. Or, cette aptitude à vous diriger, à trouver des objets sans lumière, dans des

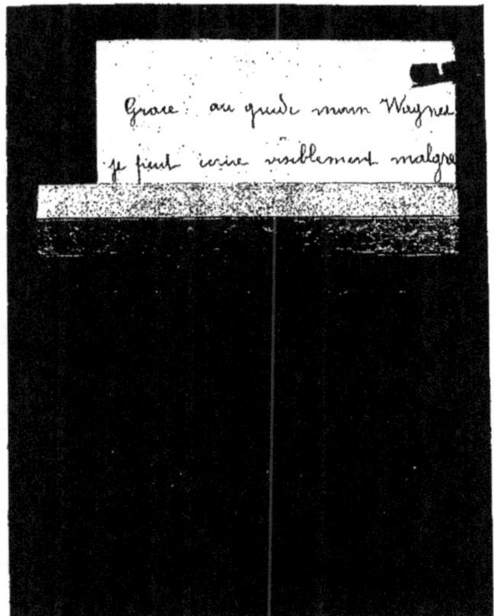

FIG. 25. — Guide-main des aveugles.

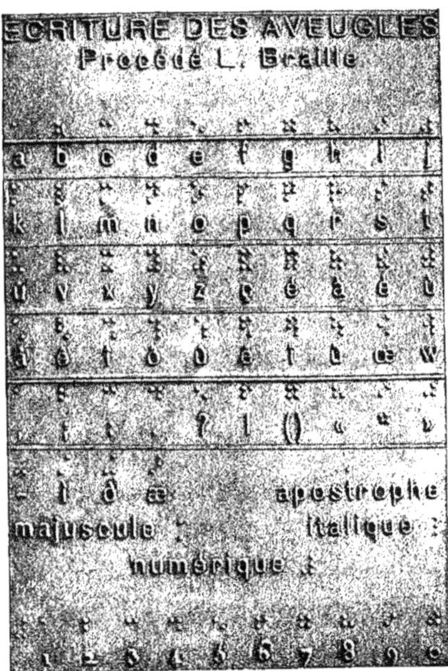

FIG. 26. — Alphabet et chiffres Braille en relief.

FIG. 23.
Poinçon sty-lographe.

lieux d'ailleurs connus, aptitudes latentes que la nécessité vous a tout à coup révélées, les aveugles la possèdent aussi bien que les clairvoyants, ils la cultivent chaque jour avec une méthode tout au moins instinctive, et elle se développe beaucoup chez eux (1). »

Qu'on en soit donc bien persuadé : l'aveugle, aidé par ses souvenirs et par sa mémoire musculaire, aura bientôt appris à se diriger seul, sans difficulté, dans les lieux qui lui sont familiers, ainsi qu'à se servir soi-même.

Est-ce à dire qu'il faut l'abandonner et le laisser se tirer d'affaire tout seul ? Nullement. Et ceci nous ramène à un point capital, c'est-à-dire à savoir quel est le meilleur moyen d'être vraiment utile aux soldats aveugles.

Une très grave erreur consiste à croire que plus on sert un aveugle plus on est charitable à son égard. Une des grandes souffrances de celui qui perd la vue étant de sentir qu'il perd par suite l'indépendance de ses mouvements, il faut lui rendre, autant que faire se peut, cette indépendance. Certaines personnes s'imaginent que, lorsqu'on est avec des aveugles, le mieux est de tout faire pour eux, en ne leur laissant pas l'initiative — la peine, si l'on veut — d'un seul mouvement : c'est une grave erreur, parce que, de la sorte, il n'y a presque aucun perfectionnement possible et, voulant toujours servir l'aveugle, on « l'asservit » à perpétuité. D'autres personnes, plus ingénieuses, pensent que la délicatesse raffinée, à l'égard des aveugles, consiste à mettre, à « glisser » à leur portée, sans qu'ils s'en doutent, ce qu'ils cherchent ou vont chercher, ce dont ils ont ou vont avoir besoin, afin de « leur donner l'illusion qu'ils l'ont trouvé par eux-mêmes ». Cette prévenance est plus touchante qu'éclairée, d'abord parce que si l'aveugle ne voit pas, il entend, et plus d'une fois s'apercevra de la charitable supercherie ; or, rien n'est pénible comme de sentir qu'on vous trompe, même dans une intention extrêmement bienveillante, et qu'on vous trompe en usant de votre infirmité, c'est pour ainsi dire, vous traiter en enfant, en dégénéré, et, voulant vous faire oublier cette infirmité, il se trouve qu'on vous la rappelle précisément par le point le plus sensible. Ensuite, en agissant de la sorte on ne vous habitue pas, on ne vous apprend pas à savoir où sont les choses et à les trouver par vous-même. Non, tout cela n'est pas la véritable prévenance ; le dévouement éclairé, vraiment efficace, consiste, je l'ai déjà dit, à rendre l'aveugle capable d'agir par lui-même dans le plus de cas possible. Pour y arriver, il faut le guider, l'aider avec beaucoup de complaisance et de patience, aussi souvent, aussi longtemps qu'il est réellement utile : mais pas au delà.

« A l'égard des aveugles, la véritable prévenance consiste donc à avoir beaucoup d'ordre, à toujours remettre meubles et objets aux mêmes places, à ne jamais laisser d'obstacles imprévus sur le passage : les portes *entr'ouvertes*, les ustensiles de ménage tels que balais, brocs, seaux oubliés au milieu d'un couloir, d'un escalier, sont les pires ennemis de la circulation pour l'aveugle, parce que rien ne lui révèle le tranchant de la porte contre lequel il arrive bravement, ni la présence du seau laissé au milieu de l'escalier et qu'il peut culbuter en culbutant lui-même. En résumé, il faut toujours prêter de très bonne grâce l'aide de ses yeux, chaque fois que l'aveugle en a besoin, mais lui apprendre à s'en passer le plus souvent possible. Vous êtes dans une pièce avec un aveugle, vous voyez qu'il cherche un objet dont il ne sait pas la place ou qui a été déplacé : le mieux est, sans vous déranger, d'indiquer où est l'objet cherché, fût-il un peu difficile à trouver ; d'abord, parce que l'aveugle sera bien aise d'avoir réussi dans sa recherche, puis, parce qu'une autre fois il trouvera plus facilement. »

La vraie obligeance du clairvoyant, à l'égard de l'aveugle, est de lui apprendre à *se passer de son aide*, non par égoïsme de sa part ni pour flatter l'amour-propre de l'aveugle, mais parce qu'étant donné que c'est un mal d'être privé de la vue, c'est manifestement

un bien d'apprendre à y suppléer, chaque fois que c'est possible.

Du reste, qu'on ne s'y trompe pas, ce n'est pas toujours la plus aisée, mais c'est bien certainement la plus profitable, car, en s'appliquant à laisser l'aveugle agir par lui-même, en tenant compte de sa cécité le moins possible, on ne tardera pas à le voir reprendre confiance et gaieté à mesure qu'il retrouvera en partie l'indépendance de ses mouvements, qu'il croyait à jamais perdue complètement ; il en viendra bientôt, pour peu qu'il ait quelque initiative et qu'il trouve dans son entourage aide et encouragement, à entreprendre de petites besognes. Dans un intérieur modeste ou dans une ferme, il s'acquittera, sans de sérieuses difficultés, de bon nombre de travaux domestiques et agricoles : les nettoyages et rangements sont absolument à sa portée ; allumer et entretenir le feu, traire les vaches, soigner le bétail, etc., ne sont pas des tours de force réservés à des aveugles exceptionnellement adroits. Après ces premiers essais, il ne tardera pas à désirer une vie plus active, soit par la reprise de ses occupations antérieures, soit par l'apprentissage d'un des métiers énoncés ci-après.

GUIDE ET ORIENTATION. — La personne, qui guide un aveugle pour la première fois, commence presque toujours par lui serrer fortement le bras afin de soutenir sa marche, ce qui va à l'encontre du résultat souhaité, car la gêne apportée dans les mouvements, au lieu d'éviter les faux-pas, les provoque et peut même occasionner des chutes. Tous les aveugles ont de temps à autre à se défendre contre cette manière de procéder. Lorsqu'ils sont habitués à leur état, ils ne s'en troublent pas et savent, le cas échéant, tirer bon parti, en le dirigeant, de ce zèle peu éclairé. Des hommes ayant récemment perdu la vue, et c'est le cas de nos soldats aveugles, ne peuvent agir de même.

Il importe en premier lieu de se pénétrer de l'idée qu'un homme frappé en pleine force n'a pas besoin d'être soutenu ; qu'il sait marcher, monter, descendre, en un mot qu'il est capable d'exécuter tous les mouvements nécessaires à ses déplacements et que le rôle du guide doit se borner à prêter ses yeux, pour assurer la direction et éviter les obstacles. En effet, il ne s'agit pas seulement de faire une promenade à pas comptés dans un jardin, mais encore d'aider l'aveugle à reprendre des habitudes qui ne diffèrent pas trop des anciennes.

Partant de ces principes, on donne le bras à la manière ordinaire, en s'appliquant à laisser l'aveugle toute l'indépendance de ses mouvements et à « marcher au pas », parce qu'il est incommode pour un déplacement rapide, côte à côte, d'avoir le pas contrarié. Notons en passant qu'il est préférable de faire les premiers essais dans un endroit calme, pour que l'appréhension instinctive, causée par le bruit des passants et des voitures, ne vienne pas troubler les mouvements encore mal assurés. Aussitôt que l'aveugle s'est débarrassé de ces appréhensions et qu'il a pris confiance en son guide, il y a avantage à entreprendre des courses assez longues et faites d'un bon pas. S'il s'agit de circuler sur une voie accidentée ou très fréquentée, obligeant à des évolutions rapides, il est préférable de donner le bras parce que la main de l'aveugle suit parfaitement les mouvements du guide ; on n'éprouve alors aucune peine et pour ainsi dire aucun retard à franchir les passages étroits, car, au moment où le guide tourne sur lui-même pour se présenter de biais, l'aveugle, sentant la manœuvre, s'efface à son tour un peu en arrière. La montée et la descente des trottoirs ne présente pas non plus de difficultés, pourvu qu'on ne cherche pas à soulever ou à retenir l'aveugle et qu'on prenne la précaution de les aborder de face et non de biais. Un signe convenu, une pression par exemple, fait avec précision, au moment voulu, indique le pas à faire. Dans une marche rapide, il est prudent, et plus encore en descendant qu'en montant, de ralentir très légèrement quelques pas avant d'enjamber le ruisseau. En promenade, sur une grande route, on peut, à volonté, prendre ou donner le bras, ou même ne pas se tenir du tout et marcher coude à coude.

---

(1) *Les Sœurs aveugles*, par MAURICE DE LA SIZERANNE.

Pour monter ou descendre un escalier, il est mieux que le guide précède, après avoir posé la main de l'aveugle sur la rampe, ou sur la barre d'appui s'il s'agit de la montée dans les voitures publiques, wagons et tramways. De même pour faire asseoir un aveugle, le plus simple est de lui mettre la main sur le dossier du siège, ce qui lui donne instantanément la position de ce dernier.

Lorsque le chemin parcouru n'est pas assez large pour livrer passage à deux personnes de front, l'aveugle peut très bien suivre son compagnon au seul bruit des pas et à l'aide de quelques indications, à moins pourtant que le sentier ne soit par trop difficile. En ce cas, un excellent moyen consiste à se servir d'une canne ou d'une baguette qui, saisie à chacune de ses extrémités, maintient le contact. Si le guide tient la canne de la main droite, l'aveugle doit également la tenir de la main droite, et inversement, à seule fin que les mouvements du premier soient fidèlement transmis au second et l'avertissent des changements de direction et des accidents du chemin.

La mise en pratique des observations précédentes demande un apprentissage, mais qui s'acquiert facilement.

S'orienter, c'est pour l'aveugle, et suivant la signification la plus large du mot, savoir se diriger seul dans des lieux connus, et au besoin savoir reprendre la bonne direction, lorsqu'une circonstance quelconque en a fait dévier. A voir la facilité et la sûreté avec lesquelles évoluent certains aveugles, bien des personnes sont tentées de croire qu'il y a là une faculté particulière, une sorte de don mystérieux réservé à quelques rares privilégiés. Quoiqu'il faille tenir compte des aptitudes individuelles, le secret de cette habileté réside simplement dans l'habitude, acquise par l'exercice, d'utiliser méthodiquement les indications fournies par les sens du toucher et de l'ouïe. Aussi, quand la cécité ne frappe pas l'homme à un âge trop avancé et qu'elle laisse intactes les autres facultés, il est toujours possible, avec de l'attention et de la volonté, d'acquérir le minimum d'adresse indispensable. Sans être capable de s'aventurer à de longues distances (15 à 20 kilomètres) sur des chemins inconnus, tour de force d'une utilité souvent contestable, on arrive à vaquer librement et sûrement à ses affaires, dans la maison, au jardin et même aux environs, à condition toutefois que l'habitation soit située à la campagne, ou dans une localité assez paisible pour que la circulation puisse s'y faire sans danger sérieux. Dans des lieux très familiers, il suffit, l'habitude aidant, d'un peu d'exercice pour se mouvoir aisément au moyen de points de repère, que le clairvoyant néglige complètement, parce qu'il n'en a aucun besoin. Il n'est pas nécessaire, en effet, pour se retrouver dans une pièce connue, de se livrer à de longues investigations. Le tic-tac de la pendule, l'attouchement léger d'un meuble placé à la portée de la main, un simple frôlement, etc., évoque instantanément la situation de tous les objets par rapport à la position qu'on occupe à ce moment précis. Au dehors, un changement dans la nature du chemin (pavé, macadam, gravier, terre, gazon), une déclivité, une variation de sonorité (telle que celle due à la proximité d'un porche ouvert) et d'autres détails analogues, servent

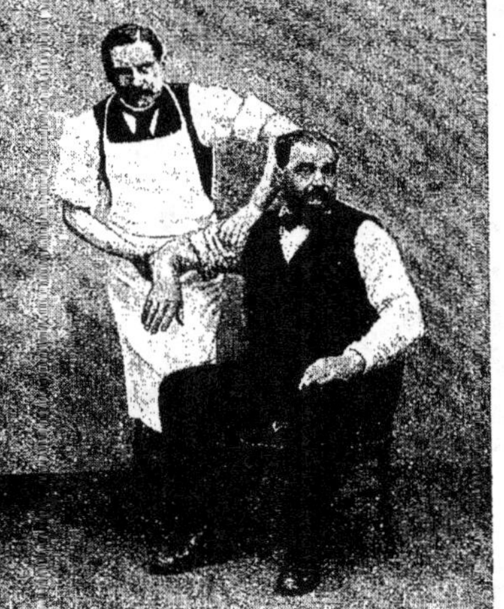

Fig. 27. — Masseur aveugle.

de jalons ; de telle sorte que, loin d'aller au hasard, au petit bonheur, l'aveugle exercé demeure toujours maître de sa direction. Restent les obstacles qui peuvent se trouver accidentellement placés sur la voie et qu'il faut éviter. Ils sont de deux sortes : les corps en mouvement et les objets inanimés ou momentanément au repos. Le bruit des pas ou celui des roues révèle la présence et la position des véhicules en marche dont il est par suite facile de se garer.

Quant aux obstacles immobiles, les plus petits ne sont pas les moins à craindre. A l'approche d'un objet ayant une surface continue assez étendue et atteignant au moins la hauteur de la tête, la très grande majorité des aveugles éprouve vers le haut du visage une impression particulière qui les avertit. La cause de cette sensation est encore mal connue, cependant, d'après les dernières expériences, il paraît très probable qu'il s'agit d'une impression auditive ou d'une impression tactile et très vraisemblablement des deux à la fois. Pour les petits obstacles, rien de pareil ne se produit. Il faut donc, si l'on veut éviter les chocs, marcher avec prudence.

Parmi les précautions à prendre, les principales sont : se renseigner à l'avance, autant que possible, si la route sur laquelle on doit s'engager est libre, afin de savoir, par exemple, si des travaux ne sont pas en cours d'exécution ; ralentir très sensiblement le pas dans les parties du chemin qu'on sait être ordinairement encombrées ; enfin, il est bon de se munir d'une canne qui, adroitement maniée, donne le moyen, à une allure modérée, de constater assez tôt l'existence d'un obstacle pour s'arrêter avant de se heurter. Manier adroitement la canne ne consiste pas à frapper des coups de-ci de-là, ni à se pencher, le bras tendu, en battant l'air devant soi : il est beaucoup mieux de se tenir naturellement le bras pendant le long du corps, et d'imprimer à la canne un léger mouvement de va-et-vient de droite à gauche, de façon à ce que le bout, incliné en avant et rasant le sol, puisse rencontrer l'obstacle et en signaler la présence. La canne, destinée à rendre ce service et divers autres, comme de mesurer la largeur et la profondeur d'un fossé, doit être commode à manier, ce qui revient à dire qu'une canne moyenne est bien préférable à une grosse.

Bien entendu, la plus élémentaire prudence conseille de ne pas se risquer d'abord à des distances relativement considérables, plusieurs kilomètres, par exemple, mais au contraire de s'entraîner progressivement. Si l'on a un jardin à sa disposition, c'est là qu'on commencera à s'exercer ; à défaut, on choisira la rue la plus calme du voisinage, puis peu à peu, au fur et à mesure qu'on prendra de l'assurance, on élargira de plus en plus son champ d'action.

A tel endroit, il peut être meilleur de tenir le milieu du chemin pour éviter les tas de cailloux, tandis qu'à tel autre il y aura avantage à se rapprocher du bord pour ne pas manquer une bifurcation.

Sur certains trottoirs, il vaut mieux ne pas serrer les maisons de trop près, crainte de rencontrer des volets entr'ouverts, etc. Tout ceci est affaire de pratique et s'apprend rapidement.

Nous n'avons envisagé jusqu'à présent l'orientation

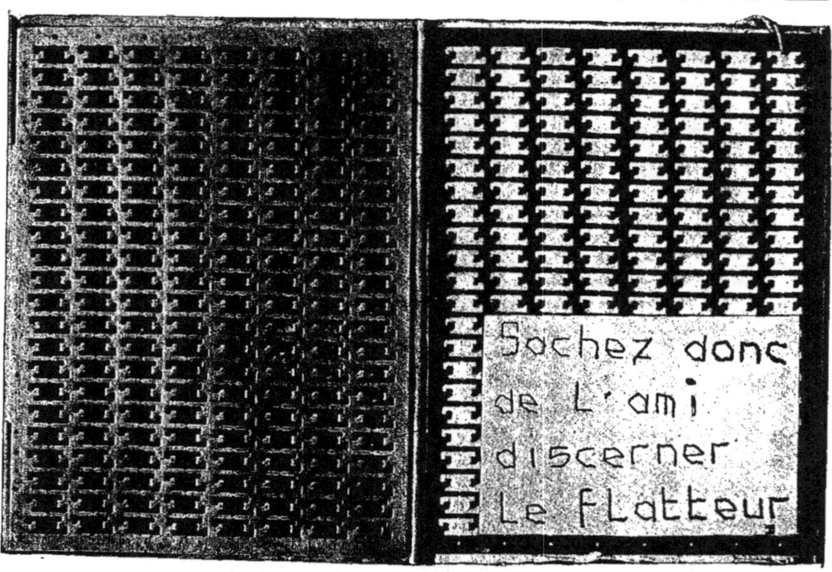

FIG. 28. — Guide-main de Mlle Mulot. (Les caractères ont subi une réduction moindre que l'appareil lui-même.)

que dans les lieux connus antérieurement à la cécité. Examinons maintenant le cas où, par un changement de résidence, on se trouverait dans l'obligation de se diriger sur des chemins non connus à l'avance. Il faut alors étudier préalablement la route à parcourir avec l'aide d'une personne clairvoyante et, pour cela, profiter, si possible, du moment le plus calme de la journée.

N'oublions pas, en terminant, de faire une recommandation d'ordre général. Vraisemblablement la tentation sera grande au début de recourir presque exclusivement aux indications plus précises, quoique moins étendues, fournies par le toucher. Cependant les informations données par l'ouïe sont précieuses aussitôt qu'on veut entreprendre une course hors de la maison et de ses dépendances immédiates ; leur valeur est telle que les chaussons, les tapis épais et à l'extérieur la neige, le vent violent, le grand bruit, en supprimant ou en troublant les perceptions auditives, rendent l'orientation moins facile et un peu d'habitude est indispensable (1).   G. Pérouze.

II. Aveugles (écriture Braille ou écriture ordinaire ?). — Guide de Mlle Mulot.

— M. le Dr Montprofit a fait campagne récemment pour que l'on apprenne aux soldats aveugles l'*écriture ordinaire en relief* par le système de Mlle Mulot, ex-directrice de l'école d'aveugles d'Angers, afin de les laisser en contact avec les voyants.

Nous donnons ci-dessous les arguments pour et contre cette méthode.

Exposé du guide Mulot. — « Ce guide stylographique (*fig.* 28) est constitué par deux plaques de cuivre découpées à jour, donnant ensemble la grandeur d'une feuille de papier à lettre et reliées par une charnière qui permet de les plier en portefeuille.

Chaque plaque est percée d'un grand nombre de fenêtres ou cases d'une hauteur d'environ huit millimètres, toutes semblables les unes aux autres. La case présente sur ses côtés des saillies et des dépressions qui forment, pour le stylet de l'aveugle, autant de points de repère : allant d'une dépression à une autre, guidé par telle ou telle saillie, il peut tracer des lignes horizontales, verticales, obliques et, comme résultat, les lettres de notre alphabet vulgaire.

Pour se servir de ce guide, l'aveugle, prenant un buvard épais et dépressible, le recouvre d'une feuille de papier blanc et place par dessus le tout la tablette ; il prend alors la petite tige métallique à extrémité légèrement émoussée qui lui sert de stylet et, cherchant la case, il trace une lettre, une autre dans la case suivante et enfin une phrase. Le papier se déprime sous la pression du stylet, grâce au buvard placé au-dessous, et reproduit en relief la phrase tracée. Notre aveugle vient donc d'écrire une phrase en relief ; cette phrase, il pourra la relire, puisqu'elle est en relief ; il pourra la faire lire à un aveugle pour la même raison ; enfin, nous autres voyants, nous pourrons aussi la lire, puisqu'il s'agit de caractères ordinaires et non d'un alphabet conventionnel comme celui de Braille. Si l'aveugle veut rendre son écriture encore plus facilement lisible aux voyants, il lui suffira d'interposer entre son papier et son buvard une feuille recouverte d'une matière colorante qui teintera ses lettres en bleu ou en noir. Il me semble qu'il est inutile d'insister longtemps pour faire comprendre les avantages d'une pareille invention.

L'aveugle écrit des caractères qui sont en relief et qui, comme tels, lui sont parfaitement perceptibles ; il peut donc se relire, se corriger sans avoir besoin de mettre personne dans le secret de ce qu'il vient d'écrire ; au point de vue de la situation des aveugles dans la société, la chose peut avoir son importance.

(1) Cet article est un résumé de la « Réadaptation du soldat aveugle » de notre collaborateur, édité par la Société Valentin Haüy.

D'autre part, la phrase écrite sera lue avec une facilité égale par tous les aveugles à qui elle sera communiquée ; exactement comme pourrait l'être une phrase écrite par la méthode Braille, car elle a la même netteté et la même uniformité.

Enfin, cette même phrase lue par les aveugles sera lue couramment par les voyants sans aucune étude préalable. J'ai reçu plus de vingt lettres écrites par les élèves de Mlle Mulot ; l'adresse mise par les petits aveugles est lue sans difficulté aucune à la poste. Plusieurs lettres d'aveugles me sont venues d'Angleterre, ont passé par bien des mains, la suscription a été lue sans hésitation par tous. » (Dr MONTPROFIT.)

CRITIQUE DU PROCÉDÉ. — Nous l'empruntons à un travail de M. André Dreux que nous résumons.

« Les guide-mains, dont il existe de nombreux modèles (*fig.* 25), permettent aux aveugles qui ont su lire et écrire avant de perdre la vue, de tracer les mots au crayon ou au stylographe sur le même alignement, et de maintenir les distances entre les lignes. Ils préviennent l'embrouillement des lignes. Quant à l'embrouillement des lettres, l'aveugle arrive facilement à l'éviter de lui-même et à écrire très lisiblement. Les guide-mains ont donc l'avantage d'une très grande simplicité ; ils ne nécessitent aucun apprentissage spécial, mais seulement un peu d'exercice et d'habitude. Ajoutons qu'ils laissent à l'écriture de chacun sa personnalité.

Les guides cellulaires donnent une régularité parfaite d'écriture. Avec eux, l'embrouillement des lettres est tout aussi impossible que l'embrouillement des lignes, puisque chaque lettre est formée à part, dans une cellule. Mais cet avantage est compensé par une beaucoup plus grande lenteur d'exécution et surtout par ce fait, s'il s'agit d'un guide cellulaire produisant l'écriture en relief, que, les caractères devant se lire au verso de la feuille, *il faut les tracer de droite à gauche et à l'envers* pour qu'ils se présentent au lecteur à l'endroit. C'est une complication qu'on retrouve dans le système Braille, mais il est important de la signaler, puisque l'un des arguments que l'on fait valoir en faveur du système Mulot contre le Braille, c'est sa prétendue simplicité. Croit-on de bonne foi que ceux de nos soldats aveugles que rebutera la méthode Braille ne seront pas effrayés par une difficulté que le système Mulot évite encore moins que cette méthode ?

Il convient de remarquer qu'avec la grille du Braille on peut parfaitement écrire en caractère ordinaire (*fig.* 29).

L'un des principaux avantages du guide Mulot est que, l'écriture étant en relief, l'aveugle peut se relire, se contrôler. Ceci nous amène à un second point : la *lecture.*

Correspondre avec des voyants, ce n'est pas seulement leur écrire, c'est aussi recevoir des lettres d'eux et pouvoir les lire. Il faudra donc qu'eux aussi apprennent à manier le guide Mulot. Admettons qu'il s'en trouvera qui seront disposés à le faire — en moindre nombre, certainement, que les voyants initiés au Braille. L'aveugle, nous dit-on, lira leurs lettres, puisqu'elles seront en relief, et ce qu'il lira, ce seront les caractères vulgaires, qu'il connaît déjà, et non des signes conventionnels, hiéroglyphiques, qu'il lui faudrait d'abord s'assimiler. A cela nous répondrons :

a) Le relief produit par l'appareil Mulot n'a ni solidité ni durée. Il permet bien à l'aveugle de vérifier ce *qu'il vient d'écrire,* mais il s'efface vite. Quant aux lettres que reçoit l'aveugle, elles ne résistent pas aux manipulations ni aux tamponnages de la poste ; elles arrivent au destinataire dans un tel état de fatigue que le doigt ne peut plus les déchiffrer. Le relief en Braille, au contraire, résiste à de longues années d'usure, à de nombreuses expéditions, aux pressions et manipulations inévitables. Des 40 000 volumes qui composent la bibliothèque Braille, à l'Association Valentin Haüy, seuls les plus demandés, les plus lus, ont besoin, après quelques années, d'être recopiés.

b) Le relief obtenu par le système Mulot fût-il durable, il resterait qu'il est d'une lecture difficile et lente. C'est ce qu'ont démontré des expériences comparatives de ce système et du système Braille. Chaque fois que des personnes compétentes, c'est-à-dire connaissant le degré de rapidité auquel peut arriver un aveugle — la vitesse d'un bon lecteur en Braille atteint 200 mots par minute — ont été à même d'entendre lire avec le système Mulot, elles ont constaté que la lecture était lente.

On tire grand argument de ce fait que le système Mulot épargne à l'aveugle qui perd la vue après l'enfance la peine d'apprendre un nouvel alphabet conventionnel. En raisonnant ainsi, on exagère beaucoup cette peine, et l'on déplace, à tort, la difficulté.

a) On exagère beaucoup cette peine. On se fait un épouvantail de ce mot *conventionnel.* On crie à la cryptographie. Or, une chose peut être à la fois conventionnelle et très simple. C'est le cas de l'alphabet Braille, qui s'apprend très facilement. C'est ce dont peuvent témoigner des centaines d'aveugles et tous ces

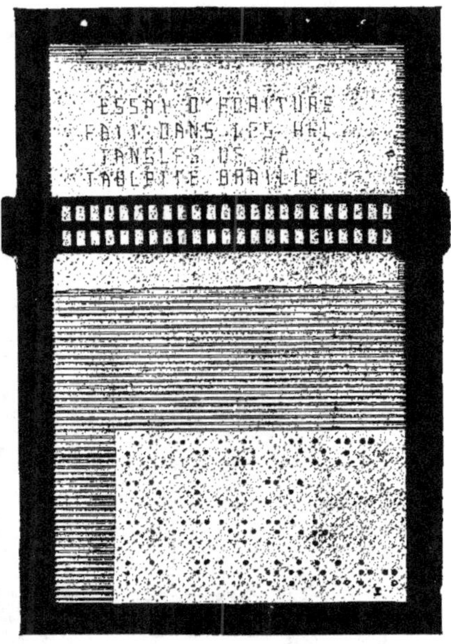

FIG. 29 — Guide Braille pour l'écriture en points, pouvant servir aussi pour l'écriture ordinaire.
(La phrase en Braille est la reproduction de la phrase écrite sur le guide Mulot, p. 30.)

milliers de clairvoyants, copistes bénévoles, qui transcrivent pour les premiers des livres en relief. C'est ce que prouve également l'exemple des enfants aveugles, qui apprennent plus vite à lire avec l'alphabet Braille que les enfants clairvoyants avec l'alphabet vulgaire.

b) On déplace la difficulté. La vraie difficulté n'est pas tant d'apprendre un alphabet conventionnel, d'en retenir les différents signes dans sa mémoire, que de les percevoir par le toucher. Il importe beaucoup plus pour l'adulte, dont le toucher est quelquefois émoussé, d'avoir des signes aisément et rapidement perceptibles au doigt que des signes déjà connus, mais d'une lecture difficile. Or, le Braille est nouveau, sans doute, pour l'aveugle, mais il est lisible ; l'alphabet vulgaire n'est pas nouveau, mais il est malaisé à déchiffrer.

Cette constatation a été faite depuis longtemps ; c'est elle qui a provoqué l'invention du Braille. On s'est rendu compte que le doigt perçoit mal les lignes avec leurs diverses sinuosités, et qu'il perçoit, au contraire, très nettement et très facilement des combinaisons de points, si elles sont simples, ce qui est le cas de l'alphabet Braille, dont aucun signe n'a plus de six points. Rien ne peut prévaloir contre ce fait physiologique. La lettre vulgaire, si elle est grande, déborde le champ tactile du doigt, qui, par suite, s'attarde à la parcourir, d'où la lenteur de la lecture ; la lettre vulgaire, si elle est petite, devient trop fine pour le doigt, qui n'en saisit plus les complexités, d'où l'extrême difficulté de la lecture. L'alphabet ordinaire a été imaginé par des voyants et pour l'œil ; l'alphabet Braille, système de points, a été imaginé par un aveugle pour le doigt.

Depuis que Valentin Haüy avait inventé l'impression des livres en relief, son invention était tenue en échec par la difficulté qu'éprouvaient les aveugles à lire les caractères courants. On avait beau varier les types, tantôt les agrandissant, tantôt les rapetissant, tantôt aplanissant les courbes, aucun ne donnait satisfaction. C'est au milieu de ces tâtonnements que Braille, en 1825, imagina son alphabet. Une lutte s'ensuivit, fort longue, entre le nouvel ordre de choses et l'ancien. Jusque vers 1850, on continua d'imprimer des livres en caractères ordinaires, qu'on lisait lentement ou qu'on lisait mal. Vouloir maintenant remplacer l'alphabet Braille par l'alphabet ordinaire, ce n'est pas aller de l'avant, ce n'est pas combattre la routine, c'est, au contraire, la ressusciter.

On nous dit : « Il faut rapprocher le plus possible l'aveugle des voyants. » C'est le grand argument de ceux qui veulent imposer à l'aveugle l'usage des caractères ordinaires. Mais quel est l'aveugle le plus rapproché des voyants ? Est-ce celui qui déchiffre péniblement 50 mots à la minute et écrit 20 lettres de l'alphabet ordinaire, ou bien celui qui lit aisément en Braille 100 ou 200 mots à la minute et écrit plus de 60 signes ? En d'autres termes, est-ce celui qui se sert de l'alphabet des voyants, mais qui s'en sert mal, ou celui qui se sert d'un alphabet conventionnel sans

l'écriture ordinaire, tout au moins chez les personnes particulièrement bien douées. V. TYPHLOGRAPHIE.

III. Aveugles (Impression de livres pour).

— Les livres employés par les aveugles étaient jusqu'ici écrits à la main à l'aide du poinçon et de la tablette Braille et par conséquent à exemplaire unique. M. E. Vaughan, directeur des Quinze-Vingts, a eu l'idée heureuse d'employer une petite imprimerie permet-

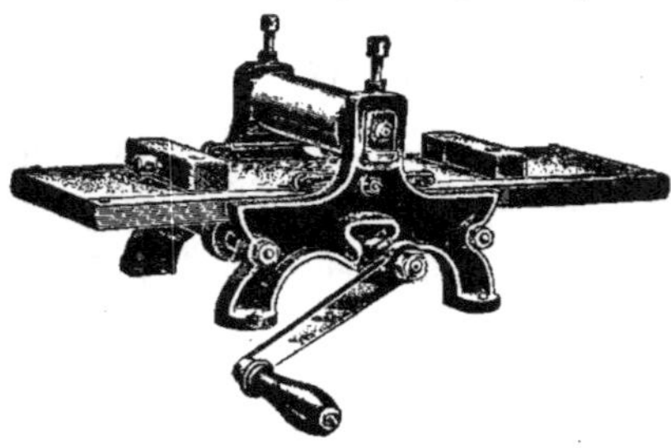

FIG. 30. — Machine à imprimer.

tant de tirer un grand nombre d'exemplaires. Elle permet aux voyants de rendre les plus grands services aux aveugles (*fig.* 30-33).

Matériel. — 1º Une *casse de typographe* contenant un millier de caractères en métal qui portent à une extrémité la lettre romaine et à l'autre le signe Braille équivalent. Cette particularité permet aux voyants de composer en texte ordinaire, sans se préoccuper du texte Braille. Les caractères sont munis d'une languette longitudinale placée à la base de la lettre. En plus de ces

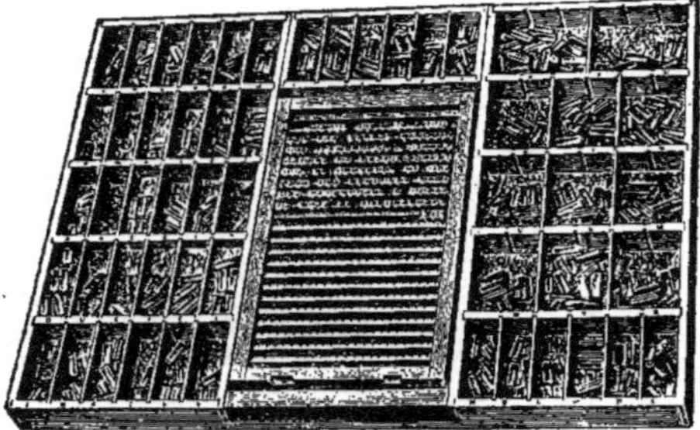

FIG. 31. — Composteur au milieu d'une casse à caractères

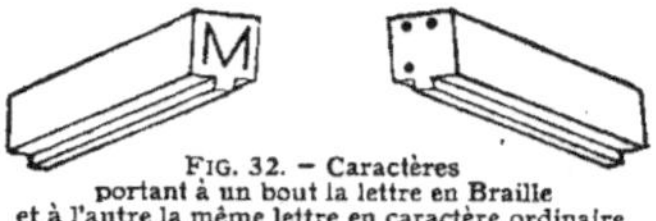

FIG. 32. — Caractères portant à un bout la lettre en Braille et à l'autre la même lettre en caractère ordinaire.

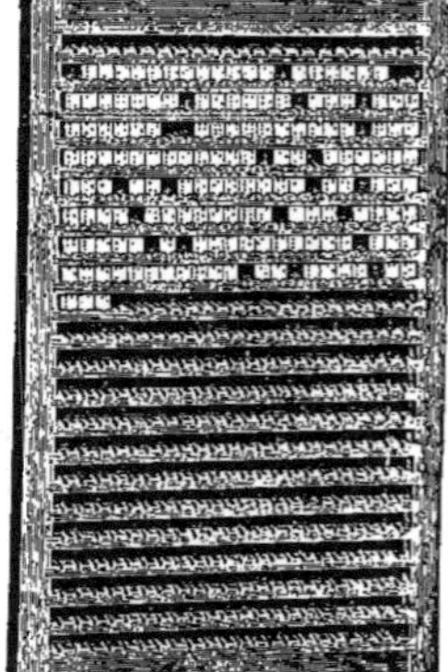

FIG. 33. — Composteur.

doute, mais approprié à la cécité, et qui s'en sert facilement, comme les voyants du leur ? Rapprocher l'aveugle des voyants, ce n'est pas lui mettre entre les mains les mêmes instruments qu'aux voyants, mais lui fournir l'outillage spécial adapté à ses moyens. »

OPINION PERSONNELLE. — Il semble que le Braille doit s'adresser à la généralité des aveugles, mais il serait intéressant de faire, concurremment, l'essai de

caractères, il en existe de spéciaux permettant d'écrire la musique, les langues étrangères et l'esperanto.

2º Un *composteur*, simple boîte dont le dessus et le dessous se retirent comme deux couvercles. Cette boîte est divisée dans sa hauteur par des bandes de bois éloignées les unes des autres de la largeur d'un caractère. Sur chaque bande de bois sont ménagées de petites rainures destinées à recevoir la languette des

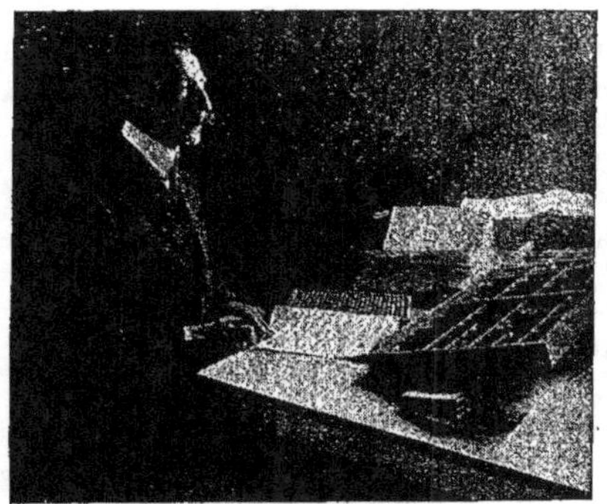

1. — Aveugle apprenant à lire.

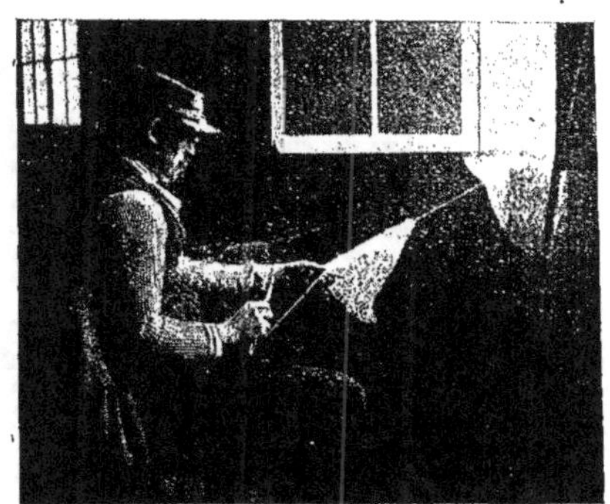

2. — Aveugle faisant du filet.

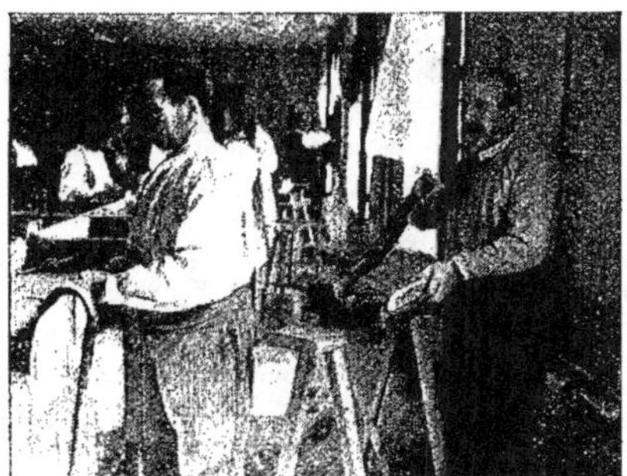

3. — Fabrication des brosses.

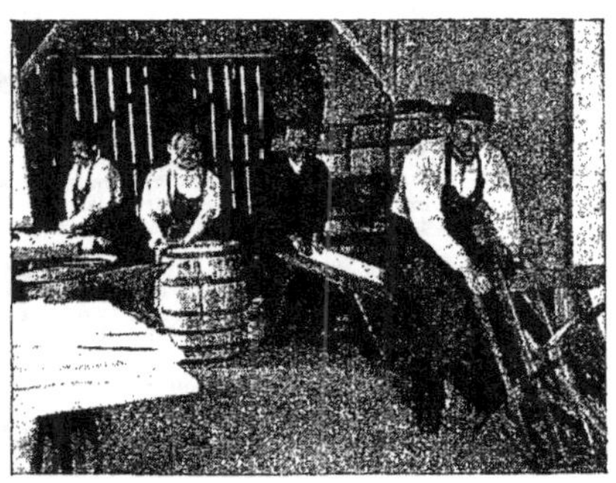

4. — Atelier des tonneliers.

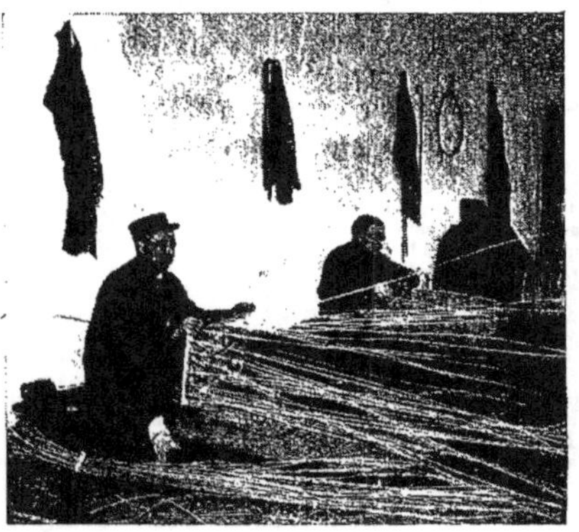

5. — Atelier de vannerie.

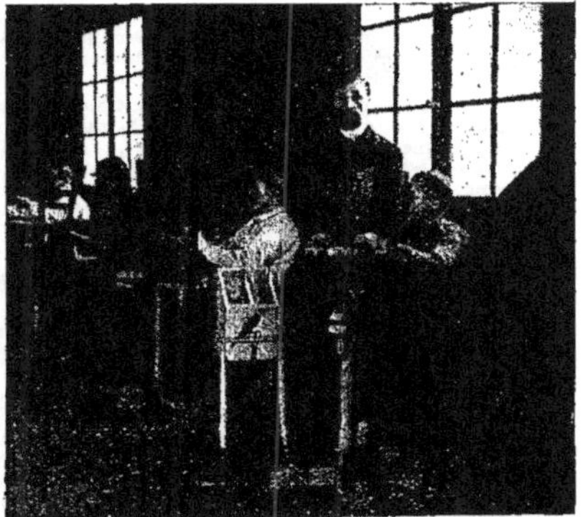

6. — Atelier de rempaillage.

Types de métiers accessibles aux soldats aveugles. (Service photographique de l'armée.)

caractères et à maintenir ceux-ci immobiles et bien perpendiculaires.

3° Une *machine* très simple, se composant d'un plateau portant la boîte-composteur, passant entre deux cylindres dont l'un est actionné par une manivelle.

Composition. — La casse étant placée devant soi, on a à droite les caractères d'un usage fréquent, à gauche et en haut les caractères moins employés.

Mettre au milieu de la casse la boîte-composteur dont on a retiré le couvercle portant l'inscription *composition*. On compose de *droite à gauche* comme dans la typographie ordinaire, en plaçant les caractères côte à côte, la lettre romaine tournée vers l'opérateur.

La page terminée, on se relit attentivement pour rectifier les erreurs puis l'on remet le couvercle *composition*. On retourne la boîte et on enlève le second couvercle. Le texte en Braille apparaît, on regarde si tous les points sont intacts, les caractères défectueux doivent être remplacés. On tire une épreuve et l'on se relit sur cette épreuve.

Tirage. — La boîte-composteur est posée sur la table de la machine entre les deux taquets et serrée au moyen de la vis attenant à l'un d'eux. On recouvre la boîte d'une feuille de papier et de la plaque de caoutchouc, puis à l'aide de la manivelle on fait passer le plateau sous le rouleau presseur : la feuille est imprimée. Si le relief laisse à désirer, on règle la pression au moyen des vis des coussinets. Le relief ne doit être ni faible, ni exagéré. Dès qu'on a obtenu un bon relief, il ne faut plus toucher aux vis de pression, on conserve ainsi un relief qui restera régulier et semblable pour tout ce qu'on imprimera dans la suite.

Si par endroit le relief paraît faible, on relève légèrement la boîte de ce côté en se servant de morceaux de papier que l'on intercale entre la boîte et la presse, c'est ce qu'en typographie on appelle la mise de hauteur.

On tire alors sans discontinuer jusqu'au nombre d'exemplaires que l'on désire, ayant soin de placer la perforation du papier toujours du même côté et en s'efforçant de faire les marges régulières. Il est bon, pendant le tirage, de poser légèrement la main sur la plaque de caoutchouc pour tenir le papier bien à plat et éviter les plissements.

Papier mouillé. — Le papier doit être trempé si l'on tient à obtenir un point durable. Voici comment on opère : la veille du tirage on immerge dans une cuve d'eau, *une à une*, les feuilles de papier dont on a besoin. Quand elles sont toutes alignées dans cette cuve, on les retire toutes d'un seul bloc et on les met entre deux plateaux pour en expurger l'eau. On laisse serré toute la nuit. Le lendemain le papier est bon à employer. On peut mouiller ainsi la consommation de plusieurs jours, mais en ayant soin de tenir le papier serré pour éviter la dessiccation.

Reliure. — L'ouvrage une fois terminé, on réunit les feuilles et on les relie au moyen de lacets qui accompagnent chaque ramette de papier. (Le prix total de l'imprimerie est de 250 francs y compris presse typographique, matériel de trempage, 10 ramettes de papier perforé.)

Les livres imprimés par ce procédé ont l'avantage d'avoir des caractères plus réguliers, plus en saillie que ceux faits au poinçon et de supporter mieux les manipulations.

IV. Aveugles (Métiers pour les) [*fig.* 27 et Tabl. VII].

— Il n'est pas douteux que beaucoup de soldats aveugles, qui avaient un métier avant leur cécité, pourront le reprendre après une remise au travail plus ou moins courte, car ils ont conservé la *partie intellectuelle* de leur apprentissage. Ceux qui sont très intelligents trouveront dans la dactylographie une profession rémunératrice. Pour les autres, nous allons indiquer les métiers les plus faciles à pratiquer et leur durée d'apprentissage d'après les renseignements recueillis auprès de l'Association Valentin Haüy et du directeur de la maison de convalescence de Reuilly. Il est bien entendu que cette période pourra varier suivant les facultés intellectuelles et la capacité physique (blessures aux mains) suivant que l'aveugle a fait antérieurement le même métier ou un métier analogue.

Brosserie : apprentissage 5 à 8 mois, peu de frais, vente partout. *Rempaillage :* apprentissage de quelques mois, 3 en moyenne. *Cannage :* 6 mois à un an. *Fabrication de balais de sorgho :* apprentissage rapide, mais vente incertaine ; utilité d'exercer cette profession avec une autre. *Vannerie :* apprentissage 1° d'une seule variété 6 mois, 2° de la vannerie complète 2 ans, débouchés assez grands à condition de fabriquer deux ou trois modèles utilisés pour les emballages spéciaux (paniers à fruits, à champagne, enveloppes de bonbonnes). *Réparation de cordonnerie :* 6 à 8 mois. *Accordage et réparation de pianos, massage :* apprentissage 2 ans, mais il faut certaines qualités intellectuelles et une bonne éducation. *Tonnelier :* minimum 10 mois. *Ajusteur-mécanicien :* l'exemple suivant montre la possibilité pour l'aveugle de métiers délicats et bien rétribués. La note ci-dessous nous a été adressée par M. Perrot, professeur aveugle à l'Ecole de rééducation de Reuilly :

« Le métier d'ajusteur-mécanicien est accessible à tous les mutilés des yeux, armés de courage et de persévérance et quel que soit leur passé manuel ou intellectuel.

On croit trop souvent, par erreur, qu'il est indispensable d'avoir été ajusteur précédemment à la blessure. Il est bien certain, en effet, qu'un mécanicien de métier ayant fait de l'ajustage avec principe est avantagé, mais, au contraire, le métallurgiste qui limait pour blanchir le métal sans avoir à observer une forme absolue et une mesure précise et qui doit d'abord se défaire d'une mauvaise habitude avant de se familiariser avec la méthode nouvelle, peut être considéré comme désavantagé.

Les résultats obtenus à ce jour sont la confirmation indéniable que ce métier nouveau chez les aveugles est possible pour tous ceux qui voudront lui accorder le temps nécessaire à l'apprentissage (un an environ) quel que soit leur métier précédent. Nous avons à l'atelier des ouvriers qui, après trois mois d'apprentissage, effectuent des travaux utiles qui leur sont rétribués.

Chaque ouvrier travaillant au prix correspondant à celui des ouvriers voyants dans les ateliers de fabrication, il lui sera loisible, son apprentissage terminé, de travailler dans un atelier quelconque de construction mécanique.

Si la précision de l'ouvrier aveugle est égale à celle de l'ouvrier voyant, le rendement sera de 70 à 80 pour 100 ».

A côté des métiers proprement dits, bon nombre de petites occupations sont accessibles parmi lesquelles on peut citer : travaux ménagers, travaux de jardinage, élevage de volailles, soins à donner aux bestiaux, filets, chaussons et tapis de lisière, travaux de mécanique ou d'horlogerie, tournage, menuiserie, vannerie fine en rotin-fibre ou en raphia, macramé, etc.

Où les soldats aveugles feront-ils leur apprentissage ? Il est trop clair que l'atelier spécial est ce qui convient le mieux, parce qu'on y connaît les besoins particuliers des aveugles, ainsi que les moyens les plus propres à assurer la réussite prompte et complète ; et aussi parce que l'ambiance favorise grandement l'adaptation générale à la nouvelle existence en voie de formation.

Quant au choix de l'atelier, il dépendra d'abord naturellement du métier que l'aveugle doit apprendre, puisque tout en enseignant souvent plusieurs métiers, il en est presque toujours un dans lequel chaque établissement s'est spécialisé, et qu'il pratique d'une façon plus courante et plus parfaite. Ensuite, peuvent intervenir les considérations secondaires, comme les convenances personnelles, etc. L'Association Valentin Haüy, se tenant en rapport avec les administrations des ateliers, est en mesure de guider les choix, de renseigner sur les places vacantes et les possibilités d'admission. Voir aux annexes les indications sur cette société et sur celle des « Amis des soldats aveugles ».

Au sujet du travail des aveugles dans des ateliers, M. le Dr Valois, de Moulins, nous a adressé une note qui montre qu'on doit élargir considérablement les travaux auxquels les aveugles, anciens clairvoyants comme nos soldats, peuvent s'occuper.

Avant la guerre, il avait installé un atelier de bonneterie où des jeunes filles aveugles travaillaient dans un atelier de clairvoyants aux mêmes métiers qu'eux. On avait obtenu des objets *aussi marchands, faits aussi vite,* qui ont été écoulés sans qu'on sache par qui ils avaient été fabriqués. Chose très intéressante, l'industriel qui avait employé ces jeunes filles avait été tellement séduit qu'il comptait avoir recours à la main-d'œuvre d'aveugles pour tout un atelier. M. Valois avait organisé un hôpital-atelier où le fabricant devait fournir les appareils à tricoter, la matière à ouvrer et en assurer le placement. Dans ses calculs, il fallait un voyant pour dix aveugles pour assurer l'achèvement du travail. On peut espérer arriver à voir la journée d'un ouvrier aveugle sensiblement égale à celle d'un voyant, et pour l'aveugle ce travail est une distraction.

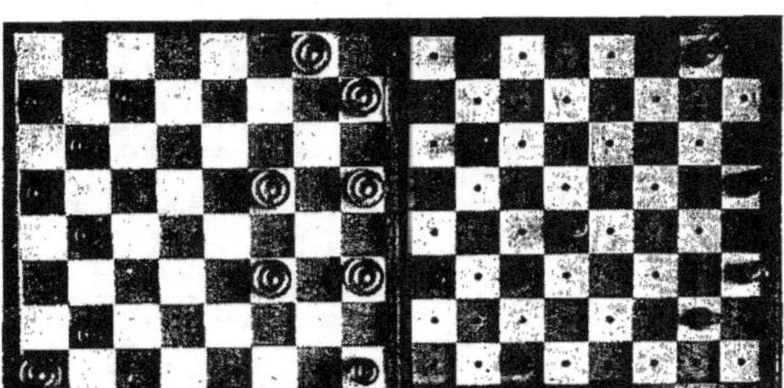

FIG. 34 et 35. — Dames et échecs pour aveugles.

V. Aveugles (Jeux et distractions pour). — Jeux. — Il est très utile de distraire l'aveugle, de lui permettre de jouer soit avec des clairvoyants, soit avec d'autres aveugles.

Nous donnons ici la représentation de trois jeux : dames, échecs, cartes. Pour les dames et les échecs, les figures 34 et 35 sont parlantes ; les cases sont les unes en saillie, les autres en dépression ; par conséquent la distinction est facile.

Quant aux cartes, elles sont marquées d'un point en relief, ainsi qu'il est expliqué ci-dessous.

Deux points, mis en relief et combinés diversement, servent à désigner les quatre catégories de cartes (*fig.* 36) :

Empreints verticalement **:**, ils désignent le carreau ;

Empreints horizontalement **⁓**, ils désignent le cœur ;

Empreints obliquement, le point supérieur à droite **⁚**, ils désignent le trèfle ;

Empreints obliquement, le point supérieur à gauche **⁚**, ils désignent le pique.

La position du signe sur la carte, et le degré d'écartement des points formant ce signe, indiquent le rang de la carte.

Les points rapprochés doivent être espacés de deux millimètres et demi ; un espace double doit séparer les points écartés.

L'empreinte doit être faite du côté de l'image, de manière à produire relief sur le revers de la carte.

Les points doivent être de petites dimensions : une piqûre d'aiguille à laine suffit.

Chaque carte doit être marquée en haut et en bas.

Les saillies paraissant moins aux jeux sur les cartes tarotées, elles doivent être choisies de préférence pour être marquées en relief.

EXERCICES ET SPORTS. — La gymnastique avec appareils (trapèze, anneaux, barre fixe et barres parallèles) et surtout la gymnastique suédoise peuvent et doivent être pratiquées par les soldats aveugles qui ont besoin d'exercer leurs muscles. Le tricycle, le tandem, le canotage, la natation, sont des exercices utiles avec le concours d'un clairvoyant. Le maître d'armes Georges Dubois a démontré à la maison de

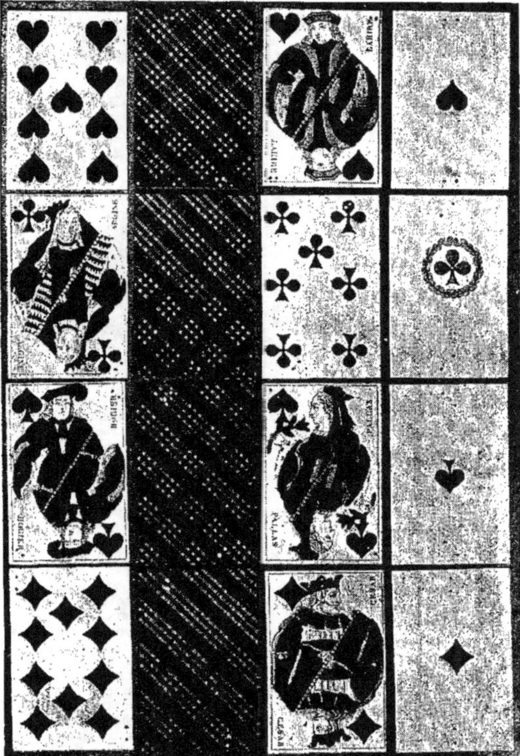

FIG. 36. — Cartes à jouer pour aveugles.

convalescence de Reuilly la possibilité pour les aveugles de faire de l'escrime.

THÉÂTRE. — Beaucoup d'aveugles prennent grand plaisir aux concerts, au théâtre. La personne clairvoyante qui accompagne un aveugle au théâtre peut l'aider matériellement en lui annonçant l'entrée des divers acteurs, particulièrement quand l'entrée est supposée cachée aux acteurs qui sont en scène. Il est bon aussi de décrire le décor, de faire un tableau rapide de la scène et de décrire l'action quand les acteurs ne parlent pas.

VI. Aveugles (Sens du toucher des).

— Toutes les manifestations de l'activité vitale se développent et se perfectionnent en s'exerçant. Des physiologistes ont même dit que la fonction crée l'organe. Chez l'aveugle, le sens du toucher est plus développé que chez le clairvoyant, par cette raison simplement que la nécessité contraint l'aveugle à faire agir *sans cesse* sa faculté tactile qui se perfectionne par le continuel exercice, alors que les clairvoyants y ont peu recours, les yeux les renseignant mieux.

D'autre part, le commandant Barazer a fait justement observer :

« Le toucher n'a pas seulement pour objet de recevoir des sensations de relief, mais il associe et coordonne ces sensations de manière à en former des images tactiles. Il y a là un travail cérébral d'une importance majeure. Des sensations de relief isolées ne serviraient à rien ; le sens du toucher a précisément pour fonction de relier et de coordonner ces perceptions, de leur assigner dans l'espace une position objective les unes par rapport aux autres, bref d'en composer des groupements définis qui constituent les représentations mentales ou images tactiles propres à être retenues par la mémoire.

Prenons un exemple concret : je pose le doigt sur trois points marqués en relief de manière à former une lettre de l'alphabet Braille. Si les points sont convenablement espacés, mon doigt perçoit d'abord la sensation de trois saillies, et si le phénomène s'arrêtait là, je ne pourrais en tirer aucune utilité. Mais d'après l'impression reçue par le doigt, mon cerveau apprécie comment ces points sont orientés et évalue les distances qui les séparent. Cette opération mentale, postérieure à la sensation première du relief, la complète et la précise ; elle joue un rôle essentiel dans l'exercice du toucher ; c'est elle qui permet de distinguer la lettre figurée puisque selon l'écartement et la position des points ils forment *d, f, h, j, l, m, o, s, u,* etc. La part considérable que le cerveau prend au phénomène du toucher est démontrée par ce fait bien connu que, dans l'écriture Braille, les nombres sont plus difficiles à lire que les mots. Cependant, puisque les mêmes signes représentent les lettres et les chiffres, ils offrent au doigt le même relief, la même sensation, par conséquent cette sensation n'est pas seule en cause. Et, en effet, les chiffres avec leur incessante variabilité de position et de valeur restent toujours des signes abstraits et comme isolés, tandis que les lettres forment des syllabes, des diphtongues, où les mêmes assemblages se retrouvent constamment. Cela établit des connexions étroites entre certaines lettres, de sorte que l'apparition de l'une, dans le champ de la mémoire, y facilite et abrège le retour des autres. Bref, les nombres ressemblent à des rangées d'individus alignés, les mots à des groupes d'individus se tenant par la main et s'entraînant les uns les autres. C'est le cerveau qui conserve la trace de ces associations, de ces groupements, et qui les utilise à l'occasion pour aider le fonctionnement du toucher. Ajoutons que les mots d'une langue étrangère dont on ne connaît pas la signification paraissent aussi difficiles à lire que les chiffres et pour la même raison.

Le travail cérébral que nous venons d'analyser se superpose à la perception du relief, mais il en diffère essentiellement, et c'est commettre une grosse erreur que de les confondre. Si nous admettons comme définition de la perfection du toucher que c'est la faculté d'apprécier exactement la forme et la dimension des faibles reliefs, on voit qu'elle dépend des opérations mentales consécutives, plus que de la sensation de relief primitive. »

La faculté tactile est en général moins grande chez les adultes que chez les enfants, mais leur cerveau, et par suite leur faculté d'interprétation des signes, est plus développée. Nos soldats aveugles éprouveront donc quelque difficulté au début de la lecture en Braille, mais qu'ils ne se rebutent pas, plus tard ils bénéficieront de leur développement intellectuel et pourront lire avec rapidité ces caractères nouveaux.

En s'exerçant avec continuité leur tact s'affirmera et les progrès incessants seront définitifs.

VII. Aveugles (Technique de l'éducation sensitive des).

— A l'article amputés nous avons résumé (page 6) les intéressants travaux de M. le professeur Amar sur l'*éducation sensitive* des moignons, sur la gouttière dynamométrique, et nous y renvoyons nos lecteurs. Dans une note du 2 octobre 1916 à l'Académie des sciences, le savant professeur a exposé la technique de cette rééducation appliquée aux moignons des aveugles ou simplement à leurs doigts.

Trois éléments constituent cette technique :

1º *Bracelet à poids.* — Aussitôt après l'entraînement sur la gouttière, on place à l'extrémité du moignon un

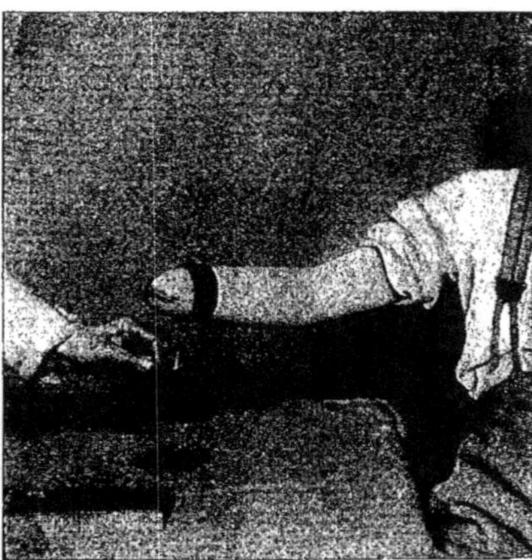

FIG. 37. — Entraînement avec un bracelet à poids.
(Collection du prof. Amar.)

bracelet de cuir, soutenant un plateau feutré intérieurement pour éviter la sonorité des contacts avec les poids (*fig.* 37). Si le patient n'est pas aveugle, il aura les yeux bandés ; puis on introduit doucement dans le plateau un poids de 200 grammes que l'on diminue de jour en jour en descendant par 20 grammes. On fera constater au sujet que l'on charge ou décharge le plateau, que tel poids est de 1/2, 1/3, 1/4 de fois plus faible que le précédent et inversement. On recommence ces observations jusqu'à obtenir des réponses décisives. Ensuite le bracelet est remonté plus haut sur le moignon, car la sensibilité se rétablit du bout à l'origine du tronc nerveux ; sa régénération est centripète.

2º *Plaque esthésiographique.* — Qu'il s'agisse d'un moignon ou des doigts de la main d'un aveugle, il faut exercer la sensibilité tactile avec infiniment de délicatesse. La platine esthésiographique satisfait à ce but. C'est une plaque de laiton rectangulaire P (*fig.* 38) avec un manche M que l'on chauffe pour porter le tout au voisinage de 30º. Au centre de la surface apparaît

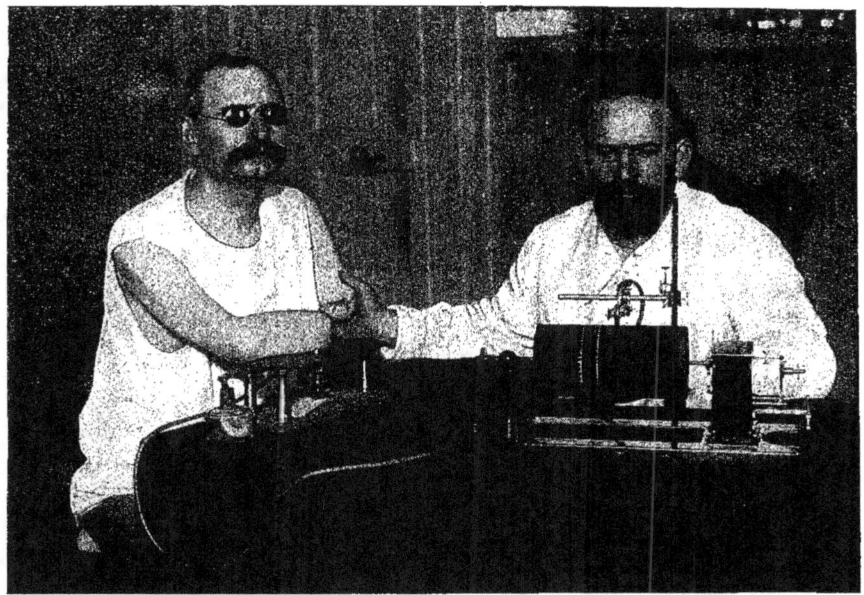

Phot. Sartony.

FIG. 38. — Entraînement avec la plaque esthésiographique. (Collection du prof. Amar.)

une pointe mousse en ivoire I qu'une vis micrométrique V permet de faire saillir graduellement. On sait par conséquent de combien elle émerge à la surface. Elle presse à sa base, sur un tambour de Marey, avec ressort intérieur, et la pression peut s'enregistrer sur un cylindre.

Dans ces conditions on donne au patient à explorer le dessus de la plaque, la pointe étant au zéro. Il y promène ses doigts ou son moignon en tous sens ; et peu à peu on agit sur la vis. Quand il arrive à déceler la pointe d'ivoire, on est renseigné sur la hauteur de celle-ci, et le tracé indique pour quelle pression et après quels tâtonnements elle a été perçue.

Les progrès sont, par ce procédé, des plus rapides et parfaitement réguliers.

3° *Méthode des contours.* — C'est alors que, pour les aveugles en particulier, on doit s'efforcer d'exercer le toucher sur des surfaces de courbures variées, les tranchants d'outils, les pièces ouvragées. On utilisera, par exemple, un cube de laiton à coins arrondis suivant des rayons différents, et l'on fera reconnaître et apprécier les différences. L'aveugle, à qui l'on enseigne le rempaillage des chaises, devra promener les doigts sur la paille en comptant les rangs et les inégalités de surface préparées ; et ainsi des autres travaux.

VIII. Aveugles (aveugles-sourds). — Dans cette affreuse situation il y a encore moyen de sortir le malheureux de son isolement en utilisant le sens du *toucher*.

Plusieurs procédés ont été conseillés chez les personnes sachant lire et écrire (1).

1° Leur faire écrire sur une table les mots qu'on

veut leur dire en dirigeant soi-même avec la main le doigt de l'aveugle sourd (procédé du Père Célestin).

2° Écrire successivement avec le doigt ou avec un crayon sur la paume de la main de l'aveugle sourd toutes les lettres des mots qu'on veut lui dire (procédé Yves Guégan). Il est utile pour certaines lettres d'exagérer leur caractère distinctif ; l'*l* par exemple doit être prolongé et courbé très bas pour qu'il ne soit pas confondu avec le *t*, qui au contraire sera tracé très court et coupé très haut.

3° Mme Galara de Calonne eut l'idée de converser avec les personnes de son entourage en employant les signes télégraphiques Morse, combinaisons de traits et de points se traduisant en un coup sec, pour les points ou en un léger traînage du doigt sur le dos de la main pour indiquer un trait.

4° M. Barazer a imaginé un alphabet tactile purement conventionnel dont voici la description sommaire : « Les doigts d'une main ont 14 phalanges qui considérées par leur deux faces, palmaire et dorsale, donnent 28 petites surfaces bien séparées et distinctes. Si on convient que 25 de ces divisions correspondent chacune à une lettre désignée de l'alphabet, il restera 3 divisions pour les expressions *oui, non, je ne sais pas.* D'après cela on comprend qu'en touchant successivement les divisions correspondant aux lettres des mots, on peut communiquer comme par le télégraphe.

Pour cela l'auditeur tend sa main droite comme pour donner une poignée de main, les doigts un peu pliés afin de mieux marquer la séparation des phalanges. Le parleur la prend entre les siennes, place doigts contre doigts, l'une du côté de la paume, l'autre du côté dorsal. Dans cette position, le parleur, avec de très faibles mouvements, peut toucher sur leurs deux faces, avec l'extrémité de ses doigts, toutes les phalanges des doigts de l'auditeur représentant par con-

(1) Résumé d'un article de la *Réadaptation du soldat aveugle* (édité par la Société Valentin Haüy) que M. de la Sizeranne a bien voulu nous communiquer en manuscrit et auquel nous renvoyons pour l'examen d'autres procédés.

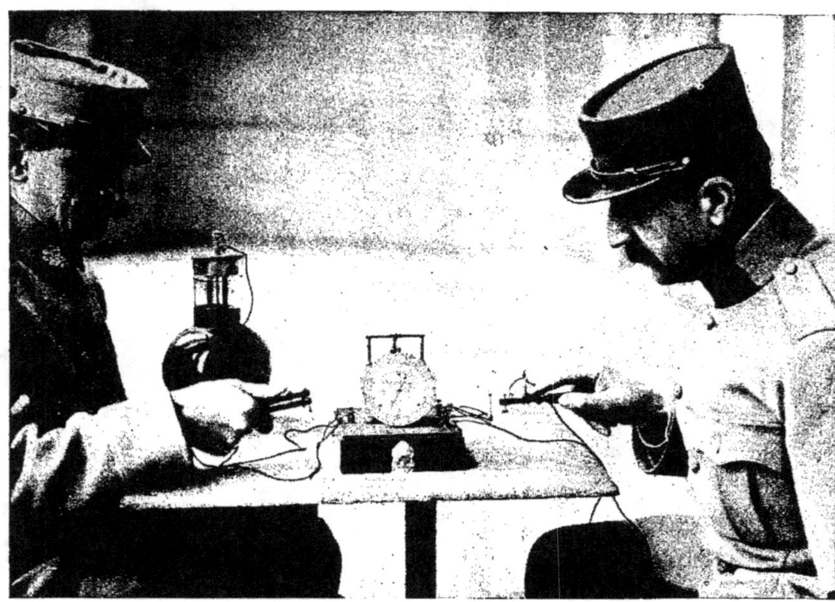

Fig. 39. — Mesure des temps des réactions psychomotrices. (Collection du Dʳ Camus.)

vention les signes de l'alphabet. Toucher le creux de la main indique l'intervalle entre les phrases. L'exercice rend ce procédé de communication assez rapide et l'habitude permet de beaucoup le perfectionner ; ainsi, au lieu de toucher le milieu des phalanges, on peut aussi bien toucher le pli qui les sépare ».

5° La finesse de perception du son, du toucher chez certains aveugles-sourds est telle qu'ils peuvent arriver à recueillir la parole articulée sur les lèvres de la personne qui leur parle, rien qu'en posant légèrement leur doigt sur la bouche de leur interlocuteur (1).

Le procédé de l'écriture sur la main qu'on peut facilement expérimenter sur des clairvoyants nous paraît de beaucoup le plus utilisable, comme plus simple et plus pratique.

D'autre part on a souvent affaire à des aveugles qui n'ont qu'une grande diminution de l'audition et avec lesquels on pourra correspondre par la rééducation de l'audition (voir ce mot) ou au besoin par un pavillon amplifiant.

On pourra apprendre l'écriture Braille aux soldats aveugles et les faire correspondre avec les clairvoyants avec un tableau ayant un dispositif analogue à celui des appareils à copier Vaughan c'est-à-dire ayant des caractères à un bout en romain et à l'autre en Braille.

MÉTIERS. — L'aveugle sourd pourra se livrer aux métiers les plus faciles des aveugles simples (Voir précédemment).

★**AVIATION.** — Nous donnons ici des renseignements : 1° sur l'*examen médical des aviateurs* ; 2° sur le malaise dit *mal des aviateurs*, en présentant sur cette question successivement les impressions d'un médecin

et celles d'un spécialiste de l'aviation, le capitaine aviateur X...

I. Aviation (examen médical des aviateurs).

— « Les risques que peuvent courir les aviateurs pendant leur période d'instruction : non seulement les dangers auxquels plus tard ils sont exposés mais encore auxquels ils exposent les observateurs, les passagers dont la vie leur est confiée, imposent une sélection sé-

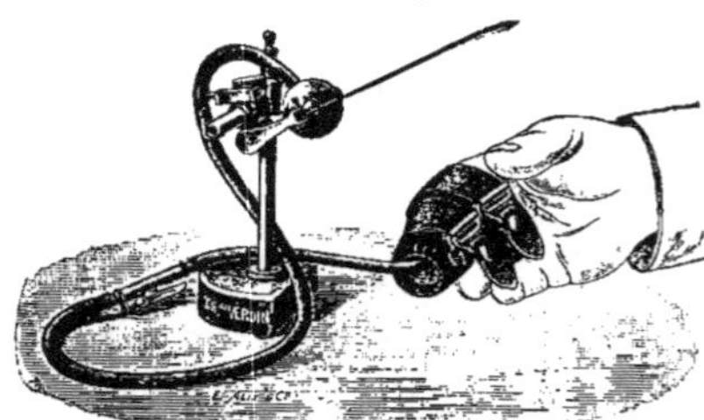

Fig. 40. — Plethysmographe doigtier d'Hallion et Comte pour l'inscription des vaso-moteurs. (Cl. Boulitte.)

rieuse des futurs pilotes » (Camus et Nepper) [1]. Ils doivent donc subir, avant d'être acceptés, un examen très sérieux de leur poumon, de leur cœur, de leur tension artérielle, de leur appareil visuel. Pour apprécier la

___

(1) Il sera utile de lire sur ce sujet *Ames en prison* de Louis Arnould. (Oudin, éditeur.)

(1) *Paris médical*, 1916.

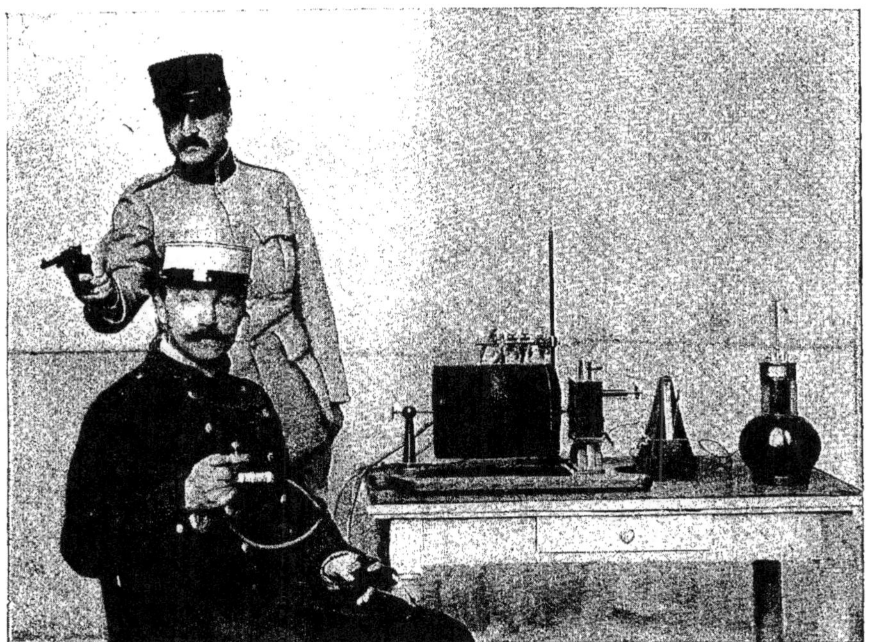

FIG. 41. — Inscription graphique des réactions émotives. (Collection du Dʳ Camus.)

valeur de l'ébranlement que peuvent déterminer dans le système nerveux les émotions nombreuses et variées auxquelles sont soumis les aviateurs, MM. Camus et Nepper ont proposé à M. Marchoux, médecin chef de la place de Paris, d'organiser un service d'étude des réactions nerveuses des candidats avec le plan suivant :

« 1º Etudier les temps de réaction psychomotrice des candidats, se rendre compte en combien de temps des impressions visuelles, tactiles, auditives peuvent donner naissance à un mouvement d'adaptation, ou de défense ;

2º Etudier l'influence des émotions sur le rythme cardiaque, le rythme respiratoire, sur les vaso-moteurs, sur le tremblement ; inscrire l'*intensité* et la *durée* des réactions émotives. L'étude se fait avec le chronomètre* électrique de d'Arsonval (*fig.* 42), pour la mesure des réactions émotionnelles, le pneumographe* pour la res-

piration, le plethysmographe ★ de Comte et Hallion pour les vaso-moteurs (*fig.* 40) et enfin l'appareil de Verdin (*fig.* 45) pour l'étude du tremblement*. MM. Camus et Nepper inscrivent simultanément sur un cylindre enfumé le rythme cardiaque, le rythme respiratoire, les modifications vaso-motrices périphériques et le tremblement si minime qu'il soit d'abord à l'état normal le sujet étant au calme (*fig.* 39) puis brusquement, sans prévenir en tirant un violent coup de pistolet (réaction auditive, *fig.* 41) en appliquant un linge trempé dans l'eau froide sur une partie découverte de la peau (réaction tactile), en faisant exploser du magnésium (réaction visuelle).

« *Tous les candidats* donnent sur les tracés des réactions à ces divers excitants, mais l'intérêt réside précisément dans la mesure sur le graphique de l'*intensité* de ces réactions et aussi de la *durée* de l'ébranlement nerveux qu'elles déterminent. Il y a de grandes variations entre les candidats. Les graphiques (*fig.* 43 et 44) sont des plus démonstratifs ; il est d'ailleurs rare d'obtenir des résultats aussi schématiques. »

L'écart entre le bon et le mauvais candidat est pour les épreuves : 1º visuelles, de 19 à 30 centièmes de seconde ; 2º les auditives, 14 à 27 ; 3º les tactiles, 13 à 27. La dynamo*-ergographe de M. Camus permet en outre d'étudier le degré de fatigabilité des candidats à l'aviation pour les petits et les grands mouvements des membres.

La contre-épreuve de la méthode a été faite par l'examen de bons pilotes

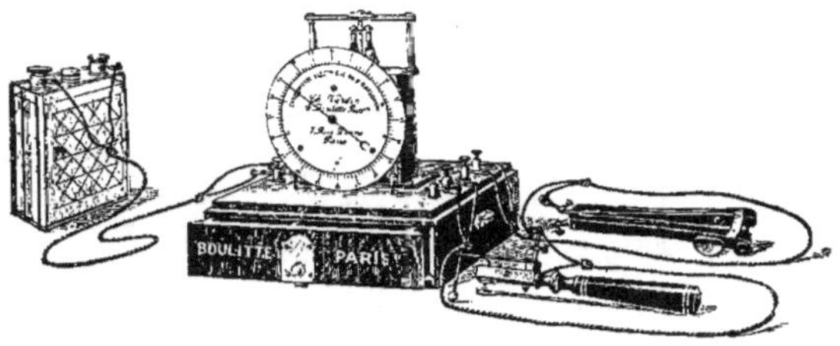

FIG. 42. — Chronomètre électrique de d'Arsonval. (Cl. Boulitte.)

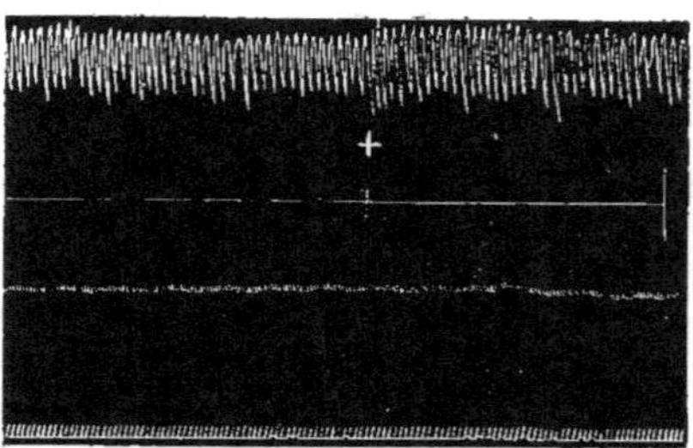

FIG. 43 — Réactions émotives d'un *bon candidat*.

En haut, graphique de la respiration ; au milieu, graphique du tremblement ; en bas, graphique des vaso-moteurs ; tout en bas, les inscrip-
tions des secondes. Le signe + indique un coup de revolver ; le rythme
respiratoire est à peine modifié, il n'y a pas de tremblement ni avant ni
après, aucune réaction vaso-motrice.

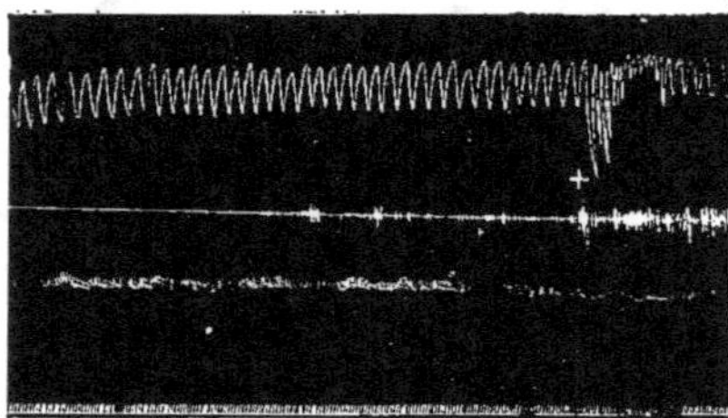

FIG. 44. — Réactions émotives d'un *mauvais candidat*.

Le coup de revolver + est suivi d'une arythmie respiratoire des plus
prononcées. Le sujet, qui tremblait légèrement avant le coup de revolver,
est pris d'un tremblement intense. Les vaso-moteurs donnent une vaso-
constriction typique.

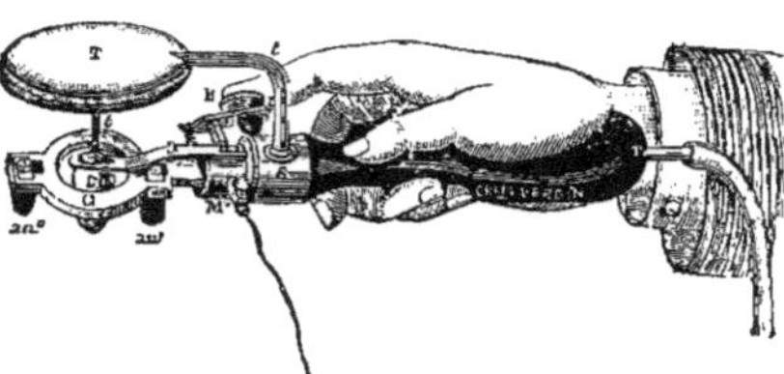

FIG. 45. — Appareil de Verdin pour étudier le tremblement.
(Cl. Boulitte.)

anciens et éprouvés qui ont donné des moyennes notablement supérieures à celles de beaucoup de candidats.

II. Aviation (mal des aviateurs). — I. Impres-
sions d'un médecin. — Le Dr C. Ferry a publié (1) une
auto-observation sur le « mal des aviateurs » que nous
résumons ci-dessous. « Les troubles sont assez difficiles
à étudier car certains sont dus non pas à la différence
de pression atmosphérique mais à l'émotion. Le mal de
tête n'apparait qu'au-dessus de 1 500 mètres ; l'inspiration, de plus en plus difficile à mesure qu'on s'élève,

(1) *Presse médicale*, 5 février 1916.

est associée à une respiration plus aisée dans l'air
raréfié, le pouls est rapide et petit. Des bourdonnements d'oreille se produisent surtout lorque le moteur
est en arrière de la nacelle.

Dans la descente, « le mal de tête disparait mais à
une altitude plutôt inférieure à celle de son apparition,
la respiration retrouve progressivement son rythme
normal. Le pouls redevient plus lent, mieux frappé.
Quant aux bourdonnements d'oreilles, ils ne s'atténuent guère, persistant même après l'atterrissage, un
temps dont la durée varie avec la forme et la situation
du moteur (trois ou quatre heures avec les moteurs
fixes à l'arrière, une demi-heure ou une heure avec les
rotatifs en avant). »

Après l'atterrissage, tremblement menu des extrémités et fibrillations musculaires, incoordination légère
des mouvements ; sensation de légèreté avec quelquefois
titubation ; battements de cœur vite calmés, congestion
de la face avec injection des conjonctives, envie impérieuse d'uriner, fatigue et besoin de dormir. « M. Ferry
constate qu'une ascension en aéroplane laisse après
elle de l'hypotension artérielle ; celle-ci est d'autant plus
nette qu'au cours du vol, la montée et surtout la descente ont été plus rapides.

D'autre part, appelé à adapter rapidement son effort
systolique à des influences ambiantes essentiellement
et constamment changeantes, l'appareil cardio-vasculaire se fatigue vite. Cette fatigue intervient certainement pour une grande part, en la rendant plus proche
dans la lassitude disproportionnée avec l'effort fourni,
constatée chez les pilotes après leurs randonnées (pilotes trouvés endormis près de leur avion en pleine
campagne). »

Il attribue les troubles : somnolence, défaillance, vertige à une anémie cérébrale légère plutôt qu'à des modifications de la pression dans l'oreille interne.

Aussi estime-t-il nécessaire de conseiller à tout aviateur de voler tranquillement et de ne pas passer trop
rapidement d'une altitude à une autre.

Il semble, du reste, que les divers troubles du mal
des aviateurs ne se produisent que dans les premiers
vols chez certains individus et que « l'on ne saurait
évaluer à plus de 50 pour 100 la proportion des pilotes
qui sont dans ce cas ».

D'après les observations sur l'importance plus grande
des troubles lorsque le moteur est en arrière, il semble
utile que les débutants emploient plutôt les avions
dont le moteur est en avant.

CEUX QUI PEUVENT ÊTRE AVIATEURS. — « Dans le
choix des élèves pilotes, abstraction faite des hommes
porteurs de lésions cardiaques, si minimes soient-elles,
qui doivent être systématiquement refusés, il sera bon
de faire une sélection rigoureuse parmi ceux qu'une
tare visuelle ou diathésique prédispose trop facilement
à des modifications brusques des organes circulatoires. — L'atterrissage.

II. Impressions d'un capitaine aviateur. — Dans
l'article qu'il a publié dans la *Presse médicale* du
14 février 1916, M. le Dr Ferry a fait une étude syn-
thétique de ce malaise qu'il a dénommé le « mal des
aviateurs ».

Il me semble qu'il y aurait intérêt à « analyser » ce
mal, en séparant les éléments très divers qui le provoquent :

1° Phénomènes d'origine purement émotive ;

2° Phénomènes dus à des causes indépendantes du
vol lui-même : bruit, température, et qui peuvent
être étudiés en dehors des difficultés d'expérience
du vol ;

3° Phénomènes physiologiques dus au vol à proprement parler.

Nous nous proposons de les passer rapidement en
revue, en nous bornant à énoncer les constatations
qu'il nous a été permis de faire, soit sur nous-même,
soit sur de très nombreux passagers, au cours de quatre
années de vol.

PHÉNOMÈNES D'ORIGINE ÉMOTIVE. — Ils se manifestent par une accélération du pouls, et soit par un
trouble du cycle respiratoire produit par l'immobilisation de la glotte comme dans l'effort, soit quelquefois

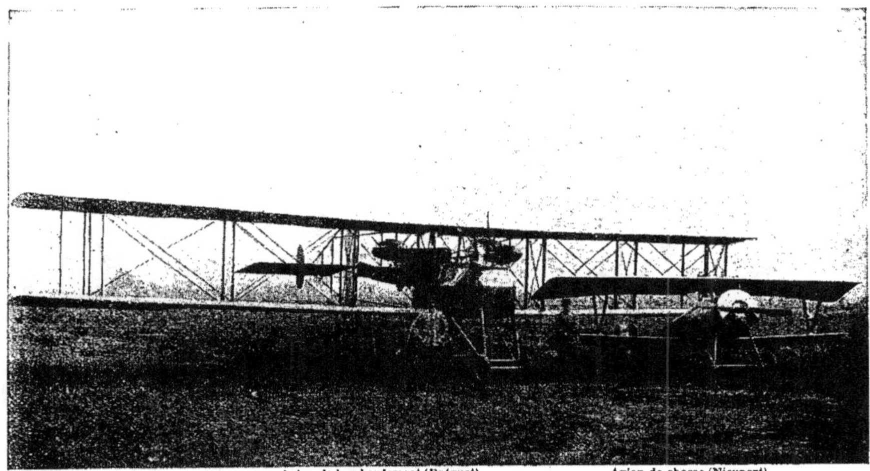

Avion de bombardement (Bréguet).   Avion de chasse (Nieuport).

FIG. 46. — Types d'avions militaires. (Phot. Jacques Boyer.)

par un anéantissement momentané de la volonté laissant libre cours aux réflexes.

Les causes d'émotion sont : *a)* différentes pour le pilote et le passager. *b)* variables avec leur entraînement et leur tempérament.

a) Telle circonstance connue du pilote ne l'émotionne pas, mais émeut le passager :

« Au début de la descente, dit M. le Dr Ferry, il paraît y avoir pendant un instant très court une nouvelle accélération du pouls, due sans doute à la légère émotion provoquée par la cessation du bruit du moteur, etc. »

Le Dr Ferry a subi l'effet de surprise, cause de son émotion. Le pilote, qui avait volontairement arrêté le moteur, n'a pu s'en émouvoir.

Telle autre circonstance émeut le pilote, non le passager. Exemple : Rupture du levier de commande de profondeur et gauchissement à 2 000 mètres. — Forte émotion du pilote qui a tout lieu de craindre un accident excessivement grave, qu'il n'a pu éviter que grâce à son absolu sang-froid. Il réparaît ainsi la négligence qu'il avait mise à surveiller son avion.

Le passager a tout ignoré jusqu'après l'atterrissage.

b) Les phénomènes émotifs varient avec l'entraînement, qui les atténue.

Le Dr Ferry ne fera plus les mêmes constatations sur lui-même après une centaine de vols.

A chaque tempérament correspond une émotivité particulière et il ne semble pas que les essais actuellement en vogue pour la mesurer, en la provoquant par des causes factices, puissent donner des résultats exacts.

Tel sujet, en effet, sursautera violemment, à un coup de revolver inattendu, qui restera absolument calme dans un remous ou inversement. Seule, l'expérience du vol peut donner des renseignements précis sur les aptitudes de chacun.

Le Dr Ferry a noté une accélération *anormale* du pouls jusqu'à 750 mètres. Elle me paraît de caractère purement émotif et due à l'émotion du départ et du vol à faible altitude.

L'aviateur a besoin de se « mettre en train » comme le cavalier de se « mettre en selle ». Il sait en outre que le départ est le moment le plus critique du vol ; c'est aussi celui où les remous sont les plus violents.

Il reste sur une défensive attentive jusqu'à.... je ne dirai pas 750 mètres, mais jusqu'à une hauteur variable avec l'appareil et les circonstances de terrain et d'atmosphère ; jusqu'à ce qu'il soit sûr de pouvoir atterrir dans de bonnes conditions en cas de panne et qu'il soit sorti des remous du sol. Ce peut être 100, 200, 500 mètres, rarement au delà ; parfois pourtant jusqu'à 1 000.

Pendant le vol à hauteur maxima, le Dr Ferry ne constate plus d'accélération même au cours d'acrobaties. C'est qu'aux grandes altitudes le sentiment de sécurité est absolu.

Quoi qu'il arrive, sauf évidemment une rupture d'avion qui ne se produit plus maintenant, on sait qu'on aura le temps de rétablir l'équilibre normal avant d'arriver au sol.

En résumé, les phénomènes émotifs, moindres pour le pilote que pour le passager, se produisent généralement surtout à proximité du sol, où ils faussent toute constatation physiologique.

Variables avec chaque sujet, ils s'atténuent par l'entraînement au point de disparaître presque totalement.

PHÉNOMÈNES PHYSIOLOGIQUES DUS A DES CAUSES POUVANT ÊTRE SÉPARÉES DU VOL. — Tels sont les bourdonnements d'oreilles, la surdité partielle dus au bruit du moteur et qui se produisent aussi bien à terre, à proximité d'un ban d'essai de moteur. Plus intenses avec un moteur fixe dont les explosions sont plus sonores, moindres pour le rotatif où les gaz d'échappement rapidement brassés à la sortie des cylindres produisent moins, sur l'air ambiant, le choc brusque qui provoque le bruit. Tels sont également les phénomènes dus à un abaissement rapide de température : onglée, céphalée, fréquence des urines.

Il y a lieu de retenir toutefois :

1° La *place de l'hélice* à l'avant ou à l'arrière. Dans le premier cas : le refoulement d'air produit tend à accroître la pression extérieure et, joint à celui de la rapidité de la marche des avions vites, il produit une gêne respiratoire qui va jusqu'à la suffocation. D'où la nécessité de protéger les aviateurs par un capot en coupe-vent, auquel s'ajoute souvent un cache-nez masquant le nez et la bouche.

2° La *brusquerie* des changements de température.

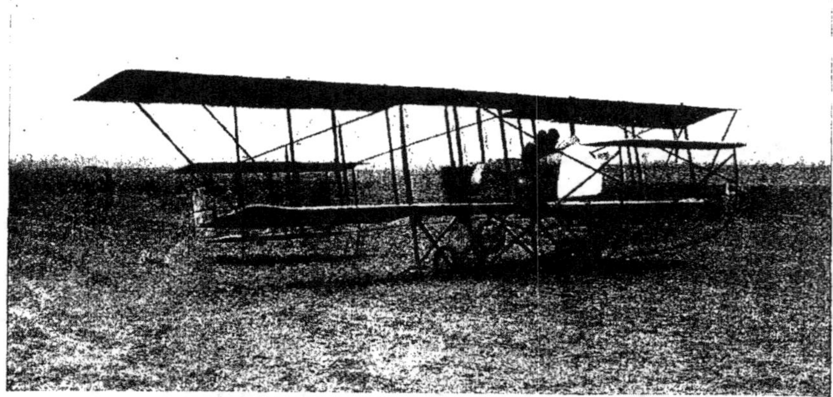

FIG. 47. — Appareil Farman pour l'apprentissage.

Celle-ci s'abaisse en moyenne de 1° centigrade pour 100 à 120 mètres d'altitude. Les vitesses de montée des avions actuels varient de *10 à 40* minutes pour 3000 mètres, entraînant, dans ces temps, des différences de 25° environ.

Il serait intéressant d'étudier, en des expériences facilement réalisables à terre, quelles sont les perturbations causées dans l'organisme par ces changements brusques.

PHÉNOMÈNES DUS AU VOL LUI-MÊME. — 1° *Montée.* — Je ne parlerai pas du départ, objet d'observations antérieures. Un pilote entraîné ne ressent aucun trouble jusqu'à une altitude assez élevée, qui semble d'ailleurs variable avec les individus et la température. En ce qui me concerne, ce n'est qu'au-dessus de *3 000 mètres* que je commence à m'apercevoir de ces troubles : gêne respiratoire d'abord légère, puis s'accentuant peu à peu ; céphalée avec la sensation d'un cercle douloureux entourant le front d'une tempe à l'autre. Ces phénomènes, d'abord légers, s'accentuent rapidement vers 3 500 mètres, surtout par les températures très basses de l'hiver.

Je les combats : 1° par le mouvement dans la mesure où il m'est possible, frictions sur le front et les tempes ; 2° par l'alimentation : liquide chaud, café ou thé additionné d'une petite quantité d'alcool ; biscuits ; 3° par des mouvements respiratoires cadencés et d'amplitude maxima et le chant, comme moyen mécanique de régulariser le rythme respiratoire. J'ai noté une seule fois, et par température très basse, altitude supérieure à 4 000 mètres, des troubles de la vue : scintillements.

Quant à l'envie de dormir, je ne l'ai jamais connue en vol, sans doute à cause du sentiment très net de ses inconvénients.

A noter enfin que l'activité intellectuelle semble de nature à diminuer sensiblement les inconvénients ci-dessus (par exemple : recherche d'objectifs, d'avions ou simplement d'itinéraires).

Tous ces phénomènes, qu'il n'est possible d'atténuer que momentanément, se reproduisent ensuite, parfois même avec une intensité croissante, tant que l'altitude reste constante. Ils disparaissent dans la descente, généralement à une altitude inférieure à celle où ils ont pris naissance (surtout si la descente est rapide), comme par suite d'une certaine inertie de l'organisme ;

2° *Descente.* — Le phénomène caractéristique de la descente est le bourdonnement d'oreilles, d'autant plus accentué que la descente est plus rapide.

Les mouvements répétés de déglutition ne suffisent pas à l'atténuer. Pour faire disparaître momentanément une surdité gênante, un excellent moyen consiste à équilibrer la pression extérieure sur le tympan par une pression intérieure provoquée par l'expiration de l'air dans la cavité buccale, après occlusion de la bouche et du nez.

Il en résulte, pour un débutant, un instant d'émotion due à la brusque perception du bruit du moteur qui semble décuplé.

Rien à ajouter à ce qui a été dit précédemment au sujet des vols (montée ou descente) à faible altitude et, par suite, celui précédant l'atterrissage.

3° *Après l'atterrissage.* — Je n'ai jamais éprouvé la sensation de bien-être et de légèreté dont parle le Dr Ferry, ni même de sommeil exagéré, même après des voyages longs et mouvementés.

Le besoin d'uriner est impérieux même en avion, surtout par des températures basses. Il m'est impossible d'y résister après deux heures ou deux heures et demie de vol.

Constatés également les phénomènes suivants : congestion légère de la face due, à mon sens, aux différences de température et de pression de la descente. — Légère incoordination des mouvements, mais en ce qui concerne la marche seulement. Elle s'explique par l'immobilité prolongée et presque complète pendant le vol. — Parfois titubation légère, surtout après des descentes en spirales très serrées, très inclinées et non suivies d'un vol normal d'une durée suffisante avant l'atterrissage.

Ceci peut s'expliquer d'autant mieux qu'en virage très incliné on perd le sens de l'horizontalité, et l'on a souvent la sensation que c'est le sol qui s'incline et monte latéralement par rapport à l'avion qui semble horizontal.

Ce manque d'adaptation du cerveau à des sensations nouvelles s'atténue avec l'entraînement.

VARIATION DES IMPRESSIONS AVEC LES TYPES D'AÉROPLANES (*fig.* 46-48). — Quant aux différences de sensations sur les divers types d'avions, elles sont indéniables et faciles à concevoir. Je les ai nettement ressenties, surtout au début du pilotage d'un avion nouveau. Tel appareil monte à 3 000 mètres en 45 minutes et tel autre en 10. Le premier met près d'une demi-heure pour sa descente en plané, le second quelques minutes. L'un vire sur place, l'autre sur 300 mètres de rayon.

Dans l'un, l'aviateur est profondément encastré dans le fuselage, un capot devant lui, des ailes à droite et à gauche, dessus et dessous. Dans un autre, il est projeté complètement en avant, suspendu dans le vide sans que rien ne l'entoure (Spad). Il est notoire que les phénomènes émotifs varieront considérablement dans ces différents cas, sauf à s'atténuer toujours par l'entraînement et l'habitude.

TENSION ARTÉRIELLE. — Je n'ai jamais été à même de faire des expériences en vol sur la tension artérielle. M. le Dr Josué, qui a été récemment chargé d'une mission d'études dans les centres d'aviation, a fait des constatations fort intéressantes à ce sujet. Il a bien voulu me dire, entre autres choses, que l'hypertension artérielle, constatée comme existant après le vol par le Dr Ferry, demeure permanente chez les aviateurs ayant pratiqué souvent et depuis longtemps le vol mécanique.

CONCLUSION. — Par les brusques perturbations affectant les systèmes respiratoire et circulatoire, par la tension nerveuse qu'elle exige, l'aviation impose à l'organisme une fatigue indéniable. Elle ne doit être pratiquée que par des éléments sains et bien constitués. D'où la nécessité d'autant plus importante d'une sélection, que l'omission de cette précaution peut avoir les plus sérieuses conséquences (accidents graves par suite de lésions cardiaques).

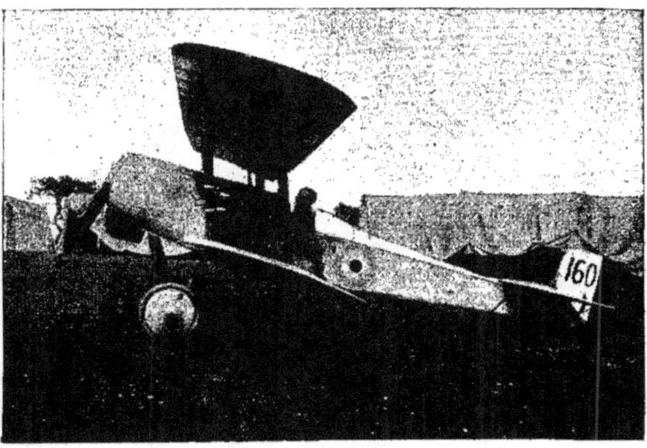

FIG. 48. — Avion de bombardement.

L'aviation exige encore des qualités de calcul et de sang-froid, de la coordination et de la précision dans les mouvements, du coup d'œil. Elle est, par là même, le plus sportif de tous les sports. Ses fervents doivent donc être des sportifs et se soumettre aux règles de conduite que ces derniers savent s'imposer : suivre les lois d'une stricte hygiène, un entraînement progressif et méthodique à l'aviation. Ils compléteront cet entraînement par la pratique des sports athlétiques nécessaire au développement musculaire que ne saurait donner l'aviation.

Ainsi le pilote, faisant partie d'une sélection, se maintiendra sans cesse dans le meilleur état de résistance physique.

Malgré ces précautions, il devra, au cours de ses vols, ménager autant que possible son organisme, en lui évitant des fatigues inutiles et superflues (descentes trop rapides, etc.).

Moyennant quoi, il est permis d'espérer qu'il s'adaptera peu à peu, puis définitivement au vol ; et peut-être un jour, grâce à un bienfaisant atavisme, fera-t-il souche, en des générations futures, de véritables « hommes-oiseaux ».   Capitaine X.

Avivement. — Rendre saignants, par le bistouri ou les ciseaux, les bords d'une plaie en enlevant les productions morbides nuisibles qui se trouvent à leur surface. Cet avivement a pour but soit de faire une autoplastie, une suture, ou de supprimer un trajet fistuleux.

Avulsion. — Avulsion d'une dent. Extraction de cet organe.

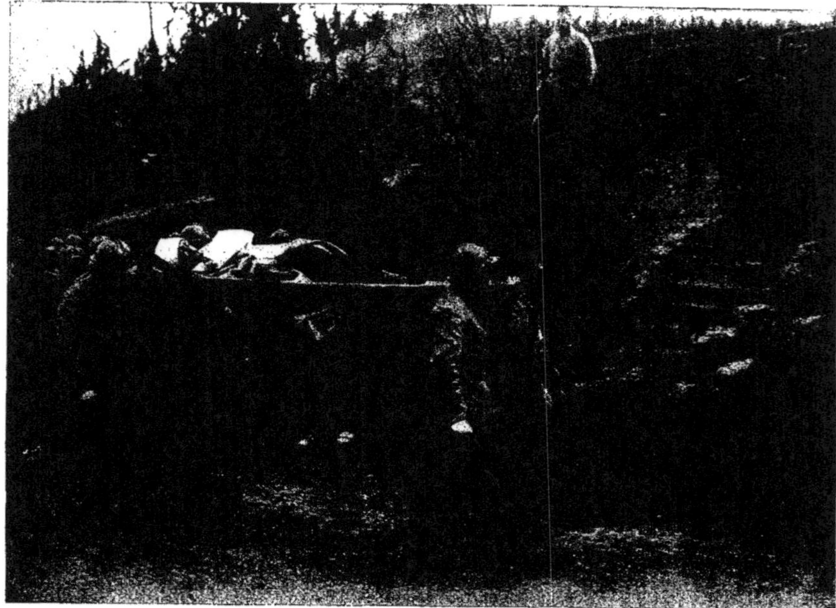

FIG. 49. – *BRANCARDIERS TRANSPORTANT UN BLESSÉ.* Service photographique de l'armée.

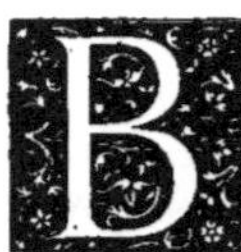**B**ain-douche. V. à DÉSINFEC-
TION et PROPRETÉ.

★**Bain de vapeur local. —
Traitement des troubles trophiques des extrémités (1). —**
Il y a quelques années, j'ai indiqué et préconisé, dans le *Journal
des Praticiens,* un traitement des
gangrènes sèches diabétiques, par
le bain de vapeur local.

Or, il importe de faire observer que ce procédé de
thérapeutique physique s'applique, non seulement à
ces cas particuliers, mais encore à d'autres *troubles
trophiques.*

C'est en raison des troubles trophiques, causés par
les gelures, que j'ai utilisé, à l'hôpital militaire temporaire n° 55 de Clermont-Ferrand, le bain de vapeur
local pour le traitement des gelures des pieds du
deuxième, du troisième et du quatrième degrés.

Quelques confrères, témoins, dans leurs formations
sanitaires, des dégâts causés par les gelures, me pres-
sèrent de faire connaître mes résultats. Je l'aurais
fait plus tôt si je n'avais jugé indispensable de réunir,
auparavant, un nombre suffisant d'observations complètes.

APPAREIL. — Voici l'appareil très simple (*fig.* 52)
que j'ai imaginé.

(1) L'auteur de cet article, paru d'abord dans *Paris médical,*
le Dr Salignat, a été tué en 1916, sur le front, après une très
belle citation à l'ordre du jour.

Il se compose de trois parties distinctes : 1° le foyer ;
2° la chaudière ; 3° l'étuve.

1° Comme *foyer,* on utilise un réchaud à pétrole por-
tatif, dit réchaud à flamme bleue.

2° La *chaudière* est formée par une bassine en fer
battu, munie de deux poignées. Sur cette bassine, on
a soudé un tronc de cône en tôle étamée, se terminant
par un tuyau coudé. Le tronc de cône porte, à sa base,
une tubulure permettant de verser de l'eau dans la
chaudière. Le tube coudé, qui conduit la vapeur de
la chaudière à l'étuve, s'adapte à cette dernière par un
ajutage.

3° L'*étuve* se compose d'une caisse en bois, montée
sur pieds. Sa hauteur totale est de 0^m,80. L s dimensions de la caisse seule sont les suivantes : longueur et
largeur 0^m,44, hauteur 0^m,28. Le dessus de l'étuve est
formé par un couvercle à charnière A (*fig.* 52), portant
deux grandes encoches BB. Ces deux encoches correspondent à deux autres encoches CC, placées à la face
postérieure de la caisse ; ce dispositif donne, une fois la
caisse fermée, deux grandes ouvertures par lesquelles
passent facilement les bras ou les jambes (*fig.* 50 et 51).

L'arrivée de la vapeur d'eau se fait par une ouverture D, située vers le haut de la face antérieure de
l'appareil. C'est par cette ouverture que pénètre l'extrémité libre du tuyau coudé, venant de la chaudière
et conduisant la vapeur dans l'étuve par le tube E.
Ce dernier tube traverse l'intérieur de la caisse, en
décrivant une courbe allongée, et passe dans le plancher pour se terminer au dehors de l'étuve. Pendant
la marche de l'appareil, l'orifice de sortie du tube est

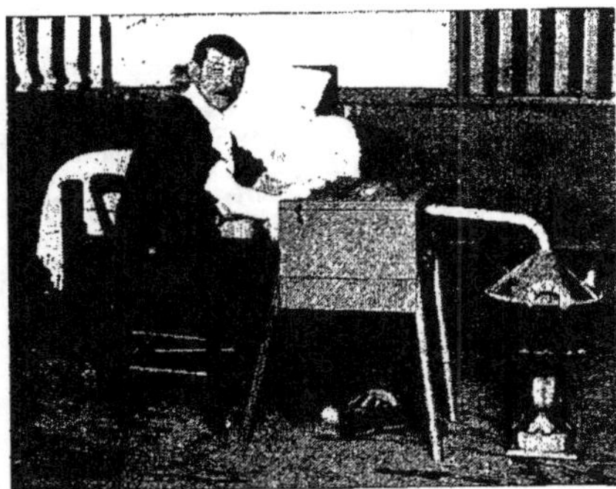

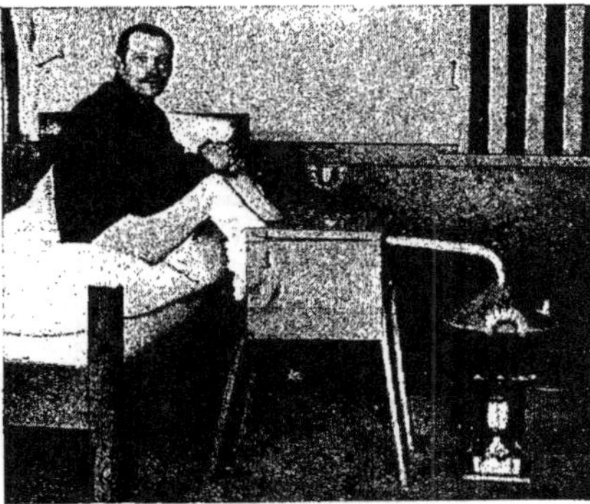

FIG. 50 et 51. — Traitement des mains et des pieds
par le bain de vapeur local du Dr Salignat.

obturé par un bouchon de liège. La vapeur se répand
à l'intérieur de l'étuve, en traversant une série de petites ouvertures H, pratiquées dans les parois du tube
le long de son trajet à l'intérieur de la caisse. Ce dispositif assure une répartition plus égale de la vapeur
et une température plus uniforme, dans toutes les parties de l'étuve. Quant à l'orifice de sortie du tube E, il
permet seulement, en enlevant le bouchon, de purger,
de temps en temps, ce tube de l'eau de condensation
qui s'y forme.

De chaque côté du tube E, il convient de placer une
latte de bois G, pour éviter le contact des téguments
avec le métal, ce qui pourrait occasionner des brûlures.

Un thermomètre à longue tige traverse l'une des
parois de la caisse. Il sert à se rendre compte du degré
de température à l'intérieur.

Le bain de vapeur local n'est pas une nouveauté,
mais on ne le trouve guère que dans certains établissements d'hydrothérapie. C'est ordinairement un appareil compliqué et non transportable. L'originalité de
mon appareil consiste dans son extrême simplicité et
aussi dans sa grande mobilité. Les trois parties essentielles, le foyer, la chaudière et l'étuve, sont distinctes
et elles peuvent être aisément transportées. A ces avantages très appréciables, lorsqu'il s'agit de malades
immobilisés au lit, ou encore lorsqu'on se trouve éloigné d'un centre d'hydrothérapie, il convient d'ajouter
que l'appareil, malgré sa simplicité, remplit toutes
les conditions thérapeutiques désirables.

MODE D'EMPLOI. — Quelques explications suffiront
pour indiquer le *mode d'emploi* de mon bain de vapeur local.

On verse dans la chaudière, par la tubulure latérale,
une certaine quantité d'eau, en évitant de trop remplir,
ce qui rendrait l'ébullition plus difficile. On bouche
la tubulure et on porte la bassine sur le réchaud à
pétrole dont les deux mèches sont réglées pour donner le maximum de chaleur. Lorsque l'ébullition est
obtenue, on baisse les mèches du réchaud afin d'entretenir une ébullition modérée.

Si l'on veut faire agir le bain de vapeur sur les
pieds, le malade est placé assis sur le bord de son lit, les
jambes pendant au dehors. S'il convient d'agir sur les
mains, le sujet est assis sur une chaise, face à l'appareil. Le tube coudé, qui fait corps avec la chaudière,
est enfoncé dans l'orifice D, pratiqué à la face antérieure de l'étuve, dans le tube E intérieur. La vapeur,
s'échappant par les nombreux orifices du tube E,
remplit aussitôt l'étuve.

On met alors en place les membres du malade. Pour
cela, on relève le couvercle et on introduit les mains
ou les pieds dans la caisse, les extrémités des bras ou
des jambes venant prendre leur place dans les encoches CC. Le couvercle est ensuite refermé et fixé par
un crochet. Entre les parois des grandes ouvertures
et les segments des membres qui les traversent, il
reste un espace libre qu'on peut garnir d'ouate.

Au cours de l'opération, si la température s'élève
trop, on retire un peu de cette ouate pour laisser
échapper de la vapeur au dehors. De plus, le couvercle
porte une ouverture I, qui se ferme ou s'ouvre à volonté, au moyen d'une plaque mobile, et par laquelle
on peut également laisser échapper de la vapeur. La
température de l'étuve doit varier entre 55° et 60°. Il
ne convient guère de dépasser 60°. On doit tenir
compte surtout de la sensibilité individuelle de chaque
sujet, pour n'imposer qu'un degré de chaleur très
supportable.

Chaque séance dure de dix minutes à un quart
d'heure. Au début, on fait une seule application par

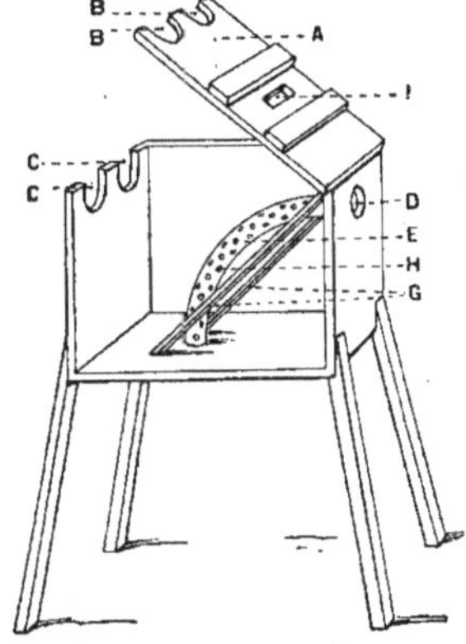

FIG. 52. — Étuve de bain de vapeur du Dr Salignat.
Un des côtés de l'étuve a été enlevé pour permettre de voir
la disposition intérieure.

jour ; plus tard, on espace les séances tous les deux ou
trois jours. Cette *technique* très simple s'applique,
d'une façon générale, au traitement de diverses variétés
de troubles trophiques des extrémités.

Gelures. — J'insisterai sur les résultats obtenus dans
les *gelures des pieds* aux deuxième, troisième et quatrième degrés. Celles du premier degré guérissant facilement, il n'en sera pas question. Cette exclusion est

d'autant plus justifiée que les gelures du premier degré ne sont pas accompagnées des troubles trophiques qui font le sujet de cette étude.

Les gelures des deuxième, troisième et quatrième degrés se différencient des précédentes par l'apparition de troubles trophiques (œdème, cyanose, phlyctènes, ulcérations, gangrène). Dès le début des accidents, on observe une déformation des extrémités, causée par un *œdème* considérable. Cet œdème envahit tout le pied et remonte souvent très haut, jusqu'au genou. Le repos au lit (les pieds élevés), les divers traitements préconisés (massage, gymnastique), n'améliorent guère les œdèmes, parce qu'il s'agit de troubles trophiques et non pas seulement de simple gêne de la circulation. Il y en a qui persistent encore vingt et trente jours après le début des accidents, malgré un repos prolongé. Avec le bain de vapeur local, les œdèmes diminuent, dès la première application, et, après trois à quatre séances, ils ont complètement disparu.

Les résultats sont également très rapides, lorsqu'il s'agit de *cyanoses*, ou asphyxie des extrémités, à la suite de gelures. Les orteils atteints reprennent en quelques jours leur aspect normal.

Sous l'influence des bains de vapeur, les *phlyctènes* s'affaissent progressivement. Elles finissent par disparaître ou par se vider. Lorsque l'épiderme tombe, il est déjà remplacé par un tissu rosé de nouvelle formation.

Les *ulcérations* restent localisées, au lieu de s'étendre, et elles se réparent, quoique assez lentement.

Après les gelures, on observe des *gangrènes*, surtout au niveau des orteils, lorsque les accidents sont récents. En effet, les gangrènes un peu étendues demandent un certain temps avant de paraître. Je n'ai eu à traiter que des gangrènes des orteils, le bain de vapeur permettant d'enrayer rapidement les accidents graves que peuvent produire les gelures. Des orteils, de coloration noirâtre, qui paraissaient atteints de gangrène, se sont couverts de marbrures claires et, après un certain nombre d'applications, ont repris leur aspect normal. D'autres orteils ont également guéri, mais après s'être complètement dépouillés de leurs téguments. Les couches superficielles se sont soulevées et ont pu être retirées comme un doigt de gant, l'ongle restant adhérent aux tissus mortifiés. Après la chute des téguments gangrenés, on vit apparaître un orteil sans ongle, non déformé, et dont l'épiderme rosé ressemblait à celui de jeunes enfants. Pour d'autres orteils, atteints plus profondément par la gangrène, on n'a pas pu éviter une perte de substance. Toutefois les lésions, assez légères, n'ont jamais atteint qu'une partie de la dernière phalange.

Il convient de comparer ces résultats à ceux qui ont été obtenus sur un malade, atteint de gelure des pieds et arrivé dans mon service, après vingt-cinq jours de traitement dans un autre hôpital. Le pied droit, sorte d'éponge purulente, était percé d'orifices par lesquels coulait un pus abondant et fétide, venant de la profondeur. Des débris de tendons exfoliés venaient faire issue au dehors. Le pied gauche, moins atteint, présentait encore un œdème assez considérable. Une tumeur violacée et fluctuante s'était formée sur le bord interne. Le malade avait continuellement de la fièvre, qui atteignait parfois 40°. L'interrogatoire permit de se rendre compte que les gelures, au début, n'avaient pas été plus graves que bien d'autres que j'avais eu à traiter dans mon service. Le pied droit, trop atteint, n'a pu être soumis aux applications de bains de vapeur. Pour le pied gauche, après deux bains de vapeur, l'œdème avait complètement disparu. La grosseur fluctuante n'a pas tardé à s'affaisser, et aujourd'hui ce pied est en bonne voie de guérison. Avant son entrée à l'hôpital 55, le malade avait été traité par des bains de pieds formolés et par des applications de baume du Pérou. La différence du mode de traitement semble seule devoir être invoquée, pour expliquer des résultats si différents. Ce qui le prouve, c'est que le pied gauche, qui commençait à être pris exactement de la même façon que le pied droit, au dire du malade,

a pu être préservé des grands délabrements indiqués plus haut.

Bien qu'il soit encore possible d'obtenir d'assez bons résultats en commençant le traitement à une période déjà éloignée du début des accidents, cependant il convient d'appliquer, le plus tôt possible, le bain de vapeur dans tous les cas de gelures des pieds. Il faut se hâter d'intervenir pour combattre énergiquement les troubles trophiques, qui, curables tout d'abord, ne tardent guère, en général, à produire des dégâts irréparables. V. aussi à FROIDURES.

Gangrènes diabétiques. — Lorsqu'il s'agira de *gangrènes sèches* chez les diabétiques (la marche des lésions étant moins rapide), on pourra espérer des guérisons complètes, même à une période éloignée du début des lésions. Il faut insister sur cette particularité, car on sait que ces gangrènes sont rebelles aux traitements habituels et qu'elles mettent en péril l'existence des diabétiques. Je suis redevable à mon ami le Dr Gauthier (de Saint-Benin d'Azy) de m'avoir signalé, le premier, le traitement des gangrènes diabétiques par le bain de vapeur local. Depuis le jour où il m'a montré un cas de gangrène sèche du pied, assez étendue, radicalement guérie par ce mode de traitement, j'ai pu traiter avec succès plusieurs cas analogues du pied ou de la jambe par le bain de vapeur. En quelques semaines, la guérison fut complète, même lorsqu'il s'agissait de gangrènes persistant depuis plusieurs mois. On ne tarde pas à se rendre compte que, chez les diabétiques, les troubles trophiques évoluent assez lentement et restent longtemps assez superficiels pour permettre une guérison complète. Après une série de bains de vapeur, les téguments reprennent leur coloration habituelle ou sont remplacés par des tissus de nouvelle formation. On évite encore, par le traitement en question, la formation de cicatrices blanchâtres ou difformes. A l'inverse de la douche d'air surchauffé, qui hâte la mortification des tissus et la formation du sillon de séparation, le bain de vapeur permet d'obtenir la réparation des tissus mortifiés et retarde ou empêche la formation du sillon.

Troubles trophiques à la suite des blessures de guerre ou autres. — On peut rencontrer des cas très différents, et les résultats seront forcément très variables. Tout dépend de la réparation naturelle ou chirurgicale des nerfs lésés. Presque toujours, il y a un grand intérêt à utiliser le bain de vapeur local. Dans les cas les plus favorables, on obtient des guérisons complètes. Dans d'autres cas, on obtient habituellemen⁴ de grandes améliorations.

Pour l'instant, cette étude s'arrête là, mais il est évident que la question du traitement des troubles trophiques des extrémités par le bain de vapeur local n'est pas encore épuisée. Il existe bien d'autres troubles trophiques que ceux qui ont été indiqués, susceptibles de bénéficier du même traitement.

Avant de terminer, il est peut-être utile de signaler l'action du bain de vapeur sur les *troubles de la sensibilité*, en rapport avec les *névrites*, qui sont la cause des troubles trophiques. Dans les gelures des deuxième, troisième et quatrième degrés, ainsi que dans les gangrènes diabétiques, la sensibilité est abolie. Après quelques bains de vapeur, la sensibilité reparaît. Elle augmente de plus en plus, au point que certains malades ressentent des douleurs intolérables. Ces douleurs troublent, parfois, le sommeil et peuvent nécessiter l'usage des hypnotiques. Ces phénomènes sensitifs ne durent que quelques jours et, peu à peu, la sensibilité redevient normale. Les différentes étapes : analgésie, algie, etc., permettent de se rendre compte de l'altération des nerfs et aussi du travail de réparation qui s'opère, bientôt, sous l'influence des bains de vapeur. Il s'agit d'une action extrêmement puissante, due à l'association d'agents physiques, tels que : chaleur, humidité et asepsie.

Les physiothérapeutes ne seront pas surpris des résultats que donne le bain de vapeur, dans le traitement des troubles trophiques. Ils connaissent l'action énergique du bain de vapeur sur la *circulation profonde* et sur la *nutrition des tissus*.

Si la méthode n'est pas davantage généralisée, c'est parce que l'on utilise des appareils compliqués. Avec les indications que j'ai données plus haut, il sera facile de faire construire une étuve simple et robuste. Chaque hôpital, chaque formation sanitaire pourrait posséder un ou plusieurs appareils pour le traitement de nos soldats, victimes de la guerre. Cette idée mérite d'autant plus d'attirer l'attention, qu'il s'agit du traitement de troubles trophiques, c'est-à-dire d'affections graves, devant lesquelles le médecin reste souvent désarmé.   Dr L. SALIGNAT.

Balle. — La balle de fusil française D (du nom de son inventeur le commandant Desaleure) [*fig.* 53] pèse 13 gr. : elle est bi-ogivale en laiton (90 pour 100 de cuivre, 10 pour 100 de zinc), homogène, sans enveloppe et contenue dans une cartouche avec une charge de 3 gr. de poudre BNF composée de nitro-cellulose. Sa longueur est de 39^{mm},2. Sa vitesse initiale est de 700 mètres avec portée maximum de 4400 mètres.

La balle allemande S (*fig.* 53) ne pèse que 10 gr., sa longueur est de 28 millimètres avec partie cylindrique de 8 millimètres seulement. Elle est constituée par un noyau de plomb recouvert d'une cheminée en acier nic-

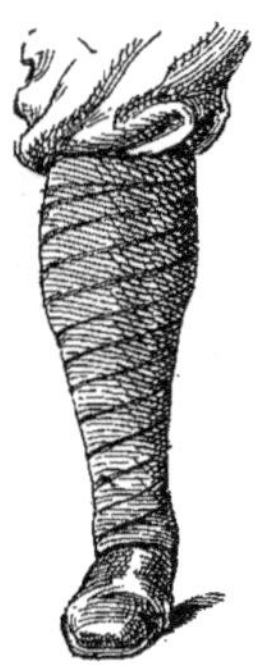

Balle D réduite d'un tiers.   Balle S réduite d'un tiers.

FIG. 53. — Balle française et balle allemande.

kelé. Elle a une trajectoire plus tendue que celle de la balle D jusqu'à 800 mètres, en raison de sa grande vitesse initiale qui est de 860 mètres, mais en raison de sa forme moins avantageuse que celle de la balle D et de son moindre poids, elle perd plus rapidement sa vitesse que la balle D et, au delà de 800 mètres, la tension de la balle allemande est moins grande que celle de la balle française (Bonnette).

Ces balles pointues passent dans l'air la pointe en avant, mais en pénétrant dans les tissus elles perdent assez rapidement leur vitesse et s'inclinent notablement après un trajet de 0^m,50 dans des parties non osseuses, de telle sorte qu'elles finissent par avoir leur culot en avant.

Lorsque la balle est renversée, soit par suite de la marche ci-dessus, soit parce qu'elle a été mise à l'envers dans le fusil, la blessure est plus large. Si elle ricoche sur un caillou, un corps dur quelconque, la blessure est allongée et d'ordinaire moins pénétrante. V. à BLESSURES.

Bandes molletières. — Ces bandes ont des partisans déterminés mais aussi des détracteurs qui les accusent de se défaire, de provoquer une constriction gênant la circulation et ayant pour conséquence la gelure des pieds. V. FROIDURES.

Il semble que leurs inconvénients, leurs dangers tiennent surtout à ce qu'elles n'ont pas été placées correctement. Le Dr Charcot a donné à ce sujet les indications nécessaires dans la *Presse médicale* du 25 mars 1915 :

« Il y a deux espèces de bandes molletières : celles taillées en biais et qui s'enroulent simplement autour des jambes sans *renversés*, et celles longues d'environ 3^m,50, larges de 12 centimètres, aux bords taillés bien parallèlement. Les premières doivent être rejetées, je n'en parlerai pas. Les secondes seules doivent être utilisées ; ce sont, d'ailleurs, les seules adoptées par nos chasseurs alpins, et qui ont, depuis de longues années, fait leurs preuves. Elles doivent être appliquées sur les jambes *comme des bandes à pansements* (*fig.* 54).

Le pantalon doit être plié par un seul pli au bas de la jambe, continuant par son bord inférieur le bord supérieur de la chaussure. Les derniers tours de lacets de ces dernières doivent être lâches et ne doivent pas entourer la chaussure ni surtout porter sur la jambe. L'enroulement des bandes molletières doit commencer juste au-dessus de la saillie des malléoles, et les deux premiers tours doivent se superposer exactement en conservant les bords bien horizontaux et parallèles ; ce n'est qu'après avoir fait ces deux tours qui peuvent être serrés, si le pantalon est bien plié et la chaussure large, que l'on doit commencer à donner du biais aux bandes. Il faut alors, la jambe étant en flexion, serrer juste assez pour que la bande soit sentie par le mollet et faire trois renversés se superposant à la face externe de la jambe.

FIG. 54.
Bande molletière.

Il faut conserver assez de bande pour terminer en faisant au moins deux tours et demi se recouvrant bien parallèlement et horizontalement, de façon que le bord supérieur soit à un travers de doigt du creux poplité. Le lien terminal de la bande molletière est ensuite enroulé juste au milieu de ces derniers tours de bandes, en serrant sans aucune force, et arrêté en passant plusieurs fois le bout au-dessous de l'ensemble des tours du lien.

Une bande molletière bien appliquée doit, pour ainsi dire, ne pas être sentie, ni serrer davantage la jambe en un point qu'en un autre, de cette façon elle ne déterminera aucune constriction. Un pantalon épais est préférable, s'il est léger, une paire de bas doit être portée en même temps. Avec plusieurs paires de chaussettes qu'il faudra toujours employer aussi nombreuses que les dimensions des chaussures le permettront, les premiers tours de bande peuvent être un peu serrés et il y a là tout bénéfice en assurant l'étanchéité.

L'éloge des bandes molletières n'est plus à faire pour les nombreuses personnes qui savent les utiliser. Avec de bonnes chaussures à soufflet, bien étanches, elles remplacent les bottes et permettent, bien mieux qu'elles, la marche dans toutes les conditions.

Par la neige, avec les bandes molletières, la pénétration de celle-ci dans les chaussures est impossible, quelle que soit son épaisseur. Par la pluie, alors que peu à peu l'eau coulant le long du pantalon finit toujours par envahir les bottes ou passer sous les guêtres, jamais semblable désagrément ne survient avec elles.

Je vais même plus loin, en affirmant qu'avec des bandes molletières bien enroulées au-dessus d'un pantalon épais on peut stationner longuement dans l'eau, sans avoir d'eau dans les chaussures.

Enfin, les bandes molletières peuvent, en dehors de leur usage normal, être utilisées autrement par le soldat. Par temps froid. enroulées autour des chaussures, elles tiennent chaud aux pieds et peuvent faire éviter les gelures. Elles peuvent être employées comme lien, remplacer une courroie de sac ou un ceinturon cassé, servir même de bande à pansement, permettre d'installer un tourniquet pour combattre une hémorragie ou fixer une attelle dans un cas de fracture, etc. J'ai pu, moi-même, étant dans les alpins, improviser en quelques instants un excellent brancard avec deux fusils et deux paires de bandes molletières formant sangles.

Pour éviter les gelures ou accidents de même nature, déterminés par le froid sec ou humide, il faut éviter qu'en aucun point les pieds soient serrés, en portant des chaussures très larges, à empeigne bombée, et plusieurs paires de chaussettes, de façon à permettre la libre circulation du sang dans les membres inférieurs. Loin d'entraver celle-ci, des bandes molletières *bien appliquées* la favorisent, au contraire, en la régularisant et en combattant les varices. »

★**Bégaiement par commotion.** — Les grandes commotions par suite d'explosions d'obus peuvent provoquer le bégaiement chez des soldats. Le prof. Chavigny a eu l'occasion d'en voir plusieurs cas dont quelques-uns chez des sujets qui antérieurement étaient quelque peu bègues.

« Sa caractéristique est d'être un bégaiement vraiment excessif, plus prononcé que celui des bègues les plus authentiques. Plusieurs fois, l'effort de la parole entraînait une sorte de tic spasmodique qui gagnait peu à peu la tête, puis le bras, même les jambes et le malade se haussait sur la pointe des pieds, battait convulsivement d'un pied sur le sol, jusqu'à ce que le mot cherché sortit en une espèce d'explosion. A la différence encore du type normal, les bègues observés ici bégayaient même en chantant. »

Une rééducation fait disparaître ce trouble. Elle consiste dans une gymnastique phonatoire : respiration rythmée, sons émis en mesure simultanément avec des mouvements des bras ou du tronc, puis séance de chant avec accompagnement musical.

★**Béquille** et **Béquillard.** — Béquille. — La paralysie qu'on observe chez les individus qui se servent de béquilles, provient de l'emploi d'une tige unique aboutissant à une crosse qui comprime d'autant plus les nerfs du creux de l'aisselle que le poids tout entier du corps repose sur elles. Il n'en est pas de même pour les béquilles à deux tiges, avec *traverse* à la partie moyenne, car la main prend point d'appui sur elle et la pression dans le creux axillaire se trouve par suite diminuée de moitié.

V. ci-dessous à BÉQUILLARD et à PARALYSIE DU NERF CIRCONFLEXE *.

Béquillard. — Les blessés doivent être surveillés, au point de vue d'un usage abusif des béquilles.

Rien n'abolit la volonté et l'idée de mouvement comme l'absence même de mouvement.

La béquille est, pour le membre inférieur, un moyen de supprimer les mouvements spontanés, d'empêcher la reprise de la fonction ; or le mouvement est nécessaire à l'entretien de la fonction de la vie (Rochard).

En plus de la dystrophie du membre qu'elle finit par entraîner, la béquille favorise, chez certains sujets, l'apparition de phénomènes suggestifs comme la peur des mouvements, le manque de confiance en soi ou l'idée d'exagérer.

★**Blennorragie.** — V. à VÉNÉRIENNES * (Maladies).

★**BLESSÉS.** — **I. Conseils aux soldats** (1). — Il est important que les plaies soient pansées le plus tôt possible ; c'est pourquoi le soldat doit *toujours porter sur lui* et dans la poche réglementaire son *paquet de pansement individuel*. Il doit connaître, à l'avance, la notice inscrite au dos du paquet qui lui enseigne ce qu'il contient et la manière de l'appliquer.

Il vaut mieux que le soldat n'applique pas lui-même son pansement et qu'il attende, pour cela, l'arrivée des brancardiers.

Si le soldat blessé est dans l'obligation d'appliquer lui-même son pansement ou de le faire appliquer par un camarade, il veillera : 1° à ce que la blessure ne soit touchée ni par les mains, ni par aucun autre objet que les pièces de pansement ; 2° à ce que la pièce qui doit recouvrir directement la plaie ne soit elle-même touchée par rien.

____
(1) D'après une instruction du Service de santé.

Il ne faut *jamais laver soi-même les plaies,* même avec des liquides dits antiseptiques.

Pour découvrir les plaies, il *faut couper les vêtements le long des coutures* et non en travers. Beaucoup de blessés sont transportés aux ambulances à moitié dévêtus, parce que leurs vêtements ont été déchirés mal à propos. Ils sont ainsi exposés aux dangers de refroidissement qui aggrave considérablement leur état.

Blessures de tête. — Les soldats doivent porter les *cheveux courts ;* les cheveux longs et sales entraînent, dans les plaies du crâne, toutes sortes de souillures qui sont cause de complications. Le casque en acier protège bien (V. à CASQUE) ; se méfier des protecteurs de tête en métal peu résistant qui peuvent aggraver les blessures. Toute blessure à la tête, même légère, doit être montrée au médecin.

Si les os du crâne ne sont pas lésés, la blessure n'est pas grave et l'hémorragie sera assez facilement arrêtée par un pansement serré.

Ne jamais serrer un pansement autour du cou et du menton.

Blessures de poitrine. — La plupart ne sont pas très graves. Ne vous effrayez pas des crachements de sang, ni de l'essoufflement, restez calmes.

Faites-vous *asseoir le dos appuyé.* En attendant le médecin, faites appliquer votre paquet de pansement sur les plaies. Si vous souffrez en respirant, bandez un peu fort la poitrine avec votre ceinture de flanelle enroulée le plus haut possible sous les aisselles. Ne faites aucun mouvement, aucun effort : ne parlez pas, ne criez pas : soyez patient.

Blessures du ventre. — Restez immobile, allongé sur le dos ou à moitié assis.

Ne touchez pas à votre blessure, mais faites appliquer, le plus tôt possible, votre pansement sur la plaie.

Ne mangez pas, ne buvez rien, quel que soit le temps pendant lequel vous attendez qu'on vous transporte à l'ambulance la plus proche. Là encore, n'acceptez aucun aliment ni aucune boisson *que sur conseil du médecin.* Prenez si possible une pilule d'opium.

Blessures des membres. — Si votre plaie saigne beaucoup, l'hémorragie peut être arrêtée par un lien serré ou garrot, placé au-dessus de la blessure, mais ce procédé est dangereux et, si vous êtes *porteur d'un garrot* ou d'un lien serré, *dites-le partout et à tout le monde,* de façon à le faire remplacer, le plus tôt possible, par un autre moyen d'arrêter l'hémorragie.

Ne serrez pas les pansements des membres et commencez à enrouler les bandes aux extrémités (mains, pieds) pour remonter ensuite vers la racine du membre.

S'il y a fracture, pour vous soulager *faites immobiliser votre membre fracturé.*

Membre supérieur. — Immobilisez-le dans la position la plus commode, le coude au corps, l'avant-bras replié, le poignet passé dans l'intervalle de deux boutons de la capote au niveau du sein ; fixez le tout par quelques tours de bande (molletière par exemple) autour de la poitrine.

Membre inférieur. — N'essayez pas de vous relever et de marcher, vous aggraveriez votre blessure , attendez qu'on vienne à vous. En vous traînant sur le sol, vous risquez de faire entrer de la terre dans votre plaie, d'où danger de complications graves.

Immobilisez votre membre blessé en le rapprochant de l'autre qui lui servira de tuteur et l'y fixant avec des courroies de votre sac ou de votre musette. Votre baïonnette, votre fusil déchargé, un morceau de bois quelconque peuvent aussi vous servir pour immobiliser provisoirement votre membre.

Si vous êtes blessé à la cuisse ou au bassin, *tâchez de résister aux besoins d'aller à la selle,* car le contact des matières fécales est très dangereux pour les plaies.

II. Blessés (Fiches de). — On trouvera ci-contre le modèle des fiches de blessés allemands et de blessés français. En réalité les indications de la fiche allemande s'étendent au verso à partir de *Nächste,* de sorte que les médecins ont un espace suffisant pour leurs observa-

Nom,	*Prénoms,*	*Grade.*	*Corps ; Compagnie, etc.*

Diagnostic sommaire

Eventuellement timbre rouge (blessé à surveiller) ou non (malade)

Ci-dessous, souligner au crayon de couleur les mentions utiles

Blessé le_______

Injections **1re** { faite le____ / à faire
antitétan. **2e** { faite le____ / à faire

(Opération importante) _______ faite le____

SOINS A DONNER EN COURS DE ROUTE

Régime_______
à sonder
Pansement { fait le____ / à faire le____

Transportable { **assis** / **couché** } à { **courte distance** **zone des étapes** **intérieur** }

Catég. spéciales { Officier / Allié____ / Musulman. / Indigène____ / Ennemi }

SERVICES DESTINATAIRES

A. — Chirurgie générale : *grands blessés* ou *soins opératoires*
B. — Chirurgie générale : *petits blessés* ou *soins non opératoires.*
C. — Chir. spéc. *Maxillo-faciale.*
D. — Chir. spéc. *Urinaire.*
E. — Chir. spéc. *Orthopédie.*
F. — Chir. spéc. *Syst. nerveux.*
G. — Chir. spéc. *Ophtalmologie.*
H. — Chir. spéc. *Oto-rhino-lar.*
I. — *Prothèse dentaire.*
K. — *Physio* ou *mécanothérapie.*

L. — *Médecine générale.*
M. — Méd. spéc. *contagieux*
N. — Méd. spéc. *Vénériens.*
O. — Méd. spéc. *Aff. cutanées.*
P. — Méd. spéc. *Psychiatrie.*
R. — Méd. spéc. *Aff. nerveuses*
S. — *Hôpital sanitaire.*
T. — *Convalescents.*

Z. — *Éclopés* ou *petits malades* (zone des étapes).

Eventuellement timbre jaune (blessé ou malade de spécialité)

DATE. DESTINATION. NOM DU MÉDECIN.	FORMATIONS SANITAIRES DE DÉPART ET TRANSITAIRES. LOCALITÉ OU SECTEUR POSTAL. TIMBRE.
*Entré le*____ / *Sorti le*____ / *Évacué sur*____ / *Le Médecin*____ / (NOM ET SIGNATURE)	
*Entré le*____ / *Sorti le*____ / *Évacué sur*____ / *Le Médecin*____ / (NOM ET SIGNATURE)	
*Entré le*____ / *Sorti le*____ / *Évacué sur*____ / *Le Médecin*____ / (NOM ET SIGNATURE)	

Cette enveloppe doit rester attachée au blessé de façon très apparente. Elle doit être remise intacte et fermée aux médecins des formations sanitaires où il est soigné.

Pochette-fiche d'évacuation (recto et verso).

tions. Naturellement la traduction française que nous avons ajoutée, n'existe pas sur la fiche.

Dans un article du *Monde illustré* du 4 novembre 1916, M. le professeur Delbet formulait de justes critiques sur la fiche française que le blessé ou le malade doit porter à un bouton de sa capote. Nous les reproduisons ci-dessous, en nous associant à sa conclusion : « Chaque blessé est muni d'une fiche sur laquelle sont mentionnés le *diagnostic*, le *résultat de l'examen radioscopique*, *l'injection antitétanique* et les *interventions pratiquées*.

Puisque j'en suis venu à parler de ces fiches, je dirai tout de suite que l'organisation sur ce point n'est pas satisfaisante. Chaque fois qu'un blessé passe dans une ambulance on établit une nouvelle fiche. Ainsi en est-il qui arrivent avec cinq ou six fiches reliées par des ficelles. C'est un système enfantin. Le chirurgien du territoire à qui arrive un blessé est obligé de prendre connaissance de ces fiches multiples, d'en établir la chronologie, ce qui n'est point toujours aisé car les dates y sont inscrites en abréviations redoutables et lorsqu'il évacue le blessé, il est obligé de faire une nouvelle fiche, écrivant pour la xe fois le nom du blessé, son âge, son régiment, etc. Ces inconvénients ne sont nullement atténués par l'adoption d'une pochette dans laquelle sont incluses les fiches de chaque malade. Celles-ci sont protégées contre les souillures, elles ont moins de chances de se perdre, mais l'embarras et la perte de temps restent les mêmes pour les chirurgiens. Il aurait été bien simple d'adopter le *carnet sanitaire* dont le professeur Quenu a fait un excellent modèle et qui, en identifiant la chronologie avec les pages, en supprimant les inutiles répétitions, évitait une grosse perte de temps et préparait la statistique future. Ce carnet proposé avec insistance par la Commission supérieure consultative du Service de santé a été refusé. »

Nous donnons ci-dessous les explications sur la pochette fiche et ci-contre son fac-similé.

Pochette fiche d'évacuation. — Depuis le 20 juillet 1916, une enveloppe ou pochette fiche spéciale tenant lieu de fiche d'évacuation est mise en usage dans l'armée et dans les régions du territoire. Elle est destinée à contenir tous les documents médicaux : fiches diverses périmées dont le malade était porteur, billet d'hôpital, feuilles d'observations, de température ou relatives à des examens spéciaux, radiogrammes et calques radiologiques, avis du médecin traitant, cartes postales préparées par lui à l'effet de se procurer des nouvelles du malade ou blessé. Le nombre des documents doit être inscrit dans le coin inférieur droit du recto. Toute pochette fiche renfermant un document quelconque doit être fermée par un collage de la patte gommée. Doit être muni de cette pochette tout malade ou blessé évacué d'une formation sanitaire sur une autre, soit dans les limites de la zone des armées dans le territoire, soit dans les limites du territoire.

Formations sanitaires devant établir, compléter ou remplacer la pochette fiche d'évacuation, aux armées. — *Formation sanitaire de départ.* — Lorsqu'un malade ou un blessé est évacué d'un corps de troupes, la pochette fiche est établie par la *première formation sanitaire où le militaire séjourne* et non pas par les ambulances de triage qu'il traverse. S'il est évacué d'emblée dans un train, sans hospitalisation proprement dite, la pochette fiche est établie par la formation sanitaire évacuatrice (hôpital d'évacuation ou formation en tenant lieu). La formation de départ

FICHE FRANÇAISE DE DIAGNOSTIC

FICHE DE BLESSURE DE GUERRE

Nom

Régiment

Nature de la blessure

Injection de sérum antitétanique
- pratiquée le (1).
- à pratiquer le plus tôt possible (1).
- à ne pas pratiquer (1).

Nom du médecin

(1) Biffer au crayon les indications inutiles.

FICHE ALLEMANDE POUR BLESSÉS OU MALADES

Nichttransportfähig.	Zwei rote Streifen.
Intransportable.	*Deux rouges bordures.*
Transportfähig.	Ein roter Streifen.
Transportable.	*Une rouge bordure.*
Marschfähig.	Kein roter Streifen.
Capable de marcher.	*Pas de rouge bordure.*

Name :
Nom.
Dienstgrad :
Grade.
Truppe :
Corps, régiment.
Verletzung :
Lésion.
(Krankheit)
Maladie.
Hilfeleistung :
Secours donnés.
(Art, Zeit)
Espèce, temps.
Elastische Binde oder Schlauch :
Élastique bande ou tuyau élastique
(Zeitpunkt)
Moment.
Erhielt an starkwirkenden Arzneien :
A reçu en fait de médication énergique ?
(Zeit, Gabe)
Moment, dose.
Nächste Wundversorgung usw, erforderlich :
Premiers soins chirurgicaux, etc., à donner si possible.
(Zeit, Art)
Moment, nature.
Besonders zu achten auf :
Point sur lequel on appelle plus particulièrement l'attention.
Name des Arztes :
Nom du médecin.
(Dienstgrad, Truppe)
Grade, corps.

BORDURE ROUGE   BORDURE ROUGE

remplit les deux cases de la première rangée, au verso de la pochette fiche.

Personnes ayant le droit d'ouvrir la pochette. — Les chefs de formations sanitaires transitoires, le médecin-chef du train sanitaire et tout médecin qui donne des soins à un blessé ou malade, ont le droit, s'il y a lieu, d'ouvrir la pochette pour consulter les documents qu'elle contient.

Remplacement de la pochette. — Lorsque toutes les cases sont remplies, une nouvelle pochette est substituée à la précédente et celle-ci pliée est introduite dans la nouvelle avec les autres documents médicaux.

Blessures (Variétés de). — Les variétés de blessures sont au nombre de quatre, d'après l'agent vulnérant qui peut être un instrument contondant, piquant ou tranchant ou une arme à feu.

Blessures par instruments contondants (poing, bâton, perche, éboulement à la suite d'explosion d'obus ou de mine). — Elles peuvent avoir plusieurs degrés suivant l'intensité du choc.

Contusion. — Elle se manifeste par une tache noirâtre l'*ecchymose* due à une extravasion du sang. Du 2e au 3e jour elle prend une coloration bleuâtre qui passe au vert du 5e au 6e jour, ou jaune orange du 7e au 8e jour et disparaît vers le 12e. La modification de coloration s'opère de la périphérie vers le centre ; elle permet de fixer approximativement la date de la lésion.

Plaie contuse. — L'action vulnérante ayant été plus intense, les tissus sont déchirés, la plaie droite ou étoilée a des bords irréguliers, dentelés et comme mâchés. Une ecchymose entoure cette plaie.

Commotion. — Le choc très violent provoque un écrasement des tissus avec gangrène plus ou moins limitée. Si c'est le crâne qui est atteint le blessé tombe dans un état de langueur et peut présenter les troubles de la psychose* traumatique.

ZONES DANGEREUSES.—Dans son intéressante brochure, *la Chirurgie d'urgence* (1), le Dr Billon a montré dans les figures 55 et 56 les zones dangereuses pour les contusions.

En avant : parties latérales du crâne à cause de la fragilité des os qui les composent (pariétaux, temporaux, etc.) la *partie inférieure du thorax* surtout à gauche (région du cœur), *tout l'abdomen* (épigastre, région du foie, de la rate, de l intestin), la région *supéro-interne des cuisses et du pli du coude* (artères et veines très importantes et très superficielles.

En arrière : nuque, colonne vertébrale et *région des reins.*

Naturellement tout dépend de l'importance de la contusion.

Blessures par instruments piquants. — CAUSES : objet pointu, lisse (aiguille, baïonnette, épée, fourche, poinçon) ou irrégulier (clou rouillé).

La piqûre est étroite et profonde par suite de l'élasticité des tissus, ceux-ci reprennent leur situation première et l'orifice cutané s'efface, se rétracte. Sauf pour les instruments triangulaires l'empreinte n'est pas caractéristique.

D'ordinaire il n'y a pas d'hémorragie si la plaie n'est pas profonde.

Blessures par instruments tranchants. — La plaie est rectiligne, plus longue que large, ses bords sont nets, ses angles aigus. Produite : 1° par des ciseaux, il existe un lambeau triangulaire à sommet d'ordinaire mousse ; 2° par des tessons de poterie ou de verre, les bords en sont irréguliers.

------

(1) Librairie Larousse.

Blessures par armes à feu. — Les caractères de ces blessures sont très variables suivant la nature de l'arme, sa charge (poudre noire ou sans fumée), le nombre et la nature des projectiles, la distance du tir, d'où souvent la nécessité, pour le médecin expert, de faire des expériences.

Caractères les plus habituels. — La plaie est ronde si la balle est arrivée perpendiculairement à la peau (suicide), ovale si elle a frappé obliquement. Ses bords dans certains cas peuvent être rectilignes et irréguliers. S'il n'y a pas eu pénétration, la lésion se réduit à une ecchymose.

Si le tir a été fait à courte distance (moins de 50 centimètres), les bords de la plaie sont noirâtres par brûlure des tissus, décollés et dentelés ; en cas de longue distance les bords sont parcheminés, jaunâtres, adhérents aux tissus sous-jacents et réguliers. Une ecchymose plus ou moins étendue entoure la plaie ; très nette chez le blessé vivant, elle l'est beaucoup moins lorsque la mort a suivi de près l'attaque. On peut constater, en cas de blessure à courte distance, un tatouage autour d'elle par grains de poudre : noire par la poudre noire, brune, vert ou jaune citron pour les autres poudres, le tatouage disparaît par lavage au savon.

A bout portant (moins de 5 centimètres), la déflagration brûle les poils ou les cheveux et les vêtements.

Distance du tir. — En dehors des signes indiqués précédemment, le diamètre de la plaie égal au projectile résulte d'une courte distance, le diamètre plus petit d'une distance supérieure à 50 centimètres.

Direction de la blessure. — Outre la forme de la plaie la radiographie chez le blessé montrera le point où s'est arrêté le projectile et, en cas de sortie de celui-ci, la direction comparative des orifices d'entrée

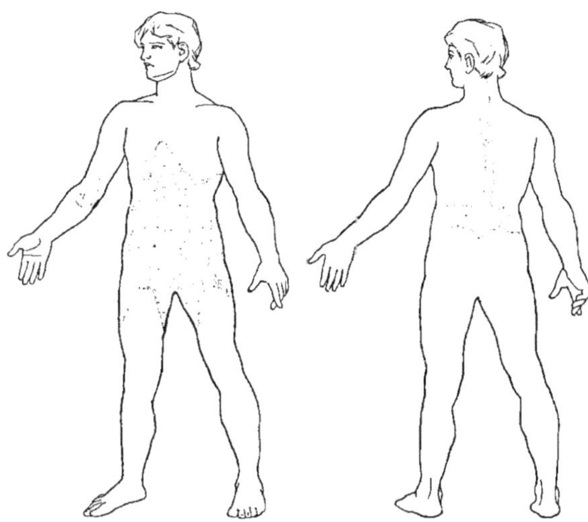

FIG. 55. – Zones dangereuses pour les contusions (face antérieure).　　　FIG. 56. – Zones dangereuses pour les contusions (face postérieure).

et de sortie. Sur le cadavre on constatera que l'orifice d'entrée est régulier tandis que celui de sortie est plus large et irrégulier. Si la balle a rencontré un os, elle peut être déformée.

Pour le traitement, V. à PLAIES DE GUERRE.

ZONES DANGEREUSES. — *En avant* (*fig.* 57) : « le *cou*, à cause de ses vaisseaux assez superficiels ; la *poitrine*, à cause des organes respiratoires et du cœur ; l'*ab-domen* (péritoine et organes digestifs ; l'*aisselle* et la *face antéro-interne* du bras, la *gouttière du pouls*, la région de l'*aine* qui présentent, presque à fleur de peau,

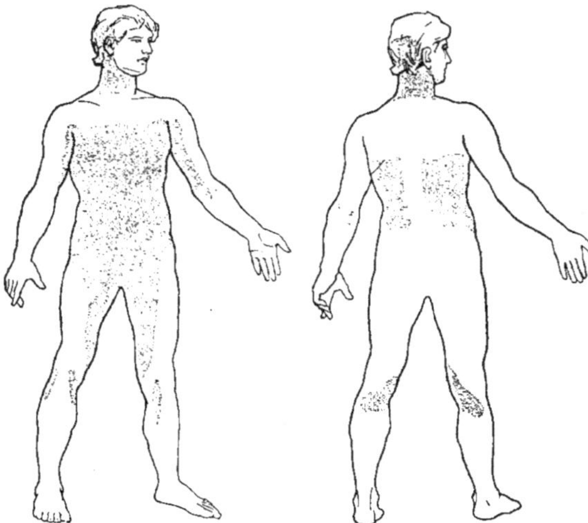

FIG. 57. – Zones dangereuses pour les plaies (face antérieure).

FIG. 58. – Zones dangereuses pour les plaies (face postérieure).

des artères, des veines, des tendons et des nerfs très importants, enfin les côtés de la rotule.

En arrière (*fig.* 58) : le *crâne*, la *région lombaire*, le *coude* et le *creux du jarret*. » (L. Billon.)

★**Borique (Acide).** — **Pansement à la poudre d'acide borique.** — Le poudrage des plaies atones avec l'acide borique ou l'emploi de la pommade à 10 pour 100 donnent de bons résultats ; mais le Dr Savariaud à appelé l'attention sur des troubles très sérieux, particulièrement chez les enfants, que peut donner cet antiseptique jugé jusqu'ici très anodin parce qu'on faisait usage de compresses trempées dans la solution à 4 pour 100. Ce médicament, sous la forme de poudre ou de pommade, doit donc être exclusivement employé par les chirurgiens.

Boues de semelles de chaussures. — Les semelles de chaussures des soldats apportent, dans le dortoir qui trop souvent sert aussi de réfectoire, les boues de la rue et celles aussi des cabarets mal entretenus. Le nettoyage des chaussures s'effectue dans le dortoir, on ne peut s'étonner par suite qu'on trouve le bacille d'Eberth sur les tables, dans les cruches, les bidons, le pain que touche le soldat après avoir procédé à ce nettoyage et sans se laver les mains après la première opération. Les domestiques, dans les maisons privées, nettoient dans les mêmes conditions les chaussures de la maison puis préparent les aliments. Dans les hôtels, le garçon qui a fait les chaussures sert le premier déjeuner (*Revue d'hygiène*, 1909).

Boule de pain (Ingestion de la). — **Troubles dyspeptiques.** — Le pain du soldat (boule de pain) est souvent pétri à la hâte et en quantité considérable ; il est lourd et peu levé, la croûte est molle et souvent pâteuse. Quelquefois la croûte, au contraire, est brûlée et le centre est mou. En terme de boulangerie, on dit que le pain est saisi, non cuit. Il n'est pas mauvais, mais il est nécessaire qu'il soit mangé lente-

ment pour être bien imprégné de salive, ce qui facilite la digestion ; or le soldat français mange en général très vite, d'où des troubles dyspeptiques que M. N. Fiessenger à étudiés. Le plus fréquemment il y a de la diarrhée, jaune claire, toujours fétide avec perte d'appétit pendant deux jours.

Dans une autre forme, « la boule sur l'estomac », il y a lourdeur après le repas, pesanteur au creux de l'estomac, renvois, fatigue générale, perte d'appétit, rarement vomissements. Il s'agit, en somme, d'une indigestion.

Ces accidents sont passagers, mais une forme plus intense peut se produire. « Le soldat maigrit, se fatigue plus vite, se plaint d'avoir 3 ou 4 selles liquides et fétides par jour : il rend des gaz « par en haut et par en bas », il n'a plus d'appétit. A-t-il mangé un peu ? il se sent rassasié. De temps en temps, il vomit. Il n'a plus de goût pour rien et devient triste. »

TRAITEMENT. — Si possible remplacer pendant quelques jours la boule par du pain blanc. Sinon la couper en tranches menues, la mâcher lentement, de préférence après l'avoir fait griller. Ne pas en manger plus de 150 à 200 gr. par repas.

L'officier doit, d'autre part, surveiller le pain livré, examiner non seulement la croûte, mais par une coupe la mie et vérifier si le pain est suffisamment levé.

Boulet (Vent du). — **Commotion par explosifs et Système nerveux** (1). — MODE D'ACTION DES EXPLOSIFS. — Le caractère des obus explosifs actuels est l'instantanéité de leur explosion qui libère une masse gazeuse en déterminant des compressions dont les ondulations ne se propagent pas suivant les lois ordinaires des ondes ondulatoires. Il se produit à un moment donné un phénomène désigné par M. Vieille sous le nom de *raidissement de l'onde* qui consiste en ceci : au delà d'une certaine vitesse d'expansion la pression ne se transmet plus de proche en proche aux couches d'air successives ; en un certain point il se fait comme une muraille contre laquelle les ondes d'expansion se heurtent avec une pression de force infinie. Si un gros obus à fusée retardée tombe sur le sol et s'y enfonce de 50 centimètres l'explosion se fait en hauteur sous forme d'un cône à sommet inférieur. A l'intérieur, la masse d'air est projetée avec une force extrême et par suite un vide s'y produit auquel succède une poussée d'air de dehors en dedans. La paroi du cône est limitée par la zone de raidissement des ondes qui se trouve entre 3 et 5 mètres. L'individu placé au centre du cône est projeté et dilacéré ; celui placé en dehors près de la zone de raidissement subit d'abord une *compression* peu marquée puis une *décompression* presque instantanée. Placé plus loin (5 à 10 mètres du point d'éclatement) dans la zone de *vibration* il éprouve encore une commotion mais moins intense. Si l'explosion a lieu à l'intérieur des tranchées ou dans une maison, c'est-à-dire en un espace clos plus ou moins complètement, l'action de l'explosif est encore plus intense. Il est accru aussi si l'explosif en quantité limitée (grenade) est lancé au contact de l'individu. Dans ces dernières conditions il y a lieu aussi de tenir compte de l'action des gaz toxiques (oxyde de carbone et composés nitrés).

PRINCIPALES LÉSIONS. — *Hémorragies.* — Dans le

____

(1) Résumé d'un article de Sollier et Chartier (*Paris médical*, 1915).

canal rachidien, dans l'oreille interne, dans la rétine, sous la conjonctive, dans le poumon, le nez, la vessie, le cerveau.

Perte de connaissance suivie d'hébétude, d'hallucination, d'amnésie, de confusion mentale et d'états psychasténiques divers, de crises d'épilepsie et d'hystérie. Surdité (V. SURDITÉ TRAUMATIQUE) et cécité transitoires ou non avec lésion des organes auditifs ou visuels.

Troubles moteurs. — Paralysies flasques ou avec contractures atteignant les membres inférieurs ou une moitié du corps. Contractures affectant tout l'organisme mais prédominant au cou et au tronc, le malade est comme soudé ; torticolis névropathique, dos courbé par contracture des muscles abdominaux et dorso-lombaires.

Tremblements rythmés prédominant au cou ou aux membres supérieurs.

Troubles sensitifs. — Anesthésie, hyperesthésies ou hyperalgésies plus ou moins étendues.

Mutité temporaire par paralysie ou contraction des muscles du larynx.

Rétention d'urine plus ou moins passagère.

INTERPRÉTATION DES TROUBLES. — MM. Sollier et Chartier les rapprochent de ceux qui se produisent dans la maladie des caissons (décompression), dans l'hystérie traumatique suite d'accidents.

TRAITEMENT. — Après la guérison des désordres organiques il reste à traiter la névrose traumatique par les procédés habituels.

V. aussi à EXPLOSIFS et à PSYCHOSES COMMOTIONNELLES.

Choc émotionnel par explosion d'obus de gros calibre. — On observe chez quelques soldats, auprès desquels un gros projectile est tombé, qui n'ont pas été blessés ou qui l'ont été peu, très rarement chez le grand blessé, une série de troubles pouvant se prolonger de 4 à 5 jours : mal de tête assez violent, puis, après quelques heures, attitude absorbée silencieuse, stupeur, fatigue profonde, impossibilité de l'attention et de la volonté, appétit très diminué avec dégoût même pour l'alimentation, insomnie complète la nuit, douleurs vagues dans diverses parties du corps. Cet état de stupeur et d'aboulie peut, suivant les cas, se produire immédiatement après l'explosion ou plusieurs heures après.

TRAITEMENT. — Repos, occupation à de menus travaux manuels. Strychnine à la dose de 2 milligr. en injection.

Éclatement d'obus à distance. — *Troubles nerveux.* — M. Souques a présenté à la Société de neurologie un cas d'hémiplégie hystérique survenu chez un soldat qui avait été projeté à 6 ou 7 mètres de hauteur par l'éclatement d'un obus qui ne l'avait pas touché directement. Chez trois autres soldats, l'éclatement d'un obus a produit un mutisme psychique à la suite d'une surdité due à la double perforation du tympan avec otite moyenne suppurée.

Traumatisme indirect du poumon. — M. L. Binet a rapporté des observations de traumatismes indirects du poumon déterminés par l'éclatement à proximité des gros projectiles de guerre. « Ils se manifestent sitôt après l'explosion par une gêne respiratoire avec une impression de constriction au niveau de la paroi antérieure du thorax ; en même temps, le malade est pris d'une quinte de toux suivie d'une hémoptysie faite de sang âcre, abondante d'un demi-verre. A la suite de ce rejet brusque de sang, il expectore, durant une quinzaine de minutes, quelques autres crachats sanglants et une demi-heure après l'accident tout rentre dans l'ordre.

Lorsque l'explosion est plus violente et plus voisine, la mort peut être rapide.

On peut s'expliquer ces faits : 1° par la possibilité d'effets toxiques provoqués par la déflagration des obus ; 2° par la rupture des vaisseaux pulmonaires due, soit sur les côtes à une *dépression* atmosphérique (obus tombant sur le sol, s'y enfonçant et dont l'explosion se fait en hauteur), soit à une *compression* (projectile de crapouillot renversant les objets à distance rapprochée).

Rupture des deux poumons par le « vent du boulet ». — M. Sencert (de Nancy) rapporte l'histoire d'un blessé qui, se trouvant dans le champ immédiat (à moins d'un mètre) de l'explosion d'un obus de gros calibre, ne fut atteint par aucun éclat, mais présenta des signes d'un ébranlement considérable — face pâle et anxieuse, nez pincé, yeux excavés, respiration rapide et superficielle, pouls petit et fréquent — avec, comme seuls symptômes objectifs, une légère submatité avec affaiblissement du murmure vésiculaire au niveau des bases pulmonaires et une légère réaction de défense de l'abdomen et qui succomba quelques heures après. A l'autopsie, on trouva les deux plèvres remplies de sang : celui-ci provenait, à droite, d'une large déchirure (15 cm.) du lobe pulmonaire moyen ; à gauche, d'une déchirure aussi étendue du lobe supérieur. L'estomac était également plein de sang provenant de nombreuses déchirures de la muqueuse.

On a souvent parlé, depuis le début de cette guerre, de combattants qui, sur le champ de bataille, avaient conservé l'attitude plus ou moins complexe dans laquelle ils se trouvaient au moment où la mort les surprit, et tous les médecins qui ont fait la relève des blessés immédiatement après le combat ont vu de ces morts singuliers, d'autant plus singuliers qu'à un examen superficiel (il faut le reconnaître), ils ne semblaient pas présenter de blessures extérieures. De nombreuses hypothèses ont été données pour expliquer ces faits, les uns prétendant que la mort pouvait ainsi survenir sans blessure extérieure par un ébranlement nerveux subit et formidable, les autres pensant que la mort pouvait être due à une absorption brusque et intense de gaz toxiques provenant de l'explosion des obus. Le fait, rigoureusement observé, que M. Sencert vient de rapporter montre qu'il peut n'en être pas ainsi et qu'on peut mourir de l'explosion d'un obus sans en être en aucune façon atteint par des éclats. Et, pour expliquer cette mort, point n'est besoin d'invoquer ici un choc nerveux considérable, une inhibition réflexe ou une intoxication foudroyante : les résultats de l'autopsie ont révélé que le blessé de M. Sencert est mort à la suite d'un éclatement des deux poumons, compliqué d'un éclatement de la muqueuse gastrique, tout ceci sans blessure extérieure.

Quelle est maintenant l'explication de ces lésions ? On est évidemment réduit ici à de pures hypothèses. Il paraît vraisemblable toutefois que ces lésions mécaniques doivent être rapportées à une cause mécanique, et, pour sa part, M. Sencert pense que cette action mécanique est l'entrée brusque, soudaine, dans les voies respiratoires et digestives, d'une certaine quantité d'air pénétrant sous une pression énorme. Il est possible que, dans un certain périmètre, il existe, autour du point précis où explose un gros obus, une zone de suppression atmosphérique brusque susceptible d'entraîner, pour les combattants situés dans cette zone, de brusques lésions mécaniques des voies respiratoires et des voies digestives supérieures (1).

Simulation. — « L'obusite », l'éclatement d'obus à proximité peut donner naissance à des psychonévroses, l'intensité de celles-ci n'étant pas en rapport fatal, bien au contraire, avec l'importance des lésions. Il en est de même pour ces blessés que pour les accidentés du travail ; la lésion solutionnée chirurgicalement par une amputation ne crée pas la psychonévrose, alors qu'elle a tendance à naître chez ceux dont l'inquiétude sur le sort ultérieur est accrue par les réflexions de l'entourage.

BRANCARDS et BRANCARDIERS.

I. Brancards. — Il existe une grande variété de brancards. De nombreux médecins militaires en ayant inventé depuis le début de la guerre, nous ne pouvons donner la description de chacun d'eux, mais la planche IX les montre en action. Dans certains terrains, on a fait usage simplement d'une couverture, d'une toile de tente et de hamac.

Nous nous contenterons : 1° de décrire ci-après le

---

(1) Société de chirurgie, 13 janvier 1916, *Presse médicale.*

brancard chauffant du Dr Poucel ; 2° de reproduire l'article de *Paris médical* dans lequel le Dr Molinié nous a exposé les dispositions et les avantages de sa brouette porte-brancard, qui nous a semblé un modèle particulièrement ingénieux et pratique.

Brancard chauffant. — On a souvent besoin, pendant l'hiver, de réchauffer un blessé apporté. Le

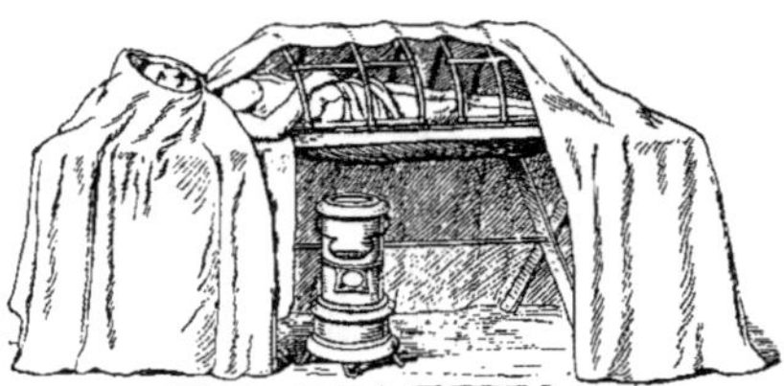

FIG. 59. — Brancard chauffant.

Dr J. Poucel a imaginé un dispositif très simple bien supérieur à l'emploi de briques ou de bouillottes chaudes (*fig.* 59).

Il consiste à utiliser le support-brancard constitué par deux X réunis par une barre transversale. « On y dépose le blessé nu sur la toile du brancard. Au-dessous est placé une source de chaleur quelconque, poêle à pétrole, à défaut un simple réchaud à flamme bleue, des lampes à pétrole ou même des braseros improvisés avec de la braise dans une boîte en fer-blanc.

Il n'y a plus qu'à clore le blessé dans un espace réduit. Pour cela il suffit de le recouvrir de couvertures pendant jusqu'à terre et fermant hermétiquement avec des épingles. Pour que la chaleur pénètre partout, on met sur le blessé des cerceaux à fracture munis d'un prolongement en fil de fer ou en bois pour éloigner les couvertures de 10 centimètres des bords du brancard. Les couvertures antérieures remonteront jusqu'au menton ; les postérieures sont introduites sous la nuque, remontant sur le front et retombant ensuite en arrière, de telle sorte que seul le nez et la bouche soient en dehors de la cloche tiède.

La chaleur voulue obtenue, il faudra régler le chauffage pour ne pas dépasser le but et produire de la transpiration.

Sous l'action de cette douce chaleur, le blessé éprouve une grande sensation de bien-être, son pouls devient plus perceptible, il se dégage de sa torpeur et l'on peut entreprendre avec succès un acte opératoire dont les résultats auraient été sans cela compromis. » (*Presse médicale*, 1916).

Brouette porte-brancard pour blessés. — En vue de hâter l'évacuation des blessés dans la zone de l'avant, on a multiplié dans de notables proportions les voitures hippo et automobiles.

Les effets favorables de cette mesure n'ont pas tardé à se faire sentir ; mais, pour donner à cette organisation son maximum de rendement, il faut accélérer parallèlement le transport des blessés, de la ligne de feu aux postes de stationnement des voitures.

En effet, ces dernières ne peuvent, dans les cas les plus favorables, s'avancer à plus de 600 mètres des tranchées et, dans certains cas, cette distance peut atteindre 1 800 mètres et même 2 kilomètres.

Sur tout ce parcours, le transport des blessés couchés doit s'exécuter exclusivement au moyen des brancards à bras.

On n'ignore pas combien est lourde et périlleuse la tâche des brancardiers chargés de cette mission. Quatre hommes sont nécessaires pour transporter un blessé en terrain varié, et la rapidité de leur marche n'excède pas 2 kilomètres à l'heure. En outre, le relèvement des blessés ne peut s'exécuter que de nuit.

On comprend que dans ces conditions, le nombre des brancardiers étant forcément limité, tous les blessés ne puissent être relevés dans la même nuit si leur

nombre est quelque peu élevé. Cette situation est très fâcheuse, non seulement parce qu'elle retarde le moment où des soins attentifs seront donnés au blessé, mais encore parce qu'elle paralyse le fonctionnement des voitures qui, insuffisamment alimentées, restent inactives à leur poste de stationnement.

Il semble que l'on pourrait remédier à cette situation en utilisant un appareil roulant.

Mais, pour qu'un appareil de ce genre soit utilisable sur le front, il doit être de dimensions réduites, de façon à se défiler derrière les moindres obstacles. Il doit pouvoir rouler dans tous les terrains, franchir les obstacles, passer par tous les sentiers et chemins accessibles aux brancardiers.

L'appareil que nous présentons (Tabl. VIII) a été construit en vue de ces desiderata ; nous ne craignons pas d'affirmer qu'il réalise entièrement le but qu'il s'est proposé.

Description. — Notre brouette porte-brancard comprend cinq pièces, dont quatre paires et une impaire.

Pièces paires : deux supports ; deux roues.

Pièce impaire : un essieu.

Supports. — Ces deux supports sont pareils. Chacun d'eux affecte vaguement la forme d'une crosse et comprend deux portions : une portion rectiligne et une portion recourbée.

La portion rectiligne porte sur son côté externe deux agrafes et à son extrémité libre une béquille.

Les agrafes sont des sortes de crochets destinés à maintenir la hampe du brancard accolée à la face supérieure du support.

La béquille est articulée à l'extrémité libre de la portion rectiligne et susceptible de prendre vis-à-vis d'elle deux positions :

a. Position de repliement, dans laquelle la béquille vient se loger dans la cannelure de la portion rectiligne ;

b. Position perpendiculaire ;

La béquille est maintenue dans chacune de ces deux positions par une goupille.

La portion recourbée fait suite à la portion rectiligne. Elle décrit une demi-circonférence et vient se terminer par une boîte destinée à recevoir l'essieu. Elle fait fonction de ressort.

Roues. — Elles doivent être légères et solides. Il y aurait avantage, dans certaines circonstances, à employer des roues caoutchoutées.

Essieu. — L'essieu présente comme particularité d'être muni à ses deux extrémités de clavettes à bascule dites de bout d'essieu, faisant corps avec lui et ne pouvant être égarées.

Montage. — Le montage de la brouette est aisé ; on enfile sur l'essieu d'abord une roue puis la boîte du support correspondant. On clavette et on fait la même manœuvre du côté opposé. On développe les béquilles et on les met dans la position perpendiculaire.

Chargement du brancard. — La brouette ainsi montée forme une sorte de support présentant deux espèces de rails horizontaux et parallèles dont l'écartement correspond à celui des hampes du brancard. Il suffit de déposer celles-ci sur le support et de réunir solidement brouette et brancard au moyen des agrafes.

Mise en marche. — Il y a lieu de distinguer deux cas : *a*, transport sur route ; *b*, transport en terrain varié.

a. Transport sur route. — Un seul brancardier suffit à cette tâche. Dans ce cas, il faut laisser les béquilles dans la position perpendiculaire. Le brancardier soulève les poignées de façon à détacher les béquilles du sol et à donner au brancard une légère inclinaison en avant. Il fait progresser le véhicule par propulsion. Lorsqu'il éprouve de la fatigue, il laisse l'appareil reposer sur les béquilles et reprend sa marche lorsqu'il est reposé.

b. Transport en terrain varié. — Ici deux brancardiers sont nécessaires et il faut relever les béquilles, qui sans cela s'accrocheraient aux aspérités du sol.

Tandis qu'un brancardier, saisissant les poignées du brancard, le maintient soulevé ou légèrement incliné en avant, le second brancardier, placé à l'autre extré-

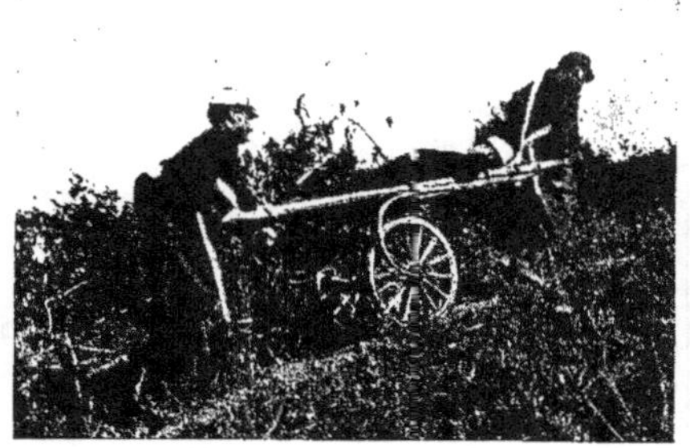

1. — Transport en montée par deux brancardiers.

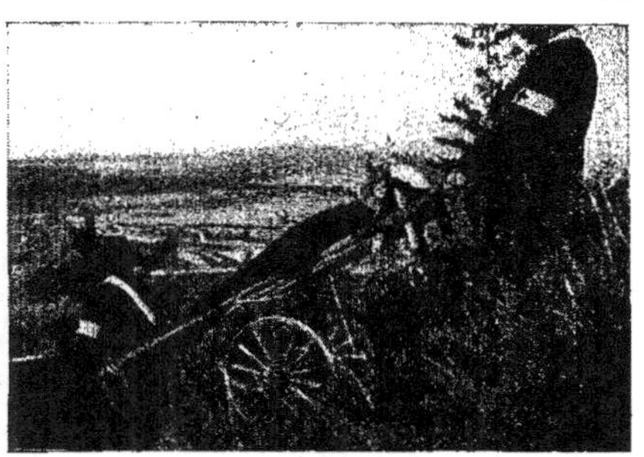

2. — Transport en descente par deux brancardiers.

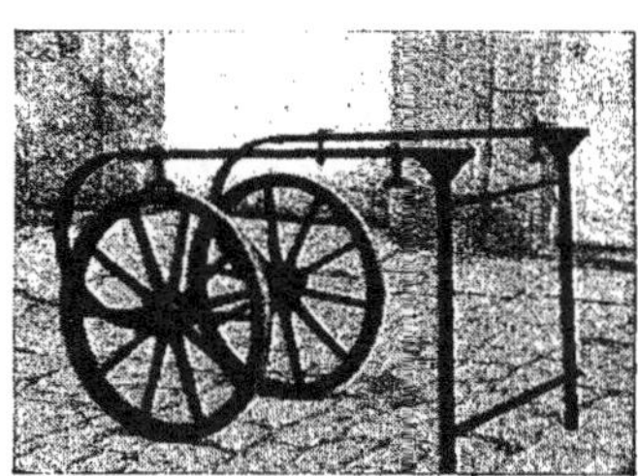

3. — Appareil monté prêt à recevoir le brancard.

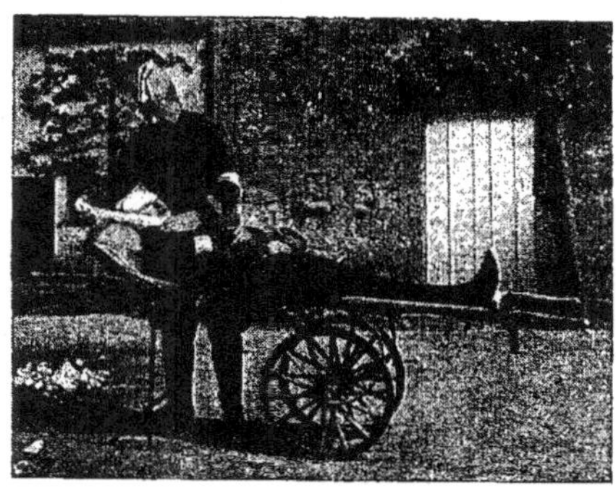

4. — Appareil avec son brancard servant de table de pansement.

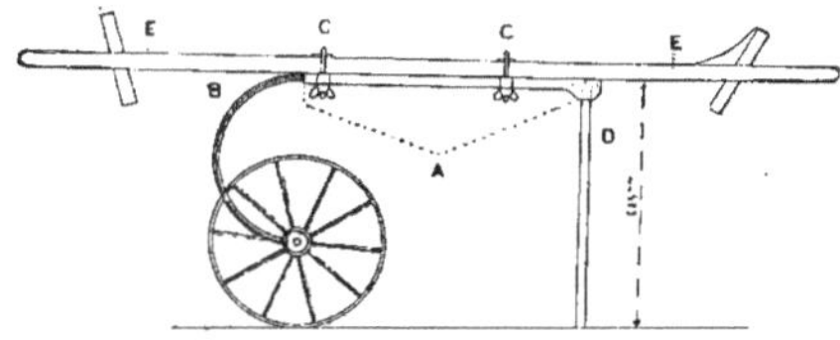

6. — Brouette avec brancard.

A. Portion rectiligne du support; B. Portion recourbée faisant office de ressort; C, C. Agrafes; D. Béquilles en position perpendiculaire; E, E. Brancards.

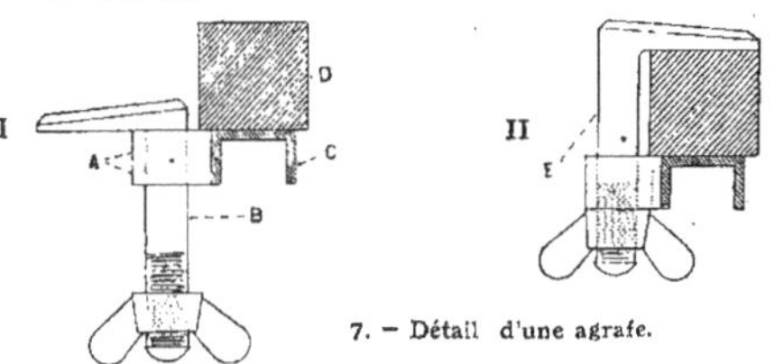

7. — Détail d'une agrafe.

I. *Au repos.* — A. Œillet rivé au support; B. Axe du crochet pivotant dans l'œillet et pouvant exécuter un mouvement d'ascension et un mouvement de rotation; C. Portion rectiligne du support (coupe); D. Hampe du brancard reposant sur le support (coupe). — II. *En fonctionnement.* — E. Agrafe saisissant la hampe du brancard et la maintenant étroitement accolée à la face supérieure du support par le serrage de l'écrou à ailettes.

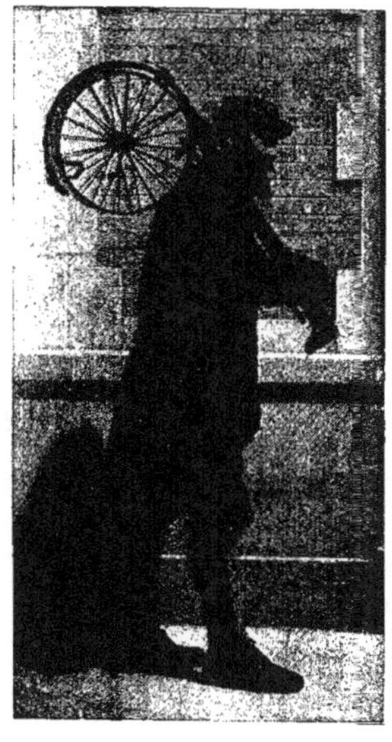

5. — Appareil plié
porté par un brancardier.

Brouette porte-brancard du Dr J. Molinié.

mité du brancard, tire celui-ci en avant au moyen d'une bricole terminée par deux mousquetons qui se fixent aux agrafes.

La tâche est ainsi répartie, un des brancardiers assure la traction, l'autre la sustentation et l'équilibre de l'appareil. En aucune circonstance l'appareil ne peut choir, puisqu'un des brancardiers n'abandonne jamais les poignées du brancard.

Si le sol présente trop d'inégalités, les brancardiers, saisissant tous deux le brancard par les poignées, le soulèvent légèrement, sans toutefois que les roues perdent le contact du sol ; la progression est assurée à la fois par roulement et par portement.

Enfin, s'il y a des passages présentant des trous ou des saillies par trop accentués, les deux brancardiers soulèvent sur cet espace brancard et brouette et laissent ensuite les roues reprendre le contact du sol lorsque l'état du terrain le permet. Grâce à certaines manœuvres dans le détail desquelles nous n'entrerons pas, deux brancardiers peuvent faire franchir à leur véhicule un fossé, un tertre, monter ou descendre de fortes rampes et même cheminer dans des boyaux de communication lorsque leurs sinuosités n'interdisent pas le passage du brancard.

Avantages. — Ce petit appareil réalise les mêmes conditions de supériorité que possède tout transport roulant sur le transport à bras, c'est-à-dire qu'il augmente le rendement du travail en diminuant la fatigue.

Sur les appareils similaires, il présente les avantages suivants :

Faible poids. — Le poids total de cet appareil varie entre 16 et 20 kilogr. au lieu de 60 kilogr. que pèse la brouette porte-brancard actuellement en usage.

Encombrement minime. — Dans un mètre cube, on pourrait loger de seize à vingt brouettes de notre modèle. On pourrait sans inconvénient en charger quatre sur le dos d'un mulet.

Maniement aisé. — Les pièces légères facilitent le montage, le démontage et les manœuvres de l'appareil.

Possibilité d'aller dans tous les terrains. — Partout où peuvent passer deux infirmiers portant un brancard à bras, peut également passer notre appareil. Son emploi permet même l'ascension et la descente de rampes très rapides et l'exécution de diverses manœuvres impossibles à réaliser sans son concours.

Dissimulation facile. — La possibilité de véhiculer cet appareil en se tenant dans une position courbée permet aux brancardiers de se dissimuler derrière une haie ou un mur bas, et de toutes façons d'offrir une exposition infiniment moindre au feu de l'adversaire que lorsque quatre d'entre eux portent un blessé sur leurs épaules.

Mise du blessé en position d'examen. — Cette brouette constitue non seulement un appareil de roulement, mais aussi un support de brancards utilisable pour l'examen des blessés. On sait combien il est difficile de donner des soins à un patient déposé sur un brancard reposant sur le sol. On est obligé de s'agenouiller dans la boue ou la poussière et, outre que cette attitude entraine une grande fatigue, elle expose le médecin à laisser trainer les pansements ou à se souiller les mains pour maintenir son équilibre ou opérer un déplacement. En outre, elle interdit certains examens tels que ceux de la région postérieure du corps qui mettent la tête de l'examinateur en contre-bas du blessé, position qu'il est impossible de prendre lorsque le blessé est au niveau du sol. Par contre, lorsque le brancard est déposé sur la brouette, le médecin peut faire le tour du blessé et pratiquer les examens et les pansements nécessaires.

Ajoutons, en terminant, que cet appareil qui a fait ses preuves, tant au poste de secours qu'à l'ambulance, trouve *à fortiori* son utilisation dans les formations sanitaires d'étapes, les gares d'évacuation et les hôpitaux de l'intérieur.

Toutes les fois qu'un parcours à effectuer ne comporte pas l'emploi de voitures sanitaires, c'est à la brouette porte-brancard qu'il faut avoir recours. On réalise, grâce à elle, une véritable économie de temps et de personnel, et la diminution de fatigue est telle qu'en terrain uni le soin de véhiculer un blessé peut être confié à une infirmière (1).　　J. MOLINIÉ.

II. Brancardiers (Tabl. IX, X, *fig.* 49, 60 à 64).

— Rôle. — « Le rôle du brancardier est de recueillir les blessés sur le champ de bataille, de leur appliquer le pansement individuel si eux-mêmes ou un camarade ne l'ont déjà fait, de leur donner à boire, de leur indiquer, s'ils peuvent marcher, la route du poste de secours ou de les y transporter dans le cas contraire.

« Le transport du blessé du point où il a été frappé jusqu'à l'ambulance chirurgicale se fait en deux étapes. La première, du champ de bataille au poste de secours, est la plus difficile. Elle comprend la relève puis le transport. Les brancardiers en sont chargés sous la direction des médecins régimentaires et des médecins de groupes de brancardiers. Ce transport est souvent très difficile, à travers les tranchées d'abord, puis les boyaux de communication qui, dans certaines régions, ont plusieurs kilomètres, et présentent de nombreux coudes imposés par la nécessité du défilement. Les brancards y sont à l'étroit, force est souvent de les porter à bras. » (Prof. Delbet) [Tabl. IX].

Il faut savoir qu'on ne *s'improvise* pas brancardier. Pour être un bon brancardier il est nécessaire d'avoir de l'*adresse*, de la *douceur* et un apprentissage de ces fonctions pour lesquelles des *connaissances théoriques et pratiques* sont indispensables. On peut faire souffrir un blessé en le relevant ou en le portant maladroitement, on se fatigue d'une façon inutile et par conséquent nuisible à soi et aux blessés en n'employant pas ses forces comme elles doivent l'être. Il faut agir vite et intelligemment : avant de mettre le blessé sur le brancard il faut, suivant le cas, savoir arrêter une hémorragie, traiter une syncope, disposer le membre de façon que l'os fracturé ne vienne pas faire saillie, accroissant la gravité de la blessure.

Recrutement. — Pendant la guerre il y a quatre brancardiers par compagnie ou batterie commandés par un caporal, lui-même sous les ordres d'un sergent ayant la direction de tous les brancardiers du régiment.

Ils portent le brassard (*fig.* 60) de la Croix de Genève et sont neutralisés (Convention de Genève, 4 juillet 1906).

Ils sont choisis parmi les musiciens et au besoin parmi les ouvriers régimentaires (cordonniers, tailleurs, etc.).

Instruction. — Elle leur est fournie par des cours théoriques et pratiques qui sont résumés dans une instruction du ministère de la Guerre, *l'Ecole de l'infirmier et du brancardier militaires*, formée de trois parties : 1° Instruction professionnelle (commune à tous les infirmiers) ; 2° Instruction technique (spéciale aux élèves caporaux) ; 3° Théorie des manœuvres (commune à tous les infirmiers et aux brancardiers militaires). Cette dernière partie leur est plus spécialement destinée (2).

En fait, d'après l'expérience que nous ont donnée de nombreux interrogatoires de soldats dans notre hôpital, l'immense majorité des blessés reçoit les premiers soins d'un camarade ; il serait donc à désirer que *tous* les soldats soient instruits des premiers soins à donner aux blessés. Sur l'enveloppe de certains pansements individuels les Anglais avaient eu l'idée très pratique de résumer par des figures les principales choses à faire ; il y a là une initiative heureuse à imiter et qui cependant semble avoir été abandonnée par eux, car dans les modèles récents que nous avons entre les mains ce tableau n'existe pas.

Rôle au feu. — Au moment de l'action, les brancardiers se rendent au poste de secours et reçoivent le matériel de chaque équipe : 1 brancard, 2 musettes à pansements et 4 bidons qu'ils remplissent d'eau. Puis ils se portent sur la ligne, en se défilant derrière les abris naturels, pansent et groupent les blessés en des

---

(1) Le porte-brancard de M. Molinié a été adopté par les Services de santé français et anglais.
(2) Rosieur, éditeur, Paris.

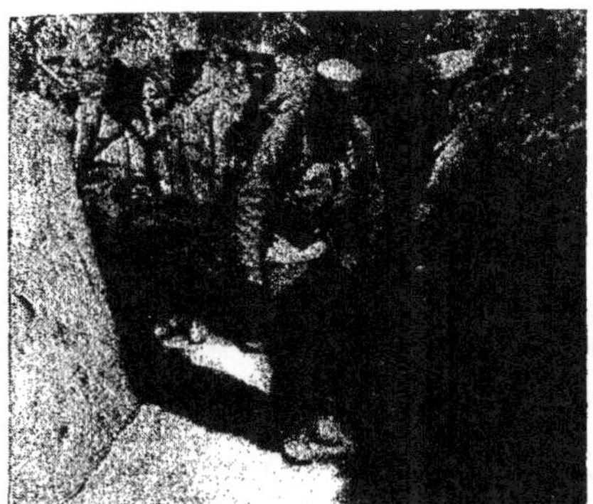

1. – Brancardiers transportant un blessé à l'arrière
en suivant un boyau.

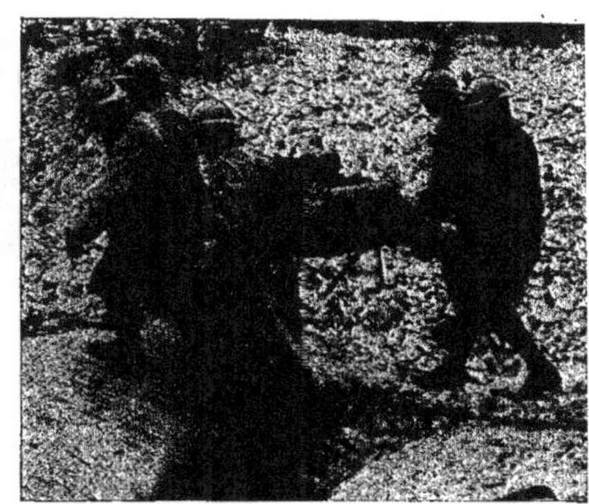

2. – Brancardiers transportant un blessé et passant
au-dessus d'un boyau.

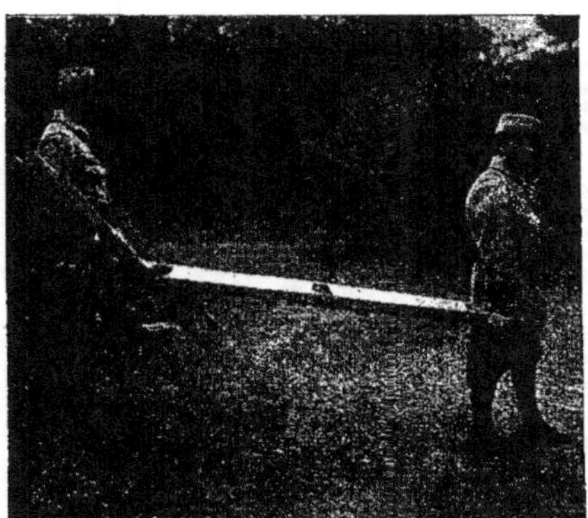

3. – Brancard pliant des tranchées avec ses deux porteurs.

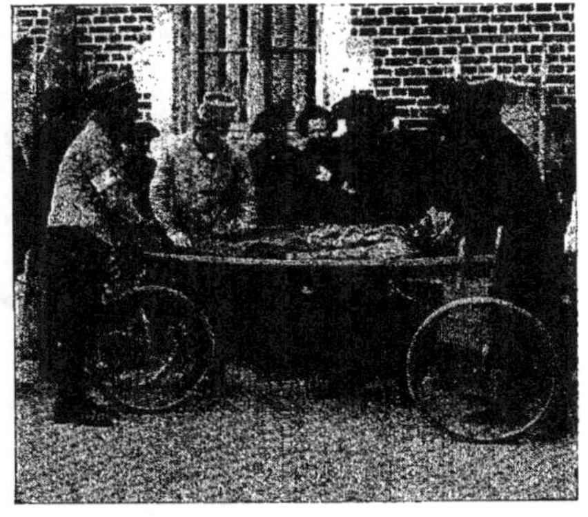

4. – Arrivée d'un blessé à un poste de secours de première ligne

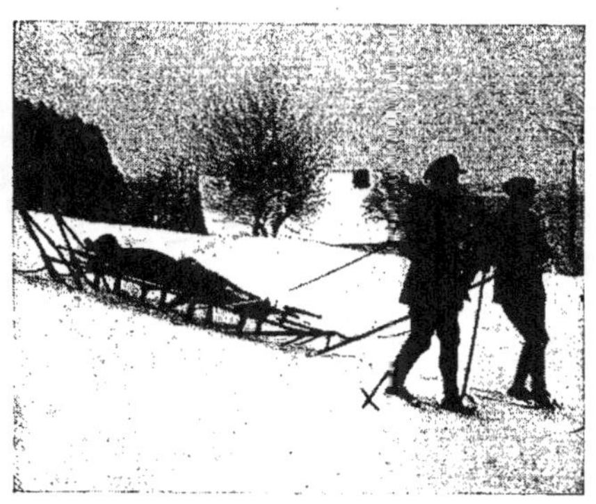

5. – Skieurs norvégiens (section sanitaire).

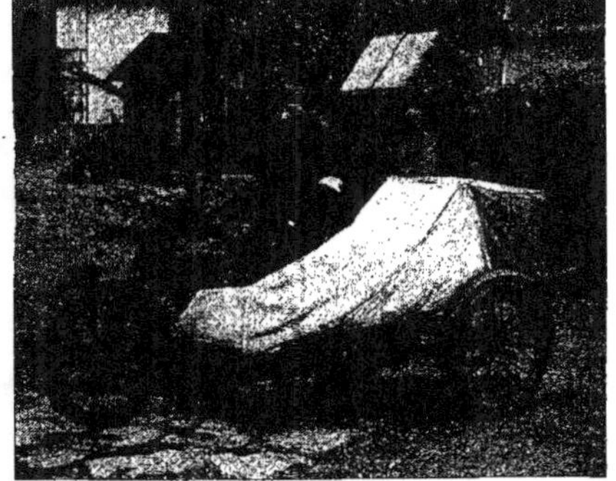

6. – Aide-car ambulance anglaise.

Brancardiers portant des blessés. (Service photographique de l'armée.)

points où ils seront recueillis après une accalmie. Chaque soldat devrait être pourvu d'un sifflet pour appeler les brancardiers.

Premiers soins. — Pour la *syncope**, position couchée tête basse, flagellation du visage avec linge mouillé, tractions rythmées de la langue. Pour les *fractures* (V. à os**★**) reconnaissables à l'impossibilité de remuer le bras ou la jambe, en ce qui concerne : 1° le membre supérieur, fixer le bras sur la poitrine par l'*écharpe triangulaire* (*fig.* 61) en utilisant la cravate et la ceinture ou le procédé de la *capote* (*fig.* 62) ;

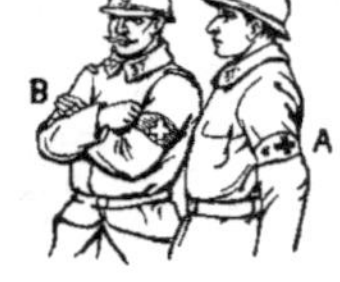

FIG. 60. — Brancardier (A) et infirmier (B).

2° Le membre inférieur, l'immobiliser en employant comme attelle de jambe le fourreau de la baïonnette ou à défaut celle-ci en interposant, entre le membre et son tuteur, la veste, la couverture, enfin, au-dessus du genou, en liant les deux cuisses.

Pour les *hémorragies** artérielles, les brancardiers utiliseront comme tampon-garrot au-dessus du pansement individuel le bourrelet de la patte d'épaule (*fig.* 63) [procédé Bonnette] et auront appris les principaux points de compressions des artères entre le cœur et la plaie ou encore le procédé du tourniquet. — V. HÉMORRAGIE*.

Relèvement et transport du blessé sur le sol (Tabl. X). — Un camarade, un civil, se trouvant seul auprès d'un blessé, peut le rapporter sur son dos (Tabl. X, 2) s'il n'a qu'une lésion légère ayant entraîné une hémorragie qui l'a rendu trop faible pour marcher. Le procédé de la corde (1) est pénible et ne doit être employé qu'en cas de nécessité. Dans certains cas, en l'absence de brancard, si le blessé n'a que des lésions des muscles, on peut le transporter (3), l'un des camarades soulevant le haut du corps et l'autre les jambes.

Nous rentrons au tableau X (4) dans les manœuvres classiques.

Les brancardiers doivent être associés par deux de même taille dont l'un, le n° 1, a le commandement. En attendant le transport ils placent le malade en bonne position, lui donnent à boire et le cas échéant font le nécessaire pour une syncope ou une fracture.

Relèvement par un brancardier de chaque côté. — Les deux brancardiers sont placés de chaque côté du blessé et, après avoir mis un genou à terre, ils passent leurs mains au-dessous du tronc à la naissance des membres inférieurs et au-dessous des épaules, en entrecroisant leurs bras

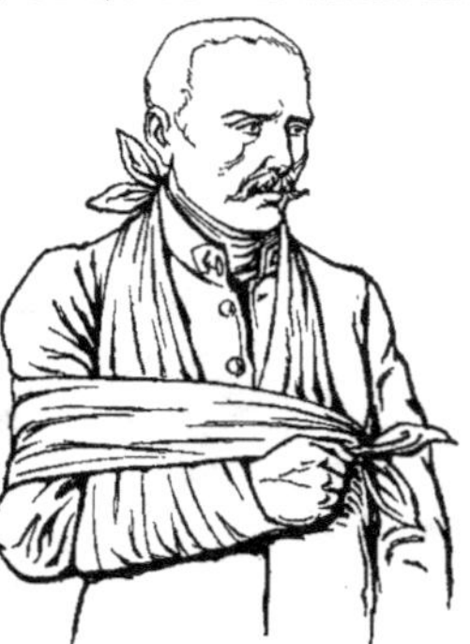

FIG. 61. — Écharpe triangulaire.

de façon à bien soutenir le blessé, qui de son côté, s'il le peut, s'aide en saisissant les brancardiers au niveau de la ceinture ou par le cou.

Au commandement de *Attention ! Debout !* qui est prononcé par le brancardier n° 1, ils se lèvent tous les deux. Au commandement de *En avant, marche !* le brancardier n° 1, placé à droite part du pied droit, le brancardier n° 2 placé à gauche part du pied gauche et, marchant latéralement, ils se dirigent vers le brancard. Ils se placent dans son prolongement puis s'écartant

légèrement ils avancent de chaque côté du brancard qui se trouve ainsi placé entre eux.

Le blessé étant au-dessus du brancard, ils s'arrêtent au commandement de *halte !* puis l'y déposent doucement.

Si un 3° brancardier se trouve là, c'est lui qui glisse le brancard entre ces deux camarades sous le blessé.

Relèvement par deux brancardiers du même côté (5). — Les deux brancardiers, faisant face au brancard, se placent tous deux du même côté du blessé, le n° 1 au niveau de la poitrine, le n° 2 près des jambes. Mettant un genou à terre, le brancardier n° 1 glisse une main sous les épaules du blessé et l'autre sous les reins. Le brancardier n° 2 place les mains sous le siège et le jarret. Le blessé s'aide en passant un bras autour du cou

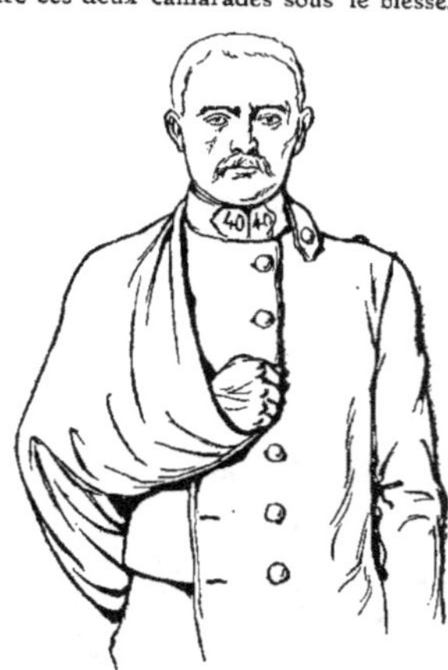

FIG. 62. — Écharpe avec la capote.

du brancardier n° 1. Puis ils se lèvent tous deux, avancent lentement vers le brancard placé parallèlement au blessé et l'y déposent doucement. Cette manœuvre est plus pénible et demande plus de force pour les porteurs, surtout si le blessé est lourd.

Relèvement par trois brancardiers (6). — Même manœuvre que dans le procédé précédent, mais facilitée par le 3° brancardier qui se place du côté opposé et en face du brancardier n° 1 et aide au relèvement. Une fois celui-ci effectué, le 3° brancardier se recule pour rapprocher le brancard et se place de nouveau en face du n° 1, en alternant ses mains avec lui sous le siège et le dos du blessé qui est déposé ensuite sur le brancard.

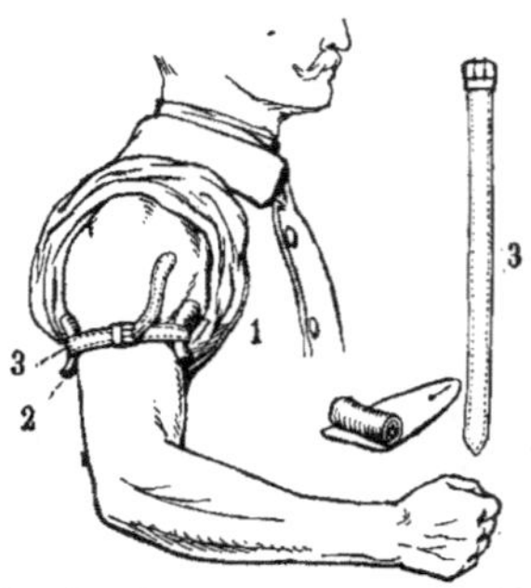

FIG. 63. — Emploi de la patte d'épaule (3) comme garrot, le bourrelet (2) servant de tampon compresseur.

En cas de fracture des jambes, le brancardier n° 3 s'occupe exclusivement de les soutenir avec précaution pendant la manœuvre.

Si la blessure est à la tête et qu'il y ait syncope, le 3° brancardier soutient la tête en aidant au relèvement.

Descente de cheval du cavalier blessé. — *Règle commune.* — 1. *Tenir le cheval :* s'il est difficile, lui faire fléchir le pied droit de devant opposé au montoir et le maintenir ainsi fléchi de la main gauche pendant

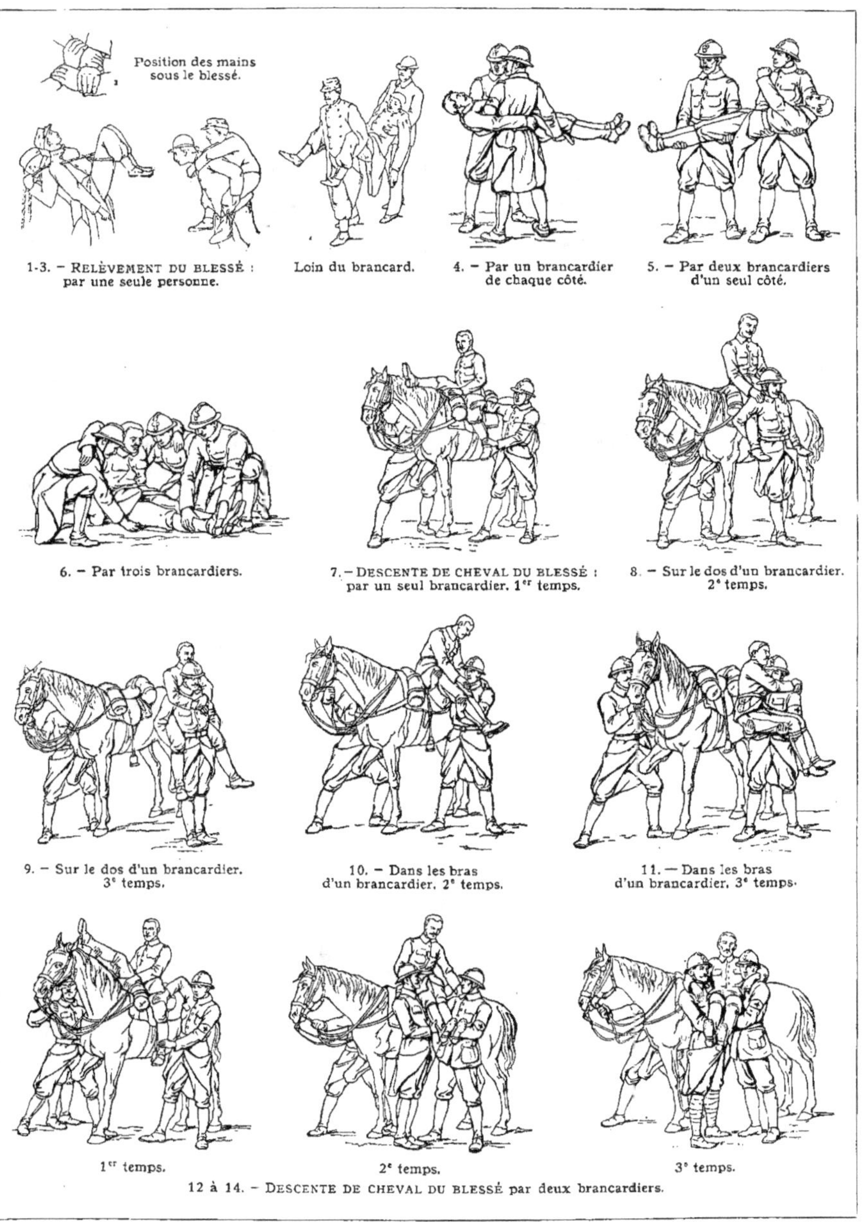

1-3. – RELÈVEMENT DU BLESSÉ :
par une seule personne.

Loin du brancard.

4. – Par un brancardier
de chaque côté.

5. – Par deux brancardiers
d'un seul côté.

6. – Par trois brancardiers.

7. – DESCENTE DE CHEVAL DU BLESSÉ :
par un seul brancardier. 1er temps.

8. – Sur le dos d'un brancardier.
2e temps.

9. – Sur le dos d'un brancardier.
3e temps.

10. – Dans les bras
d'un brancardier. 2e temps.

11. – Dans les bras
d'un brancardier. 3e temps.

1er temps.

2e temps.

3e temps.

12 à 14. – DESCENTE DE CHEVAL DU BLESSÉ par deux brancardiers.

Relèvement d'un blessé sur le sol. Descente d'un cavalier blessé par les brancardiers.

que de la main droite il est tenu par les rênes de filet. 2. *Enlever les armes,* casque et cuirasse.

Descente sur le dos par un seul brancardier (7-9). — Le brancardier maintient immobile le membre lésé, le blessé passe sa jambe saine par-dessus l'encolure du cheval (7). Le brancardier présente son dos au blessé, assis sur le côté de la selle (8), celui-ci tombe sur l dos du brancardier en passant les deux bras autour du cou de son porteur, lequel le soutient en passant les deux mains en arrière sous les jarrets (9) et le dépose sur le brancard.

Descente dans les bras par un seul brancardier. — Le premier temps a lieu comme précédemment (7). Ensuite le brancardier glisse ses mains derrière les cuisses du blessé le plus haut possible (10). Puis, au commandement, le blessé se laisse glisser sur le bord de la selle et passe ses bras autour du cou du brancardier qui le reçoit dans ses bras et le maintient en se penchant vivement en arrière pour conserver l'équilibre (11).

Descente par deux brancardiers. — Le brancardier n° 2 tient le cheval d'une main et aide de l'autre le blessé à passer sa jambe saine au-dessus de l'encolure (12).

Il passe ensuite vivement de l'autre côté, face à l'autre. Tous deux glissent leurs mains sous les cuisses du blessé le plus haut possible (13). Au commandement de *En avant!* le cavalier se porte en avant (14) en se laissant glisser sur le bord de la selle et saisit par le cou chacun des deux brancardiers. Ceux-ci reçoivent

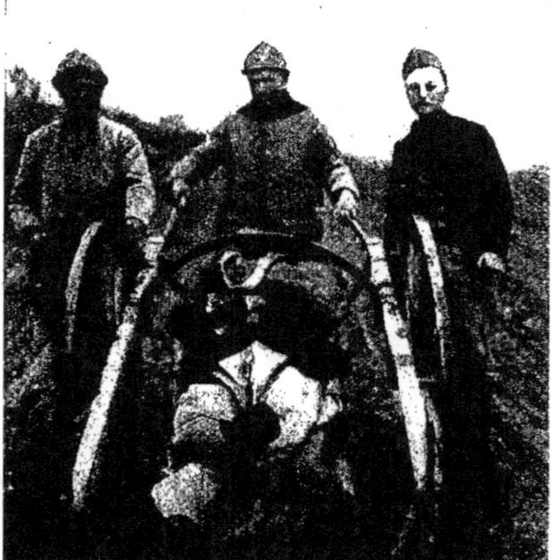

FIG. 64. — Brancardiers roulant un blessé.

le blessé dans leurs bras passés sous le siège.

Variantes. — L'un des brancardiers tient avec précaution la jambe lésée, tandis que l'autre procède comme avec un seul brancardier.

Lorsqu'il y a trois brancardiers, c'est le n° 1 qui maintient le membre lésé immobile, les autres procèdent comme avec deux brancardiers.

Observations. — Quand le blessé ne souffre pas trop et n'a pas de tendance à la syncope, il y a avantage à ne pas le démonter et à le faire soutenir par deux cavaliers jusqu'au poste de secours.

Marche en avant avec le brancard. — En marche, les brancardiers doivent s'efforcer de maintenir constamment le brancard dans un plan horizontal, les uns fléchissent, les autres allongent les avant-bras, selon l'inclinaison du sol.

Quand on gravit un terrain fortement incliné, cette précaution est insuffisante. Pour remédier à l'inclinaison du sol, il faut porter le blessé la tête en avant.

Si au contraire on descend une côte un peu raide, il faut faire passer les pieds les premiers.

Par exception, en cas de fracture du membre inférieur, pour que le corps ne pèse pas, en glissant sur le fragment supérieur de la fracture, il est nécessaire que dans les montées et descentes les pieds soient plus élevés que la tête.

On comprend, d'après cette description, les grands avantages des brancards à roue, comme celui de notre collaborateur M. J. Molinié.

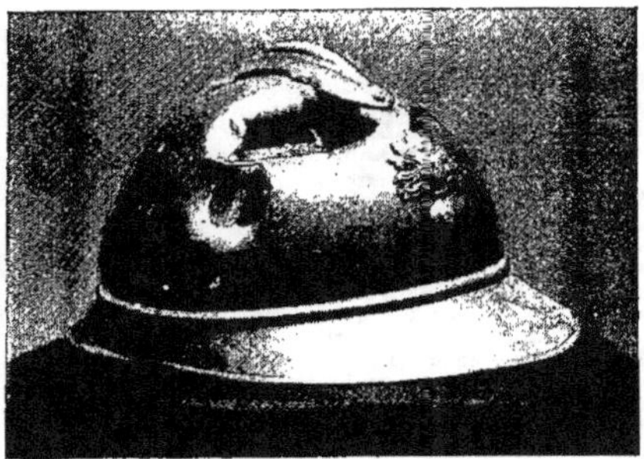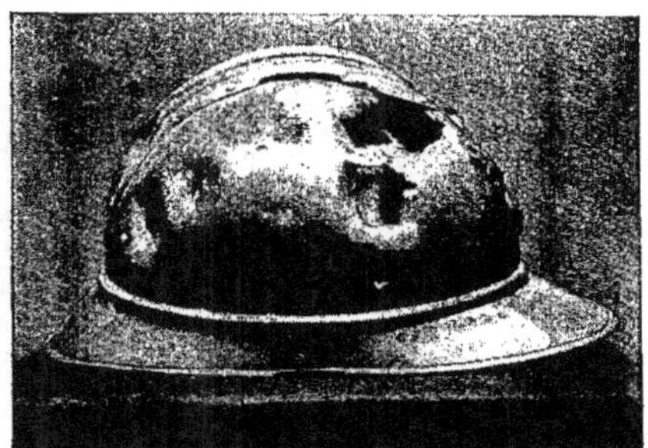

FIG. 65. — *CASQUE ADRIAN AYANT SAUVÉ LA VIE D'UN SOLDAT.*

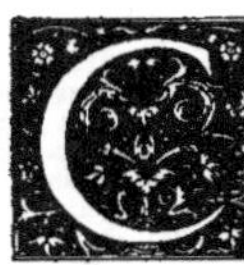**Canon.** — La détonation du canon produit assez fréquemment des surdités par rupture du tympan et lésion du nerf auditif chez les artilleurs, surtout dans les forts.

On a conseillé de boucher l'oreille avec un tampon d'ouate, mais le résultat est médiocre.

Il semble qu'on obtient plus de succès en tenant toujours la bouche ouverte, de façon que la pression de l'air soit égale des deux côtés du tympan. Pour arriver à le faire inconsciemment, on recommande de mordiller un objet, un morceau de caoutchouc, par exemple.

V. aussi à BOULET et à OUÏE.

Casque métallique de guerre. — Le rôle protecteur du nouveau casque ne fait aucun doute. Depuis son invention, la proportion des hommes tués ou blessés grièvement par projectiles frappant la tête a beaucoup diminué. Les blessures sont maintenant d'ordinaire peu graves, le projectile ayant été dévié par la surface métallique.

Le casque Adrian est constitué par une calotte arrondie en demi-sphère, ornée extérieurement, sur sa ligne médiane antéro-postérieure, d'un relief ondulé appelé *cimier*, et, sur la région frontale, d'un autre relief, en forme de grenade ou d'un autre attribut d'arme, qui la renforcent en la décorant.

Enfin elle est complétée, en avant, par une large *visière* qui protège les yeux, en arrière, par un *couvre-nuque*. Une mince et étroite jugulaire en cuir assujettit le casque en passant sous le menton.

Le casque est en tôle d'acier d'un millimètre d'épaisseur et pèse un peu moins d'un kilogramme ; peut-être pourrait-on y ajouter un masque métallique.

M. le Dr Roussy, qui a étudié les heureux résultats donnés par le casque, voudrait les voir augmentés par l'emploi d'une jugulaire métallique qui protégerait les tempes et l'articulation de la mâchoire.

M. le Dr P. Sollier a publié, dans *Paris médical*, une observation très intéressante montrant l'efficacité de protection du casque et les conclusions pratiques qu'elle lui a suggérées :

« La force de pénétration fut telle (l'obus éclata à 1^m,50 en avant de la tranchée où se trouvait l'homme dont la tête dépassait à peine le parapet), qu'un des fragments put ressortir en perforant la partie antérieure du casque, après l'avoir déchirée sur une large étendue à sa partie latérale ; un autre éclat perfora la partie postérieure de dehors en dedans (*fig.* 65). Malgré ce fracas énorme, l'homme n'eut que trois entailles du cuir chevelu, sans fracture du crâne, sans délabrement même de la peau. Ces entailles ne furent pas faites par les éclats d'obus, mais par les bords tranchants des déchirures métalliques repliées en dedans et dont la hauteur atteignait en certains points deux centimètres. Ces blessures guérirent très rapidement. Les seuls troubles consécutifs ressentis furent un peu de mal de tête, quelques éblouissements, des tics de la face et de la fatigabilité, c'est-à-dire le minimum des troubles commotionnels.

Il semble que ce résultat soit dû à ce que le casque, non retenu par la jugulaire, fut arraché de la tête du blessé. Il est vraisemblable que, s'il était resté fixé sur sa tête, le choc de l'éclat, après avoir déchiré le casque, aurait atteint le crâne lui-même et l'aurait fracturé. »

M. Sollier conclut : « 1° que, les seules blessures ayant été produites par les bords de la déchirure du casque repliée en dedans, n'y aurait-il pas lieu de disposer la coiffe intérieure en cuir de façon à ce qu'elle reste distante, aussi bien à son pourtour inférieur qu'à sa convexité supérieure, de la paroi métallique comme cela a lieu dans les casques coloniaux ? Les enfoncements du casque lui-même ou les bords de ses déchirures ne pourraient pas ainsi atteindre le crâne ou ne l'atteindraient que d'une manière très légère ;

2° Ne devrait-on pas recommander aux soldats dans la tranchée de ne pas *mettre la jugulaire*, de façon que les éclats perdent une grande partie de leur force vive et de leur direction, en enlevant le casque et en le projetant au loin, le port de la jugulaire étant réservé pour les cas où l'homme se déplace rapidement comme dans les attaques où il risquerait de perdre son casque s'il n'était pas maintenu. »

D'après nos renseignements, cette dernière observation semble être déjà appliquée en fait.

M. le Dr Ferraton fait observer que le casque laisse à découvert la région justement la plus vulnérable et demande qu'il soit adjoint à la bourguignote des plaques temporales supplémentaires. On a demandé aussi que la partie en cuir soit remplacée par du liège, moins susceptible de contenir des microbes.

Alors que, avant le casque, on comptait 1 trépanation sur 3 interventions, il y en a à peine 1 sur 10 interventions (Reverchon).

Causalgie (de *kausis*, brûlure, et *algos*, douleur). — Névralgie, décrite par Wair-Mitchell, donnant la sensation d'une sorte de brûlure, de cuisson accompagnée de rougeur de la peau qui est lisse, luisante, crevassée en certains points et très hyperesthésiée.

SIÈGE. — Paume des mains, plante des pieds ; quelquefois, mais rarement, sur les membres et le tronc.

CAUSES. — Cette maladie était attribuée à une plaie des nerfs avec section incomplète, MM. Pierre Marie, Leriche, Meige et Mme Ath. Benisty, à l'occasion de nombreuses blessures de guerre, ont repris cette question et ont constaté que la forme douloureuse des blessures des nerfs était un mode de réaction propre aux lésions du médian et du sciatique, « nerfs qui reçoivent une artère spéciale qui leur porte des éléments nerveux sympathiques » (Leriche).

« Les troubles trophiques que l'on avait coutume de rapporter à la seule lésion des nerfs sont imputables aux lésions vasculaires, lorsqu'on se trouve en présence de troubles vaso-moteurs marqués (coloration rouge, violacée ou abaissement permanent de la température locale), de troubles trophiques accentués consistant en striation et chute des ongles, ulcérations rebelles des bouts des doigts et des orteils, infiltration scléreuse diffuse du tissu cellulaire sous-cutané. » (Meige et A. Benisty.)

Pour Leriche, il s'agit d'une névrite du plexus sympathique qui accompagne les vaisseaux de ces nerfs.

TRAITEMENT. — En conséquence, ce chirurgien estime que le traitement consiste à enlever totalement la gaine vasculaire de l'artère sur une certaine étendue. Il pratiqua donc dans un cas de causalgie très intense l'excision de toute la gaine sympathico-cellulaire de l'artère humérale sur 12 centimètres environ. Le résultat fut immédiat : les troubles douloureux s'atténuèrent rapidement et les phénomènes vaso-moteurs disparurent.

M. Sicard a employé, dans les névrites douloureuses tenaces (causalgies), l'alcoolisation tronculaire suslésionnelle (injection de 2 centim. cubes d'alcool à 60° 10 centimètres au-dessus de la lésion); la douleur disparut aussitôt. V. aussi à MEDIAN* (plaie de guerre) et à NERVEUSES (lésions).

Céphalo-rachidien (Mesure de pression du liquide).

— Il est très utile de connaître le degré de pression que supporte le liquide céphalo-rachidien au moment où l'on opère la ponction lombaire qui est de plus en plus utilisée. Jusqu'à présent on se contentait, faute d'un appareil pratique de mesure, de constater

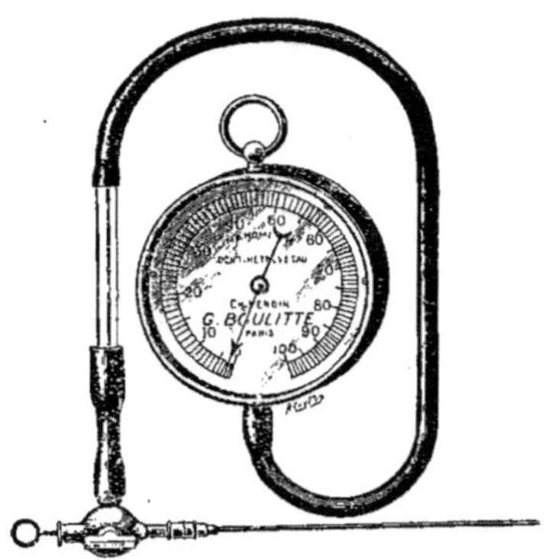

FIG. 66. — Appareil H. Claude pour mesurer la pression du liquide céphalo-rachidien.

que le liquide était hypertendu (écoulement en jet) ou hypotendu (écoulement lent).

M. le Dr H. Claude a fait construire par Boulitte un appareil (*fig.* 66) permettant de fixer le degré de pression. Il se compose d'un petit manomètre anéroïde soigneusement gradué en centimètres d'eau, que l'on peut relier directement, au moyen d'un tube en caoutchouc, à un dispositif de robinet à trois voies. Ce robinet, suivant qu'il occupe l'une ou l'autre position, fait communiquer l'aiguille avec l'extérieur ou avec le manomètre. Dans la première position, on peut introduire un très fin mandrin qui permet de déboucher l'aiguille ou bien

d'injecter une solution de stovaïne ou de novococaïne pour l'anesthésie ; enfin et surtout, on peut recueillir le liquide qui s'échappe. Dans la deuxième position, on mesure la pression du liquide céphalo-rachidien.

Grâce à cet appareil, on peut apprécier la tension du liquide « au départ » en quelque sorte, sans déperdition notable de ce liquide. En effet, lorsqu'on a l'habitude de pratiquer la ponction lombaire, il suffit, quand on a senti qu'on va franchir le ligament jaune, de tourner le robinet dans la position qui fait communiquer l'aiguille à ponction avec le manomètre, pour voir celui-ci indiquer la pression dès que l'on a pénétré dans le cul-de-sac arachnoïdien.

Ce dispositif a encore l'avantage de permettre de mesurer la pression au *cours* de la ponction et autant de fois qu'on le désire, après écoulement d'une certaine quantité de liquide, au moyen de la simple manœuvre du robinet.

De même dans le cas d'hypertension très élevée, dans les tumeurs cérébrales notamment, on saura, dès la lecture de la pression, qu'il convient d'être très prudent dans l'évacuation du liquide, qu'on peut laisser écouler goutte à goutte en ouvrant incomplètement le robinet, pour ne produire qu'une décompression lente.

Les chiffres trouvés varient de 10 à 15 centimètres d'eau chez les sujets normaux dans la position couchée. La position assise élève de 8 à 10 centimètres environ la pression. La toux fait varier celle-ci de 2 à 4 centimètres. Avec cet appareil, les mouvements respiratoires influencent peu la détermination de la pression. Les oscillations respiratoires n'apparaissent que dans les cas où la pression est élevée, par exemple 30 centimètres, et elles ne dépassent pas 2 à 3 centimètres. Le chiffre le plus faible des pressions constatées par le Dr Henri Claude a été de 4 centimètres. Les chiffres les plus élevés ont varié de 38 à 62 centimètres. Fréquemment, dans les tumeurs cérébrales, il a trouvé 40 à 45 centimètres.

AUTRES UTILISATIONS. — Le Dr H. Claude a cherché à déterminer avec ce manomètre la pression des liquides d'ascite et de pleurésie et il lui a semblé que l'on pouvait trouver dans ces constatations des indications intéressantes, particulièrement sur l'opportunité d'une ponction évacuatrice. L'appareil lui a surtout permis de mesurer sur l'homme la *pression veineuse*, ce qui n'avait pas été fait jusqu'à présent en clinique.

Chirographe Amar

(du grec *keir*, main, et *graphos*, inscription). — Le prof. Amar a donné son nom à un modèle d'ergographe de la main (*fig.* 67), considérée dans *toute la variété de ses mouvements*, depuis ceux du poignet jusqu'à ceux des doigts. C'est une transformation et un perfectionnement de l'ergographe de Mosso, enregistreur seulement des flexions du médius droit. L'*organe inscripteur* est le chariot ordinaire de Mosso. L'*organe fixateur* s'incline à droite ou à gauche pour soutenir l'avant-bras droit ou gauche ; il est muni à cet effet d'un axe de rotation et d'une vis de serrage latéral B'. L'avant-bras est saisi solidement et appuyé dans des demi-bracelets *ss'* convenablement disposés. La main vient alors reposer sur une *platine amovible* P où les doigts exercent toute leur *extension* (*fig.* 68).

Au-dessus et enfilés dans une glissière en arc, sont fixées des *cupules* métalliques D en forme de dés à coudre, qui, amenées sur la platine, coiffent les phalanges et peuvent les immobiliser. On est donc maître de libérer tel ou tel doigt à volonté, de le faire travailler, les autres restant immobiles. Et dans ce travail, la main est appuyée contre la platine par une pince immobilisante P qui agit au milieu du métacarpe. Enfin sur le côté, se trouve un mécanisme à *poulie de renvoi* P', qui transmet au chariot inscripteur les mouvements du *pouce*. Cette transmission s'effectue au moyen du cordonnet qui s'attache à une petite bague de cuir serrant la *deuxième phalange* et va rejoindre d'autre part l'organe inscripteur.

Platine et couronne de cupules, ainsi que la poulie,

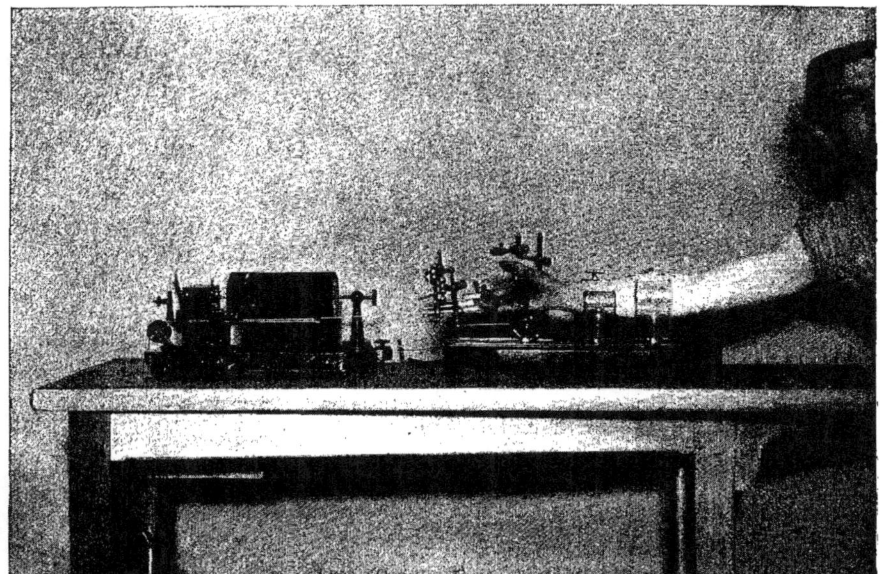

Phot. Sartony.

FIG. 67. — Chirographe du prof. Amar pour la mesure des mouvements de la main.

se déplacent aisément et laissent un espace creux où la main et le poignet développent leurs mouvements de flexion, d'extension et de latéralité. Dans ce but, le fil s'attache latéralement à une *poignée* métallique où la main s'engage en se fermant dessus, poignée qui demeurera libre.

Tous les mouvements possibles se ramènent en définitive à une *traction* sur le fil qui, au bout du chariot, supporte un *poids* variable au gré de l'opérateur. L'enregistrement est donc toujours du *même sens*, mais d'amplitude diverse. Il faut veiller à ce que la position initiale soit réglée par la *vis* du chariot, et ne laisse pas de jeu au cordonnet, sans quoi les tracés ne seraient plus comparables. Si l'on prend ces précautions

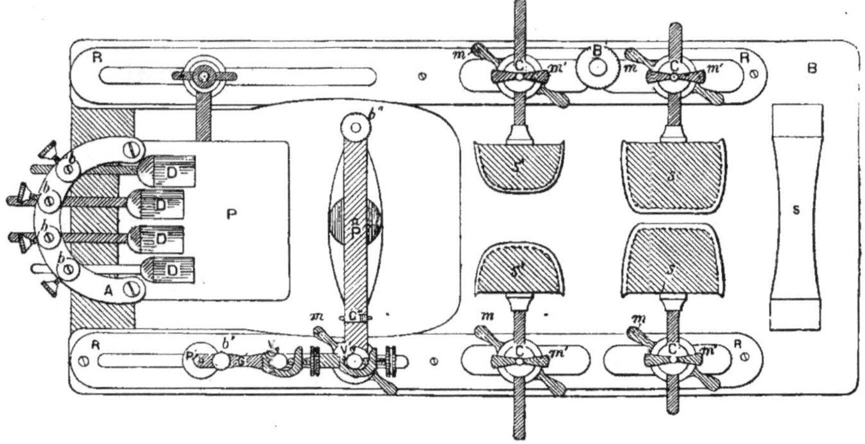

FIG. 68. — Chirographe du prof. Amar (schéma explicatif).

et si l'on fait soulever des poids appropriés, de 200 à 1 500 grammes pour les doigts, en observant le *rythme volontaire* du patient et en augmentant ce rythme progressivement jusqu'à 60 contractions par minute, bien vite on s'aperçoit à quel point de tels exercices sont salutaires. Les séances dureront de 3 à 15 minutes.

Sur les tracés recueillis on pourra suivre les progrès de l'amplitude des courbes qui témoigne du degré de flexion de mobilité des articulations. Une série prise avec un même poids, à des périodes éloignées les unes des autres, rendrait compte fidèlement de l'état fonctionnel de la main.

Grâce à cet appareil, la main peut être soumise à des exercices de rééducation fonctionnelle des plus utiles. (*Revue de métallurgie*, 1915.)

★**Choc.** — Choc ou Shock nerveux. — Ce phénomène se manifeste par la résolution musculaire complète, la pâleur de la peau, l'excavation des yeux, la paresse de l'intelligence, la petitesse et la fréquence du pouls, l'abaissement de la température (35°) la faiblesse et l'irrégularité de la respiration. Le coma et la mort succèdent rapidement à cet état, où la température se relève et tous les troubles disparaissent. Le choc, pour le prof. Roger, comprend trois variétés principales :

1° Le *choc traumatique*, qui se produit brusquement, d'ordinaire après une lésion importante des tissus, notamment des centres nerveux, à la suite d'une grave blessure ou de la chute d'un lieu élevé ;

2° Le *choc opératoire*, dont le développement est plus lent et qu'on observe le plus souvent après une opération longue intéressant les viscères de l'abdomen ;

3° Le *choc moral*, à l'occasion d'une forte émotion, pénible ou agréable, rentre dans la catégorie des chocs d'origine cérébrale.

CAUSES. — Excitation des nerfs sensitifs ou de leur terminaison, notamment dans le cas de brûlure étendue. Hémorragie importante. Le froid est une cause prédisposante.

Pour Brown-Séquard, le choc est essentiellement caractérisé par un arrêt des échanges entre le sang et les tissus, arrêt provoqué par une inhibition* d'origine nerveuse. On constate, en effet, que le sang veineux est d'une coloration peu différente de celle du sang artériel. Cet état du sang explique les troubles de la respiration, le gaz carbonique étant l'excitant naturel des centres respiratoires, et aussi l'abaissement de la température.

Roger se rallie à l'opinion de Brown-Séquard et estime que le point de départ des phénomènes inhibitoires est dans les divers centres de l'axe cérébro-spinal avec rôle prépondérant du bulbe.

Duret en explique le mécanisme par un déplacement du liquide céphalo-rachidien qui, repoussé vers le bulbe, y produirait des lésions facilement appréciables.

TRAITEMENT. — Richet conseille de traiter ces malades comme pour une syncope suite d'hémorragie, c'est-à-dire de les étendre sur un lit ou un brancard, la tête plus basse que le corps. On les réchauffera par du massage, des boissons chaudes, des bains chauds.

On a employé les injections intraveineuses d'eau salée, qui donnent surtout de bons résultats après les hémorragies abondantes. Certains chirurgiens y ajoutent 5 pour 100 de rhum. Comme préventif du choc opératoire, on a préconisé l'anesthésie locale.

Choc vaccinal. — MM. Méry et J. Hallé ont fait, le 3 novembre 1916, une communication à la Société des hôpitaux, sur des troubles qui peuvent se produire d'une façon tout à fait exceptionnelle à la suite de vaccination antityphoïdique.

SIGNES — Ceux dominants sont, en dehors de la fièvre constante du début, du collapsus, une faiblesse extrême du pouls et des contractions du cœur, des vomissements et de la diarrhée. Il peut s'y ajouter une anurie albuminurique.

TRAITEMENT. — Contre l'affaissement : adrénaline à la dose de 1 à 2 milligr. Sergent conseille de la donner sous forme d'injection de 1/2 milligr., mais Netter préfère l'emploi buccal à cause de l'absorption rapide du médicament par ce procédé et afin de supprimer la douleur que provoque l'injection.

Chronomètre électrique de d'Arsonval. — Cet appareil (*fig.* 69) permet de mesurer la vitesse des impressions nerveuses à 1/200 de seconde près. Il se compose essentiellement d'un mouvement d'horlogerie très précis entraînant une aiguille autour d'un cadran à la vitesse rigoureusement constante d'un tour de

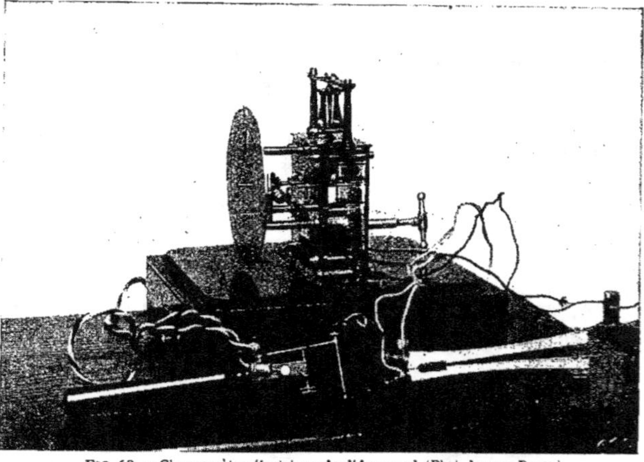

FIG. 69. — Chronomètre électrique de d'Arsonval. (Phot. Jacques Boyer.)

cadran par seconde. Celui-ci étant divisé en 100 parties égales, chaque division représente le 1/100 de seconde et comme il est facile d'apprécier les demi-divisions, on obtient ainsi le temps à 1/200 de seconde près. Le pivot de l'aiguille est soumis à l'action d'un électro-aimant dans lequel passe le courant d'une bonne pile, ou mieux, d'un accumulateur, de telle sorte que l'aiguille reste immobile quand le courant passe ; au contraire, elle est entraînée par le mouvement d'horlogerie chaque fois que le courant est interrompu. Le signal est donné par le marteau que l'opérateur tient à la main, et la réponse par la presselle actionnée par le sujet. Le marteau donne le signal en même temps qu'il rompt le courant, c'est-à-dire qu'il permet au même instant à l'aiguille de se mettre en marche. La presselle, au contraire, lorsqu'elle est actionnée par le sujet, rétablit le courant et arrête l'aiguille.

Il en résulte que, pour mesurer un temps de réaction ou temps psychique, on opère de la manière suivante :

1° Le mouvement d'horlogerie est mis en marche et on note la position de l'aiguille sur le cadran ; supposons qu'elle soit au chiffre 15 ;

2º L'opérateur donne le signal avec le marteau et le sujet indique qu'il a perçu la sensation en fermant la presselle à la main ;

3º On note la nouvelle position de l'aiguille ; supposons qu'elle soit au chiffre 31,5. Le temps psychique est donc 31,5 — 15 ou 16,5 centièmes de second.

En répétant plusieurs fois cette opération et en notant à chaque fois la nouvelle position de l'aiguille, on obtient, par différences successives, chaque temps de réaction et on peut ainsi calculer le temps moyen pour la série d'expériences. Voir à AVIATION une mise en application de cet appareil.

Cicatrices vicieuses et contractures. — TRAITEMENT.

— Le Dʳ G. Lemerle a publié, dans *Paris médical* du 8 avril 1916, un article dans lequel il décrit un traitement des cicatrices vicieuses et de certaines contractures musculaires qui persistent souvent longtemps après la guérison, par application d'appareil à traction élastisque continue. Le résultat fut excellent alors que, par le massage et la mécanothérapie, on n'avait rien obtenu. Nous résumons ci-dessus ce travail en montrant les appareils employés avec beaucoup d'ingéniosité par l'auteur.

« Nous nous sommes servis pour exercer la traction élastique de fils de caoutchouc à section carrée de 4 millimètres de côté ou de drains ordinaires et les points d'appui nous ont été fournis par l'application au niveau des segments du membre à mobiliser de pièces de gaze plâtrées ou d'attelles en bois, maintenues par des bandes plâtrées. »

APPAREIL POUR OBTENIR L'EXTENSION DES DOIGTS.

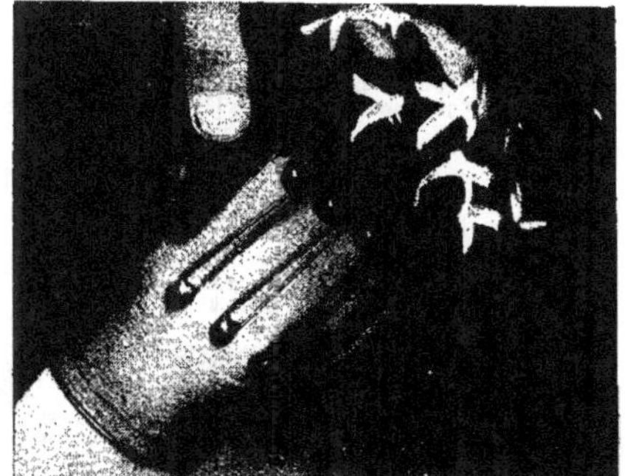

FIG. 71. — Appareil pour obtenir la flexion des doigts.

crochets de fil de fer qui garnissent l'extrémité antérieure de la gouttière (*fig.* 71).

Dès la fin des deux premières semaines les résultats sont satisfaisants ; la main se ferme presque complètement. »

APPAREIL POUR L'EXTENSION DE LA JAMBE. — « Au niveau de l'extrémité inférieure de la cuisse, sur la

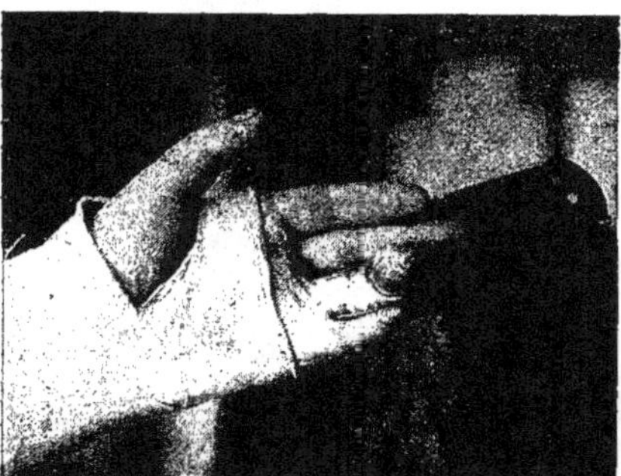

FIG. 70. — Appareil pour obtenir l'extension des doigts.

— « Des bandes plâtrées fixent sur la face postérieure de l'avant-bras une attelle de bois qui s'applique sur le dos de la main, près du bord cubital. La main est revêtue d'un gant ordinaire en peau ; au niveau des premières et deuxièmes phalanges sont cousus de petits morceaux de ganse formant boucle. Lorsque l'appareil est appliqué, on réunit par des élastiques toutes les boucles du gant à un crochet en fil de fer placé à l'extrémité de l'attelle. L'extension progressive des doigts est ainsi obtenue (*fig.* 70) après deux mois. »

« APPAREIL POUR OBTENIR LA FLEXION DES DOIGTS. — « Une gouttière plâtrée est appliquée sur l'avant-bras fléchi à angle droit. Cette gouttière, afin d'éviter tout glissement, remonte légèrement sur le bras au niveau du coude. Elle s'étend jusqu'au milieu de la paume de la main. En ce point elle est percée de quatre trous dans lesquels s'engagent autant de petits crochets en fil de fer. La main est gantée. Sur le gant sont cousues, avec du lacet, de petites boucles au niveau des phalanges. La gouttière plâtrée, étant appliquée et maintenue par quelques tours d'une bande Velpeau, des élastiques engagés dans les boucles du gant provoquent la flexion des doigts, en se fixant d'autre part aux petits

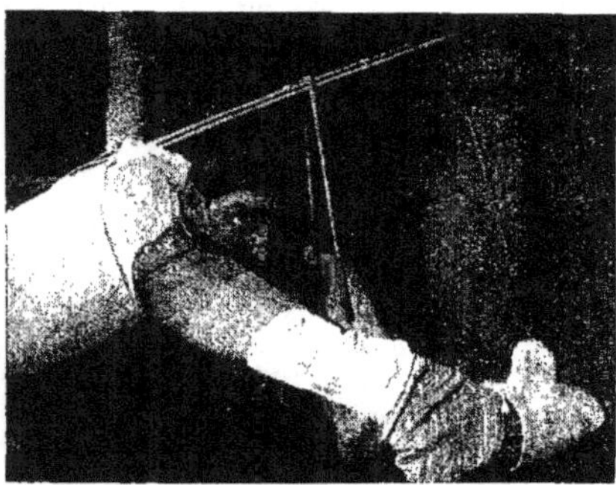

FIG. 72. — Appareil pour correction de la flexion de la jambe sur la cuisse et de l'extension du pied.

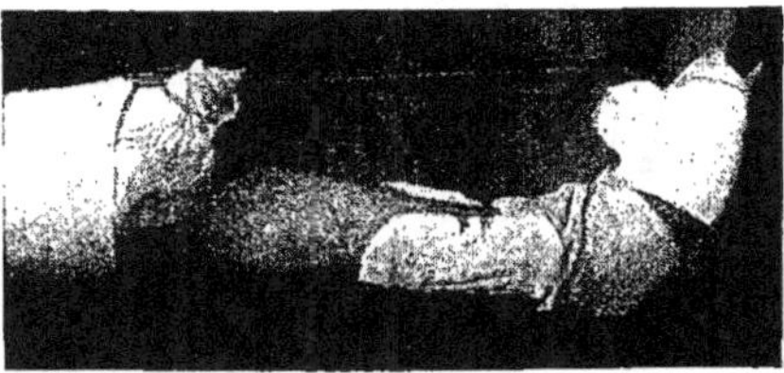

FIG. 73. — Appareil pour correction de la flexion de la jambe sur la cuisse et de l'extension du pied. — Résultat obtenu après cinq jours de traitement.

face antérieure, est fixée une attelle de bois à l'aide de bandes plâtrées. Une petite gouttière plâtrée s'applique sur la face postérieure de l'extrémité inférieure de la jambe. Des crochets de fil de fer sont passés sur chacun des bords de la gouttière. Un fil élastique fixé sur ces crochets vient s'attacher à l'extrémité de l'attelle et ramène la jambe en extension. Lorsque le cas se complique d'équinisme, un étrier plâtré permet de ramener le pied en bonne position à l'aide d'un second fil de caoutchouc (*fig.* 72 et 73). » Réduction en 12 jours.

On voit que, dans tous ces cas, avec des appareils n'entraînant aucune dépense et d'une organisation très simple, le succès a été rapide, et il n'y a pas eu de récidive.

APPAREIL POUR OBTENIR LE FLÉCHISSEMENT DU PIED. — « L'extrémité inférieure de la cuisse est entourée d'une large bande plâtrée dont les deux extrémités

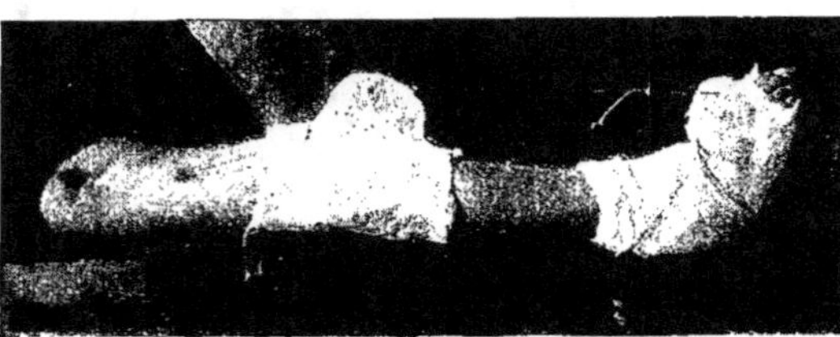

FIG. 74. — Appareil pour obtenir le fléchissement du pied.

accolées se relèvent en ergot au-dessus du genou. Une bande analogue est appliquée sur la plante du pied et ses extrémités réunies sur le dos du pied sont également accolées en ergot. Lorsque le plâtre est dur, on perce des trous dans les ergots avec la pointe d'un bistouri et on y engage de petits crochets en fil de fer. Un fil élastique, fixé par ses extrémités à ces crochets, ramène progressivement le pied en flexion (*fig.* 74). » Résultat complet en 13 à 26 jours.

CŒUR (MALADIES DU).

I. Cœur (état pour l'aptitude au service militaire ou aux sports).
— L'expérience de la guerre de 1914 a montré que, contrairement à la règle jusqu'ici adoptée, l'aptitude militaire ne dépendait pas de l'existence ou non de lésions des valvules du cœur mais de la *débilité* de cet organe, de sa *puissance de réserve* (Martinet). Si la lésion est bien compensée l'individu est apte à servir et à faire des sports.

Cette débilité s'accuse par une face violacée, des extrémités froides, humides, visqueuses, livides, un pouls fréquent, petit, dépressible, parfois avec distension des veines périphériques, surtout du cou et des jambes (varices), une diminution des urines. Les digestions sont souvent difficiles, l'effort musculaire minime.

L'insuffisance de force du cœur entraîne de l'angoisse, une gêne respiratoire et des palpitations au moindre effort. La croissance s'est effectuée en hauteur, le thorax est étroit.

L'examen du pouls doit être fait : 1° dans la position couchée ; 2° debout ; 3° après vingt flexions sur les membres inférieurs au rythme d'une par seconde ; 4° recouché.

Chez un individu *normal*, le passage de la position horizontale à la verticale accroît le pouls de 5 à 8 à la minute. Les vingt flexions provoquent une accélération moyenne de 16 à 20. Le repos ramène le pouls à son taux primitif, voire même à un taux inférieur en moins de *3 minutes*.

Chez un *débile cardiaque*, le passage de la position horizontale à la verticale détermine une accélération pouvant atteindre 18 à 20. Les vingt flexions déterminent une accélération énorme qui peut atteindre et dépasser 30 et cette perturbation accélératrice peut persister 5, 10 minutes et plus, après le retour à la position horizontale (A. Martinet).

II. Cœur (Plaies du).
— CAUSES. — 1° Plaies par *pénétration* ordinairement de la paroi thoracique excep-

tionnellement de la paroi abdominale ayant traversé de bas en haut le diaphragme : couteau, sabre, projectiles d'armes à feu. Dans des cas très rares (avaleurs de sabre) le corps perforant avait traversé l'œsophage.

2° Plaies par *contusion* du thorax avec fracture de côtes dont un fragment pénètre dans le cœur. Enfin dans les écrasements de la poitrine le cœur distendu par le sang qui ne peut s'échapper assez rapidement par les vaisseaux provoque une déchirure du cœur au niveau du point le plus faible, c'est-à-dire la paroi des oreillettes.

Par suite de la position du cœur les lésions se produisent par ordre de fréquence dans le ventricule droit (instrument piquant ou tranchant), le ventricule gauche (projectile), l'oreillette droite.

Les projectiles peuvent soit traverser le cœur (orifice d'entrée petit et régulier, orifice de sortie plus gros et déchiqueté), plus rarement s'arrêter à l'intérieur d'une des cavités.

Les organes voisins (poumon, plèvre surtout le cul-de-sac gauche, gros vaisseaux) peuvent être lésés simultanément.

SIGNES. — Ceux qu'on constate, d'ordinaire, petitesse du pouls, syncope, coma, refroidissement des extrémités, gêne respiratoire n'ont rien de caractéristique, existent également en cas de plaies pleuro-pulmonaires et d'autre part des personnes atteintes de plaie du cœur peuvent ne présenter aucun trouble sérieux.

L'exploration au stylet est très dangereuse et doit être évitée.

ÉVOLUTION. — Contrairement à ce qu'on croit généralement, la mort immédiate est assez rare (1 sur 6) ; elle se produit d'ordinaire après quelques heures ou quelques jours par anémie progressive laissant la possibilité d'une intervention. Enfin elle apparaît quelquefois assez longtemps après la blessure sous l'action d'un effort rompant la cicatrice.

TRAITEMENT. — Opération la plus rapide possible. Elle consiste dans la découverte du cœur par un lambeau ostéo-cutané, l'incision du péricarde et la suture du cœur après s'il y a lieu enlèvement du projectile avec le concours de la radiographie.

M. le médecin major Beaussenat a eu l'occasion à deux reprises d'extraire des projectiles (balles de 10 gr.) du ventricule droit chez des soldats chez lesquels les troubles fonctionnels du cœur commandaient une intervention. Après une hémorragie assez importante et des suites immédiates inquiétantes les opérés sont revenus à la santé sans présenter aucun trouble cardiaque à l'auscultation.

III. Cœur (Réanimation du).
— Lorsque le cœur s'arrête sous l'effet d'une syncope au cours de l'anesthésie ou d'une opération sur cet organe, le procédé le meilleur pour rappeler ses battements semble être le massage direct (à pleines mains) du cœur. Pour y procéder on doit pénétrer dans la cavité thoracique en taillant un volet dans la paroi de la poitrine et aller saisir le cœur qu'on comprime rythmiquement entre les doigts 60 fois par minute. Les résultats ont été assez favorables.

IV. Cœur (rythme cardiaque chez le combattant).
— M. Léon Binet, pendant son séjour dans un poste de secours, a étudié les modifications apportées au rythme cardiaque par les émotions et les fatigues du combat.

Alors qu'en temps de paix ou après un repos au cantonnement la proportion des soldats ayant un pouls à moins de 70 pulsations est seulement de 6 à 7 pour 100, le nombre s'en élève à 56 pour 100 après de fortes émotions et du surmenage physique (sur ce nombre 20 pour 100 ont un pouls à 53 ou 55, quelques-uns tombent à 50 après l'explosion d'une torpille).

Cette constatation est importante car cet abaissement du pouls peut coïncider avec une température de 38°

à 38°,5 ; l'état fébrile peut donc être méconnu par suite de cette dissociation si on ne prend que le pouls.

Chez 2 sur 10 il n'y a aucune modification après une forte explosion, chez 3 sur 10 une accélération du pouls pouvant atteindre 120. Cette accélération s'observe de préférence chez les sujets arrivés depuis peu sur le front. Le ralentissement tient à une excitation du système vaguo-bulbaire, l'accélération à une excitation du sympathique puis lorsque la cause de l'émotion cesse il y a retour progressif à la normale.

Chez les blessés et les commotionnés sans plaie extérieure on observe d'ordinaire une augmentation de pouls de 80 à 120 ; le pouls est ralenti chez certains blessés de la tête et après les descentes brusques des aviateurs (d'après la *Presse médicale*, 1916).

Des expériences faites dans les tranchées par M. Pierre Ménard sur la pression artérielle et le pouls ne donnent pas les mêmes conclusions. Il a constaté au contraire de la tachycardie (augmentation de fréquence du pouls) plus ou moins accusée dans la presque totalité des cas en première ligne. Dans les deux tiers des cas le surmenage amène de la tachycardie ; dans un tiers des cas de brachycardie (diminution de fréquence du pouls).

Quant aux tensions en première ligne, à 100 ou 150 mètres de l'ennemi, généralement elles s'abaissent, mais si une émotion violente (chute d'un obus) se produit, la tension minima s'élève considérablement, la maxima pas.

Nous avons eu personnellement l'occasion de constater chez des malades surmenés venant du front une diminution très importante du pouls (60, 55 et 50), avec des températures de 39° et 39°,5, dues à une fièvre typhoïde ou paratyphoïde.

Commotion par explosion. — V. BOULET.

Compression hémostatique. — V. HÉMORRAGIE.

Conseils de revision. — V. APTITUDE MILITAIRE et à CŒUR.

Contagieuses (Maladies) [fièvres éruptives, grippe, méningite cérébro-spinale, oreillons]. — PRÉVENTION par la méthode du Prof. Vincent. M. le Dr Colomb, médecin du dépôt du 80e d'infanterie a constaté les excellents résultats obtenus par cette méthode.

Déjà il avait eu l'occasion de constater la disparition des angines et des pharyngites par l'usage chez les jeunes soldats d'un rinçage de bouche et d'un gargarisme chaque matin avec l'eau iodée ou 50 gr. de la solution de Labarraque dans un litre d'eau.

Lors d'une épidémie de méningite cérébro-spinale il institua avec un plein succès pour les soldats du régiment le traitement suivant conseillé par le prof. Vincent :

1° Pendant 4 jours pour les anciens soldats, 5 jours pour les jeunes soldats consigne à la caserne ;

2° Trois fois par jour, savoir après le petit déjeuner, après le repas du soir, gargarisme et rinçage de la bouche avec la solution d'eau oxygénée à 12 volumes diluée au dixième ;

3° Dans chaque lavabo, secondé par deux aides, badigeonnage soigneux des amygdales et du pharynx avec la solution suivante :

Iode	10 grammes	
Iodure de potassium.	10	—
Glycérine	300	—

4° Trois fois par jour, chaque homme pendant deux minutes inhale lentement et alternativement par chaque narine le mélange suivant versé dans une petite tasse plongeant dans de l'eau chaude.

Iode	20 grammes	
Gaïacol	2	—
Acide thymique	0 gr. 25	
Alcool à 60°	200 grammes	

Résultat : disparition rapide de l'épidémie.

Contractures post-traumatiques rebelles (acromyohypertonies de Sicard, main figée de Meige, paratonies de P. Marie, contractures d'origine réflexe de Babinski). — Ces contractures se produisent à la suite de blessures de guerre, atteignent les tissus cellulaire, musculaire ou osseux ordinairement sans lésion directe du tronc nerveux. Elles s'étendent à des territoires musculaires de voisinage indépendants de la région blessée.

Elles se localisent fréquemment aux extrémités et surtout au niveau de la main et des doigts. Indolentes tant qu'on ne modifie pas l'attitude prise, notamment mains en coup de poing, en bénitier, en col de cygne, en fuseau, elles deviennent douloureuses dès qu'on tente le redressement. Des manœuvres très douces les atténuent en parties transitoirement, mais elles s'aggravent au contraire sous l'action du massage ou de l'électricité appliquée localement ou de la mobilisation directe. Elles disparaissent sous l'influence de l'anesthésie générale ou de l'application de la bande de caoutchouc supprimant la circulation d'un membre par compression faite à sa racine, c'est-à-dire au point le plus éloigné possible du groupe musculaire contracturé (Sicard). La contracture reparait du reste immédiatement après la suppression de l'anesthésie générale ou de la bande de caoutchouc.

La cessation temporaire sous cette action de la contracture la différencie nettement de la rétraction qui, dans ces conditions, persisterait.

Une odeur pénétrante et persistante de macération caractéristique se dégage parfois de la main et des doigts contracturés (Sicard). Enfin l'impuissance de la thérapeutique (même la contention par des appareils plâtrés) est la règle.

CAUSES. — D'ordinaire on trouve une origine irritative : fracture d'un os du carpe ou du métacarpe, esquille, cicatrice rétractile mais dans certains cas la blessure a été seulement superficielle et n'explique pas cette contracture si intense et si rebelle ; MM. Babinski et Froment l'attribuent à une action réflexe sur les centres nerveux.

Sicard, lorsque la contracture existe depuis des mois et a résisté à tout traitement, a employé les injections d'alcool à 20 pour 100 dans le tronc du nerf mais la régénérescence du nerf demande alors plusieurs mois.

Courbature fébrile. — CAUSES. — Fatigue extrême pour aller et revenir des tranchées le sac très chargé, par des boyaux étroits où l'épaisseur de la boue rend la marche très pénible, chaque pas étant un travail difficile.

SIGNES. — Le Dr Hanns, dans « le Caducée », donne de cette affection heureusement de courte durée mais qui atteint souvent un grand nombre de soldats, la description suivante :

« Le malade en général très abattu, très las, harassé, les traits fatigués, se plaint de *douleurs* dans la région lombaire, accessoirement dans la région sacrée et sacro-iliaque, le pourtour inférieur du thorax ; d'autres fois ces douleurs s'étendent à toute la région dorsale, le long des gouttières vertébrales et de la partie postérieure des côtes et, parfois enfin, aux membres et surtout aux membres inférieurs.

Les régions signalées comme siège de douleurs spontanées sont toujours douloureuses à la pression et la sensation pénible augmente également par les mouvements spontanés ou provoqués. »

Cette douleur est exclusivement localisée aux muscles et spécialement à ceux qui maintiennent le corps en équilibre dans la station debout. Elle est due à la fatigue et, à un degré atténué, existe chez tous les autres soldats qui n'aspirent qu'au repos et refusent de prendre aucune nourriture, à peine acceptent-ils de boire rapidement le « jus » c'est-à-dire le café, avant de se jeter sur la paille du cantonnement.

Quelquefois on observe du mal de tête, mais jamais de raideur de la nuque. La fièvre varie entre 37°,5 et 39°, généralement 38° le jour de la visite ; souvent la température tombe dès le lendemain et presque toujours au bout de 3 jours. « Quelquefois, après une chute passagère, le thermomètre remonte de quelques dixièmes de degré ou d'un degré pendant un jour ou deux puis tout se calme définitivement ; mais les douleurs musculaires persistent souvent encore plusieurs jours après la défervescence complète.

Une forme spéciale est celle des *ensevelis* (effondrement d'abris, vague de terre soulevée par éclatement d'obus) et des *enlisés* dans la boue des tranchées qu'on ne dégage souvent qu'après plusieurs heures d'efforts et qui présentent presque tous aussi une poussée de fièvre passagère. V. aussi à TRANCHÉES (Fièvre des).

TRAITEMENT. — Repos complet. Bains chauds. Nourriture reconstituante sous un petit volume.

★**Croix-Rouge française.** — *Toute famille française doit tenir à honneur de participer à l'œuvre d'une des Croix-Rouge par sa cotisation (qui peut être minime), par le concours comme infirmière d'une de ses femmes et par ses dons si elle est fortunée.*

Comité central. — Il est composé des représentants des trois Sociétés d'assistance de la Croix-Rouge sous la présidence du Président de la Société de secours aux blessés militaires et a pour mission de s'occuper des intérêts généraux et des relations avec l'étranger. Ce comité a pris toutes les mesures d'ordre commun (recrutement et discipline du personnel actif) ; il a collaboré avec le Comité international de Genève pour la fondation de l'Agence des prisonniers de guerre et a noué des relations avec les Croix-Rouge des pays alliés et neutres pour recueillir d'importantes ressources soit en argent, soit en nature, notamment dans les deux Amériques.

Société de secours aux blessés militaires (V. Tabl. XI et à SANTÉ [Service de]). Paris, 21, rue François-Ier (75 000 membres). La Société comptait au début de la guerre 335 hôpitaux contenant ensemble 18 000 lits ; elle en compte actuellement 796 avec 67.000 lits répartis sur tout le territoire.

Le personnel actif de la Société a suivi la même progression. Les infirmières diplômées, au nombre de 15 510, sont réparties entre deux services distincts : d'une part les formations dépendant directement de la Société ; d'autre part les hôpitaux militaires, sous les ordres du Service de santé.

Cette mission a appelé les infirmières sur tous les points de notre territoire où luttent nos soldats et en dehors de France, aux Dardanelles, sur les bateaux hôpitaux à Mondros, à Corfou, à Salonique.

INFIRMERIES DE GARE. — Spécialement confiées à la Société, elles sont chargées d'un double service : elles constituent à la fois un centre de ravitaillement pour les trains de malades et de blessés et une formation sanitaire appelée à donner ses soins aux blessés de passage, voire même à hospitaliser momentanément ceux qui ne peuvent pas continuer leur route. En avril 1916, 5 millions de repas avaient déjà été distribués.

CANTINES DE GARE. — Elles sont destinées à ravitailler les « soldats isolés » qui circulent constamment sur les voies ferrées ; 45 ont été créées ; une seule (Noisy-le-Sec), à la date précédente, avait distribué 626 000 ravitaillements.

AUTOMOBILES. — 283 automobiles appartenant à la Société sont actuellement en service tant à l'arrière que dans la zone des armées, 200 assurent le transport des blessés notamment à Paris, Amiens, Bourbourg, Nieuport ; 83, organisés en convoi, répondent à des besoins spéciaux sous forme de voiture de radiographie, de stérilisation (avec salle d'opération, douche, lavage, séchage, stomatologie, etc.).

ŒUVRES ACCESSOIRES DIVERSES. — L'œuvre *des secours* distribue aux soldats réformés des subventions et des vêtements. L'œuvre *des ouvroirs* s'occupe du linge des soldats hospitalisés en rétribuant des ouvrières sans travail L'œuvre des *permissionnaires* loge et nourrit les soldats des régions envahies, etc.

CONDITIONS POUR ÊTRE MEMBRE DE LA SOCIÉTÉ. — Cotisation annuelle : comme membre *fondateur* 30 francs ; *souscripteur* 6 francs minima, adhérent 5 à 1 franc. Une cotisation de 10 francs donne droit au bulletin. Les fondateurs et les souscripteurs reçoivent les insignes de la Société.

Union des Femmes de France (Tabl. XII et à HOPITAL), 16, rue de Thann (80 000 membres). — HOPI-TAUX. — La Société comptait, en juillet 1914, 175 hôpitaux avec 10 000 lits, elle en a actuellement 363 avec 30 000 lits et 20 000 infirmières dont 8 000 diplômées. V. aussi à HOPITAL.

Elle a doté d'une affectation spéciale certaines de ses formations : celle du Lycée Louis-le-Grand à Paris. Hôpital n° 121, est spécialement réservée aux blessés atteints aux yeux et aux sourds-muets ; à celle de l'Hôpital n° 122, à la Jonquière, sont traitées les blessures de la face ; la station de Tonnay-Charente est réservée aux hospitalisés en imminence de tuberculose ; celle d'Antibes aux mutilés et à leur rééducation ; celle de Menton et d'Axy, aux réformés tuberculeux. A Cannes, le Comité organise, pour les blessés en traitement dans la localité, un traitement d'héliothérapie et de thalassothérapie.

Elle collabore, avec le ministère de l'Intérieur, à la création de stations sanitaires et de sanatoria où elle apporte son plus large concours. Des équipes d'infirmières ont été en Serbie, à Salonique, en Égypte.

COURS. — Elle a créé des cours nombreux pour la fonction d'infirmière, dont un a eu lieu à la Sorbonne dans les premiers jours d'août 1914, et a réuni plus de 1 000 auditrices.

AUTOMOBILES. — Dès le 22 août 1914 elle mettait à la disposition du Ministre de la guerre 60 voitures ambulances automobiles pour le transport des blessés, puis 8 jours après 11 autres pour le service du Gouvernement militaire de Paris.

PÉNICHES AMBULANCES. — Au mois de décembre 1914 un convoi de péniches ambulances comprenant 125 lits est prêt à transporter les grands blessés de Bar-le-Duc à Dijon ; il avait fourni, en mai 1916, 11 817 journées d'hospitalisation. Depuis 3 autres péniches ont été ajoutées. V. texte et figures à SANTÉ (Service de).

TRAINS SANITAIRES. — La Société a collaboré avec les Syndicats de la Presse Parisienne à l'œuvre des Trains de blessés qui assurent jusqu'au front le ravitaillement des trains sanitaires.

ŒUVRES ACCESSOIRES DIVERSES. — Elle a organisé dans les arrondissements de Paris des ouvroirs et des ateliers pour établir des paquets dont 60 000 ont été adressés aux soldats du front et 8 500 aux prisonniers.

Elle aide à la réouverture du *Cercle National du Soldat* à l'instar duquel elle fonde de tous côtés des *foyers* et des *cercles* où les permissionnaires peuvent se grouper et trouver avec des consommations hygiéniques, de saines distractions.

Elle reçoit les permissionnaires des départements envahis, ainsi que les Belges, pendant la durée de leur permission.

BUREAU DE RENSEIGNEMENTS. — Elle collabore avec le ministère des Affaires étrangères, pour le service de correspondance avec les habitants des régions envahies, et renseigne les familles sur les militaires en traitement dans les hôpitaux, disparus ou en captivité, et donne aux militaires des renseignements sur les personnes évacuées en France qui peuvent les instruire du sort des leurs. Un service de filleuls de guerre pour les soldats des régions envahies y est annexé.

CONDITIONS POUR ÊTRE MEMBRE DE LA SOCIÉTÉ. — Cotisation annuelle minima : 10 francs pour les membres titulaires, 5 francs pour les membres adhérents, 200 francs pour les membres perpétuels et 1 000 francs pour les membres bienfaiteurs.

Association des Dames Françaises, 12, rue Gaillon (40 000 membres). — HOPITAUX. — Au début de la guerre la Société avait préparé l'organisation complète des 100 hôpitaux auxiliaires, actuellement elle en a 350 avec 22 000 lits et 17 500 infirmières dont 7 000 infirmières diplômées, 500 infirmières majors et 10 000 bénévoles.

Elle a assuré le ravitaillement des trains de blessés arrivant à Paris à la gare de la Chapelle et a mis à la disposition de l'autorité militaire un personnel spécial pour les trains sanitaires et les ambulances du front. Des automobiles servent au transport des blessés.

CONDITIONS POUR ÊTRE MEMBRE DE LA SOCIÉTÉ. — Membre perpétuel : 400 et 200 francs ou cotisation annuelle 10 ou 20 francs.

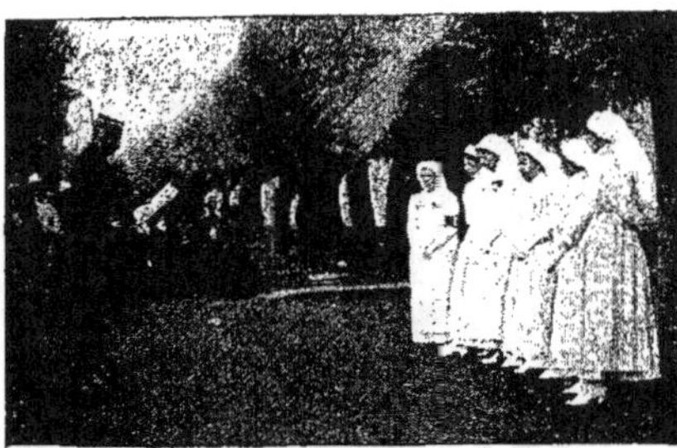 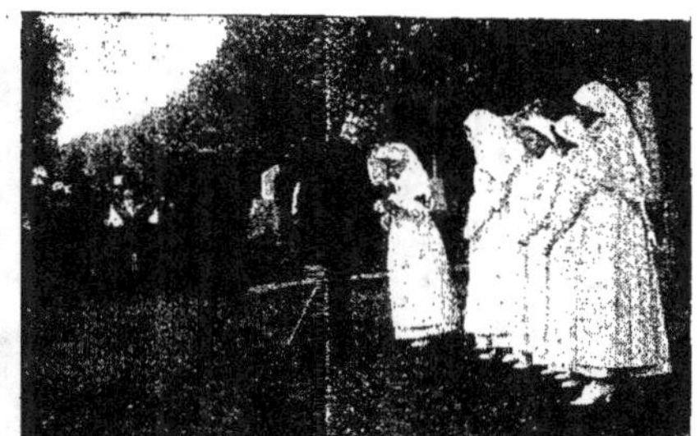

Remise de la croix de guerre aux infirmières de la S. S. B. M., à l'hôpital de Bourbourg. — 1. Lecture du décret ; 2. Fixation de la croix.

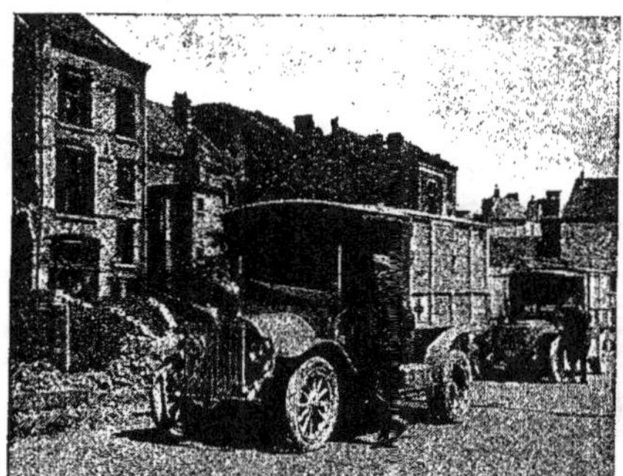 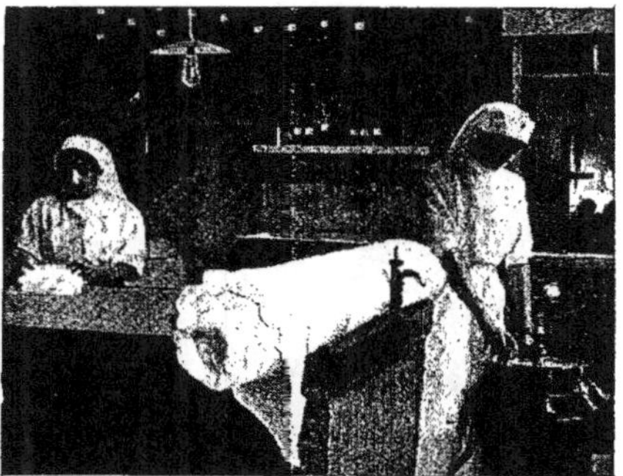

3. — Voitures d'ambulance de la S. S. B. M. sous le bombardement.

4. — Préparation et stérilisation des bandes de pansement.

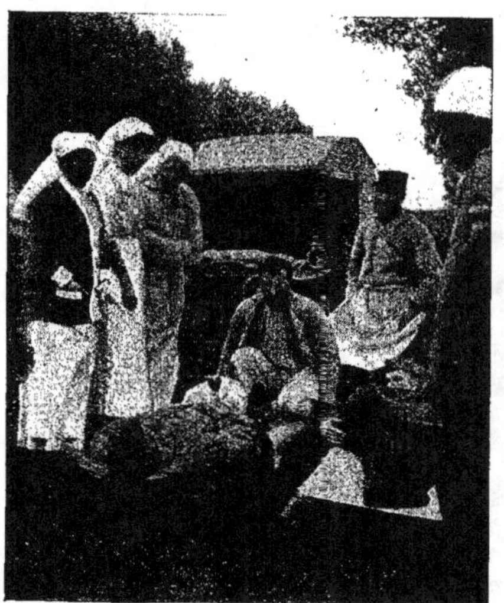 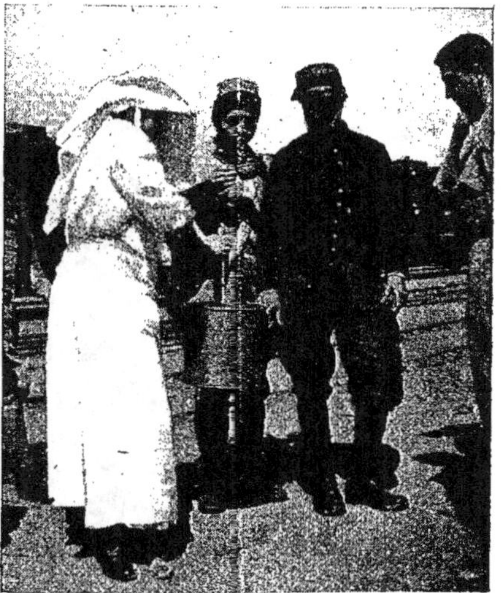

5. — Arrivée des blessés à l'hôpital.

6. — Distribution du café à l'infirmerie d'une gare.

Société de secours aux blessés militaires.

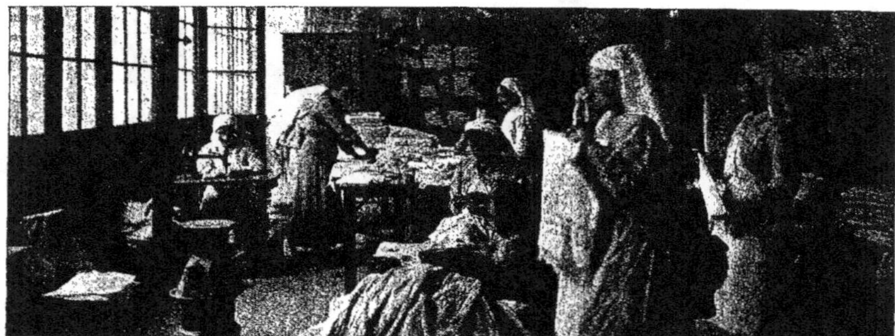

1. — Hôpital auxiliaire 115 — Lingerie

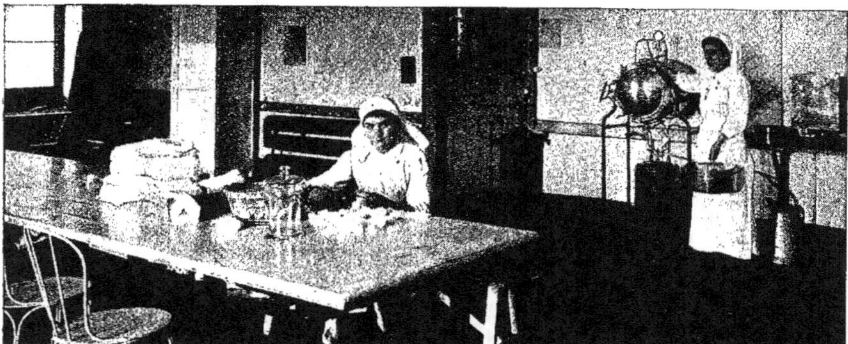

2. — Hôpital 101, Saint-Stanislas, à Nantes. — Salle de stérilisation.

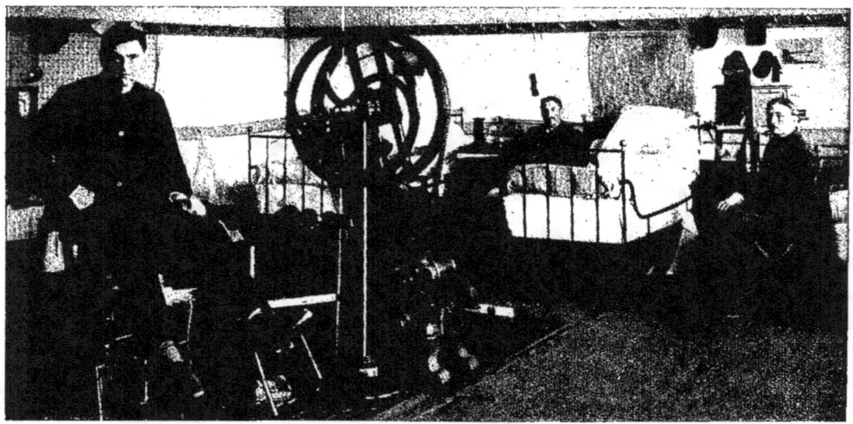

3. — Hôpital 101, Saint-Stanislas, à Nantes. — Salle de mécanothérapie.

Union des Femmes de France — Hôpitaux de province

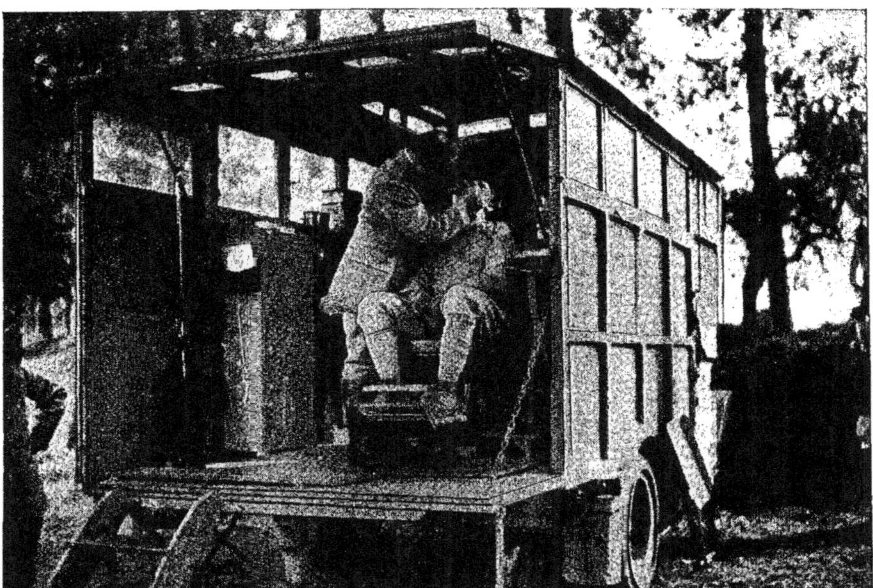

FIG. 75. — *VOITURE AUTOMOBILE POUR LA STOMATOLOGIE.*

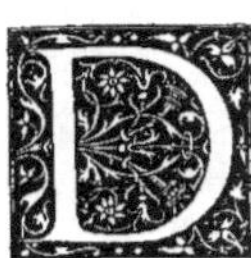

★Dents et dentiste (*fig.* 75 et 76). — L'impossibilité, sur le front, de donner aux dents les soins hygiéniques habituels entraîne assez fréquemment des douleurs, des lésions dentaires diverses qui, si elles ne sont pas soignées, auront une tendance à s'aggraver et à rendre même l'homme indisponible. D'autre part, la présence dans les rangs d'hommes de la réserve et de la territoriale fait que, étant donné leur âge, un assez grand nombre d'entre eux possèdent des pièces dentaires qui se détériorent ou se brisent ; leur disparition a alors pour résultat une insuffisante mastication et, par suite, des troubles dyspeptiques. Enfin il est nécessaire de soigner les dents des syphilitiques de façon que des manifestations ne se produisent pas sur les gencives et qu'ils puissent sans inconvénient prendre leur traitement. M. le Dr Gaumerais a proposé et le Service de santé a créé des voitures automobiles de stomatologie qui circulent dans les lieux de repos des troupes de première ligne et permettent au spécialiste de calmer les douleurs, de soigner les caries, d'inciser les abcès tandis que son adjoint mécanicien opère les réparations courantes aux pièces dentaires.

La voiture est divisée en deux parties : dans le premier tiers de l'avant le laboratoire ou atelier pour les réparations, en arrière dans les deux tiers restant le cabinet dentaire proprement dit où se trouve un fauteuil avec tablette et crachoir ; à côté un tour à pédale à défaut d'un tour électrique. De petits meubles à tiroir contiennent les divers instruments et le linge ; enfin l'installation est complétée par un lavabo à pédale avec récipient métallique contenant 10 litres d'eau qu'on peut faire bouillir ou réchauffer suivant les besoins au moyen d'un appareil à essence d'automobile.

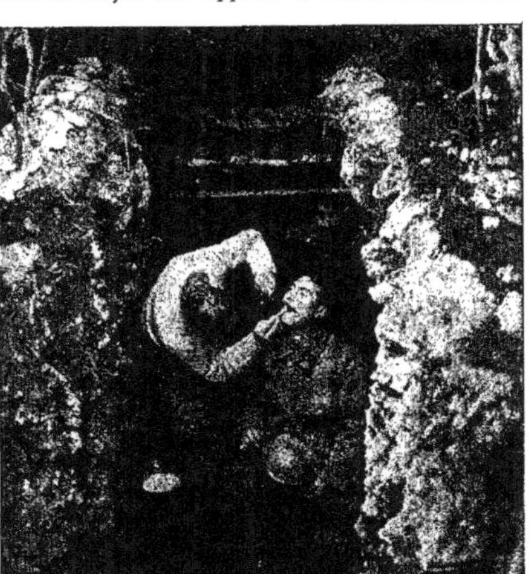

FIG. 76. — Dentiste opérant au seuil d'un abri.

Pour agrandir le cabinet, la paroi opposée au moteur s'ouvre en deux parties égales : une se relève pour former toiture, l'autre s'abat pour former une plateforme étayée par deux piliers de fer. C'est sur cette plateforme qu'est amené le fauteuil fixé solidement au sol.

L'atelier contient un établi à deux places muni d'un brûleur à essence, un tour d'atelier et en face une planche solide pour le vulcanisateur ; les instruments et les outils nécessaires sont suspendus aux parois latérales. Le tout est éclairé par de nombreuses baies et la nuit par des lampes à acétylène.

L'utile innovation de M. Gaumerais est appelée à rendre de grands services.

★DERMITES. — Affections inflammatoires du derme. Plusieurs variétés de dermites ont été observées au cours de la guerre.

I. Dermite suite de pansements. — L'emploi d'antiseptiques ou simplement d'eau bouillie pour le pansement des blessures provoque sur certaines peaux des dermites, lesquelles peuvent se réduire à un simple érythème plus ou moins passager, mais dans de nombreux cas prennent l'aspect d'eczéma suintant et suppurant qui s'étend à une surface étendue et se prolonge pendant des semaines.

TRAITEMENT. — Le Dr Debat a obtenu des guérisons rapides par la méthode bio-kinétique qui comporte dans ces cas :

1º La suppression des irritations internes par l'hygiène alimentaire : régime lacto-végétarien, mastication soigneuse des aliments, réduction des boissons ;

2º La suppression des irritations locales par un pansement léger, moelleux, avec gaze fine, imprégnée au début d'eau salée à 9 pour 1 000, puis de crème de zinc ichtyolée ou d'innotyol. Le pansement ne comportera ni coton, ni imperméable qui échauffent la plaie et favorisent l'exsudation. On se gardera plus encore des antiseptiques qui exagèrent le mal, des pansements à l'eau bouillie qui macèrent les téguments, des poudres, des pansements secs qui adhèrent et empêchent la cicatrisation.

3º La gymnastique élévatoire, l'élévation continue et le massage si les lésions sont aux membres. (V. GYMNASTIQUE ÉLÉVATOIRE.)

Dans les cas de dermites étendues au tronc on contractera les muscles sous-jacents.

M. Debat a bien voulu nous remettre quatre photographies représentant des lésions importantes du bras

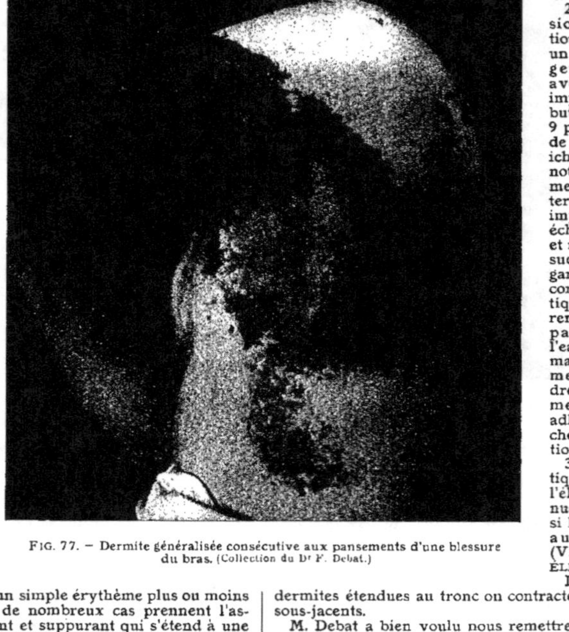

FIG. 77. — Dermite généralisée consécutive aux pansements d'une blessure du bras. (Collection du Dr F. Debat.)

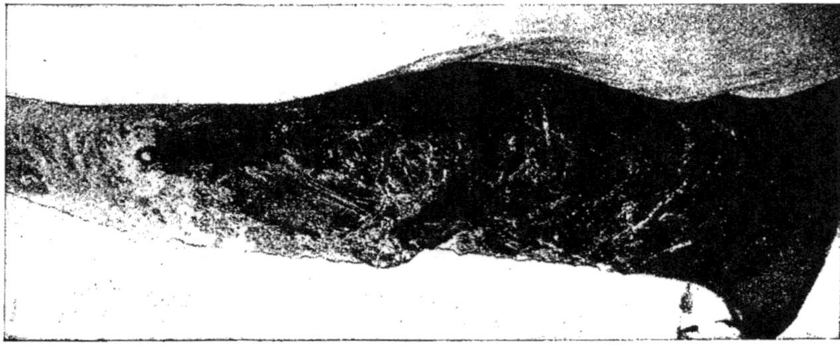

FIG. 78. — Dermite aiguë due aux pansements d'une blessure du bras. Guérison en trois semaines. (Collection du Dr F. Debat.)

et de la poitrine (*fig.* 77), du bras (*fig.* 78), de la jambe (*fig.* 79 et 80) guéries ainsi très rapidement. La restauration de la peau a varié entre huit, quinze jours et trois semaines au plus lorsque les lésions étaient très intenses, ce qui était le cas dans la figure 78.

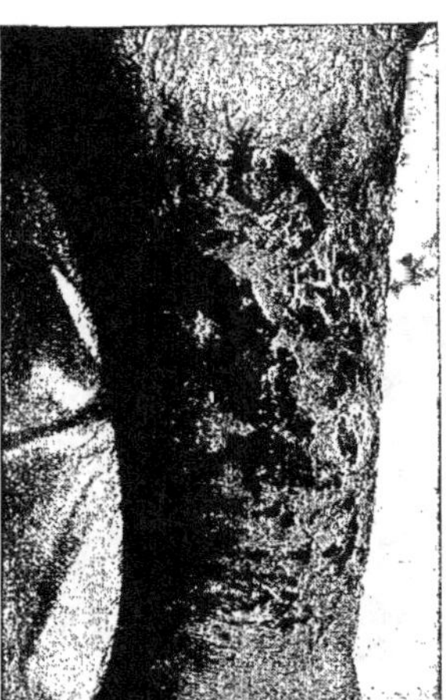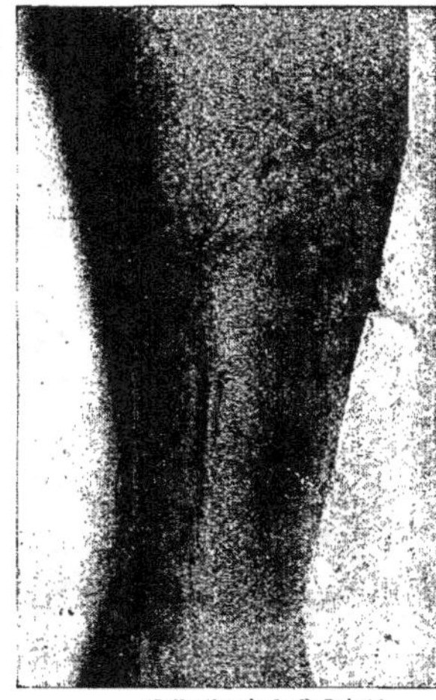

(Collection du Dr F. Debat.)

FIG. 79 et 80. — Dermite suite de pansements guérie en quinze jours.

II. Dermites par les explosifs de guerre.

— La manipulation de certains explosifs de guerre expose les ouvriers à des troubles variés, qui, par leur fréquence et leur apparente gravité peuvent compliquer le recrutement et le fonctionnement de certaines équipes des pyrotechnies.

Les principaux explosifs de guerre sont : la *poudre*, qui sert à charger les cartouches des fusils ; la *mélinite*, la *crésylite*, la *tollite* et la *schneidérite*, qui constituent la charge des obus ; le *fulminate* utilisé, pour les amorces des cartouches et les détonateurs d'obus.

Ce dernier produit est de beaucoup le plus dangereux à manipuler. Les neuf dixièmes des malades que nous avons eu à examiner à la Pyrotechnie de Bourges nous étaient envoyés par les seuls ateliers de la fulminaterie.

En règle générale, les explosifs ne sont pas manutentionnés directement par les ouvriers, mais existent à l'état de poussières dans l'atmosphère des ateliers et à la surface des objets manipulés.

. Ils peuvent attaquer l'organisme, soit par les voies respiratoire et digestive, soit par la surface cutanée. Dans le premier cas, ils déterminent des troubles gastriques et des troubles congestifs se traduisant, entre autres symptômes, par des hémorragies variées (épistaxis, hématémèses, métrorragies, hématuries, entérorragies). Dans le second cas, ils produisent des dermites plus ou moins graves.

Dermites dues à la fabrication du fulminate. — Le fulminate est un composé mercuriel nitré, obtenu en faisant réagir le mercure métallique sur l'acide azotique, puis l'azotate de mercure ainsi formé sur l'alcool.

Ces opérations occupent un personnel peu nombreux qui suffit à une production considérable. La plupart des ouvriers, professionnels sélectionnés et entraînés de longue date, supportent le travail sans troubles apparents. Chez les auxiliaires, qui renforcent actuellement les équipes du temps de paix, on observe, par contre, divers accidents.

SIGNES. — 1° Les troubles gastriques, respiratoires et vaso-dilatateurs qui sont dus à l'inhalation des vapeurs nitreuses et mercurielles ;

2° Les dermites, causées par les projections de l'acide azotique sur les téguments.

Les dermites ne s'observent qu'aux parties découvertes. Elles présentent en général l'aspect suivant :

Les mains sont brûlantes, rouges, œdématiées. Les doigts sont immobilisés en demi-flexion. Les ongles, cassants, sont fendillés transversalement. Sur la pulpe des doigts et à l'éminence thénar, ulcérations profondes, crevasses infectées à la plupart des plis de flexion.

L'épiderme est jaune et hypertrophié ; par endroits il se détache en larges squames.

Sur le dos de la main et aux poignets, éruption papulo-vésiculeuse.

A la face, rougeur diffuse avec quelques points de folliculite dans la barbe.

Le malade souffre continuellement de ses mains. Il ne peut étendre ses doigts. Les savonnages, l'exposition au soleil, la marche les mains ballantes, la chaleur du lit exacerbent la douleur.

CAUSES. — L'origine de ces lésions est simple.

Il s'agit d'une dermite chimique par contact direct. L'acide azotique détruit l'épiderme. Le derme mis à nu s'enflamme et s'ulcère. La suppuration et les nouvelles projections d'acide étendent et aggravent les lésions.

TRAITEMENT : I. CURATIF. — Il est facile : La gymnastique élévatoire sous pansement protecteur fait disparaître en deux jours les phénomènes congestifs et accélère la circulation.

II. PRÉVENTIF. — Il consiste à éviter le contact de l'acide. Pour préserver les mains, on ne peut songer aux gants. Ceux de laine ou de coton ne protègent nullement ; ceux de peau ou de caoutchouc seraient rapidement hors d'usage et d'un emploi trop coûteux. Le plus simple serait d'isoler la poignée des brocs (toujours imbibée d'acide) par un chiffon que l'on renouvellerait fréquemment. Les ouvriers devraient avoir, d'autre part, à proximité, un baquet d'eau alcalinisée au bicarbonate de soude, pour plonger leurs mains et les neutraliser dès la projection d'acide. Les ouvriers ne devront pas abuser des savonnages qui dessèchent la peau et prédisposent à la desquamation et aux crevasses. Toute solution de continuité des téguments : ampoules, écorchures, ulcérations, etc., devra être traitée avec soin, dès le début, par la pâte de zinc ichtyolée.

Dermites dues à la manipulation du fulminate. — Les ateliers où se fabriquent les amorces et les détonateurs occupent actuellement un personnel considérable, formé, pour un sixième, de soldats auxiliaires, pour cinq sixièmes, d'ouvrières. Hommes et femmes travaillent dans les mêmes ateliers. Les femmes répartissent le fulminate dans les amorces, les hommes le compriment à l'aide de presses. Ni les uns ni les autres ne manipulent directement l'explosif, mais celui-ci existe à l'état de poussières à la surface des objets manutentionnés.

Les dermites sont rares chez les hommes. Elles sont extrêmement fréquentes chez les femmes.

SIGNES. — Ces lésions sont à peu près exclusivement localisées aux régions découvertes : les mains, les avant-bras, le visage, le cou.

Les *mains* sont atteintes dans un dixième de cas seulement, et, à l'ordinaire, légèrement. On observe tantôt une eczématisation, tantôt des ulcérations atones caractéristiques.

L'eczématisation débute entre les doigts par une fine vésiculation accompagnée de cuisson et de prurit. Elle ne survient guère que chez les hyperidrosiques et paraît étroitement liée aux troubles de la sudation. L'éruption s'étend parfois à la face dorsale des doigts et de la main. Elle est, en règle générale, torpide et peu étendue.

Nous n'avons vu qu'un seul cas d'eczématisation palmaire. Il était du reste peu grave.

Les ulcérations sont localisées à la face interne des doigts. Elles affectent avec prédilection le niveau de la deuxième articulation du médius droit (*fig.* 81). Quelquefois, cependant, on peut en observer à l'extrémité des doigts, à la sertissure unguéale, ou à toute autre région de la main.

Ces ulcères, qui surviennent surtout chez les ouvrières tournant les trémies, débutent au niveau d'une ampoule, d'une écorchure, d'un point de folliculite ou de toute autre solution de continuité. Ils progressent lentement et peuvent atteindre les dimensions d'une pièce de 50 centimes. Ils sont régulièrement cycliques : le fond, profondément excavé, est lisse, mou, blafard, recouvert d'une couenne grise. Les bords sont surélevés en un bourrelet induré, peu enflammé. Ces ulcères suppurent abondamment. Ils sont peu douloureux. S'ils ne sont pas isolés par un pansement bien fait et fréquemment renouvelé, ils persistent indéfiniment.

Les *avant-bras* sont atteints chez les neuf dixièmes des malades. Les lésions sont souvent étendues, aiguës, extrêmement pruritiques, désespérément persistantes et récidivantes, si elles ne sont correctement soignées. Sous cette forme, elles inquiètent les malades qui croient à un « empoisonnement du sang », demandent à changer d'atelier et, finalement, abandonnent le travail.

L'éruption débute à l'ordinaire brusquement. Il apparaît une plaque érythémateuse localisée aux poignets, à la saignée et surtout à la face interne de l'avant-bras. Les téguments sont tendus, lisses, légèrement œdématiés. Très vite apparaissent des papulo-vésicules (Tabl. XIII, 3), à l'ordinaire petites et nombreuses. La patiente éprouve une sensation de tension, de cuisson, de prurit avec besoin irrésistible de grattage. Celui-ci exagère l'irritation, écorche les téguments, ouvre les vésicules qui suintent légèrement (Tabl. XIII, 4).

Régulièrement, les ouvrières multiplient les savonnages, croyant, par la propreté, enrayer le mal. Erreur profonde. Le savon irrite au maximum les lésions, augmente la rougeur, le prurit, l'exsudation.

Exceptionnellement la dermite suppure. A l'ordinaire, l'écoulement est séreux et ne forme que des croûtes légères.

Si la malade cesse le travail, sans autre traitement, les lésions s'améliorent, la rougeur et le suintement diminuent, mais le prurit persiste. Le travail étant repris, il se produit une nouvelle explosion qui peut être plus grave que la première.

Après plusieurs alternatives d'améliorations et de récidives, la dermite se lichénifie (Tabl. XIII, 5). Les téguments sont épaissis, plissés, chagrinés, le prurit persiste aussi violent.

Voilà le type le plus communément observé aux avant-bras.

On peut noter quelques variations dans la marche, le caractère et la localisation de la dermite. Quelquefois l'éruption se fait insidieusement. Les papulo-vésicules apparaissent successivement, sans érythème et sans cuisson. Ces papulo-vésicules peuvent être rares, disséminées. Elles peuvent être énormes, comme dans le cas photographié ci-après (Tabl. XIII, 3).

La dermite est parfois torpide, sans réaction inflammatoire appréciable.

Le prurit seul est à peu près constant.

La localisation peut également varier.

Dans quelques rares cas, l'éruption se fait primitivement sur la face externe de l'avant-bras.

Assez souvent, elle se limite à la face antérieure des poignets ou à la saignée.

L'eczématisation, qui est, en général, diffuse, peut, par exception, dessiner des placards nummulaires à contours nettement circinés.

A la *face*, les dermites sont assez fréquentes. On les observe dans un tiers des cas environ (Tabl. XIII, 1 et 2).

Tantôt elles s'étendent à tout le visage. Tantôt elles se localisent aux paupières, au pavillon des oreilles, à la région sous-narinaire, à la région péri-labiale, au menton.

L'éruption diffère par quelques caractères de celle que nous avons décrite aux avant-bras. En règle générale, elle est plus aiguë. La rougeur est plus vive. L'œdème sous-jacent varie avec la laxité du tissu cellulaire. Aux paupières, il est très marqué. Il peut masquer la fente palpébrale. Les vésicules sont plus volumineuses. Le suintement, plus abondant, forme des croûtes sérines épaisses au pavillon des oreilles et au menton. Le prurit est irrésistible. La douleur très vive, faite de tension, de picotements et de cuisson, est exagérée par la chaleur, la transpiration, et surtout le savonnage.

L'arrêt du travail suffit à améliorer les lésions, mais non à les guérir. La reprise du travail avant guérison complète est régulièrement suivie de récidive.

L'eczématisation s'étend assez fréquemment au cou. La généralisation est extrêmement rare.

CAUSES. — L'origine des dermites que nous venons de décrire est fort complexe.

Il serait par trop simpliste de croire l'explosif seul responsable. On ne s'expliquerait alors, ni l'inconstance des lésions, ni leur variété de localisation.

En réalité, le fulminate n'est que la cause *déterminante*.

Deux autres facteurs interviennent :

Les causes *prédisposantes*, qui tiennent à la constitution de l'individu et plus spécialement à celle de ses téguments ;

Les causes *adjuvantes*, qui sont les diverses irritations convergeant sur la peau, soit du dehors, soit du dedans.

Étude du fulminate. — Le fulminate de mercure, ou cyanate mercurique, a pour formule $(Cy\,O)^2\,Hg$.

A l'état pur il se présente sous forme d'une poudre blanche, cristalline, d'odeur faible. Il est à peine soluble dans l'eau froide, insoluble dans les corps gras. Il est neutre aux réactifs.

Le fulminate, même pur, est très irritant pour les tissus vivants. Rien de surprenant si l'on songe que c'est un sel mercurique, de même que le sublimé.

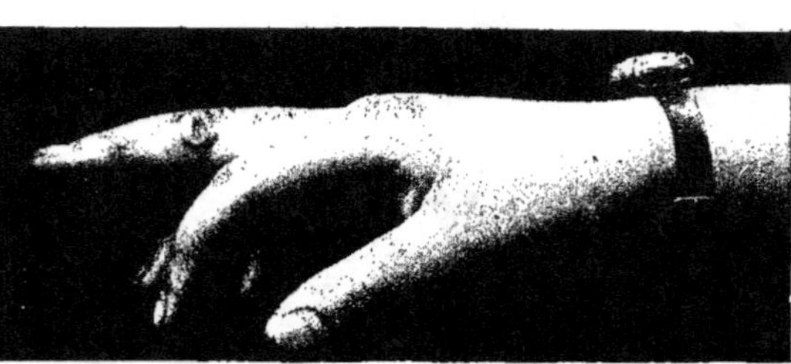

(Collection du Dr F. Debat.

FIG. 81. — Ulcération atone du médius chez les tourneuses de trémies.

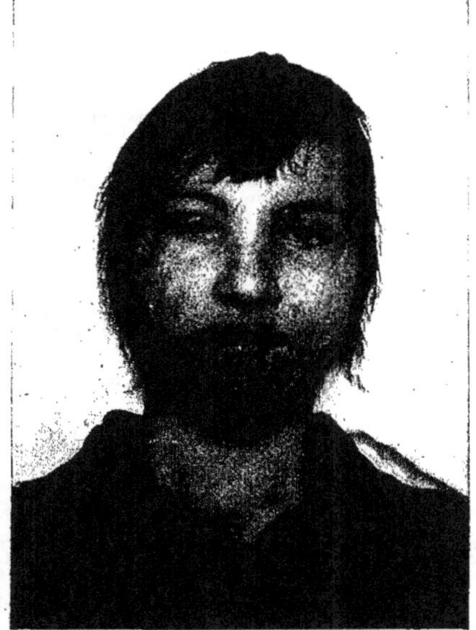

1. — Eczématisation aiguë et conjonctivite.

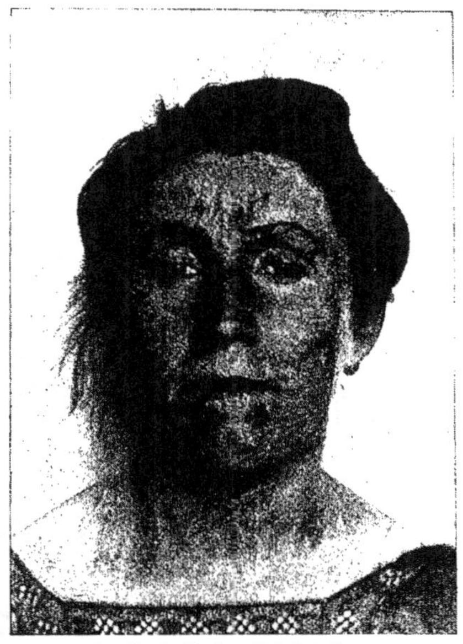

2. — Eczématisation aiguë de la face.

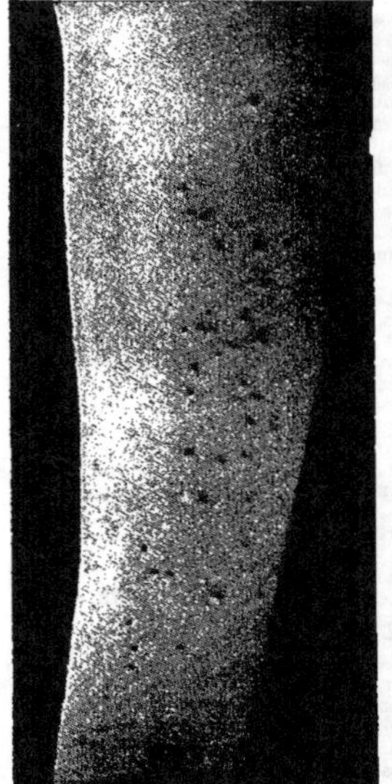

3. — Éruption papulo-vésiculaire.
(1ᵉʳ stade de la dermite.)

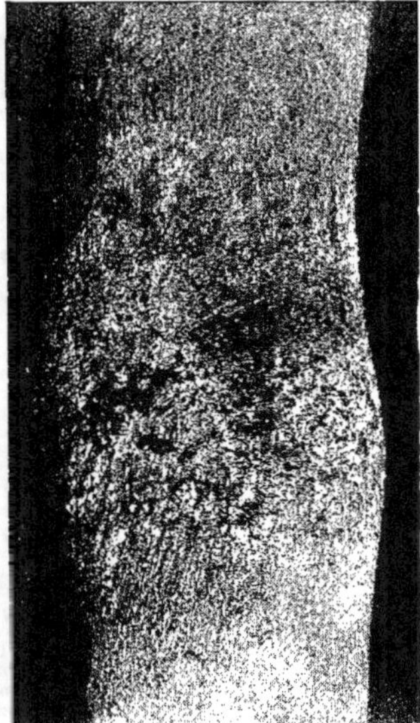

4. — Eczématisation aiguë du pli du coude.
(2ᵉ stade.)

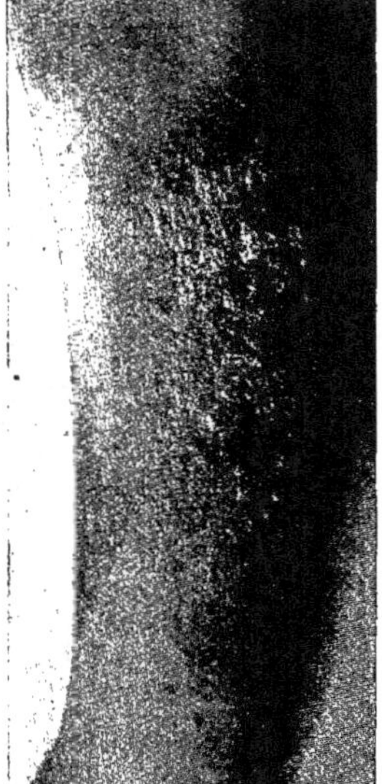

5. — Lichénification de l'avant-bras.
(3ᵉ stade.)

Dermites des ouvriers de fulminaterie (Collection du Dᵣ F. Debat.)

Au contact des muqueuses, il produit une violente irritation.

Sur les téguments intacts, une seule application de fulminate ne produit pas de réaction appréciable.

Lorsque, au contraire, l'épiderme est détruit par un traumatisme, ou une première eczématisation, le derme réagit violemment au contact de l'explosif. Ceci nous expliquera la pathogénie des ulcérations et des récidives.

Impuretés du fulminate. — Nous venons de voir que le fulminate, même pur, est irritant.

Son action pathogène est renforcée par les impuretés qu'il peut contenir : l'acide azotique et le mercure libre.

L'acide suffit à provoquer les dermites. Associé au fulminate, il favorise la pénétration de ce dernier à travers l'épiderme et augmente sa nocivité.

Le mercure libre n'est pas non plus, sans inconvénient. Grâce à sa tension de vapeur considérable, il diffuse dans l'atmosphère des ateliers, pénètre dans l'organisme par les voies respiratoire et cutanée, et produit les symptômes d'intoxication si fréquents chez les ouvriers (dyspepsie, salivation, gingivite, etc.).

Par le contact direct avec les téguments, il intervient certainement dans l'apparition des dermites. Nous avons fréquemment noté un érythème, et parfois même une fine vésiculation, localisée à l'auriculaire, au niveau de l'alliance. Or, régulièrement, dans ces cas, l'anneau d'or était argenté par fixation de mercure.

Est-il facile d'obtenir un fulminate pur, exempt de produits acides et de mercure métallique ? Pour l'acide, oui. Rien de plus simple.

Il suffit de laver longuement l'explosif.

Pour le mercure, le problème est plus compliqué, les pyrotechnies l'ont cependant résolu et fabriquent actuellement au lieu du *fulminate gris*, un *fulminate blanc* beaucoup plus pur.

CAUSES : I. PRÉDISPOSANTES. — Elles tiennent, nous l'avons dit, à la constitution des sujets et en particulier à celle de leurs téguments.

Il n'est point pratiquement possible d'y remédier. Elles sont cependant utiles à connaître. Elles peuvent servir de base pour la sélection des ouvrières à l'embauchage, et pour la répartition dans les divers ateliers.

Voici les principales :

Le *sexe* a une importance considérable.

La preuve : dans les ateliers de la fulminaterie de Bourges, où hommes et femmes travaillent dans les mêmes conditions, nous avons eu à examiner un nombre de malades 60 fois plus fort pour les femmes que pour les hommes.

Ceci tient, croyons-nous, à deux faits :

La plus grande finesse de l'épiderme féminin ;

La plus grande fréquence, chez la femme, des causes adjuvantes que nous énumérerons plus loin (surmenage, nervosisme, dyspepsie, etc.).

L'*âge* nous a paru intervenir pour des raisons analogues : les jeunes filles à peau très fine, et les femmes âgées dont l'état général est troublé, échappent rarement aux dermites.

La *finesse de l'épiderme* règle l'importance et la localisation des lésions. En effet :

1° Les femmes sont atteintes fréquemment, les hommes exceptionnellement ;

2° Les femmes blondes, à peau fine, sont atteintes plus souvent que les brunes ;

3° L'eczématisation se localise toujours aux régions où l'épiderme est particulièrement mince : face interne des avant-bras, visage, cou.

L'*hyperidrose* était extrêmement fréquente chez les malades que nous avons examinés. La sueur favorise l'action du fulminate, en le dissolvant et en macérant l'épiderme.

Notons, pour terminer, l'action prédisposante des *troubles de la nutrition :* arthritisme, lymphatisme, et surtout celle des *affections organiques :* le brightisme et le diabète en particulier.

II. ADJUVANTES (*irritations fonctionnelles et locales*). — Chez les malades que nous avons observés, nous avons régulièrement noté les multiples irritations

dont Jacquet et ses élèves ont montré le rôle pathogène.

Irritations fonctionnelles. — L'*irritation gastrique* est à peu près constante. Le plus souvent elle est due aux troubles dyspeptiques dont les symptômes les plus fréquents sont : la gastralgie, les régurgitations acides, le ballonnement, la facilité à rougir et l'assoupissement après les repas, la perte d'appétit, les nausées au réveil. Ces troubles qui souvent n'existaient pas avant l'embauchage à la fulminaterie, sont dus pour une part à l'intoxication mercurielle, pour une part à une mauvaise hygiène alimentaire.

L'irritation gastrique existe encore chez les ouvrières dont les viciations digestives n'entraînent nul trouble digestif. Nous avons souvent vérifié, avec Jacquet et Jourdanet, que l'habitude de manger très vite, d'abuser des substances épicées et de boire avec excès oblige l'estomac à un surtravail, source d'irritation réflexe pathogène pour les téguments. Or. chez les ouvrières qui travaillent loin de chez elles, et qui n'ont que peu d'instants à consacrer à leurs repas, ces viciations sont de règle.

L'*irritation utéro-ovarienne* est fréquente.

La dysménorrhée, quelquefois primitive, quelquefois consécutive au travail de la fulminaterie, a une influence certaine. Souvent, les dermites apparaissent brusquement à la suite de règles douloureuses. Régulièrement, l'éruption est aggravée aux périodes menstruelles.

Ainsi que Brocq l'a noté pour l'acné, nous avons cru remarquer une tendance à la localisation mentonnière dans les cas de dermites liées aux troubles utéro-ovariens.

L'*irritation cérébro-spinale* est de règle.

Les ennuis, les chagrins, les soucis sont beaucoup plus fréquents, la plupart des ouvrières ayant leur mari ou de proches parents à la guerre.

Les émotions sont journalières à la fulminaterie, les explosions d'amorces provoquant un choc nerveux, même chez les plus calmes.

L'*irritation gingivo-dentaire* est également fréquente.

De même que les précédentes irritations, elle est exagérée par l'intoxication mercurielle. Elle tend à localiser l'éruption aux lèvres, aux régions péri-labiales et commissurales.

L'*irritation dentifrice*, due à l'usage des pâtes mentholées, salolées, phénolées, des eaux dentifrices employées pures, du savon, conditionne et localise de même l'eczématisation. Plusieurs de nos observations ont à ce sujet la valeur d'une expérience.

Irritations locales. — Les *traumas* sont fréquents, surtout aux mains. Les plus communs sont : les ampoules, les crevasses, les menues écorchures. Nous avons noté plusieurs fois les piqûres de puces ou de punaises chez les malades atteints d'eczématisation aux régions habituellement couvertes.

Le *frottement* des vêtements intervient souvent.

Les vêtements larges et légers, de coton ou de toile fine, irritent peu. Il n'en est pas de même des vêtements de laine à col ou à manches étroits. Ils localisent et entretiennent l'eczématisation du cou, de la saignée, des poignets.

Le *grattage* est de règle, le prurit étant à l'ordinaire irrésistible.

Irritation chimique. — Les téguments sont irrités chimiquement, non seulement par le fulminate, mais encore par les savonnages et l'application des divers topiques que les malades utilisent, d'elles-mêmes, au début de l'affection.

Le *savon* est, à notre avis, fort nocif.

Non seulement il agit, comme chacun l'admet, en dégraissant l'épiderme et en favorisant les crevasses et la desquamation, mais encore il irrite vivement le derme et les terminaisons nerveuses. Les oléates et les margarates qui le composent sont de véritables poisons pour la cellule. Lorsque les téguments sont surirrités, lorsque, surtout, ils sont en voie d'eczématisation, le savonnage exagère violemment l'hyperémie, le prurit, la dermalgie, le suintement.

Or, régulièrement, au début des dermites, les malades augmentent progressivement le nombre et la durée des savonnages.

L'application de *glycérine*, à laquelle les malades ont souvent recours, est, en général, aussi mal supportée. La glycérine, grâce peut-être à ses propriétés hygrométriques, favorise la vésiculation et le suintement.

La teinture d'iode et l'eau oxygénée sont plus rarement employées. Elles sont également irritantes.

L'*eau pure* elle-même est mal supportée par les téguments en voie d'eczématisation.

L'*irritation solaire* est un facteur important en été. Elle agit directement et, d'autre part, en exagérant la transpiration.

TRAITEMENT. — Il découle des données précédentes.

I. PRÉVENTIF. — On devra s'efforcer de réduire au minimum :

1º L'action du fulminate, par la purification de l'explosif et la protection des téguments ;

2º Les causes prédisposantes, par la sélection des ouvrières à l'embauchage et à la répartition dans les ateliers ;

3º Les causes adjuvantes, par la réglementation de l'hygiène générale et locale.

Nous avons vu qu'un fulminate exempt d'acide et de mercure libre est moins irritant et moins toxique. Il importe donc de laver avec grand soin l'explosif et de s'assurer de sa neutralité.

Il est plus important encore d'éviter le contact du fulminate et des téguments.

Pour cela, deux moyens :

Diminuer les poussières en assurant la ventilation des ateliers et en entretenant une légère humidité sur leur sol.

D'autre part, les régions découvertes étant seules sujettes aux dermites, il faut s'efforcer d'isoler les téguments.

Aux avant-bras, cela est facile. Il suffit de faire porter aux ouvrières, pendant les heures de travail, des manchettes de toile blanche, fermées aux poignets.

Pour les mains, il serait bon d'avoir, toutes les fois que cela est possible, des gants de peau légèrement lâches. Les gants de caoutchouc ou de peau, trop serrés exagéreraient la transpiration et seraient nocifs. Les gants de laine ou de coton rendraient moins de services.

Le port des gants nous semble particulièrement indiqué pour les ouvrières qui tournent les trémies.

Il est difficile de protéger complètement la face. Cependant, une onction avec un corps gras, vaseline ou lanoline, suivie d'un léger poudrage à la poudre de riz ou au talc, isole efficacement l'épiderme, tout en assurant son intégrité. Le poudrage direct est nocif. Il dessèche l'épiderme et provoque même sa desquamation. Les crèmes à la glycérine sont moins recommandables que les crèmes grasses, la glycérine prédisposant certains sujets à l'eczématisation.

Pour protéger le cou, porter des corsages à cols montants, en toile, ou, pendant les heures de travail, un large mouchoir masquant le décolletage.

Dans le cas de conjonctivite ou de prurit de la face, les ouvrières devront avoir grand soin de ne jamais se gratter qu'avec un mouchoir propre. Le grattage avec les doigts souillés de fulminate exagère immanquablement la démangeaison et peut suffire à déclancher l'eczématisation.

Les poussières de fulminate, absorbées par les voies gastrique et respiratoire, provoquent des troubles dyspeptiques et congestifs, qui, par voie réflexe, interviennent dans les dermites. Le port d'un masque, ou simplement d'une compresse de gaze filtrant l'air au niveau de la bouche et des narines, pourrait éviter ou, tout au moins, grandement diminuer cette absorption.

Sélection des ouvrières. — Les femmes atteintes de diabète, d'albuminurie, de dyspepsie grave : les femmes enceintes, les femmes âgées et obèses, échappent rarement aux dermites. Il est prudent de ne pas les embaucher à la fulminaterie.

Hygiène générale. — Éviter le surmenage en dehors des heures de travail.

Éviter, dans la mesure du possible, la chaleur et la transpiration.

Régime alimentaire. — Manger lentement. Mastiquer avec soin.

Supprimer de l'alimentation : le poisson, les crustacés, les coquillages, la charcuterie, les épices (poivre, moutarde, vinaigre), tous les mets irritants ou fermentés.

Ne boire ni vin pur, ni liqueurs.

Ne pas abuser du café.

Ne boire à chaque repas qu'un ou deux verres d'eau faiblement rougie, de tisane ou de lait.

Soins des dents. — Faire arracher les racines et soigner les dents douloureuses.

N'employer comme dentifrice ni le savon, ni les pâtes mentholées ou salolées, ni les eaux dentifrices pures.

Utiliser de préférence la poudre suivante :

> Chlorate de potasse. . . . .   5 grammes.
> Carbonate de chaux   100   —

Hygiène locale. — Éviter le contact direct des vêtements de laine, aux bras et au cou. Ces régions ne devraient être recouvertes que de toile. Ne jamais avoir de col ni de poignets serrés.

Réduire au minimum les savonnages (deux par jour au plus). Nettoyer de préférence le visage à l'eau pure et les mains à la vaseline. N'utiliser pour la toilette, ni eau de Cologne, ni vinaigre aromatique, ni glycérine, ni antiseptique.

Soigner avec grand soin, dès le début, les écorchures, crevasses, ampoules et toutes solutions de continuité, par l'application de pâte à l'oxyde de zinc ichtyolée.

II. CURATIF. — Il comporte :

1º La suppression du contact du fulminate ;

2º La mise en œuvre de la bio-kinétique ;

3º Une thérapeutique appropriée aux lésions.

Il va de soi qu'on ne peut guérir les lésions si on ne les met à l'abri des poussières de fulminate, l'explosif étant d'autant plus irritant que la barrière épidermique est ouverte.

Si la dermite est peu enflammée, l'ouvrière peut ne pas interrompre son travail. Il lui suffira de protéger les régions atteintes par un pansement occlusif.

Aux avant-bras, on peut utiliser soit les compresses de gaze imprégnées de pommade, soit, si la dermite ne suinte pas, la colle de zinc ichtyolée.

Au visage, la protection est moins efficace. On ne peut qu'appliquer directement une couche légère de pommade.

Si l'eczématisation est aiguë, il est prudent de changer au plus tôt l'ouvrière d'atelier, et, parfois, de suspendre momentanément son travail. La dermite rend, en effet, certaines femmes hypersensibles au fulminate, et le seul fait de circuler dans les ateliers, sans même toucher aux amorces, suffit, malgré les pansements, à produire une exacerbation.

La méthode bio-kinétique, créée par Jacquet, comporte deux parties :

Tout d'abord, la réglementation de l'hygiène générale et locale que nous avons exposée au traitement préventif et qui est ici, plus importante encore ;

D'autre part, la kinétique. Le malade devra contracter, chaque heure pendant 5 minutes, les muscles sous-jacents aux lésions. Pour la main et le bras, la gymnastique se fera le bras étant en élévation. Pour la face, on contractera alternativement les muscles opposés. Pour le cou, on contractera le peaucier.

Notre thérapeutique est très simple :

Au premier stade, pendant la vésiculation, ou encore lorsque la dermite, enflammée, suppure ou suinte abondamment, nous prescrivons les pansements humides, légers, avec compresses de gaze légèrement imbibées de sérum de Ringer-Locke sans glucose, dont voici la formule :

> Chlorure de sodium . . . .   8 grammes.
> —   de potassium . . . . . .   0 gr. 20
> —   de calcium . . . .   0 gr. 20
> Bicarbonate de sodium . . . . .   0 gr. 20
> Eau distillée . . . .   1 000 grammes.

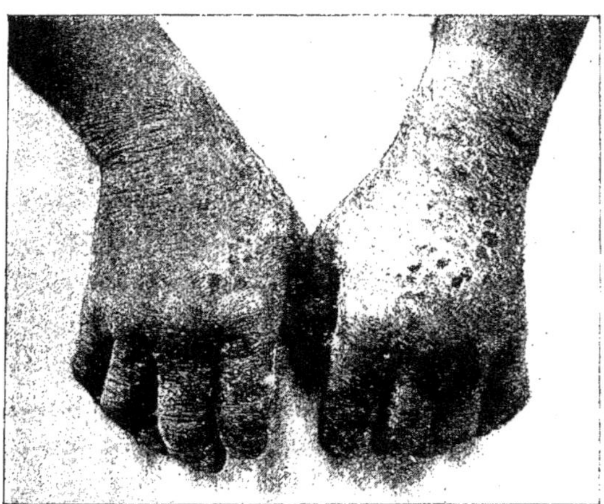

(Collection du Dr F Debat.)

Fig. 82 — Dermite due a la manipulation de la schneidérite (avant traitement).

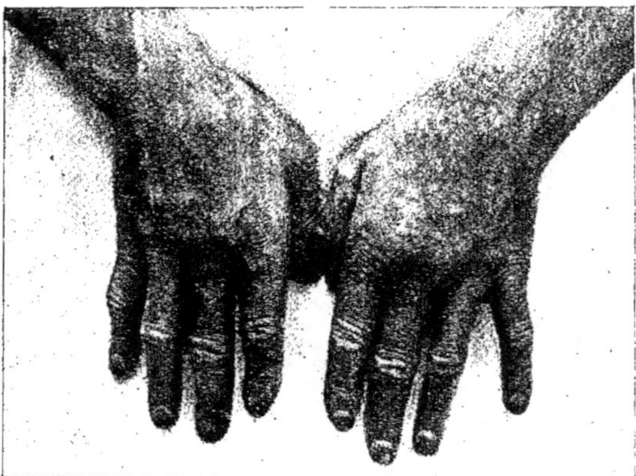

(Collection du Dr P. Debat.)

Fig. 83 — La même dermite guérie après 8 jours de traitement par le bio-kinétique

N'utiliser ni coton, ni imperméable pour le pansement

Lorsque le suintement diminue, nous employons une crème à l'oxyde de zinc ichtyolée :

Ichtyol	30	grammes
Oxyde de zinc	250	—
Lanoline anhydre	600	—
Vaseline	200	—
Eau distillée	200	—

Lorsque la dermite ne suinte plus, nous avons recours, soit aux badigeonnages bi-hebdomadaires au goudron de houille, soit aux enveloppements prolongés à la colle de Unna à 5 pour 100 d'ichtyol.

Sous l'influence de ce traitement, les dermites évoluent avec une extrème rapidité.

Hormis les cas anciens ou exceptionnellement graves, nous obtenons la guérison en 8 à 10 jours.

Après guérison, la malade est sujette aux récidives. Cela s'explique, croyons-nous, par l'irritabilité latente et la débilité de l'épiderme néoformé. Pour éviter les rechutes, l'ouvrière devra continuer le traitement pendant quelques semaines après la guérison.

Dermites dues à la manipulation des explosifs et à la préparation des obus. — Dans les autres ateliers de pyrotechnie, les dermites sont beaucoup moins fréquentes qu'à la fulminaterie.

Les explosifs utilisés sont moins irritants. D'autre part, leur manipulation, ainsi que la préparation des obus, est faite par les hommes, qui, nous l'avons vu, sont moins sujets que les femmes à l'eczématisation.

Charge des obus. — On utilise, pour la charge des obus, la schneidérite, la crésylite et la mélinite.

La mélinite (acide picrique) est à l'ordinaire bien supportée par les téguments. Elle n'a que l'inconvénient de les colorer en jaune.

La schneidérite et la crésylite paraissent plus irritantes. En dehors des troubles dyspeptiques et congestifs, elles provoquent des dermites plus ou moins graves (*fig.* 82-83).

Ces lésions de même que celles de la fulminaterie, apparaissent, presque toujours, aux régions découvertes : mains, avant-bras, visage, cou. Assez souvent, cependant, elles se localisent au scrotum. Quelquefois elles se généralisent.

Ces dermites présentent quelques types particuliers :

Tantôt on observe un simple érythème qui dure peu et s'accompagne de desquamation ;

Tantôt une fine vésiculation avec prurit, localisée aux régions interdigitales.

L'eczématisation de la face se complique fréquemment de folliculite. Elle affecte avec prédilection les régions sous-narinaires et mentonnières, et s'étend facilement au cou.

L'eczématisation des mains s'aggrave souvent d'infection banale surajoutée. On a alors le tableau de la pyodermie, avec œdème, lymphangite du bras et adénopathie axillaire.

L'eczématisation du scrotum est, en général, aiguë, très pruritique et tenace.

Tournage des obus et décolletage des fusées. — Ici, ce ne sont point les explosifs qui sont pathogènes pour les téguments, mais l'eau de savon, l'huile et l'essence, qui imprègnent constamment les mains des ouvriers.

L'eau de savon qui coule continuellement sous le ciseau du tourneur, pour faciliter le travail de l'acier ou du cuivre, est particulièrement irritante pour la peau.

Dans les ateliers de tournage, les dermites sont cependant relativement rares. Elles sont presque toujours localisées aux mains.

Etamage des obus. — Pour éviter la déflagration spontanée de l'explosif contenu dans les obus, ceux-ci sont étamés ou vernissés intérieurement.

L'étamage nécessite l'immersion préalable de l'obus dans des bains acides, puis dans des bains alcalins.

Le contact prolongé de ces réactifs produit quelquefois l'eczématisation des mains.

Vernissage des obus. — La préparation et la mani-

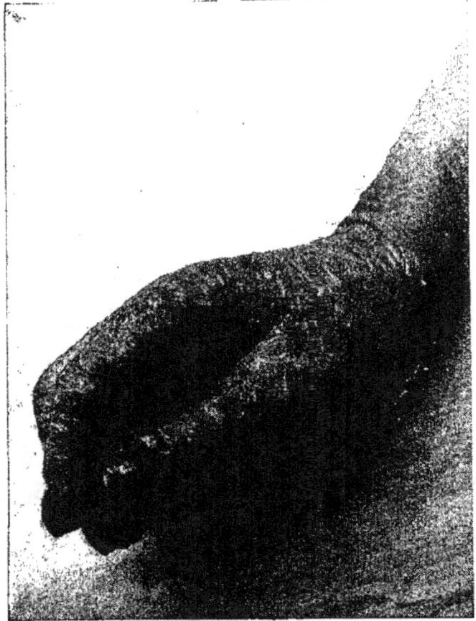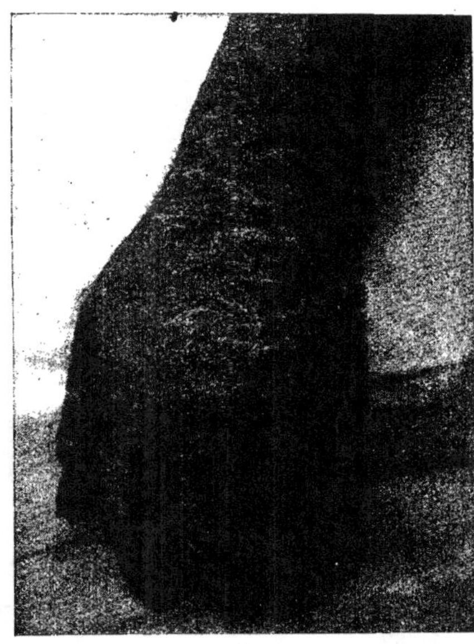

FIG. 84 et 85. — Dermite due au vernissage des obus. Elle a été guérie par le traitement bio-kinétique en 15 jours.

pulation du vernis à base de résine copal et d'essence de térébenthine provoque assez fréquemment des dermites aiguës, également localisées aux mains (*fig.* 84-85).

Les causes de ces diverses lésions sont les mêmes que celles des dermites de la fulminaterie.

Ici, encore, nous avons noté constamment le concours des causes prédisposantes et des causes adjuvantes. Sans elles, la manipulation des substances irritantes serait parfaitement inoffensive. C'est ce qui explique que la plupart des ouvriers ne soient pas atteints.

TRAITEMENT. — Le traitement que nous préconisons sera le même que précédemment :

Éviter, dans la mesure du possible, le contact des substances irritantes.

Supprimer les irritations fonctionnelles et locales.

Faire, le plus souvent possible, la gymnastique appropriée à la localisation des lésions.

Panser au sérum de Locke, puis à la crème de zinc ichtyolée.

Les résultats obtenus sont, en particulier pour les mains, d'une rapidité étonnante.

Ces photographies (*fig.* 84 et 85) le démontrent.

Au total nous croyons pouvoir affirmer qu'il est possible de réduire considérablement la fréquence et la gravité des dermites chez les ouvriers de la pyrotechnie (1). F. DEBAT.

Dermo-épidermite autour des plaies fistuleuses (*fig.* 87-88). — CAUSES. —

Ces épidermites dues aux microbes du pus (streptocoques, staphylocoques) avaient déjà été étudiées par Sabouraud avant la guerre qui a donné l'occasion d'en voir de nombreux exemples bien étudiés par Gougerot (2). Elles compliquent certaines plaies de guerre profondes suppurées notamment les fistules séropurulentes de myosites, d'ostomyélites d'apparence insignifiante mais désespérément tenaces.

SIGNES. — Le début est insidieux, survenant 2 à 18 mois après la blessure et même après la cicatrisation de la plaie. « Elles envahissent presque toujours un large segment cutané, vaguement ovalaire de 10 à 30 centimètres et parfois davantage. Le placard est le plus souvent unique, parfois autour de lui ont été inoculées des lésions petites secondaires, parfois l'autre membre est pris plus ou moins symétriquement, la jambe surtout. » L'aspect des lésions peut se présenter sous quatre formes presque toujours mêlées.

Forme purulente. — Le placard est rouge ou rosé, couvert de vésicules et de petites bulles innombrables, le plus souvent confluentes fermées ou le plus souvent ouvertes sécrétant du pus ou du séropus. Quelquefois sur la plaque sont disséminées des bulles plates ecthymateuses ou des ulcérations arrondies, atones de 2 à 20 millimètres assez profondes qui leur succèdent et constituent un type plus grave.

Forme humide érosive eczématiforme. — « Des érosions suintant, une sérosité citrine, nées sur une peau rouge, caractérisent cette forme, sans qu'on puisse surprendre la bulle du début. » Ces érosions sont plus ou moins nombreuses, irrégulières de forme et de grandeur, d'un rose lilas blafard, sans bords visibles. La large goutte de sérum qu'elles exsudent est plate.

Formes sèche, squameuse. — La peau est tantôt rose, tantôt rose foncée ; l'épiderme est sec, vernissé, brillant, desquamant plus ou moins pauvrement ; sur les bords on note un clivage de l'épiderme encore sain comme par une bulle sèche invisible.

Formes polymorphes. — Ce sont les plus fréquentes. On retrouve les unes à côté des autres les trois formes précédentes entremêlées.

ÉVOLUTION. — Essentiellement chronique mais début très variable comme rapidité, tantôt très lent, tantôt très rapide. Bientôt la progression s'arrête et ne se fait

---

(1) *Annales d'hygiène publique et de médecine légale*, novembre 1915.

(2) Cet article est le résumé de l'étude du Dr Gougerot paru dans le *Journal des Praticiens*, 10 juin 1916.

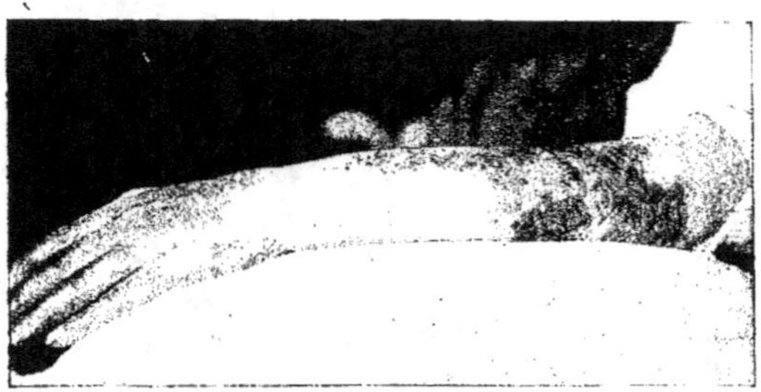

(Collection du Dʳ Galtier-Boissière.)
FIG. 86. – Dermo-épidermite à l'occasion d'une plaie fistuleuse.

plus que très lentement ; le placard s'étend par les bords ou par essaimage de lésions auto-inoculées qui se réunissent. Peu à peu les lésions restent fixes et tentent à s'éterniser. La régression est rare et toujours incomplète. « Souvent des poussées nouvelles coïncident

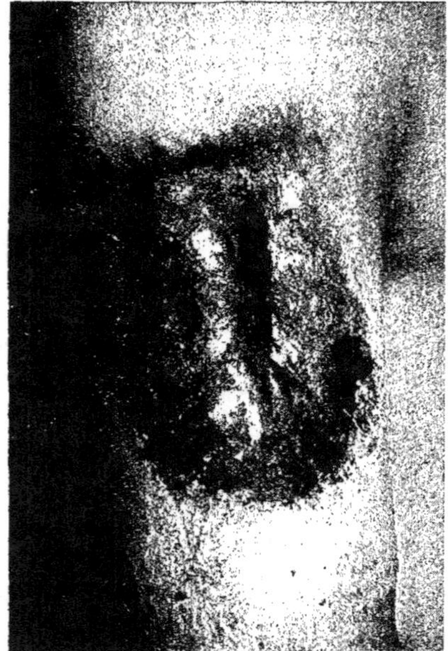

(Collection du Dʳ F, Debat.)
FIG. 87. – Dermo-épidermite à la suite d'une plaie fistuleuse guérie en 3 semaines par la bio-kinétique.

avec la reprise de la suppuration osseuse profonde ou la précèdent et annoncent la fistulisation. » Par grattage ou contact le blessé s'inocule fréquemment des lésions tantôt ecthymateuses, tantôt des bulles squameuses sèches, tantôt des papules squameuses vaguement psoriasiformes, le plus souvent autour du placard primitif, tantôt à distance.

L'association d'eczéma vrai retarde notablement la guérison qui s'effectue sans cela en 4 à 8 semaines. Au cours de l'épidermite il est préférable de ne pas opérer car on inciserait dans un foyer streptococcique, mais il faut au contraire supprimer la fistule après guérison pour éviter une poussée nouvelle.

TRAITEMENT : I. PRÉVENTIF. — Position élevée du membre.

Pâte à l'oxyde de zinc, talc, sous-
 nitrate de bismuth. . . . . aa 20 gr.
Huile d'amandes douces . . . . 40 gr

au pourtour de la plaie.

II. CURATIF. — *Dans toutes les formes,* badigeonnages tous les 3 à 6 jours du nitrate d'argent 1 pour 15 eau.

Forme suppurée. — 1° Ouvrir toutes les bulles aux ciseaux mousses ;

2° Pulvérisation à l'eau résorcinée à 1/200 ;

3° Cautériser les exulcérations à l'eau d'Alibert à 1/5 :
4° Appliquer une couche épaisse de :

Oxyde jaune de mercure . . . . 1 2 gr.
Talc . . . . }
Oxyde de zinc . . . . } aa 30 gr.
Huile d'amandes douces . . . . }

Forme humide. — Pâte indiquée comme préventif (v. ci-dessus), à laquelle on ajoute 1/5, 1/4, 1/3, 1/2, enfin totalité de la pâte réductrice de Gougerot :

Camphre . . . . } aa 1 gr.
Soufre précipité lavé . . . . }
Acide salicylique . . . . 1 à 2 gr.
Huile de cade de genévrier . . . . 10 gr.
Huile d'amandes douces . . . . 15-20 gr.
Talc . . . . } aa 20 gr.
Oxyde de zinc . . . . }

Forme sèche. — Pâte précédente pure.
Forme polymorphe. — Suivant la forme des lésions de chaque circonscription appliquer l'un des traitements ci-dessus.

AUTRE TRAITEMENT. — Dans un cas de dermo-épidermite nous avons nous-même appliqué avec un plein succès le traitement du Dʳ Debat (indiqué à l'article DERMITE suite de pansement) [*fig.* 86-87]. G. B.

DÉSINFECTION et DÉSINSECTION. — I. Désinfection du nez, de la gorge et de la bouche.
— Cette désinfection est utile chez les malades atteints de maladies infectieuses et chez les gardes-malades qui peuvent répandre l'infection, notamment la scarlatine, la méningite cérébro-spinale, la poliomyélite infantile.

Le Dʳ Bonnette conseille les formules suivantes :

1° Resorcine . . . . }
 Soufre précipité lavé . . . . } 0 gr. 30
 Menthol . . . . 0 gr. 05
 Vaseline . . . . 30 gr.

En introduire deux fois par jour le volume d'un pois et aspirer fortement.

2° Iode . . . . 10 gr.
 Iodure de potassium . . . . 2 gr, 50
 Gaïacol . . . . 2 gr.
 Alcool à 60° . . . . 200 gr.

En verser une petite quantité dans un bol qu'on placera dans une cuvette remplie d'eau bouillante. Incliner la tête au-dessus, fermer la bouche et inspirer lentement les vapeurs alternativement par une, puis l'autre narine, pendant une à deux minutes, matin et soir. Se gargariser la bouche fois par jour avec :

Liqueur de Labarraque . . . . 5 gr.
Eau distillée . . . . 500 gr.

II. Désinfection des plaies. — V. à INFECTION
(Traitement abortif).

III. Désinfection des trains sanitaires. —
M. le professeur Bordas a été chargé de donner les instructions dans le camp retranché de Paris pour

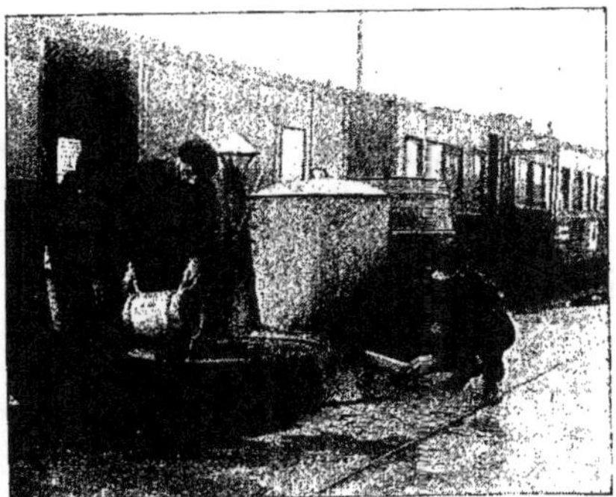

FIG. 88. — Préparation de la solution alcaline.

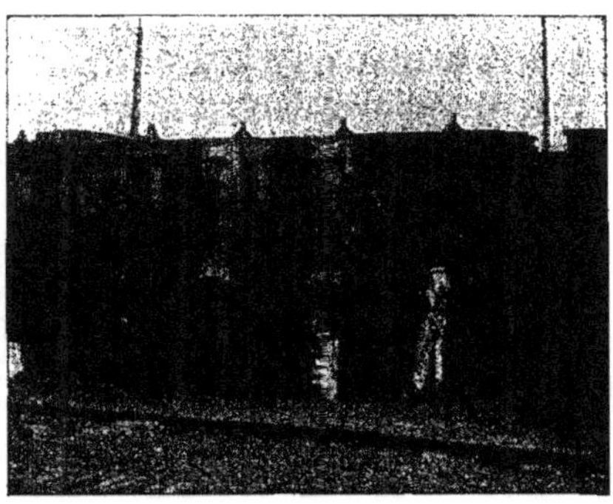

FIG. 89. — Pulvérisation de l'hypochlorite dans les wagons.

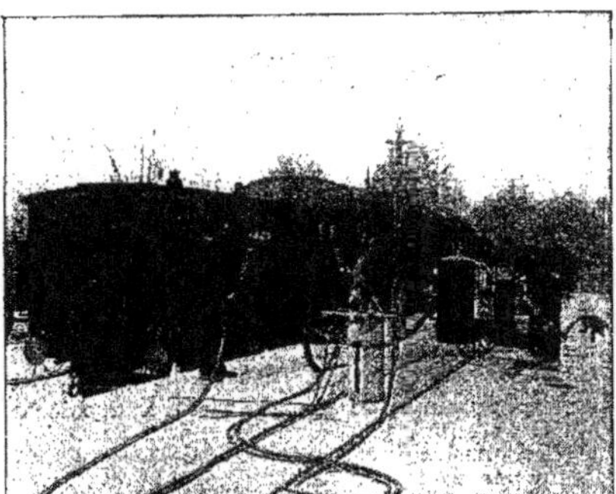

FIG. 90. — Pulvérisation de l'hypochlorite dans les fourgons.

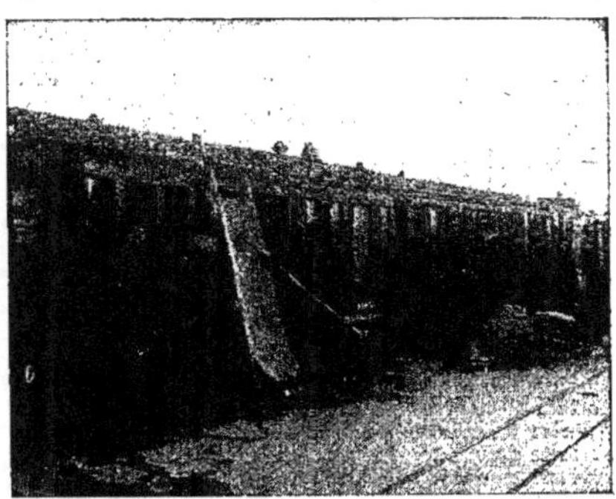

FIG. 91. — Lavage des brancards de blessés.

Désinfection des trains sanitaires. (Collection du Dr Bordas.)

ce travail important, nous résumons la note (1) écrite par lui sur ce service dont il a fait un modèle.

« L'état de souillure des compartiments varie largement suivant les conditions atmosphériques, suivant aussi que l'on transporte des grands blessés ou que l'on évacue des hôpitaux de l'avant vers des formations de l'intérieur et à fortiori que l'on transporte des contagieux ou des convalescents. Les débris de pansements, les taches de sang, d'urine, de matières fécales, de bouillon ou de nourriture, forment avec la boue ou la poussière des taches qu'il n'est pas toujours facile d'identifier au premier aspect : d'où la nécessité d'envisager un procédé de *nettoyage général* qui s'applique à *tous les cas.* » Il y avait lieu de se préoccuper en outre de la possibilité d'insectes propagateurs de maladies contagieuses, notamment de poux laissés dans les wagons par les soldats transportés.

Or, il faut le reconnaître, les seules désinfections qui avaient été faites en temps de paix, étaient celles des wagons ayant servi au transport d'animaux : elles étaient opérées avec une solution d'eau de javel étendue d'eau ou dans certains cas particuliers par un badigeonnage au lait de chaux. Les règlements spéciaux relatifs à la police des chemins de fer n'ont rien prévu au sujet de la désinfection des voitures de voyageurs. De rares opérations de désinfection par la pulvérisation d'une

(1) *Revue d'hygiène et de police sanitaire,* mars 1916.

solution de sublimé avaient été effectuées à l'occasion de maladies contagieuses de voyageurs.

Tout était donc à organiser.

M. Bordas a d'abord posé en principe que tous les trains ayant servi au transport des blessés ou des malades et pénétrant dans le camp retranché de Paris devaient sans exception être désinfectés. Pour le Nord elle est opérée au Landy, pour l'Est à Pantin, pour l'Orléans à Ivry et Juvisy, pour le P.-L.-M. à Villeneuve-Saint-Georges, pour l'Etat à Batignolles.

OPÉRATIONS. — Les opérations sont les suivantes :

Balayage soigneux avec enlèvement des coussins battus en dehors du compartiment, ou *nettoyage par le vide.* Tous les détritus doivent être brûlés aussitôt, notamment la paille et les paillasses, l'enveloppe étant lessivée et rincée avec une solution d'hyperchlorite de chaux.

Lavage et brossage avec une solution alcaline chaude à 5 pour 100 de carbonate de soude des planchers et boiseries. On remplit une lessiveuse d'eau et on y ajoute la quantité de carbonate de soude nécessaire pour la solution (*fig.* 88).

Rinçage à l'eau ordinaire, essuyage à l'éponge.

Pulvérisation d'hypochlorite de chaux à 2 degrés chlorométriques ou d'hypochlorite de soude. — 1° *Hypochlorite de chaux.* — La pulvérisation s'opère (*fig.* 89 et 90) à l'aide d'un appareil Bertrand fonctionnant sous 6 kilogrammes de pression. La pulvérisation du

6

liquide antiseptique sous cette pression est telle, que les particules pénètrent partout dans les compartiments et demeurent en suspension dans l'air à l'état de brouillard pendant plus d'une heure. Après cette opération, les wagons sont maintenus fermés pendant 24 heures.

« Pour préparer la solution d'hypochlorite de chaux il est plus économique de partir du chlorure de chaux du commerce. On prend un tonneau muni d'une canelle à 10 centimètres environ du fond, ou verse 97 litres et demi d'eau dans lesquels on mélange avec un bout de bois 2 kil. 220 de chlorure de chaux titrant 90 degrés chlorométriques. On laisse reposer quelques instants et on obtient une solution claire et limpide au degré voulu pouvant être employée immédiatement. Le degré chlorométrique indique le nombre de litres de gaz de chlore que peuvent fournir soit 1 kilogr. de chlorure de chaux soit un litre d'hypochlorite de soude.

L'appareil Bertrand se compose d'un récipient cylindrique, en l'espèce M. Bertrand ingénieur de la Compagnie du Nord a utilisé les récipients métalliques Westinghouse dans lesquels pénètre un tube allant jusqu'au fond du vase ; à la partie supérieure arrive l'air sous pression de 6 à 8 kilogr. L'hypochlorite est introduit dans le cylindre par un entonnoir muni d'une petite toile métallique à mailles serrées ; on a soin de ne pas remplir complètement le récipient. Deux tubes en caoutchouc donnant accès, l'un à l'air sous pression et l'autre au liquide se réunissent dans une lance où la pulvérisation se produit, projetant un nuage très fin à plusieurs mètres de distance. Cet appareil est très maniable, très rustique et peut alimenter deux lances à pulvérisation ; la pression est fournie par la machine lorsque celle-ci reste attelée au train ou par une canalisation spéciale, comme c'est le cas général dans les gares du camp retranché de Paris. »

2° *Hypochlorite de soude*. — M. Bordas préfère l'hypochlorite de chaux parce que 1° son titre chlorométrique est fixe (90 degrés) et que 2° les fûts qui le contiennent à l'état solide sont plus maniables que les touries de l'hypochlorite de soude dont le titre varie de 12 à 49 degrés chlorométriques, mais certaines compagnies de chemins de fer ayant des stocks d'hypochlorite de soude, il a établi pour les utiliser le tableau suivant dans lequel il indique la quantité d'eau à ajouter pour obtenir 100 litres d'une solution titrant 2 degrés chlorométriques.

Chlorure decolorant.	Eau en litres ou en kilogr.
2 kg. 000 à 100° chlorométriques. . . .	98,000
2 kg. 220 à 90° —	97,780
2 kg. 500 à 80° —	97,500
2 kg. 850 à 70° —	97,150
3 kg. 300 à 60° —	96,700
4 kg. 000 à 50° —	96,000
5 kg. 000 à 40° —	95,000
6 kg. 650 à 30° —	95,350
10 kg. 000 à 20° —	90,000
20 kg. 000 à 10° —	80,000

Sulfuration sur place ou dans les wagons à sulfuration, benzination. — 1° *Sulfuration.* — La désinfection entomo-parasitaire se réalise en faisant brûler du soufre en canon concassé grossièrement et placé dans un récipient métallique à large ouverture pour éviter tout danger d'incendie ; lorsqu'on opère la sulfuration dans un compartiment, le récipient contenant le soufre devra être placé dans un autre plus large et contenant de l'eau jusqu'à une certaine hauteur.

Nous avons fait établir des chambres à sulfuration en utilisant des wagons aménagés spécialement à cet effet. Toutes les faces intérieures sont recouvertes de papier, tous les joints revêtus de bandes de papier collé à la colle de pâte.

On a installé le long des parois des étagères en bois blanc à claire-voie afin de pouvoir recevoir des coussins, oreillers, etc., et d'offrir la plus grande surface de contact avec le gaz sulfureux.

Des fils de fer zingués sont tendus entre les étagères pour recevoir des couvertures étalées, le soufre est introduit dans les récipients et allumé au dernier moment ; les portes du wagon sont hermétiquement closes. Pour permettre de contrôler si la combustion a lieu d'une façon normale, on a ménagé un petit judas vitré dans la porte.

La sulfuration ainsi comprise nous a donné d'excellents résultats ; nous avons préféré ce procédé un peu grossier à celui qui consiste à projeter de l'acide sulfureux gazeux de l'extérieur vers l'intérieur du wagon, le personnel chargé de la désinfection ayant en général une tendance à se limiter aux travaux qui demandent le moindre effort et les appareils à gaz sulfureux réclamant la projection du gaz au moyen d'une soufflerie, il est bien difficile, sinon impossible, de se rendre un compte exact du volume de gaz introduit ainsi dans une chambre à sulfuration : c'est ce qui nous a engagé à recourir au procédé élémentaire et moins fatigant de la combustion du soufre.

2° *Benzination.* — Lorqu'il s'agit de compartiments de 1re classe, on ne peut songer à y faire brûler du soufre ; aussi l'on remplace la sulfuration par la benzination à raison de 13 centimètres cubes de benzine par mètre cube. La toxicité de la benzine est telle pour les poux qu'il suffit de faibles quantités de vapeur de benzine dans une enceinte bien close pour en amener la destruction rapide.

On se sert de benzine ordinaire que l'on verse dans un vase à large ouverture et plongeant à moitié dans un autre vase contenant de l'eau chaude.

Bien entendu, les compartiments devront être fermés pendant 24 heures et les précautions sont prises pour que les hommes ne fument pas pendant ces manipulations.

Coussins, brancards. — Si les coussins, brancards, etc, (*fig.* 91) sont tachés de sang ou de pus, on devra les nettoyer avec de l'eau tiède sans antiseptique et les porter ensuite à l'étuve à vapeur ; l'eau ayant servi au lavage des étoffes devra être additionnée d'hypochlorite de chaux avant d'être rejetée.

DEMANDE DE DÉSINFECTION. — Lorsqu'un train sanitaire vient pour être désinfecté dans une des gares du camp retranché de Paris, le chef d'équipe des désinfecteurs remet au médecin chef de train sanitaire un questionnaire indiquant les diverses formalités à remplir pour lui. De son côté, le médecin doit faire établir et donner au représentant de la Compagnie une note indiquant les numéros des voitures et compartiments qui ont été occupés par des militaires atteints d'une maladie contagieuse ou ayant des parasites humains.

Il devra également donner les ordres nécessaires pour : 1° faire enlever dans tous les compartiments les objets et les ustensiles placés sous les banquettes, afin de faciliter le lavage des planchers ; 2° faire transporter à la chambre de sulfuration, par les infirmiers, toutes les couvertures ou autres objets qui doivent être sulfurés ; 3° faire porter près de la chaudière à solution de carbonate de soude les brancards souillés par du sang, du pus, des vomissements, des déjections.

Cette note de service, signée du médecin chef, est rattachée au bordereau général de la désinfection qui doit servir ultérieurement à la justification de la dépense engagée.

IV. Désinsection entomo-parasitaire. — On trouvera ci-dessous les mesures prises à l'hôpital Buffon par MM. Letulle et Bordas pour la désinsection des malades avant leur introduction dans les salles.

1° Les infirmiers sont vétus d'un pantalon et d'un veston en toile imperméable fermés au niveau des ouvertures par des lacets et la tête recouverte d'un bonnet de coton.

2° Le malade entrant, après avoir été reconnu portant des parasites par le médecin de garde, se déshabille et ses vêtements sont placés dans des boites métalliques après avoir été aspergés de 40 centimètres cubes de benzine. Chaque boîte est fermée aussitôt, puis transportée dans la salle de désinfection où elle est introduite dans l'étuve, à 110 degrés, où elle restera une heure.

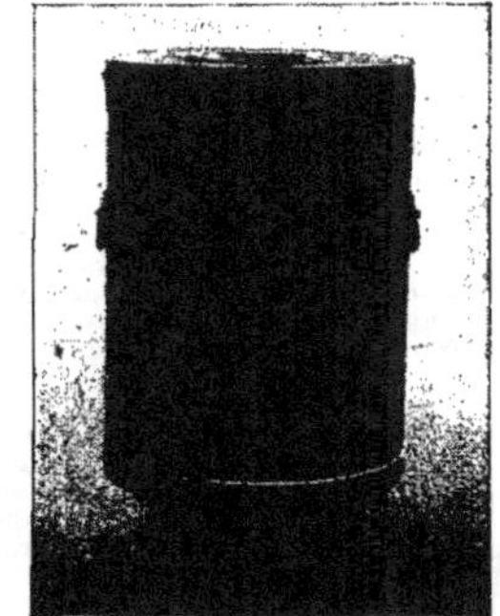

1. — Étuve-boîte métallique fermée.

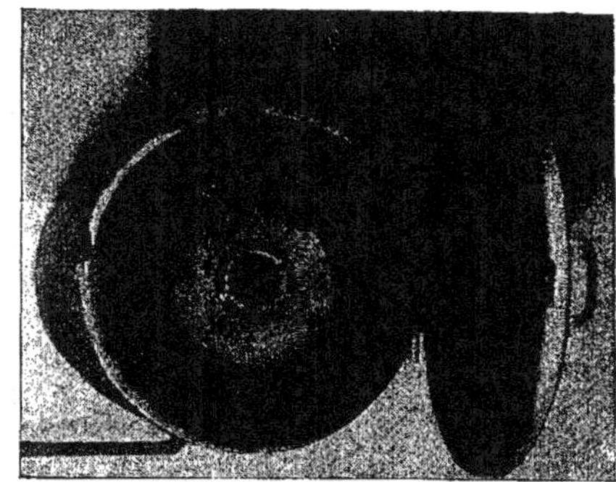

2. — Étuve-boîte métallique ouverte (vue au-dessus).

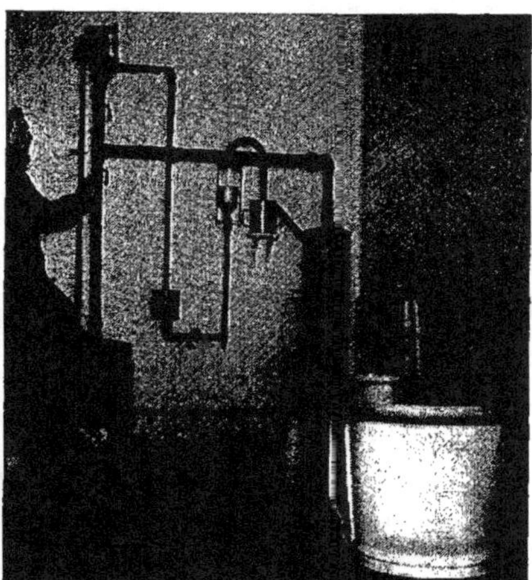

3. — Salle d'épouillage. Bain.

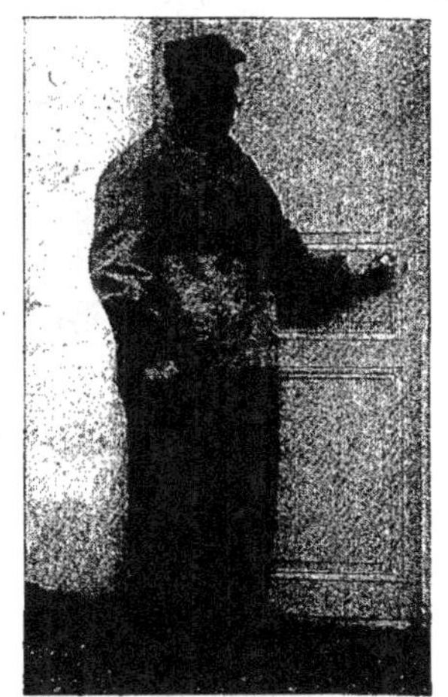

4. — Infirmier en tenue d'épouillage.

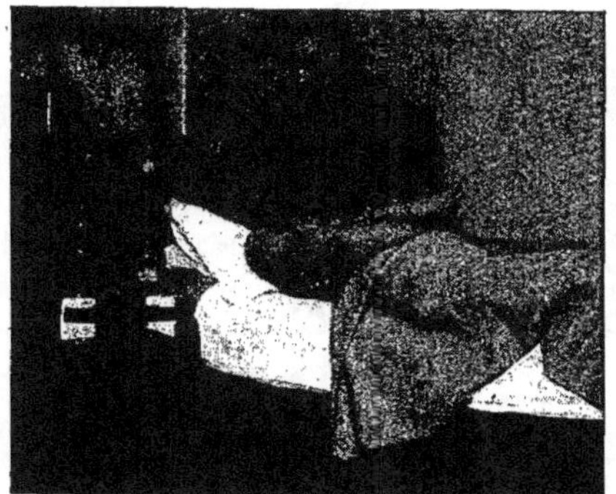

5. — Salle d'épouillage. Infirmier au travail.

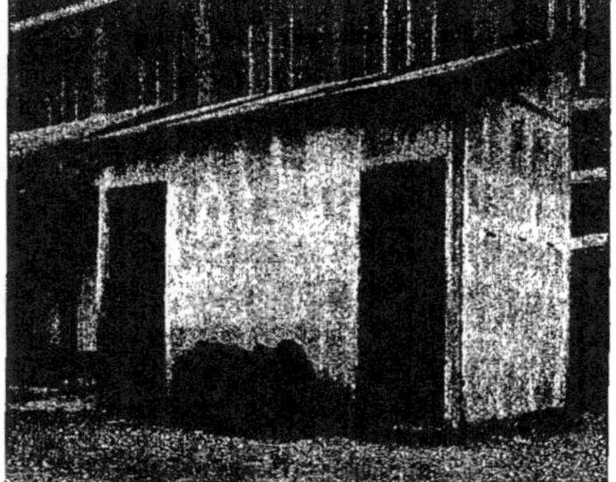

6 — Chambre de sulfuration.

Désinfection entomo-parasitaire. (Collection du prof. Bordas.)

3° Le malade est placé sur un chariot roulant, muni d'un matelas en coprah recouvert de toile imperméable dont les coutures se trouvent au-dessous, en contact avec la plate-forme.

Le chariot est roulé dans la salle *d'épouillage* et l'on procède à la tonte générale des cheveux et poils ; une grande feuille de papier est placée à terre pour recevoir les débris pileux. Aussitôt la tonte faite, on brûle dans le foyer de la chaudière le papier avec tous les débris recueillis.

Le malade est alors frotté au moyen d'une compresse imbibée d'eau chloroformée sur tout le corps, puis prend un bain légèrement alcalin et se lave au savon de Marseille.

Pendant ce temps, l'infirmier lave à grande eau le sol de la pièce et termine par un rinçage avec de l'eau de Javel étendue à 2 degrés chlorométriques.

Le malade est essuyé avec des linges chauds, endosse la tenue de l'hopital et est dirigé vers sa salle.

Dans le cas où il ne peut pas prendre de bain après la tonte, on enduit les parties du corps recouvertes de poils d'une légère couche de vaseline au trioxyméthylène benziné.

Si le blessé ne peut pas être tondu dès qu'il est couché, l'infirmier place sur sa poitrine, dans le dos, entre la chemise et le drap du lit, une compresse enduite de 15 gouttes de benzine qui, en se volatilisant, tuent les poux.

Comme les lentes mettent trois jours pour éclore, il suffit de répéter cette opération pendant 4 jours de suite pour le débarrasser des parasites.

Pour les poux de tête, il suffit de mettre une compresse benzinée au fond d'un bonnet de coton et d'enfermer complètement la chevelure dans le susdit bonnet.

Les intruments, ciseaux, tondeuses, etc. contenus dans une boite en fer blanc seront nettoyés, puis portés à l'étuve pendant 20 minutes.

V. Désinfection rapide des vêtements par la chaleur.

— M. le professeur Bordas a bien voulu nous autoriser à reproduire une partie de la notice (1) qu'il a publiée sur cette question :

Le séjour dans des tranchées trop souvent transformées en ruisseau de boue, le couchage dans des abris où la paille fourmille de parasites humains, rendaient plus impérieuse la nécessité de réaliser un moyen qui permit à nos braves soldats, de retour au cantonnement, de se nettoyer et de se débarrasser rapidement desdits parasites.

En effet, si le pou* (*pediculus vestimenti*) est un hôte désagréable, il peut en outre devenir, on le sait, le propagateur de deux fléaux redoutables : le typhus exanthématique et la fièvre récurrente.

La désinfection d'objets d'habillement est une opération qui n'est pas toujours facile à réaliser d'une manière satisfaisante et le problème se complique singu-

(1) *Revue d'hygiène*, mars 1916.

lièrement lorsqu'il s'agit de désinfecter, dans un temps très court, des objets très souillés.

On a trop confondu, jusqu'ici, *désinfection* et *stérilisation* et, par suite, on est arrivé à imposer, pour l'acceptation officielle des appareils, des conditions si difficiles que les constructeurs n'ont pu s'en rapprocher qu'en établissant des outils compliqués, coûteux. et dont la conduite exige des ouvriers spéciaux.

Cependant, comme le disait Duclaux, le meilleur procédé de désinfection doit être le plus simple, le plus efficace et le moins coûteux, et c'est pour n'avoir pas suivi ce précepte que l'on a rencontré des résistances de la part de certaines municipalités, lorsqu'il s'est agi de faire entrer dans la pratique cette opération qui est le principe fondamental de la prophylaxie des maladies contagieuses.

La chaleur est certainement l'agent de désinfection par excellence. Pouvoir placer les vêtements à désinfecter dans des récipients maniables, peu coûteux d'achat et les porter rapidement à la température nécessaire : tel était le but à atteindre.

Installations fixes (*fig.* 92). — Dans une installation de ce genre, l'appareil à désinfecter proprement dit est constitué par une simple barrique ordinaire de

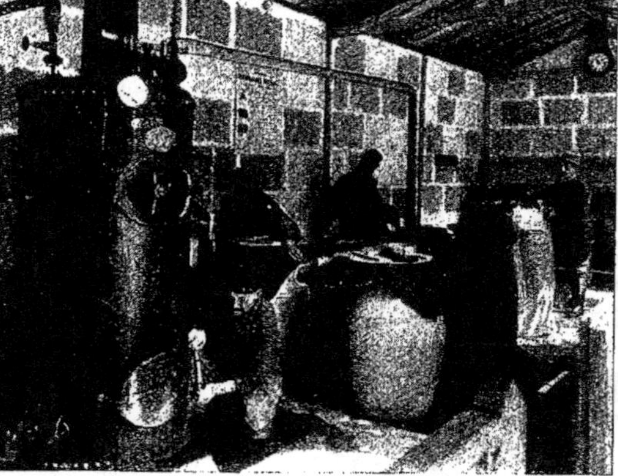

(Collection du prof. Bordas.)

FIG. 92. — Désinfection des vêtements par l'eau chaude. Installation fixe.

228 litres matée debout et dont on a enlevé le fond supérieur.

À l'intérieur, maintenu à 1 centimètre environ de la paroi par des montants de bois cloués, un tuyau de plomb de 20 millimètres pour canalisations d'eau forme un serpentin dont les spires représentent, en surface développée, 1m,20 à 1m,30. L'entrée en est commandée par une vanne à la partie supérieure et la sortie, à l'autre extrémité, par un petit robinet à gaz. A l'avant-dernière des spires, en comptant de haut en bas, à l'opposé l'un de l'autre par rapport au diamètre, sont percés, sur la surface interne du tuyau, deux trous d'un demi-millimètre.

C'est dans ce tonneau que l'on place les effets à désinfecter en ayant soin de ménager au centre un vide, en forme de cheminée, réservé au moyen d'un rondin de bois de 6 à 8 centimètres de diamètre et de la hauteur de la barrique, autour duquel on les dispose et que l'on retire ensuite.

Le tonneau plein, on recouvre le tout d'une couverture ou d'une grande pièce de vêtement, on replace, en guise de couvercle, le fond dont on a assemblé les pièces avec deux tringles et l'on envoie dans le serpentin la vapeur d'un générateur sous une pression de 6 kilogrammes.

En 30 à 35 minutes au plus, les vêtements sont portés à la température de 105° à 108° nécessaire, mais suffisante pour les désinfecter et dont l'élévation fait que, aussitôt sortis de l'appareil et développés à l'air, ils se retrouvent secs.

Avec un générateur fournissant 200 kilogrammes de vapeur à l'heure, on peut alimenter une batterie de 25 tonneaux, car chacun n'en consomme que 3,5 à 4 kilogrammes dans le même temps, et, chaque tonneau pouvant contenir les effets de 10 hommes ou 13 grandes couvertures désinfecter les vêtements de 500 hommes à l'heure, ainsi que l'expérience l'a prouvé.

On objectera que la température de 105° à 108°, nécessaire pour obtenir une désinfection certaine par la chaleur seule, détériore certains effets d'équipement, mais il est facile de remédier à cet inconvénient. Il suffit de réduire, pour 1 ou 2 tonneaux, le nombre des spires du serpentin et de ne pas percer de trous capillaires dans l'avant-dernière. De la sorte, pour la même unité de temps, la température s'y élève moins et cependant, combinée avec l'action du formol par exemple, est suffisante pour réaliser une désinfection parfaite de leur contenu.

L'installation du pavillon de la désinfection de l'hôpital Buffon, alimentée par une chaudière Field, comprend 8 tonneaux disposés sur deux rangées séparées par la conduite nourricière de vapeur. Un grand muid, placé à l'extrémité de la canalisation, sert à la désinfection des matelas, traversins, oreillers, etc.

A la caserne de Reuilly, où nous avons organisé un service analogue, la chaudière étant plus petite, le nombre de tonneaux n'est que de 4.

Dans chacune des gares d'Austerlitz, d'Ivry, de Pantin, du Landy, centres de désinfection des trains sanitaires pénétrant dans le camp retranché de Paris, nous avons utilisé la canalisation souterraine de vapeur qui circule entre les voies, pour alimenter un poste composé de 8 tonneaux de 220 litres, dans lesquels on traite les couvertures, enveloppes de paillasses, oreillers, etc., car l'action de la vapeur à 5 ou 6 kilogrammes, plus efficace que celle de l'acide sulfureux, est surtout plus rapide et, parfois, il y a grand intérêt à réduire le temps de séjour des trains dans ces gares.

A la gare de Clichy, ne trouvant pas de canalisation de vapeur à portée, nous avons eu recours à une étuve Geneste-Herscher appartenant à la Compagnie. Nous avons branché, à cet effet, sur le générateur, une canalisation qui alimente 6 tonneaux de 290 litres. L'installation occupe deux vieux fourgons dont on a enlevé les essieux et les roues : dans l'un se trouve l'étuve Geneste-Herscher, dans l'autre les tonneaux. La chaudière étant placée entre les deux, on peut se servir, alternativement ou simultanément, des deux dispositifs ; mais dans la pratique, on n'utilise que les tonneaux dont la manœuvre est plus simple et le débit, dans l'unité de temps, supérieur à celui de l'étuve.

Enfin, à la gare de Lyon, où sous l'autorité du Service de santé, nous avions à installer, dans un dortoir de la Société de la Croix-Rouge, un poste de désinfection entomo-parasitaire et de douches à l'usage des soldats permissionnaires, obligés d'y passer la nuit en attendant leur départ le lendemain à la première heure, nous avons utilisé la vapeur d'un générateur situé à 100 mètres. Deux tonneaux munis de leurs serpentins servent pour la désinfection, dans un troisième, rempli d'eau, un jet de vapeur barbote et chauffe en quelques minutes cette eau, qu'une petite pompe Japy permet à l'homme qui veut se doucher, de refouler jusqu'à une pomme d'arrosoir située au-dessus de sa tête. L'en-

semble du dispositif placé dans un coin du dortoir n'occupe qu'un espace insignifiant.

Installations mobiles (*fig.* 93). — Toutes ces installations étaient fixes. N'était-il pas possible d'en combiner une qui pût, allant de cantonnement en cantonnement, être utilisée sur le front même ?

Le problème nous a été posé par le « Touring-Club ». Nous l'avons résolu grâce à la collaboration cordiale de M. René Leblanc, l'éminent ingénieur bien connu de tous ceux qui s'intéressent à l'hygiène et à la prophylaxie des maladies contagieuses, et avons établi, dans ses ateliers, une voiture de désinfection et de douches, qui permet aux soldats de se laver à l'eau chaude, tandis qu'on désinfecte leurs vêtements.

Cette voiture est du type régimentaire du génie ; elle porte, à l'arrière, une petite chaudière Field munie de tous ses accessoires. Sur la plate-forme sont installés 8 tonneaux de 220 litres, dont 7 munis de serpentins pour la désinfection ; le huitième est réservé pour l'eau de la douche que vient y chauffer un barboteur de vapeur.

Ces fûts sont placés côte à côte sur deux rangs entre lesquels passe la conduite de vapeur issue de la chaudière qui les alimente. Au-dessus de la chaudière, sont installés deux réservoirs métalliques communiquant entre eux ; ils reçoivent, au moyen d'une pompe, l'eau chauffée pour la douche que, de chaque côté de la voiture, à hauteur des roues d'arrière, distribue une rampe munie de huit pommes d'arrosoir en cuivre.

Si quelque local voisin offre aux hommes un abri pour leurs ablutions, un tuyau s'adaptant aux réservoirs permet de conduire l'eau chaude à plusieurs mètres.

Une voiture permet de désinfecter et de doucher 100 hommes à l'heure.

Ces voitures ont probablement donné satisfaction, car le Service de santé vient d'en commander, de son côté, un certain nombre destinées aux différentes formations sanitaires et, certainement, nos soldats seront reconnaissants au « Touring-Club » d'avoir pris l'initiative d'améliorer les conditions d'hygiène individuelle, en mettant à la disposition de tous de l'eau chaude pour se nettoyer et un moyen efficace et rapide de se débarrasser des parasites. « L'Œuvre du soldat au front » aura, ce faisant, complété d'heureuse façon les dispositions générales prises par le Service de santé.

★**Désodorisation.** — 1° **Des plaies putrides.** — Lavage 2 à 3 fois par jour avec de l'eau bouillie, additionnée par litre de 3 ou 4 cuillerées à soupe d'eau oxygénée. En outre, si le résultat est insuffisant, attouchement à l'eau oxygénée pure, mais *neutre*, car si elle était acide elle serait irritante.

A l'article *héliothérapie* on verra que le Dr Granger a obtenu très rapidement cette désodorisation par l'action des rayons solaires.

Milian, en cas d'insuccès, conseille les lavages avec une solution de sérum artificiel additionné par litre de 0,30 de neosalvarsan.

2° **Des salles.** — Papier dit d'Arménie, pastilles du

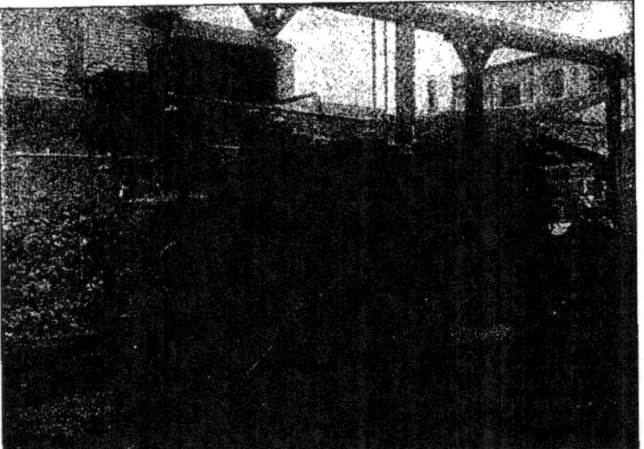

(Collection du prof. Bordas.)

FIG. 93. — Désinfection des vêtements par l'eau chaude. Installation mobile.

sérail. Ces dernières, d'après Dorvart, sont constituées par un mélange des poudres suivantes :

Benjoin	8	grammes.
Baume de tolu	2	—
Santal citrin	2	—
Charbon de bois léger	50	—
Nitrate de potasse	5	—

On agglomère un mélange avec du mucilage de gomme adragante et on le divise en cônes de 3 centimètres de hauteur sur 15 millimètres de largeur dont on enflamme le sommet.

Milian propose aussi de faire bouillir dans une casserole de l'eau additionnée d'une cuillerée d'un mélange de 5 gr. d'acide phénique avec 50 gr. de benjoin et 50 gr. d'alcool à 90°.

★**Diarrhée.** — M. le Dr Lassablière a employé avec succès, dans les entérites aiguës graves des tranchées*, une médication qui lui avait réussi antérieurement dans les diarrhées infantiles graves. Elle consiste à donner au malade chaque jour un à deux litres de lait condensé sucré obtenu en diluant une partie de lait condensé dans quatre parties d'eau de riz (décoction de 30 à 40 gr. de riz pour un litre d'eau).

Le lait condensé sucré étant antiémétique, antiseptique et antitoxique et sa dilution étant l'alimentation qui donne le minimum de travail aux glandes digestives, associe son action à celle astringente de l'eau de riz.

Le nombre des selles diminue très rapidement ; le sang, s'il en existe encore plus vite et la guérison est obtenue en une quinzaine de jours, sans la dénutrition que donne la diète hydrique ou au bouillon de légumes.

★**Dossier-lit.** — Le dossier-lit est très utile aux malades et aux blessés, notamment à ceux qui ont des

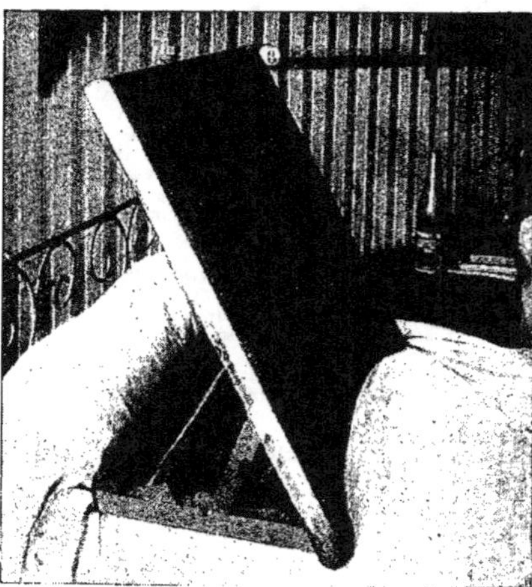

Fig. 94. — Dossier-lit de l'hôpital 103.

lésions à la poitrine ; la position assise les soulage beaucoup et évite la congestion pulmonaire passive.

Nous avons fait établir, à l'hôpital 103, un modèle très simple, solide et bon marché (*fig.* 94), qu'on peut fabriquer partout et qui nous a rendu grand service.

Drainage filiforme. — Le Dr Chaput est partisan de la substitution du drainage filiforme au drainage par les drains en caoutchouc. Ce drainage filiforme était employé depuis longtemps pour les abcès froids (*fig.* 95), mais M. Chaput en étend beaucoup l'utilisation.

Il le fait avec des crins, des soies, des cordons de caoutchouc, des bougies en gomme, des fils métalliques, voire même provisoirement avec des catguts qui ont l'inconvénient de se résorber.

La *perforation* s'opère avec le bistouri, les aiguilles de modèles divers, la pince trocart courbe. Les fils sont *conduits* par des aiguilles ou des pinces courbes. Le drainage peut se faire soit dans une cavité en cul-de-sac (*drainage debout* ou en *cor de chasse*, les deux

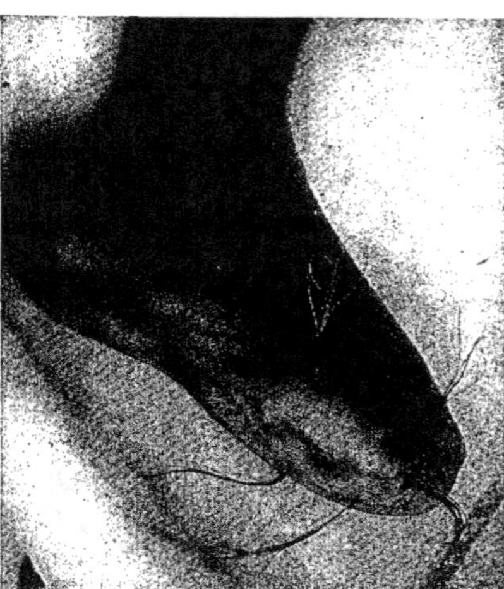

(Collection du Dr F. Debas.)

Fig. 95. — Drainage filiforme d'un pied.

chefs sortant par un orifice unique en se croisant), soit dans une cavité à deux ou plusieurs orifices (*drainage traversant*) avec un ou plusieurs fils.

Les soins consécutifs sont très simples : nettoyage de la plaie à sec, mobilisation légère du fil qu'on badigeonne à l'acide picrique ou au bleu de méthylène, puis pansement aseptique sec au peroxyde de zinc.

AVANTAGES. — Pour M. Chaput, « le drain en caoutchouc a les inconvénients suivants : 1° les liquides coagulables l'obstruent rapidement ; 2° les tissus voisins s'y introduisent par les trous latéraux ; 3° occupant une trop grande surface de l'orifice, l'écoulement, sur ses parties latérales, s'opère mal ; 4° il agit comme un corps étranger et provoque un écoulement de sang et de fibrine ; 5° il favorise l'infection, la virulence des germes s'exalte dans sa cavité, et gêne la cicatrisation en amenant l'air dans les plaies ; 6° il est douloureux et plus coûteux.

Au contraire, le drain filiforme draine bien, s'oppose à l'infection, favorise la cicatrisation ; il fonctionne comme une soupape normale. »

INDICATIONS. — Toutes celles du drainage.

OPINION PERSONNELLE. — Il est à constater qu'en chirurgie et en médecine, tout auteur d'une invention ou du renouvellement et de l'extension d'une ancienne méthode ne voit que ses avantages et supprime tous ceux des procédés concurrents. D'autres praticiens expérimentent les deux méthodes et peu à peu font la part d'indications de chacune d'elles.

Notre collaborateur M. F. Debat a bien voulu nous donner un exemple intéressant de l'emploi du drainage filiforme.

« Le drainage filiforme m'a permis d'obtenir d'excellents résultats dans le traitement des abcès de l'avant-pied consécutifs aux froidures graves.

« La photographie ci-contre (*fig.* 95) représente le pied d'un malade qui me fut envoyé après 3 mois d'abcès successifs. Malgré les larges débridements, les irrigations, le drainage classique, les abcès se renouvelaient continuellement, transformant l'avant-pied en une véritable éponge de pus.

« J'eus alors recours au drainage filiforme : 3 faisceaux de crin de Florence traversaient le pied de part en part. L'irrigation et l'immobilisation aidant, le malade guérit en trois semaines et put reprendre une vie active sans nouveaux accidents. »

Dynamo-ergographe (du *gr. dunamis*, force ; *ergon*, travail et *graphein*, écrire). — M. le professeur

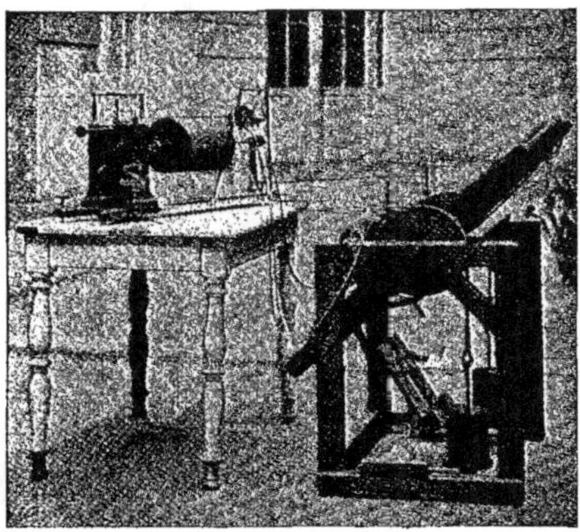

Fig. 96. — Dynamo-ergographe général du Dr Jean Camus.

Dynamo-ergographe général. — But. — Etudier les mouvements élémentaires des membres, la pression d'une ou des deux mains ensemble ou alternativement, en pronation, en supination, en position intermédiaire ; la flexion ou l'extension d'un ou des deux membres supérieurs conjugués ou séparés, et, de même la flexion ou l'extension d'un ou des deux membres inférieurs ; la flexion ou l'extension d'un ou des deux pieds. Le nombre de ces mouvements peut encore être augmenté par des modifications simples. On peut ainsi juger la capacité ou, si l'on veut, l'incapacité générale de travail d'un membre malade. Il ne s'agit pas de mesurer la valeur d'un muscle isolé, mais, au contraire, de savoir comment on fait tel mouvement élémentaire, sans tenir compte si le mouvement est exécuté par tels ou tels muscles et si, parmi ceux-ci, tel muscle lésé est suppléé par tel muscle sain ou hypertrophié. C'est une appréciation globale qu'on cherche sur la valeur d'une fonction d'un membre, la flexion, l'extension, etc.

Cet appareil est destiné à servir aux blessés de la guerre afin de permettre :

1° D'établir les qualités des mouvements des membres, leur force, leur rapidité, leur amplitude, leur travail, leur fatigabilité ;

2° De suivre les progrès réalisés au cours du traitement ;

3° De connaître les qualités d'un appareil de prothèse ;

4° De dépister les simulateurs ;

5° D'évaluer l'incapacité de travail pour les gratifications et les pensions.

Description. — La pression des mains est inscrite à l'aide d'une ampoule contenue dans des poignées, mises en communication avec un tambour de Marey. Ce système est étalonné pour connaître la force du sujet par l'amplitude des tracés (*fig.* 96).

Les mouvements de flexion et d'extension des membres supérieurs ou inférieurs déplacent un levier qui, à l'aide d'une poulie, fait monter des poids ; deux compteurs totalisent les élévations successives de ces poids connus ; le travail total est ainsi donné immédia-

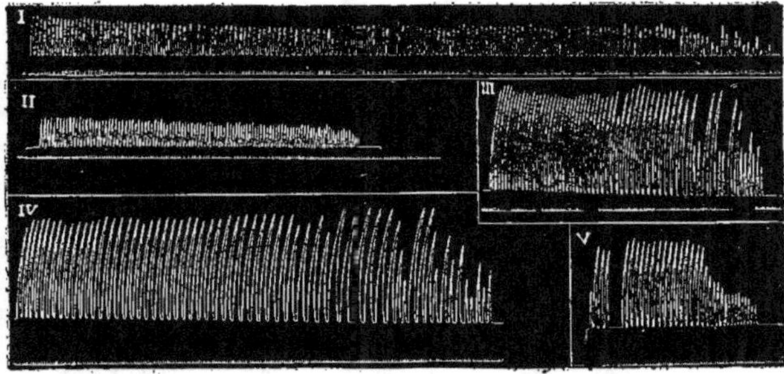

Fig. 97. — Graphiques obtenus avec le dynamo-ergographe général du Dr J. Camus.

Les graphiques III et IV ont été pris à quelques jours d'intervalle chez le même sujet, dans les mêmes conditions ; le diamètre des cylindres employés était différent, le travail des muscles est resté identique.

		Effort	Déplacement	Travail	
I. C. .... Flexion du pied sur la jambe...........		Effort = 9 kg. ;	Déplacement = 15^m,60 ;	Travail = 140 kilogrammètres	
II. J. .... Flexion du pied sur la jambe...........		— = 6 kg. :	— = 9^m,60 ;	— = 556	—
III. C. .... Extension du bras gauche.............		— = 10 kg. ;	— = 37 m.	— = 370	—
IV. C. .... Extension du bras gauche.............		— = 10 kg. ;	— = 37 m. ;	— = 370	—
V. J. .... Extension du bras gauche.............		— = 10 kg. ;	— = 13^m,60 :	— = 138	—

agrégé Jean Camus a donné ce nom à deux appareils qu'il a fait établir par la maison Boulitte : l'un, *dynamo-ergographe général*, pour l'étude des mouvements des membres ; l'autre, *dynamo-ergographe spécial*, pour les mouvements de la main et du poignet ; l'un et l'autre sont destinés aux blessés de la guerre, et nous résumons ici leur mécanisme et leur utilisation, d'après les comptes rendus de la Société de biologie, en 1915, à laquelle ils ont été présentés, et la thèse de notre collaborateur Vallée.

tement à la fin de l'expérience ; en même temps, grâce à l'inscription, on voit l'amplitude des contractions, leur nombre et la courbe de fatigue. Le temps est inscrit par les méthodes habituelles. Pour adapter l'appareil à la force musculaire des blessés, on ajoute ou on retranche des poids.

Les tracés obtenus peuvent avantageusement prendre place dans les dossiers des blessés ; ils sont assez constants chez le même sujet, placés dans des conditions semblables (V. *fig.* 97, *Graphiques* III et IV). La diver-

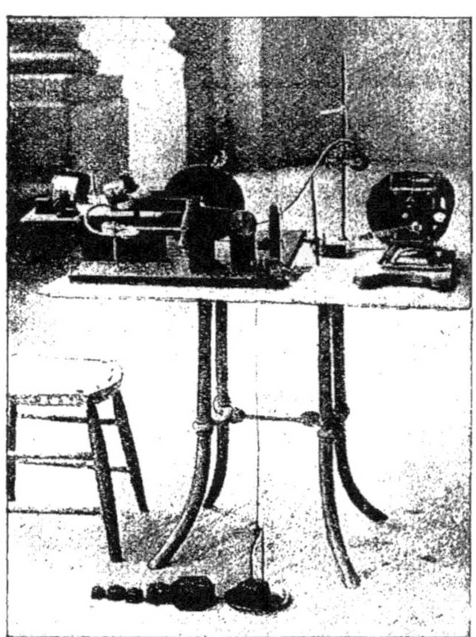

FIG. 98. — Dynamo-ergographe pour la main et le poignet, du Dr Jean Camus.

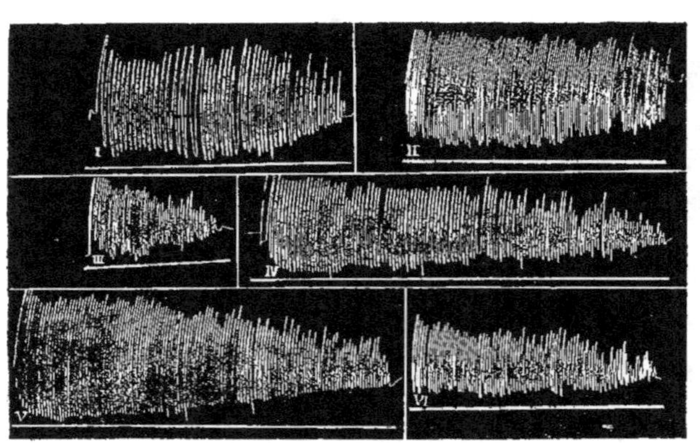

FIG. 99. — Graphiques obtenus avec le dynamo-ergographe
pour la main et le poignet.

Kilogram-
mètres.

I. Flexion du poignet sur l'avant-bras (en suspination).
Effort = 2 kg. 2 ;   Déplacement = 12 m. ;   Travail = 26,40

II. Pronation.
Effort = 1 kg. 2 :   Déplacement = 37 m. ;   Travail = 44,40

III Opposition du pouce.
Effort = 2 kg. 2 ;   Déplacement = 3 m.,   Travail = 6,60

IV Extension du poignet sur l'avant-bras (en pronation).
Effort = 2 kg. 2 ;   Déplacement = 20 m. ;   Travail = 44,00

V Supination.
Effort = 2 kg. 2 ;   Déplacement = 30 m. ;   Travail = 66,00

VI Flexion de l'index.
Effort = 2 kg. 2 :   Déplacement = 3^m,8 ;   Travail = 8,38

sité des mouvements et leur inscription rendent difficile la simulation.

Dynamo-ergographe pour la main et le poignet. — Il a le même but que le précédent, avec application spéciale à la main et au poignet, dont les mouvements ont une moindre amplitude que les précédents. Cet appareil permet d'enregistrer le nombre, l'amplitude, le travail, la fatigue, la rapidité des mouvements de pronation, de supination, des mouvements de flexion et d'extension des poignets, de flexion et d'extension des doigts ensemble ou isolément, d'abduction, d'adduction, d'opposition du pouce et ceci pour l'une et l'autre des mains (*fig.* 98).

Un premier compteur totalise les hauteurs successives auxquelles sont élevés des poids connus placés dans un plateau de la balance ; en multipliant les poids par la hauteur, ou mieux, l'effort par le déplacement, on a le travail effectué.

Un second compteur, qui n'existait pas dans le premier appareil, donne immédiatement, à la fin de l'expérience, le nombre des mouvements accomplis.

Un métronome et un signal de Desprez mesurent, comme toujours, le temps. Un tambour inscrit les mouvements. La fatigue et la sincérité du sujet sont données par l'ergographe (*fig.* 99).

Voir à IMPOTENCES* FONCTIONNELLES des applications de ces appareils de mesure.

★**DYSENTERIE.** — Maladie infectieuse, contagieuse, constituée par des ulcérations plus ou moins étendues de l'intestin. Elle se manifeste par des crises de douleurs intenses, surtout au moment des selles qui sont très fréquentes, diarrhéiques, puis contiennent de petites masses ressemblant à du blanc d'œuf, striées de sang, et, plus tard, souvent de sang presque pur.

Les cas de dysenterie ont été assez fréquents dans notre armée, non seulement dans les troupes coloniales, mais dans celles de la métropole, par suite du contact avec les coloniaux blancs ou noirs.

Les deux formes, amibienne et bactérienne, ont été observées et aussi, comme on le verra plus loin, une forme mixte. L'un et l'autre des agents infectieux, étant rejetés par les selles, sont absorbés par les voies digestives.

DISTINCTION DES VARIÉTÉS. — MM. Grall et Hornus ont indiqué dans *Paris médical* comment, par l'examen des selles, on pouvait déterminer *au début* la cause de la variété de dysenterie. Lorsqu'elles présentent :

1° Des *mucosités vertes* à fermentation acide, il y a simplement diarrhée dysentériforme par des microbes banaux ;

2° Des *mucosités rouges* avec amas de leucocytes, il y a inflammation ulcéro-nécrotique de l'S du colon et du rectum par dysenterie bacillaire ;

3° Des *mucosités panachées*, il y a inflammation ulcéro-nécrotique de la région ilio-cæcale de l'intestin par dysenterie bacillaire quand l'élément rouge contient des amas de leucocytes, par dysenterie amibienne quand cet élément rouge renferme des amas de pus.

I. Dysenterie amibienne. — MM. Paul Ravaut et G. Krolunitsky (1) ont eu

(1) *Presse médicale*, 1916, n° 22.

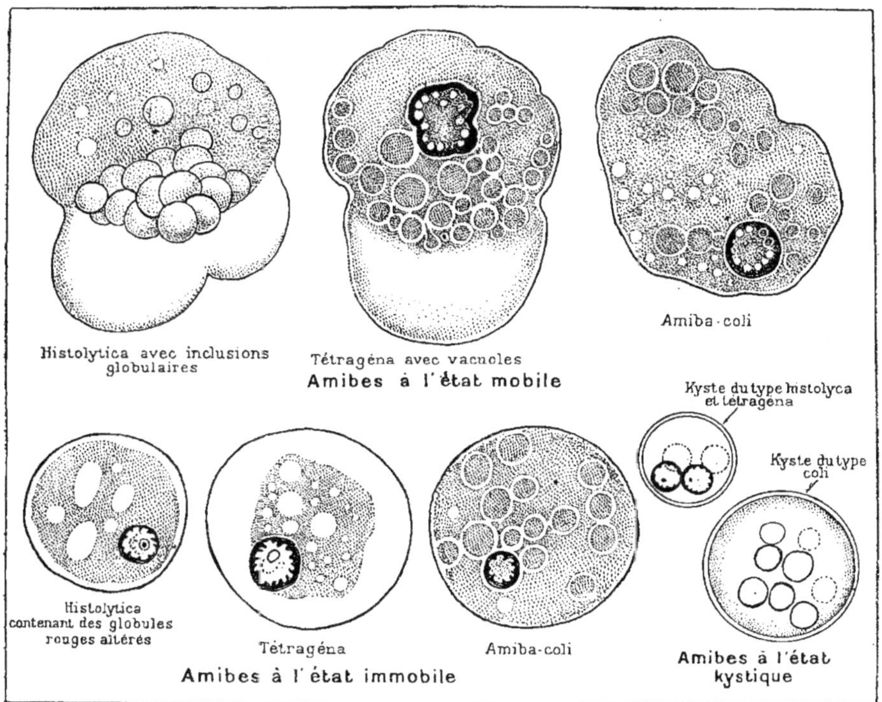

FIG. 100. — Variétés et différents stades des amibes, d'après les travaux et les figures des Drs Paul Ravaut et Georges Krolunitsky (*Presse médicale*, 1915).

l'occasion de voir un assez grand nombre de cas de dysenterie amibienne, non seulement parmi les soldats ayant été aux colonies, mais dans ceux n'ayant jamais quitté la France, et même parmi les civils. La succession dans les tranchées de troupes d'origine diverse explique ce fait ; mais dès avant la guerre de 1914, on avait eu l'occasion de constater, en Normandie et en Bretagne, de petits foyers dont l'origine semble avoir été le retour au pays de coloniaux créant autour d'eux la contagion.

M. le prof. Chauffard disait, en 1914, dans une clinique : « Beaucoup de cas restent méconnus, car en face d'un syndrome de colite chronique on n'a pas l'habitude de penser à l'amibiase. Il est probable qu'en faisant systématiquement les recherches nécessaires, on s'apercevrait de la fréquence de cette dysenterie en France.

DESCRIPTION DES DIVERSES FORMES DES AMIBES. — « La dysenterie amibienne peut être méconnue, si la recherche des amibes à tous leurs stades n'est pas faite avec persévérance.

« Cet examen présente des difficultés, car on doit y procéder sur des selles fraiches, c'est-à-dire assez rapidement après leur évacuation.

« Dans les selles fraichement émises, surtout lorsqu'elles sont glairo-sanguinolentes, les amibes peuvent être trouvées à l'*état mobile*.

« Pour cet examen, il suffit d'aspirer avec une pipette des glaires pyo-sanguinolentes. Dans la partie effilée, on repère par transparence les points purulents qui sont les plus riches en amibes. Pour les recueillir,

il suffit de vider lentement l'effilure et, dès que le point choisi parait à l'extrémité de la pipette, on le recueille sur une lame de verre. Recouvrir ensuite d'une lamelle de verre, bien aplatir la préparation et examiner à un faible grossissement.

« Les amibes se présentent sous forme de points réfringents à reflet brillant bleu électrique ; elles tranchent aussitôt sur la préparation par leur éclat et leurs dimensions. Elles sont parfois extrêmement nombreuses, se touchant toutes les unes les autres et formant une véritable mosaïque. D'autres fois, à la fin de la crise, il faut, pour les trouver, multiplier les examens.

« Un plus fort grossissement est nécessaire pour déterminer la variété (1) [*fig.* 100] :

« 1° Le type *Histolytica*, le plus fréquent, est caractéristique par ses mouvements vigoureux et francs, par ses inclusions de globules du sang, par les différenciations nettes entre l'endoplasme* grisâtre et l'ectoplasme* brillant en coulée de verre, par l'absence apparente de noyau.

2° Le type *Tetragena* contient quelquefois des inclusions globulaires, mais elles sont moins nombreuses. L'ectoplasme et l'endoplasme sont nettement distincts, mais les mouvements sont plus paresseux ; le noyau est très apparent. Ce type n'est trouvé que dans les selles uniquement fécales, non sanguinolentes, provenant d'une diarrhée chronique ancienne.

---

(1) Pour ce travail, les auteurs ont eu la collaboration du prof. Masoul et du médecin-major Mathis, des troupes coloniales.

3º Le *Coli* type ne présente pas d'occlusions globulaires, ou tout au moins fort peu. L'ectoplasme et l'endoplasme grisâtre se différencient mal ; le noyau est nettement visible, les mouvements très lents. Ce dernier type ne semble pas pathogène et serait un parasite normal de l'intestin (colon).

Quelquefois, deux de ces variétés se voient simultanément dans les selles.

Lorsque les selles sont examinées quelques heures après l'émission ou que la crise de dysenterie se termine, les amibes sont de moins en moins mobiles et passent à l'état immobile.

En suivant sous le microscope cette évolution, on constate que les mouvements amiboïdes deviennent de plus en plus paresseux ; puis, par de véritables éjaculations, l'amibe se vide de ses déchets sous forme de fines granulations jaunâtres et, finalement, elle s'arrondit.

Les amibes peuvent être alors confondues avec des cellules muqueuses ou épithéliales en voie d'altération.

Enfin, dans une dernière phase, la crise dysentérique étant terminée, les amibes passent à l'état de vie latente et se présentent sous la forme *kystique*. Ces kystes se rencontrent entre les périodes de crises, surtout lorsque les selles sont devenues normales. Leur nombre est variable, 8-10 quelquefois sur une plaque, mais de nombreux examens peuvent être négatifs. Un lavement purgatif peut faciliter leur élimination.

Les kystes restent intacts dans les matières pendant au moins deux jours, ce qui facilite leur examen.

Les kystes de l'hystolytica et du tetrageria se présentent sous forme de corps ronds réfringents, mesurant 8 à 15 millièmes de millimètre. Le corps est entouré d'une mince membrane à double paroi. Les noyaux, de couleur sombre, sont au nombre de 1 à 4. Le protoplasma est presque dépourvu de granulations ; il est limpide et présente les reflets de l'amibe origine.

Les kystes du coli sont plus grands (jusqu'à 25 millièmes de millimètre) et peuvent renfermer jusqu'à 8 noyaux.

MODE DE CONTAMINATION. — « Le kyste disséminé avec les matières sur le sol résiste aux intempéries et, même desséché, reste encore vivant ; ingéré par l'homme, il n'est pas détruit par les sucs digestifs et, sous une influence favorable, il peut se transformer en amibe, engendrant encore la maladie. On conçoit combien la promiscuité, le manque d'hygiène, l'absence de précautions sont des conditions qui, fatalement, devaient, au cours de la guerre, contribuer à propager cette affection. Le rôle des porteurs de kystes est d'autant plus utile à connaître que ce sont ceux dont on se défie le moins et qui sont souvent les plus dangereux. Non seulement les anciens dysentériques amibiens, les malades atteints de forme fruste d'amibiase, mais encore les porteurs *sains* de germes sont les véritables vecteurs de la maladie. Or, les nombreux déplacements des convalescents et des permissionnaires ont pu répandre l'affection dans toute la France » (1) [Ravaut et G. Krolunitski].

SIGNES. — MM. E. Job et Hertzmann, ayant eu l'occasion de soigner un grand nombre de cas de dysenterie amibienne, sont arrivés à formuler les conclusions suivantes dans une communication à la Société des hôpitaux de Paris du 12 octobre 1916 :

« La dysenterie amibienne présente le plus souvent une période d'invasion de quelques jours, caractérisée par de la diarrhée banale.

C'est une affection d'allure moins aiguë que la dysenterie bacillaire : la fièvre, quand elle existe, est peu élevée ; les selles sont, en général, moins fréquentes que dans cette dernière affection ; elles sont, à la période aiguë, d'odeur âcre et ont souvent l'aspect de la *bouse de vache*.

La dysenterie amibienne est une affection à rechutes ; les rechutes sont en rapport avec l'évolution schizogonique du parasite. C'est une affection anémiante et cachectisante à la fois par la diarrhée et la perte de

____
(1) *Presse médicale*, 3 juillet 1916.

sang lorsque les atteintes se renouvellent fréquemment ; ses propriétés anémiantes se manifestent dès les premières atteintes. A la période de cachexie, on observe parfois un ensemble de signes dont les suites sont extrêmement graves : diarrhée incoercible, albuminurie et accidents nerveux.

Chez un amibien, toute hypertrophie du foie doit faire soupçonner l'existence d'un abcès du foie.

La dysenterie amibienne peut évoluer sous une forme fruste dont la diarrhée constitue la seule manifestation. »

M. A. Manté, qui a suivi un grand nombre de malades à l'hôpital de Fez, où la dysenterie amibienne est à l'état endémique, a appelé l'attention, dans la *Presse médicale* du 26 oct. 1916, sur le *caractère chronique à poussées aiguës de l'amibiase intestinale* ; la crise dysentérique n'est qu'un incident au cours de la maladie. L'apparition de selles moulées, après quelques injections d'émétine, n'indique pas que l'intestin est stérilisé. L'individu reste exposé à une rechute à plus ou moins bref délai et il est dangereux pour son entourage, car il est un *semeur de kystes*, alors qu'on ne se défie pas de lui. Ce n'est qu'après des examens répétés de ses selles qu'on peut le considérer comme guéri ; encore faut-il que l'examen négatif soit fait après avoir donné au malade un lavement d'eau iodée (1 gr. d'iode, 2 gr. d'iodure pour un litre d'eau), qui fait expulser les mucosités glaireuses, puis ensuite une selle diarrhéique ou moulée dans laquelle on peut trouver des kystes et même des amibes.

Comme MM. Hertzmann et Job, il insiste sur l'existence de forme fruste et estime qu'en *milieu épidémique*, tout dérangement intestinal, *même léger* et de courte durée, doit être tenu pour suspect et faire l'objet d'examens microscopiques répétés. Il pense que les parasites qu'on trouve fréquemment dans l'intestin de ces malades, vers intestinaux, comme les tricocéphales et les lombrics, et surtout les protozoaires, notamment les trichomonas (*fig.* 101) ont une action favorisante pour l'amibiase.

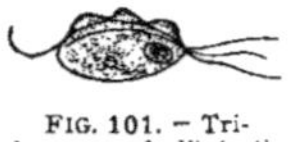

FIG. 101. — Trichomonas de l'intestin.

TRAITEMENT. — Le traitement s'est absolument modifié depuis que Heder a démontré que les solutions d'émétine à 1 pour 100 000 tuent les amibes dysentériques, qui disparaissent rapidement des selles.

Law, de Londres, conseille contre la dysenterie amibienne et les abcès amibiens du foie l'émétine sous forme de tablettes kératinisées de 3 centigr. dont on donne une le soir, en gardant autant que possible le repos et en suivant le régime lacté. La guérison se produit au bout de deux jours.

On emploie généralement les injections sous-cutanées de chlorhydrate d'émétine sous forme d'ampoules de 2 centigr. par centimètre cube d'eau. Elles sont peu douloureuses. Pour Rogers l'injection intra-veineuse est préférable dans les cas graves.

Ce traitement réussit chez des personnes dont la dysenterie remonte à 10 et même 15 ans, mais n'empêche pas les rechutes dues, comme il a été dit précédemment, à la germination des kystes amibiens ; l'émétine n'agit sans doute pas.

Chauffard, pour éviter ces rechutes, conseille les traitements successifs.

En ce qui concerne les abcès du foie, l'émétine les transforme en abcès *mort* qu'il suffit d'évacuer pour assurer la guérison.

L'émétine ne réussit pas elle-même dans tous les cas, et MM. Ravaut et Krolunitski lui ont associé l'arsénobenzol qui aurait un bon effet sur l'état général, mais, pas plus que l'émétine, il ne stérilise la dysenterie et des examens à intervalles peuvent seuls déterminer si l'amibe a disparu.

En cas de présence : 1º de parasites intestinaux, on instituera le traitement par le thymol ; 2º de trichomonas, celui par la térébenthine. Les doses du traitement de début sont de 4, 8 et même 12 centigr., puis en décroissant jusqu'au septième jour.

PROPHYLAXIE DE L'AMIBIASE. — Une circulaire du

Service de santé du 5 septembre 1916 appelle l'attention des médecins sur la nécessité : 1° de l'examen au microscope des selles des individus atteints de dysenterie afin de déceler la présence d'amibes ou de leurs kystes ; 2° du traitement de ces malades jusqu'à disparition complète des kystes ; 3° sur l'utilité d'incinérer autant que possible les matières fécales provenant de dysentériques amibiens ou tout au moins de les enfouir dans des tranchées profondes, dans lesquelles elles devront être copieusement arrosées d'un lait de chaux ou de crésyl puis recouvertes d'une couche de terre.

II. Dysenterie amibo-bactérienne.— MM. Roussel, Brule, L. Barat, André-Pierre Marie ont constaté qu'un grand nombre de soldats avaient à la fois dans leurs selles des bacilles et des amibes dysentériques. Les amibes semblent jouer le rôle principal, le bacille dysentérique venant simplement se greffer sur les ulcérations produites par l'amibe. Cette surinfection est particulièrement facile chez les troupes en campagne et pendant les chaleurs de l'été.

MM. Ravaut et Krolunitzky ont constaté aussi la fréquence de cette association qui masque souvent le caractère amibien de l'affection, les bacilles dysentériques ne jouant à leur avis aucun rôle pathogène.

« L'épreuve thérapeutique peut également permettre de ne pas méconnaître la dysenterie amibienne : insuccès du sérum antidysentérique, succès de l'émétine. »

III. Dysenterie bactérienne (*fig.* 102). — Nous n'avons à ajouter à la description de la dysenterie bactérienne faite dans le *Larousse médical* que la fréquence signalée par M. Rist des douleurs dans les articulations et des conjonctivites pour lesquelles le sérum antidysentérique constitue le seul traitement. On trouvera ci-dessous tous les renseignements sur ce sérum.

Instruction pour l'emploi du sérum antidysentérique (1). — Le sérum antidysentérique est du sérum de sang de cheval immunisé contre le bacille dysentérique ; il agit uni-

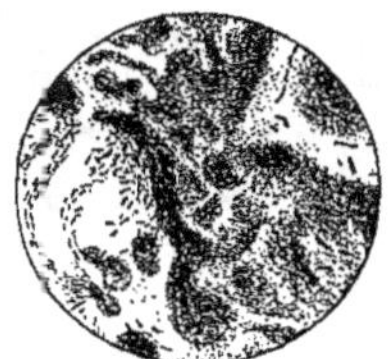

FIG. 102. — Bacille de la dysenterie.

quement sur la dysenterie *bacillaire,* forme habituelle dans nos régions, et demeure sans efficacité sur la dysenterie *amibienne* des pays chauds.

Le sérum antidysentérique *non chauffé* agglutine une culture de bacille dysentérique au taux de 1/500e.

Le sérum préparé à l'Institut Pasteur de Paris ne contient aucun antiseptique. On l'emploie en injection dans le tissu cellulaire sous-cutané ; l'injection se fait avec les précautions antiseptiques d'usage dans la région du flanc.

Action thérapeutique. — Le sérum antidysentérique est doué de propriétés antimicrobiennes et antitoxiques. Utilisé en quantité suffisante, il enraye et guérit à la fois l'infection qui détermine les lésions du gros intestin et l'intoxication qui peut résulter de la culture microbienne au siège de ces lésions. Son action est généralement prompte ; elle se traduit par la sédation de tous les troubles intestinaux. Les effets du sérum sont d'autant plus rapides et décisifs que l'administration en est plus rapprochée du début de la maladie ; celle-ci peut être alors immédiatement enrayée. Comme on ne saurait jamais prévoir la gravité ultérieure d'une dysenterie qui commence, il sera toujours prudent d'injecter le sérum de bonne heure ; de là l'indication d'intervenir le plus rapidement possible après l'apparition des symptômes initiaux.

Doses. — La dose à employer varie avec le moment de l'intervention et la gravité des cas, suivant qu'il s'agit d'adultes ou d'enfants.

La gravité de la dysenterie s'apprécie d'après le nombre des selles quotidiennes, l'intensité et la répétition des symptômes douloureux, les signes d'intoxication. La fréquence des déjections est presque toujours en rapport avec la diffusion des lésions du gros intestin. L'acuité et la répétition des douleurs abdominales se proportionnent très habituellement avec l'étendue et la gravité des altérations de la muqueuse. L'intoxication se traduit principalement par les signes suivants : vomissements, adynamie, faiblesse du pouls, altération des traits, hypothermie, état syncopal, etc. En général, les trois ordres de symptômes marchent de pair et par leur accentuation respective donnent la mesure de la gravité du mal. Cependant il est des cas où une toxhémie précoce se manifeste avec des troubles intestinaux relativement modérés ; cette situation comporte une réelle gravité.

La variabilité des faits cliniques ne permet pas de fixer d'une manière absolue la quantité de sérum qui guérit un cas de dysenterie ; les indications suivantes serviront de guide à la conduite du médecin.

Adultes. — Dans les dysenteries d'intensité *moyenne* et prises au début, 20 centimètres cubes de sérum suffisent le plus souvent pour assurer la sédation immédiate de tous les symptômes et la guérison rapide. Si, après 24 heures écoulées, les coliques persistent avec leur intensité première et si les selles, bien que très diminuées, restent encore fréquentes, il est indiqué de renouveler l'injection le lendemain. Quelquefois même dans les formes sévères ou datant de plusieurs jours une troisième injection en moindre quantité deviendra utile pour précipiter la guérison.

Dans les dysenteries *graves*, il faut injecter d'emblée 40 à 60 centimètres cubes de sérum et réitérer cette dose le lendemain ; si les troubles intestinaux ne sont pas alors suffisamment apaisés, l'emploi du sérum doit être poursuivi à doses décroissantes jusqu'à ce que le nombre des selles s'abaisse à quelques unités. Le médecin devra se guider sur la nature et la fréquence des selles quotidiennes ; aussi longtemps que celles-ci restent glaireuses et multiples au cours de la journée, on ne peut considérer la maladie comme terminée.

Dans les formes *les plus graves*, surtout quand l'intervention est tardive, il est nécessaire de recourir d'emblée à des doses massives, 80, 90 et même 100 centimètres cubes répartis en deux injections au cours de la journée, jusqu'à ce que les troubles intestinaux s'amendent. Comme précédemment le sérum sera ensuite continué à doses décroissantes ; il est prudent de procéder graduellement à cette réduction de la dose injectée tant que le nombre des selles se maintient au-dessus de 20 par jour.

Enfants. — Pour les enfants, les doses indiquées ci-dessus doivent être réduites de moitié.

Rechutes. — Les rechutes sont exceptionnelles ; elles se produisent après le dixième jour qui suit la dernière injection de sérum, c'est-à-dire lorsque l'action de celui-ci commence à s'épuiser. Ces rechutes sont facilement enrayées par une seule injection de sérum.

Inconvénients du sérum. — Le sérum antidysentérique peut déterminer des accidents dits *sériques* (urticaire, érythème polymorphe, arthralgies, myalgies) qui s'accompagnent parfois d'élévation de la température. Les enfants semblent plus sujets que les adultes aux manifestations érythémateuses fébriles. Tous ces accidents sont passagers et ne présentent pas en général de gravité.

Action préventive. — Employé à la dose de 10 centimètres cubes, le sérum donne une immunité passagère contre la dysenterie cette immunité dure de 10 à 12 jours environ. Il peut être utile, surtout dans les familles comprenant des enfants, de faire des injections préventives aux personnnes exposées à la contagion.

Échange des flacons. — La date inscrite sur l'étiquette est celle de la préparation du sérum.

Ce *sérum conservant toute son efficacité pendant plus d'une année,* il n'y a aucune utilité à renouveler le flacon avant ce laps de temps. Après une année, le sérum peut avoir perdu une partie de son activité (cependant, en cas d'urgence, il ne faudrait pas hésiter à l'employer).

---

(1) Note de l'Institut Pasteur.

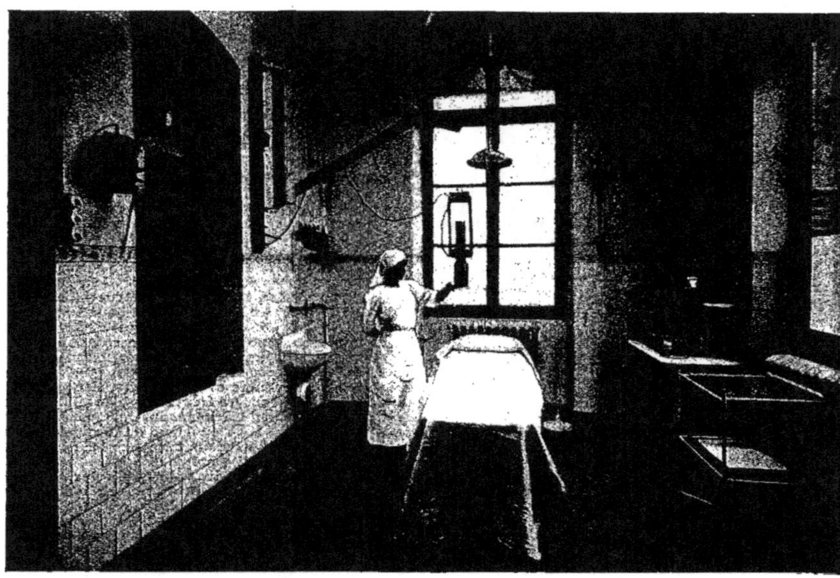

FIG. 103. – *APPAREIL DU Dr BERGOGNIÉ.*

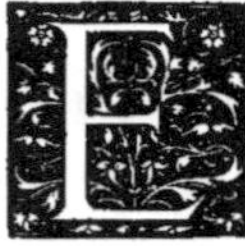

EAU DE BOISSON. — Une bonne eau de boisson est indispensable pour nos soldats. Nous avons réuni ci-dessous tous les renseignements que nous avons recueillis sur cette question.

★ **I. Eau de source.** — Pour reconnaître une bonne source. — D'après MM. Théry et Mercier, la présence dans une eau du ver *Planaria Alpina Dana* (*fig.* 104) serait le plus simple, le plus sûr et le plus rapide moyen de reconnaître la pureté d'une eau, ce ver ne pouvant vivre dans les eaux malsaines.

II. Eau potable (Voitures d'). — « Le Touring-Club (1), qui s'est occupé d'une manière si active en temps de paix des améliorations à apporter dans les habitations et les hôtels, au point de vue de l'hygiène, a voulu affecter une partie des fonds de l' « Œuvre du soldat au front » à l'alimentation en eau potable des armées d'opérations.

Cette question de l'alimentation en eau potable a vivement préoccupé le commandement ; elle a soulevé déjà de nombreuses difficultés, qui seront encore plus grandes lors d'une marche en avant rapide dans de nouvelles régions. Le temps n'est plus où des armées relativement peu nombreuses pouvaient facilement trouver, dans le pays qu'elles occupaient, des quantités

FIG. 104.
Planaria Alpina Dana.

____

(1) Résumé d'un article du lieutenant-colonel Colmet d'Aage dans la *Revue du Touring-Club* (octobre 1915).

d'eau suffisantes. L'importance des effectifs est maintenant telle qu'il faut souvent exécuter des travaux importants pour trouver sur place l'eau d'alimentation nécessaire ou la faire venir de très loin au moyen de wagons-citernes, de tonneaux sur camions ou sur tombereaux.

Les points d'eau, qui existent ou qui ont été établis, consistent en puits ou en sources aménagées et autant que possible protégées ; mais, étant donnée l'affluence des troupes cantonnées aux abords, ces eaux sont rarement à l'abri des contaminations, et, par une instruction du 27 octobre 1914, M. le médecin inspecteur général Chavasse, directeur général du Service de santé des armées en opérations, a prescrit que toutes les eaux livrées à la consommation des troupes seraient stérilisées ; et dans cette instruction, qui donne des renseignements très complets sur les divers procédés utilisables, il a indiqué que l'on pouvait, soit faire bouillir l'eau, soit la traiter par des procédés chimiques : hypochlorite de soude (eau de javel concentrée), permanganate (poudre Lambert), iode.

Le procédé de stérilisation le plus simple et le plus pratique, quand il s'agit de grandes quantités, est le traitement par l'hypochlorite, d'ailleurs utilisé depuis longtemps au Canada, aux Etats-Unis, en Angleterre, et qui a la consécration d'une longue expérience.

La quantité d'hypochlorite à mettre dans une eau pour la stériliser, quand elle a été clarifiée au préalable, est d'ailleurs très faible ; dans une instruction très détaillée sur la purification de l'eau par les hypochlorites en date du 12 juillet 1915, M. le directeur du Service de santé au ministère de la Guerre indique que la dose de chlore doit être d'un milligr. par litre pour une eau de source limpide et de 3 milligr. par litre pour une eau de puits ou de cours d'eau trouble. Dans une circulaire du 26 juin 1915, se plaçant au point de vue des eaux communément rencontrées et de la rapidité de la stérilisation qui est d'autant plus grande que la quantité de produit est plus élevée. M. l'inspecteur général prescrit de mettre 3 à 4 gouttes d'extrait concentré d'hypochlorite pour 10 litres d'eau, c'est-à-dire moins d'un tiers de goutte par litre ; une aussi faible quantité de stérilisant ne donne à l'eau aucun goût ni odeur.

Lorsque les représentants du Touring-Club proposèrent de fournir des voitures d'eau potable, l'autorité militaire dressa un programme consistant à mettre sur ces voitures un appareil filtrant pour rendre l'eau limpide et des cuves rectangulaires bien calibrées pour y stériliser l'eau avec le minimum d'hypochlorite. Ces voitures auront donc l'avantage de fournir de l'eau limpide, alors que les eaux des sources ou des puits seront troublées par les pluies, de multiplier les points d'eau en permettant l'utilisation des rivières, ruisseaux ou étangs, enfin d'assurer une meilleure stérilisation des eaux distribuées aux troupes.

Un concours fut ouvert entre divers constructeurs et après examen des propositions présentées, la préférence fut donnée au projet établi par M. Buron à qui le Touring-Club passa, par marché du 11 août, commande de 100 voitures à raison de 4 800 francs par voiture.

La voiture d' « eau potable » (*fig.* 105 et 106) est du type de la voiture régimentaire du génie. Elle porte deux pompes, avec leur tuyauterie, un filtre clarificateur à éponges et deux cuves de stérilisation en tôle ; la première pompe est destinée à puiser l'eau brute au point d'eau (source, rivière, puits, canal, etc.) près duquel la voiture s'arrête et à la refouler à travers le filtre F dans l'une ou l'autre des deux cuves où on la stérilise par l'hypochlorite de soude (1) ; la pompe reprend ensuite l'eau filtrée, stérilisée, emmagasinée dans l'une des deux cuves et la refoule dans les tonneaux sur voitures, au moyen desquels se fait l'approvisionnement en eau potable des différents cantonnements.

La voiture-filtre qui, vide, ne pèse que 1 200 kilogr. environ et qui, par suite, peut circuler facilement même dans des chemins de terre, porte sur le plateau quatre chambrières manœuvrant à vis et qui permettent, à l'arrêt, de soulager les roues et de faire porter à la voiture la surcharge de 3 000 kilogr. d'eau, représentant la charge des deux cuves de stérilisation.

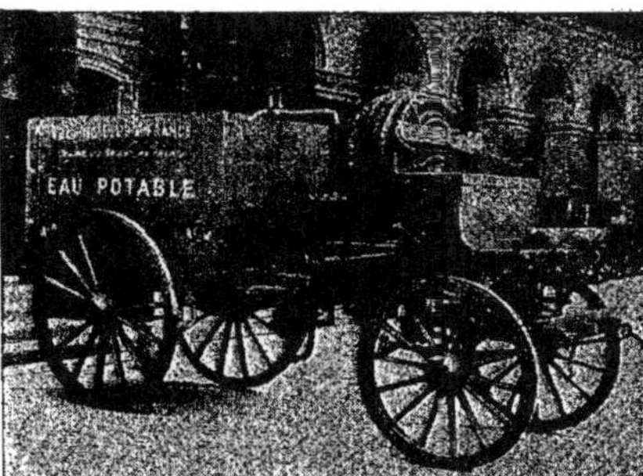

Phot. Emmanuel-Soullier.
FIG. 105. — Voiture à eau potable du Touring-Club.

L'ensemble des appareils permet de fournir un débit de 3 000 litres à l'heure d'eau parfaitement claire et stérilisée ; chaque voiture pourra en conséquence donner facilement de 25 000 à 30 000 litres par jour.

Au mois d'octobre 1915, le Touring avait déjà envoyé 120 de ces voitures au front.

Appareil de filtration et d'épuration. — INSTRUCTION — La voiture étant à l'arrêt, avoir soin,

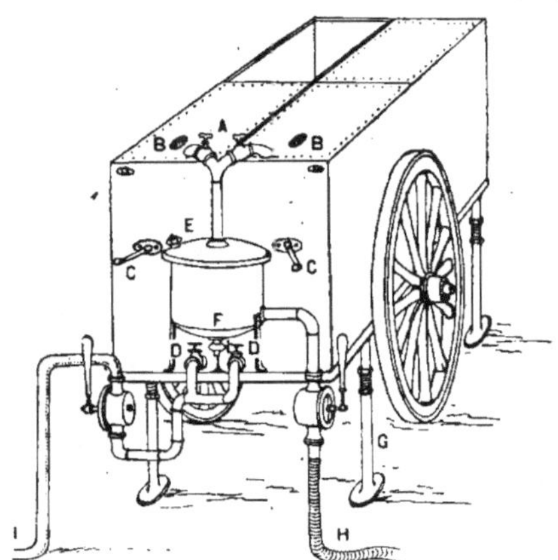

FIG. 106. — Partie arrière de la voiture du Touring-Club (schéma descriptif).

avant toute opération, d'abaisser les chambrières, pour permettre à la voiture de supporter l'excédent de chargement résultant de l'emplissage des réservoirs. Ces chambrières, qui sont à vis, seront réglées de façon à bien porter sur le sol et à assurer le niveau de la voiture (*fig.* 106).

Emplissage des réservoirs. — Pour aspirer l'eau, monter sur la pompe de gauche de la voiture une longueur de tuyau caoutchouc en employant toujours celle à laquelle est fixée la crépine. Les joints seront serrés avec soin au moyen de la grande clé (un joint mal fait en permettant le passage de l'air empêche l'aspiration de l'eau). La crépine devra toujours être complètement immergée sans jamais approcher du fond de l'eau, de manière à éviter l'aspiration des vases ou des dépôts. Ouvrir ensuite à fond (12 ou 13 tours sont nécessaires) l'un des robinets A situé au-dessus du réservoir que l'on veut emplir et actionner la pompe en ayant soin que le mouvement de rotation ait la plus grande course possible.

Un seul réservoir doit être rempli à la fois.

Stérilisation de l'eau. — Un des réservoirs étant plein, introduire par le trou B, situé sous le couvercle, une solution de 2 centimètres cubes d'hypochlorite pour 100 litres d'eau, soit 30 centimètres cubes pour le réservoir s'il est plein (cette solution sera mesurée au moyen de l'éprouvette graduée) ; refermer l'entrée et agiter le malaxeur au moyen de la manivelle C située à la face avant. Laisser ensuite reposer 30 minutes avant la consommation de l'eau.

Pendant ce temps, le deuxième réservoir peut être rempli de la même façon qu'il a été dit pour le premier.

Emplissage des tonneaux. — Ouvrir à fond un des robinets-vannes D situé à la partie basse avant du réservoir, en ayant soin de faire attention à ce que l'autre robinet correspondant au réservoir dont la préparation est en cours soit bien fermé pour éviter le mélange des eaux ; ajuster sur la pompe située à droite

---

(1) Cette stérilisation est complète au bout d'une demi-heure de contact. C'est pour permettre ce contact d'une demi-heure entre l'hypochlorite et l'eau que la voiture comporte deux cuves de stérilisation, ce qui permet d'en avoir toujours une en service pendant que dans l'autre le mélange se produit et la stérilisation s'opère. Un agitateur à lames permet d'ailleurs d'assurer un parfait mélange entre l'eau et l'hypochlorite.

de la voiture une longueur de tuyau toile en employant toujours celle à laquelle est fixé le coude en fer destiné à être introduit dans la bonde du tonneau et actionner la pompe comme pour l'aspiration.

Pour l'emplissage des bidons ou des seaux, se servir des robinets placés à l'arrière et sur les côtés de la voiture.

Vidage des réservoirs. — Avant le remise en route de la voiture, on devra s'assurer que les réservoirs sont parfaitement vides ; pour assurer le complet écoulement de l'eau qu'ils contiennent, dévisser les bouchons situés sous les réservoirs, à la partie avant, et revisser ensuite à fond.

Visite des réservoirs. — Déboulonner la partie arrière des couvercles qui sont mobiles. Le nettoyage se fera de lui-même au moyen du vidage ; l'intérieur ne comportant aucune saillie, les angles étant arrondis, la sortie étant à la partie la plus basse, les dépôts, s'ils existent, seront sûrement entraînés avec l'eau.

Nettoyage du filtre. — Le nettoyage du filtre est subordonné à la nature et à la quantité de l'eau qui passe à travers la masse filtrante ; il est donc difficile de préciser les intervalles entre chaque nettoyage. Il sera bon, de temps à autre, d'ouvrir le robinet purgeur F pour évacuer les dépôts arrêtés par le filtre et tous les 8 ou 15 jours faire un nettoyage par contre-courant.

Pour le nettoyage du filtre, on ne devra se servir que d'eau stérilisée. Démonter le bouchon E situé sur le couvercle du filtre, ajuster à la place l'extrémité d'une des longueurs de tuyau toile, ouvrir le robinet F situé sous le filtre et une des vannes D situées à la partie basse des réservoirs, actionner la pompe de droite de 3 à 5 minutes, comme il a été dit pour l'emplissage des tonneaux. La quantité d'eau passée sera suffisante pour obtenir un nettoyage de la matière filtrante.

Observations générales. — Les pompes ne doivent, *en aucun cas,* assurer alternativement l'arrivée d'eau brute et le départ d'eau stérilisée. La pompe de gauche sert exclusivement à amener l'eau brute au filtre et la pompe de droite sert à conduire l'eau des réservoirs dans les tonneaux. Il en est de même pour les tuyaux : ceux en caoutchouc ne servent qu'à puiser l'eau pour la conduire au filtre et ceux en toile à conduire l'eau épurée des réservoirs aux tonneaux.

N. B. — Au début, l'eau sera légèrement teintée ; il faudra perdre la première eau pour assurer le nettoyage des conduits, du filtre et des réservoirs.

III. Eau potable (autres modes de purification).

— Il existe plusieurs procédés :

1° FORMULE VINCENT et GAILLARD. — Vincent et Gaillard proposent pour cette purification des comprimés formés de 15 milligr. d'hyperchlorite de calcium et de 8 centigr. de chlorure de sodium pur ; dose suffisante pour épurer un litre d'eau.

Ces comprimés donnent 3 milligr. de chlore actif. Le chlorure de sodium favorise la diffusion et la dissolution du chlore actif dont les trois quarts sont dissous en 10 minutes et la totalité en 20 minutes. Il est inutile d'agiter l'eau. Inutile d'écraser le comprimé qui se maintient pendant quelques heures à l'état de squelette. Ce comprimé modifie peu à peu la composition minérale de l'eau.

Les matières organiques sont détruites ainsi que les bacilles pathogènes en 10 à 15 minutes.

L'eau peut être bue après 15 à 20 minutes, elle n'a aucun goût appréciable (présentation par M. Laveran à l'Académie des sciences, 17 avril 1915).

2° FORMULE VAILLARD. — Trois sortes de comprimés sont nécessaires pour la purification de 10 litres d'eau : Composé *bleu ;* iodure de potassium, 1 gr. ; iodate de soude, 0.156. Composé *rouge ;* acide tartrique, 1 gr. Composé *blanc ;* hyposulfite de soude cristallisé, 1 gr. 16.

L'agent stérilisateur est l'iode à l'état naissant.

Pour l'emploi, on met un comprimé bleu dans un peu d'eau et on ajoute un comprimé rouge qui décompose le premier d'où dégagement d'iode. On complète le volume de l'eau à dix litres et on laisse en contact un quart d'heure environ. Au bout de ce temps, on ajoute un comprimé blanc qui décolore l'eau jaunie par l'iode.

★Eaux minérales (traitement des blessés et des malades).

— Nos stations d'eaux minérales ont été utilisées comme traitement complémentaire des blessures et des maladies de nos soldats.

Blessures. — Le traitement consiste en bains, douches, applications d'eaux mères et de boues minérales, en injections dans les trajets fistuleux.

L'action poursuivie peut être, soit :

1° *Excitante* pour les plaies atoniques à évolution torpide, les suppurations chroniques par suite du détachement difficile de sequestres osseux avec persistance de fistules. L'eau minérale, dans ces cas, active d'abord la suppuration qui provoque l'élimination des esquilles et des parties mortes de l'os, puis la cicatrisation ; mais ce travail, qui ramène à l'état aigu une lésion chronique, doit être très surveillé de façon à ne pas exagérer les manifestations désirées ;

2° *Résolutive* pour ramollir les cicatrices adhérentes, faire résorber les cellules exubérantes qui, à la suite de l'inflammation des os ou articulations, engorgent leur périphérie, provoquent une augmentation de volume de la région et gênent le fonctionnement des jointures ou des tendons.

Deux variétés d'eaux minérales thermales sont employées pour ces deux genres d'action : les eaux *sulfureuses,* Barèges, Amélie-les-Bains, les Eaux-Bonnes, les eaux chaudes, Ax, Cauterets, Luchon ; les eaux *chlorurées sodiques ;* Bourbonne, Bourbon-l'Archambaut, Salins-Moutiers, Dax, Balaruc, La Motte ; mais pour une action *excitatrice* les eaux sulfureuses sont préférables, pour une action *résolutive,* les eaux chlorurées. En tout cas, la médication doit être dirigée par un spécialiste qui sache la doser suivant l'état du malade.

Maladies. — Les soldats atteints de troubles *digestifs,* suite d'alimentation grossière dévorée en trop grande quantité ou simplement trop vite, à des intervalles trop éloignés ou trop rapprochés bénéficieront de Vichy, Vals, Pougues ; en cas d'entérite, de Chatel-Guyon ou Plombières. Pour les *rhumatisants,* Bourbon-Lancy et Néris sont indiquées ; pour les *artério-scléreux et cardiaques,* Royat, Aix ; pour les *albuminuriques,* Saint-Nectaire ; pour les *lithiasiques,* Évian, Contrexéville, Martigny, Vittel ; pour les *bronchitiques chroniques,* les eaux arsenicales, le Mont-Dore, la Bourboule et les eaux sulfureuses.

★Écharpes (Abus des).

— MM. Rochard et Stern ont appelé l'attention dans la « Presse médicale » sur les blessés que le port immodéré de l'écharpe a transformés en infirmes et qu'ils appellent assez justement des *écharpés (fig.* 107).

« Dans les cas typiques, le membre est tout entier amaigri ; les muscles, depuis le deltoïde jusqu'aux interosseux, sont atrophiés ; la peau de la main est amincie, moite ; violacée, froide et quelques blessés la revêtent d'un gant bien chaud ; les articulations de l'épaule, du coude, du poignet, des *doigts* sont ramollies, enraidies et leur mobilisation passive se heurte à d'invincibles résistances, provoquent des douleurs et réveillent une contracture de défense. Laissons leurs membres pendre librement ; il apparaît comme figé dans l'attitude qu'il avait sous l'écharpe : le bras collé au tronc, l'avant-bras fléchi, la main et les doigts inclinés vers le sol. Cette curieuse fuite des doigts vers leur bord cubital, qui intrigue tant de cliniciens et que l'on observe assez fréquemment, est comme la signature de l'usage prolongé de l'écharpe ; elle résulte de la chute, sous l'action de la pesanteur, de l'extrémité libre non soutenue du membre et correspond, dans les cas invétérés, à une véritable subluxation interne, lente, progressive, souvent incoercible de la main et surtout des doigts.

Quant aux mouvements actifs, ils sont, au premier examen, hésitants, maladroits, saccadés, sans force, limités, quelquefois nuls ; un tremblement menu et rapide les accompagne souvent. »

L'examen montre qu'il ne s'agit pas d'une lésion nerveuse ; quant à l'hystérie et à la simulation, elles peuvent avoir une action, mais secondaire. « Ce sont avant tout des *déshabitués du mouvement* par le délassement donné par l'écharpe. Or, le mouvement, c'est la vie. »

M. Rochard n'hésite donc pas à proposer la suppression complète de l'écharpe chez ces malades malgré les

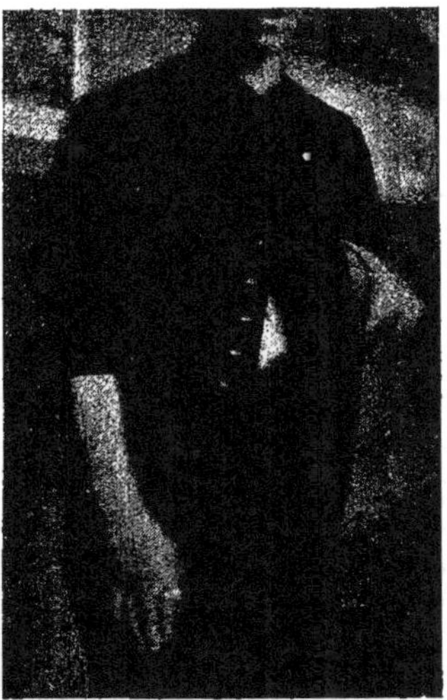

FIG. 107. — Position de la main d'un blessé ayant longtemps porté une écharpe.

protestations du blessé et de l'entourage, puis pratiquer progressivement le massage, la mobilisation, l'électrothérapie. Au début, les premiers mouvements s'opéreront par saccades comme si l'influx nerveux hésitait à retrouver un chemin depuis longtemps abandonné. Les séances se poursuivront répétées et pressantes : toutes les heures pendant 5 minutes environ.

Il estime que l'écharpe immobilisant le *membre tout entier, quel que soit le segment lésé, est inférieure* aux appareils de réduction s'il s'agit d'une fracture, car ceux-ci sont temporaires, *nuisible* en cas de plaie sans fracture. car les quelques mouvements que le blessé est obligé d'esquisser pour trouver une bonne position ont une influence favorable sur le bon état physiologique de ses articulations et de ses muscles.

Écriture de la main gauche (*fig.* 108). — Les soldats amputés de la main droite peuvent assez rapidement écrire de la main gauche comme le font les personnes atteintes de crampe des écrivains.

Dès le premier essai, on constate qu'on peut le faire facilement, mais naturellement l'écriture est d'abord mal dessinée, et les caractères sont trop gros et tracés assez lentement ; cet essai n'en est pas moins encourageant.

Dans l'écriture, comme dans tout exercice, il y a une partie intellectuelle et l'autre manuelle, la seconde seule est à récupérer pour les amputés.

Il convient pour écrire *régulièrement* et *rapidement* de la main gauche de s'astreindre à des exercices répétés chaque jour, plusieurs fois, mais qu'il ne faut pas prolonger jusqu'à la fatigue qui survient assez vite dans les premiers temps. Il sera utile de les faire commencer le plus tôt possible, le blessé trouvant un grand réconfort moral dans la constatation de ses pro-

grès. Il doit s'appliquer à améliorer son graphisme, par conséquent procéder avec lenteur d'abord, la rapidité se produira d'elle-même ensuite. Pour donner de la régularité à ses caractères, il devra employer du papier réglé.

M. Albert Charleux, instituteur, amputé du bras droit, a publié une brochure (1) sur ce sujet dans lequel il donne d'utiles conseils que nous résumons ci-dessous.

Commencer à éduquer le bras gauche en traçant à la craie, sur un tableau noir fait au besoin avec un mètre carré de papier noir, des lignes droites, horizontales et verticales, puis obliques de droite à gauche, puis de gauche à droite, des lignes composées de ces deux obliques, des cercles, des lignes serpentines, puis toujours au tableau des caractères plus ou moins gros.

Lorsque enfin on commence à écrire sur du papier, l'auteur recommande de tenir le corps droit de façon à éviter les inclinaisons vicieuses de la colonne vertébrale et aussi un rapprochement trop grand du papier qui fatigue les yeux.

Pour l'écriture cursive, le cahier sera légèrement incliné vers la droite. Employer un porte-plume de poids moyen et des plumes ordinaires. Afin de lever la plume le moins souvent possible, ponctuer seulement à la fin des mots.

L'absence d'une main maintenant le papier oblige à le fixer avec un presse-papier qui se déplace facilement.

Pour pouvoir écrire au dehors, emporter une épingle

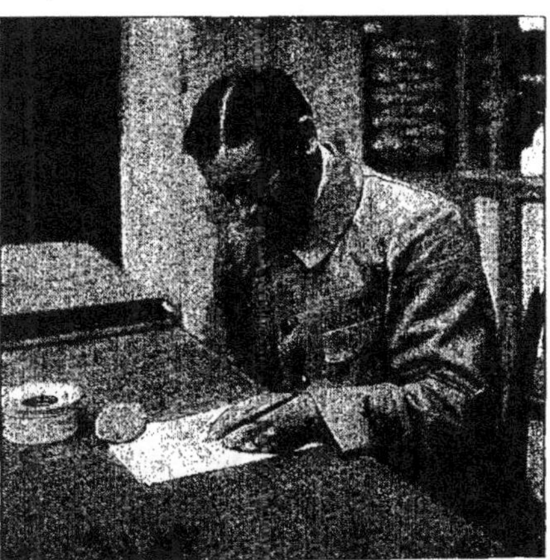

FIG. 108. — Écriture de la main gauche.

avec laquelle on fixera le papier. On peut aussi employer le pince-pantalon des bicyclistes.

Pour la ronde, après différents essais, M. Charleux est arrivé à constater que le mieux était d'écrire verticalement de haut en bas, on en est quitte pour tourner ensuite le papier.

Il est arrivé à écrire de la main gauche 120 mots en 5 minutes.

A l'article CRAMPE DES ÉCRIVAINS du *Larousse médical*, nous avions reproduit deux types d'écriture d'un de nos amis, professeur dans un lycée de Paris. On constatera que l'écriture par la main gauche est plus lisible que celle écrite de la main droite avant sa maladie.

L'écriture que nous reproduisons (*fig.* 109) a été faite après trois semaines d'essais assez courts ; nous avons

------

(1) *Pour écrire de la main gauche* (A. Colin, édit.).

eu l'occasion de voir à la Maison Blanche des pages d'écriture d'amputés qui différaient peu de l'écriture de la main droite et qui permettent de les employer pour un service de bureau.

La méthode indiquée précédemment semble bonne, mais les résultats dépendent avant tout de la volonté,

FIG. 109. — Type d'écriture après des essais d'une durée assez courte (trois semaines).

de la *ténacité* de l'écrivain. Cependant, s'il est bon de répéter les exercices, il ne faut pas exagérer, car souvent après un quart d'heure à 20 minutes de cet exercice, la main se crispe, une sensation de fatigue se produit dans les muscles qui commandent les jeux des doigts et une sensation de gêne apparaît au niveau de l'extrémité inférieure des métacarpiens. Elle se dissipe d'ailleurs rapidement en faisant jouer un moment les doigts qui ne tiennent pas le porte-plume.

Ectoplasme et **Endoplasme** (du grec *ektos,* en dehors ; *endon,* en dedans, et *plasma* modelé). — Ectoplasme. — Partie périphérique ou externe du corps cellulaire d'un être unicellulaire. Elle est transparente.

Endoplasme. — Partie interne, centrale du corps cellulaire d'un être monocellulaire. Elle est fortement granuleuse, contient le noyau, les vésicules digestives et souvent des corps étrangers.

Ordinairement elle n'est pas séparée par une membrane de la partie périphérique ou *ectoplasme.*

Ecthyma. — L'ecthyma (*fig.* 110 et 111) ou pyodermite pustulo-ulcéreuse, est fréquent chez les soldats en campagne et peut atteindre chez eux un développement anormal.

Les lésions débutent par une pustule, puis s'étendent en profondeur et en surface, atteignant parfois la dimension d'une pièce de cinq francs. Le pus en se concrétant forme des croutes noirâtres, épaisses, ostréacées, fortement adhérentes. Tout autour l'inflammation dessine un halo congestif.

Par auto-inoculations successives les lésions se multiplient progressivement. Parfois elles se compliquent de lymphangite et d'adénite.

L'ecthyma affecte surtout les jambes, les cuisses, les fesses ; exceptionnellement il peut s'étendre à tout le corps.

La nature microbienne de l'affection explique sa fréquence chez les soldats du front : Les piqûres d'insectes, la gale, les menus traumatismes, en déchirant l'épiderme, ouvrent la porte aux microbes, hôtes habituels des téguments, ceux-ci étant, par ailleurs, rendus plus virulents et plus nombreux par l'insuffisance des soins de propreté.

Toute une série de facteurs viennent aggraver l'affection ainsi déclarée. En premier lieu, la station debout prolongée qui, en provoquant la stase et l'œdème, met les tissus lésés en état de moindre résistance. Le surmenage, l'alimentation hypercarnée et, chez certains, l'abus des boissons alcooliques, diminuent également les défenses de l'organisme. Enfin, la difficulté des soins précoces favorise l'extension et l'aggravation de l'infection.

Convenablement traité, l'ecthyma guérit très vite. Voici à notre avis le traitement le plus efficace :

Le malade après avoir pris un bain de courte durée, est gardé au lit, les jambes surélevées par un coussin ou un tréteau. Dans le cas de croûtes épaisses : pulvérisations et pansements humides avec compresses

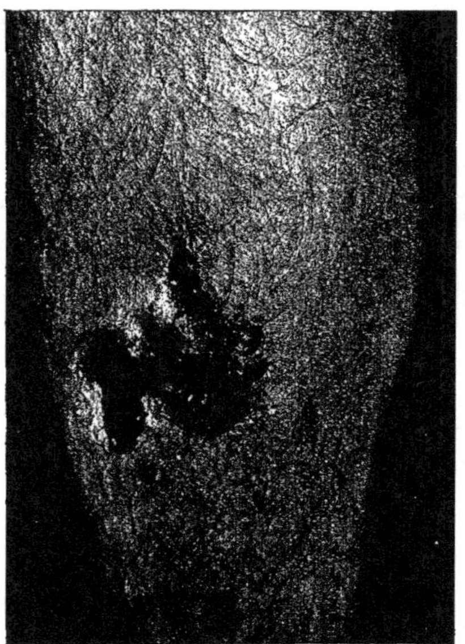

(Collection du Dr F. Debat.)

FIG. 110. — Ecthyma

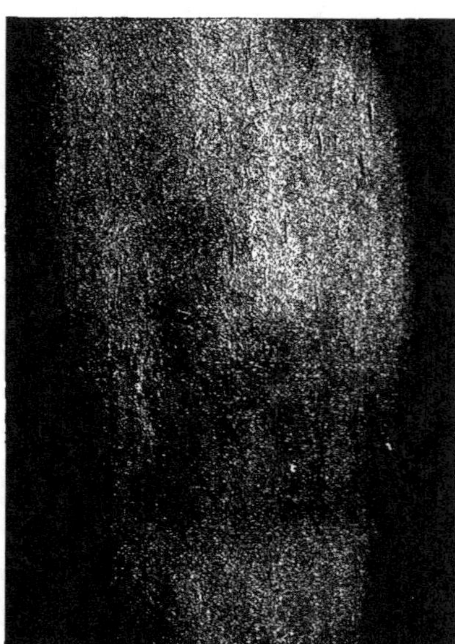

(Collection du Dr F. Debat.)

FIG. 111 — Lésion d'ecthyma guérie.

imbibées d'eau d'Alibour au dixième. N'utiliser ni coton ni imperméable. Dès que les croûtes se détachent, attoucher les lésions avec eau d'Alibour pure, puis panser à la crème de zinc ichtyolée, ou mieux à l'innotyol. Si les croûtes sont minces et peu adhérentes, on peut se dispenser des pulvérisations. Dans tous les cas, le malade fera chaque jour dix séances de gymnastique élévatoire (V. GYMNASTIQUE ÉLÉVATOIRE).

Ainsi traité, l'ecthyma guérit en une à trois semaines en laissant de légères cicatrices pigmentées.

Notons que contrairement à une affection très voisine, la furonculose, l'ecthyma a peu de tendance à récidiver.   F. DEBAT.

Ayant eu l'occasion de suivre un cas particulièrement intéressant, nous croyons devoir ajouter cette observation à l'article de notre collaborateur.

Notre malade que nous avons vu d'abord avec le Dr Biocq, puis avec le Dr Thibierge, avait eu une forme à lésions très multiples aux membres inférieurs et supérieurs qui avait récidivé à plusieurs reprises ou pour parler plus exactement n'avait jamais été complètement guérie. Un séjour prolongé dans les boues de Souchez amena un réveil avec plaies de largeur de la paume de la main au genou et moitié de cette taille à la cheville, en plus d'une quinzaine de lésions de la largeur d'un sou à une pièce de 5 francs en argent sur les deux jambes, adénite aux aines et affaiblissement général très grand avec suppression de tous les reflexes des membres inférieurs et difficulté extrême de la marche pendant plusieurs mois. Le traitement consista d'abord dans l'eau d'Alibour puis dans la solution de Thibierge :

    Sulfate de zinc. . . . .   0 gr. 50
    Bicarbonate de soude. . . . .   12 gr.
    Eau distillée. . . . . 500 gr.

pour pansement, étendu de son volume d'eau tiède bouillie.

Bain général avec sulfate de zinc : 25 grammes.

Les plaies guérirent rapidement sous l'action de ce traitement.   G. B.

Élasticité. — L'élasticité du caoutchouc a été utilisée pour beaucoup d'appareils de redressement des membres. V. à CICATRICES VICIEUSES.

★**Électricité.** — Electro-aimant, électro-vibreurs, révélateurs électriques pour la recherche et l'extraction des projectiles de guerre.

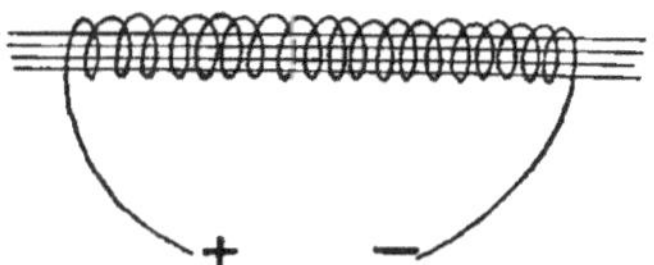

FIG. 112. — Schéma d'un électro-aimant.

— Quelle que soit la précision géométrique et même anatomique avec laquelle une localisation de projectiles dans l'organisme ait été pratiquée à l'aide des rayons X avant l'intervention chirurgicale, il arrive, surtout quand le projectile est petit, que le chirurgien ne le découvre que péniblement dans la plaie opératoire, ou même qu'il ne le découvre pas.

Rien n'est plus désagréable pour un chirurgien, rien n'est plus attristant pour un blessé, rien n'est plus contraire à l'intérêt général que de voir le but d'une opération manqué, et de constater qu'un blessé a été exposé aux risques et aux suites de cette intervention sans résultat.

Aussi s'est-on ingénié à parer à ces échecs dont aucun chirurgien ne peut écarter l'éventualité, si grande que soit son habileté opératoire. De là l'emploi de cer-

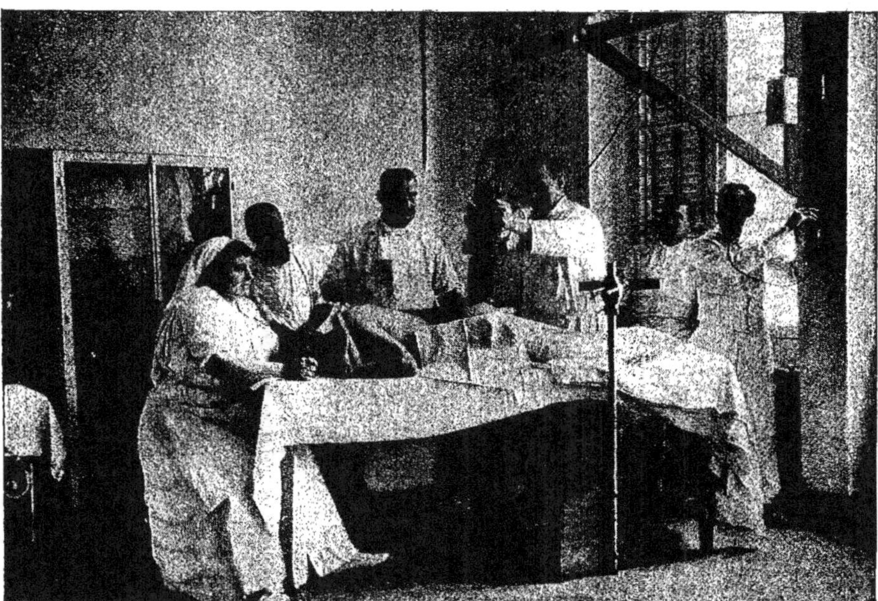

(Collection du Dr H. Guilleminot.

FIG. 113. — Une opération pratiquée à l'aide de l'électro-vibreur de Bergonié.

tains instruments accessoires pour la recherche et l'extraction des projectiles. Les plus intéressants et les plus typiques sont les électro-aimants, les électro-vibreurs, et les révélateurs électriques tels que les explorateurs à contact et les balances d'induction. En voici la description sommaire.

Electro-aimants et Electro-vibreurs. — Tout le monde sait qu'un électro-aimant est constitué par un noyau de fer autour duquel est enroulé un fil de cuivre isolé. Lorsqu'un courant électrique continu circule dans le fil de cuivre, le noyau s'aimante, c'est-à-dire qu'il est, comme un aimant naturel, parcouru d'un bout à l'autre par des lignes de flux magnétiques qui s'épanouissent à ses extrémités dans le milieu ambiant. A l'une des extrémités est un pôle nord à l'autre un pôle sud (*fig.* 112).

En principe la puissance d'un électro-aimant dépend du nombre de tours du fil de cuivre et du nombre d'ampères du courant qui y circule. Ainsi, toutes choses égales d'ailleurs, un électro-aimant dont le fil fait 100 tours et qui est soumis à un courant de dix ampères équivaut à un électro-aimant de 1 000 tours soumis à un courant de un ampère. Dans les deux cas on crée un champ magnétique égal répondant à 1 000 ampères-tours.

L'électro-aimant attire les corps magnétiques placés en regard des pôles. Cette action s'exerce à une distance variable. Si l'on place l'extrémité polaire près des téguments d'une région renfermant un projectile magnétique, le projectile est attiré. En général, à travers les téguments, les tissus conjonctifs ou musculaires sains, cette attraction n'a d'autre effet que de produire un déplacement insignifiant, immédiatement limité par la résistance élastique des tissus. Cependant on conçoit que dans certaines régions la force attractive puisse être suffisante pour produire une élevure, un cône, qui permet par une minuscule incision du sommet de faire venir au dehors les petits éclats. C'est ce qui arrive en chirurgie oculaire. Depuis longtemps on emploie dans les salles d'opérations d'ophtalmologie de puissants électro-aimants, tels que celui de Haab, qui pèse 272 kilogrammes. En maintes circonstances ils ont permis l'extraction de petits éclats de fer dans le globe oculaire, chez les ouvriers métallurgistes par exemple.

Il faut d'ailleurs savoir que l'emploi de ces appareils n'est pas sans danger. Leur puissance même offre des risques et l'on a vu des éclats produire des déchirures intempestives des membranes oculaires en se précipitant brutalement sur les pôles de l'aimant lors de la mise en marche du courant excitateur. L'électro-aimant de Haab, en effet, exerce sur un éclat de fer de 1 gramme une force attractive de 337 grammes s'il est placé à 5 millimètres; de 173 grammes s'il est à 10 millimètres et de 105 grammes s'il est à 15 millimètres.

On a un moment espéré que l'application permanente d'un pôle d'aimant sur les téguments en regard d'une région renfermant un corps étranger magnétique pourrait à la longue amener le déplacement du corps étranger vers la périphérie. Pratiquement, on peut dire que ces espoirs ont été déçus.

L'électro-aimant à courant continu doit donc, en général, être regardé seulement comme un moyen d'exception employé par le chirurgien lorsqu'il opère dans certaines régions, telles que les yeux, pour localiser son intervention. Aussi la chirurgie de guerre n'a-t-elle pas bénéficié dans une large mesure des services qu'il peut rendre.

On a songé cependant à lui demander plus. Lorsque dans un trajet récent, au fond d'une plaie opératoire de faibles dimensions, un projectile est difficilement saisi par la pince, une sonde adaptée au pôle de l'aimant et jouant elle-même le rôle de noyau magnétique peut faciliter l'extraction. Plusieurs modèles d'électro-aimants à ajutages chirurgicaux ont été construits depuis le début de la guerre de 1914. Ils ont donné de remarquables succès dans certains cas.

Tout différent est l'électro-aimant à courant alternatif ou *électro-vibreur* pour employer la dénomination sous laquelle le professeur Bergonié a introduit cet instrument dans la pratique chirurgicale militaire.

L'électro-vibreur est en effet un excellent révélateur mais un mauvais extracteur. Il est destiné à déceler la présence des projectiles magnétiques et à les localiser, dans une certaine mesure au moins, mais non à les extraire par sa puissance attractive.

Il est constitué par un électro-aimant tel qu'on peut se représenter un inducteur de grosse bobine dont le fer pèse plusieurs kilogr. et dont le primaire est formé par 150 à 400 tours de gros fil. On lance dans cet inducteur un courant alternatif, par exemple un courant sinusoïdal de 40 à 50 périodes sous 110 volts ou 200 volts, tel que celui que donnent la plupart de nos secteurs de ville. Lorsqu'on approche l'une des extrémités polaires d'une région du corps dans laquelle se trouve inclus à quelque profondeur un projectile magnétique, on perçoit une vibration spéciale et très caractéristique d'autant plus intense qu'on se rapproche davantage de la région des téguments sus-jacente à ce projectile. E. Thomson a longuement décrit ce phénomène et a montré les ressources que pouvait en tirer la chirurgie. Le professeur Bergonié a depuis la guerre montré que ces prévisions n'étaient pas un leurre; et beaucoup de salles d'opération possèdent aujourd'hui l'électro-vibreur parmi les adjuvants de la localisation radiologique.

La figure 113 montre une opération pratiquée dans un des grands hôpitaux militaires des régions du territoire avec l'aide de cet instrument. Le projectile a été repéré radiologiquement. Le chirurgien, avant d'attaquer, se rend compte de la région où la vibration est maxima (V. aussi *fig.* 114).

L'un des inconvénients des premiers modèles était de consommer beaucoup de courant. Trente, quarante, cinquante ampères étaient nécessaires. En effet il s'agissait avec un courant donné d'obtenir le maximum d'ampères-tours : or si l'on augmente le nombre des tours, on limite très rapidement le débit par l'accroissement du coefficient de self-induction; si l'on diminue ce nombre, il faut augmenter le débit pour arriver à obtenir assez d'ampères-tours.

L'adjonction de condensateurs a permis d'obvier à cet inconvénient. On sait que dans les circuits alternatifs, la self-induction retarde les phases d'intensité par rapport aux phases de tension. L'augmentation de la capacité du circuit au contraire diminue ce retard ou, si l'on veut, donne de l'avance à la phase d'intensité ; d'où possibilité d'augmenter le self et par suite les ampères-tours sans augmenter le débit. On a ainsi pu obtenir des électro-vibreurs à grande puissance et faible débit.

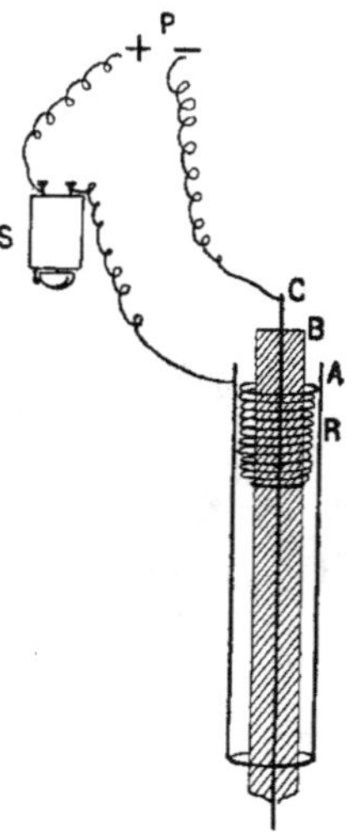

FIG. 114. — Schéma d'un explorateur électrique par contact.

Révélateurs électriques. — Bien souvent dans le fond d'un trajet ou d'une plaie opératoire le chirurgien se demande si, avec la sonde cannelée ou le stylet, il touche un plan aponévrotique résistant, un plan osseux, ou le projectile lui-même. Que l'on imagine une sonde faite de deux fils métalliques accolés et isolés l'un de l'autre et reliés respectivement aux deux pôles d'une pile en passant par une sonnerie électrique, il est clair que si l'on applique les extrémités des deux fils sur un corps métallique le courant passera et la sonnerie entrera en action.

Divers dispositifs pratiques ont été imaginés pour adapter ce procédé à la recherche des éclats métalliques dans les tissus. Un modèle très simple consiste en un petit tube, analogue à celui d'une grosse aiguille de Pravaz ou d'un trocard, dans lequel glisse un fil métallique, isolé jusque vers son extrémité. Ce fil dépasse légèrement l'extrémité de l'aiguille (*fig.* 114) et peut glisser en arrière si l'on appuie normalement la pointe sur un corps résistant. Lors donc qu'on rencontre un corps métallique, la pointe vient d'abord au contact, puis elle rentre dans sa gaine jusqu'à ce que cette gaine elle-même prenne contact. A ce moment la sonnerie avertit le chirurgien qu'il est arrivé au but.

Ce révélateur de contact a été très diversement modifié et employé.

Beaucoup de chirurgiens lui préfèrent un révélateur électrique à distance basé sur le principe de la balance électrique de Hughes. Un modèle très connu aujourd'hui dans la chirurgie de l'armée est celui de la Baume

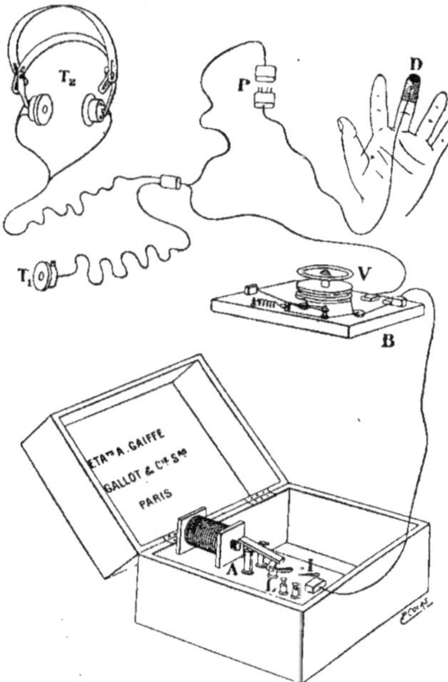

FIG. 115. — Balance de Hugues. Doigtier audioscopique ou explorateur de la Baume-Pluvinel. (Cl. Gaiffe.)
A. Boîte contenant la bobine ; I. Manette ; L. Levier du trembleur ; B. Compensateur ; V. Son volant ; E. Doigtier ; P. Prise de courant ; T₁. Récepteur téléphonique ; T₂. Casque téléphonique.

Pluvinel (*fig.* 115) ; il se place sur l'index comme un doigtier en caoutchouc. Muni de ce doigtier le chirurgien explore la plaie opératoire pendant qu'un téléphone placé à son oreille lui dit s'il s'approche ou s'il s'éloigne du corps métallique recherché.

Voici quel est le principe de ces appareils :

Imaginons deux circuits inducteurs alimentés par une même source avec deux induits couplés en sens contraire sur un récepteur téléphonique de telle façon que, quand ils sont bien équilibrés, les ondes d'induction produites se compensent et s'annulent respective-

ment. Il est facile de concevoir que toute cause détruisant l'équilibre détruira du même coup l'égalité des ondes : l'une sera plus forte ou moins forte que l'autre et l'excédent de la plus forte se traduira par une vibration de la membrane téléphonique.

Or toutes modifications du champ magnétique inducteur dans l'une ou l'autre bobine produit le déséquilibrement ; en particulier la modification produite par l'apport d'un corps ferro-magnétique, dans le champ parcouru par les lignes de flux. Le bruit téléphonique devient ainsi le révélateur de la présence d'un fragment métallique dans le voisinage du noyau d'une bobine.

On commence par régler l'appareil de manière à obtenir le silence du téléphone au moyen d'une bobine supplémentaire dite compensatrice. Dans ces conditions si l'on approche le doigtier d'un corps métallique l'équilibre est rompu, un courant affecte le téléphone qui rend un son d'autant plus fort que l'on s'approche davantage du projectile.

C'est avec un appareil analogue, mais de grande dimension, que l'on a proposé de chercher, dans les champs cultivés voisins du front, les projectiles non explosés. Les résultats sont, paraît-il, des plus encourageants.   H. GUILLEMINOT.

Engagés volontaires. — A l'époque du volontariat d'un an, les jeunes gens faisaient leur service militaire le plus souvent immédiatement après leur baccalauréat ou après avoir passé les examens analogues c'est-à-dire à 18 ou 19 ans. En général cette avance sur l'âge normal du service n'avait que des avantages et beaucoup en revenaient fortifiés par la vie au grand air. Il en était tout autrement pour les jeunes gens que leurs parents faisaient engager parce qu'ils étaient indisciplinés, c'est-à-dire souvent plus ou moins anormaux. M. le médecin-major de Roselle a montré que pour ces derniers la proportion des réformés pour raison de santé ou des condamnés à des peines plus ou moins sévères était double et même triple que pour les appelés.

Actuellement l'examen est très sévère pour les engagements ; il est donc à présumer que les résultats donnés par ce mode de recrutement sont satisfaisants.

Engelures. — Les engelures (Tabl. XV) ont atteint nombre de nos soldats. Leurs *causes prédisposantes*, qui sont la fatigue, la dépression morale, l'alimentation insuffisante auxquels s'ajoutent, comme *causes déterminantes*, l'action du froid et de l'humidité, l'exposition trop rapide à la chaleur des régions qui ont été refroidies, existent fréquemment dans les conditions de la guerre actuelle pendant l'hiver.

TRAITEMENT. — Le traitement bio-kinétique nouveau des docteurs Jacquet et Debat rendra donc, malgré ou plutôt par sa simplicité, les plus grands services. Il consiste : 1° en la suppression complète des irritations externes (froid, lavages irritants) ; 2° dans une réforme digestive consistant à manger lentement et en *mâchant* parfaitement les aliments ; 3° à mobiliser activement les poignets, les mains et les doigts, en *élévation forcée* (le malade étant commodément accoudé au rebord d'un lit par exemple) dix fois par jour pendant cinq minutes. Eviter, dans l'intervalle des reprises, de tenir les mains basses ; 4° à appliquer sur les lésions une pâte à l'oxyde de zinc. Celle-ci ne joue du reste qu'un rôle secondaire dans la médication.

Pour les pieds les manœuvres sont les mêmes, avec séjour prolongé ou permanent au lit ou à la chaise longue.

Les membres inférieurs doivent être relevés, les pieds placés le plus haut possible au-dessus du plan du lit. « Au début les extrémités raides et engourdies ne se mobilisent que difficilement. On demande d'abord au malade de faire des mouvements très simples : fléchir le pied, l'étendre, le porter en dedans, en dehors ; puis on combine progressivement ces divers exercices. Peu après les jointures s'assouplissent, on cherche alors à faire mobiliser les orteils, on y arrive d'ailleurs assez vite et bientôt les mouvements augmentent de force et d'amplitude l'auto-massage du pied s'effectue complète-

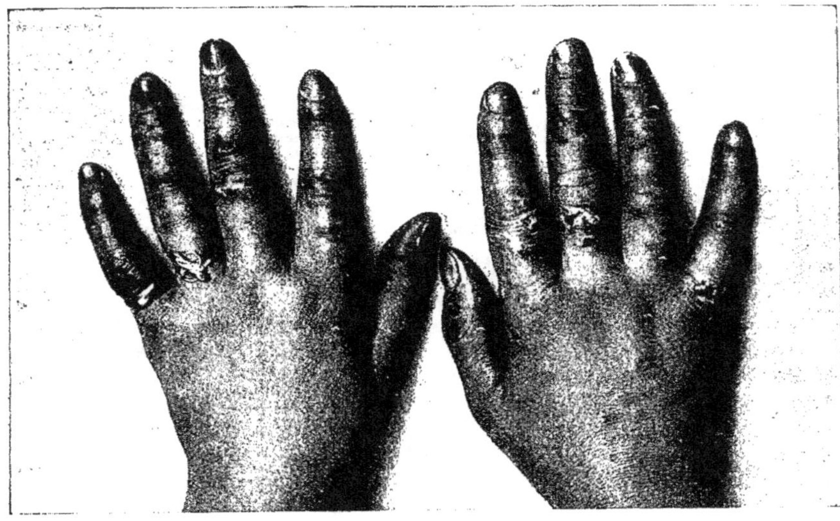

1. — Engelures avant traitement.

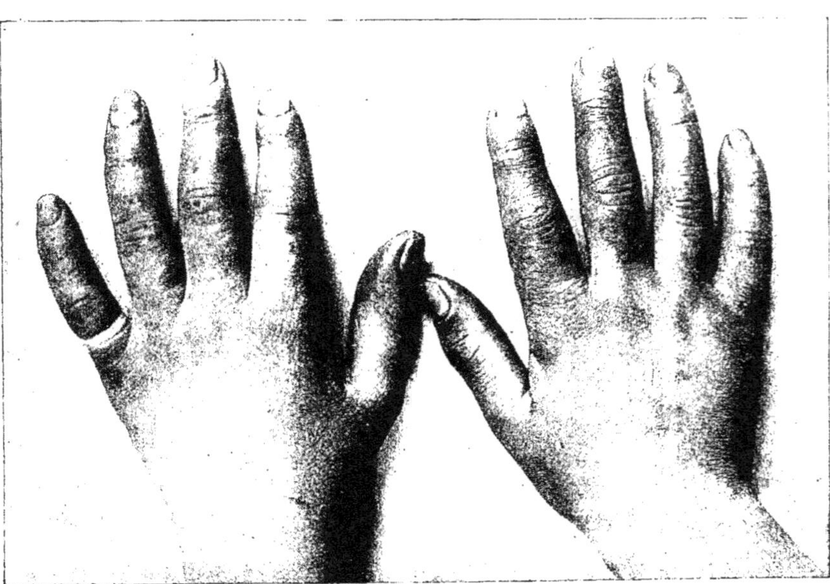

2. — Engelures après 15 jours de traitement par le bio-kinétique. (Collection du Dr F. Debat.)

Traitement des engelures

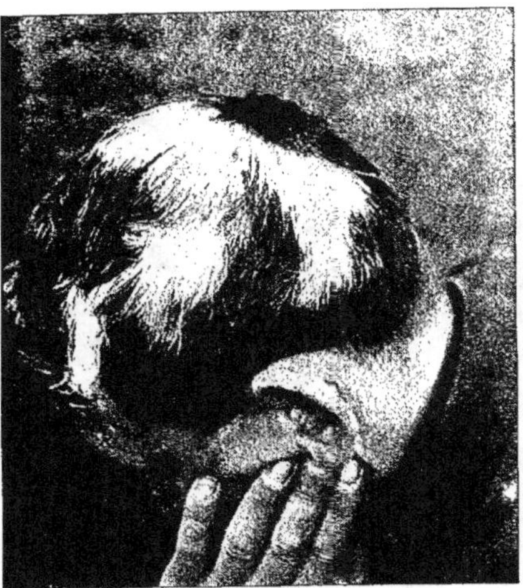

FIG. 116. — Canitie à la suite d'explosion.

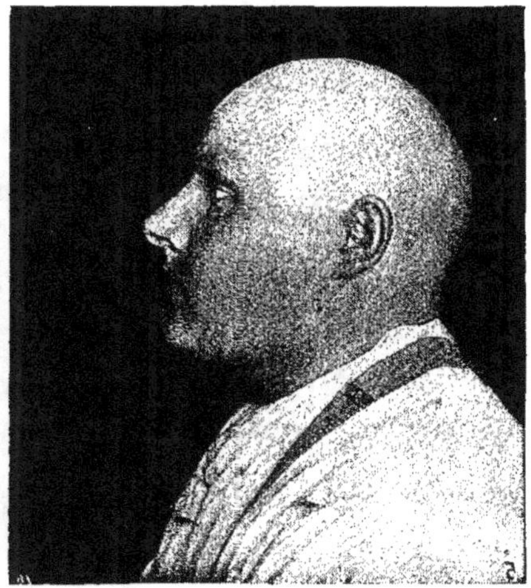

FIG. 117. — Calvitie à la suite d'explosion.

ment et énergiquement. Le premier résultat vraiment très net est la *diminution et même la cessation des crises douloureuses*. La seconde est la *disparition de l'œdème* qui en 2 ou 3 jours s'effectue complètement. » (V. aussi à GYMNASTIQUE*).

Explosion (troubles conséoutifs sur la chevelure).

— A côté des troubles variés que peut produire chez le soldat l'explosion des gros obus et, plus encore, celle des fourneaux de mine, nous avons observé de curieuses répercussions sur la chevelure.

Canitie. — Voici d'abord la photographie (*fig.* 116) d'un sujet de 34 ans qui, 3 jours après avoir été projeté en l'air par l'explosion d'une mine, s'aperçut, à sa grande stupéfaction, que sa chevelure, autrefois entièrement noire, était parsemée de larges plaques de cheveux blancs.

Pareil fait pourrait paraître invraisemblable s'il n'en avait déjà été noté de comparables par des auteurs dignes de foi. Tels sont : Guerrazi, Bichat, Rayer. L'histoire, par ailleurs, nous fournit d'illustres exemples : Ludovic Sforza blanchissant en une nuit lors de sa capture par Louis XII ; Marie-Antoinette blanchissant de même à la veille de son exécution.

Pour expliquer ces curieux phénomènes, la théorie de Metchnikoff nous parait la plus satisfaisante : La décoloration des cheveux serait due à l'absorption du pigment colorant par des cellules spéciales pigmentophages. Il resterait à admettre que, sous l'influence de l'émotion, les pigmentophages, violemment excités, accélèreraient leur travail destructeur.

Ajoutons, que, sauf très rares exceptions, le poil décoloré ne reprend jamais sa couleur.

Calvitie. — Bien plus souvent, le choc nerveux dû aux explosions détermine la chute des cheveux. La dépilation est parfois diffuse, la chevelure s'éclaircissant uniformément ; parfois elle est systématisée en plaques de pelade ; dans quelques rares cas, elle se généralise, et le soldat devient tout à fait glabre.

La figure 117 nous en montre un exemple : le soldat violemment secoué, et enterré à demi par une explosion, devint, peu après, tout à fait glabre, perdant non seulement ses cheveux, mais encore sa barbe, sa moustache, ses sourcils. Traité dans notre service il recouvra une chevelure à peu près normale.

Dans tous les cas de dépilation ou de décoloration, le choc nerveux n'agit que comme cause déterminante, et c'est ce qui explique que ces phénomènes soient exceptionnels. Les soldats doivent être prédisposés par une série de facteurs complexes que Jacquet a eu le mérite de mettre en valeur : hérédité, viciations organiques, irritations viscérales, irritation gingivo-dentaire, etc. F. DEBAT.

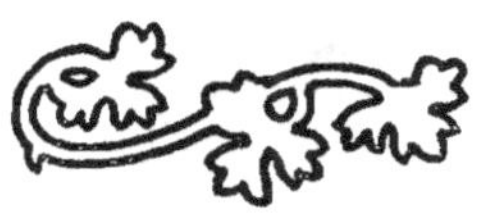

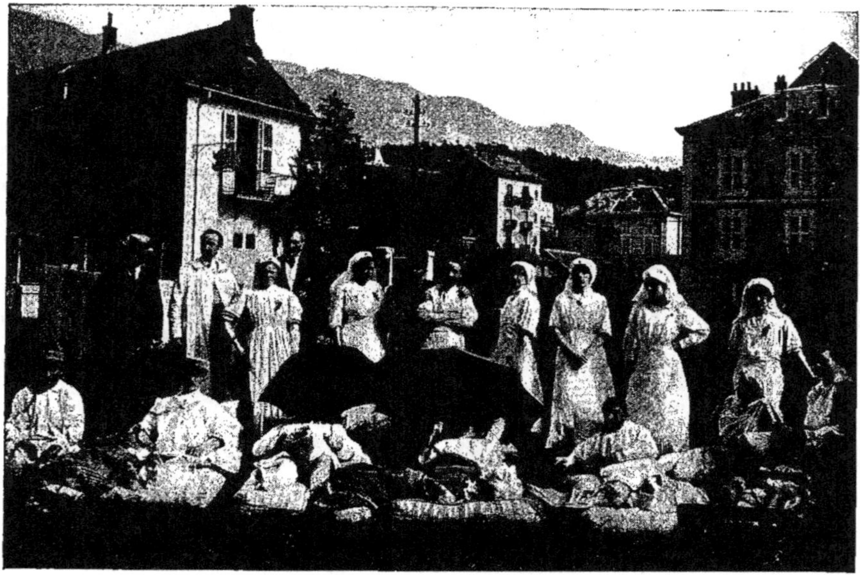

FIG. 118. — *HÉLIOTHÉRAPIE IMPROVISÉE, A ÉVIAN.*

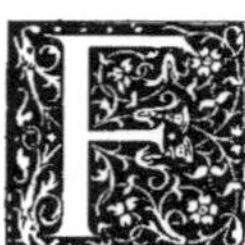

★**Fatigue (Délassement de la).** — Le D' Jacquet donne aux soldats fatigués après de longues marches le conseil suivant :

« Les hommes étant, autant que possible, déchaussés, les faire étendre par terre, la tête surélevée au moyen du sac, le dos reposant sur le sol. Ils doivent alors redresser leurs membres inférieurs de façon à faire un angle droit avec le tronc. Ils les appuieront à cet effet contre un mur, un arbre, ou même si ces points d'appui font défaut, contre les membres de leurs camarades placés dans la même position. Il s'agit alors pour eux, en vue de faciliter la circulation, de mobiliser rapidement et à fond leurs orteils.

« Les symptômes de fatigues musculaires ou articulaires ne tardent pas à disparaitre et, au bout d'un temps très court, le soldat est prêt pour de nouvelles fatigues et capable de fournir un effort même considérable. » (Académie de médecine, 31 décembre 1914.)

Fatigue professionnelle (ouvriers, artistes, soldats). — M. A.-M. Bloch a publié, dans les comptes rendus de la Société de biologie en 1903, les résultats d'une enquête qu'il a faite sur la fatigue professionnelle. Elle prend un grand intérêt actuel pour les soldats et fournit des indications pour la rééducation des mutilés ; nous la résumons ci-dessous.

Les deux questions posées aux travailleurs interrogés étaient les suivantes :

1º Quand vous avez beaucoup travaillé, où éprouvez-vous la fatigue ?

2º Avant que vous ne fussiez entrainé, la fatigue se manifestait-elle dans les mêmes régions ?

Effet général. — La conclusion d'ensemble parait d'abord paradoxale, mais s'explique par des raisons physiologiques : « ce sont les groupes musculaires immobilisés dans leur contraction qui se fatiguent, alors que les muscles qui se contractent et se relâchent incessamment, même pour un labeur excessif, accomplissent leur tâche avec une facilité bien plus grande. Dans la plupart des cas, les muscles immobilisés sont les auxiliaires, les appuis du travail professionnel ; d'autres fois, ils sont les éléments principaux de l'action ; mais dans l'un et l'autre cas, le résultat est le même comme on le verra dans les exemples ci-dessous.

Ouvriers. — Le boulanger, qui a pétri toute une nuit, se tenant courbé, brassant la lourde masse de pâte, se plaint de la fatigue des jambes.

Le scieur de long, placé en haut, qui se baisse et se relève en cadence faisant effort dans les deux sens, dit également que la fatigue réside dans les mollets. Le scieur de long, placé en bas, dressé, tendu, levant les bras au dessus de sa tête et fléchissant à peine le torse, sent la fatigue dans les reins.

Le cantonnier, qui pioche la route à grands efforts, est fatigué des jambes.

Le forgeron, qui frappe sur l'enclume, n'accuse pas de fatigue dans les bras ou les épaules, mais dans le dos, dans les reins.

Le cordonnier, qui frappe du marteau ou tire l'alène de longues heures, se plaint des reins ou des muscles de l'abdomen.

Artistes et escrimeurs. — Le violoniste peu entrainé souffre de la nuque ; après entrainement, de l'engourdissement de la main gauche qu'il a tenue contractée sur le manche de l'instrument. Il en est de même du violoncelliste ; en outre après une longue séance le pouce de la main droite, immobilisé sur le talon de l'archet, devient douloureux et inerte. Au début, le pianiste a sa fatigue dans le dos et la poitrine. L'escrimeur gaucher éprouve de la fatigue dans l'épaule droite après un long assaut ; le rameur très exercé, au mollet et au cou-de-pied.

Soldats. — Le jeune soldat, après l'étape, est surtout fatigué de la nuque, même s'il n'a pas porté le sac.

Le cavalier entraîné sent la fatigue dans les muscles adducteurs des cuisses. Il serait incapable, selon l'expression d'un maître écuyer, de casser un œuf entre ses jambes. Après une course de vitesse, alors que les rênes ont été invariablement tendues, la courbature est dans les épaules et dans les avant-bras. Après une longue marche à allure modérée, le cheval étant peu maintenu, la fatigue prédomine dans la région lombaire. Les grandes vitesses agissent aussi sur les muscles inspirateurs : le souffle manque, disent les cavaliers.

L'artilleur assis sur un caisson, forcé de se cramponner pour ne pas choir, souffre de la nuque et des reins après une longue étape.

Conséquences hygiéniques. — M. Bloch conseille, par suite, d'exercer le plus possible les muscles auxiliaires des mouvements professionnels et de rompre, aussi souvent que possible pendant l'exercice lui-même, la permanence des contractions, soit auxiliaires, soit effectives ; de faire faire des assouplissements du cou et du dos chez les jeunes fantassins ; de prescrire une gymnastique respiratoire préalable chez les cavaliers, de les faire marcher ou courir à pied par intervalle pour les reposer du cheval. Aucune de ces prescriptions n'existent dans les instructions militaires où il est recommandé au contraire « dans la marche de route de maintenir la tête droite, les épaules effacées, la poitrine saillante pour favoriser la respiration, alors qu'une liberté absolue dans l'attitude serait désirable ».

Il demande aux professeurs de gymnastique « de distraire au profit des muscles lombaires, dorsaux et cervicaux, auxiliaires fréquents et faibles, une bonne partie de temps qu'ils consacrent aux exercices des jambes et des bras ».

Pour M. J. Camus, une des causes de la fatigue des muscles en contraction permanente est l'insuffisance d'oxygénation de ces muscles.

★**Fécales (Dangers des matières).** — L'*anky-lostomiase* qui, en temps normal, n'existe que dans certaines houillères du Nord et quelques rares mines au sud de la Loire, est fréquemment observée chez les indigènes de l'Indo-Chine et de l'Afrique Occidentale. Or nombre de ces derniers sont actuellement utilisés en France, notamment dans les houillères, les tuileries, les briqueteries, les fabriques de munitions. La maladie se propage, dans ces divers milieux, par les matières fécales qui contiennent les œufs de l'ankylostome★ (*fig.* 119).

Répandues à la surface du sol, les déjections intestinales des sujets infectés disséminent les œufs dans

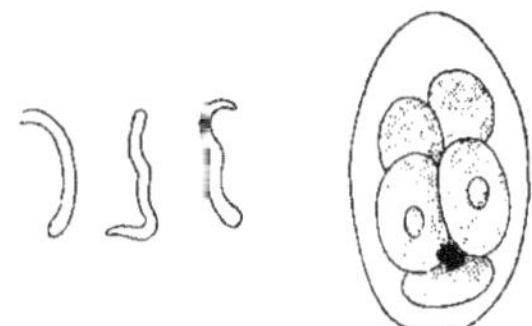

FIG. 119. — Ankylostome et son œuf.

le milieu extérieur ; ces œufs peuvent alors trouver des conditions favorables à leur transformation en larves, origines de l'affection.

La plus grande vigilance doit donc être exercée dans les établissements, usines et cantonnements pour que les indigènes ne s'exonèrent pas à la surface du sol, mais exclusivement dans des latrines bien entretenues, journellement aspergées de lait de chaux ou de crésyl, ou de sulfate ferreux.

Là où les tinettes mobiles sont en usage, il doit être interdit d'en faire usage pour la fumure des terres. Les matières seront enfouies dans une tranchée profonde, arrosées de lait de chaux après chaque apport,

puis recouvertes d'une couche de terre. L'incinération de ces matières est le procédé à préférer lorsqu'il est possible. V. aussi à DYSENTERIE (prophylaxie).

Feuillées (Installation de) [1]. — Dans les grandes haltes, bivouacs, campements, gîtes d'étapes ou cantonnements qui ne comportent pas l'établissement de latrines proprement dites, il faut, nécessairement et d'urgence, recourir à l'établissement des « feuillées » (*fig.* 120). Il est extrêmement important de bien les établir et de les désinfecter journellement, car les germes de certaines maladies (*ankylostomiase, fièvre typhoïde, choléra, dysenterie*) existant dans les matières fécales (V. FÉCALES), toutes les personnes qui se rendent à la même feuillée et, par elles, toute la troupe, peuvent contracter ces maladies si redoutables.

La contamination des troupes, qui se succèdent dans les mêmes cantonnements ou campements, n'a pas d'autre origine. Il faut bien se garder de donner aux

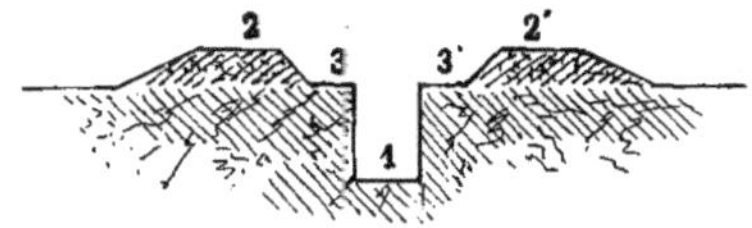

FIG. 120. — Feuillée (coupe transversale).
1. Fosse; 2, 2'. Talus ; 3, 3'. Rebord d'appui.

fosses qui constituent les feuillées trop de largeur : les hommes s'en éloignent instinctivement, de crainte d'y tomber de jour comme de nuit, et ils souillent tout le terrain aux alentours. Il est indispensable que la feuillée consiste en un sillon n'ayant pas plus de largeur que le fer de la pelle réglementaire et aussi profond que la pioche permet de le creuser. La terre de déblai sera rejetée à 0m,20 à droite et à gauche du sillon, qui doit être assez étroit pour que l'homme, mettant les pieds l'un à droite, l'autre à gauche, soit comme à cheval sur la fosse où tomberont les urines comme les matières fécales. Les parois de la tranchée doivent être taillées à pic.

Les hommes devront, avant de quitter la feuillée, faire tomber un peu de terre meuble sur les matières qu'ils viennent d'y déposer, ce qu'ils peuvent faire avec le pied en utilisant les déblais déposés sur les côtés ; c'est le moyen le plus rapide et le plus direct de prévenir la mauvaise odeur et les effets malsains des déjections.

On aura soin d'établir les feuillées de telle sorte que le vent dominant ne ramène pas leurs émanations sur le campement ou le cantonnement et qu'elles *soient suffisamment éloignées des prises d'eau que leur voisinage pourrait infecter.*

On creusera autant de ces sillons, à la fois étroits, profonds et allongés, que l'effectif le rendra nécessaire, et on les prolongera de jour en jour, s'il en est besoin.

Désinfection. — Deux fois par jour, le matin et au coucher du soleil, le service de semaine fera jeter dans les fosses une couche de terre, les cendres des foyers et l'une des solutions désinfectantes suivantes :

Sulfate de fer. — Solution à 1/10e, c'est-à-dire les quantités suivantes :

    Sulfate de fer. . . . . 25 grammes.
    Eau. 250   —

par homme et par jour.

Lait de chaux. — Arroser 1 kilogr. de chaux avec 1/2 litre d'eau. Quand la déliquescence est effectuée, délayer la poudre ainsi obtenue dans le double de son volume d'eau ; verser dans les feuillées 25 gr. de lait de chaux par homme et par jour.

Quand les sillons seront à moitié remplis, on les comblera et on foulera fortement la terre de remplissage.

---

(1) D'après l'Instruction officielle.

Avant de quitter le cantonnement ou le campement, on comblera complètement la feuillée et on placera à ses deux extrémités des branchages et des pierres faisant saillie, afin qu'une troupe de passage ne vienne ni stationner, ni fouiller le sol en cet endroit.

Il sera toujours avantageux de faire disposer au-dessus des feuillées un léger clayonnage qui protège les hommes contre l'ardeur du soleil ou contre la pluie, et qui, pendant la nuit, leur permette de trouver facilement l'emplacement du sillon ; la nuit, d'ailleurs, une lanterne indiquera cet emplacement.

Dans les cantonnements, les fosses d'aisance seront désinfectées au moyen des solutions indiquées plus haut.

Les chefs de corps et de détachement devront veiller avec le plus grand soin à l'exécution de ces mesures d'hygiène et de prophylaxie ; on s'assurera ainsi contre la malpropreté traditionnelle des grandes agglomérations d'hommes.

NOUVEAU PROCÉDÉ. — Actuellement, les feuillées ci-dessus sont remplacées sur beaucoup de points par des excavations profondes au-dessus desquelles sont placées, à l'intervalle nécessaire, des planches sur lesquelles se placent les hommes. L'abord en est plus commode et les matières sont ainsi mieux ensevelies dans le sol. Les prescriptions relatives aux feuillées : jet de terre, emploi de solutions antiseptiques, sont maintenues.

Fièvre des tranchées. — V. TRANCHÉES.

Fièvre des trois jours (ou des pappatacis).

— Maladie transmise d'un individu à l'autre par la piqûre de la femelle d'un insecte diptère, le *pappataci* ou phlebotome (*fig.* 121), dans certains pays du sud de l'Europe (Herzégovine, Dalmatie, Italie, Crète, Malte, Egypte).

CAUSES. — Virus contenant des microbes invisibles, inoculé par le phlébotome, qui s'est lui-même infecté en piquant des personnes malades.

Cet insecte, qui n'a que 1 à 2 millimètres de long, est jaune pâle ; ses ailes sont transparentes. Il entre dans les maisons à la brune, attiré par la lumière, et vient se poser dans les coins sombres. Sa période de vie active s'étend de fin mai à septembre dans les régions tempérées ; elle se prolonge en hiver dans les pays chauds. Il pique et suce le sang de préférence la nuit (3 à 4 heures du matin) et le plus souvent aux mains, avant-bras, chevilles et jambes. Cette piqûre fait paraître une vésicule claire à laquelle succède une nodosité de la grosseur d'un grain de chènevis, qui disparaît après 8 à 10 jours.

FIG. 121. — Pappataci.

SIGNES. — Fièvre intense et brusque, prostration extrême, douleurs violentes de la région orbitaire et dans les extrémités inférieures. Eruption ressemblant à la rougeole. Dans certains cas, diarrhées et vomissements (V. aussi à DENGUE★, maladie qui présente des signes analogues et à la même origine).

★Foie. — Abcès amibien. — Cet abcès se produit

en général chez des individus ayant vécu dans les colonies et qui ont souffert de la dysenterie* ; mais, dans certains cas, l'atteinte de cette maladie a pu être assez légère pour que la détermination n'en ait pas été faite.

SIGNES. — Frissons, fièvre atteignant 39°,5, douleur dans le flanc droit allant en s'accroissant et pouvant s'irradier dans l'épaule du même côté. Tuméfaction à la partie inférieure du thorax à droite. Quelquefois, le pus peut être rejeté par les bronches. L'affaiblissement est très grand.

TRAITEMENT. — Après avoir évacué par une incision le pus qui est chocolat et contient des amibes, on fait une série d'injections sous-cutanées de 4 centigr. de chlorhydrate d'émétine, qui amènent rapidement la guérison.

V. aussi à DYSENTERIE.

Ictère hémorragique par spirochetose. —

MM. Louis Martin et Auguste Pettit ont eu l'occasion de constater chez des soldats, en différents points du front, un ictère provoqué par un protozoaire décrit au Japon par Inada et Ido sous le nom de *spirochœta icterohœmorragiœ* (*fig.* 122). Cette spirochetose est très contagieuse et semble se propager notamment par l'urine. Celle-ci, injectée à des cobayes, a amené la mort de ces animaux en 12 jours ; leur foie contenait le protozoaire.

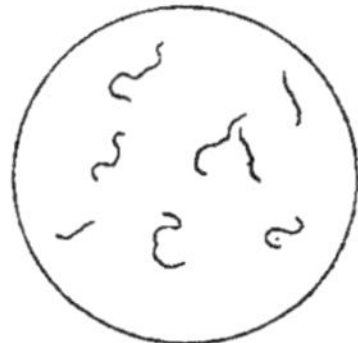

FIG. 122. — Spirochetes ictéro-hémorragiques.

SIGNES.— Début brusque avec fièvre intense (39-40°), maux de tête, douleurs musculaires, notamment au mollet, courbature générale, douleurs dans les articulations, dépression intense, perte d'appétit ; poussées fébriles se reproduisant à diverses reprises ; ictère orangé intense et généralisé, s'accompagnant, chez certains malades, d'hémorragies.

TRAITEMENT : I. PROPHYLACTIQUE. — Le spirochete s'élimine par l'urine et les matières fécales, il semble persister dans les eaux stagnantes, les boues, d'où nécessité d'empêcher les contaminations, surtout lorsque des cas d'ictère de cette nature sont signalés. Il est possible, mais non encore démontré, qu'un insecte peut transporter la maladie.

II. CURATIF. — Grands bains chauds qui procurent beaucoup de soulagement aux malades. Lavages buccaux et intestinaux ; contre la dépression artérielle, adrénaline. Les préparations arsénicales (salvarsan) ne semblent pas avoir donné de grands résultats et il importe d'autant plus d'être prudent que la maladie attaque dès le début le foie et le rein. Peut-être conviendrait-il d'employer le sérum des convalescents. (D'après la *Presse médicale*, 14 décembre 1916.)

Fracture. — V. OS.

★Froid (Précautions contre le). — Le docteur

J.-B. Charcot, l'explorateur du pôle, a rédigé en 1914, à son retour en France, une note contenant des conseils pratiques pour la protection contre le froid. Nous la résumons ici.

Généralités. — Les gelures sont particulièrement à craindre lorsqu'à une basse température vient s'ajouter un vent même léger ou l'humidité. Quelques personnes sont particulièrement prédisposées, d'autres semblent réfractaires ; mais ces dernières cependant ne sont pas à l'abri et peuvent être atteintes lorsqu'elles s'y attendent le moins.

Plus un homme est fatigué, anémié, mal nourri, physiologiquement misérable, et plus il est prédisposé aux gelures, particulièrement à celles des pieds.

C'est un préjugé erroné de croire qu'on s'expose à des congestions en sortant d'un endroit chaud pour aller au froid. *Loin d'augmenter la sensibilité au froid, le passage d'une température élevée à une température basse permet de supporter celle-ci beaucoup mieux, souvent même de l'ignorer pendant un temps assez long.* Après un sport très actif provoquant la sueur, on n'éprouve, d'un bain froid, aucune impression désagréable.

Les boissons chaudes (thé, café, bouillon) sont de magnifiques réactifs contre le froid. Un quart de vin chaud, surtout additionné de sucre, dans lequel on trempe du pain, remet un homme.

L'alcool (de préférence le rhum) peut être utilisé, à condition d'être pris à dose faible et à intervalles éloignés comme un médicament. Un emploi fréquent, même à doses raisonnables, lui fait perdre toute efficacité.

Lésions : 1° *Au visage.* — La gelure apparaît sous la forme d'une *tache blanche ivoirée* qui est *indolente* et se produit même souvent, alors que la sensation primitive et douloureuse du froid avait complètement disparu. Le patient ne s'en aperçoit donc pas et ce sont ses camarades qui doivent l'en prévenir.

2° *Aux doigts de pied ou des mains.* — Un segment tout entier est plus ou moins envahi d'emblée dans toute sa circonférence et prend l'aspect d'un doigt en ivoire : la sensation douloureuse de froid a alors aussi totalement disparu.

Vêtements. — *Des vêtements superposés, même en tissu léger, sont beaucoup plus efficaces que des vêtements épais :* deux chemises de toile sont beaucoup plus chaudes qu'une seule chemise de flanelle. Le vêtement extérieur doit être en tissu très serré et assez ajusté. Les sous-vêtements doivent être lâches. En tous cas, ces vêtements ne doivent pas exercer une gêne, une constriction au niveau de l'articulation du membre avec le tronc, tant pour assurer la liberté des mouvements que pour ne pas *nuire à la bonne circulation.*

Le vêtement extérieur doit être fermé au niveau du cou, des poignets, des jambes, mais sans gêner non plus la circulation.

Un surtout en tissu imperméable à l'air rend les plus grands services dans les grands froids.

Protection de la figure. — Passe-montagne ou simples oreillères en laine cousues au bord de la coiffure et réunies au-dessous de la tête par un cordon. Contre le vent, interposition sous le passe-montagne d'un morceau de carton ou de cuir rigide faisant paravent.

Les personnes à la muqueuse nasale sensible peuvent appliquer sur le nez une petite bande de laine ou de flanelle maintenue par un cordon.

Les ailes du nez surtout, les joues, le menton imberbe, les oreilles, lorsqu'elles ne sont pas protégées, sont les parties généralement atteintes. Dès que la teinte ivoirée apparaît, le camarade ou l'homme lui-même devra immédiatement la frictionner énergiquement jusqu'à ce qu'elle disparaisse et que la sensibilité revienne, ce qui arrivera rapidement si cette précaution est prise à temps.

Faire ces frictions avec la main dégantée ou même gantée de laine pas trop rude ou, de préférence, avec de la neige en flocon, mais pas en cristaux qui provoqueraient des excoriations.

La partie du visage qui a été atteinte de gelure a tendance à geler de nouveau. Il est donc utile la nuit de frictionner de temps en temps cette région.

Il est extrêmement dangereux, par les temps très froids, de se couvrir la figure de corps gras qui se congèlent à une température relativement peu basse, favorisant ainsi les gelures et pouvant empêcher de constater la tache ivoirine.

En temps de gel, tout contact de métal sur la peau à l'air détermine des gelures. Ceux qui portent lorgnon ou lunettes devront donc prendre la précaution de garnir de laine ou de fil les pièces de métal en contact avec la peau.

Protection des mains. — Les gants ordinaires en tissu épais laine ou cuir fourré sont des protections efficaces contre le froid peu rigoureux, à condition que *les doigts et la main soient bien à l'aise et nullement serrés.* Mais, par les froids rigoureux, les gants deviennent non seulement inefficaces, mais même dangereux et doivent être alors remplacés par des *moufles* où les doigts réunis dans le même sac profitent les uns les autres de la chaleur de toute l'extrémité inférieure de la main et permettent à la circulation de donner toute son activité.

Dans la moufle ordinaire le pouce est séparé mais ses gelures sont exceptionnelles ce doigt étant bien irrigué par le sang et les moufles doivent être du reste assez larges pour que le pouce puisse de temps en temps être plongé dans le sac commun.

Pour le tireur (soldat ou chasseur) la moufle doit comporter un doigt indépendant, étant entendu que plus encore que pour le pouce, on prendra la précaution précédente chaque fois que cela sera possible. Par contre le Dr Charcot s'élève contre l'idée de porter plusieurs paires de gants superposés ou même une paire de gants dans des moufles. Il cite des cas de gelures dans ces conditions.

Pour se préserver de la gangrène il faut frictionner avec l'autre main énergiquement et longtemps et dans les intervalles de repos mettre le doigt dans la bouche ou sous l'aisselle et faire des battements violents de la main étendue et laissée molle sur l'épaule.

Lorsqu'après ces manœuvres une douleur vive, presque insupportable sera perçue dans le doigt malade, la guérison sera assurée.

Il *faut absolument éviter d'exposer à la* chaleur du feu ou de tremper dans l'eau chaude un membre gelé. Les désordres les plus douloureux et les plus graves peuvent être le résultat de cette manœuvre.

Protection des pieds. — La chaussure contre le froid doit avoir une empeigne (c'est-à-dire la partie qui recouvre les doigts de pieds et les métatarsiens) plus élevée que dans la chaussure normale de façon à permettre le *libre mouvement des orteils* et la superposition de plusieurs paires de chaussettes. Aussi les soldats doivent-ils, pour l'hiver, porter des chaussures ayant deux mesures au-dessus de leur pointure habituelle afin de pouvoir y placer le pied recouvert de deux paires de chaussettes superposées et y ajouter des semelles de paille, de liège ou de papier.

Mais avant tout les pieds ne doivent pas être *serrés* en aucun point. La règle ci-dessus ne doit donc être appliquée qu'à cette condition, la facilité des mouvements des orteils et de la circulation étant la chose primordiale.

L'usage des corps gras pour enduire les pieds est déconseillé par Charcot, recommandé par l'Académie, qui a tenu compte surtout de l'état d'humidité des tranchées. Il est à remarquer, du reste, que Charcot recommandait le graissage des chaussures pour le froid humide. Il est bon de les assouplir avec du pétrole.

En cas de longue immobilité, les chaussures peuvent être enveloppées dans des pièces de drap ou même les bandes molletières. Les chasseurs alpins possèdent pour l'hiver des chaussons de drap à semelle de cuir qu'ils passent par-dessus leurs chaussures et qui leur rendent grand service.

Au repos aussi fréquemment que possible, les pieds seront lavés à l'eau froide et frictionnés, les chaussures séchées et bien entretenues.

Même mesure pour les orteils que pour les doigts et, dans l'intervalle, mettre les pieds sous l'aisselle ou entre les cuisses d'un camarade.

★**Froidure** et **Gelure des pieds** (Tabl. XVI et *fig.* 123 à 125). — De nombreux cas se sont produits pendant les hivers 1914-1915, 1915-1916, à la suite de la guerre des tranchées.

ORIGINE. — Pour M. V. Raymond, professeur agrégé au Val de Grâce et M. J. Parisot, professeur agrégé à Nancy, la maladie dite *gelure des pieds*, observée fréquemment chez les soldats dans les tranchées, présente les signes caractéristiques d'une névrite périphérique provoquée par une infection localisée du pied due à l'action d'un champignon qui a été identifié par M. Vuillemin, professeur au Val de Grâce comme le *Scopulariopsis Koningii Oudemans (fig.* 123). La maladie serait donc non une gelure, mais une moisissure des pieds ayant comme cause *prédisposante* le séjour prolongé dans l'humidité froide des tranchées et, par analogie de la lésion dite *pied de Madura*, ces auteurs proposent de la dénommer *pied de tranchée.* Le champignon, hôte banal du sol infesté, de la paille humide ou du fumier, est amené sur les pieds par l'eau souillée qui stagne dans la boue des tranchées et pénètre dans les tissus par les excoriations de la peau ou de la matrice de l'ongle due à la macération de l'épiderme ; sa multiplicité étant facilitée par l'abaissement de la température sans cependant que celle-ci ait besoin d'être très grande, et, en effet, on observe l'affection avant l'apparition des grands froids dans les périodes pluvieuses.

Dans certains cas un autre champignon le *Stérégmatocystis versicolor* agit seul ou associé au premier.

Ces associations de champignons pour action pathogène sont fréquentes.

MM. Raymond et Parisot les ont trouvées dans la couche putrilagineuse des phlyctènes et dans les escarres consécutives. Ils ont reproduit les lésions chez les cobayes par inoculation.

Il semble donc bien que MM. Raymond et Parisot ont découvert l'une des causes principales de la maladie, mais est-elle la seule comme ils le pensent ? Il semble qu'il y ait là une de ces généralisations hâtives qu'on rencontre trop souvent en médecine. Dans notre service, à Paris, c'est en décembre et janvier que nous avons eu l'occasion de les observer l'hiver dernier, c'est-à-dire à l'époque où le froid était intense, il convient donc de ne pas laisser de côté les causes prédisposantes constatées avant leur découverte et par suite les mesures préventives qui en découlent et qui doivent être combinées avec celles préconisées par MM. Raymond et Parisot, une partie au moins des gelures résultant très probablement des causes en question que nous allons analyser.

CAUSES PRÉDISPOSANTES. — Le froid *humide* ; la *constriction des jambes* et des pieds par les bandes molletières, les chaussures trop serrées et l'eau. Sous l'influence de l'humidité les bandes compriment le bas de la jambe, ralentissent la circulation en retour, le pied gonfle et en même temps la chaussure se rétrécit ; le pied macère dans l'eau, la température assez basse favorise la vaso-constriction ; la circulation lentement mais progressivement s'arrête et les extrémités sont frappées de mort.

Pour F. Debat, les troubles circulatoires paraissent résulter de la vaso-dilation qui suit la vaso-constriction due au froid. La station debout, qui amène une gêne dans la circulation de retour, ajoute son action à la constriction, exagère l'œdème et l'extravasation serosanguine. La gangrène n'est pas due aux troubles de congélation, mais à l'insuffisance des échanges nutritifs dans les tissus mal irrigués et mal innervés.

J. A. Sicard a constaté que les gelures prédominent surtout au pied gauche, ce qu'il attribue à ce que dans l'attitude debout ou assise les droitiers qui constituent l'immense majorité des sujets, exécutent automatiquement et inconsciemment des mouvements plus nombreux et de plus grande amplitude avec le pied droit qu'avec le gauche.

M. F. Debat, sur 341 cas, a noté comme cause prédisposante, l'alcoolisme chez 88 malades, la débilité et l'épuisement chez 62, la sueur exagérée des pieds (hyperhydrose plantaire), chez 26, les engelures des orteils chez 29 et l'état variqueux des membres inférieurs chez 13. Il a noté d'autre part que 25 sur 33 individus atteints de gelure unilatérale présentaient des traumatismes récents ou anciens du même membre.

J. Glover a constaté que beaucoup des individus atteints de cette lésion présentaient un refroidissement habituel des mains et des pieds avec une difficulté spéciale à réagir au froid.

L'affection apparaît soit dans les tranchées soit, cas le plus fréquent, au retour au cantonnement.

SIGNES. — Trois variétés suivant l'intensité de l'action produite, la maladie pouvant s'arrêter à un des stades ou les parcourir tous.

1° *Gelures avec érithème* plus ou moins intense, disparaissant assez rapidement, mais pouvant s'accompagner de douleurs très intenses.

Il existe une *anesthésie* ou tact, à la chaleur surtout marquée à l'avant-pied aux orteils et en particulier au gros orteil.

Des crises paroxystiques de douleurs, durant de 10 minutes à 2 heures, avec irradiation des orteils vers la jambe, se manifestent 5 à 6 fois par 24 heures et provoquent de l'insomnie.

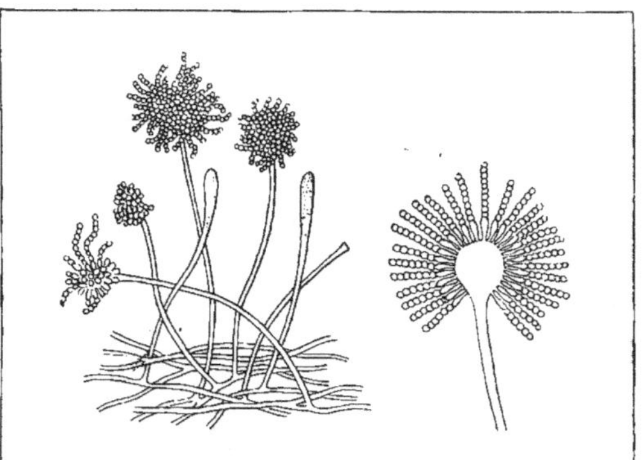

FIG. 123. — Champignon *Scopulariopsis Koningii Oudemans*. (Grossi 170 fois.)

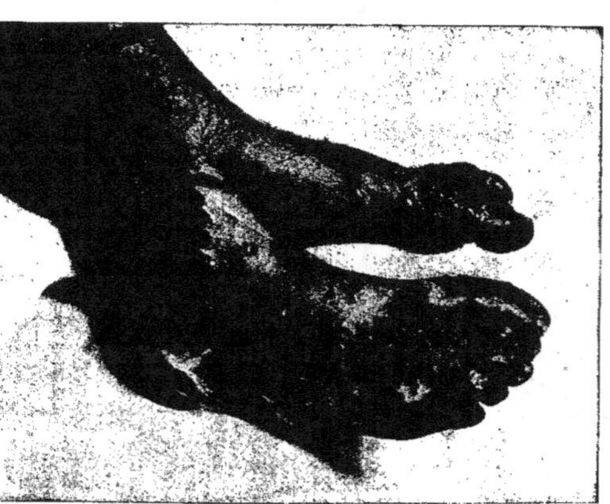

FIG. 124. — Froidure grave. Gangrène humide. (Collection du Dr F. Debat.)

Le malade ne peut marcher sans réveiller sa douleur mais il peut mobiliser les orteils, les pieds, et les jambes. Un certain degré d'atrophie du pied et de la jambe se produit dans certains cas.

A cette anesthésie douloureuse peut se surajouter un œdème, le plus souvent blanc, quelquefois rose et même rouge. Cet œdème peut siéger non seulement au pied, mais s'étendre à toute une partie de la jambe.

2° *Gelure avec phlyctènes* qui se groupent de préférence à la face dorsale des orteils notamment sur le premier et sur le dos du pied. Leur contenu est le plus souvent jaune citrin, a une consistance gélatineuse, parfois un aspect hémorragique (Tabl. XVI, 1)

Les douleurs sont souvent moins intenses que dans

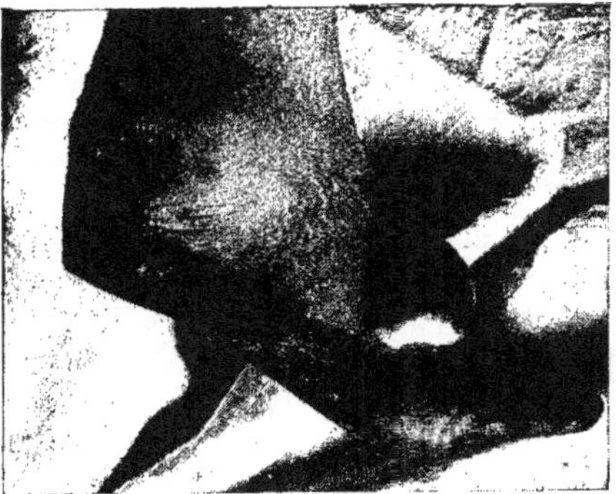

1. — Froidure du 2ᵉ degré. Œdème et phlyctène.

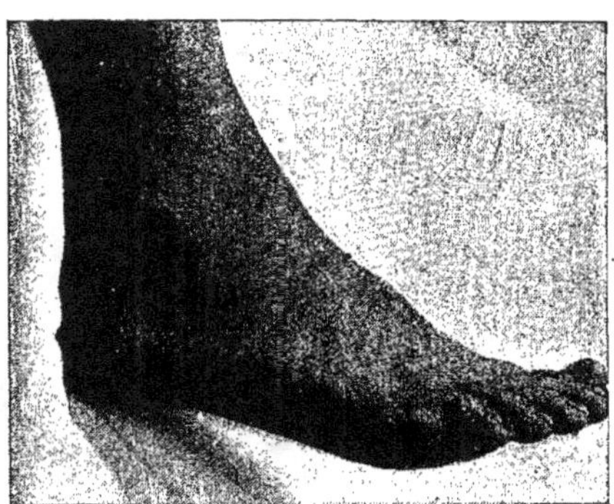

2. — Même sujet après 3 jours de bio-kinétique.

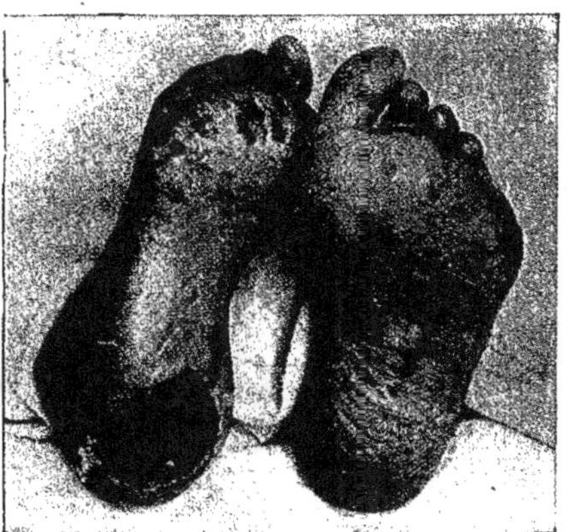

3. — Escarre du talon consécutive à une froidure grave.

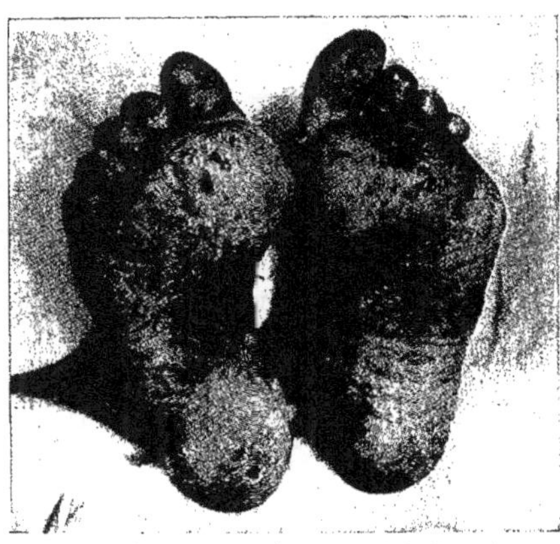

4. — Même malade après un mois de traitement.

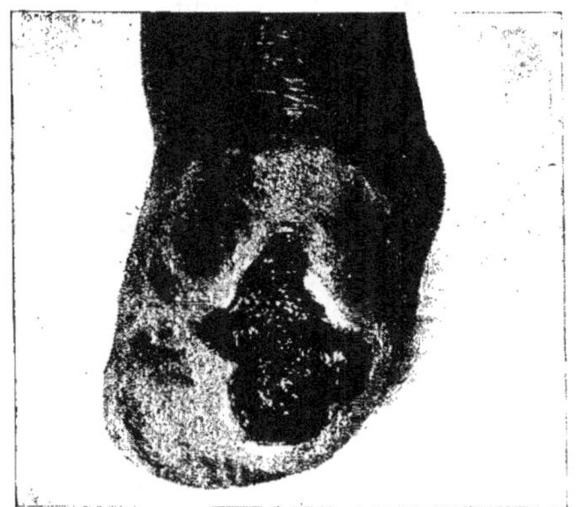

5. — Ulcération traitée, 9 mois 1/2, par les antiseptiques.

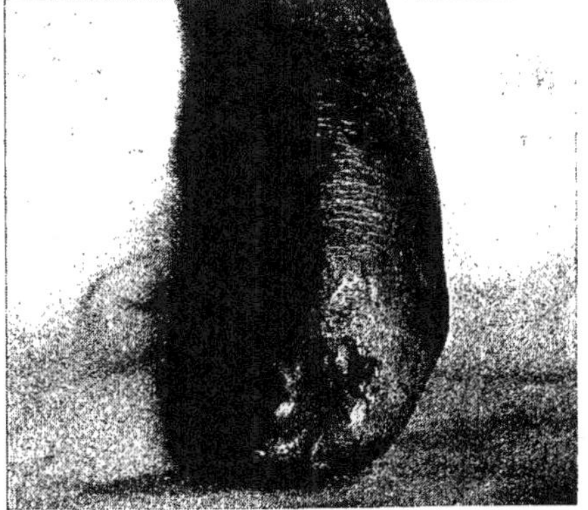

6. — Même sujet, après trente jours de bio-kinétique

Froidure des pieds. (Collection du Dr F. Debat.)

la forme précédente. Un ou plusieurs ongles peuvent tomber dans les 8 ou 10 premiers jours laissant à nu la matrice unguéale qui du reste est peu douloureuse.

Quelques-unes des phlyctènes peuvent se dessécher et

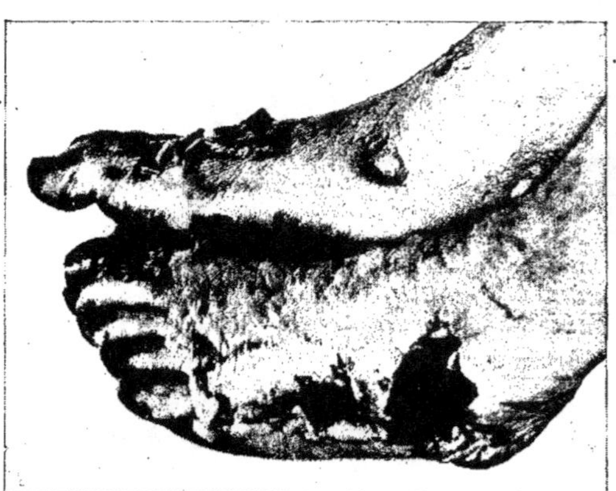

Fig. 125. — Froidure des pieds. Gangrène humide avec escarres.
Le malade, traité par la bio-kinétique, a été guéri en moins de 3 mois, sans perdre une seule phalange.

guérir spontanément mais le plus souvent au-dessous d'elle se produit la phase suivante.

3° *Gelure avec escarre* (*fig.* 125). — Celle-ci est brunâtre, prend une consistance ligneuse et un aspect violacé, puis de bois d'ébène, puis noire ; son étendue, sa profondeur sont variables et ne se déterminent qu'après quelques jours (Tabl. XVI, 3-6, *fig.* 124, 125).

L'escarre peut recouvrir la totalité d'un ou de plusieurs orteils et même l'avant-pied.

Pas de douleur à son niveau, légère hyperesthésie à son pourtour où se produit vers le 15ᵉ jour un sillon d'élimination.

COMPLICATION. — Tétanos, d'où nécessité de l'emploi du sérum antitétanique, surtout lorsque les pieds auront été souillés de terre.

SIGNES GÉNÉRAUX. — Apyrétique dans ses formes légères, mais presque toujours fébrile dans ses formes graves (pouvant atteindre 40°), l'affection est capable de s'accompagner de troubles généraux et l'albuminerie n'y est pas rare. Les douleurs peuvent remonter le long du nerf sciatique avec points douloureux classiques (Raymond et Parisot).

TRAITEMENT PRÉVENTIF GÉNÉRAL. — Emploi de sabots, enveloppement des bottes avec des lainages divers, des débris de couverture. Desserrer les molletières et les chaussures. Assécher les tranchées et en réduire le séjour. Faire les mouvements indiqués par Jacquet (V. GYMNASTIQUE ÉLÉVATOIRE). Graissage abondant des pieds. Interposition entre la chaussette et le pied de bandelettes de papier.

DÉFENSE CONTRE L'AGENT INFECTIEUX. — Nettoyage minutieux des pieds et en particulier des ongles aussi fréquent que possible et emploi de substances antimycosiques, savons et solutions alcalines ou mieux.

Camphre pulvérisé. . . .	1 gr. 50
Borate de soude	15 gr.
Eau bouillie.	1000 gr.

TRAITEMENT CURATIF. — *1° Gelure avec érythème et œdème.* — Elévation du pied qui soulage les douleurs. Mouvements de GYMNASTIQUE* ÉLÉVATOIRE. Le tableau XVI, dont nous devons les figures à notre collaborateur F. Debat, montre son succès. Savonnage des pieds à l'aide d'un savon boraté camphré, nettoyage minutieux des ongles. Friction à l'huile et à l'eau-de-vie camphrées. Les œdèmes disparaissent en 3 ou 4 jours. Salignat avait eu d'excellents résultats par son bain de vapeur. (V. à BAIN.)

2° Gelure avec phlyctène et escarre. — Après savonnage des pieds et excision des phlyctènes, pansement à l'aide de compresses imbibées de la solution boratée camphrée ci-dessus ou avec de solutions de sulfate de cuivre (V. ALIBOUR). Dans tous les cas, même les plus graves, où ce traitement a été suivi, MM. Raymond et Parisot ont évité de recourir à l'amputation.

Pour les escarres, Walther conseille de n'intervenir que lorsque la cicatrisation spontanée aura donné tout ce qu'elle peut donner comme réparation.

Le Dr Grangée a employé avec succès l'héliothérapie dans les plaies atomes ; or les plaies qui succèdent aux gelures rentrent souvent dans cette catégorie, aussi y a-t-il lieu de l'appliquer (*fig.* 118 et à HÉLIOTHÉRAPIE).

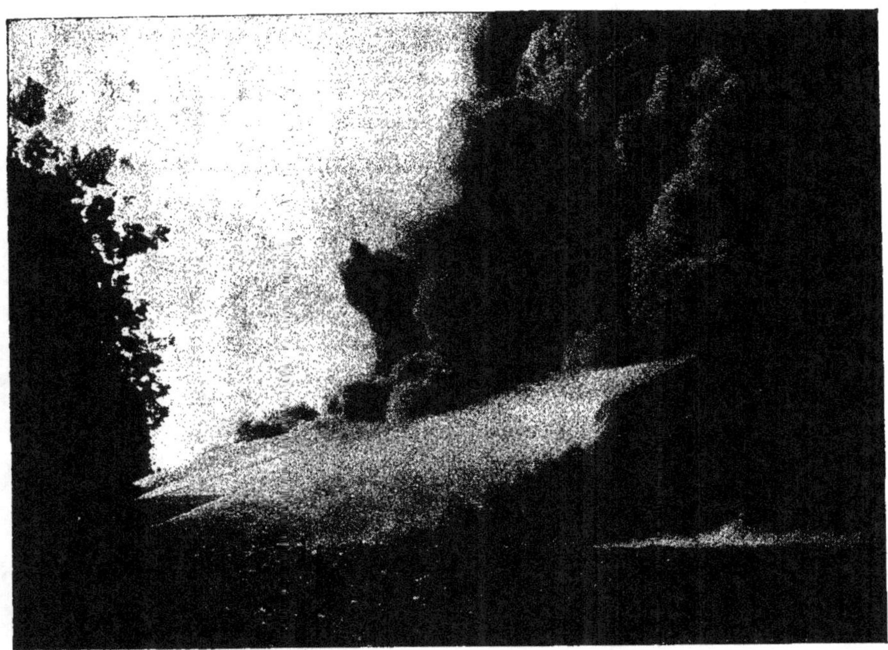

FIG. 126. – *EMISSION DE GAZ ASPHYXIANTS.*

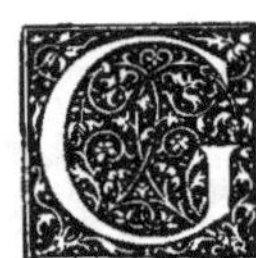

Gangrène gazeuse des plaies de guerre (1). — Lésions produites par le *vibrion septique* de Pasteur (*fig.* 127), associé ou non avec le *bacille perfringens* (*fig.* 128), le premier est anaérobie, le second à la fois anaérobie et aérobie. Dans les cas graves il existe en outre des streptocoques (*fig.*129).

Ces microbes qui vivent en saprophytes sur l'individu et sur ses vêtements exaltent progressivement leur virulence dans le tissu musculaire lésé. Ils digèrent le muscle, créant ainsi des produits toxiques ; ils digèrent les vaisseaux, créant ainsi des suffusions sanguines et de l'ictère hémolytique. Le gaz est un sous-produit de cette digestion. Il peut manquer. (Lardennois et Baumel.)

Le degré de fréquence des gangrènes

(1) D'après les articles : 1° de M. Ombredanne, *Paris Médical*, 1915 ; 2° de MM. Lardennois et Baumel, *Presse médicale*, novembre 1916.

gazeuzes est difficile à apprécier d'après le chiffre total des blessés, cette forme d'infection étant observée surtout dans les hôpitaux très près du front.

CAUSES PRÉDISPOSANTES. — 1° Arrêt de circulation dans un gros vaisseau artériel par hémostase spontané ou ligature ; application prolongée du garrot ;

2° Nature du projectile : balle ricochée, aplatie, déformée ayant touché la terre, balle retournée donnant lieu à des orifices énormes, gros éclats d'obus ou nombreux petits éclats de grenades, la gravité étant proportionnelle à la quantité de débris de vêtements entrainés. A première vue, la proportion des éclats

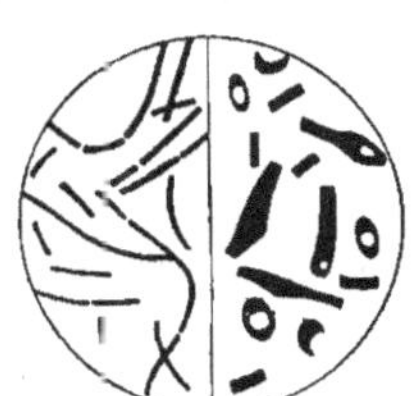

FIG. 127. — Vibrion septique de Pasteur. Culture en milieu liquide et forme sporulée

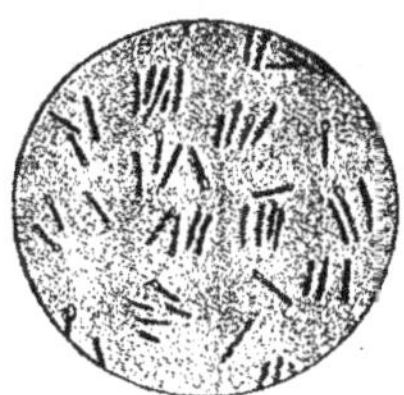

FIG. 128.
Bacille perfringens.

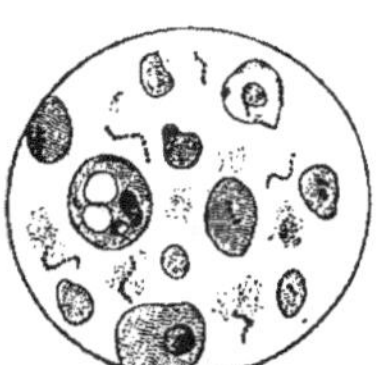

FIG. 129.
Streptocoques dans le pus.

est très supérieure à celle des balles (79 pour 19), mais d'une façon générale les blessures par obus sont de beaucoup les plus fréquentes ;

3° Projectiles laissés dans la plaie avec ces débris ;

4° Délabrements musculaires importants par projectiles à petite distance et plaies anfractueuses, étroites et profondes ;

5° Fractures à fragments multiples. Du reste l'infection peut prendre une allure grave aussi bien chez les petits blessés sans fracture que chez les grands blessés ;

6° Suture des plaies, même opératoires ;

7° Pansements trop tardifs ou trop rarement renouvelés, par suppression de l'action de l'air et des agents oxydants sur les bacilles anaérobies ;

9° Malpropreté du linge, des vêtements et de la peau par de la terre, de la boue contenant les agents d'infection qui pénètrent dans la plaie avec le projectile. Par suite, fréquence plus grande (78,5 pour 100) de l'infection aux membres inférieurs (cuisse et fesse) ;

10° Fatigue qui modifie la composition chimique du muscle.

DATE D'APPARITION DE L'INFECTION. — Particulièrement grave quand elle apparait dans les premières 24 ou 48 heures. D'autant plus bénigne en général que plus tardive.

SIGNES (*fig.*130 et 131) : I. DU DÉBUT. — Caractéristique et *très hâtive*, l'odeur très tenace fade, de pourriture, de gangrène est d'autant plus intense que la forme est plus grave. Elle peut déterminer chez les personnes qui soignent une diarrhée fétide à odeur gangréneuse.

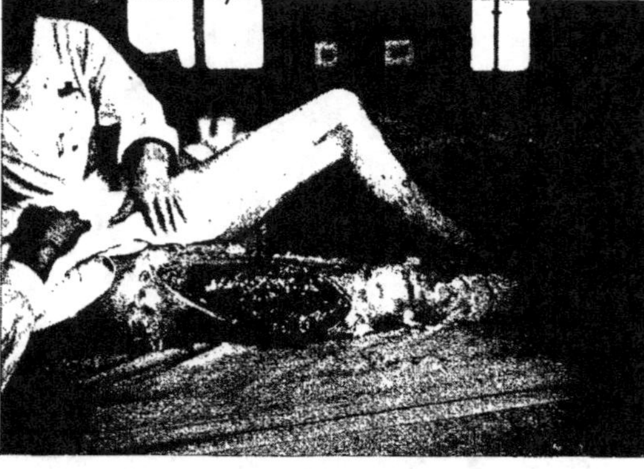

FIG. 130. — Gangrène gazeuse avant le traitement. (2 novembre 1914.)

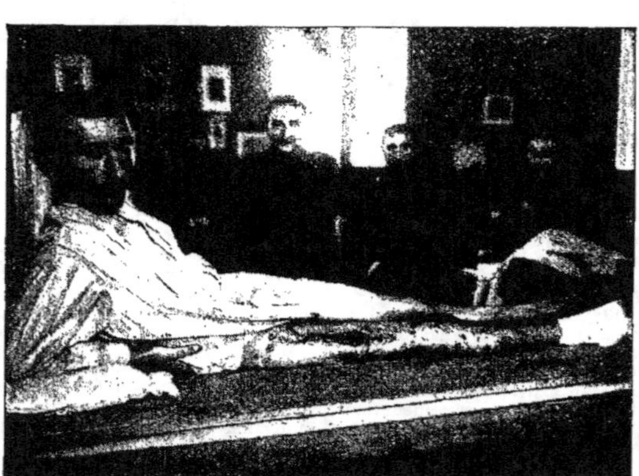

FIG. 131. — Gangrène gazeuse en voie de guérison. (Juillet 1915.)

II. GÉNÉRAUX. — *a) précoces*. Gêne respiratoire, contraction douloureuse au niveau du membre blessé ; *b)* pâleur ou légère teinte jaunâtre du visage, pouls intermittent, fièvre variant de 38° à 39° ; quelquefois sensation de bien-être au moment où l'infection s'aggrave.

III. LOCAUX. — *Forme massive*. — Provoquée par un arrêt de circulation dans un vaisseau important. Le membre tout entier tuméfié, noirâtre, violacé aux extrémités (doigts, orteils) est parsemé de larges cloques d'où s'écoule une sérosité rouge, fétide. Au niveau de la plaie s'échappent des bulles de gaz d'odeur infecte. En appuyant, on perçoit une crépitation gazeuse et on produit une sensation très douloureuse.

Forme diffuse d'emblée. — Le membre ou une partie du membre a augmenté de volume, est devenu cylindrique avec suppression de tous reliefs. Les bords de la plaie sont violacés, puis de là part une plaque violet rouge où la peau est restée souple et à laquelle succède une plaque gris-brunâtre qui forme au niveau des gros vaisseaux une bande chamois clairsemée de taches violettes. Sur cette région, la percussion qui est douloureuse donne aussi une sensation de crépitation gazeuse et fait sortir par la plaie des gaz très odorants.

Forme érysipèle bronzé. — Des traînées bronzées, de couleur chamois foncé ou clair, apparaissent d'ordinaire d'une façon précoce (48 heures après la blessure). Elles sont larges de trois travers de doigt, peuvent avoir une longueur de 30 centimètres et suivent le trajet des gros vaisseaux des membres ou des veines superficielles.

Elles peuvent être parsemées de plaques violacées de la grandeur d'une pièce de 5 francs. Au niveau des traînées bronzées, la peau est peu ou point épaissie et infiltrée au-dessous d'une sérosité roussâtre. Au-dessous de l'épiderme qui recouvre la plaie de sortie, il existe souvent une *chambre d'attrition* où se sont accumulés les gaz et qui résonne si l'on choque la région d'une chiquenaude. Dès que l'épiderme est incisée les gaz à odeur caractéristique s'échappent en sifflant.

« L'érysipèle bronzé progresse avec une rapidité vertigineuse (plusieurs centimètres en 2 heures), il remonte avec prédilection vers la racine du membre. » Il peut s'arrêter ou se transformer en la forme suivante :

Forme érysipèle jaune safran. — Vers le troisième jour, l'odeur caractéristique apparait avec teinte grise des muscles.

Le lendemain, partant du bord de la plaie, apparait une bande incolore s'élargissant en certains points, jaune d'or clair ou jaune safran, saillante, constituée par une peau infiltrée donnant la sensation d'une peau d'orange et qui garde l'empreinte du doigt en godet quand on la comprime. « Les bords s'arrêtent et forment un talus nettement perceptible au palper » (Ombredanne).

Cette bande s'étend. Si on l'incise, il s'en échappe une sérosité jaunâtre sans bulles gazeuses. « Le lendemain il est de règle de trouver sur les lèvres de l'incision un certain nombre de petites masses molles jaune safran ou orangé, de la grosseur d'un grain de blé, qui se détachent après 48 heures en laissant une petite ulcération. Ces masses constituent un bourbillon fourmillant de microbes.

Cet érysipèle persiste de 4 à 15 jours, c'est la forme la moins grave.

Forme érysipèle blanc. — Beaucoup plus rare que les précédentes et à issue presque fatale. Constituée par une plaque saillante épaisse blanc livide qui, déprimée par le doigt, donne un godet devenant violacé.

Tuméfaction localisée maligne. — MM. Lardennois et Baumel décrivent sous ce nom une forme observée par eux chez des blessés dont la plaie n'a pas été débridée ou l'a été insuffisamment. Elle peut débuter avant 24 heures mais quelquefois seulement après 4 à 6 jours. « Elle se traduit par un gonflement souple, déformant les contours du segment atteint. Généralement l'augmentation de volume prédomine sur une des faces, elle s'étend de 15 à 20 centimètres au delà de la plaie dans chaque direction ; certains reliefs sont exagérés, quelques courbes au contraire diminuées. La peau, à ce niveau, est pâle et présente de nombreuses vésicules rougeâtres à sa surface. Elle porte l'empreinte des compresses. Dès que celles-ci enlevées le blessé se déclare mieux car, dit-il, il était trop serré dans son pansement. La température locale est un peu élevée. »

Cette tuméfaction est le premier stade de la gangrène. Elle est douloureuse lorsqu'on incise l'aponévrose, le muscle qui est vert-brun, fait une hernie qui va en s'accentuant. Souvent au début il n'y a pas d'odeur mais celle-ci ne tarde pas à se produire et le muscle devient feuille-morte, sphacélé et des gaz apparaissent à la pression. La température baisse, le pouls s'élève et le blessé ne souffre plus, son haleine exhale une odeur aliacée et aigre.

Gangrène localisée bénigne (abcès gazeux bénin, sphacèle gazeux bénin). — Dans ces cas, le tissu cellulaire semble seul atteint, l'incision simple avec ablation du projectile a toujours assuré la guérison (Lardennois et Baumel).

Il semble que dans ces formes le perfringens seul est en cause.

EVOLUTION. — Les infections anaérobies graves ont donné à ces auteurs une mortalité moyenne de 15 pour 100. Donc 85 pour 100 ont été guéris par excision ou amputation. Ces résultats sont particulièrement intéressants étant donnée la grande quantité de blessés qui ont passé en 15 mois dans le service de M. Lardennois (hôpital d'évacuation d'une armée).

Examen radioscopique. — Le Dr de Keating Hart, médecin chef d'un service radiologique automobile d'une armée, bien placé par suite pour voir des cas de gangrène gazeuse, a tiré de ses observations les conclusions suivantes dans *Paris-Médical* :

1° Il est possible et généralement facile de reconnaître en radiologie la présence de gaz situé dans l'épaisseur des masses organiques et cela même quand ces collections sont d'un volume assez petit.

2° Le diagnostic radiologique des collections gazeuses peut être, en certains cas, plus précoce que le diagnostic clinique. Ainsi, dans deux observations, il n'existait ni fluctuation ni crépitation alors que M. de Keating Hart, d'après son examen, déclarait qu'il y avait des gaz qui bientôt nécessitaient une opération.

3° Les injections d'oxygène employées contre la gangrène gazeuse devront, pour être de quelque efficacité, avoir été poussées séparément dans chaque gaine musculaire de la région que l'on veut traiter.

Dans la radiographie (*fig.* 132) l'injection d'oxygène s'était localisée dans une seule gaine.

TRAITEMENT. — Pour M. Ombredanne, il faut débrider la plaie sous anesthésie à l'éther, la nettoyer, l'assécher, puis la laver à l'éther avec des compresses mollement tamponnées. Recouvrir de compresses imbibées du même liquide.

MM. Lardennois et Baumel sont d'avis qu'il faut enlever non seulement le projectile et les débris ves-

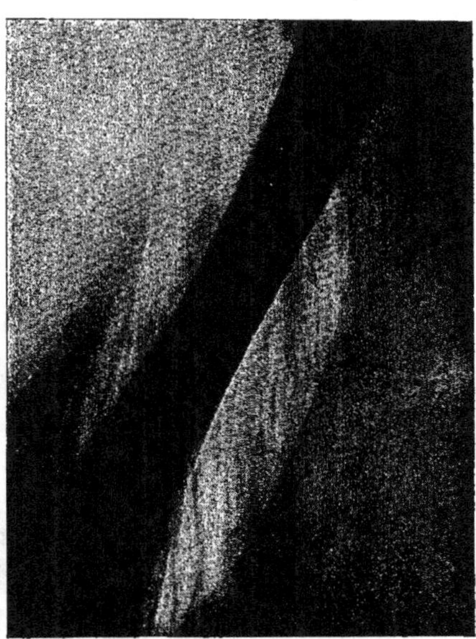

(Collection Keating Hart.)

FIG. 132. — Radio d'une injection d'oxygène dans une gaine musculaire.

timentaires mais la loge dans laquelle il est inclus, c'est-à-dire toute la partie des muscles atteinte et, comme désinfectant, ils emploient les pulvérisations à l'eau oxygénée faible. L'héliothérapie* leur a paru aussi d'une efficacité incontestable.

On a employé aussi, comme nous le voyons dans la figure 132, les injections d'oxygène.

Gaz à l'eau. — Dans certaines usines on emploie, au lieu du gaz ordinaire, le gaz à l'eau. En 1915, la Compagnie du gaz de Paris a été autorisée à mélanger une plus forte proportion de ce gaz ; la note suivante de M. le professeur Pouchet montre les dangers de cette pratique et l'utilité de veiller tout particulièrement sur les fuites (V. à GAZ★).

« Le procédé permettant d'obtenir du gaz à l'eau, procédé qui consiste à diriger un courant de vapeurs d'eau à travers des fragments de charbon portés au rouge, donne naissance à un mélange gazeux constitué principalement par de l'hydrogène et de l'oxyde de carbone dont la proportion atteint couramment 40 pour 100, alors que le gaz de houille en renferme en moyenne 9 à 10 pour 100. Pour augmenter le pouvoir calorifique et le pouvoir éclairant du gaz à l'eau, on y ajoute des vapeurs de benzol ou d'huiles minérales qui ne diminuent en rien sa toxicité, mais qui ont l'avantage d'exalter le pouvoir odorant de ce gaz, ce qui permet de déceler plus facilement son mélange avec l'air respirable. (Comme en temps de guerre le benzol est utilisé pour les obus il est possible qu'on n'en ajoute pas et par suite l'odeur décelante de la présence des gaz toxiques n'existe pas, ce qui accroît le danger).

A Paris, le gaz de houille présente une teneur en oxyde de carbone variant de 7,5 à 11 pour 100. Il est évident que le mélange à ce gaz d'un gaz renfermant 40 pour 100 d'oxyde de carbone l'enrichirait dans une proportion considérable d'un produit dont la toxicité est redoutable.

Or il est important pour la santé publique que le gaz livré à la consommation renferme une quantité faible d'oxyde de carbone, et il semble que l'on doive considérer la teneur de 10 pour 100 comme un maximum qui ne devrait jamais être dépassé.

Il y aurait donc lieu d'interdire, du moins de réglementer la fabrication du gaz à l'eau, de telle sorte que le gaz livré à la consommation, quelle que soit son origine, ne contienne pas plus de 10 pour 100 d'oxyde de carbone. »

GAZ ASPHYXIANTS.

— Au mois d'avril 1915, les Allemands commencèrent à employer, au mépris des décisions de la Convention de la Haye, les gaz asphyxiants sous forme de nappes puis d'obus ou de grenades lacrymogènes, suffocants qui, en se brisant sur le sol répandent des liquides ou des vapeurs rendant l'air irrespirable. Les produits utilisés sont du chlore, du brome, des vapeurs nitreuses et des dérivés chlorés et bromés.

I. Gaz asphyxiants (Troubles dus aux).

— Les nappes de gaz asphyxiants envoyées vers les tranchées françaises sous forme d'un nuage épais jaune verdâtre rasant le sol et poussées par un vent favorable (*fig.*126) provoquèrent des troubles graves chez nos soldats, particulièrement chez ceux qui étaient couchés au fond des tranchées ou qui y tombèrent, les gaz lourds s'y étant accumulés. Ils

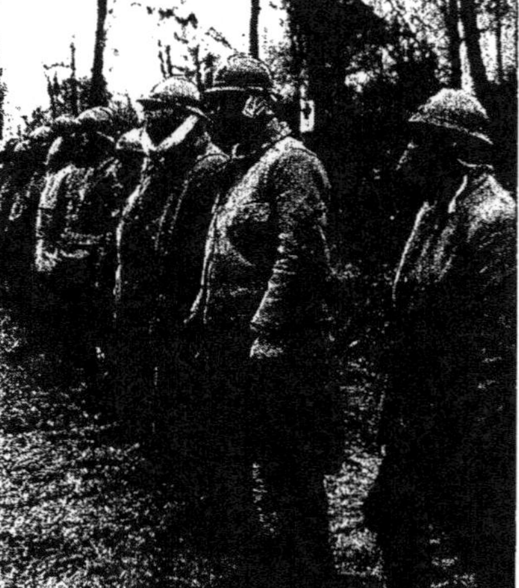

FIG. 133. — Gaz asphyxiants : revue des masques.

furent très faibles chez les soldats qui eurent l'idée de garnir leur bouche et leur nez avec un mouchoir mouillé d'un liquide quelconque ; et depuis, les masques distribués à toutes les troupes du front ont supprimé le danger.

SIGNES (1). — Ils sont dus à la fois à l'*asphyxie* par manque d'air respirable et à l'*intoxication* par les gaz, picotement et constriction laryngée puis gêne respiratoire progressive avec sensation de suffocation, *soif d'air*. Toux sèche, quinteuse, coqueluchoïde, avec expectoration très abondante d'un liquide, mousseux d'abord, puis après quelques jours, purulente, verdâtre quelquefois striée de sang, enfin ressemblant aux crachats de bronchite.

Assez souvent des crachements de sang (*hémoptisie*) se sont produits au début, mais, en général, la quantité de sang était peu importante (filets de sang) et ces crachats ne se sont répétés que quelques heures.

Les vomissements soit spontanés, soit à la suite de la toux ou après l'absorption de lait ou de médicaments étaient fréquents dans les premières heures et soulageaient grandement les malades.

(1) Cette partie de l'article a été faite d'après celui de MM. Rathery et Michel, *Paris Médical*, 16 octobre 1915.

Les muqueuses oculaire, nasale et pharyngée étaient rouges et sécrétaient un liquide. Les poumons présentaient des signes de bronchite et de broncho-pneumonie, d'œdème généralisé dans les formes très graves. La fièvre variait de 37°,5 à 38° et 39° ; ces derniers chiffres ne persistant d'ordinaire pas plus de 2 à 3 jours.

Dans les *formes légères*, les troubles digestifs se réduisaient, aux vomissements déjà indiqués, à la perte d'appétit, avec langue chargée et fétidité de l'haleine ; dans les *formes graves*, il y avait en outre de la diarrhée et une jaunisse plus ou moins accentuée. La faiblesse était toujours très grande et prolongée.

Dans certaines formes à évolution tardive, on n'observait que les troubles digestifs et de l'emphysème.

TRAITEMENT : I. PRÉSERVATIF (Voir ci-après MASQUES).

II. CURATIF. — Contre la gêne respiratoire, ventouses scarifiées et sèches, cataplasmes sinapisés, et surtout enveloppement humide froid de la poitrine renouvelé toutes les 3 heures et injections d'oxygène sous la peau du flanc, en filtrant simplement sur du coton le gaz obtenu par pression du ballon.

Dans les cas graves, MM. Rathery et Michel faisaient deux injections par jour. La résorption s'effectuait en 3 à 6 heures.

Contre la toux quinteuse, belladone, œthone, inhalations eucalyptolées.

Comme traitement tonique, injections d'huile camphrée et éthérée à hautes doses, sulfate de spartéine et strychnine et, plus tard, cacodylate de soude. Comme aliment, régime lacté.

II. Gaz asphyxiants (Masques contre les).

— Nos soldats furent rapidement mis en possession d'appareils protecteurs pour les yeux et les organes respiratoires (Tabl. XVII et *fig*. 133).

Pour les yeux, on fait usage de lunettes garnies de disques de mica ou d'acétate de cellulose serties dans une feuille de caoutchouc se modelant exactement sur le visage et retenues en arrière par un cordonnet attaché derrière la tête. Pour les voies respiratoires on utilise deux sortes d'appareils. Le plus employé est un masque constitué par une fenêtre rectangulaire remplie par une feuille transparente pour la vue, cousue dans un sac qui s'applique sur le front, sur les joues et sous le menton. Deux élastiques fixent l'appareil vers le haut et derrière la tête. Ce sac est formé par quelques couches de mousseline imprégnées de produits chimiques susceptibles d'arrêter tous les gaz toxiques. Il est enfermé dans une boîte métallique ou un sac imperméable.

Les seconds, réservés à certains soldats (mitrailleurs et sapeurs-mineurs) qui ont quelquefois la mission de pénétrer dans des caves ou des abris sous terre envahis par les gaz, sont plus compliqués.

L'un d'eux (Tabl. XVII, 4) est une modification de l'appareil Dréger. Le soldat qui en fait usage a les narines fermées par une pince et la bouche prise dans une embouchure tenue entre les mâchoires et les joues. « Une soupape dirige l'air expiré dans une boîte contenant de la potasse où l'acide carbonique est fixé ; un obus d'oxygène comprimé, qu'on ouvre par un robinet pointeau, donne une certaine quantité d'oxygène qui

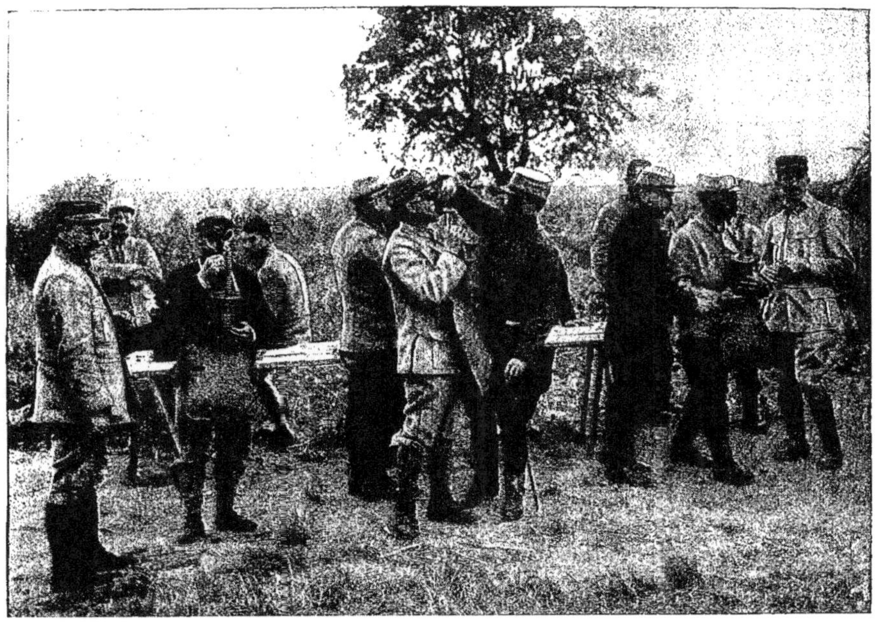

1. — École des gaz asphyxiants : la mise en tenue.

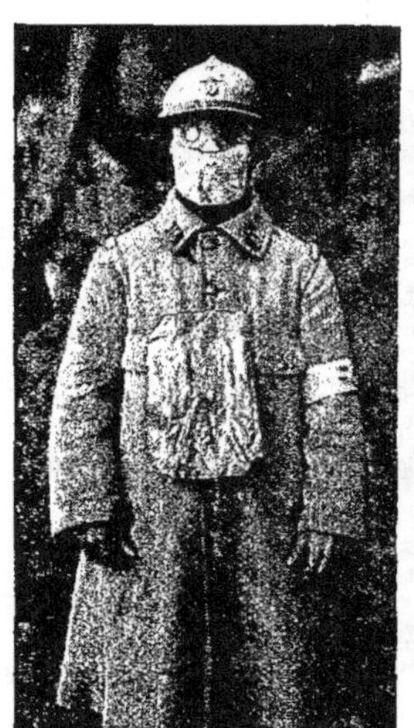

2. — Soldat muni du masque
protecteur ordinaire.

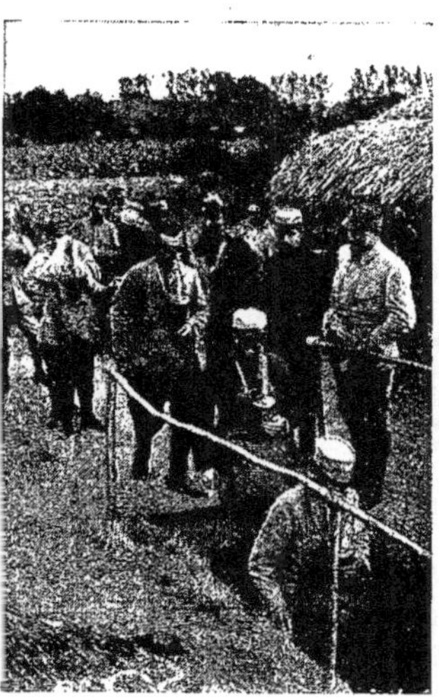

3. — Entrée de la fosse où se dégagent
des gaz asphyxiants.

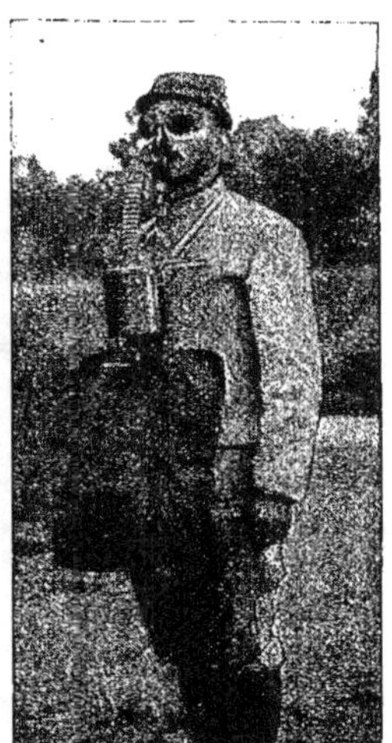

4. — Soldat muni d'un appareil
protecteur, genre Dréger.

Masques contre les gaz asphyxiants. (Service photographique de l'armée)

se mélange au gaz résiduel et arrive à la bouche par un tube d'inspiration muni d'une autre soupape. L'obus d'oxygène, la cartouche de potasse, la tuyauterie et un grand sac détendeur et régulateur de pression sont réunis soit sur le dos, soit sur la poitrine. L'homme a ses voies respiratoires complètement isolées du milieu extérieur et peut vivre au milieu des gaz toxiques. Dans l'appareil Vauginot, l'oxygène est remplacé par de l'air comprimé (d'après *la Nature*).

La figure 3 (Tabl. XVII) montre un essai d'appareil dans un milieu délétère où l'on habitue les hommes à s'en servir et où on leur fait constater qu'il les met en sûreté.

III. Gaz asphyxiants (Protection contre les).

— Les gaz employés par les Allemands, soit sous forme de nuage, soit dans les obus, ne sont pas dangereux si on utilise convenablement les appareils qui doivent protéger les yeux, le nez, la bouche. Avec de l'énergie et de la volonté, on peut et on doit résister à leurs effets. Le nuage peut avancer rapidement ; ses effets se font quelquefois sentir avant son arrivée : c'est pourquoi il faut appliquer l'appareil *immédiatement*.

On ne doit jamais laisser au cantonnement l'appareil de protection : *il faut l'avoir sur soi* et non dans un vêtement que l'on enlève habituellement.

On s'exercera de temps en temps à l'ajuster *vite* et *bien* sur le visage ; on vérifiera régulièrement son bon état. Il faut savoir surmonter la *première impression désagréable* occasionnée par le port de l'appareil de protection ; bien mis en place, il assure une défense complète contre les effets des gaz.

Muni de l'appareil de protection, il faut éviter de courir, de faire des efforts violents, ce qui augmente la gêne respiratoire et peut rendre l'appareil de protection insupportable. Il ne faut pas se diriger dans le même sens que le nuage : en restant sur place on en sort plus vite. *On ne doit jamais mouiller les masques.*

Le nuage peut échapper à l'observation des guetteurs lorsqu'il fait du brouillard. C'est surtout par un temps brumeux ou la nuit que l'attaque par les gaz est possible.

Plus lourd que l'air, le gaz a une tendance à se maintenir dans les dépressions, les couloirs, les vallées, les tranchées et abris souterrains. Ces veines, ces poches de gaz persistent parfois pendant longtemps, surtout dans les tranchées et les abris, alors que l'atmosphère environnante est redevenue normale, d'où la nécessité :

1° De *protéger les tranchées* par des panneaux, et les abris, les postes de commandement et les casemates par des *toiles* et des *couvertures mouillées* ;

2° De *ventiler les tranchées, abris, vallonnements* en y allumant du feu (brindilles arrosées d'essence et de pétrole) ;

3° De *ne pas se réfugier dans les tranchées ou abris* non protégés ;

4° De *garder l'appareil de protection après* le passage du nuage (1).

Contre les gaz asphyxiants dans les villes de l'intérieur. — On a conseillé contre l'asphyxie par les obus lancés des zeppelins d'appliquer sur la bouche un mouchoir trempé dans une solution d'hyposulfite suivant les formules suivantes :

Dissoudre dans 800 gr. d'eau 1 kilogr. d'hyposulfite de soude, 200 gr. de carbonate de soude cristallisé et 150 gr. de glycérine. Plonger du coton hydrophile dans ce mélange. Après inhibition complète, exprimer de manière que le coton ne garde que deux fois son poids de solution. Effilocher ce coton et le mettre dans les narines, inspirer par le nez, expirer par la bouche.

Les gaz de ces obus ne peuvent guère être nuisibles que pour les personnes enfermées dans une cave où ils pénétreraient par un soupirail. Aussi ne conseille-t-on plus de se réfugier dans les sous-sols, mais d'établir une large aération.

★Glace (Conservation de la).

— Dans de nombreuses affections (appendicite, fièvre typhoïde, méningite), on emploie comme réfrigérant la glace. Afin de la conserver le plus longtemps possible sans qu'elle se

dissolve, on aura soin de la mettre dans une couverture de laine ou, à défaut, dans de la flanelle, ou mieux enveloppée par celle-ci ; ou encore par un torchon dans de la sciure de bois à l'intérieur d'un seau également en bois qui pourra être mis à la cave.

On aura soin de ne la briser qu'au moment de la verser dans la vessie de glace. Cette brisure se fera avec une grosse épingle ou un clou.

★Gouttière.

— Gouttière de fortune. — Les gouttières du membre inférieur en fil de fer coûtent assez cher ; on peut y suppléer en prenant deux fortes lattes de trois à quatre travers de doigt, sur lesquelles on replie les deux bords d'une toile qui forme le fond de la gouttière. Le membre étant entouré d'ouate, on fixe la gouttière par des lacs, comme dans l'appareil de Scultet.

GREFFES. — I. Greffes dermo-épidermiques.

— Les greffes dermo-épidermiques consistent à obturer les plaies superficielles par l'application directe de lambeaux cutanés (Tabl. XVIII et *fig.* 134 et 135).

Elles sont d'une application fréquente et rendent les plus grands services en petite chirurgie et en dermatologie de guerre.

Technique. — Deux méthodes sont décrites par les classiques : la greffe épidermique à petits lambeaux imaginée par Reverdin en 1865, qui utilise de minces lambeaux d'épiderme ayant de 3 à 5 millimètres de dimensions ; la greffe à vastes lambeaux d'Ollier-Thiersch qui prélève de larges lanières de 5 à 20 centimètres de long sur 2 ou 3 centimètres de large.

Dans l'une et l'autre méthodes, les lambeaux prélevés à la face antérieure de la cuisse sont appliqués sur la plaie préalablement curettée ; ils sont maintenus par un pansement au papier d'étain, ou à la protective.

Après de nombreux essais, nous avons adopté pour notre pratique la méthode suivante qui diffère en plusieurs points des procédés classiques.

PRÉPARATION DE LA PLAIE. — La plaie est-elle rose vif, bordée d'un liséré blanchâtre, recouverte de fines granulations fermes et roses, suppurant peu ? Elle est toute prête pour l'opération.

Se trouve-t-on, au contraire, en présence d'une ulcération atone : teinte violacée, bords taillés à pic, fond molasse, suppuration abondante ? Il faut tout d'abord en modifier l'aspect.

La gymnastique élévatoire, l'élévation continue et le massage, en accélérant la circulation et en évitant la stase séro-sanguine, améliorent la nutrition des tissus lésés.

Les douches d'air chaud ou, à défaut, l'exposition à l'air, l'insolation, tariront la suppuration et affaisseront les gros bourgeons mous. Les scarifications périphériques effondreront les bords taillés à pic.

Très vite, en 8 à 10 jours au maximum, la plaie deviendra « de bonne nature » et sera apte à recevoir les greffons.

Notons encore comme impropres à la greffe immédiate, les plaies d'aspect fibreux dont le fond lisse et jaunâtre crie sous la curette. Elles devront être rendues granuleuses par l'emplâtre de Vigo, ou mieux, le pansement d'Alglave : la lésion est recouverte directement de taffetas chiffon stérilisé par ébullition dans l'eau physiologique. Le pansement est renouvelé tous les 2 ou 3 jours.

OPÉRATION. — Elle sera faite avec une rigoureuse asepsie. La plaie ainsi que la région où l'on prélèvera les greffons seront savonnées et nettoyées à l'alcool et au sérum de Locke. Les instruments, le matériel de pansement et les mains de l'opérateur seront stérilisés. On limitera par des champs opératoires les régions où l'on doit intervenir.

Les greffons seront prélevés à la face antérieure de la cuisse. Ils seront, pour leurs dimensions, intermédiaires entre ceux de Reverdin trop petits et ceux de Thiersch dont l'énorme surface rend le prélèvement difficile et la réussite aléatoire. A l'ordinaire, nous prélevons des lambeaux ayant un demi-centimètre de

----

(1) D'après le tract du Service de santé.

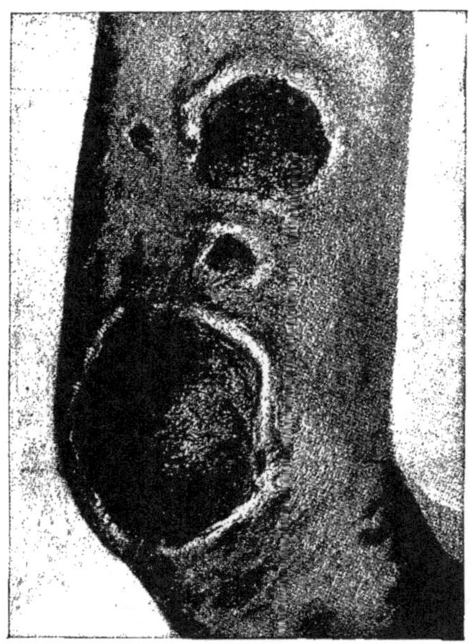

1. – Ulcérations du coude et de l'avant-bras
datant de 6 ans.

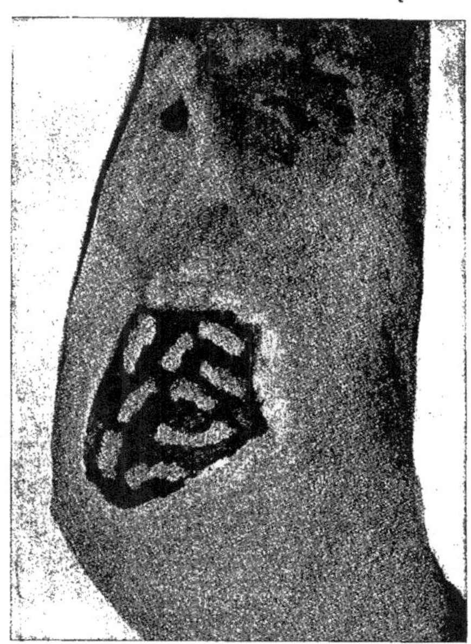

2. – L'ulcération supérieure est cicatrisée après une première
greffe. L'ulcération inférieure vient d'être greffée.

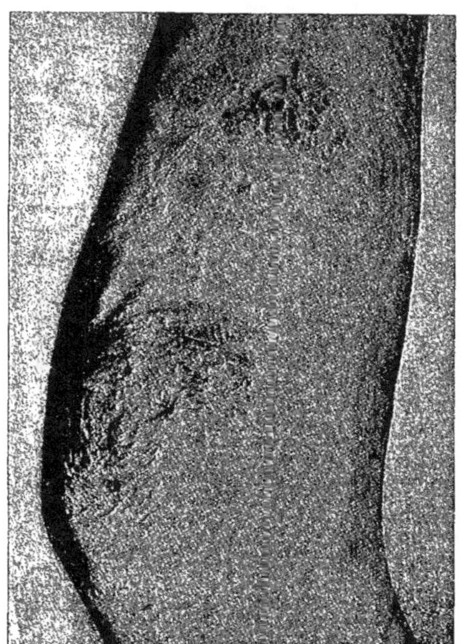

3. – Cicatrisation complète après un mois.

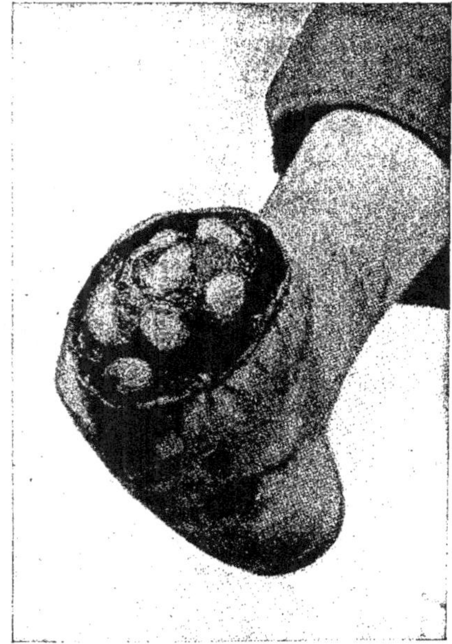

4. – Amputation à section plane de l'avant-pied.
La plaie, greffée, est en voie de cicatrisation.

Greffes dermo-épidermiques (procédé du Dr F. Debat)

large et de un à cinq centimètres de long. Ces lambeaux doivent être très minces et ne jamais entamer le tissu cellulaire sous-cutané.

Notons que l'opération est à peine douloureuse et

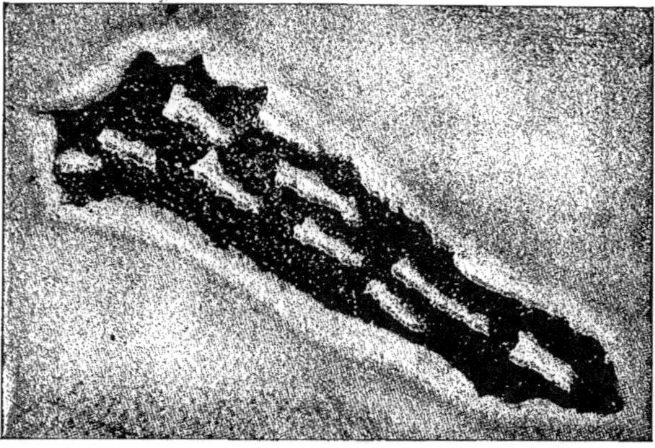

FIG. 134. — Plaie superficielle étendue après greffe dermo-épidermique (photo prise le 4ᵉ jour). [Collection du Dʳ Debat.]

ne nécessite nulle anesthésie. On n'a recours à la chloroformisation que chez les sujets pusillanimes ou dans le cas de plaies très étendues.

Les greffons ainsi obtenus sont fortement appliqués sur la plaie préalablement curettée.

A-t-on à greffer une plaie étendue « mais de bonne nature », sans adhérence, il suffira d'aligner les greffons à une distance d'un centimètre, comme on le voit sur la figure 134.

S'agit-il d'un ulcère variqueux récidivant, ou d'une plaie qui par sa situation terminale est exposée aux traumatismes, on s'efforcera de l'obturer complètement par des greffons juxtaposés (*fig.* 135).

Le premier pansement de la greffe doit être fait avec grand soin. On doit s'assurer que les greffons sont bien étalés et qu'il ne persiste aucun suintement sanguin. On les recouvre alors de lanières de taffetas chiffon imbibées de sérum de Locke ; puis de compresses de gaze stérilisée. Le pansement est terminé par une couche épaisse de coton cardé fortement comprimé par un bandage à la tarlatane apprêtée.

Si le pansement est bien fait, le malade peut à la rigueur marcher un peu mais il est préférable de le maintenir au lit pendant les premiers jours.

Le premier pansement doit être fait après cinq jours. Les greffons doivent être alors de teinte rose vif et recouverts de leur épiderme intact. S'ils sont « blanc de cire » l'opération n'a pas réussi.

En suivant cette technique, la greffe doit réussir régulièrement, quelles que soient l'étendue, la localisation et la nature de la plaie.

INDICATIONS ET AVANTAGES. — La greffe dermo-épidermique est particulièrement indiquée dans trois cas : plaies étendues, plaies atones, plaies terminales.

Dans les cas de plaies étendues, consécutives aux brûlures ou aux larges blessures, la greffe hâte considérablement la cicatrisation. Elle évite de plus la

rétraction de la cicatrice, cause fréquente d'ulcérations secondaires.

Dans les cas de plaies atones si fréquentes aux membres inférieurs, chez les variqueux en particulier, la greffe permet de guérir vite des lésions rebelles, et elle prévient les récidives.

Dans les cas de plaies terminales, telles, par exemple, celles des moignons d'amputation après blessures graves ou gelures, la greffe, en donnant une cicatrice souple et résistante, prévient les ulcérations dues aux frottements et aux traumatismes.

Citons, à titre de curiosité, les essais faits par divers auteurs pour emprunter les greffons à la peau d'un autre sujet, à celle de divers animaux, voire même à celle de cadavre.

Ces procédés, qui n'offrent d'ailleurs aucun avantage appréciable, sont peu pratiques et très discutables.   F. DEBAT.

II. Greffes d'aponévrose et d'isolement.

— M. le Dʳ L.-C. Bailleul, médecin-chef d'un hôpital militaire, en dehors des greffes cartilagineuses et osseuses, dont on trouvera la description à l'article RÉPARATION* CHIRURGICALE, a fait des greffes d'aponévrose et a employé des greffes de péritoine pour isoler des nerfs et des tendons. Nous empruntons à « la Revue » de décembre 1916 les renseignements que M. Bailleul a donnés à ce sujet et qu'il a bien voulu compléter par ses photographies.

Greffe d'aponévrose. — « Elle permet, au moyen

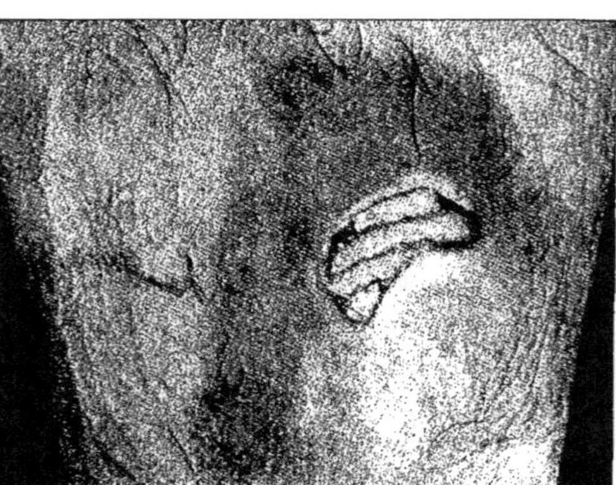

FIG. 135. — Plaie atone de la jambe obturée par greffon (photo prise le 4ᵉ jour). [Collection du Dʳ Debat.]

d'un lambeau plus ou moins étendu qui peut avoir jusqu'à 20 centimètres de longueur sur 8 centimètres de largeur, de fermer, sur ces membranes d'enveloppe que sont ces aponévroses, des brèches dont l'effet est de gêner les fonctions des muscles et du membre. Dans cette opération, que les figures 136 à 139 reproduisent, l'importance d'un affrontement exact des aponévroses greffons et greffes nous a paru considérable. Les résultats des 10 greffes ainsi faites avec le

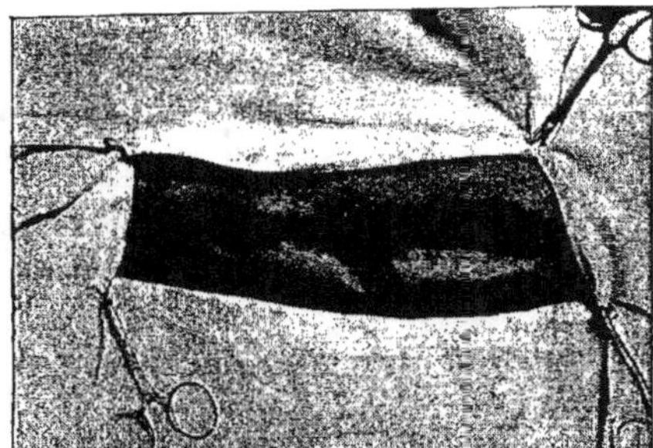

1. — Cicatrice vicieuse englobant les tendons extenseurs des doigts en immobilisant ces derniers. Face dorsale de l'avant-bras.

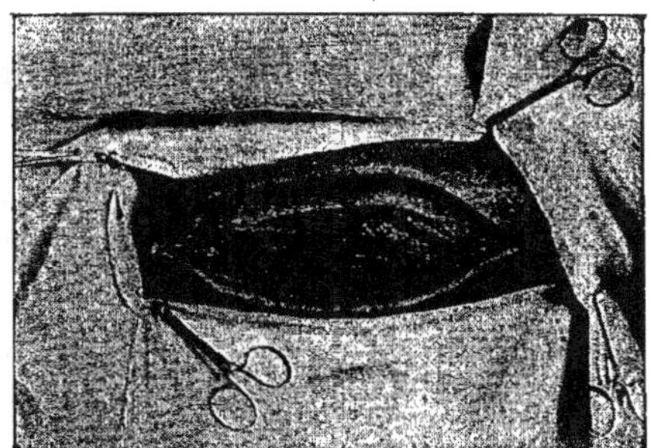

2. — La cicatrice précédente (1) a été enlevée; les muscles disséqués apparaissent à travers une brèche de l'aponévrose d'enveloppe de l'avant-bras.

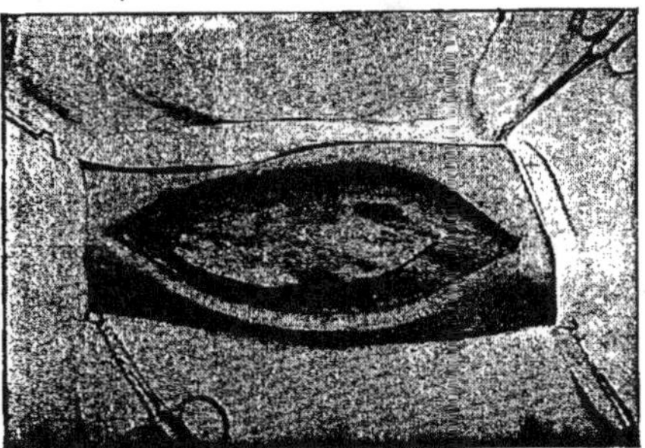

3. — Pour fermer la brèche précédente (2), un morceau d'aponévrose prélevé au niveau de la cuisse a été apporté et est orienté au moyen de quatre fils de catgut.

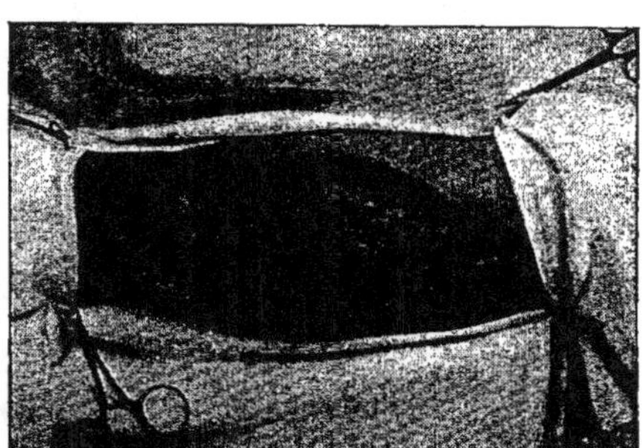

4 — Le greffon est très exactement cousu au pourtour de la brèche de l'aponévrose de l'avant-bras au moyen d'un surjet au catgut.

FIG. 136 à 139. — Greffe d'aponévrose. (Collection du Dr Bailleul)

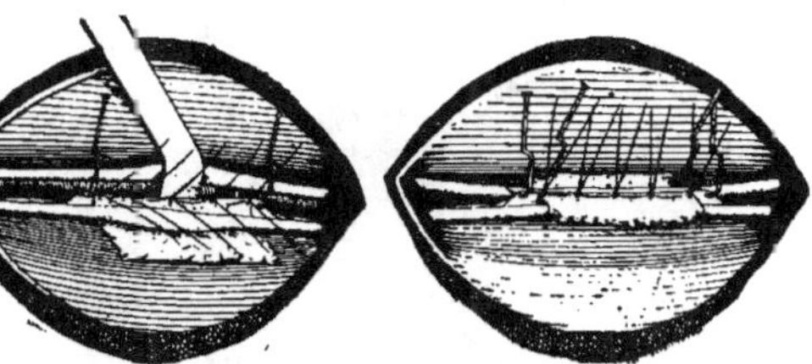

FIG. 140, 141. — Greffe de péritoine autour d'un nerf (1er et 2e temps).

Dr Henri ont été excellents, qu'il se soit agi de l'avant-bras et de la jambe, le retour des fonctions a été parfait et six de nos opérés ont été rendus au service armé. »

Greffe d'isolement des nerfs et des tendons. — *Autour des nerfs.* — « Les blessures des nerfs sont fréquentes. Dans un certain nombre de cas la continuité des nerfs n'est pas interrompue, mais le tissu nerveux est comprimé par le tissu de cicatrice lorsqu'il existe une section complète, c'est encore dans le tissu qui succède à la suppuration que plongent les bouts du nerf ; il possède une tendance très grande à se reproduire après l'opération et le retour de la compression est à craindre.

En présence des difficultés que l'on peut éprouver à entourer le nerf de tissu, après sa libération ou sa suture, j'ai tenté de l'isoler des éléments voisins au moyen d'une gaine de péritoine ; j'ai employé, à cet effet, des sacs de hernies, prélevés, lorsque la coïncidence le permettait, sur le blessé lui-même ; dans d'autres cas, sur un autre soldat qu'il convenait d'opérer d'une hernie. »

MM. Bailleul et Henri ont réussi ainsi 43 greffes séreuses, le péritoine a été bien toléré et a rempli le rôle d'isolant désiré.

M. Bailleul a isolé par le même procédé des tendons, notamment les tendons extenseurs des doigts qui retrouvent leurs mouvements normaux et glissent dans les gaines qui leur sont ainsi constituées. Il a expliqué dans *Paris Médical* la technique de ces greffes péritonéales qui est simple :

« Le nerf ou le tendon ayant été libéré, les rapports des organes étant rétablis normalement, le sac herniaire qui vient d'être prélevé, est ouvert puis étalé au moyen de deux pinces et glissé sous forme de toile rectangulaire face séreuse vers le nerf entre ce dernier et les éléments voisins (*fig.* 140). Son bord supérieur est alors fixé par des points de catgut (*fig.* 141) dont les extrémités ne sont pas coupés et serviront à la fixation du bord supérieur de la lèvre péritonéale au tissu voisin lorsque ce bord sera rapproché du précédent pour réaliser la forme de douille que doit acquérir le greffon. »

Gymnastique élévatoire. — La gymnastique élévatoire est un des moyens d'action de la méthode bio-kinétique créée par le Dr Jacquet et appliquée par lui et ses élèves au traitement de la plupart des dermatoses (Tabl. XIX et *fig.* 142 à 145).

Rappelons que cette méthode comprend deux parties : l'une biologique, l'autre kinétique.

La première supprime les diverses irritations venant, soit de l'organisme lui-même, soit des agents extérieurs.

La seconde s'efforce, par la gymnastique élévatoire et le massage, de régulariser la circulation et d'améliorer la nutrition des tissus.

L'importance relative de ces divers facteurs varie avec la localisation et la nature des dermatoses. Dans le cas de lésions congestives et inflammatoires des extrémités, la gymnastique élévatoire guérit avec une étonnante rapidité.

Les photos 142-143 en sont un témoignage saisissant : le malade était entré dans mon service avec une pyodermite suraiguë due à la manipulation des caustiques. Ses mains étaient enflées à éclater, rouges, brûlantes, suppurant abondamment, l'homme souffrant d'élancements continus, avec paroxysmes à la chaleur du lit, ne pouvait dormir depuis six nuits.

Traité par la gymnastique élévatoire et un pansement à l'innotyol, il éprouve un soulagement immédiat. Dès la deuxième nuit, il put dormir. Après huit jours, l'œdème avait complètement disparu, la suppuration était tarie, les ulcérations cicatrisées.

Comment expliquer une évolution aussi rapide ? Très simplement :

Les lésions inflammatoires des extrémités s'aggravent régulièrement par la déclivité.

La dilatation des vaisseaux sanguins et lymphatiques, due à l'inflammation, s'exagère mécaniquement par la marche et la station debout, pour les membres inférieurs ; par le balancement et la position basse, pour les membres supérieurs. Cette vaso-dilatation paralytique produit l'œdème avec l'extravasion séro-sanguine et l'étranglement des filets nerveux. Dans les régions ainsi mal irriguées et mal innervées, les échanges nutritifs deviennent insuffisants, les troubles trophiques s'exagèrent et l'infection progresse. L'élévation continue, en facilitant la circulation de retour, décongestionne rapidement les extrémités ; elle supprime l'œdème et ses conséquences.

La gymnastique élévatoire, plus encore, régularise la circulation des extrémités et c'est avec juste raison que l'on a pu appeler le pied « un cœur périphérique ». Elle a, d'autre part, croyons-nous, une action heureuse sur la trophicité des tissus. De la contraction musculaire semble émaner un influx trophique qui doit intervenir vraisemblablement dans la vie intime des cellules.

TECHNIQUE. — Pour être vraiment efficace, la gymnastique élévatoire doit être faite correctement. Voici comment nous procédons :

Pour le membre inférieur : le malade étant étendu sur le lit, la tête basse, élève la jambe au maximum en la maintenant de ses deux mains, puis, rapidement et à fond, il mobilise les orteils et le pied. Si la lésion est à la jambe, celle-ci sera alternativement fléchie, puis étendue sur la cuisse. Entre temps, le malade gardera le lit ou la chaise longue, le pied étant surélevé par un coussin ou mieux par un tréteau placé sous le matelas.

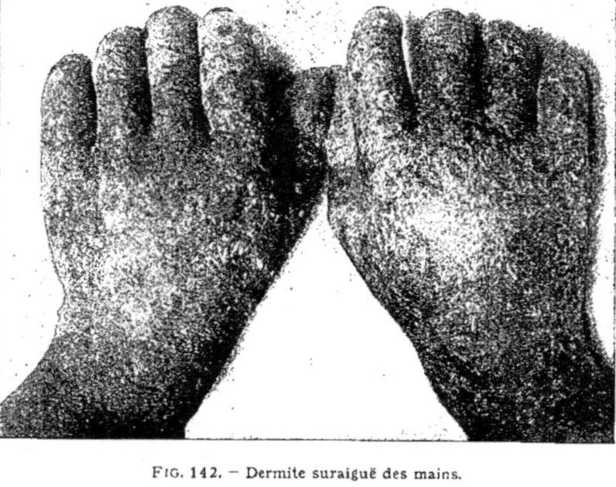

FIG. 142. — Dermite suraiguë des mains.

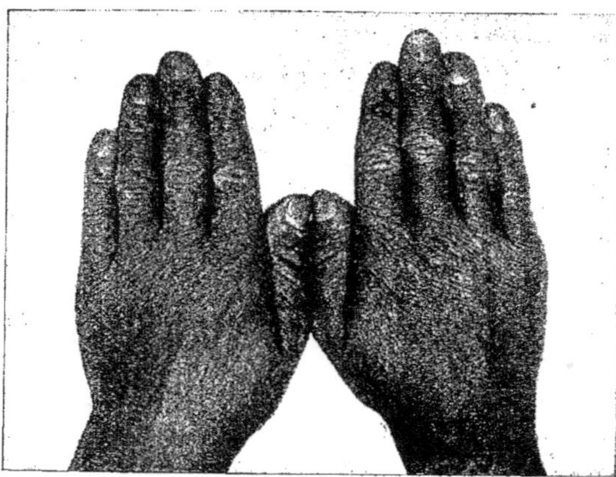

FIG. 143. — La même. Guérison après 8 jours de bio-kinétique. Traitement par la gymnastique élévatoire. (Collection du Dr F. Debat.)

Pour le membre supérieur : les bras sont élevés verticalement. Dans le cas de lésions des mains, les doigts, le poignet sont mobilisés en tous sens. Dans le cas de lésions des bras, flexion, extension, pronation, supination. Entre temps, porter une écharpe haute, la main malade étant maintenue au niveau de l'épaule opposée.

La gymnastique élévatoire doit être faite *energiquement, longuement* et *fréquemment.*

Dans notre service, les malades travaillent au commandement d'une infirmière, chaque heure pendant

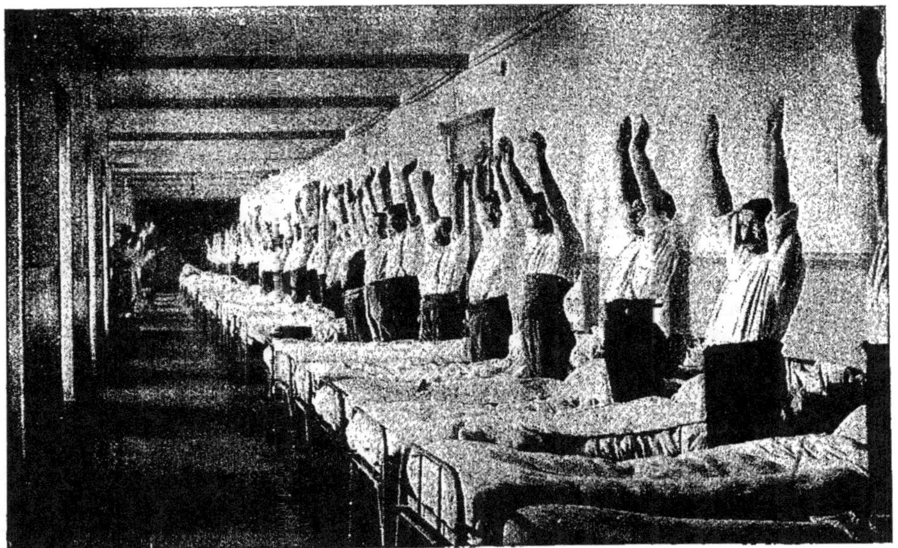

1. — Gymnastique élévatoire des bras : traitement des lésions du membre supérieur.

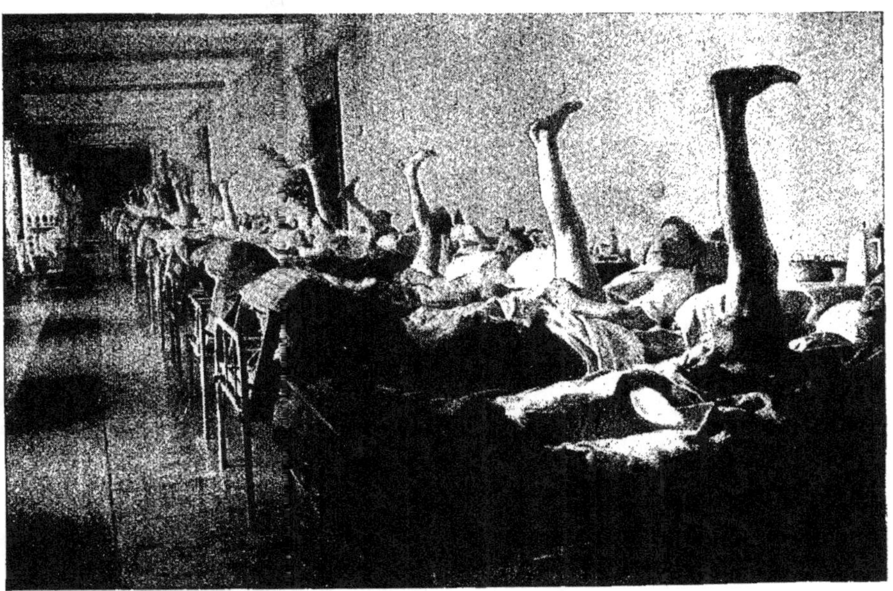

2. — Gymnastique é évatoire des jambes : traitement des lésions du membre inférieur

Gymnastique élèvatoire. (Collection du Dr F. Debat.)

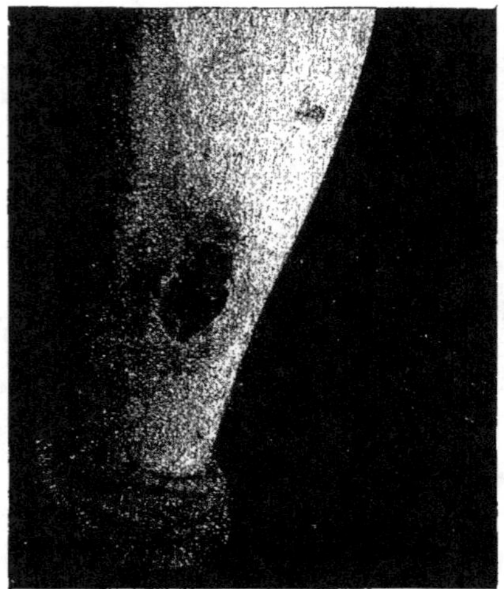

1. — Ulcère variqueux, avant traitement.

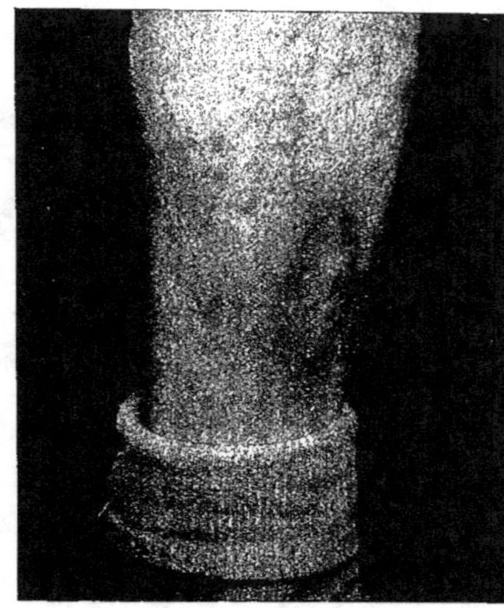

2. — Même ulcère guéri après 11 jours de bio-kinétique.

FIG. 144, 145. — Traitement par la gymnastique élévatoire.(Collection du Dr F. Debat.)

5 minutes. Les mouvements sont quelquefois doulou-reux, tout au début, lorsque les téguments sont cre-vassés ; mais, un pansement gras aidant, la douleur disparaît très vite.

INDICATIONS. — Les indications sont multiples. En principe, toutes les lésions superficielles des membres en sont justiciables. Citons particulièrement : les *enge-lures*, les *froidures* quelle qu'en soit la gravité, les *dermites* consécutives aux pansements, les *dermites* professionnelles, les *brulures*, les *plaies* atones et, en particulier, les *ulcères variqueux* (*fig*. 144 et 145),

l'*eczéma des membres*, les *phlegmons superficiels*, etc.

La gymnastique n'est contre-indiquée que dans les cas de phlébite, ou d'infection grave avec suppuration des gaines tendineuses ou des articulations. Dans ce cas, la mobilisation fréquente expose à la propagation de l'infection.

Il va de soi que la mise en œuvre de la gymnas-tique n'exclut pas les traitements adjuvants : mas-sages, air chaud, pansements appropriés qui, selon les cas, contribuent à hâter plus ou moins l'évolution des lésions.   F. DEBAT.

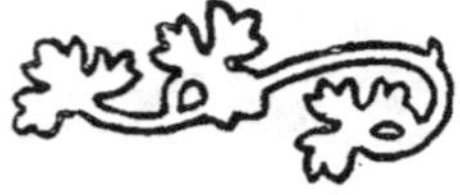

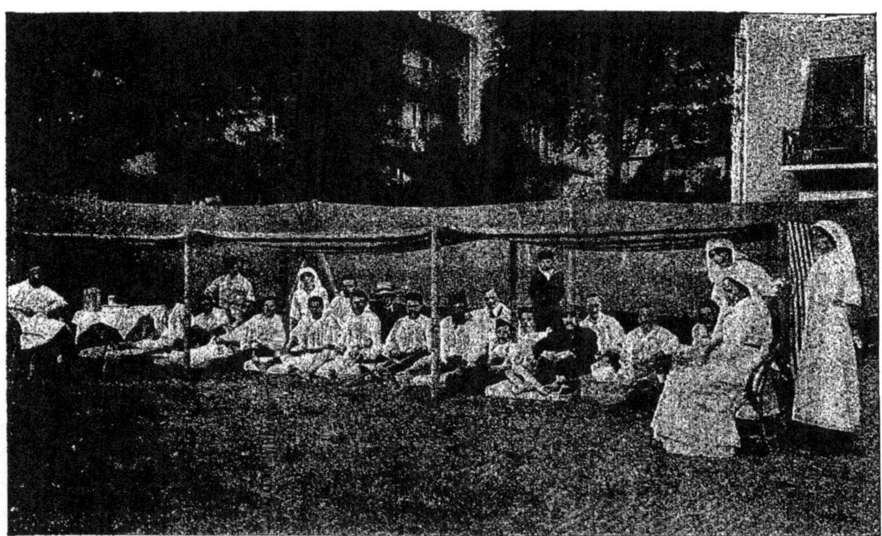

FIG. 146. — *BLESSÉS A L'HÉLIOTHÉRAPIE PARTIELLE.*   Collection du Dr Grangée.

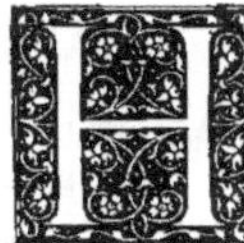

★**Héliothérapie.** — Dès les premiers temps de la guerre, M. le Dr Grangée, médecin-chef de l'hôpital 25, à Évian, a eu l'idée de traiter un certain nombre de blessures par une héliothérapie d'autant plus utile que son hôpital n'avait pas de jardin et il en a exposé les résultats dans *Paris Médical.*
Nous les résumons ci-après (Tabl. XX et XXI, *fig.* 118, p. 102, et *fig.* 146 à 148).

Comme beaucoup d'entre nous, pratiquant le système D, il employa d'abord des moyens de fortune, puis le succès obtenu lui donna la possibilité d'améliorer son installation. Pour abriter la tête on se servit d'abord de parapluies (*fig.* 118), mais c'était peu pratique et M. Grangée fit établir un bâti en bois (*fig.* 146) sur lequel coulisse avec des anneaux une toile de tente qui dispense la bande d'ombre nécessaire. « Si la température s'abaisse, une toile de fond rapidement placée s'oppose très efficacement au froid. Le type de couchette-brancard est constitué par un cadre fait en lambourdes tendu de grosse toile renforcée par-dessous avec de la sangle. Deux portants munis de courroies mobiles s'adaptent à toutes les couchettes : on dépose le blessé au solarium puis on fait glisser les courroies et on enlève les portants. Les couchettes sont placées légèrement inclinées de la tête aux pieds sur deux lambourdes qui les surélèvent, à 0m,30 du sol : pas d'humidité, pas d'insectes et ventilation par-dessous. Pour éviter la poussière on arrose fréquemment le gazon qui garnit le sol.

TECHNIQUE. — Le solarium peut être aménagé partout où l'on peut disposer d'un terrain, d'une galerie couverte, d'une terrasse, d'un jardin. « J'ai fait de l'héliothérapie en foyer et de l'héliothérapie large. Mais toujours, aussi vite que possible de l'héliothérapie directe sans interposition de quelque substance que ce soit. En général je me suis limité à une durée d'exposition maxima de 3 à 4 heures par jour, en commençant d'emblée par une demi-heure. J'ai bien observé un certain nombre d'érythèmes assez intenses mais sans grands inconvénients. J'aurais pu, sans doute, les éviter ; je ne m'en suis pas préoccupé, essayant d'obtenir promptement l'action efficace. Au début je tâchais de proportionner la durée d'exposition à l'intensité photométrique. Je n'y ai pas vu beaucoup d'avantages et j'allais moins vite. À titre documentaire, je détermine cependant encore avant chaque séance l'intensité photométrique, à l'aide du photomètre de Deger, bon instrument, simple et commode, assez exact quand il est utilisé par la même personne, fixant le même point à la même distance, dans la même direction chaque fois. Je note aussi la température ambiante dont il est bon de se préoccuper. Pour l'héliothérapie en foyer la température importe assez peu. Il n'en est pas ainsi pour l'héliothérapie totale ou large. En général les meilleures heures d'insolation sont comprises entre 11 heures et 3 heures. Pendant les très grosses chaleurs, j'ai quelquefois envoyé les hommes au solarium de 9 heures à 11 heures et de 4 à 6. Notre solarium étant admirablement exposé, je n'ai guère connu les inconvénients du froid. Je dois dire que, pendant la période d'hiver, j'ai surtout fait de l'héliothérapie en foyer, j'espère l'hiver prochain avec une bonne exposition et des abris bien aménagés faire de l'héliothérapie très large. On peut presque toujours, dans les conditions que j'indique et en procédant avec soin et graduation, insoler la moitié du corps. Pendant toute la durée de l'insolation je fais étroitement surveiller les blessés par une infirmière spécialement chargée du service. »

INDICATIONS et CONTRE-INDICATIONS. — 1° *Indications.* — Les trois principales sont les *fractures*, les *fistules*, les *plaies torpides* sans tendance à la cicatrisation (Tabl. XX et XXI, *fig.* 146 à 148).

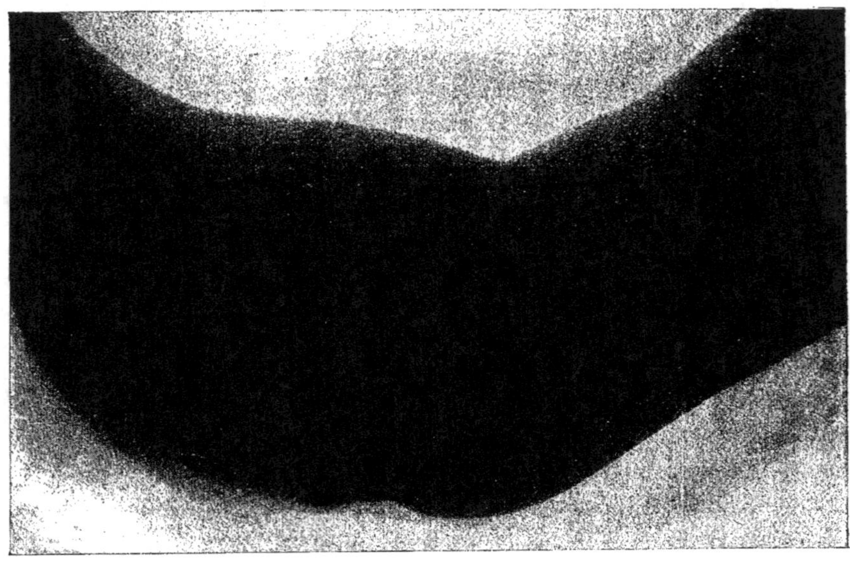

1. — Vaste délabrement de l'avant-bras au niveau de l'articulation du coude (5 octobre 1915). Héliothérapie précoce.

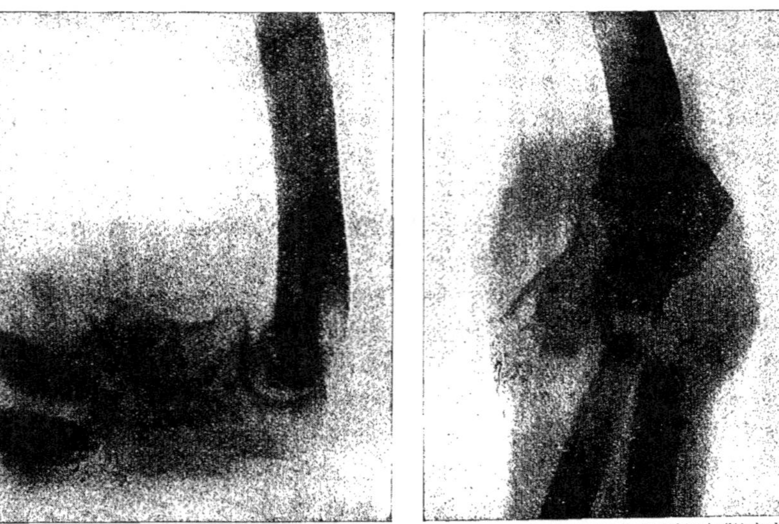

Service central de physiothérapie d'Aix-les-Bains.

2. — Coude en flexion forcée et pronation.   3. — Coude en extension avec pronation.

Même blessé (3 février 1916). L'articulation a été *conservée dans son intégrité.*

Traitement des fractures par l'héliothérapie. (Collection du Dr Grangée.)

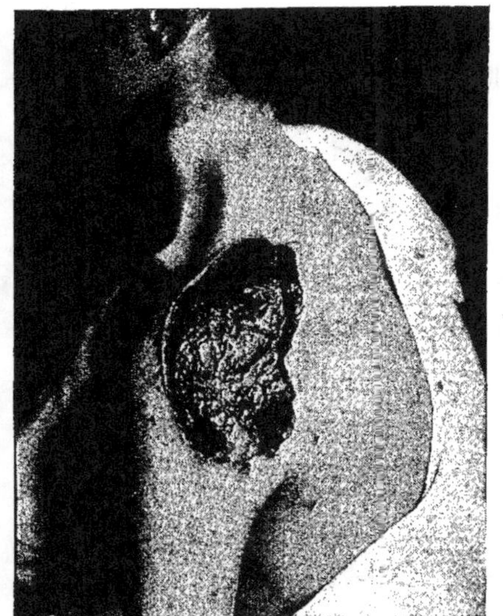

1. — Vaste délabrement de l'épaule par éclat d'obus.

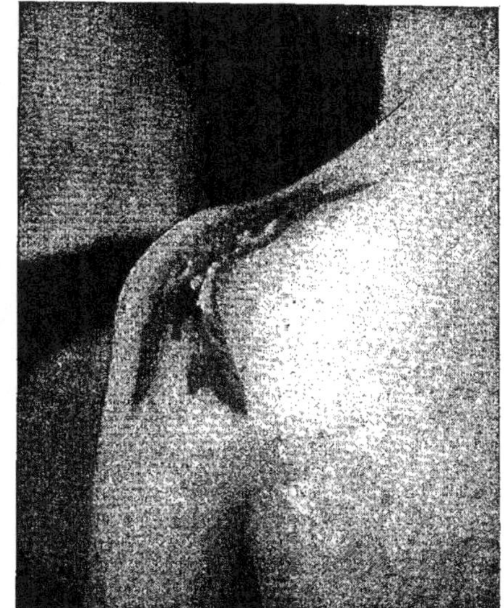

2. — La même lésion après 5 semaines d'héliothérapie.

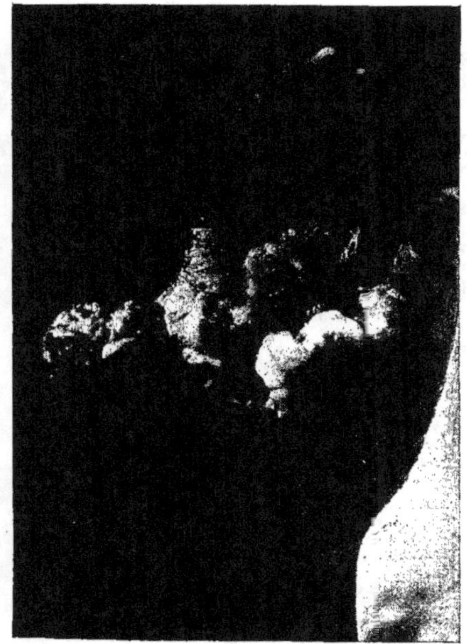

3. — Plaie de la main avec arrachement des doigts par éclat d'obus.

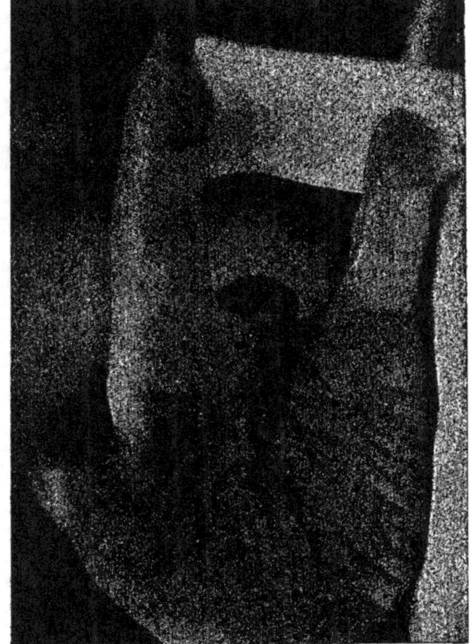

4. — La même lésion après 10 semaines d'héliothérapie.

Traitement des blessures par l'héliothérapie. (Collection du Dr Grangée.)

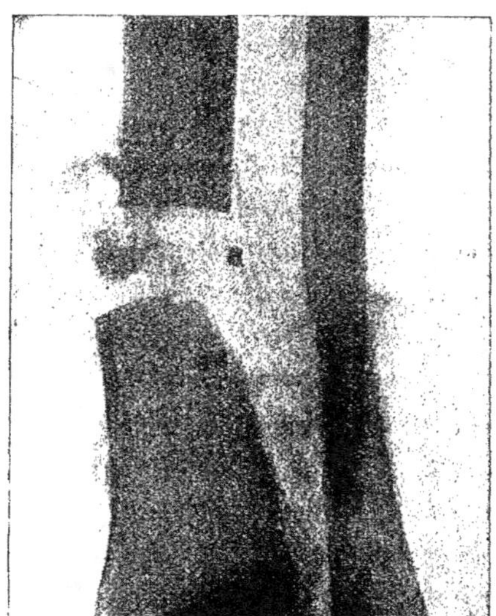

FIG. 147. — Gros délabrement de la jambe ayant nécessité une résection de 12 centimètres environ du tibia. Début de rapprochement des fragments.

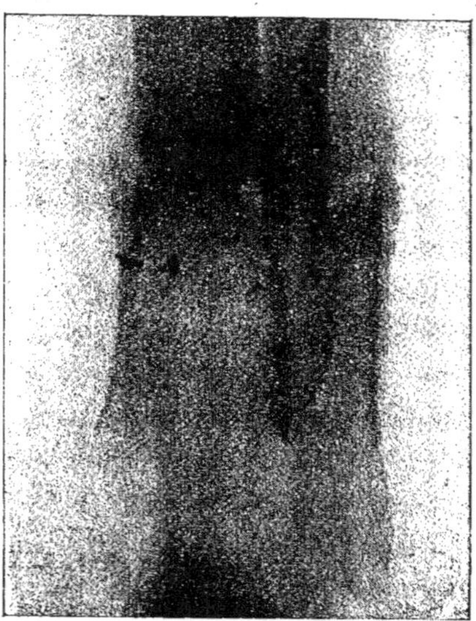

FIG. 148. — Début de consolidation après 3 mois d'héliothérapie.
Service central de physiothérapie d'Aix-les-Bains.
(Collection du Dʳ Grangée.)

« Certaines *fractures* comminutives avec perte de substance sont très lentes à guérir. L'héliothérapie large et rapidement directe du foyer de la fracture amène au début une exsudation assez abondante de la plaie, qui prend très vite un aspect vernissé. En trois semaines la cicatrisation est complète, la cicatrice est souple, très réduite, non douloureuse, avec cal non exubérant, solide après une dernière semaine ; pas de raccourcissement. L'élimination des esquilles dénudées s'est faite le plus souvent seule : on n'avait qu'à les cueillir à la surface. Dans la suppuration osseuse abondante, avec œdème du membre et état général mauvais, on assiste à une véritable résurrection, reprise de l'appétit et du poids, presque immédiatement chute de la température à la normale, plus d'insomnie, plus de douleur, diminution de la suppuration osseuse qui cesse d'avoir l'odeur infecte qu'elle avait auparavant. L'épidermisation de la plaie s'opère avec rapidité, l'œdème disparaît.

Dans les *fistules* et les *plaies torpides* les résultats sont également obtenus en très peu de temps alors que les autres traitements longtemps prolongés n'en avaient donné aucun. Il est bien entendu que « *l'héliothérapie ne dispense pas* des moyens d'action ordinaires : désinfection des foyers traumatiques, contention aussi parfaite que possible des fragments, rapprochement et conservation des esquilles encore garnies de périoste. »

Contre-indication. — M. Grangée conseille l'abstention de l'héliothérapie dans les 2, 3 ou même 4 semaines qui suivent un gros traumatisme. « Les blessés semblent beaucoup plus fragiles, plus susceptibles d'infections surajoutées dans les premiers temps de leur blessure. »

Adjuvant de l'héliothérapie. — Ajoutons que M. Grangée n'a pas négligé comme adjuvant de l'héliothérapie le massage, la mobilisation des articulations, et, pour la rééducation des rétractions musculaires des atrophies, le jeu du *spirobole*, simple perche à l'extrémité supérieure de laquelle est fixée une cordelette main-

tenant une balle de tennis. Deux partenaires se faisant vis-à-vis enroulent et déroulent la corde autour du pivot central en se renvoyant la balle à coup de raquettes. — V. aussi à GANGRÈNE GAZEUSE.

★**Hémorragies.** — Un long article a été consacré aux hémorragies dans le *Larousse Médical* (fasc. 22) ; cependant cette question est si importante dans les plaies de guerre, qu'il nous a semblé utile de le compléter.

Hémorragie artérielle. — Elle peut être *primitive*, résulter de la déchirure d'une artère par le projectile ou l'arme blanche et survenir au moment même de la plaie ou être *secondaire* et se produire quelques heures ou quelques jours après la blessure. Lorsqu'elle apparaît peu de temps après la lésion (*hémorragie secondaire précoce*) elle est due au détachement du caillot qui obturait la plaie et qui était insuffisamment adhérent à l'ouverture, chute due à une émotion, à un effort de toux, à un mouvement brusque. Quelquefois c'est un fragment du projectile qui ferme la déchirure du vaisseau et qui tombe (le cas a été observé notamment pour l'artère fémorale). Il arrive aussi que l'hémorragie ne s'est pas produite ou s'est arrêtée à la suite d'une syncope et qu'elle apparaît ou se renouvelle dès que le blessé reprend connaissance.

Dans *l'hémorragie secondaire tardive* qu'on peut observer plusieurs jours après la blessure, le caillot se détache soit par l'action de la suppuration dans son voisinage, soit à la suite de la formation d'une escarre, d'une mortification des tissus des parois de l'artère.

SIGNES : I. GÉNÉRAUX. — Pâleur du visage, accélération de battements du cœur, bourdonnements d'oreilles, vertige, sensation d'angoisse au niveau du cœur, tendance à la syncope puis inspirations de plus en plus courtes, sueur froide sur tout le corps et évanouissement (syncope *grave*) ; mais dans certains cas la syncope se produit beaucoup plus tôt sous l'action de l'émotion et alors elle est *bénigne* (la perte de sang étant minime).

Dans les deux cas, en effet, l'hémorragie s'arrête.

Lorsque l'hémorragie est *interne*, qu'elle se fait à l'intérieur du corps, dans le péritoine, à la suite de plaies d'un organe renfermant beaucoup de sang, comme le foie ou la rate, les signes généraux sont les seuls observés.

II. LOCAUX. — Un sang *vermeil* s'échappe en jets saccadés correspondant aux battements du cœur par le bout

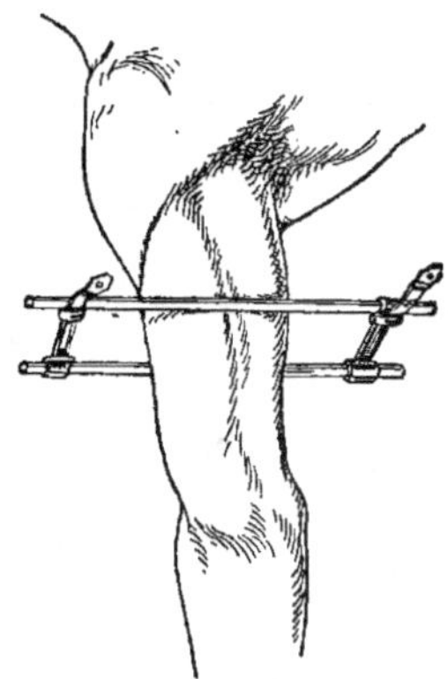

supérieur du vaisseau (exceptionnellement par le bout inférieur lorsqu'il existe des anastomoses nombreuses, comme à la main) Cependant le sang artériel peut s'échapper aussi en bavant lorsque la plaie de la peau étant très étroite le liquide s'accumule au-dessous en formant une sorte de poche (*hématome*) par refoulement du tissu cellulaire. Cette poche présente des battements isochrones aux pouls. Si l'on comprime l'artère au-dessus de la plaie, ces battements disparaissent, de même du reste que cesse le jet de sang.

TRAITEMENT. — Il découle de l'observation précédente qu'il faut comprimer le vaisseau entre le cœur et la plaie. La figure 150 montre les points de compression mais fatalement elle ne donne qu'une idée un peu théorique et il serait de l'intérêt de chacun et naturellement surtout des brancardiers, des infirmières et même des simples soldats qui le plus souvent sont les premiers à prêter secours à leurs camarades, d'apprendre les seize points où les artères

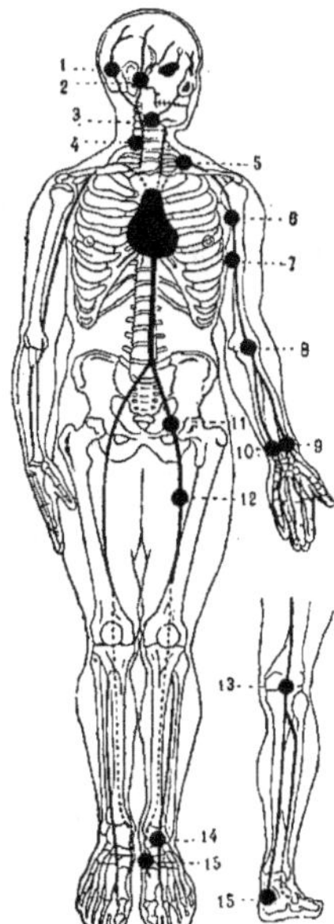

peuvent être comprimés sur un os en les cherchant sur eux-mêmes ou sur un camarade.

Si le vaisseau n'est pas très volumineux, on peut aussi le comprimer dans la plaie même, le doigt entouré d'un linge stérilisé (*fig.* 152), en levant le membre en l'air, de façon à faciliter la formation du caillot. Mais cette action ne peut se prolonger et il faut recourir, pendant que l'on arrête ainsi pour un moment l'hémorragie, à un moyen de compression plus persistant.

Il existe plusieurs procédés :

1° Le plus simple est le *garrot :* on applique sur le point où l'on sent battre l'artère une compresse ou un

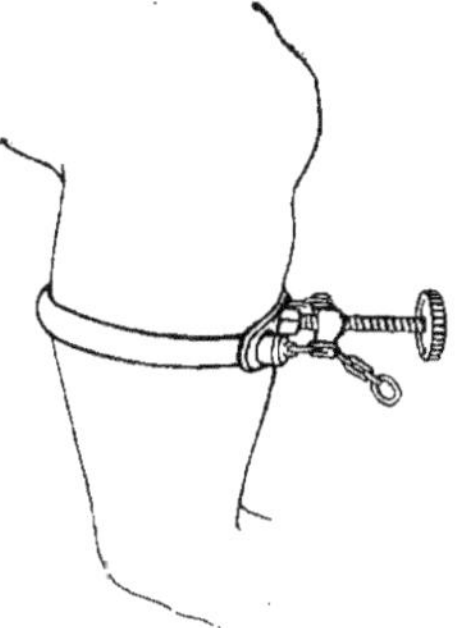

tampon de gaze du paquet individuel auquel on superpose ou on incorpore un corps dur et plat, un caillou ou bien un sou, une plaque de ceinturon ; de l'autre côté du membre on place un second tampon (un mouchoir plié), puis on comprime fortement avec un lien (autre mouchoir, courroie quelconque, bretelle), qu'on serre en tordant l'extrémité au moyen d'un bâton (*fig.* 152, 5 et 6).

Naturellement on emploiera sur le champ de bataille ce qu'on a sous la main. Nous avons déjà indiqué à l'article BRANCARDIERS (p. 58, *fig.* 63) les procédés de Bonnette, qui utilise pour la compression le bourrelet de la patte d'épaule et la plaque de ceinturon ;

2° Le *tourniquet* (*fig.* 149) est composé de deux baguettes résistantes (de 0m,20 à 0m,25 pour le bras, de 0m,35 à 0m,40 pour la cuisse) aux extrémités desquelles on a fait une encoche et dont les deux autres extrémités sont attachées ensemble par un lien solide (bout de ficelle, de corde, de bande, etc.), de façon

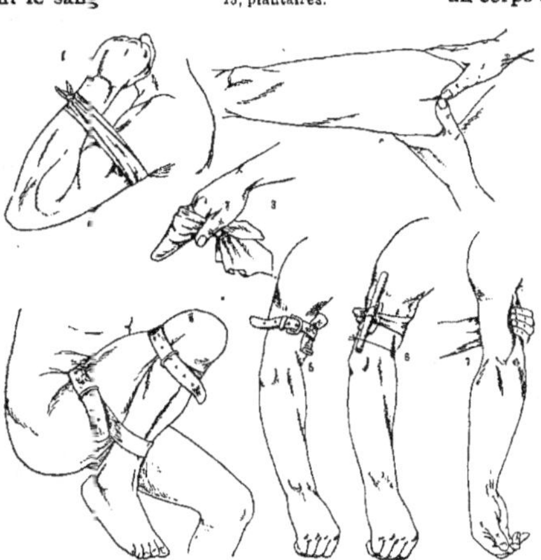

à laisser entre elles un écartement un peu moindre que le diamètre du membre.

Le brancardier n° 1 place les baguettes, l'une perpendiculaire au trajet de l'artère, l'autre parallèle à la première et du côté opposé du membre. Il saisit ensuite les deux extrémités libres, les rapproche en exerçant *peu à peu* une pression suffisante pour arrêter l'hémorragie; le brancardier n° 2 les réunit alors avec un lac. La pression des baguettes étant un peu douloureuse on la rend plus supportable en plaçant une petite compresse au-dessous de chaque bâtonnet.

Cet appareil a sur le garrot l'avantage de ne pas comprimer toute la circonférence du membre et d'éviter le gonflement. Il peut au besoin être appliqué par un seul brancardier et ne nécessite pas de connaissances absolument exactes sur le trajet des artères, puisque la compression est faite sur toute une surface d'un membre et non sur un point limité comme le garrot. Il peut être appliqué sur les vêtements (*Ecole de l'infirmier militaire*).

3° La *bande élastique* (bretelle, tuyau élastique) peut être employée.

4° Le *compresseur hémostatique de Terrien*, de Nantes (*fig.* 151 et 153), se compose d'un anneau de caoutchouc qu'une vis permet de serrer et de desserrer à volonté très rapidement. Cet appareil est stérilisable, facile à poser sans aucun effort, réglable d'une façon précise.

Inconvénient des moyens mécaniques. — Tous ces procédés ne doivent être utilisés que le moins longtemps possible, sous peine de gangrène. On a pu remarquer que sur la fiche allemande (p. 50) il existe une mention spéciale pour le garrot, afin d'appeler l'attention sur la nécessité de l'enlever. On doit, en effet, le plus tôt possible, faire la ligature ou la torsion des artères, le garrot devant seulement servir jusqu'au transport au poste de secours où le médecin interviendra. Dans la figure 152 (1 et 4) on arrête le sang par la flexion forcée de l'avant-bras sur le bras

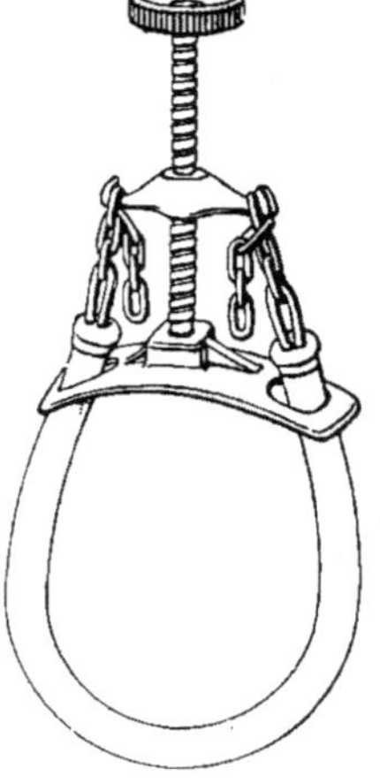

FIG. 153. — Compresseur Terrien.

ou de la jambe sur la cuisse, ce procédé pourrait rendre des services, mais il est inférieur aux précédents, son action étant incertaine.

Les *hémorragies secondaires* se produisent d'ordinaire à l'ambulance, l'infirmière doit les prévenir en surveillant ses blessés; si les signes généraux indiqués précédemment se manifestent, elle doit examiner le pansement et, en cas d'apparition de sang, faire la compression en ajoutant une bande ou, si l'hémorragie continue, défaire le pansement et, en attendant le chirurgien, comprimer sur le trajet de l'artère.

Hémorragie veineuse. — Le sang est noirâtre et s'écoule en nappe. Un bon pansement compressif suffit à arrêter l'hémorragie.

Hôpital de la Croix-Rouge. — Il nous a semblé utile, profitant de l'expérience acquise par notre collaboration à l'hôpital 103, créé au début de la guerre, à l'Ecole normale supérieure, par l'Union des Femmes de France, d'apprendre au public combien une organisation sanitaire de ce genre est compliquée et demande des dévouements d'ordres divers. On connaît

et on admire à juste titre les infirmières qui soignent les blessés et les malades, mais on ignore assez généralement combien d'autres femmes se donnent de peine dans des postes plus obscurs et sans la récompense de constater l'amélioration progressive de leurs chers soldats.

Comme les autres hôpitaux de la Croix-Rouge sont établis sur un plan très analogue, on en aura une idée complète par l'étude ci-dessous.

Organisation financière. — Un hôpital dépense beaucoup d'argent, le Service de santé alloue 2 francs par homme, auxquels l'Union des Femmes de France ajoute sa subvention ; or les frais moyens sont, suivant la saison, de 5 fr. 50 à 7 francs par soldat blessé ou malade. Il fut d'autant plus nécessaire de créer des ressources supplémentaires que, pendant plusieurs mois, l'Union, débordée par les dépenses, dût supprimer ses subsides qu'elle a versés de nouveau dès qu'elle en a eu les moyens. L'Ecole ouvrit une souscription pour l'entretien d'un lit (fixé à 75 francs par mois), deux personnes pouvant s'associer dans ce but et le ou les noms des souscripteurs devant être inscrits sur le lit. Un grand nombre de lits furent ainsi souscrits, une seule personne assuma les frais de 30 lits. Enfin diverses autres versèrent des fonds sans attribution spéciale ou au contraire avec attribution (secours au moment de la sortie, achat de jeux, secours pour les enfants des blessés, etc.).

Plus tard une représentation fut organisée au Théâtre-Français et rapporta à elle seule 26 000 francs.

Nombre d'amis de l'Ecole firent d'importants dons de vêtements, de linge, de jeux.

Dans d'autres hôpitaux des ventes d'objets fabriqués par les infirmières ou les amies de l'œuvre ont rapporté des sommes importantes.

Bâtiment. — Arrivant dans une maison nullement préparée pour être installée en hôpital, la direction, d'accord avec les médecins et le personnel de l'Ecole, eut à organiser dans les meilleures conditions les divers services dont nous donnons l'énumération ci-après. La disposition des bâtiments était parfaite, le rectangle formé par eux encadrant un grand jardin très bien planté (où l'héliothérapie peut être pratiquée) et étant encadré lui-même par d'autres jardins qui donnent à la fois lumière et gaieté aux salles. Les dortoirs sont séparés en chambres individuelles par des cloisons n'allant pas jusqu'au plafond et n'ayant pas de porte (*fig.* 154), d'où possibilité d'une facile surveillance, tout en assurant aux blessés un isolement très apprécié. Chacun fut pourvu d'une sonnette lui permettant d'appeler au besoin l'infirmière.

Avant l'entrée de chaque salle se trouve un vestibule donnant accès de chaque côté à une chambre assez grande : la première permet d'isoler un ou deux malades pouvant être contagieux, ou ayant besoin d'une tranquillité plus grande que les autres ; la seconde sert : celle près de la salle d'*opération*, de salle de *radiographie* ; celle près d'un autre service, de salle d'*électrothérapie*, de façon que les malades n'aient pas à descendre. Dans cette dernière, où notre collègue Desmons a transporté tous ses appareils personnels, se font toutes les applications électriques les plus habituelles (Tabl. XXII, 3).

Dans la salle même, à l'entrée, on a disposé : 1° d'un côté une salle de grands pansements ripolinée du haut en bas ; 2° de l'autre côté, la salle de l'infirmière-major où les médecins écrivent leurs prescriptions et où les infirmières viennent prendre ce qui leur est nécessaire. La major peut en outre y donner aux parents les renseignements et indications sur l'état des blessés ou des malades et sur la durée de leur séjour. Enfin, au milieu de la salle, se trouve une *tisanerie* où sont préparés non seulement les tisanes mais les régimes spéciaux pour ceux des hospitalisés qui doivent avoir une alimentation particulière.

Au rez-de-chaussée, de chaque côté du vestibule d'entrée, se trouvent la salle de la directrice et du médecin-chef, le *secrétariat*, puis la *pharmacie*, la *mécanothérapie* dirigée par le Dᵣ Champtassin (V. à MÉCANOTHÉRAPIE et *fig.* 155), la salle de *bain*, pourvue de tous les appareils nécessaires (*fig.* 159), la salle de désinfection, les salles où sont rangées les paquets de vêtements ou linge des soldats, soigneusement numérotés, de façon que chacun retrouve son bien au sortir de l'hôpital, la salle à manger (Tabl. XXII, 6), la cuisine. Les caves, très spacieuses, contiennent les appareils pour le chauffage central et avaient été aménagées pour recevoir au besoin les blessés en cas d'attaque de zeppelins.

Médecins. — Les médecins des hôpitaux de Croix-Rouge sont choisis parmi ceux dégagés de toute obliga-

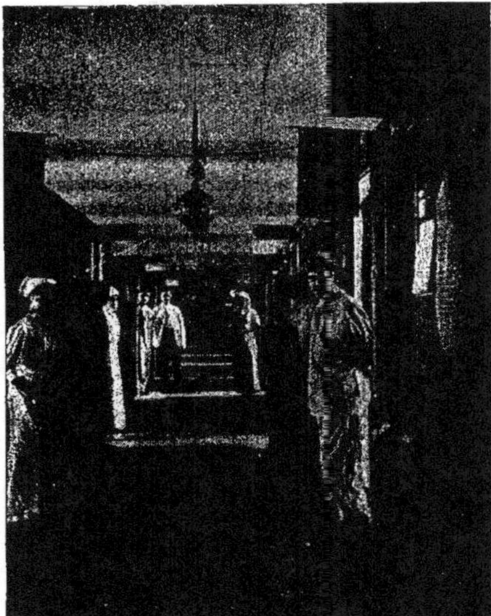

FIG. 154. — Une salle de blessés à l'hôpital 103, Paris.

tion militaire. Notre chef de service, le chirurgien Flœrsheim, outre la salle qu'il s'est réservée, visite à des jours fixes les salles de chirurgie de ses deux collègues du service de chirurgie, les Drs Isidor et Desmons, qui font appel en outre à son concours chaque fois qu'il leur paraît utile. Il vient en outre dans la salle de médecine dirigée par le Dr Galtier-Boissière, ainsi que ses deux collègues, lorsqu'un cas mérite une consultation. La figure 156 montre une opération où chacun des médecins lui donne son concours. Le plus jeune d'entre nous, le Dr Desmons, a accepté en outre, dès le début, de remplir les fonctions de médecin de garde la nuit, poste particulièrement astreignant : les blessés et les malades arrivant souvent de 10 heures du soir à 6 heures du matin. Je conserverai toujours le souvenir de l'harmonie parfaite qui régna parmi nous pendant ces longs mois de guerre.

Directrice et infirmières. — La directrice a la signature pour tous les payements préparés par le secrétariat. Elle est le lien entre l'Union des Femmes de France et l'hôpital et prend toutes les décisions d'accord avec le médecin-chef. Elle préside le conseil d'administration qui est composé des médecins, de l'administrateur, de la secrétaire-générale, des dames chefs des services intérieurs. Elle écrit ou télégraphie aux familles, en dehors des cartes postales règlementaires, lorsqu'un malade donne des inquiétudes.

Elle choisit les infirmières et infirmières-majors qui ne sont définitivement nommées qu'après un stage d'un mois. Nous avons jugé ce stage indispensable, les

infirmières, provenant de milieux très différents, ne doivent pas seulement posséder les connaissances nécessaires, mais un caractère qui permette la vie en commun, le tact, qualité qui ne s'acquiert pas, la surbordination aux médecins et aux infirmières-majors qui ont la responsabilité des services : elles doivent se bien pénétrer que c'est surtout par la pratique qu'elles s'instruiront.

Une infirmière peut être remplie de bonté et de dévouement, mais être incapable de s'astreindre aux pratiques d'asepsie, elle peut ignorer aussi comment on doit parler à des blessés qui ont besoin d'un réconfort moral. Elle doit avoir de la gaieté à certains moments pour dissiper les idées tristes des malades. L'après-midi, lorsque les pansements sont faits, les infirmières écrivent les lettres aux familles de leurs blessés, apprennent aux convalescents à faire du filet, du cuivre repoussé et vingt autres ouvrages pour les distraire. On se lasse si vite de lire et les journées sont longues.

Les infirmières-majors ont une grave responsabilité. En cas d'urgence (hémorragie secondaire, évanouissement, troubles nerveux etc.) elles doivent faire le nécessaire pour que le médecin, avisé aussitôt, ait le temps d'arriver. Elles aident le chirurgien dans les pansements importants, font ou surveillent ceux qui sont laissés à leurs soins. Elles ont la clef de l'armoire aux médicaments qu'elles délivrent aux infirmières au fur et à mesure des besoins.

En général les nouvelles infirmières n'ayant pas un certificat de stage dans un hôpital sont d'abord employées aux soins matériels du blessé, puis progressivement elles aident l'infirmière panseuse et prennent ensuite ce rôle.

Les infirmières doivent avoir le respect des convictions religieuses ou irréligieuses des soldats qui leur

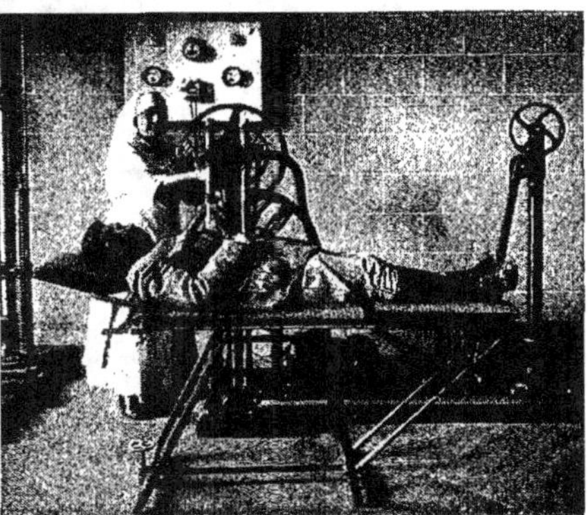

FIG. 155. — Salle de la mécanothérapie de Champtassin à l'hôpital 103.

sont confiés et, dès les premiers mois du fonctionnement de l'hôpital, bien avant la circulaire Millerand, la notice ci-dessous fut rédigée par la direction d'accord avec les médecins, et affichée à côté de tous les lits.

AVIS IMPORTANT

Le respect absolu de la liberté religieuse des malades est une règle fondamentale de l'Hôpital auxiliaire 103.
Les malades qui désirent recevoir la visite d'un Prêtre, Catholique, Protestant, Israélite ou Musulman, ne doivent pas hésiter à en faire la demande, par l'intermédiaire de l'Infirmière-Vaguemestre, qui s'empressera de leur faire donner satisfaction.

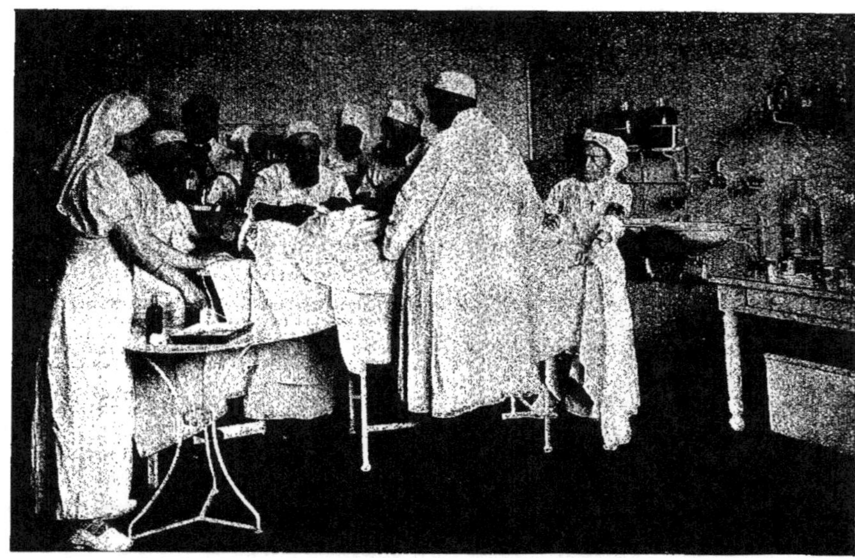

FIG. 156. – Une opération à l'hôpital 103.

Conformément aux circulaires ministérielles, toute visite indiscrète, tout acte de pression ou de simple propagande religieuse étant interdits dans l'Hôpital, les malades qui en seraient l'objet sont priés de les signaler à la Vaguemestre qui en avisera la Directrice.

Blessé ou malade à l'hôpital. — Si l'entrant peut marcher dès sa descente de la voiture-ambulance, il est amené au *secrétariat* (V. plus loin), où l'on établit sa fiche en double exemplaire, dont un doit rester à l'hôpital et, à sa sortie, est classé par ordre alphabétique de façon à pouvoir donner, à tous moments, des renseignements sur lui. S'il est sur un brancard ou s'il arrive la nuit, l'infirmière de la salle pour laquelle il est désigné et qui est venue au devant de lui, l'y fait transporter par les brancardiers et le fait coucher en lui donnant le linge de nuit nécessaire et, s'il y a lieu, une boisson réconfortante. Une des personnes du secrétariat vient prendre, dans ce cas, à son lit les renseignements nécessaires pour la fiche. Le ballot de ses vêtements et de ses armes (épée, révolver) est transporté au service du *paquetage*. Si la chose est possible, on lui fait prendre un bain dans la salle affectée à ce service (*fig.* 159).

S'il arrive le matin, l'un des médecins vient le voir immédiatement ; s'il est amené dans la journée, son examen, à moins d'urgence qui oblige à appeler le chirurgien par téléphone, est fait à la contre-visite de 5 heures. Souvent, dès le lendemain, il est **examiné** à la salle de radiographie (V. plus loin et *fig.* 158), ensuite, suivant la gravité de l'intervention, à la salle d'opération (*fig.* 156) ou à la salle de pansement du service.

D'abord il prend ses repas dans son lit, puis descend au réfectoire (Tabl. XXII, 6). Dans la journée, en été, on le transporte au jardin, ou il s'y rend lui-même.

Au cours de son séjour à l'hôpital, bien des services se sont occupés de lui en dehors du personnel médical et des infirmières proprement dits. Nous allons les étudier ci-après.

Service de stérilisation (Tabl. XXII, 2 et *fig.* 157). — M. Faillebin, chargé de la stérilisation, après le regretté Desroches, a bien voulu me remettre la note ci-dessous sur ce service.

Personnel. — Le personnel de la *stérilisation* se compose du chef de la stérilisation, chargé aussi de la radiologie, et de son adjoint, tous deux élèves de l'Ecole normale, et de deux infirmières.

Matériel. — Le matériel comprend : 1° Les *appareils stérilisateurs* et les *récipients :* des autoclaves, un four Pasteur, une étuve Poupinel, prêtés par les laboratoires de l'Ecole normale supérieure ; des bouilleurs couverts avec ajutage à robinet à la base ; des lessiveuses : récipients à eau stérilisée avec ajutage et robinet à la base pour l'usage ; des boîtes à pansements, genre boîtes à vaseline de 1 et 5 kilogrammes et des boîtes rectangulaires, genre boîtes à biscuits ; des bocaux à couvercle verre, joint caoutchouc et ressort, constituant une fermeture hermétique ; des ballons verre, des ampoules verre soufflé ; de gros tubes à essais.

2° Les *pansements* comprennent : compresses de diverses tailles ; carrées, rouleaux, tampons de ouate hydrophile ; mèches roulées. Tout cela est enfermé dans les boîtes rondes qui sont tapissées de papier filtre pour éviter le contact du fer avec les pansements ; une rondelle de papier filtre recouvre le pansement et on rabat les bords du papier qui l'entoure. On bouche alors la boîte avec deux feuilles de papier filtre superposées, maintenues solidement par une ficelle. On passe à l'autoclave et l'on soumet à une température de 134° correspondant à une pression de 2 atmosphères au-dessus de la pression atmosphérique pendant 40 minutes. Il en est de même des champs opératoires de diverses tailles, enfermés eux dans les boîtes rectangulaires. Au sortir de l'autoclave les boîtes sont abandonnées à elles-mêmes quelques heures. On se débarrasse ainsi d'une bonne partie de l'humidité que pourraient encore contenir les boîtes. On procède alors au bouchage. La ficelle est enlevée ainsi que la première feuille de papier et on place le

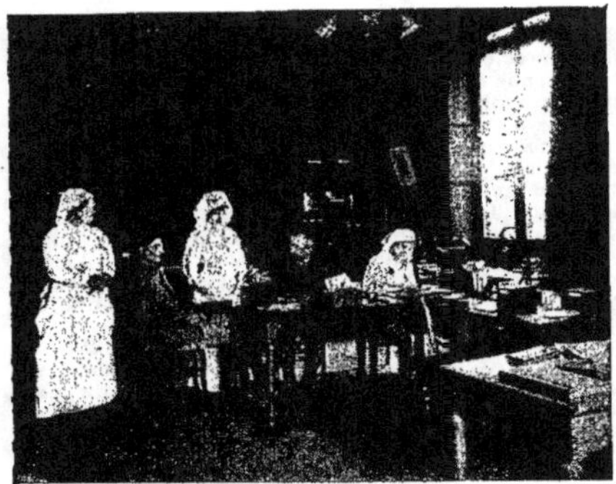

1. — Secrétariat. Admission d'un blessé.

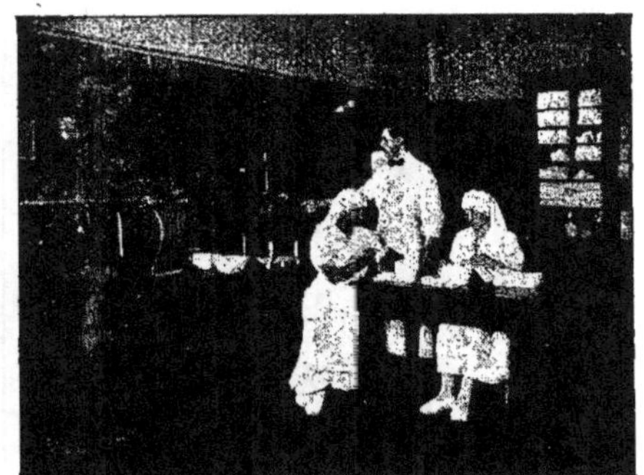

2. — Salle de stérilisation.

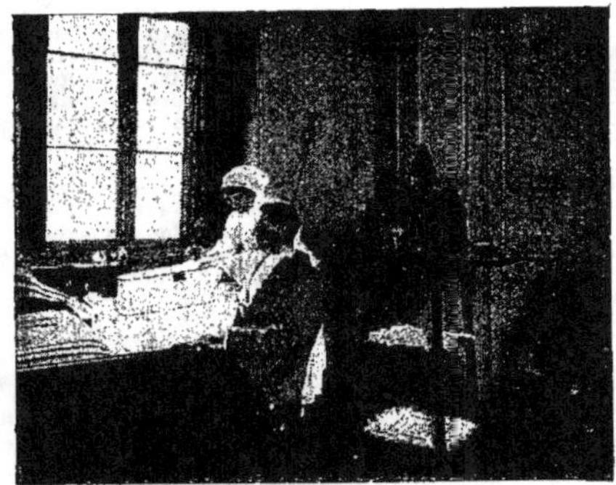

3. — Séance d'électrisation.

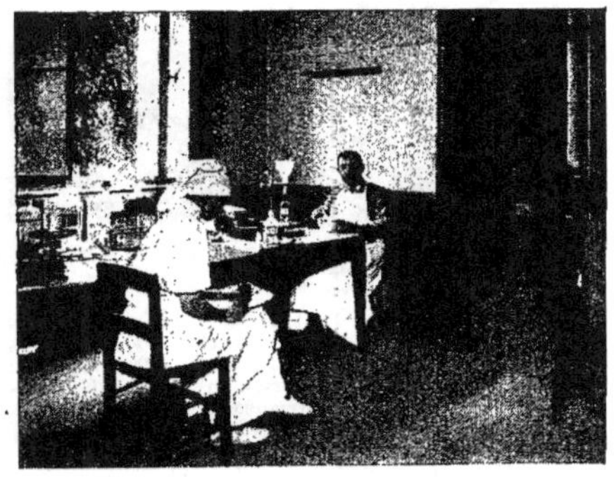

4. — La pharmacie.

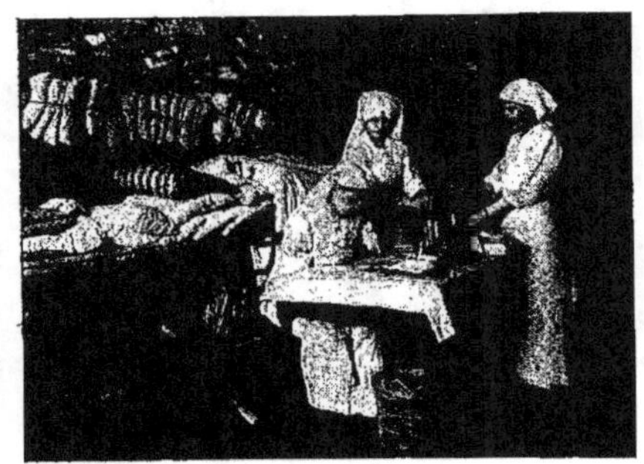

5. — Salle du matériel.

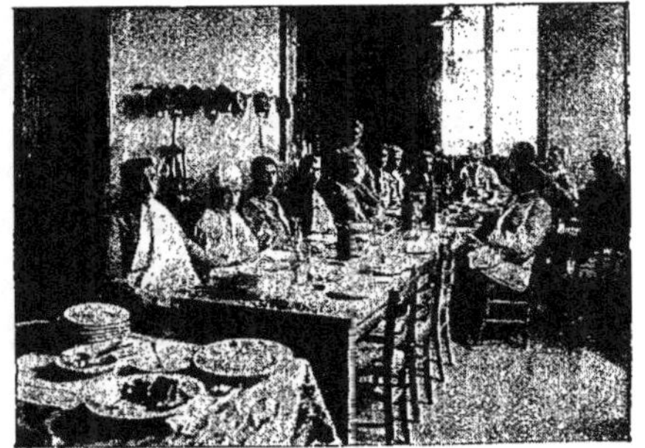

6. — Salle à manger.

Les différents services de l'hôpital auxiliaire 103, à Paris.
(Union des Femmes de France.)

couvercle sur la boîte encore recouverte de la deuxième feuille. On chauffe au bec Bunsen et par le dessus ce couvercle à 250° environ, pendant quelques secondes. Quand il est refroidi on enlève la feuille de papier restante, et on bouche rapidement.

3° Les *instruments* enfermés dans les boîtes habituelles sont maintenus une heure à 150° dans l'étuve

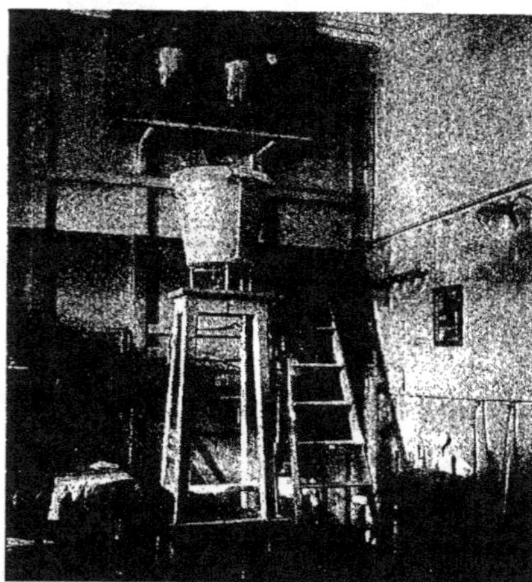

FIG 157 — Service de stérilisation adossé à la salle d'opération. Organisation pour fournir l'eau aseptique.

Poupinel ou le four Pasteur, sauf les instruments piquants ou tranchants qui, passés à l'alcool après nettoyage, sont soumis une heure à 130° ; cela afin d'éviter le recuit de l'acier fortement trempé. Ces derniers instruments sont enfermés dans les gros tubes à essais que l'on bouche au coton, et que l'on coiffe d'un capuchon de papier fortement ficelé.

4° Les *seringues* servant uniquement aux injections sont bouillies dans les salles ; celles ayant servi à des ponctions exploratrices, enfermées de la même façon que les bistouris, sont soumises à l'autoclave, comme les compresses.

5° Les *sérums* physiologiques de Locke ; l'huile, la vaseline, la glycérine subissent 20 minutes d'autoclave, à 120°, enfermées dans des tubes, ou ballons bouchés au coton et au papier.

6° Les *ampoules à sérum physiologique* de 125 ou 250 gr. sont passées 20 minutes à 120° à l'autoclave, l'ouverture supérieure du tube en verre soufflé n'étant bouchée que par un tampon de coton maintenu par un capuchon de papier. Au sortir de l'autoclave on ferme à la lampe cette ouverture comme cela avait été fait pour l'autre ouverture après remplissage.

7° Les *tubes à injection de sérum physiologique* bouillis une heure et demi avec addition de demi-heure en demi-heure d'eau stérilisée froide, sont enfermés chacun dans un bocal hermétique que l'on flambe soigneusement à l'alcool ainsi que le couvercle ; le joint de caoutchouc est passé à l'alcool. L'aiguille a été flambée. Les bocaux ne peuvent supporter l'autoclave. Les tubes sont munis de l'aiguille dont le canal contient un fil d'argent pour en éviter l'obstruction.

8° *Eau* (*fig.* 157). — L'eau de Vanne subit une demi-heure d'ébullition dans les bouilleurs, après quoi elle est envoyée dans la lessiveuse adjointe à chaque bouilleur, par l'intermédiaire d'un tube de caoutchouc. Celui-ci a été stérilisé une fois pour toutes par ébullition d'une heure, puis passage à l'intérieur d'une solu-

tion : 1° de permanganate à 1 pour 100, puis 2° de bisulfite de soude. Le caoutchouc aboutit à un tube soudé dans le couvercle de la lessiveuse ; celui-ci est bien fixé au récipient et les mouvements d'air s'effectuent à travers une couche de ouate maintenue par une bande plusieurs fois enroulée.

La lessiveuse avait été flambée, puis passée au permanganate et au bisulfite. Ces mêmes liquides avaient été utilisés pour l'asepsie de la canalisation amenant l'eau au lavabo de la salle d'opération. Une deuxième lessiveuse fournit à la salle d'opérations l'eau nécessaire aux pansements ; une autre fournit d'eau les salles.

9° *Gants*. — Les gants de caoutchouc talqués à l'intérieur et à l'extérieur sont enveloppés dans une compresse et enfermés dans une boîte bouchée comme les boîtes à pansements.

Ils demeurent 20 minutes dans l'autoclave à 125°.

10° *Drains*. — Ils sont soumis à une ébullition d'un quart d'heure environ dans une capsule fermée par une lame métallique flambée au dernier moment. Il y a une capsule par salle.

11° *Bocks*. — Le récipient est flambé ; le caoutchouc et la canule sont traités comme les drains ; on ajuste le caoutchouc aseptiquement.

Service de radiologie. — *Matériel*. — L'interrupteur est à turbine modèle de Gaiffe avec son tableau. Le transformateur est une bobine Carpentier de 30 centimètres d'étincelle appartenant à l'École normale. Le courant est mesuré par un milliampère-mètre. L'installation possède une soupape de Villard et diverses ampoules Pilon, que l'on peut adapter sur le support Drault petit modèle. Le courant secondaire est amené à deux fils aériens allant d'un mur à l'autre, isolés par des tiges d'ébonite. Sur ces fils glissent des trolleys d'où partent des rubans conducteurs tendus à ressorts et aboutissant à l'ampoule. L'écran radioscopique est du format 30 × 40, il y a un châssis à écran renforçateur.

Un compas de Debierne est utilisé dans certaines localisations, et la protection des opérateurs est assurée par les moyens habituels : tabliers, gants, lunettes. Les appareils fixes sont portés par des supports en verre ou en bois paraffiné. La table radioscopique est une table ordinaire longue avec dessus de bois blanc.

Utilisation. — De par la situation de la salle de radiologie, l'installation fonctionne sur le courant alternatif du secteur.

Radioscopie. — Le blessé est debout (*fig.* 158), puis

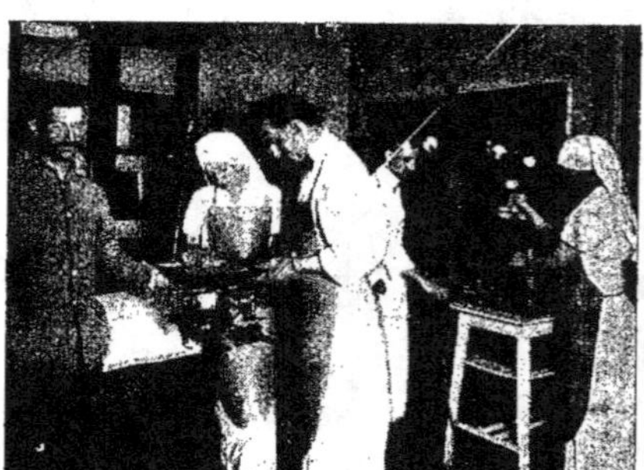

FIG. 158. — Préparation d'une radioscopie.

assis sur une chaise, ou, si son état ne le permet pas, couché sur la table, l'ampoule au-dessous.

On a pu par déplacement du blessé suivre sur l'écran un projectile proche de la colonne vertébrale, et l'observer le blessé se présentant de profil, cela après un long séjour dans l'obscurité. La recherche d'éclats dans le bassin est courante. Un schrapnell cranien a pu être observé dans les 2 directions principales.

Radiographie. — L'installation ne permet que la radiographie lente, on ne peut dépasser 2 milliampères pour des rayons de bonne pénétration 6-7 au radiochronomètre de Benoist. L'immobilisation est obtenue par les procédés classiques.

Repérage des projectiles. — La radioscopie ou la radiographie sous 2 incidences, le plus souvent rectangulaires, est surtout employée pour les membres.

Cette méthode, susceptible d'un perfectionnement au point de vue chirurgical par l'emploi du compas de Debierne, et enfin la méthode de Cola-deau, par déplacement d'ampoule pour les régions épaisses, sont les méthodes appliquées.

L'ensemble de la technique s'inspire des conseils contenus dans les traités de radiologie. Le livre du docteur Jeaugeas : *Précis de radiodiagnostic technique et clinique,* nous a été très utile.

Pharmacie (Tabl. XXII, 4). — Un pharmacien du quartier, M. Toulet, se mit dès le début à notre disposition pour venir régulièrement à 11 heures et à 6 heures exécuter des ordonnances. Des jeunes filles préparant des examens scientifiques furent ses élèves et apprirent rapidement sous sa direction l'art du dosage, la confection des cachets et des pilules. En cas d'urgence, sur un appel de téléphone le médicament nous est immédiatement apporté par le boy-scout de l'hôpital.

Secrétariat (Tabl. XXII, 1). — Le secrétaire-adjoint a bien voulu rédiger la note expliquant ce service :

Le personnel du secrétariat se compose de la secrétaire, de la vaguemestre et de l'administrateur, assistés d'aides secrétaires dont le nombre varie suivant les besoins du service et le temps que ce personnel bénévole peut consacrer à l'hôpital.

Les attributions de ce service sont les unes d'ordre administratif, les autres d'ordre financier.

Au point de vue *administratif,* le secrétariat fonctionne essentiellement comme bureau des entrées : à l'arrivée de chaque malade la secrétaire ou telle personne déléguée par elle désigne le service dans lequel il doit être hospitalisé, établit la fiche individuelle du nouvel arrivant, où sont consignés tous les renseignements utiles sur son état civil, son âge, sa situation militaire, la date et la nature de sa blessure, le diagnostic d'entrée, et les indications relatives aux piqûres antityphoïdiques et antitétaniques faites ou à faire, etc., Puis, à l'aide de ces renseignements et des papiers apportés par le blessé, on établit son billet d'hôpital dont un duplicata est monté dans le service, avec la copie de toutes les indications cliniques que peuvent contenir les papiers apportés. Tous les originaux restent au secrétariat et constituent le dossier du malade, qui sera complété à sa sortie par la feuille individuelle d'observations, le billet d'hôpital mis à jour, les feuilles de température, les radiographies faites dans la maison, etc.

Puis le nouvel arrivant est inscrit sur les différents registres (entrées, contrôle de la vaguemestre, contrôle des malades, statistique). Sa famille est informée de son arrivée ainsi que le dépôt de son corps, et le délégué régional de l'Union des Femmes de France.

Le secrétariat avertit en même temps le service des paquetages et celui du dépôt d'effets et leur transmet sur une fiche spéciale d'inventaire toutes les indications qui pourront servir à classer, une fois désinfectés, blanchis et raccommodés, les effets de chaque malade munis d'un numéro d'inventaire avant leur envoi aux étuves.

A la sortie, le secrétariat complète le dossier du blessé en y joignant copie des pièces établies dans les services et dont les originaux sont classés aux archives.

Il s'occupe de toutes les formalités relatives aux évacuations et qui varient suivant que le blessé doit être évacué sur un dépôt de convalescents, sur une autre formation de la région, sur une formation d'une autre région ou, ce qui est le cas le plus fréquent pour un hôpital de première catégorie, sur des hôpitaux de Paris ou de la banlieue qui ont été désignés par la direction du Service de santé pour recevoir les blessés dès qu'ils sont opérés ou qu'ils peuvent être hospitalisés dans une formation moins complètement outillée.

En vertu de ce groupement des hôpitaux, tous les blessés arrivant en gare sont dirigés sur un hôpital de première catégorie qui fonctionne alors comme hôpital de triage : les blessés peuvent être évacués dès la première visite sur un hôpital annexé si leur état le comporte.

Chaque sortie est consignée dans les différents registres et les fiches individuelles du sortant sont complétées et classées. Le délégué régional et le dépôt en sont informés par les soins du secrétariat.

Outre le service des entrées et des sorties, et la tenue des registres dont l'énumération complète serait assez longue (entrées, décès, linge, effets, dons en nature, dépôt d'argent, etc.), le secrétariat est chargé de toute la correspondance avec l'autorité militaire, avec le délégué régional de l'Union des Femmes de France auquel doivent être envoyés les nombreux états et par qui sont transmises toutes les pièces émanant de la direction du Service de santé ou qui lui sont adressées. Toute cette correspondance administrative et, d'une

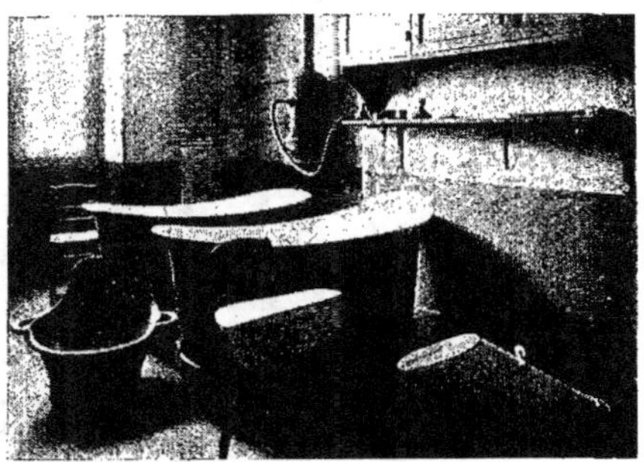

FIG. 159. — La salle de bains : bains généraux, de siège, de bras, de jambe.

manière générale, toute la correspondance de l'hôpital est classée et enregistrée : de même toutes les circulaires et règlements dont il est dressé un répertoire.

En outre, le secrétariat s'occupe d'assurer la liaison entre les divers services de la maison, répond aux demandes de renseignements et aux communications de toute espèce ou les transmet.

Au point de vue *financier,* le secrétariat centralise toutes les dépenses ordonnancées par l'administrateur et la commission de comptabilité, les classe par chapitre et réunit au jour le jour les éléments à l'aide desquels l'administrateur établit le rapport qu'il soumet à la fin de chaque quinzaine au conseil d'administration.

L'administrateur reçoit en outre les cotisations et dons en espèces, est chargé de payer leur solde aux soldats et sous-officiers hospitalisés, établit les comptes de journées et les autres pièces de comptabilité adressées périodiquement au délégué régional et à l'administration militaire. Le nombre de pièces et des autres états que l'administrateur ou la secrétaire doivent fournir chaque jour ou à dates fixes en une ou plusieurs expéditions est assez élevé, quelques efforts que l'on ait faits pour le restreindre : à certains jours du mois, une quinzaine d'états partent du secrétariat.

Service du matériel. — *Service du paquetage* et du dépôt d'effets où l'on recueille les vêtements de l'hospitalisé : on les étiquette, on les fait désinfecter ; puis, à leur rentrée, on les réunit et on en fait des ballots, de façon à pouvoir les rendre au convalescent.

Ce service remet, d'autre part, des vêtements au malade pendant son séjour à l'hôpital.

Service du matériel proprement dit, qui contient une réserve de coussins, fauteuils, chaises longues, lits, traversins, oreillers, dossiers-lits, béquilles cannes, gouttières, attelles, cerceaux, bassins divers, matelas de caoutchouc. Le Tabl. XXII, 5, montre une infirmière venant y prendre des béquilles. Le tout nécessite de nombreuses écritures.

Service des objets de pansement. — Là sont conservés, jusqu'à l'envoi dans les salles ou dans le service de stérilisation, tous les objets de pansement : coton cardé, hydrophile, écharpes, bandages divers, bandes de flanelle et de toile, etc.

Service du blanchissage et de la désinfection. — L'infirmière qui, chaque jour pendant des heures, note et compte le linge à nettoyer et à désinfecter et reçoit celui qui revient propre, n'est pas la moins méritante.

Service d'alimentation (la dépense). — Gros problème que d'avoir à nourrir tous les jours une centaine de personnes, de faire des menus variés, de veiller à un emploi économique des ressources en donnant satisfaction à tout le monde. Ce n'est pas là une sinécure et bien peu de malades connaissent même de vue l'infirmière penchée sur son livre de dépenses.

Huile (Bouton d'). — Dermite se produisant chez les ouvriers métallurgistes que leur travail oblige à un contact répété avec les huiles servant à lubrifier les machines.

MM. Borne et Kohn Abrest ont fait une communication à ce sujet à la Société de médecine publique que nous résumons ci-dessous.

En temps de paix, dans les conditions normales du travail, cette affection était très rarement observée ; mais l'emploi, depuis la guerre, d'huiles de qualité différente, l'usage plus prolongée de la même quantité en circuit, l'intensité du travail qui multiplie les érosions de la peau, peut-être aussi l'utilisation de femmes dont la peau est plus irritable ont rendu cette dermite beaucoup plus fréquente.

SIGNES. — Les manifestations sont les suivantes par ordre d'intensité : 1° piqûres par copeaux ou bavures d'acier imperceptibles, infectées immédiatement ou médiatement par les lubrifiants ; 2° infection lointaine par ces lubrifiants des multiples éraillures invisibles à l'œil nu et qui existent sur les deux faces de toutes les mains des ouvriers et surtout des ouvrières ; 3° brûlure par projection d'huile bouillante en gouttelettes fines, soit sur les mains, soit sur les avant-bras.

4° Le *bouton d'huile* (cas le plus fréquent) constitué par un ou plusieurs boutons d'acné accompagnés de chaleur, de démangeaisons et par suite de grattage, le tout pouvant provoquer un érythème susceptible de se généraliser aux mains, aux avant-bras, souvent des deux côtés.

« C'est au niveau des follicules pileux et des glandes sébacées oblitérées que se produisent les saillies acuminées, d'abord rouges, bientôt suppurées, dont le pus exsude hors de la glande et forme une croutelle par dessiccation (Chassevant).

Si cette lésion a son siège habituel aux membres supérieurs, on peut l'observer quelquefois au visage et même à l'abdomen, aux cuisses, aux genoux et aux jambes. » Les vêtements de certains ouvriers et ouvrières sont, dans certains cas, littéralement traversés par ces huiles qui arrivent ainsi en contact avec les parties du corps couvertes.

CAUSES. — Acidité exagérée de certaines huiles ; irritation provoquée par l'existence dans les huiles de carbures dits légers ou volatils (pétrole lampant) ; impuretés qu'elles contiennent après un long usage ; action des chiffons d'essuyage qui contiennent déjà des microbes à l'état dits *propres*.

Le Dr Thibierge a fait remarquer que chez tous les ouvriers qui présentent ce bouton, on constate que la base des poils et le canal des glandes sébacées sont occupés par une petite masse solide de coloration noire constituant une sorte d'encrage de l'orifice. L'examen microscopique de ces petits bouchons montre que la coloration noire est due à de fines particules de fer.

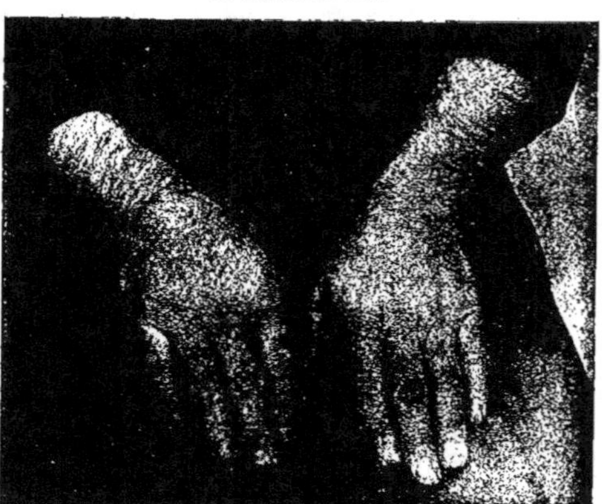

FIG. 160. — Hypertrichose très importante dans un cas de lésion du nerf médian droit.

FIG. 161. — Hypertrichose dans un cas de lésion du nerf cubital, avec verrues. (Collection du Dr Lebar.)

PRÉVENTION. — MM. Borne et Kohn Abrest demandent :

En ce qui concerne les huiles de graissage : 1° leur neutralisation, particulièrement de celles usagées ; 2° d'éviter les mélanges d'huiles et de carbures, chaque fois que les exigences industrielles le permettent ; 3° de réduire les durées d'usage des huiles au minimum de jours. C'est du reste l'intérêt de l'industriel, car ces huiles, chargées de rognures de fer, sont très nuisibles, même pour l'outillage. M. Chassevant a obtenu d'un des fabricants que chaque jour les huiles récupérées soient lavées à l'eau alcaline et filtrées et cela

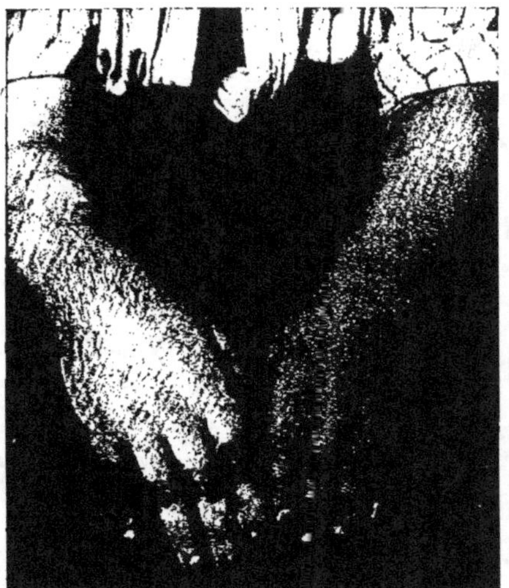

FIG. 162. — Hypertrichose localisée à .a face dorsale de la mai.) et du poignet droit chez un soldat atteint de paralysie fonctionnelle.

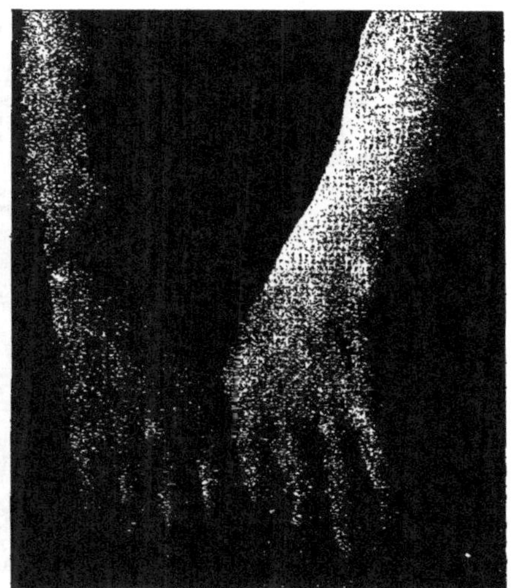

FIG. 163. — Lésion du plexus brachial à l'aisselle Hypertrichose très importante.

au grand bénéfice des ouvrières qui n'ont plus d'écorchures aux mains et de l'industriel lui-même.

Pour le personnel, l'établissement : 1º de tabliers protecteurs contre les éclaboussures ; 2º de nombreux lavabos à eaux chaudes où les ouvriers devront se laver le plus souvent possible et à fond avec du savon à réaction légèrement alcaline et, en tous cas, avant le départ de l'atelier ; 3º l'utilisation pour les ouvriers de sarraux imperméables protégeant le corps et particulièrement les parties découvertes pendant le travail ; 4º l'emploi exclusif de chiffons d'essuyage parfaitement nettoyés.

TRAITEMENT. — Interruption du travail aux tours, nettoyage et désinfection des régions atteintes.

Hydrothérapie. — V. THERMOTHÉRAPIE

Hypertrichose et **Hypotrichose** (du gr. *uper*, indiquant excès, ou *upo*, indiquant insuffisance, et *trix*, poil).

Hypertrichose, suite de plaies. — On ob-

serve assez fréquemment, à la suite de plaies, particulièrement mais non exclusivement de plaies des nerfs des membres, une augmentation du nombre et de la longueur des poils de la région intéressée. Cette longueur peut dépasser un centimètre et demi sur le dos des phalanges et les poils sont si nombreux qu'ils peuvent former des touffes extrêmement fournies. La couleur et la solidité d'implantation des poils hypertrophiés ne sont pas différentes de celles des autres. Cette hypertrichose est très rapide (trois semaines) et la repousse, si on les coupe, est plus hâtive que du côté sain (*fig.* 160-164).

Sur un effectif de 281 malades, M. Lebar a constaté 44 fois l'hypertrichose dont 10 sans lésions nerveuses et 34 atteints de lésions nerveuses : lésion du nerf radial 16, du médian 7, du cubital 5, du sciatique 1. Quelques-uns de ces cas comportaient une double lésion nerveuse : lésion des nerfs médian et cubital 3 fois, lésion des 3 nerfs du bras 2 fois.

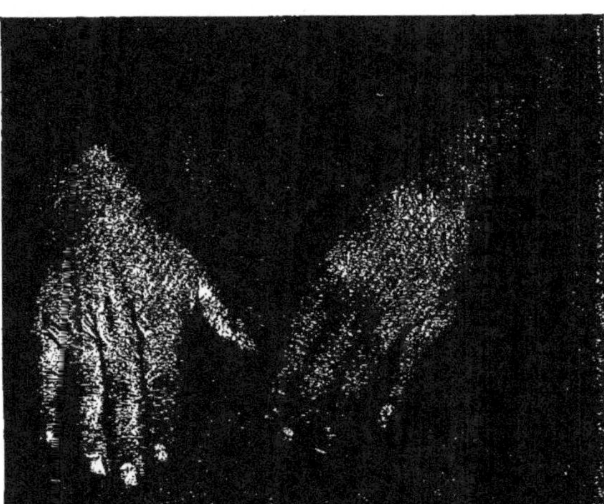

FIG. 164. — Hypertrichose dans un cas de lésion du nerf radial gauche.
(Collection du Dr Lebar)

Il résulte, des observations du Dʳ Lebar, que le développement hypertrophique :

1° Est d'autant plus vigoureux et important qu'il survient chez un individu déjà fortement velu et bruni ;

2° Qu'il existe en des régions variables et à des degrés différents et ne correspond jamais au territoire périphérique du ou des nerfs lésés qu'il déborde et n'est pas plus grand lorsque le nerf est complètement sectionné ;

3° Qu'il est souvent très important au cours de paralysies du mouvement d'origine purement névropathique et dans des cas de plaies de membres sans lésion nerveuse.

Pour le docteur Lebar, une des causes principales serait l'immobilisation réduisant au minimum le fonctionnement des muscles et modifiant l'action des fibres du sympathique (*Paris médical*).

Hyper et Hypotrichose. — M. Maurice Villaret, d'après l'analyse de 165 cas où il a observé des troubles du système pileux des membres chez des blessés de guerre, arrive aux conclusions suivantes. Sur 103 cas d'impotence posttraumatique des membres avec *hypertrichose* localisée ou non, 89 fois les réactions électriques n'ont révélé que de la diminution de l'excitabilité nerveuse et de la contractilité musculaire, *sans réaction de dégénérescence*, c'est-à-dire une lésion incomplète et curable du nerf périphérique atteint.

D'autre part, sur 51 cas de paralysie posttraumatique des membres avec *hypotrichose* localisée ou non 48 fois l'électro-diagnostic a montré une *réaction de dégénérescence complète* et définitive du nerf périphérique atteint.

Enfin sur 13 cas d'impotence psychonévrosique pure et récente des membres sans association de troubles organiques, ou consécutifs à la position vicieuse, l'*aspect normal* des *poils* et l'électro-diagnostic ont toujours coïncidé pour affirmer l'absence de lésion du système nerveux périphérique.

M. Villaret estime que, si l'immobilisation prolongée est une cause d'hypertrichose, elle ne l'entraine pas nécessairement et que, par contre, on constate souvent celle-ci au niveau des membres qui jouissent d'une certaine mobilité, ces lésions étant associées à des lésions nerveuses, vasculaires ou sympathiques encore mal définies. A son avis, ces modifications du système nerveux peuvent rendre des services pour aider à déterminer les mesures à prendre ; l'hypotrichose pouvant indiquer l'utilité d'une suture, l'hypertrichose, celle d'un traitement électrique ou d'une libération.

Hypnose des batailles. — Le Dʳ Milian a décrit sous ce nom, dans *Paris médical* (1), des manifestations cérébrales qu'il eut l'occasion d'observer à Verdun particulièrement, au début de la guerre de 1914, et que nous résumons ci-dessous.

(1) Janvier 1915.

SIGNES. — Le malade apporté à l'hôpital couché ou assis reste étendu dans son lit sur le dos, immobile, les yeux fermés plus souvent mi-clos ou même grands ouverts, mais fixes et sans le moindre battement des paupières. Le malade a l'air de dormir d'un sommeil profond : aucun bruit, aucune parole, aucune excitation extérieure ne peuvent le tirer de là. Les mouches se promènent sur ses paupières, entre les cils, sans amener de clignement. Le réflexe cornéen est cependant conservé ; une fois, il était presque aboli d'un côté, le côté gauche. Le bras soulevé retombe inerte sur le lit, mais moins lourdement que dans l'apoplexie.

Le cœur et la respiration sont normaux ainsi que les divers réflexes cutanés et tendineux. C'est un véritable état d'*hypnose*, analogue à celui des hystériques endormis par suggestion.

Si on oblige le sujet à se lever et à exécuter certains ordres, il agit comme un *somnanbule*. Incapable de manger spontanément, il déglutit les aliments liquides mis dans sa bouche.

Si on le pousse hors de son lit, il reste debout immobile, la tête baissée, les yeux toujours mi-fermés ou fixés au sol. Il n'a nulle idée de marcher, de retourner à son lit. Il reste là les jambes fléchies, et il arrive, au bout de plusieurs minutes, que les jambes plient d'une manière progressive jusqu'à ce que le malade soit dans une position accroupie ou même s'asseye doucement sur le sol. Il est à remarquer qu'il ne tombe pas et ne se fait aucun mal. Bien au contraire, si le malade soutenu fléchit comme s'il allait choir, il suffit de le priver de son appui pour que la chute s'arrête. Si on tire par la main le malade ou si on le pousse il s'avance lentement en trainant les pieds, mais s'arrête dès que cesse la traction. Quelquefois, au cours de cette marche, il fait de très rares gestes comme celui de porter la main à sa ceinture pour prendre sa baïonnette. Son mutisme est à peu près complet.

Il est à noter que les divers organes ainsi que le système nerveux sont normaux. Dans certains cas on observe en outre : 1° un véritable délire hallucinatoire visuel qui retrace des épisodes de batailles, notamment à l'occasion de questions sur les combats auxquels le malade a participé et même 2° des gestes de lutte ou de défense.

EVOLUTION. — La guérison est de règle après une durée de 2 ou 3 jours (cas légers) ou une à trois semaines. Il y a d'abord retour à la vie végétative, puis le réveil à la conscience se produit à la suite de questions d'un camarade lui parlant de son pays, de sa famille.

CAUSES : I. PRÉDISPOSANTES. — Sujets jeunes (20 à 22 ans) habitants de villes ayant une culture intellectuelle, sensibles, affectueux ; fatigue, inanition.

II. DÉTERMINANTES. — *Traumatisme physique* (chute, violente, explosion d'obus à peu de distance). *Traumatisme psychique* (scènes de tristesse ou d'épouvante).

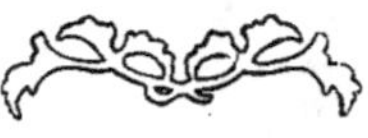

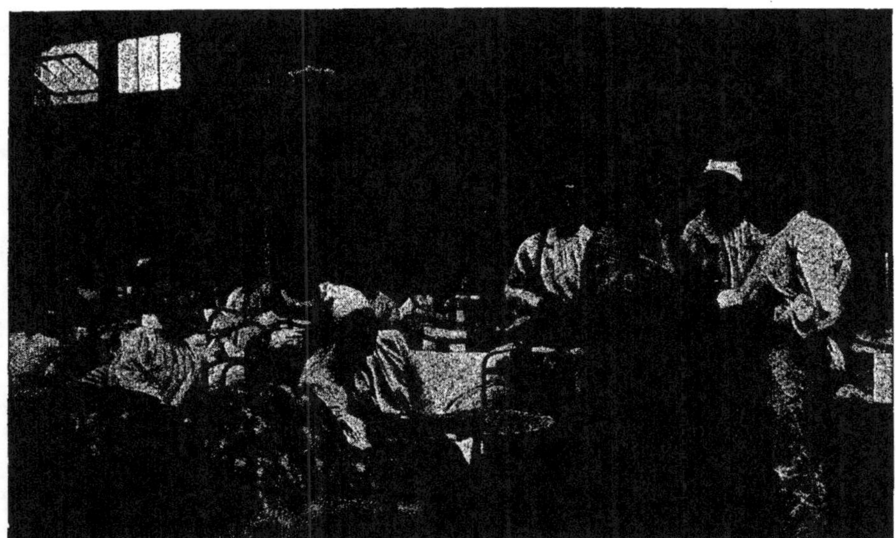

FIG. 165. — *UNE SALLE A L'HOPITAL COLONIAL DE NOGENT-SUR-MARNE.*

**I**mpotences fonctionnelles dues aux lésions osseuses et articulaires du membre supérieur. — A l'aide de la méthode dynamo-ergographique, nous avons essayé de mesurer les impotences fonctionnelles dues aux lésions osseuses, diaphysaires ou articulaires, suivies d'ankyloses ou de pseudarthroses, accidentelles ou opératoires, et de les comparer entre elles, soit pour les classer suivant le degré d'incapacité fonctionnelle qu'elles entraînent, soit pour rechercher la meilleure conduite à tenir dans leur traitement.

Technique. — Nous avons employé les appareils dynamo-ergographiques imaginés par le Dr Jean Camus, qui nous a suggéré cette étude. Ces dynamo-ergographes furent construits spécialement pour l'étude des suites des blessures de guerre et permettent d'obtenir une appréciation globale de la valeur fonctionnelle d'un membre (flexion, extension, préhension, etc.), sans tenir compte de la profession antérieure du blessé et sans rechercher si tel muscle lésé est suppléé par tel autre muscle hypertrophié.

L'un de ces appareils, appelé *dynamo-ergographe général* (*fig.* 167), s'applique à l'étude des mouvements de préhension, de flexion et d'extension du membre supérieur ou, autrement dit, de traction et de propulsion.

L'autre appareil, appelé *dynamo-ergographe spécial* (*fig.* 166), permet l'examen de mouvements plus délicats : mouvements des doigts et de la main, flexion et extension du poignet, pronation et supination.

A l'aide de ces appareils, on obtient des *courbes de fatigue* variables, en rapport avec la force du sujet.

Pour avoir un point de comparaison stable, nous examinerons, d'abord, les courbes données par un sujet sain et de force moyenne.

L'étude de la force de préhension s'effectue au moyen d'une poignée faite de deux mors, l'un fixe, l'autre mobile sur des glissières. Entre ces deux mors et à chaque extrémité de la poignée est disposé un ressort à boudin d'élasticité connue ; l'écrasement complet des deux ressorts contenus dans cette poignée nécessite une force de pression égale à 7 kg. 4 ; cette force correspond à sept divisions du « dynamomètre à main » ordinaire ; à la cadence d'un mouvement par seconde,

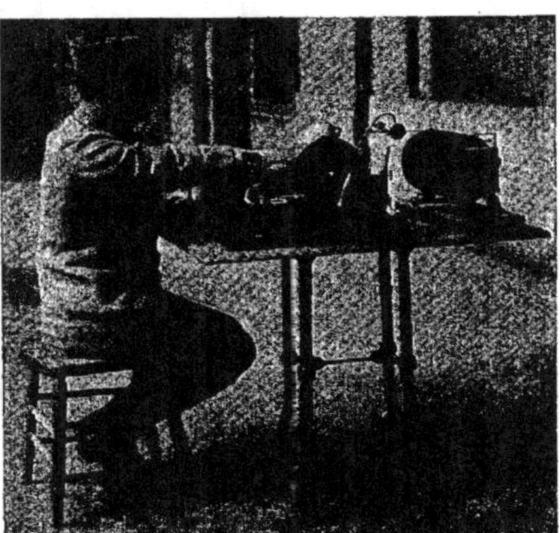

FIG. 166. — Dynamo-ergographe du Dr Camus, spécial pour la main.

on obtient la courbe représentée par la figure du tableau XXIII, 1. On reconnait l'apparition de la fatigue à la diminution d'amplitude des oscillations et au ralentissement des mouvements ; on peut considérer que l'épuisement d'un sujet sain survient au bout de cinq minutes environ.

Dans les mouvements de flexion et d'extension, l'amplitude *normale* des oscillations se trouve représentée dans le tracé du tableau XXIII, 2 ; et on peut dire qu'un sujet sain peut fournir un travail global de 2 000 à

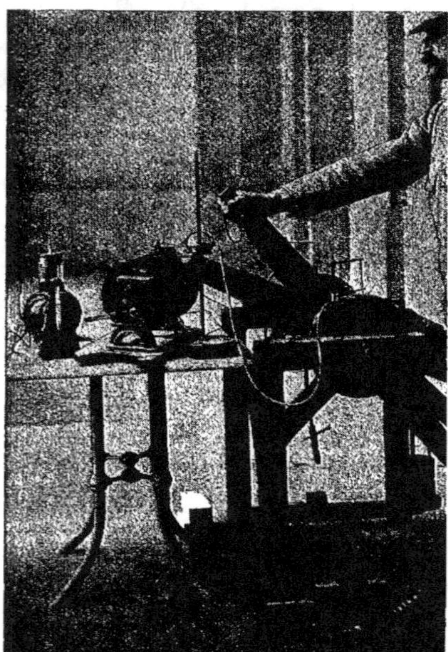

Fig. 167. — Dynamo-ergographe général du Dr Camus.

2 500 kilogrammètres à la cadence initiale d'un mouvement en deux secondes. Soit : P, la masse ; *d*, la hauteur totale à laquelle le sujet l'a élevée dans les mouvements successifs ; la formule du travail global est : T = P × *d*. Dans l'appareil, chaque masse est de 3 kg. 700 et le bras de levier est calculé de telle façon que cette masse de 3 kg. 7 oppose au déplacement une résistance de 1 kg., et la formule est la suivante :

$$T = \frac{P}{3,7} \times d \times 3,7.$$

Cette distribution du travail en effort et déplacement est indispensable à introduire dans l'évaluation du travail d'un moteur physiologique. Enfin, nous avons toujours fait travailler le sujet à la *limite de travail* effectif, c'est-à-dire avec la masse maxima qu'il était capable de déplacer à chaque mouvement. On comprend, en effet, qu'il n'est pas indifférent, dans l'évaluation des impotences, qu'un sujet effectue un même travail total avec une résistance de 10 kilogr. ou de 20 kilogr., par exemple. Il est donc entendu que le blessé travaille toujours avec la résistance maxima, et cette notion du *travail limité* était indispensable à établir.

Ceci dit, passons à l'examen des différents cas et

voyons comment ils se comportent à l'égard de cette méthode.

Résections et ankyloses du coude. — Recherchons de quel effort global le blessé est capable dans ses mouvements de préhension, de traction et de propulsion. Dans les résections, nous essayerons de voir si le travail produit présente un rapport quelconque avec l'écartement des surfaces néo-articulaires au coude comme au niveau de l'articulation scapulo-humérale, et si l'incontestable avantage d'un levier qui a recouvré des possibilités de mouvements actifs ne se trouve pas contre-balancé par une diminution de puissance fonctionnelle plus désavantageuse. Puis nous examinerons les résultats fonctionnels des ankyloses à ce même point de vue du travail quantitatif, et nous comparerons entre elles ces différentes lésions.

Résections. — Dans les nombreux cas que nous avons examinés, nous pouvons résumer nos observations de la façon suivante : la force de préhension est toujours diminuée ; elle varie dans des limites assez larges, mais n'a pas dépassé la moitié de la normale, dans les cas examinés par nous.

Le meilleur travail obtenu dans la propulsion fut de 222 kilogrammètres, et, dans la traction, de 555 kilogrammètres ; dans ces deux épreuves la résistance était de 22 kilogr. Cette différence, entre le travail en traction et le travail en propulsion, doit être attribuée à l'importance moindre du levier osseux dans l'effort en traction ; en résumé, dans cette observation, le blessé fournit, en traction, un travail égal au quart de la normale, en propulsion un travail égal seulement au huitième de la normale (Tabl. XXIII, 3). Il est intéressant de noter que, dans ce cas, l'épreuve radiographique permet de se rendre compte qu'il ne s'agit que d'une résection unipolaire, olécrânienne.

Dans les autres cas examinés, la résistance varie de 3 kg. 7 à 11 kg. 3, mais n'a jamais pu être portée à 22 kilogr. ; et le travail total effectué par les différents blessés oscillait de 0 à 133 kilogrammètres en traction et de 0 à 88 kilogrammètres en propulsion.

Cette diminution de puissance fonctionnelle, si flagrante, nous semble due à l'écart des surfaces articulaires et à leur coaptation insuffisante, au raccourcissement du levier osseux et, comme conséquence, à la mauvaise utilisation de la puissance musculaire, puisque les muscles travaillent *au raccourci*.

Ankyloses. — Dans les ankyloses du coude, nous voyons le travail effectué atteindre des chiffres bien plus élevés ; dans un cas, le sujet produit, avec une résistance de 22 kilogr., 1 665 kilogrammètres en propulsion et 1 687 en traction ; dans un autre cas, également avec une résistance de 22 kilogr., nous obtenons 1 475 kilogrammètres en propulsion, et 1 398 kilogrammètres en traction.

Dans tous les cas, nous avons pu appliquer une résistance de 22 kilogr. et nous voyons donc, dans les cas d'ankyloses du coude, la puissance fonctionnelle rester très élevée, puisqu'elle peut atteindre les deux tiers de la normale en traction, propulsion, et aussi en force de préhension, résultats bien supérieurs à ceux que nous observons chez les réséqués du coude.

Résections et ankyloses scapulo-humérales. — Nos recherches sur la puissance fonctionnelle du membre supérieur après résection ou ankylose scapulo-humérale ont abouti à des résultats tout à fait comparables à ceux que nous venons d'exposer.

Résections. — Après la résection scapulo-humérale, en propulsion, le meilleur travail atteignait 144 kilogrammètres, avec seulement une résistance de 11 kg. 100 ; en traction, avec la même résistance, le travail s'élevait à 555 kilogrammètres et ce dans un seul cas (Tabl. XXIII, 4). Enfin, le retentissement à distance sur la force de préhension est considérable : elle n'atteint que la moitié de la normale dans les meilleurs cas ; cette impotence frappant le segment inférieur du membre est des plus intéressantes à constater ; nous l'avions notée, déjà, dans les lésions du coude ; nous la retrouvons dans celles de l'épiphyse humérale supérieure.

Ankyloses. — Dans les ankyloses de l'articulation scapulo-humérale, au contraire, nous observons une

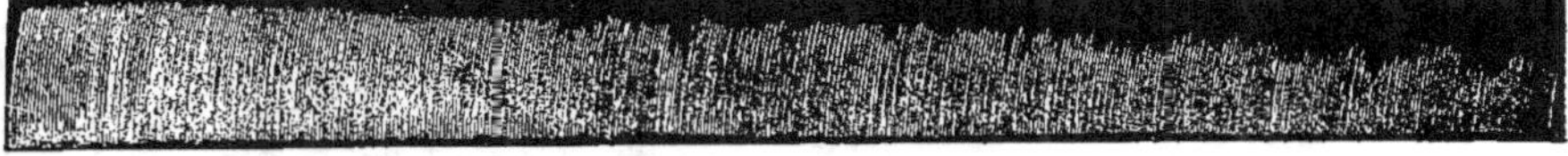

1 — Mouvements de préhension. Courbe de fatigue chez un sujet sain de force moyenne.

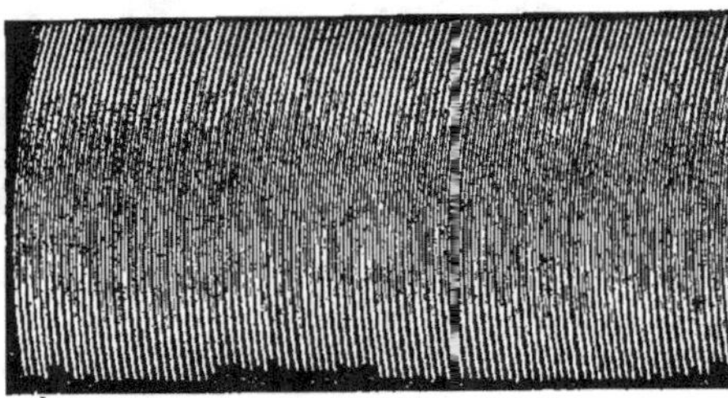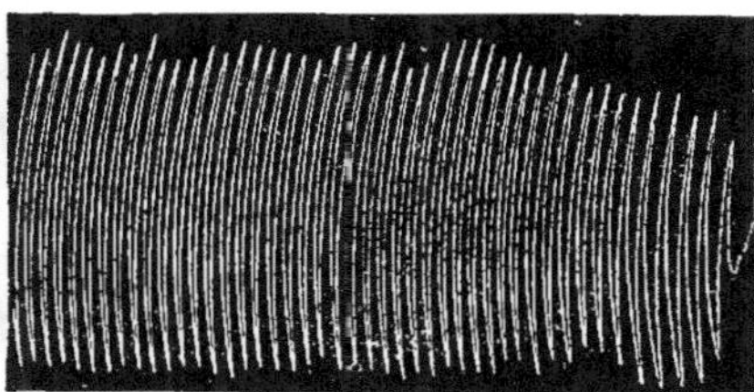

2. — Type d'ergogramme des mouvements d'extension de l'avant-bras sur le bras chez un sujet sain.
Le début montre le rythme et l'amplitude, au commencement du travail. La fin montre la diminution d'amplitude et de rapidité
des mouvements, symptomatique de la fatigue.

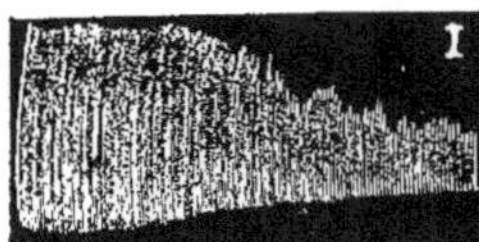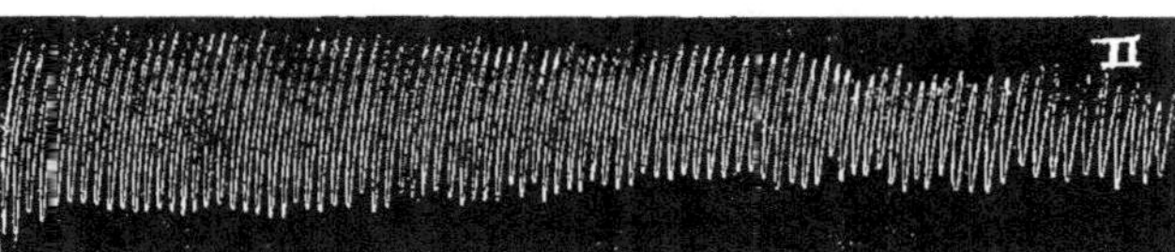

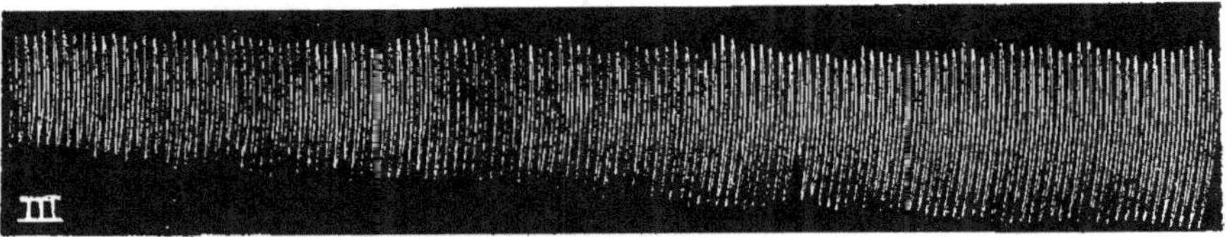

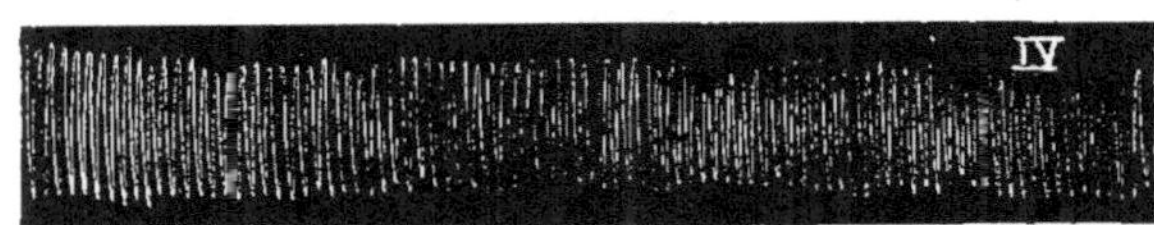

3. — Sergent F... Résection du coude droit.
I. Mouvements de préhension de la main droite. — II. Mouvements d'extension de l'avant-bras sur le bras. Effort : 22 kg. 200 ; déplacement :
10 mètres ; travail : 22 kilogrammètres. — III et IV. Mouvements de flexion de l'avant-bras sur le bras. Effort : 22 kg. 200 ; déplacement : 25 mètres ;
travail : 535 kilogrammètres.

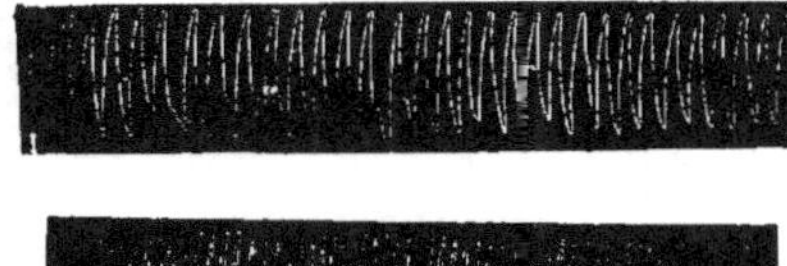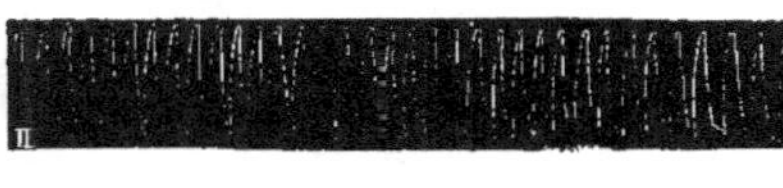

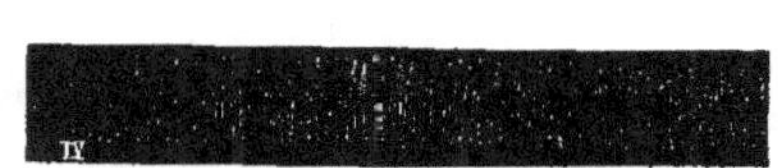

4. — Soldat B... Résection scapulo-humérale.
I et II. Début et fin de l'ergogramme des mouvements de propulsion. Effort : 11 kg. 100 ; déplacement . 12 mètres ; travail : 133 kilogrammètres.
— III et IV. Début et fin de l'ergogramme des mouvements de traction. Effort : 11 kg. 100 ; déplacement : 50 mètres ; travail : 555 kilogrammètres.
A noter que, tant en propulsion qu'en traction, le blessé fait des mouvements de suppléance en balançant le corps, et pourtant l'amplitude est
dès le début très inférieure à la normale.

Types d'ergogrammes après impotences fonctionnelles.

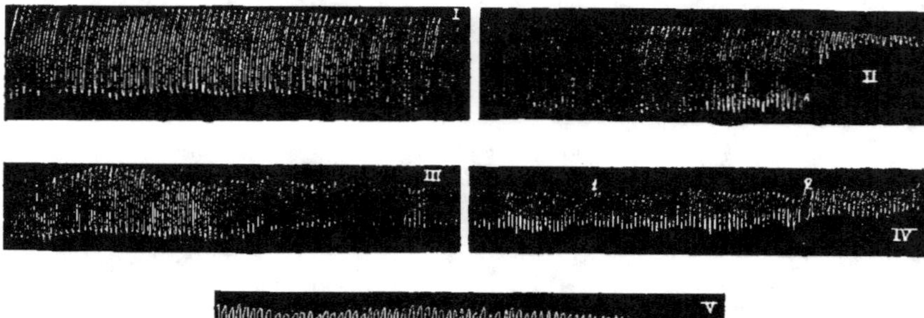

FIG. 168. — Soldat S... Fracture non consolidée de deux os de l'avant-bras.
I et II. Début et fin de l'ergogramme des mouvements d'extension de l'avant-bras sur le bras. Effort : 3 kg. 700; déplacement : 17 mètres, travail : 62 kilogrammètres. — En A, l'adjonction d'une masse de 3 kg. 700 amène immédiatement l'arrêt de tout travail effectif, montrant ainsi que le sujet travaille à la limite de son effort maximum. qui reste des plus minimes. — III et IV. Début et fin de l'ergogramme des mouvements de flexion de l'avant-bras sur le bras. Effort : 3 kg. 700; déplacement : 13 mètres; travail : 48 kilogr. — V. Ergogramme des mouvements de préhension de la main.

puissance fonctionnelle souvent très voisine de la normale, et, avec une résistance de 22 kilogr., nous voyons le travail s'élever jusqu'à 2 375 kilogrammètres en propulsion, et 2 000 kilogrammètres en traction. Cette puissance fonctionnelle, comparable à la normale, montre bien l'avantage des ankyloses qui paraissent bien supérieures aux résections.

De plus, nous ferons remarquer que, dans l'ankylose scapulo-humérale, il se produit d'heureuses *suppléances*. L'omoplate peut basculer, grâce à la bourse séreuse sous-scapulaire, et permettre des mouvements d'abduction fort étendus, et de glissement d'avant en arrière, qui rendent au membre supérieur une mobilité anormale mais, dans la pratique, suffisante. Par exemple, nous avons pu examiner un capitaine devenu pilote d'aéroplane malgré une ankylose de cette nature. Aussi, avons-nous cru utile d'insister sur cette *suppléance* qui rend l'ankylose scapulo-humérale une infirmité relativement légère et, en tout cas, presque toujours préférable à la résection la mieux réussie, non seulement au point de vue de la puissance fonctionnelle, mais même au point de vue de la mobilité active.

Pertes de substance diaphysaire. — 1° Dans les pertes de substance diaphysaire intéressant l'humérus, l'impotence fonctionnelle est très grave ; elle retentit à distance sur la force de préhension que nous n'avons jamais vue dépasser le quart de la normale ; la propulsion est à peu près nulle ; et en traction, le travail obtenu dans le meilleur cas, avec une résistance de 7 kg. 4, atteignait 44 kilogrammètres, c'est-à-dire qu'il était pratiquement nul.

Ces pertes de substance de la diaphyse humérale entraînent donc une impotence fonctionnelle des plus graves, non seulement au niveau du segment atteint, mais encore elle retentit fâcheusement à distance et diminue singulièrement la force de l'avant-bras et de la main, rendant très précaire l'usage du membre qui devient peu utile, même comme organe de préhension.

2° Dans les pertes de substance diaphysaire intéressant les deux os de l'avant-bras, l'impotence fonctionnelle est considérable et facile à concevoir. Dans les mouvements de propulsion, la résistance tend à emboutir l'avant-bras ; dans la traction, le travail est plus facile mais demeure insignifiant ; dans les mouvements de préhension, les muscles fléchisseurs ne peuvent travailler effectivement qu'après un raccourcissement préalable qui amène au contact les extrémités diaphysaires ; ils ne travaillent que raccourcis, et leur puissance est singulièrement diminuée (*fig.* 168).

3° Il en est tout autrement si la perte de substance n'intéresse qu'un des deux os de l'avant-bras dans sa diaphyse ; alors, le segment de membre n'est pas raccourci et les muscles travaillent dans la position physiologique. Ici, en effet, la membrane interosseuse joue son rôle, solidarise les deux os, et le sujet travaille comme si le levier osseux était intact dans sa continuité ; sa résistance seule est diminuée, proportionnelle à la solidité de la diaphyse restante (*fig.* 169).

Chez ces blessés, en traction comme en propulsion

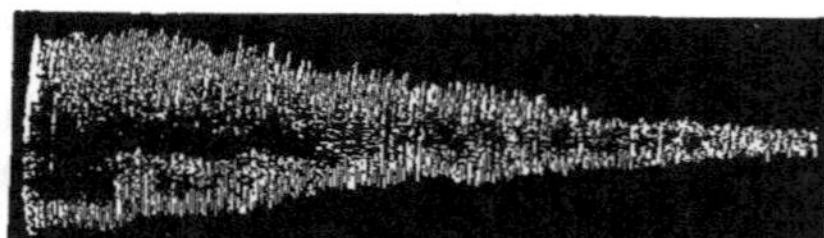

FIG. 169. — Sous-lieutenant K... Perte de substance du cubitus gauche au tiers moyen.
Ergogramme des mouvements de préhension de la main montrant que, si la fatigue est assez rapide, l'amplitude est normale au début du tracé.

et avec une résistance de 22 kilogr., le travail atteint près de 1 000 kilogrammètres.

Cette catégorie de lésions présente donc une gravité moindre que les précédentes, et un membre ainsi atteint demeure susceptible d'une bonne utilisation.

CONCLUSIONS GÉNÉRALES. — Considérant ces diverses sortes de lésions, nous pouvons résumer nos observations de la manière suivante et dire que :

1° Dans les pertes de substance diaphysaire intéressant l'humérus ou les deux os de l'avant-bras, l'impotence fonctionnelle devient considérable, tant au niveau du segment lésé que par retentissement à distance sur la force de préhension ;

2° Dans les pertes de substance diaphysaire intéressant un seul des deux os de l'avant-bras, l'impotence est au contraire beaucoup moindre, parce que tout se passe comme si le levier osseux se trouvait simplement réduit dans sa résistance ;

3° Dans les résections scapulo-humérales et du coude, l'impotence fonctionnelle, considérable, est due à la diminution de longueur du bras de levier, à la mobilité du point d'appui, et au raccourcissement préalable des muscles avant tout travail effectif ;

4° Les ankyloses, au contraire, pourront permettre un travail considérable, parce que la longueur du bras de levier ne subit pas de diminution, le point d'appui reste fixe et les muscles ne travaillent pas *au raccourci ;*

5° Il nous paraît nécessaire, en dernier lieu, d'établir un parallèle entre les ankyloses et les résections au membre supérieur ; nous croyons pouvoir dire que, dans les blessures de guerre, pour recouvrer une puissance fonctionnelle sérieuse, l'ankylose paraît nécessaire et de règle dans les lésions scapulo-humérales, qu'il faudra toujours la rechercher et, au contraire, rejeter la résection chaque fois qu'il sera possible de le faire.

Dans les lésions intéressant l'articulation du coude, une ankylose en bonne position semble nettement préférable à une résection pour les hommes dont la classe sociale implique des travaux de force. La résection, au contraire, sera réservée aux sujets qui, par profession, ont besoin d'une grande mobilité, même aux dépens d'une force musculaire très diminuée.

Nous pensons aussi qu'il faudra éviter les esquillectomies, chaque fois que l'état du sujet le permettra, et qu'on devra conserver les esquilles munies de leur périoste, susceptibles de régénération, en songeant au rétablissement du levier osseux, et se borner à des *résections orthopédiques* tardives qui permettent l'emploi de procédés opératoires de choix. Qu'on ne nous fasse pas dire que la résection est une opération à rejeter à priori ; mais il nous a paru intéressant d'exposer les faits qui nous ont amené à penser qu'il ne faut pas non plus la systématiser, mais, au contraire, la *réserver à des cas spéciaux bien établis*, et, dans la généralité des blessures de guerre, rechercher l'ankylose qui, avec ses inconvénients, mais sa puissance musculaire plus grande, convient mieux à la plupart des blessés (*Paris Médical*). V. OS et PROTHÈSE.

Dʳˢ H. NEPPER & CH. VALLÉE.

Infection des plaies (traitement abortif) [1].

— Le titre plus exact serait traitement abortif à *date rapprochée* de la blessure, car les résultats favorables dépendent de la rapidité d'emploi (12 heures, 24 au plus tard).

CAUSES ET RAPIDITÉ DE L'INFECTION. — L'expérience a montré que les plaies par éclats d'obus, mines, torpilles, grenades, sont toutes infectées par suite d'introduction dans les tissus lésés de terre, de fragments de vêtements malpropres, etc. Les espérances que l'emploi immédiat de la teinture d'iode avait données se sont en grande partie évanouies. Les amputations ont été nécessitées dans 8 cas sur 10, non par la gravité du traumatisme, mais par les complications infectieuses (gangrène gazeuse, septicémie, suppurations interminables).

L'examen bactériologique des plaies a montré dans toutes une flore microbienne variée, aérobie et anaérobie. Six heures après la blessure, ces microbes sont : 1° généralement en petit nombre ; 2° localisés surtout autour du projectile et des débris de vêtements. Vingt-quatre heures après, les micro-organismes sont nombreux, souvent incomptables et répandus dans toute l'étendue de la plaie, d'où l'urgence de l'emploi du traitement abortif.

Matériel nécessaire. — 1° Solution d'hypochlorite de Dakin. Cette solution, contenant 0,05 à 0,06 pour 100 d'hypochlorite de soude, peut se faire de la façon suivante : 140 gr. de carbonate de soude sec (ou 400 gr. de sel cristallisé) sont dissous dans 10 litres d'eau ordinaire et 200 gr. de chlorure de chaux de bonne qualité y sont ajoutés. Le mélange est bien agité et, au bout d'une demi-heure, le liquide clair est séparé, par siphonage, du précipité de carbonate de

chaux et filtré à travers du coton. On ajoute au filtrat clair, et *seulement après* cette filtration, 40 gr. d'acide borique, et la solution ainsi obtenue peut être employée directement. Un léger précipité supplémentaire de sel peut se produire lentement, mais il n'est d'aucune importance. La solution ne doit pas être conservée *plus d'une semaine ;*

2° Un récipient constitué par une *ampoule* en verre destinée à recevoir 500 à 1 000 gr. de la solution (*fig.* 170, 1) ;

3° Un *tube irrigateur* de caoutchouc de 2 mètres de longueur et 7 millimètres de diamètre intérieur (*fig.* 170, 1) ;

4° Un *compte-gouttes* à débit visible placé sur le trajet précédent, à 20 centimètres environ de l'ampoule ;

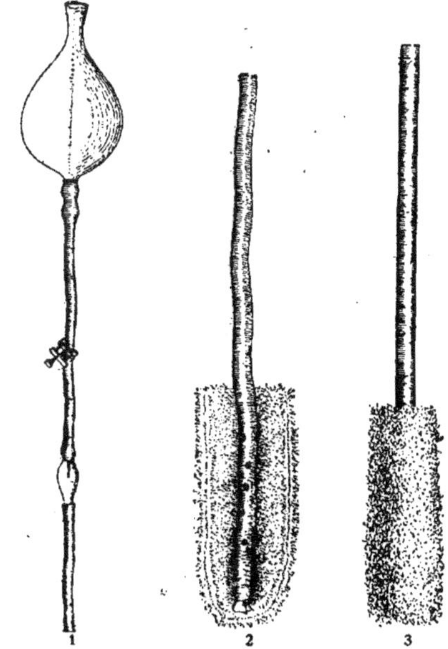

FIG. 170. — 1. Ampoule d'un litre unie à un tube irrigateur de 7 millimètres sur lequel se trouvent une *pince de Mohr* et un *compte-gouttes* à débit variable. — 2 et 3. Tube perforé engainé de tissus : 2, en coupe ; 3, tel qu'il est placé.

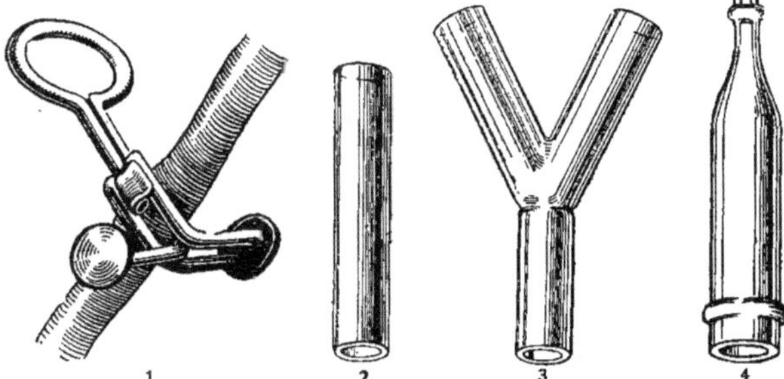

FIG. 171. — 1. Pince de Mohr. — 2 et 3. Tubes droit et en Y pour jonction des tubes irrigateurs entre eux. — 4. Tube destiné à unir un tube irrigateur de 7 millimètres à un tube adducteur de 5 millimètres.

(1) Résumé du *Traitement abortif de l'infection des plaies*, par MM. Carrel, Duhem, Daufresnes, Dehelly et Dumas (« Revue d'hygiène et de police sanitaire », octobre 1915) ; de *Stérilisation des blessures de guerre*, par Dehelly et Dumas (« Presse médicale », 8 mai 1916), et de *Traitement des plaies infectées*, par P. Desfossés (« Presse médicale », 30 novembre 1916).

5° Une pince à pression réglable, disposée sur la tube, entre l'ampoule et le compte-gouttes (*fig.* 170, 1) ; on emploie, dans ce but, une *pince de Mohr* à ressort (*fig.* 171, 1), sur laquelle il suffit d'appuyer pour que le tube décomprimé laisse passer le liquide. Toutes les deux heures, l'infirmière appuie quelques secondes sur la pince de Mohr ;

6° Des tubes de caoutchouc de divers diamètres, me-

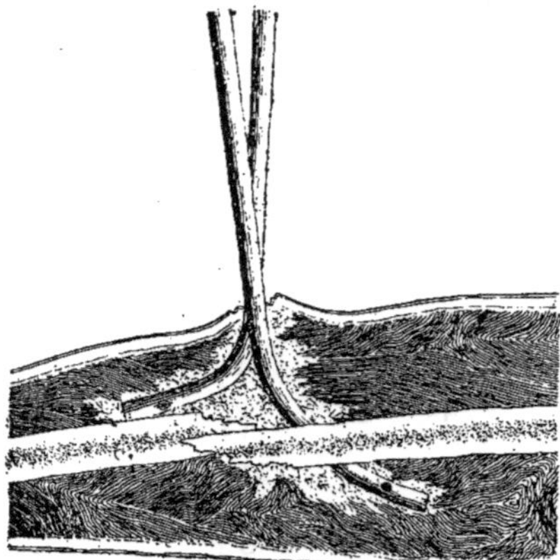

FIG. 172. — Plaie avec fracture. Deux tubes sont appliqués.
(D'après Dehelly et Dumas. *Presse médicale*, 1916.)

surant 25 centimètres de longueur environ, liés à une extrémité, perforés sur les 2/3 de leur longueur à partir de cette dernière extrémité d'une série de petits trous faits à l'emporte-pièce. Ces tubes sont engainés, sur toute la partie perforée, de tissu éponge cousu solidement à leur paroi et fermé en cul-de-sac du côté de l'extrémité du tube (*fig.* 170, 2, 3). Lorsqu'on injecte du liquide dans le tube, il imbibe le tissu éponge au lieu de ressortir immédiatement et reste ainsi en contact avec la plaie ;

7° Des tubes à drains, sans trous latéraux, de 25 à 35 centimètres de longueur ;

8° Des raccords en verre pour relier le tube irrigateur à d'autres tubes irrigateurs (*fig.* 171, 2, 3), et ces tubes d'adduction du liquide au tube placé dans la plaie (*fig.* 171, 4) ;

9° Pour les pansements, on emploie des lames de coton entourées de gaze. Les lames comprennent une assez grande épaisseur de coton cardé et une mince lame de coton hydrophile ; un peu de gaze entoure le coton de toute part. Les petits paquets ainsi constitués ont 3 centimètres d'épaisseur et sont de tailles différentes. Elles doivent faire une seule fois le tour du membre. Les pansements sont stérilisés.

Stades du traitement. — Voici comment on doit procéder :

1° PANSEMENT IMMÉDIAT. — Au poste de secours, désinfection de la peau à la teinture d'iode. Si la plaie est étroite, injection de la solution d'hypochlorite de Dakin (1). Si elle est large, pansement avec de la gaze largement imbibée de ladite solution. Ne pas employer d'imperméable. Cette désinfection hâtive n'est pas indispensable, mais elle peut améliorer beaucoup l'avenir de la plaie. Tous les blessés (grands ou petits), sauf en cas d'hémorragies graves, doivent être transportés d'urgence à l'ambulance où des soins chirurgicaux peuvent leur être donnés.

(1) Voir sa composition au début de l'article.

2° NETTOYAGE MÉCANIQUE DE LA PLAIE. — Supprimer d'urgence les débris du projectile et des vêtements grâce à des débridements de tous les trajets, en agissant soit directement et doucement avec les doigts gantés, soit, après radioscopie, par des débridements utiles, permettant d'enlever délicatement au doigt ou à la pince à disséquer les esquilles osseuses libres et débris divers. Pas de curettage brutal ajoutant son traumatisme à celui du projectile, mais résection des surfaces musculaires ou cellulaires infiltrées de débris de vêtements.

Il est nécessaire d'empêcher toute hémorragie par des ligatures particulièrement utiles, l'hypochlorite de soude dissolvant les caillots récents. On évitera autant que possible les contre-ouvertures au point déclive qui, favorisant l'écoulement rapide du liquide antiseptique hors de la blessure, vont à l'encontre de la méthode dont l'objectif est de laisser le liquide en contact avec elle.

3° STÉRILISATION CHIMIQUE DE LA PLAIE. — Les manœuvres précédentes ne permettent pas de débarrasser des plaies de tous les petits débris et des microbes qui sont logés dans les anfractuosités de ses parois, il faut donc recourir à un antiseptique pour les annuler.

Le liquide de Dakin, solution à 0,05 pour 100 d'hypochlorite de soude, est fortement antiseptique et non irritant. Il ne doit pas être chauffé ni employé avec de l'alcool. *Il faut que toutes les parties de la blessure soient en contact permanent avec l'antiseptique.*

L'hypochlorite doit pénétrer dans toutes les anfractuosités de la plaie. Il doit aussi s'y renouveler constamment parce qu'il se détruit au contact des matières protéiques.

Mise en place des tubes. — 1° *Plaies en surface.* — Appliquer sur la plaie une *seule* lame de gaze, puis un tube de caoutchouc perforé destiné à amener le liquide sur la plaie et qui est mis dans le sens de la longueur de la blessure, la partie lisse du tube étant en dehors, la lame de gaze a pour but d'isoler le tube de la surface de la plaie, de façon que les bourgeons n'obstruent pas ses orifices ; elle doit être unique pour que le liquide balaye bien les secrétions.

2° *Plaies en cul-de-sac.* — Employer un tube en

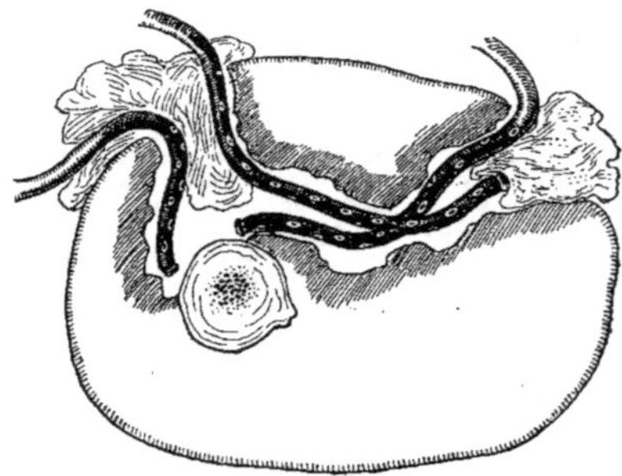

FIG. 173. — Plaie avec fracture à plusieurs orifices.
Trois tubes sont appliqués à la surface des tissus.
(D'après Desfossés. *Presse médicale*, 1916.)

caoutchouc non perforé latéralement, qu'on introduit jusqu'au fond de la plaie. L'antiseptique remontera le long des parois pour en sortir ayant humecté toutes celles-ci. Si les parois de la cavité ont tendance à se plisser, introduire à côté du tube une mèche munie de gaze pour les étaler et permettre l'irrigation. En cas de diverticules, placer dans chacun un tube d'irrigation (*fig.* 172, 173).

3° *Plaies en séton.* — On emploie le tube habillé de tissu éponge. En cas de fracture, mettre plusieurs tubes dont un dans le foyer osseux.

Pansement. — On emploie les paquets stérilisés de

coton entouré de gaze ; ils sont traversés par les tubes d'instillation auxquels ils sont fixés par une épingle de sûreté.

Instillation continue. — Aux deux extrémités du lit, on fixe au moyen d'une planchette, par exemple, le récipient contenant la solution antiseptique à un mètre à peine au-dessus du plan du lit ; il est nécessaire de fixer autant de récipients qu'il y a de tubes d'instillation dans la ou les blessures. Le tube d'adduction du récipient est raccordé au tube qui est dans la plaie aussitôt que le blessé est dans son lit ; il y a lieu, en effet, de craindre la formation de caillots dans le tube et, par suite, son obstruction. Si le fait se produit, il faut, avec une seringue, injecter une vingtaine de centimètres cubes de liquide sous pression, afin de déboucher le tube. La quantité à injecter est réglée par la dimension de la plaie. Il est nécessaire que la surface de la plaie soit bien humectée et cependant que le lit du malade ne soit pas inondé.

« Pour une petite cavité, on laisse tomber 5 gouttes par minute ; si la plaie est grande, il faut aller à 20 gouttes. Pendant la période d'instillation continue, le pansement doit être changé deux fois par jour ; une bonne précaution contre l'irritation de la peau est de le recouvrir de vaseline dans les parties déclives du corps, où le liquide vient s'accumuler dans le pansement.

Irrigation intermittente. — Le goutte à goutte peut être remplacé par l'injection à la seringue ou mieux à l'ampoule (*fig.* 170) de 20 centimètres cubes de solution dans chaque tube toutes les deux heures. Ce procédé a des avantages en cas de blessures multiples.

Durée de l'irrigation continue. — En général, 3 ou 4 jours, période nécessaire pour que l'examen bactériologique montre la décroissance progressive des bactéries.

Plus tard, le pansement doit être examiné tous les jours et changé chaque fois que cela est nécessaire. On doit s'assurer que le liquide pénètre bien dans toutes les parties de la plaie. Les fractures ou les plaies articulaires sont immobilisées. »

Réunion de la plaie. — Les lèvres de la plaie ne doivent être réunies que lorsque l'examen bactériologique a démontré son asepticité.

La réunion ne doit pas être faite par des sutures, mais par des bandelettes adhésives de 3 à 4 centimètres de large et de 20 à 25 de long, et l'accolement des parties profondes par un pansement compressif.

Résultat de la méthode Carrel. — Dans les plaies traitées ainsi 6 à 20 heures après la blessure, les microbes disparaissent après 3 à 5 jours. On effectue alors la réunion et celle-ci est réalisée du huitième au quinzième jour par des cicatrices épaisses.

Les fractures par éclats d'obus guérissent comme des fractures fermées.

MM. Dehelly et Dumas donnent les résultats suivants de cette méthode :

155 blessures par éclats d'obus, grenades, etc. Refermées 135, soit 87 pour 100. Sur ces 135 blessures, 121 avant le douzième jour, soit 89,7 pour 100.

Sur les 155 blessures, 25 étaient compliquées de fractures, 22 ont pu être refermées et 18 cicatrisées en moins de 30 jours.

A mesure que l'expérience de cette méthode se répand et à la condition d'être utilisée *comme il est prescrit par son promoteur,* les succès se multiplient au grand bénéfice des blessés. Les lésions n'évoluent plus, dans un grand nombre de cas, de façon à nécessiter une amputation.

Inhibition. — Acte par lequel une excitation arrête un mouvement. Ainsi un violent ébranlement du système nerveux peut produire : l'*inhibition cardiaque,* qui crée la syncope ; l'*inhibition respiratoire,* qui arrête la respiration ; l'*inhibition cellulaire,* qui arrête le fonctionnement de toutes ou presque toutes les cellules de l'économie (Roger).

Innotyol. — Crème de zinc icthyolée contenant une certaine proportion d'extrait distillé d'hamamélis frais ou Whitch Hazel. Employée pour le traitement de quelques dermites.

Intellectuelle (Rééducation). — Le Dr Plantier d'Annonay (1) estime que, de même qu'on s'efforce de faire la rééducation physique des muscles chez les malades atteints d'une lésion du cerveau (ataxie, hémiplégie, paralysie générale), on peut et on doit réveiller leur intelligence.

« Contrairement à l'opinion admise communément, il me semble qu'une direction intelligente pourrait, dans bien des cas, soit en faisant appel à la suppléance de l'autre hémisphère cérébral intact, soit en stimulant les cellules non encore atteintes du lobe lésé partiellement, recréer un état mental, sinon brillant et semblable à celui perdu, tout au moins suffisant pour éviter l'isolement complet du malade et le mettre dans des conditions sociales pas trop défectueuses. »

Les essais qu'il a faits dans ce sens lui ont donné des résultats intéressants qui doivent inciter les médecins et surtout les familles à les répéter.

Ayant eu à soigner un aphasique fort intelligent, il lui avait donné un professeur primaire qui, sous sa direction et en évitant la fatigue, avait pour mission quotidienne de lui réapprendre peu à peu à parler et à traduire ses idées. Le résultat fut satisfaisant.

Chez un autre malade, paralytique général, il obtint un succès relatif. (Le malade arriva à lier ses idées par une conclusion personnelle, à raisonner, à juger au point de tenir sans détonner une conversation facile, à jouer aux dames, à lire le journal et, plus tard, à s'occuper des parties les moins compliquées de sa profession), en lui apprenant l'*esperanto* « science inédite pour lui, d'un mécanisme simple et rationnel, d'une structure harmonieuse et bien ordonnée, ne comprenant qu'un petit nombre de règles et aucune exception.. »

L'*esperanto* a joué ici un rôle de gymnastique intellectuelle dont M. Plantier, enthousiaste de la langue de Zamenhof, exagère peut-être le bénéfice ; mais ce qui n'est pas douteux et qui est complètement à approuver, c'est le principe dont il s'est inspiré : lutter contre la déchéance intellectuelle. D'autres, en poursuivant le même but, trouveront des procédés différents dont les lésés du cerveau profiteront. En ce moment, où tant de blessés du crâne donnent des craintes au point de vue de leur psychisme, ces essais de rééducation intellectuelle s'imposent.

Intervention chirurgicale ou médicale. — *Un militaire peut-il se refuser à une intervention chirurgicale ?* — Nous empruntons au *Répertoire de médecine* un article très documenté sur cette question :

Certains blessés répugnent, en effet, aux interventions chirurgicales, soit par incompréhension de leurs véritables intérêts, soit par un vague espoir de conserver malgré tout un membre condamné, soit pour toute autre raison.

On comprend qu'il serait extrêmement douloureux de devoir recourir à des mesures coercitives. Les médecins usent donc autant que possible de persuasion. Mais si le malade persiste dans son refus ?

Il n'est pas sans intérêt de préciser ici les règles actuellement suivies en cette matière par les médecins militaires.

Elles varient selon les cas et la nature du traitement proposé :

LA LIMITE DU DROIT. — 1c Lorsqu'il s'agit de prescriptions légales intéressant à la fois la prophylaxie de l'individu et celle de la collectivité, telle que l'inoculation d'un vaccin, le *refus de la médication n'est pas admissible.*

Celle-ci doit être appliquée *d'office* dans l'intérêt de la collectivité et le refus peut, en l'espèce, être assimilé à une faute militaire et motiver une répression disciplinaire ;

2o Lorsqu'un blessé refuse une méthode simple et *non sanglante* de traitement, telle que les divers procédés de la physiothérapie (massothérapie, mécanothérapie, thermothérapie, électrothérapie, etc.), de nature à améliorer, *sans aucun risque à courir,* les infirmités dont il est porteur et à réduire l'incapacité de travail

____

(1) *Paris Médical,* juillet 1916.

qui en résulte, il peut être assimilé à un simulateur qui entretient ou aggrave intentionnellement sa blessure par refus de soins, avec l'intention de réduire ou de supprimer son aptitude au service et d'augmenter les chances ou le degré de l'indemnisation ultérieure. Il peut encourir de ce fait toute la série des mesures disciplinaires prévues dans le service intérieur des corps de troupes, sans préjudice de l'éventualité de la réduction proportionnelle ultérieure du taux de son indemnisation, comme il est indiqué au paragraphe suivant;

3° *Le droit de refuser une opération sanglante, avec ou sans anesthésie, est considéré comme absolu par la loi et la jurisprudence*, en raison de ce fait que toute opération sanglante comporte un risque de mort : mais l'exercice de ce droit formel de refus peut entraîner certaines responsabilités, c'est-à-dire exposer le blessé à *une réduction dans l'indemnisation ultérieure*, notamment dans les deux cas suivants :

a) Lorsque l'opération est très peu importante et surtout ne comporte pas l'anesthésie générale.

b) Lorsqu'une opération est rendue urgente, sans discussion possible, par le fait d'une complication susceptible de conduire à une incapacité importante ou absolue.

En pareille occurence, il appartient au médecin traitant d'exposer au malade, en conseiller et en ami, que l'opération est sa seule chance de survie, ou de guérison prompte ou de moindre infirmité. Il lui proposera de prendre l'avis d'un ou même de plusieurs médecins consultants, ou encore, éventuellement, l'évacuation sur un centre chirurgical de la région.

Si, malgré tout, le malade persiste dans son refus,

mission spéciale de réforme et examiné conformément à la législation en vigueur en ce qui concerne les propositions pour les gratifications de réforme ou les pensions de retraite.

Toutefois, *dans l'appréciation numérique de la réduction d'incapacité de travail, les experts mis en possession du procès-verbal de refus d'opération ou de traitement invariablement annexé aux pièces d'origine du dossier, devront préciser par un chiffre fractionnel, dans les formes habituelles, la mesure dans laquelle l'opération aurait pu réduire le taux total de l'incapacité de travail.*

Les propositions seront rédigées en tenant compte du surplus d'impotence fonctionnelle occasionné par le refus de traitement ou d'opération.

Le comité consultatif de santé ou à son défaut la commission consultative médicale appréciera ultérieurement, au double point de vue de la gravité et de l'incurabilité, la réduction de capacité de travail qui ressort directement de la blessure et celle qui provient du refus de traitement ou d'opération.

★**Iode (Teinture d').** — ACTION. — Le pouvoir antiseptique de la teinture d'iode résulte de sa grande pénétration, l'*alcool* dissolvant la graisse des espaces intercellulaires de la peau et s'y infiltrant rapidement, et l'*iode* formant avec les acides gras de la peau des combinaisons chimiques très absorbables. La teinture d'iode, pénétrant profondément dans la peau, détruit tous les microbes enfouis dans les couches profondes. La teinture d'iode ancienne étant irritante par suite de la formation assez rapide d'acide iodhydrique, l'important est d'employer de la teinture d'iode *fraîche* et

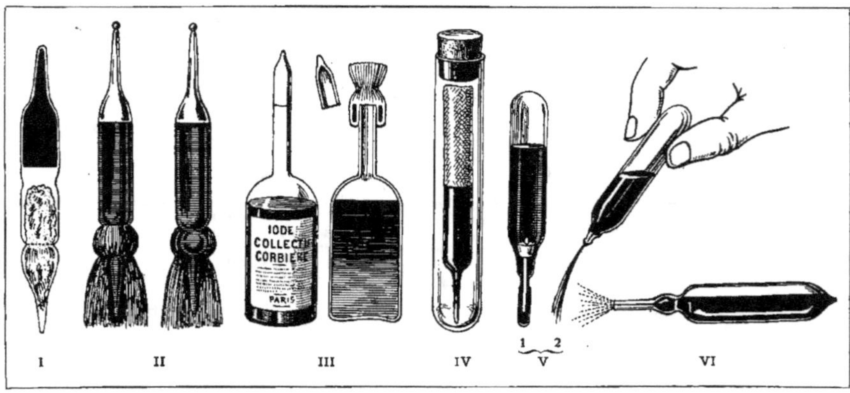

FIG. 174. — Iode du soldat.
Iode en badigeonnage : I. Ampoule Robert et Carrière ; II. Iode individuel Corbière ; III. Iode collectif Corbière ; IV. Ampoule Ducatte. *Iode en pulvérisation* : V, 1 et 2. Ampoule éjective Bouty ; VI. Iodo-jet Vicario.

procès-verbal en sera dressé, dont un exemplaire devra être envoyé au conseil d'administration du corps auquel appartient le blessé.

À LA SORTIE DE L'HOPITAL. — A la sortie de l'hôpital ou au retour du convalescent, deux cas peuvent se présenter.

Premier cas. — Le blessé a conservé l'aptitude au service armé ou auxiliaire. Il fera retour à son dépôt et sera utilisé jusqu'à sa libération et ultérieurement dans la réserve, selon son aptitude physique.

Deuxième cas. — Le blessé présente à sa libération une réduction variable de son incapacité de travail ou bien il est considéré à sa sortie de l'hôpital ou ultérieurement comme incapable de servir et de rentrer en service. Dans les deux cas, il sera présenté à une com-

diluée à 1 pour 20 ou tout au moins 1 pour 15 au lieu de 1 pour 9 comme la solution du nouveau Codex.

PROCÉDÉS POUR AVOIR INSTANTANÉMENT DE LA TEINTURE D'IODE FRAICHE. — Pour avoir de la teinture d'iode très fraiche, plusieurs procédés sont conseillés :

1° L'addition de 35 centigr. d'iodure de potassium par 10 gr. ;

2° La création au moment de l'emploi, en ayant à sa disposition : 1° une ampoule scellée contenant de l'iode ; 2° de l'alcool à 95° dans un tube fermé par un bouchon. On lime l'ampoule et l'on verse l'iode dans l'alcool, la solution est instantanée. Il y aurait avantage à ajouter ces deux flacons aux pansements individuels ;

3° On peut aussi avoir recours aux *iodules*, comprimés de 1 gr. d'iode solubilisé qui se dissolvent immediatement dans l'alcool à 90 ou 95°. Un iodule dissous : 1° dans 9 gr. d'alcool donne donc 10 grammes de teinture d'iode du Codex ; 2° dans 19 gr. d'alcool, donne 20 gr. de teinture d'iode *dédoublée*, telle qu'on l'emploie en chirurgie.

En se servant de flacons contenant exactement cette quantité de 10 gr. ou de 20 gr., on obtient la solution désirée.

Ampoules d'iode (*fig.* 174). — Il existe de nombreux modèles d'ampoules pour l'emploi de teinture d'iode inaltérable au 1/20.

IODE EN BADIGEONNAGE. — *Ampoule-pinceau Robert et Carrière* (*fig.* 174, I). — Elle présente deux rétrécissements, celui du bas emprisonne une mèche de coton, celui du haut sépare le coton de la teinture d'iode. En brisant l'extrémité de l'ampoule du côté de la mèche, on met en liberté cette mèche qui sert de pinceau, puis on brise également la pointe supérieure effilée, ce qui amène un écoulement plus abondant d'iode.

Pinceau-réservoir d'iode individuel Corbière (*fig.* 174, II). — La teinture d'iode est contenue dans une ampoule scellée *sans aucun contact* de matière organique. Le pinceau est extérieur à l'ampoule ; il n'entre en contact avec l'iode qu'au moment de l'emploi. Il est disposé et calculé de façon qu'il puisse recevoir et retenir la totalité de la teinture d'iode sans qu'il y ait à craindre aucune perte. L'ampoule contient environ deux centimètres cubes de teinture d'iode, quantité suffisante pour badigeonner une surface de 20 centimètres carrés. Après l'ouverture de l'ampoule, les bords vifs du verre sectionné se trouvent recouverts par le bourrelet de coton et ne peuvent toucher la plaie.

Mode d'emploi. — Briser par une légère flexion le tube inférieur de l'ampoule, qui se trouve au centre du pinceau. Il se rompra à la racine du pinceau. Secouer ensuite l'ampoule. A chaque secousse, le pinceau se chargera d'iode. Si l'on veut qu'instantanément toute la teinture d'iode passe dans le pinceau, tenir l'ampoule le pinceau en bas et briser la pointe effilée de l'extrémité opposée. Badigeonner la plaie d'abord, puis son pourtour et appliquer un pansement stérilisé.

Pinceau-réservoir d'iode collectif Corbière (*fig.* 174, III). — L'ampoule est remplacée par un petit récipient qui peut être coiffé successivement d'une série de pinceaux de rechange.

Mode d'emploi. — Ouvrir l'ampoule en faisant un trait de lime sur le sillon circulaire. Adapter un pinceau, qui s'imprègnera automatiquement quand on renversera l'ampoule. Jetez-le à chaque changement de personne. Après l'emploi, fermer l'ampoule avec l'obturateur de caoutchouc.

Ampoule-pansement Ducatte (*fig.* 174, IV). — L'ampoule pleine de teinture d'iode iodurée à une de ses pointes effilées recouverte d'une mèche de lampe. On brise entre ses doigts d'abord la pointe cachée sous la mèche, puis l'autre opposée. La teinture d'iode descend dans la mèche qui s'imprègne et sert de pinceau. L'ampoule est enfermée dans un tube à essai en verre bouché au liège ou dans un étui carton, la mèche étant alors protégée par une enveloppe.

IODE EN PULVÉRISATION. — La teinture d'iode, par ce procédé, n'est plus employée en badigeonnage, mais en pulvérisation, donc pas d'interposition d'une matière organique qui peut être altérée par l'iode.

Ampoule éjective d'iode Bouty (*fig.* 174, V). — L'ampoule contient, outre le liquide à répandre sur la plaie, une petit volume d'air comprimé à deux atmosphères. Si on brise le tube à son extrémité d'un mouvement sec en le heurtant avec un corps dur quelconque, l'air comprimé pousse l'iode au dehors. Mais il faut avoir soin de *maintenir la pointe en bas* pour que l'air comprimé fasse pression sur le liquide, sinon l'air comprimé fuirait seul et l'iode resterait dans le flacon.

L'ampoule contient 2 centimètres cubes de teinture d'iode iodurée à 5 pour 100.

Iodo-jet Vicario (*fig.* 174, VI). — Dans ce procédé, on a remédié à l'obligation de tenir l'ampoule *la pointe en bas* qui, dans certains cas, peut être gênante. Il suffit de briser la tige au trait de lime pour avoir un jet d'iode éthéré que l'on dirige comme l'on veut.

RÈGLES POUR LE PANSEMENT DES PLAIES. — La plaie doit être badigeonnée :

1° Le *plus tôt possible* après la blessure ;

2° Sans frotter ni repasser plusieurs fois à la même place (*une seule couche*) ;

3° En pénétrant dans les anfractuosités, mais en évitant l'accumulation de l'iode dans les parties déclives ;

4° En passant sur la peau, au pourtour de la plaie, de façon à dépasser la partie qui sera couverte par le pansement formé uniquement de compresses *aseptiques et sèches* et appliqué *seulement après* que la teinture d'iode aura elle-même séché sur la plaie. La rapidité de la dessication sera hâtée par l'évaporation de l'alcool provoquée par une ventilation énergique.

CE QU'IL NE FAUT PAS FAIRE (1). — 1° Ne pas répéter l'application de teinture d'iode avant le deuxième jour, puis ensuite, avant le le cinquième, sous peine d'irritation assez pénible ;

2° Ne pas verser d'iode au voisinage de l'œil ou éviter tout au moins qu'il en tombe sur cet organe délicat ;

3° Eviter tout lavage préalable de la plaie, particulièrement avec des antiseptiques (eau oxygénée, sublimé), qui déterminerait des combinaisons chimiques dangereuses. Se borner à essuyer *à sec*, avec un linge aseptique, le sang et les souillures (débris de vêtement ou terre) ;

4° Pour la même raison, ne pas recouvrir la plaie enduite d'iode avec des compresses humides ou imprégnées d'un antiseptique, notamment de sublimé (formation d'iodate de mercure irritant) ;

5° Ne pas imbiber de teinture d'iode les compresses de pansement ;

6° Ne pas employer de teinture d'iode ancienne qui peut contenir de l'acide iodhydrique très caustique, ou conservée dans des flacons ouverts où l'alcool s'étant évaporée, la proportion d'iode est devenue trop forte et par suite irritante.

EMPLOI DANS LES MALADIES. — On a conseillé cette préparation soit pure, soit de préférence mélangée à quantité égale de glycérine, en badigeonnage dans les *affections de la gorge* (amygdalite, pharyngite, diphtérie amygdalienne, scarlatine) et de *la bouche* (stomatite).

On l'emploie aussi dans la fièvre typhoïde et la grippe à la dose de 15 à 25 gouttes à prendre dans du lait ou du vin de quinquina (Arnogan). Le but est d'accroître la phagocitose qu'active l'iode prise à l'intérieur, ainsi que le démontrent les résultats déjà obtenus par cette médication dans la scrofule.

EMPLOI DANS LES BRULURES. — La teinture d'iode est employée actuellement dans les brûlures : après un nettoyage rapide des souillures existant au pourtour de la plaie, badigeonner celui-ci largement, puis badigeonner légèrement la surface brûlée, ensuite appliquer de la tarlatane aseptique. V. à PARAFFINE.

Ionisation des cicatrices. — L'ionisation, c'est-à-dire la pénétration de médicaments dans l'organisme à travers la peau par le courant continu, a été employée avec succès, dans une très forte proportion de cas, par MM. Chiray et G. Bourguignon, chefs du centre neurologique de la X° région, pour détacher les cicatrices adhérentes simples ou compliquées de contractures des muscles (*fig.* 175-178).

Le médicament à introduire était l'iodure de potassium (solution à 1 pour 100 d'eau distillée). Ces médecins en imbibent des plaques de 6 centimètres sur 10, en zinc recouvert de feutre, constituant l'électrode négative et l'appliquent sur la cicatrice, tandis que l'électrode positive, imbibée d'eau pure, est mise en contact du membre blessé sur la face opposée à la cicatrice, de façon à mettre dans la zone d'action tout le trajet du projectile.

---

(1) D'après Landrieu, *Revue scientifique*, 1915.

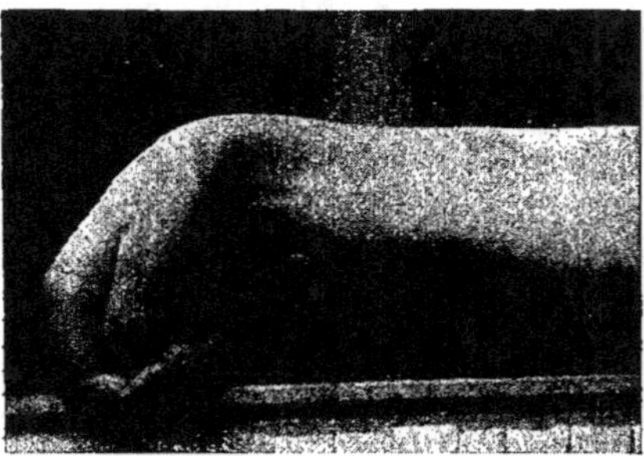

FIG. 175. — Contracture intense des fléchisseurs des doigts et des palmaires, suite de perforation du bras par balle ; écorniflure de l'os et cicatrice adhérente à l'entrée et à la sortie. Pas de lésion nerveuse.

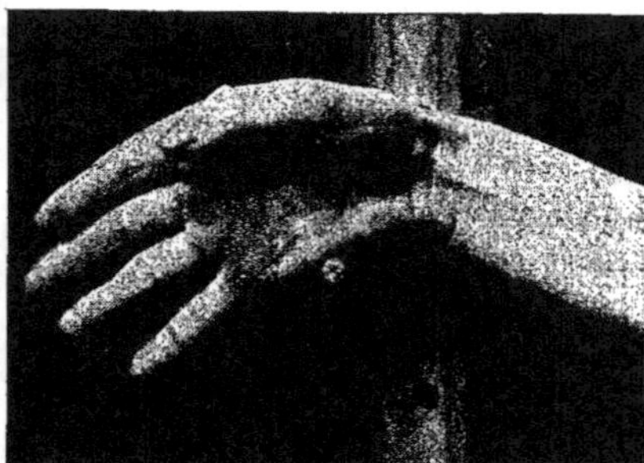

FIG. 176. — Guérison après trois mois par ionisation et mobilisation forcée.
(Collection des Drs Chiray et Bourguignon.)

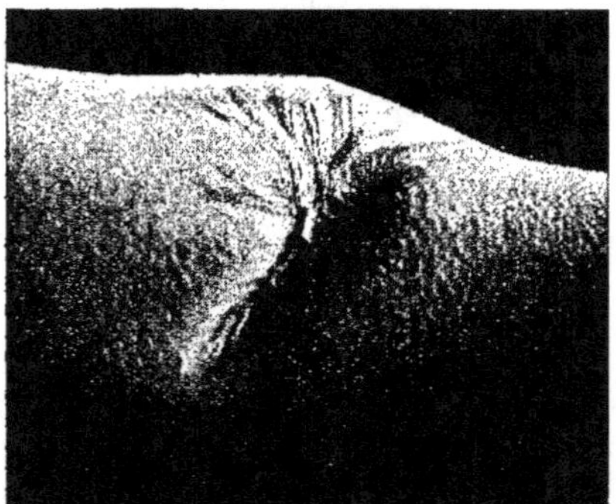

FIG. 177. — Cicatrice rétractile, douloureuse et indurée de la région antérieure de l'avant-bras. Blessure datant de 9 mois. Aspect de la cicatrice le 10 mars 1916, avant l'ionisation.

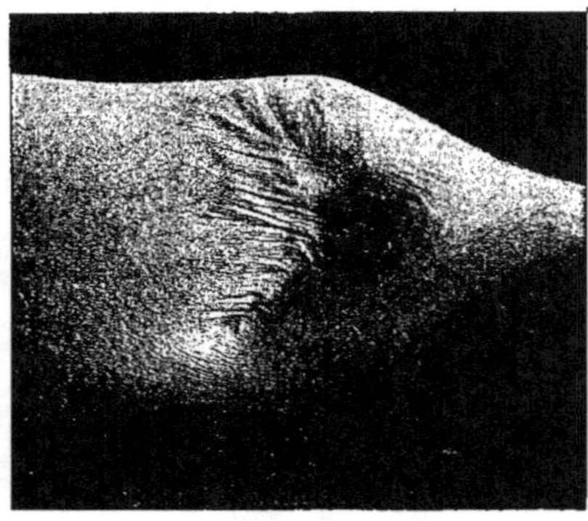

FIG. 178. — Même cicatrice après 5 mois de traitement. Le décollement est complet.
(Collection des Drs Chiray et Bourguignon.)

L'intensité du courant est en général de 10 milliampères ; il ne doit pas dépasser, pour que l'action soit favorable, une densité de 0,5 à 1 milliampère par centimètre carré d'électrode pendant une demi-heure. Le résultat est d'abord la pâleur de la cicatrice qui devient blanchâtre et tend à se confondre, au point de vue de la couleur, avec celle des régions voisines. Puis elle s'amincit, est moins dure, moins plissée et gaufrée. « Enfin, elle se décolle et la dépression qui existait à son niveau disparait d'une façon plus ou moins complète. La cicatrice glisse librement sur les plans profonds ; elle n'est plus entrainée par la contraction des muscles sous-jacents. En même temps, les cicatrices douloureuses cessent de l'être. Les mouvements que gênaient les adhérences s'améliorent rapidement. » Les fibres musculaires adhérentes étaient en voie de dégénérescence et, par suite, de contracture ; celle-ci cesse. Pour vaincre la contracture, les auteurs estiment qu'il est nécesaire, dans certains cas, d'ajouter à l'ionisation la mobilisation graduelle forcée. (*Presse médicale*, 1916.)

Invalidité. — V. RÉFORME.

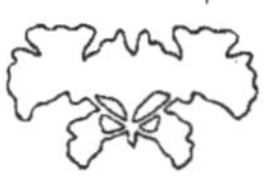

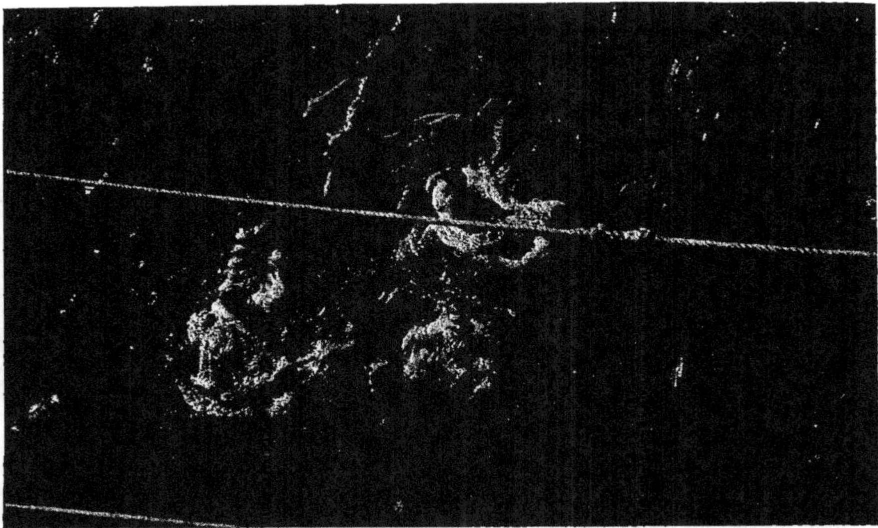

Service photographique de l'armée.

FIG. 179. — *BAIGNADE DE NOS SOLDATS EN MER, A CORFOU.*

Lavement goutte à goutte de Murphy. — Des appareils spéciaux existent dans le commerce (dispositif de Galante), mais il est facile d'y suppléer. M. E. Weill, dans la *Presse médicale* de juin 1915, conseille le dispositif suivant pour les lavements de ce genre dans la fièvre typhoïde : un bock, un tuyau de caoutchouc de 1ᵐ,50, garni d'un robinet sur lequel on applique une sonde de Nélaton en caoutchouc rouge nº 18 suffisent. On verse dans le bock un litre d'eau bouillie qu'on laisse ensuite refroidir à 40°. On y ajoute 50 gr. de sucre, à la fois diurétique et aliment. Cette solution isotonique est très bien supportée par les malades, qui ne s'aperçoivent de rien ; il est exceptionnel que le compte-gouttes provoque une évacuation fécale. Si une selle interrompt l'injection, le goutte à goutte est simplement retiré momentanément.

« Pour placer l'appareil (*fig.* 180), on le règle d'abord, de façon qu'accroché à 40 centimètres au-dessus du corps du malade, à un montant de bois ou à un balai fixé à la tête du lit, l'écoulement s'opère à raison de 60 à 100 gouttes par minute. Le réglage se fait par le robinet ; mais si celui-ci manquait, on pourrait le remplacer par une pince à forcipressure pinçant plus ou moins latéralement le tuyau de caoutchouc. En tous cas, une fois mis en place, le goutte à goutte doit être vidé en un temps variant entre 3 et 4 heures ; quelquefois même, il y a intérêt à obtenir un écoulement un peu plus lent.

La seule précaution à prendre est de s'assurer de temps en temps que le tube de caoutchouc qui passe au-dessus du membre inférieur du malade, puis entre ses cuisses, ne soit pas *coudé.* »

EMPLOI DANS LA FIÈVRE TYPHOÏDE. — M. E. Weill a constaté que le lavement goutte à goutte abaissait rapidement la fièvre, le pouls, rendait la langue humide augmentait les urines, diminuait la prostration.

EMPLOI DANS LE TÉTANOS. — Le procédé a donné d'excellents résultats dans le tétanos pour l'emploi des

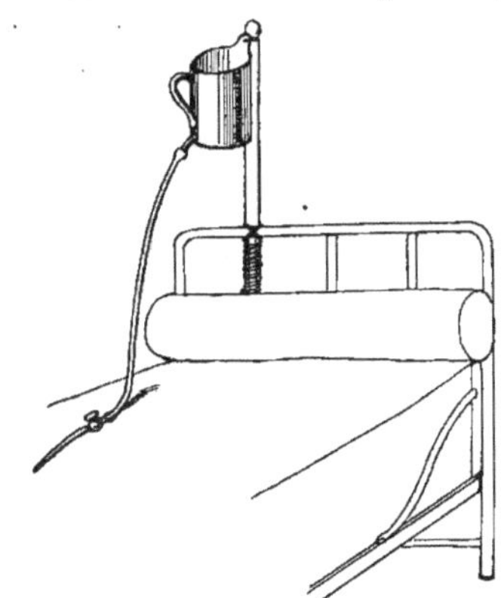

FIG. 180. — Le goutte à goutte.

hautes doses de chloral. Le malade est ainsi, d'une façon ininterrompue, sous l'action du médicament calmant. Le dispositif est le même que celui indiqué plus haut, mais la quantité de gouttes varie suivant la solution.

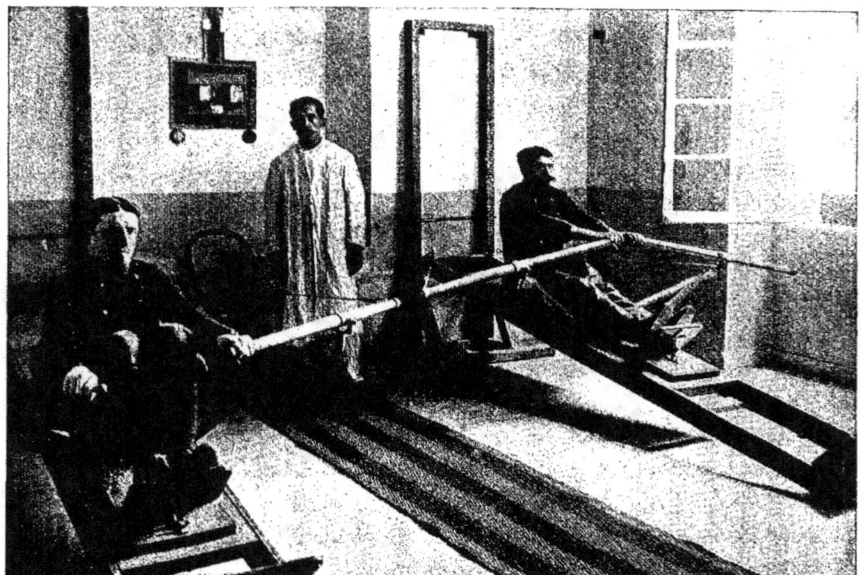

**Mâchoires** (Tableau XXIV et *fig.* 182, 183). — **Constriction des mâchoires et son traitement par la mobilisation méthodique.** — Avant de décrire la méthode employée pour traiter le trismus d'ordre traumatique ou suite de rhumatisme, il est à remarquer que les lésions articulaires ou périarticulaires jouent souvent un rôle considérable, malgré l'opinion des auteurs qui attribuent ce trismus presque uniquement à l'hypertonie, à la myotonie ou à l'acromyotonie. Beaucoup de personnes ayant une constriction des mâchoires accusent une douleur au niveau de leur articulation temporo-maxillaire. Pour s'en convaincre, il suffit d'exercer une pression digitale au niveau de la capsule et surtout au niveau du ligament latéral externe de cette articulation ; cette douleur est souvent unilatérale et se manifeste parfois spontanément. Ceci prouve que dans beaucoup de cas la constriction des mâchoires peut avoir comme cause des lésions articulaires ou périarticulaires. Il se peut que cette arthrite occasionne un trouble myotonique dans les muscles de la mastication, sous forme d'hypertonie ou d'hypotonie, ou bien une simple myosite ; en tous ces cas, l'articulation temporo-maxillaire se trouve atteinte d'une arthrite plus ou moins avancée, pouvant engendrer une ankylose. D'autre part, l'arthrite de l'articulation temporo-maxillaire peut être la conséquence soit d'un traumatisme avec cicatrice adhérente, soit d'une contracture des muscles masticateurs, masseters, temporaux ou même buccinateurs. Ces muscles présentent donc, ou une simple hypertonie, ou une myosite plus ou moins avancée.

L'étude de l'articulation de la mâchoire (*fig.* 182, 183) nous fournit le moyen d'établir la méthode de la mobilisation, que nous employons dans ce cas.

On sait que l'articulation temporo-maxillaire est formée d'un condyle ellipsoïde à direction oblique d'arrière en avant, et d'une cavité glénoïde temporale, 2 ou 3 fois plus grande que le volume du condyle maxillaire. La partie postérieure de la cavité, celle qui se trouve en arrière de la scissure de Glasser, est remplie d'un tissu cellulo-graisseux, et ne participe pas au jeu de l'articulation. Elle représente une cavité supplémentaire destinée à agrandir, ou même à remplacer entièrement, la cavité principale dans certaines circonstances. La partie antérieure est représentée par le condyle temporal, convexe d'avant en arrière et légèrement concave de dehors en dedans. Un ménisque fibro-cartilagineux biconcave, fixé aux extrémités interne et externe du condyle, suit les mouvements de ce dernier, lorsqu'il se déplace d'arrière en avant.

Physiologiquement, l'abaissement de la mâchoire s'accomplit par un double mouvement autour d'un axe, qui passe un peu au-dessus de l'orifice du canal dentaire. D'abord, le condyle avec le ménisque quitte la partie postérieure de la cavité glénoïdienne pour se porter vers la racine transverse du temporal ; ensuite le condyle abandonne le ménisque et continue son mouvement par glissement en approchant le bord antérieur de l'articulation. Ces deux mouvements s'exécutent rapidement, en faisant décrire au menton une courbe à concavité postéro-supérieure. Ce sont ces deux mouvements qu'il faut s'efforcer d'obtenir par la mobilisation.

Avant d'exécuter la mobilisation de la mâchoire, on prépare par le massage et l'air chaud les articulations

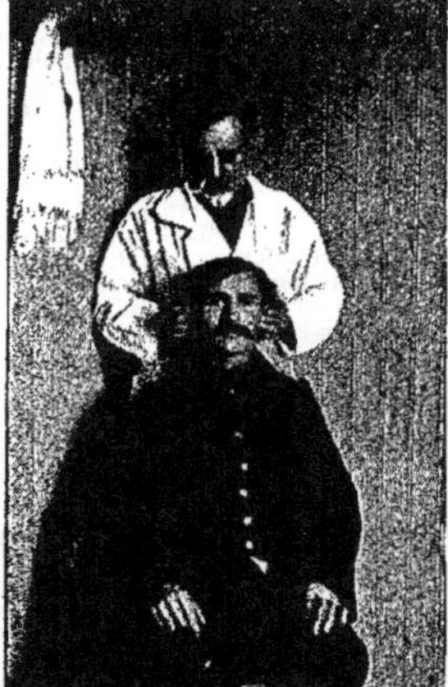

1. — Massage des articulations temporo-maxillaires et des muscles masseters.

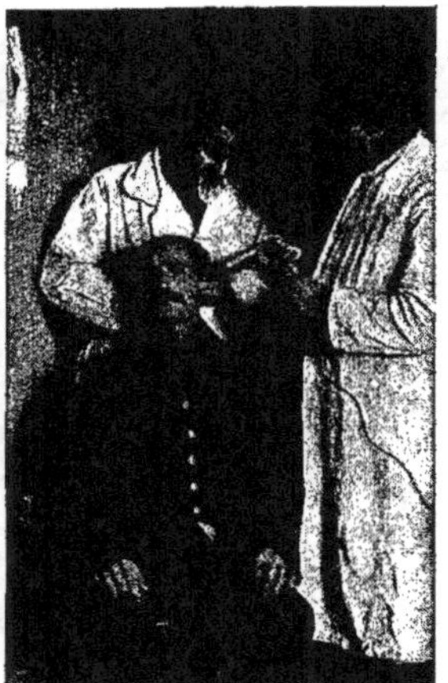

2. — Massage avec un courant d'air chaud des articulations temporo-maxillaires.

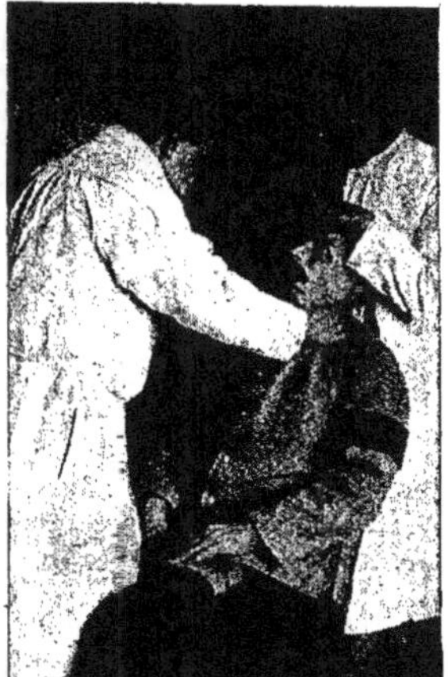

3. — Mobilisation manuelle de la mâchoire.

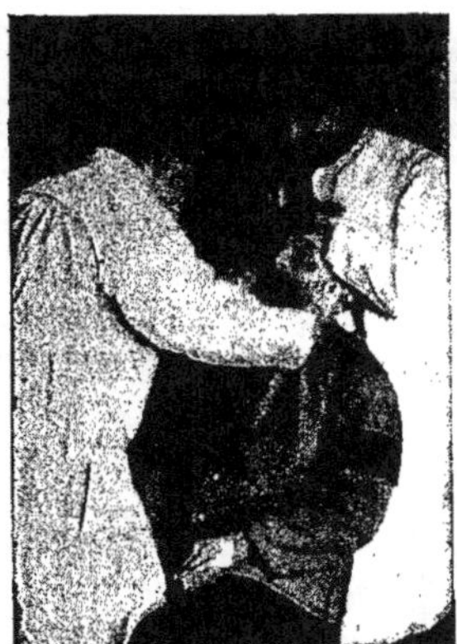

4. — Mobilisation de la mâchoire au moyen d'une règle ou d'un bâton.

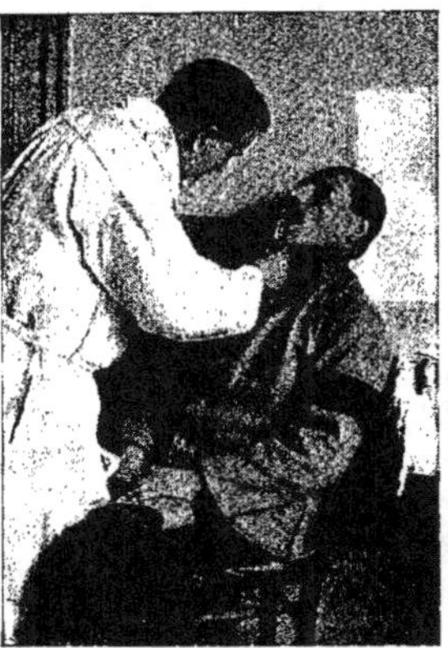

5. — Mensuration de l'ouverture de la bouche avec le pied à coulisse.

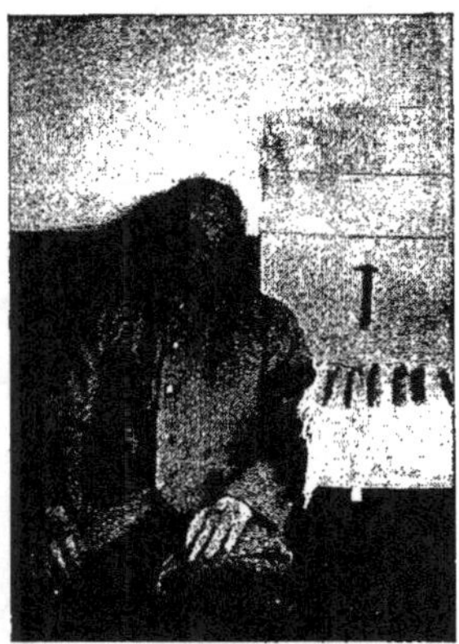

6. — Ouverture de la bouche après un mois de traitement.

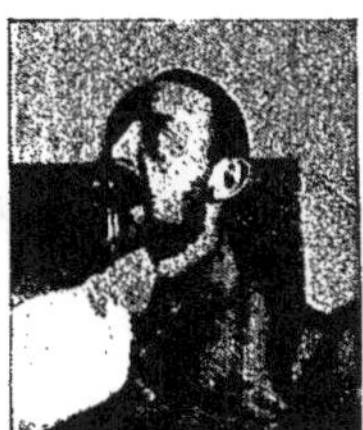

7. — Constriction de la mâchoire cicatricielle.

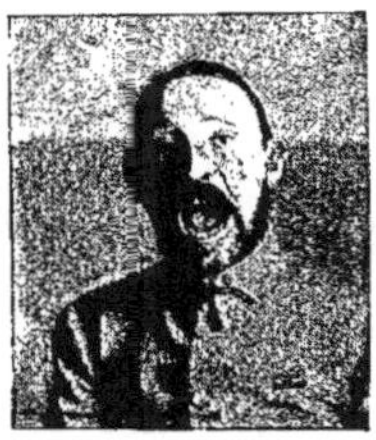

8. — Ouverture de la bouche après 1 mois 1/2 de traitement.

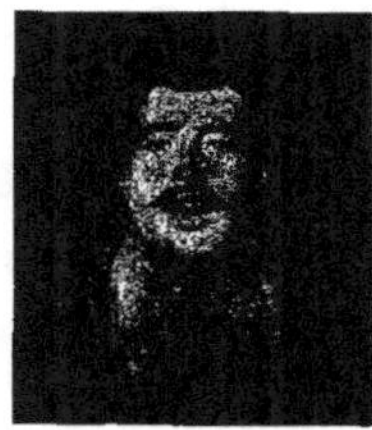

9. — Constriction de la mâchoire hypermyotonique.

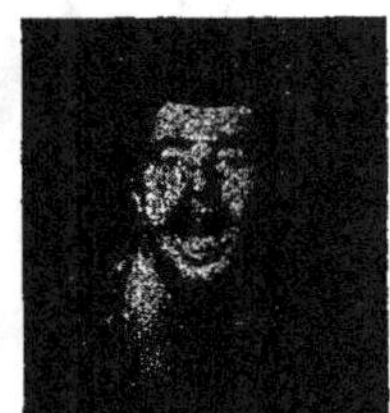

10. — Ouverture de la bouche après dix séances.

Traitement de la constriction des mâchoires, par le Dr Kouindjy.

temporo-maxillaires et les muscles participant à la mastication. Par des effleurages et des pressions superficielles et profondes, on masse les articulations, les masséters, les muscles mylo-hyoïdiens, les digastriques antérieurs et le peaucier. Un courant d'air chaud dirigé sur les deux articulations, accompagné de pressions profondes sur la capsule articulaire et son ligament antéro-externe, permet de décongestionner cette articulation et d'activer en même temps le dégagement des cicatrices adhérentes locales, si elles existent. Il faut insister davantage sur l'articulation du côté traumatisé puisque le plus souvent c'est elle qui est la plus atteinte. Ceci fait, on fixe la tête du patient par un aide placé derrière la chaise ; l'aide tient la tête du malade sur sa poitrine avec les deux mains posées sur le front. Cette disposition permet d'immobiliser la tête du blessé pendant la mobilisation. L'opérateur se place devant le blessé, pose sur le menton de ce dernier ses deux pouces ; les autres doigts se trouvent ainsi sur les côtés du cou du blessé. On ordonne au malade d'ouvrir sa bouche ; pendant ce temps on appuie sur le menton, en lui imprimant un mouvement de haut en bas. Au bout de la course, on lui recommande de fermer la bouche, les pouces restant fixés sur le menton, mais n'appuyant plus. Cette manœuvre doit être recommencée 4 ou 5 fois.

On procède ensuite aux mouvements latéraux du maxillaire inférieur, les deux mains sont placées de chaque côté du menton. Le blessé doit déplacer la mâchoire tantôt à droite, tantôt à gauche. D'abord, l'opérateur aide le malade à exécuter ces mouvements ; ensuite, il oppose aux mouvements latéraux exécutés par le malade une résistance plus ou moins grande, selon qu'il est besoin de fortifier l'un des groupes des muscles ptérogoïdiens.

Ainsi les mouvements d'abaissement et ceux de déplacement latéral sont destinés à mobiliser le condyle du maxillaire dans la partie postérieure de la cavité glénoïde : les premiers mouvements sont destinés à rapprocher de la racine transverse le condyle et son ménisque, les seconds le rendent mobile dans la cavité même. Mais, la mobilisation de l'articulation n'est pas encore terminée : il faut mobiliser le condyle dans son ménisque même. On y arrive par la manœuvre suivante : quand la mâchoire a été mobilisée par les manœuvres précédentes, on introduit entre les deux arcades dentaires une règle en bois ou un bâton, de différents diamètres. On saisit la règle ou le bâton de chaque côté de la mâchoire ; on exécute un mouvement de haut en bas en appuyant sur la règle et avec la même force des deux côtés. Ceci fait, on tire la règle et on ordonne au blessé de fermer la bouche. Pendant cette manœuvre on ramène la règle vers les incisives, afin de faire parcourir au maxillaire inférieur la plus grande courbe possible. On répète cette manœuvre plusieurs fois de suite, en intercalant de temps en temps quelques manipulations massothérapiques accompagnées d'air chaud, qui décongestionnent l'articulation du malade. Celui-ci accuse souvent une douleur dans l'articulation atteinte, quelquefois dans les deux articulations simultanément ; mais cette douleur disparaît toujours quelques instants après la mobilisation. On termine la séance par un effleurage général de la face et du cou.

L'effet de cette mobilisation est immédiat, et dans 90 pour 100 des cas l'ouverture de la bouche augmente, après la première séance, de 3 millimètres. Parfois même cette augmentation dépasse 6 à 7 millimètres.

Le traitement ne doit pas se prolonger au delà de 20 minutes et ne doit être fait qu'une fois par jour. Dans l'intervalle on recommande au patient de s'exercer à ouvrir la bouche plusieurs fois par jour, en introduisant entre les arcades dentaires soit un objet dur, soit les doigts ; mais il ne faut pas y placer un objet dur à demeure, car ce genre d'appareil a l'inconvénient de provoquer la défense musculaire des masticateurs et, par conséquent, d'augmenter l'hypertonie des muscles.

L'expérience montre que le malade perd d'une séance à l'autre une partie de l'écartement des arcades dentaires. La diminution est surtout prononcée le matin au réveil, c'est une preuve qu'il s'agit d'une arthrite de l'articulation temporo-maxillaire plutôt que d'une myotonie. Mais au fur et à mesure que les séances de mobilisation se succèdent, la constriction cède et la dilatation de la bouche devient de plus en plus grande, même le matin.

Le traitement ne doit durer qu'un mois en moyenne. En résumé, le procédé de mobilisation dans le traitement des constrictions de mâchoires consiste à imprimer au maxillaire inférieur les mouvements naturels, afin de mobiliser l'articulation temporo-maxillaire. Ces mouvements comprennent l'abaissement et l'élévation de la mâchoire et les deux mouvements latéraux. Les points d'appui pour exécuter la mobilisation du maxillaire inférieur sont : le menton pour les mouvements des pouces et les incisives pour les mouvements de la règle. Dans les deux cas, les mouvements imprimés doivent

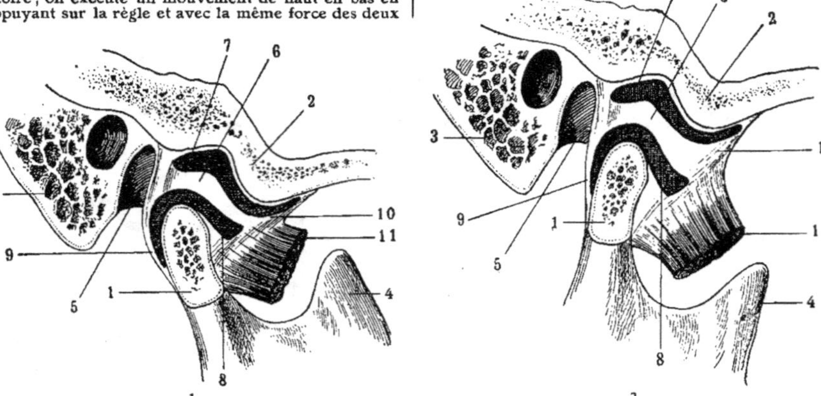

Position du condyle. 1, pendant la fermeture de la bouche ; 2, — pendant l'ouverture de la bouche.

FIG. 182, 183. — Coupe verticale et antéro-postérieure de l'articulation temporo-maxillaire (d'après Testut).

1. Condyle du maxillaire inférieur ; 2. Apophyse transverse ; 3. Apophyse mastoïde ; 4. Apophyse coronoïde ; 5. Partie supérieure de la scissure de Glasser ; 6. Ménisque interarticulaire ; 7. Synoviale supérieure ; 8. Synoviale inférieure ; 9. Partie postérieure de la capsule articulaire ; 10. Partie antérieure de cette capsule ; 11. Muscles ptérygoïdiens externes.

être exécutés d'une façon graduelle et par une force progressive. Les mensurations sont faites avec un pied à coulisse avant et après la séance. — KOUINDJY.

MAINS DE TRAVAIL. — La nécessité de rendre aux amputés un organe de préhension a stimulé l'ingéniosité : 1° des *médecins*, notamment de ceux chargés de l'organisation d'un service de prothèse ou d'écoles de rééducation des mutilés ; 2° des *directeurs techniques* et des contre-maîtres de ces écoles, lorsque surtout un atelier de prothèse a fait partie de ces utiles institutions, où l'on a eu la possibilité de surveiller chaque jour l'appropriation de l'appareil à la lésion et d'y apporter par suite toutes les corrections imposées, soit par la forme du moignon, soit par le genre de travail.

Dans une autre partie de ce livre (V. AMPUTÉS) nous avons donné l'opinion des auteurs qui sont partisans de la main unique ; nous donnons ici les arguments en faveur de la main variable suivant le genre de travail qui semble de plus en plus avoir la faveur des personnes s'occupant de la rééducation des mutilés. Nous donnerons ci-dessous, rédigée par les auteurs mêmes des inventions, la description des mains imaginées par notre confrère, le Dr Boureau, et de celles créées à l'école des mutilés de Montpellier, dont le directeur technique est M. Dronsart ; enfin nous montrerons quelques-unes des mains créées à l'école de Bordeaux. Des fabricants ne sont pas non plus restés inactifs, mais nous nous bornons à placer ici, sous les yeux du lecteur, les inventions mises généreusement dans le domaine public.

Un prix pour la meilleure prothèse de la main. — La *Société nationale de chirurgie de Paris*, 12, rue de Seine, a reçu d'un généreux anonyme un don de 50 000 francs qui devra être employé à récompenser « l'auteur de l'appareil de prothèse suppléant le mieux à la perte de la main. Les constructeurs des nations alliées et neutres peuvent seuls concourir. Ils devront présenter à la Société des mutilés se servant des appareils depuis six mois au moins. La Société de chirurgie expérimentera les appareils sur des mutilés pendant le temps qu'elle jugera nécessaire pour apprécier leurs qualités. L'appareil récompensé restera la propriété de son auteur. Le concours sera clos deux ans après la fin des hostilités ».

La commission désignée par la Société de chirurgie et composée de MM. Faure, Kirmisson, Quénu, Rieffel et Rochard, s'empresse de porter à la connaissance du public ces conditions du concours telles que le donateur les a formulées, et prie toutes les personnes qui désirent prendre part au concours d'adresser leurs travaux et leurs appareils à M. le secrétaire général.

I. Mains de travail du Dr Boureau pour les amputés (1). — L'utilisation ouvrière des manchots, étant donné le nombre considérable des amputations de bras ou d'avant-bras, est un problème social dont la solution devient urgente.

Les travaux qui n'exigent qu'un bras sont rares, et quand nous aurons garni de ces malheureux mutilés nos squares et nos musées, voire même nos bureaux, il restera encore beaucoup d'inutilisés qui ne gagneront qu'un maigre salaire.

Et cependant tous ces invalides représentent une valeur, ils possèdent encore une capacité de travail notable qu'il s'agit de révéler en leur offrant non pas la main de parade gantée et inutile, mais de vraies *mains de travail* capables de combler leur déficit et adaptées soit à leur ancienne profession, soit à une nouvelle.

Quelles fonctions doivent remplir ces mains de suppléance ? il est nécessaire de les connaître pour les adapter à leurs exigences.

Dans la vie courante et dans le cours de nos travaux

notre main droite joue le premier rôle. A part quelques exceptions nous sommes tous droitiers, c'est-à-dire que nous accomplissons avec notre main droite les mouvements délicats, les travaux de précision. Notre main gauche soutient l'objet en travail, le maintient, le présente sous ses diverses faces, mais elle n'est en résumé que l'humble servante de notre droite.

Plus le travail est difficile, plus il doit être précis, plus s'accentue la prépondérance de la main droite ; un bijoutier n'utilise sa main gauche que comme organe de support, tandis qu'un manœuvre, pour pousser ou tirer, se servira indifféremment de l'une ou de l'autre.

Que cette supériorité de la main droite sur la gauche soit héréditaire ou résulte de notre éducation, elle n'est pas absolue, les fonctions de nos mains peuvent être inversées, notre main gauche peut, grâce à une véritable rééducation, remplir le rôle d'une main droite.

Nous avons tous sous les yeux des amputés qui, privés du bras droit, en quelques semaines, sont parvenus à écrire de leur main gauche (V. à ÉCRITURE*), à plus forte raison pourront-ils manier de cette main leur marteau, etc...

Si nous nous trouvons en présence d'un amputé du bras droit, comme il est évident que, si parfait que soit l'appareil prothétique, il ne vaudra jamais un membre sain, la simple logique nous engage à rééduquer, en vue de donner les fonctions de la main droite, le membre gauche et à placer du côté amputé un appareil faisant fonction de main gauche.

Cette inversion nécessaire constitue une loi de prothèse qui semble tellement évidente qu'on la prendrait pour une « vérité de la Palice ». Elle est observée par les amputés instinctivement. Sous l'empire de la nécessité ils font vite remplir à leur bras gauche les fonctions que remplissait leur main droite. Cette rééducation commence le premier jour où convalescents ils s'essaient plus ou moins adroitement à manger leur soupe en tenant leur cuillère de la main gauche.

On peut la formuler ainsi : *au point de vue prothétique tout manchot doit être considéré comme privé de la main gauche.*

Il était cependant, malgré son aspect incontestable, nécessaire d'énoncer cette loi, car, pour le travail, elle a été et est encore constamment violée.

J'ai sous les yeux quantité de photographies où on voit un amputé de droite manœuvrant un marteau, une lime, un rabot, etc... fixés dans une main artificielle ; alors qu'il était plus rationnel de faire par rééducation manœuvrer ces outils par le membre restant, l'appareil prothétique bornant son rôle au maintien de la pièce en travail.

Ce problème, résolu du côté de l'ouvrier, doit l'être également du côté de la profession, et ce qui précède permet d'énoncer cette deuxième loi de prothèse :

Pour permettre à un amputé l'exercice d'une profession donnée il faut d'abord déterminer les fonctions de la main gauche pendant le cours du travail de cette profession et munir le blessé d'un appareil suppléant exclusivement ces fonctions.

Cette étude doit se faire sur un ouvrier valide. Il faut noter soigneusement les mouvements du bras droit et inscrire parallèlement en regard les différentes positions de la main gauche pendant les mêmes périodes.

Discernant ainsi soigneusement les différentes phases du travail vous obtenez en série toutes les exigences imposées à la main gauche.

Parfois le même mouvement, la même attitude reviennent continuellement. La suppléance, dans ce cas, sera facile. Chez un de nos blessés, toupeur de cuir sur modèles, la main gauche n'avait qu'une seule fonction professionnelle ; elle maintenait le modèle sur le cuir à couper, mais devait être très fixe et son articulation avec le poignet excessivement mobile. Une simple plaquette avec tige centrale montée sur rotule a suffi pour lui rendre son ancienne habileté. Il gagne maintenant 5 francs par jour.

Dans un travail antérieur (1) j'ai donné deux exem-

---

(1) Ces appareils ont été présentés par M. le prof. Kirmisson à la Société de chirurgie dans la séance du 22 septembre 1915, et par M. le prof. Ombredanne dans la séance du 16 février 1916. — Ils ne sont ni *brevetés*, ni *déposés*, on peut donc les reproduire.

(1) *Paris Médical*, 27 mai 1916.

ples de cette méthode de démonstration des mouvements. Je les reproduis ici.

Diverses positions qu'occupent les mains d'un mécanicien pendant son travail :

Sciage de métaux.

MAIN GAUCHE.	MAIN DROITE.
La main gauche maintient l'objet solidement appuyé ou fixé dans un étau.	La main droite manie le manche de la scie.

Limage d'une pièce.

La gauche appuie sur la lime et suit le mouvement imprimé par la droite.	La droite tient le manche de la lime.

Forage de pièces.

La gauche maintient solidement la poignée fixe du porte-foret.	Avec un porte-foret libre à main, la droite manie la manivelle.
La gauche maintient l'objet.	Avec une foreuse fixée sur l'établi la droite manie le volant.

Travail au tour.

La gauche aide à mettre l'objet au tour en le présentant aux cônes qui le fixent.	La droite manie le burin, le ciseau.

Filière.

	La droite seule peut manier la filière.

Serrage d'écrous.

La gauche maintient le contre-écrou.	La droite manie la clef

Travail au marteau.

La gauche maintient les objets, appuie sur la tête des rivets.	La droite manie le marteau aplatit les rivets.

Travail de forge.

La gauche tient les pinces à forger.	La droite manie le marteau.

Repassage. Affûtage à la meule.

	La droite présente l'outil à la meule. Le pied manœuvre la pédale.

Ce tableau permet de constater que le travail de la main gauche se borne, la plupart du temps, à maintenir l'objet en travail ou à fixer solidement une poignée.

L'appareil prothétique devra remplacer ces exigences.

Diverses positions qu'occupent les mains d'un photographe pendant son travail :

MAIN GAUCHE.	MAIN DROITE.
La main soutient l'appareil.	La main déplace l'appareil d'atelier; le règle à l'aide de la manette, charge les châssis.
La main appuie sur l'appareil.	La main règle la lumière, tire sur les cordons du rideau.
La main tire sur les cordons.	La main visse l'appareil de plein air sur le pied.
La main maintient le pied.	Développement des plaques.
La main n'a qu'un rôle secondaire peu important.	
Aucun mouvement spécial.	Tirage du cliché.
Maintien du cliché à hauteur de l'œil ou sur le pupitre.	Retouche, examen du cliché.
Maintien solide du calibre.	Calibrage du papier.
	Collage.

La lecture du tableau permet de constater qu'il est nécessaire de suppléer la main gauche dans trois fonctions importantes.

La traction du rideau d'éclairage : les crochets de la main de facteur rempliront cet office (Voir plus loin la description de cette main et des suivantes.)

Le maintien du pied d'atelier et du pied d'appareil de plein air pendant que la droite le visse : les mâchoires de la clef de mécanicien permettront d'exécuter la manœuvre.

Le maintien du cliché pendant son examen et sa retouche se fera à l'aide du ressort de la main de facteur, quitte à garnir ce ressort d'une enveloppe en caoutchouc. En tout cas, la main de facteur, pouvant s'adapter à cette fonction, devra présenter pour le ressort une surface d'appui très plane, rectiligne, pour ne pas briser le cliché par pression : obligation facile à remplir par le constructeur.

Le calibrage des papiers, des cartons se fera avec le type n° 5, main de coupeur de cuir.

En résumé, l'appareillage du photographe comprendra le type n° 3, le type n° 4 et le type n° 9.

D'ailleurs, comme l'a fait observer M. le professeur Tuffier (1) : « La prothèse d'un membre supérieur consiste à doter le membre artificiel d'un mécanisme extrêmement simple, souvent rudimentaire mais adapté exactement aux mouvements complémentaires dont il a besoin et qui n'a aucun rapport avec la forme d'un bras ou d'une main anatomique. »

L'appareil de complément sera toujours une main gauche, un auxiliaire du membre restant. Cette méthode m'a amené à créer une série d'appareils adaptés aux nécessités de plusieurs professions.

Dans le modeste centre de rééducation de Tours que, de concert avec un groupe de gens dévoués et grâce aux libéralités des Tourangeaux, nous avons pu greffer sur l'œuvre d'assistance aux convalescents, nous avons pu ainsi équiper un certain nombre d'amputés qui ont repris leur travail antérieur ou une profession nouvelle et gagnent leur vie.

Sans l'avoir prévu au début, mais simplement parce que nous n'avions successivement qu'un mutilé à outiller, j'ai été amené à imaginer d'abord un outil pour une profession, puis pour un mouvement, et graduellement à munir le même ouvrier de plusieurs outils s'il le fallait.

Tout en cherchant l'outil d'une profession donnée, on a parfois d'agréables surprises qui s'expliquent par le rôle subalterne que remplit la main gauche. L'observation permet de constater que des professions en apparence très dissemblables relèvent parfois du même instrument. C'est ainsi que l'appareil destiné au facteur peut servir à un employé de commerce, à un relieur ou à un photographe, de même que la main de vigneron peut servir à un jardinier, à un horticulteur. Et graduellement nous sommes arrivés à cette conclusion qu'on devait abandonner définitivement l'idée d'un instrument de prothèse universel apte à tout.

Pour une profession donnée les exigences du travail sont très variées. Un cultivateur laboure, resserre un écrou de sa charrue ; le lendemain, il conduit ses chevaux ou va tailler sa vigne. Comment voulez-vous adapter un appareil unique au manche de la charrue, à l'écrou, aux guides et en faire un organe de préhension pour les sarments de vigne ?

L'amputé professionnel a forcément des occupations variées.

Comment un appareil unique permettra-t-il à un facteur de distribuer des lettres le matin et, le soir, de bêcher son jardin ?

Il faut, de gré ou de force, arriver à *la multiplicité des outils*, troisième loi de prothèse.

La spécialisation de l'outil est poussée très loin dans l'industrie, pourquoi la prothèse d'un membre serait-elle affranchie de cette nécessité ? Pourquoi chercher l'appareil universel quand il est plus simple d'adapter à une profession donnée l'outil qui lui convient, de lui en offrir même plusieurs si cela est nécessaire ?

L'expérience m'a convaincu qu'il valait mieux suppléer convenablement une seule fonction que de chercher par un seul appareil à en remplir plusieurs médiocrement. Quel inconvénient y a-t-il à munir un ouvrier de plusieurs outils ? Sa main droite en exige déjà plusieurs. La collection sera un peu plus nombreuse, elle comprendra en plus les outils de sa main gauche ; la perte de temps à chaque changement sera minime. Quant à la dépense, elle ne compte pas. Que

(1) Prof. TUFFIER, *Les Amputés et les bras artificiels* (« The New York Herald », 30 mars 1916).

pèsent 50 ou 60 francs quand il s'agit de réadapter au travail pour la vie un agriculteur, un jardinier ?...

Toutes les pinces les plus variées dont on a muni les bras artificiels ont de la valeur, elles peuvent toutes suppléer la main gauche mais seulement pour un ou plusieurs mouvements donnés ; elles deviennent insuffisantes quand vous voulez en faire un outil universel.

Quel service peut rendre une pince qui se manœuvre avec un pas de vis pour soulever une brouette, un panier, déplacer un objet, quand un simple crochet remplira cet office beaucoup plus rapidement ? J'ai abandonné toute recherche d'un type d'outil unique et j'ai vu avec plaisir le centre de rééducation de Lyon adopter ces idées et entrer résolument dans la recherche des outils multiples.

Mains gauches de travail. — Pour faciliter leur description j'ai donné à chaque type le nom de la profession dont il doit être l'élément principal de prothèse, mais il est clair que le même type peut servir à beaucoup d'autres professions.

Ces appareils ne sont ni brevetés ni déposés, on peut les reproduire ; j'ai mis à la disposition de beaucoup de centres qui me les avaient demandés les bleus de construction ; à Paris, M. Bouisseren, orthopédiste, les fabrique sur mes indications.

1. Main de terrassier (Type I, *fig.* 184). — La main gauche d'un terrassier qui manie le pic ou la pelle s'associe à l'effort de la main droite pour soulever l'instrument et en second lieu le maintenir.

La première fonction sera chez un amputé toujours insuffisante, mais la seconde peut être parfaitement suppléée.

Si vous obtenez le maintien de l'instrument, vous aurez un terrassier moins robuste, mais aussi adroit. Un simple anneau fermé, tel que le donne actuellement l'État, maintient très bien l'outil dans son axe. Malheureusement d'autres nécessités s'imposent. L'outil exige des déplacements dans tous les sens, aussi bien en hauteur qu'en largeur. Chez un homme normal, le poignet s'en charge, mais chez un amputé, travaillant avec un anneau fixe, ces écarts sont impossibles ou très difficiles.

En outre, l'outil supporte des chocs dus aux aspérités du sol, des à-coups, des oscillations qui toutes retentiront dans le bras de l'amputé, qui ne possède plus l'admirable élasticité de notre poignet.

L'orientation fixe de l'anneau ordinaire exige que l'adaptation aux diverses positions que doit prendre l'ouvrier, se fasse à l'aide du tronc et non par le bras.

Un mutilé qui bêche avec un anneau fixe doit s'incliner pour enfoncer la pelle dans le sol, se relever pour soulever la terre, se mettre de côté pour la rejeter, autant de mouvements et de contractions musculaires inutiles, fatigants.

Pour supprimer cette longue série d'inconvénients, j'ai songé à donner à l'anneau la mobilité du poignet : oscillation dans le sens antéro-postérieur et rotation dans le sens latéral des mouvements de pronation et de supination.

Pour cela, je l'ai suspendu à une fourche par les extrémités d'un de ses diamètres et j'ai rendu cette fourche elle-même mobile sur son axe. Un crochet fixé à l'extrémité suit tous les mouvements de l'anneau et peut avancer ou reculer dans la circonférence au moyen d'un pas de vis.

On obtient de la sorte les mouvements de circumduction du poignet sur une très grande étendue aussi bien pour l'anneau que pour le crochet.

Les deux pièces ont une ouverture qui peut recevoir très librement tous les manches d'outils ordinaires : pelles, fourches, charrues, brouettes.

Le crochet permet de fixer l'outil par pression dans l'ouverture de l'anneau. Mais, fait intéressant, qu'on constate en observant un ouvrier armé de l'instrument, ce n'est que rarement qu'il utilise la vis de serrage. Il préfère laisser sa pelle ou son râteau jouer très librement dans l'anneau. Il évite encore mieux les secousses, il avance ou recule le manche avec une très grande aisance, il opère comme l'ouvrier normal qui, en ratissant, serre la main droite sur le manche, tandis que la main gauche, transformée en anneau large, le laisse glisser entre les doigts à demi fléchis.

Les services que rend l'oscillation latérale sont très importants pour les mouvements de côté ; ils permettent de rejeter latéralement dans la brouette la pelletée de terre soulevée, de verser la brouette, et de charger du fumier. Pour le laboureur, ils sont indispensables. Ce sont ces oscillations qui lui permettent de recevoir les déplacements en hauteur ou latéraux que les mottes, les pierres ou les racines impriment à la charrue.

L'automne dernier, un amputé armé de l'anneau oscillant a pu, dans une ferme importante, charger les fumiers, les épandre, labourer les champs et les ensemencer.

Labour à traction animale à l'aide de la main de terrassier (anneau oscillant). — Quand il s'agit de mettre au service d'un amputé de bras un instrument agricole mis en marche par une puissance autre que la sienne, animal ou moteur, l'appareil de prothèse qui le conduit ne peut être fixé sur l'instrument. *Le blessé ne peut être lié à l'attelage ou au moteur.*

A tous moments il peut ne plus en être maître. Il peut faire une chute. Il doit pouvoir se dégager rapidement, involontairement.

Cette condition essentielle du maniement de tout instrument à force indépendante est capitale, elle doit toujours être présente à l'esprit.

Elle condamne sans retour tous les appareils de préhension, toutes les pinces qui ne peuvent se maintenir et saisir le manche d'un levier ou une poignée sans le secours d'une vis ou un écrou de pression.

Je n'ai trouvé jusqu'ici que l'*anneau oscillant* qui puisse maintenir les mancherons d'une charrue sans être fixé sur eux. Son grand diamètre de 5 centimètres et demi lui permet, en cas de chute du laboureur ou de mouvement brusque de l'attelage, de se dégager très facilement ; il tient très bien par appui en haut et en bas. Son crochet à vis, quand on laboure, est amené à fond et ne fait aucune saillie dans son ouverture. Ses articulations obéissent à tous les déplacements du manche, quelle que soit leur amplitude. J'ai réadapté au labour, avec lui, un certain nombre d'amputés (1).

2. Main de vigneron (Type II, *fig.* 185). — Les travaux les plus importants de cette profession sont la taille et l'ébourgeonnement. Tandis que la main droite manie l'instrument coupant, serpette ou sécateur, la main gauche joue un rôle de dissociation et de préhension des rameaux.

J'ai songé à utiliser un ressort courbé s'ouvrant par la simple pression sur l'objet qu'on lui présente. Il suffit de pousser la main sur la branche pour la voir forcer le ressort, s'engager sur le plateau et se trouver solidement maintenue pendant que la serpette la coupe.

Cette fonction cependant était insuffisante : il est des sarments de vigne qui doivent être tirés, d'autres poussés.

Seul un crochet pouvait accomplir ces efforts de traction ou de propulsion.

J'ai emprunté, pour remplir ce but, à Gripouilleau, la série de crochets qu'il fixait sur une tige rigide (*fig.* 186).

« Ces crochets sont comme autant de doigts immobiles, à moitié fléchis, et qui, en s'écartant, permettent de saisir et de serrer les branches à tailler, quelle que soit leur grosseur. » (A. Gripouilleau : *le Bras artificiel du travailleur*, 1873.)

Ils ont du reste un autre avantage que le même auteur met très justement en valeur : « L'ouvrier engage la branche dans le crochet, la maintient solidement en lui imprimant un mouvement de levier, et la coupe de sa main valide. »

C'est ainsi qu'il agit entre les mains du serrurier la griffe à dégauchir.

En courbant la tige qui porte les crochets et en offrant une plaque de contact pour mon premier ressort, j'ai laissé un espace vide important qui a sa valeur. Il

____

(1) *La Vie agricole et rurale*, 2 décembre 1916

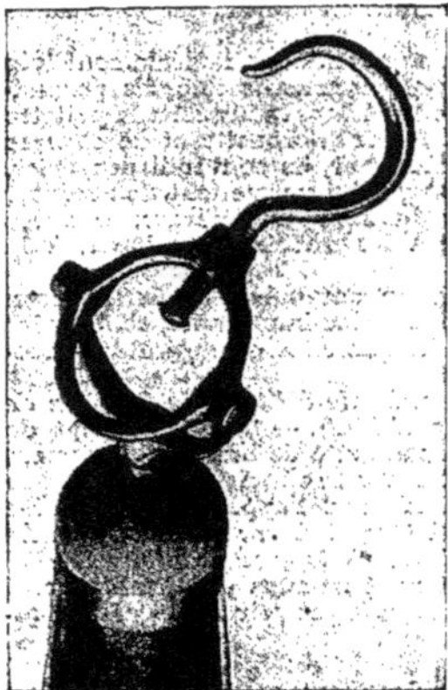

FIG. 184. — Type I : Main de terrassier : anneau-crochet oscillant.

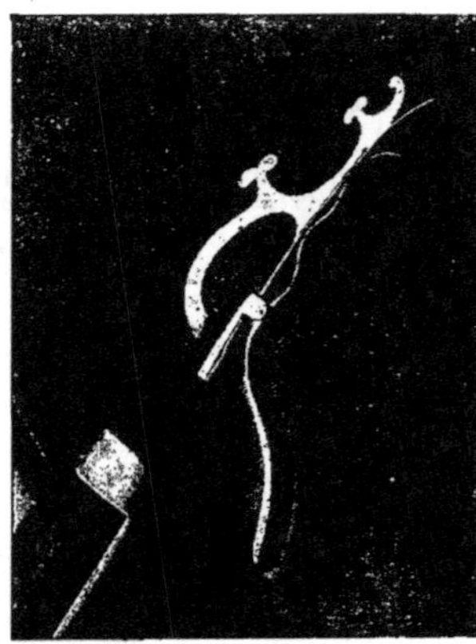

FIG. 185. — Type II : Main de vigneron.

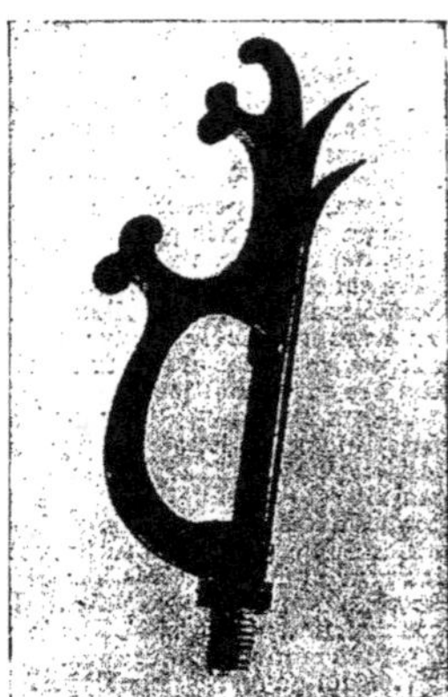

FIG. 187. — Type III : Main de facteur.

permet au vigneron de planter ses échalas. L'extrémité du bois placée dans cet espace et coincée en basculant la main est très solidement maintenue pendant que la main droite, armée du maillet, l'enfonce dans le sol.

La préparation des greffes est une des occupations d'hiver de nos vignerons. La main gauche joue dans cette opération un rôle important. Pour la suppléer, j'ai ajouté à la main, sur le ressort, un levier de forme ondulée, maintenu en pression constante par un ressort. La tige se prolonge sur l'avant-bras, de façon qu'une pression sur le genou, quand on est assis, ou sur le thorax, quand on est debout, le fait ouvrir.

L'ouvrier place sa greffe ou son greffon dans une des ondulations du levier. Elle est maintenue assez solidement pour lui permettre les opérations de la greffe en atelier.

Ce levier permettra au jardinier de préparer les boutures. Le ressort placé à la base du levier est facilement démontable. Suivant la nature des travaux à accomplir, cette lame peut être plus ou moins dure. Quand il s'agira de boutures, une lame molle ne contusionnera pas les tiges de fleurs. Pour maintenir solidement une greffe d'arbuste, on mettra une lame plus robuste.

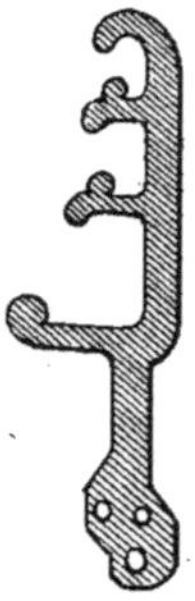

Dernièrement un ouvrier horticulteur, pendant son travail, m'indiquait involontairement une modification à faire à mes premiers appareils. Plaçant une bouture dans le levier, il dévissait légèrement sa main, la faisait pivoter de 90° et de cette façon il présentait à sa serpette l'autre extrémité de la bouture et la travaillait. Il y aurait donc utilité à rendre mobile sur son axe cette main de vigneron de la même façon que l'anneau-crochet, quitte à la bloquer, quand on le désire, par un collier de serrage analogue à celui décrit plus loin pour la main de mécanicien.

3 *Main de facteur* (Type III, *fig.* 187). — Le facteur trie ses lettres, les classe.

Sa main gauche tient chaque paquet en l'isolant du lot précédent. Il est nécessaire qu'elle puisse rendre ce rôle auxiliaire de la main droite.

Deux ressorts montés sur la tige courbe de la main précédente isolent et maintiennent deux paquets différents ; on pourrait même en installer un troisième.

Les crochets de la tige serviront à porter un paquet, à exercer des mouvements de traction ou de propulsion.

Cette main artificielle permettra de ficeler un paquet, fonction fréquente des employés de commerce. Pour cela, engager le bout de la ficelle dans le ressort à pression constante et l'enrouler autour du plus petit crochet. La main droite tenant l'autre extrémité, on entoure le paquet, on croise le lien et on termine en faisant de la main droite une série de nœuds autour de la main gauche tenant le fil en l'air.

Qu'on veuille bien observer que, dans cette main, le ressort principal et la surface de la tige sur laquelle il s'appuie doivent être absolument rectilignes. Cette disposition permet aux photographes de l'utiliser pour examiner ou retoucher leurs clichés. Ils peuvent glisser dans le ressort ainsi disposé une plaque photographique sans crainte que la courbure de la surface d'appui ne la brise. Il est très facile d'adapter la vigueur du ressort à la profession à laquelle on destine cette main ; il suffit de dévisser la vis qui la maintient à sa base pour substituer une autre lame.

4. *Main de canneur de chaises* (Type IV, *fig.* 188). — Ces ouvriers utilisent, pour passer le cannage, des aiguilles plates, aussi longues qu'un des diamètres du siège à canner. L'aiguille doit passer tantôt sous la trame, tantôt dessus. L'index de la main droite facilite ce trajet, pendant que la main gauche tient solidement l'aiguille et la pousse. C'est à peu près la seule fonction importante.

Il a été nécessaire de donner aux mors de la pince qui maintiendront l'aiguille une forme parallèle à l'axe de cette aiguille : perpendiculaires, ils ne l'auraient maintenue que sur une trop petite longueur. En outre, la pince doit être à pression constante pour maintenir l'aiguille pendant que la main la bloque par la vis placée sur le dessus.

Il serait possible, tout en se conformant aux mêmes indications, de remplacer la vis de calage, qui demande un certain temps à bloquer, par un levier à excentrique fonctionnant plus rapidement.

Je ferai faire un nouveau modèle de ce genre.

Arrivé au bout de sa course, l'ouvrier dégage le fil du chas et le tire. Mais il peut, s'il veut, confier ce soin à la pince, en engageant le fil dans ses mors.

5. *Main de coupeur de cuir* (Type V, *fig.* 189). — La main gauche n'a qu'une fonction : maintenir le modèle sur le cuir à couper, mais elle doit la remplir avec une mobilité parfaite pour permettre à la main droite de suivre sur tous les côtés le tracé du dessin.

FIG. 186.
Crochet de
Gripouilleau.

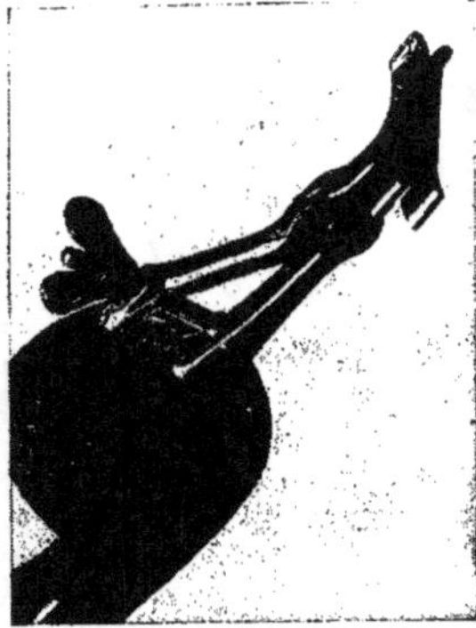

FIG. 188. — Type IV : Main
de canneur de chaises.

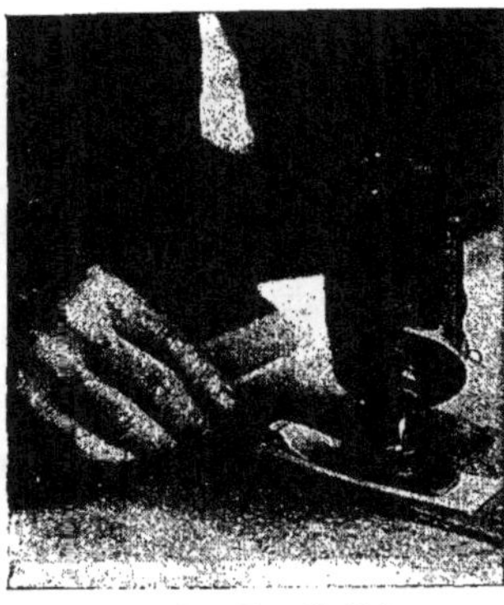

FIG. 189. — Type V : Main
de coupeur de cuir.

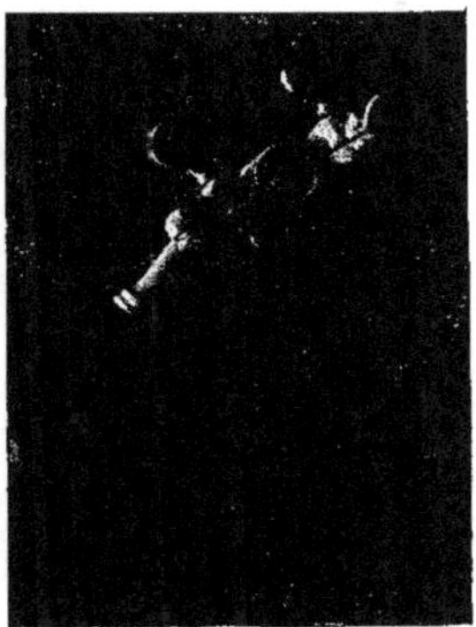

FIG. 190. — Type VI : Main
de soudeur.

La main se compose d'un plateau strié monté sur une rotule. Le pivotement se fait dans tous les sens.

Le premier ouvrier pour qui j'ai fait construire cette main gagnait dès les premiers temps 5 francs par jour.

Cette main rendra de précieux services aux dessinateurs pour maintenir leurs feuilles, aux photographes pour maintenir leurs calibres, aux relieurs pour appuyer leurs feuillets.

6. *Main de soudeur* (Type VI, *fig.* 190). — Ce type est d'un usage restreint, mais indispensable pour les soudeurs de boites de conserves, de bidons, les ferblantiers, les plombiers.

On ne peut souder d'une seule main. La gauche doit maintenir le bâton de soudure et l'orienter dans toutes les directions.

L'ouvrier glisse la soudure dans le tube fendu, le bloque avec la vis, l'oriente comme il le désire grâce à la rotule, et le fixe dans la position désirée par un tour de vis.

7. *Main d'ouvrier d'usine* (Type VII, *fig.* 191). — L'usine, avec sa machinerie compliquée, exige parfois de l'ouvrier un travail important de la main gauche pendant que la droite surveille les parties délicates du métier.

La main gauche manie les leviers de mise en marche, les freins. La main que je propose s'adapte à des leviers de différents diamètres et les maintient solidement. Elle est d'un em-

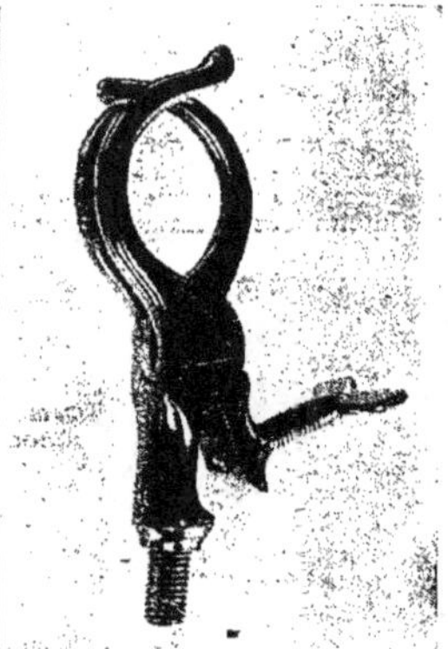

FIG. 191. — Type VII : Main
d'ouvrier d'usine.

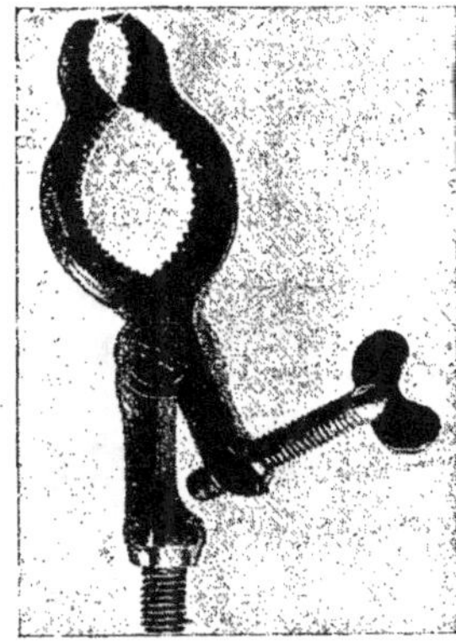

FIG. 192. — Type VIII : Main
de plombier.

ploi assez étendu ; on pourra l'utiliser sur les machines agricoles, faucheuses, moissonneuses.

8. *Main de plombier* (Type VIII, *fig.* 192). — Elle reproduit presque exactement la pince à gaz qu'utilisent les plombiers, les mécaniciens. Elle possède en outre une extrémité coupante qui permet de sectionner les fils métalliques.

Elle permet de suppléer la main gauche dans la manœuvre qui consiste à maintenir un contre-écrou pendant que la droite serre l'écrou.

9. *Main de mécanicien* (Type IX, *fig.* 193). — Les travaux des mécaniciens sont très variés. Il est intéressant de les étudier séparément, de dissocier les fonctions de chaque main pendant leurs cours.

Nous avons indiqué précédemment (page 150) les résultats de cette dissociation.

Si on consulte ce tableau, on voit que le travail de la main gauche se borne, la plupart du temps, à maintenir l'objet au travail ou à fixer solidement une poignée.

Un seul outil remplit ce rôle, c'est la clé anglaise.

J'ai donc disposé cette clé sur une tige pivotant sur son axe, par conséquent s'orientant dans toutes les positions et susceptible de se bloquer dans une position donnée par un collier à la base.

J'ai ajouté à cette clé un dispositif connu permettant un serrage instantané.

A l'extrémité de la clé se trouve placée une pince à dents fixant sans pas de

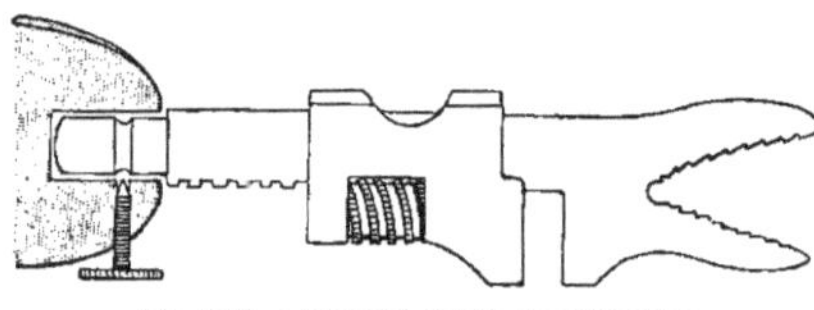

FIG. 193. — Type IX : Main de mécanicien.

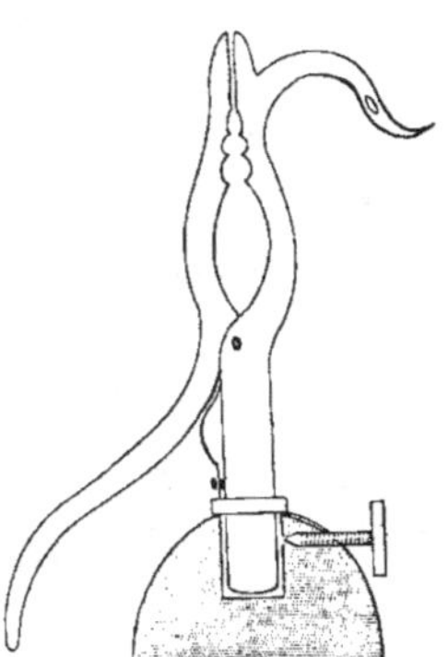

FIG. 194. — Type X . Main
d'emballeur.

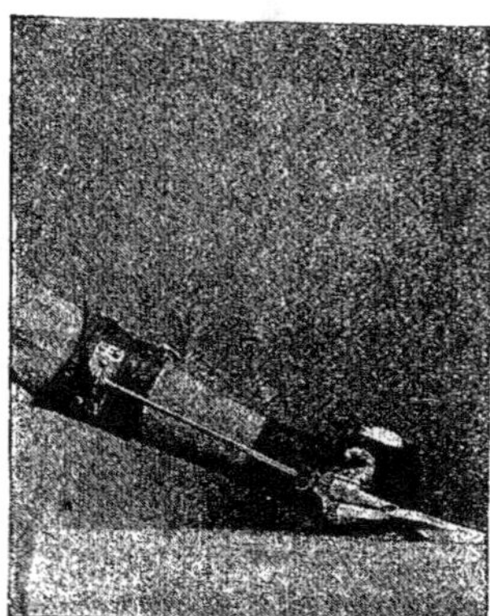

FIG. 195. — Type XI : Main de menuisier
pour clouer.

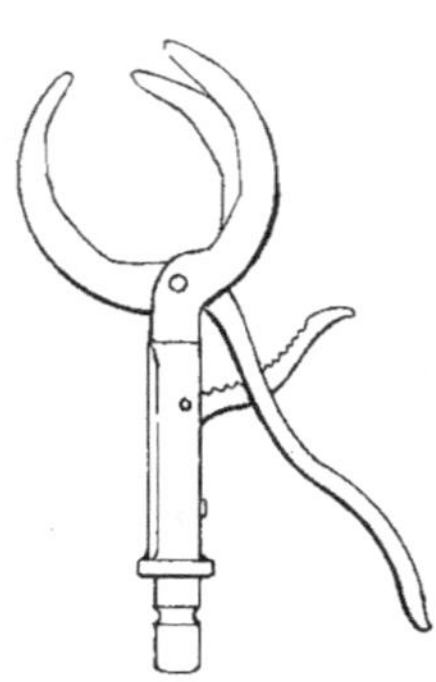

FIG. 196. — Type XI : Main de
menuisier pour la manœuvre
de la scie à chantourner, du
rabot, de la varlope, etc.

vis les tubes ou pièces rondes. Seul le travail de forge ne pourra s'exécuter sans le secours d'un outil complémentaire. Dans ce but, on fera faire pour l'ouvrier une pince à forger munie d'un pas de vis sur une de ses branches et d'une crémaillère fixant l'autre tige en pression.

L'ouvrier exécutera les gros travaux accessoires tels que déplacements d'objets lourds, charroi à la brouette avec l'anneau-crochet oscillant (main de terrassier).

En résumé, son appareillage comprendra la main de terrassier, la main de mécanicien et la pince à forger.

10. Main d'emballeur (Type X, *fig.* 194). — L'ouvrier place les pointes suivant leur grosseur dans les ouvertures de la pince, les présente sur la caisse à clouer, les enfonce avec le marteau et ouvre sa pince pour les abandonner. Le crochet porte un paquet. Son extrémité permet de passer un lien ou un fil de fer dans un panier.

11. Mains de menuisier (Type XI, *fig.* 195 à 197). — Les principaux outils du menuisier sont : la scie ordinaire, la scie à chantourner, le rabot, la varlope, le marteau, le maillet, le ciseau, la râpe à bois, le vilebrequin, le tournevis.

Tous exigent un concours actif de la main gauche. Cette main maintient et manœuvre avec la droite la scie à chantourner, dirige le rabot et la varlope, maintient les objets en travail, le ciseau, la râpe.

Une main unique ne peut remplir toutes ces fonctions. Pour en rendre l'exécution facile, nous avons fait garnir d'une seconde poignée la scie à chantourner et muni d'une cheville placée à l'avant le rabot et la varlope.

1° Main de préhension (*fig.* 196). — Elle se compose de trois mâchoires manœuvrées à l'aide d'une crémaillère. Elle saisit la seconde poignée de la scie à chantourner, la cheville du rabot ou de la varlope, ou tout autre objet en cours de travail. Si l'ouvrier est amputé du bras, il laissera libre l'articulation de son bras de travail qui suivra docilement les mouvements de scie ou de rabotage imprimés par le droit.

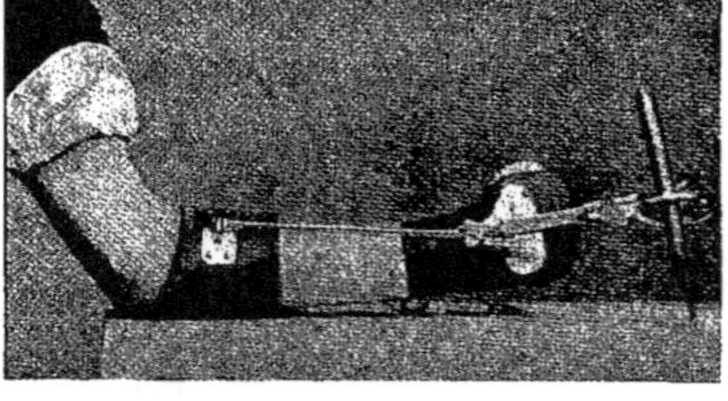

FIG. 197. — Type XI . Main de menuisier pour le ciseau, etc.

Le *poignet souple* (1), dont sont munis mes bras de travail, rend ces manœuvres très simples et sans à-coups ;

2° Le maintien du ciseau exige un outil spécial (*fig.* 197). — Cette main se compose de trois branches manœuvrées par une vis de pression. Le ciseau est maintenu très solidement dans l'orientation voulue par trois points de contact.

La fig. 197 montre cette main montée dans la mortaise d'un avant-bras que nous avons fait construire pour un amputé de la main, à qui nous avons conservé les mouvements de pronation et de supination, mais, comme la précédente, elle peut être implantée sur les bras de travail ;

3° Le maintien des pointes, des chevilles et des vis, pendant que les frappe le marteau ou les actionne le tournevis, exige un troisième outil. — Nous avons utilisé la main que nous avions établie pour les emballeurs (type X), en supprimant simplement le crochet latéral (*fig.* 195).

On peut à ces trois outils ajouter la main de mécanicien (type IX) qui sera utilisée pour maintenir les contre-écrous. L'appareillage du menuisier sera complet. Un menuisier équipé avec ces mains gagne actuellement, à Tours, 4 fr. 50 par jour.

12. Mains de bijoutier, d'opticien, de mécanicien-dentiste (Type XII, *fig.* 198). — Dernièrement, le Dr Daussat, médecin-chef du Service de placement des mutilés et réformés de la guerre (95, quai d'Orsay, Paris), me pria de chercher à équiper un ouvrier bijoutier, amputé du bras gauche ; pour répondre à ce désir, je lui ai proposé la main suivante :

Le bijoutier travaille devant un établi taillé en demi-cercle, présentant 50 à 60 centimètres d'ouverture ; au centre de cette table concave se trouve un prolongement appelé *cheville* sur lequel l'ouvrier appuie la main gauche et présente à la droite l'objet en cours de travail.

(1) Dr BOUREAU. *Bras de travail et mains de travail* (Paris, J.-B. Baillière, 1916).

La cheville présente environ 7 centimètres 1/2 de largeur et 10 centimètres de longueur ; elle est taillée en biseau, la partie la moins espacée se présentant devant l'ouvrier.

Les outils principaux sont : le burin, la scie, l'archet, les cisailles, les pinces, la lime, le brunissoir, l'étau d'établi, le marteau.

Tous ces outils sont manœuvrés et tenus par la main droite.

La main gauche n'a pendant les travaux qui les nécessitent qu'une fonction : tenir entre le pouce et

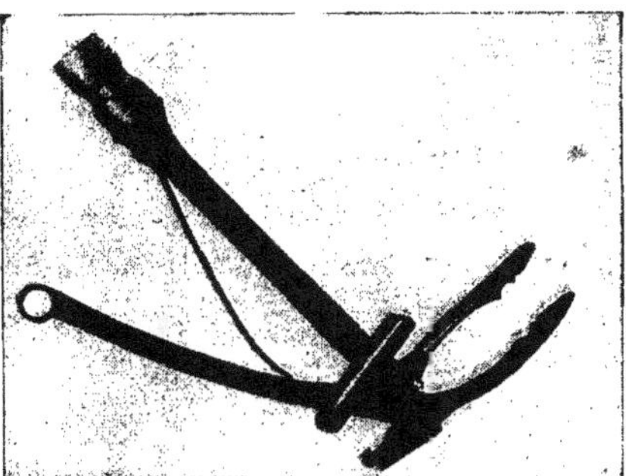

FIG. 198. — Type XII : Main de bijoutier, d'opticien, de mécanicien dentiste.

l'index l'objet travaillé. Mais elle doit remplir cette fonction très librement : elle présente l'objet, tantôt de face, tantôt latéralement, toujours appuyée sur la cheville. Elle doit donc faire de multiples mouvements de pronation et de supination.

En dehors des outils précédents, l'ouvrier se sert d'un étau à main tenu par la main gauche, du laminoir, utilisé seulement par les ouvriers de province, et de la pince à étirer.

Ces conditions exigées par le travail étant établies, voici la main de travail que j'ai fait construire (*fig.* 198).

Elle est avant tout un instrument de maintien. Elle est constituée par deux mors aplatis coudés sur deux branches : la première, fixée sur l'avant-bras artificiel, la seconde en dessous, mobile à volonté et se bloquant par un coulant.

J'ai fait, pour l'utiliser commodément, garnir le bord libre antérieur de la cheville d'une lame d'acier d'une hauteur d'environ 3 à 4 millimètres, formant un rebord saillant.

L'ouvrier prend de la main droite l'objet à travailler, le présente entre les mors de la main constamment ouverts par un ressort fixé entre les deux branches.

Il appuie sur le rebord de la cheville la tige inférieure de la main : les mors se ferment sur l'objet, le coulant glisse le long des tiges et maintient fermés les mors. Il peut alors quitter de la main droite l'objet déjà solidement maintenu et, appuyant sur le coulant, donner le degré de serrage qu'il désire.

La main appuyée sur le rebord de la cheville, sur le tranchant de la pièce en forme de trapèze placée sous le mors, présente l'objet à travailler de face.

Désire-t-il présenter l'objet latéralement ? Comme la main est implantée dans le bras par la douille cylindrique à vis de pression que j'ai adoptée pour les autres mains, et peut subir tous les mouvements de rotation sur son axe, il n'a qu'à incliner le bras, la main s'appuiera sur un des côtés latéraux du trapèze et présentera l'objet latéralement, soit à droite, soit à gauche.

Les mors de la main sont arrondis, lisses, doivent

être garnis pour ménager les objets fragiles d'une peau de gant, ou de l'extrémité d'une tétine de biberon en caoutchouc.

Ils présentent deux rainures permettant de saisir les tiges rondes et de les présenter horizontalement.

Ils sont perforés au centre pour permettre le travail au mandrin sur l'étau d'établi.

Leur partie centrale peut saisir des objets plus volumineux que leurs extrémités.

A leur base se trouvent deux surfaces coupantes permettant de couper de petits fils de cuivre.

Cette main permet aux ouvriers bijoutiers de reprendre leur profession, quel que soit le côté amputé. Au bout de peu de temps, ceux qui n'ont plus que leur bras gauche redeviendront, avec un peu de patience, aussi habiles qu'auparavant.

Si cette main ne permet pas la totalité des travaux exigés des bijoutiers de petites localités, elle permettra sûrement la reprise de l'ouvrier de grande ville dont le travail est plus spécialisé.

Un bijoutier valide, à qui je l'ai fait essayer, m'a déclaré que, pour certains travaux, elle maintenait mieux les pièces que sa main gauche et qu'elle devrait être utilisée comme outil professionnel.

Je ferai remarquer que, dans toutes ces manœuvres décrites, le rôle du bras est bien peu important ; il n'a besoin d'aucun mouvement d'abduction, de sorte que peuvent être adaptés à la profession de bijoutiers les désarticulés du bras et les moignons qui ont moins de 13 centimètres d'humérus.

Elle peut servir aux opticiens et aux mécaniciens-dentistes. Ces ouvriers travaillent devant le même établi que les bijoutiers, garni de la même cheville. Les pièces à travailler sont parfois plus volumineuses, mais je me suis rendu compte que l'écart maximum que peuvent donner les mors de la pince sont amplement suffisants.

13. *Main de prêtre* (Type XIII, *fig.* 199 et 200). — Il y a quelque temps, un prêtre amputé du bras droit au niveau du tiers inférieur, vint me prier de lui faire construire une main lui permettant de dire la messe.

L'étude des mouvements et des attitudes de la main

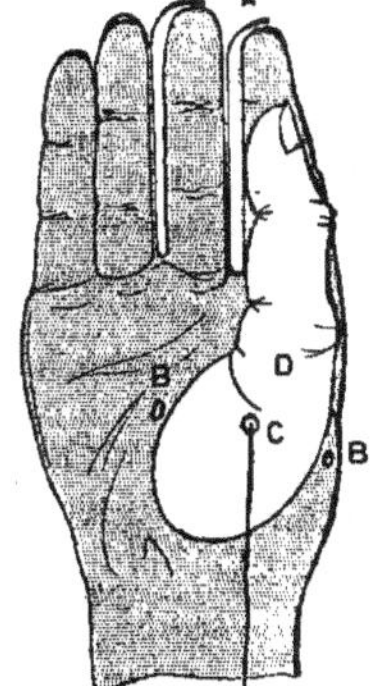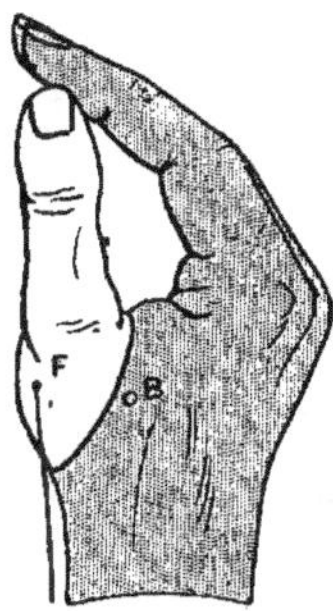

FIG. 199, 200. — Type XIII : Main de prêtre (face et profil).

A, A, Ressorts maintenant les objets saisis ; D, Pouce mobile articulé sur un axe en B avec traction sur le point C ; F, commande reliée au levier du coude.

gauche, pendant l'office, m'a démontré qu'elle devait remplir la fonction de préhension et de maintien d'objets dans le sens vertical, tels que le calice, et d'objets dans un plan horizontal, tels que la bourse, la patène, etc., et que, en outre elle devait, parallèlement avec l'autre main, présenter l'attitude de la prière.

Pour satisfaire ces exigences, j'ai fait mouler la main valide dans une position de demi-flexion des doigts, le pouce appuyé sur le tiers inférieur de l'index.

Le sculpteur sur bois a copié sur ce moulage de la main gauche une main droite (*fig.* 199), en ménageant, entre l'index et le médius, un espace de 9 millimètres et, entre le médius et l'annulaire, un espace de 6 millimètres. Ces deux interstices ont été munis de ressorts plaqués sur la face latérale du médius et sur la face latérale de l'annulaire. Le pouce, en outre, a été rendu mobile sur un axe transversal et commandé par un levier fixé au coude à l'aide d'une transmission par câble souple, semblable à celui qui actionne le frein de nos bicyclettes (*fig.* 200).

Lorsque le prêtre veut saisir le calice ou tout autre objet vertical, il appuie le coude sur le thorax, comprime le levier qui ouvre le pouce et saisit l'objet en lâchant le coude. Le *poignet souple* (V. *Bras de travail* du Dr Boureau) dont est garni le bras, s'infléchit sous le poids du calice et donne à l'ensemble l'aspect d'une main normale. Quand il veut maintenir les objets dans le sens horizontal, tel que la patène, il les glisse suivant leur épaisseur dans l'un des interstices digitaux où ils sont retenus par les ressorts.

Quand il joint les mains dans l'attitude de la prière, la main valide appuyant sur l'extrémité des doigts de la main artificielle lui donne l'attitude fléchie grâce au poignet souple qui obéit à l'effort.

L'ensemble de la main a reçu la coloration de la main valide et, pour obéir aux règles liturgiques, les parties en contact avec les vases sacrés sont garnies d'une mince feuille d'or.

D'autres professions, telles que celle de comptable, pourront utiliser cette main plus ou moins modifiée.

14. Main porte-guides pour conducteur d'attelages (Type XIV, *fig.* 201). — C'est là une fonction importante pour les cultivateurs. L'amputé peut très bien tenir ses guides de la main valide, mais ne peut tirer sur l'une ou l'autre pour faire dévier l'attelage ou le maintenir en ligne droite. Là, encore, la main gauche doit remplir son rôle d'auxiliaire et tenir les guides à la disposition de la main valide. Il ne faut pas songer à les attacher à un appareil prothétique, l'emballement de l'attelage, une chute du conducteur deviendraient très dangereux.

Voici l'instrument, la *main porte-guides*, que je propose et que j'ai expérimentée (*fig.* 201).

Elle est constituée par trois tiges plates implantées à angle droit sur une tige longitudinale. Les guides placées l'une sur l'autre, si elles sont plates, sont engagées *sur* la barre la plus éloignée ou à côté l'une de l'autre si elles sont rondes, puis *sous* la barre suivante, et enfin *sur* la dernière barre. Plus le mutilé relève le bras, plus l'angle formé par les guides est accentué, plus la résistance à la traction est grande. Si le mutilé baisse le bras, les guides ne sont plus fixées, elles glissent et abandonnent la main latéralement.

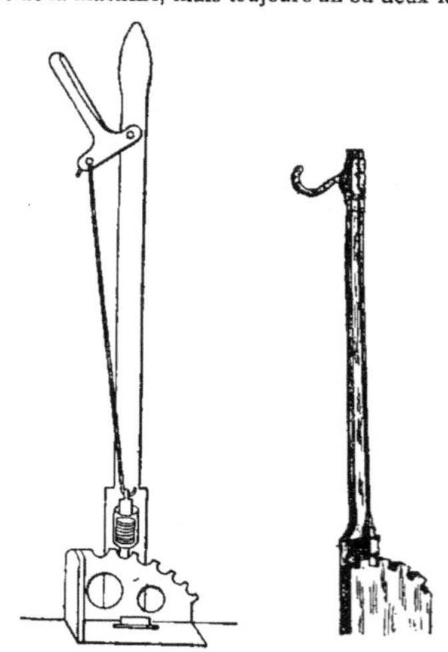

FIG. 201. — Type XIV : Main porte-guides.

Le modèle ci-joint fonctionne très bien pour les guides plates courantes. Pour des guides différentes, en corde, par exemple, il suffira soit de rapprocher les barres transversales, soit de leur donner plus d'épaisseur.

Lorsque le conducteur veut arrêter l'attelage, il élève le bras et tire, ou se sert de la main valide. Quand il veut faire obliquer les bêtes de trait, il tire sur une seule guide avec la main valide.

Si un incident survient, le bras prothétique est entraîné, devient forcément horizontal, les guides cèdent et s'échappent d'elles-mêmes, latéralement.

15. Main de conducteur de machines agricoles ou d'autos et main de valet de ferme (Type XV, *fig.* 204 et 205). — Les machines agricoles attelées ou actionnées par des moteurs présentent deux sortes d'organes de mise en marche : des *pédales* manœuvrant par le pied du conducteur, assis sur un siège, et des *leviers à main* mis à sa portée.

Le conducteur peut, dans certains modèles, marcher à côté de la machine, mais toujours un ou deux leviers

FIG. 202. — Levier de machine agricole et son verrou.

FIG. 203. — Levier adapté à un amputé de l'avant-bras.

seront à sa disposition et devront être actionnés par lui, soit à sa droite, soit à sa gauche.

Nous ne nous occuperons pas des pédales. Supposant avec raison que nous n'avons pas affaire à des mutilés du membre inférieur à qui l'emploi d'une machine agricole sera presque toujours impossible, nous ne nous occuperons que des leviers. Si l'amputé peut les manœuvrer, il y aura très peu de machines qui lui seront interdites.

Les leviers actuels des machines agricoles sont tous du même type. Ils sont constitués par une tige mobile, garnie d'une poignée cylindrique, le levier proprement dit. Parallèlement à cette tige est fixé le verrou du levier, constitué en bas par une gâchette pénétrant dans une série d'encoches placées sur un secteur et fixant le verrou à l'aide d'un ressort dans une position donnée, en haut par une poignée reliée au verrou par un fil métallique (*fig.* 202).

Quand par flexion des doigts on rapproche la poignée du verrou de la poignée du levier, on débloque le verrou des encoches, le levier devient mobile.

Beaucoup d'automobiles sont manœuvrés par le même système.

Un amputé ne peut, quel que soit son appareil de prothèse, exécuter les deux mouvements simultanés qu'exigent ces leviers. La main valide seule peut exécuter la flexion puissante nécessaire combinée à la pression dans le sens de la manœuvre.

J'ai donc songé à modifier le verrou du levier et à munir l'amputé d'un appareil de prothèse adapté à cette modification.

Voici la description des modèles que j'ai fait fonctionner et qui paraissent donner de bons résultats.

Le verrou et le secteur sur lequel il s'engrène n'ont

subi aucune modification. La poignée seule est modifiée. Elle est placée latéralement par rapport au verrou, traverse sa tige et pivote autour d'un axe transversal fixé dans le levier ; d'un côté son extrémité est reliée au fil métallique du verrou, l'autre, qui présente une forme courbée et est plus longue, constitue la poignée. Lorsqu'on appuie sur cette extrémité, on relève le verrou qui se débloque (*fig.* 203).

Ce mouvement de haut en bas est facile à exécuter. Le poids du corps du conducteur l'aide à l'accomplir. Pour exécuter ces mouvements, j'ai fait construire un appareil de prothèse très simple.

Il se compose de deux crochets placés à contresens et implantés dans une direction verticale sur l'avant-bras de l'amputé (*fig.* 204).

Pour manœuvrer, le conducteur engage la poignée du verrou entre les deux crochets, exerce une pression verticale et débloque ainsi le verrou. Continuant sa pression suivant les nécessités, il attire avec le crochet, dirige vers lui le levier de la machine ou le repousse en avant. Quand il a atteint le cran voulu il relève le bras, le verrou se bloque.

Certaines machines, par la situation de leurs leviers, exigent des déplacements en sens différents. J'ai fait construire un autre modèle de double crochet (*fig.* 205) qui peut remplacer le précédent.

Ses deux branches sont placées sur les côtés d'une tige centrale. Il a l'avantage de pouvoir être utilisé

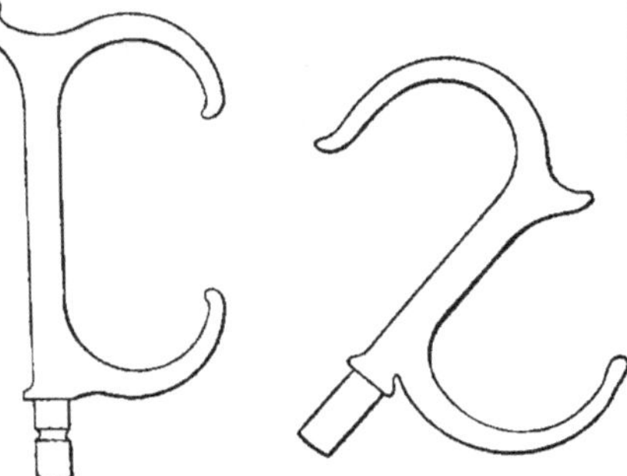

FIG. 204 et 205. — Type XV : Mains de conducteur de machines agricoles et d'autos.

dans beaucoup de travaux agricoles, notamment pour fagotter du bois ou botteler du foin.

Si on observe pendant sa journée ce que fait un valet de ferme, on constate que la plupart du temps sa main gauche n'a qu'à faire des efforts de traction ou de propulsion. *Pousser ou tirer* résument presque tout son ouvrage. Le double crochet remplit ces deux fonctions. Sa main valide accomplira les mouvements de préhension plus délicats. Le *double crochet* sert à soulever les fardeaux, à traîner la brouette, à pousser les charrettes, à porter les paniers, les vases à lait, à déplacer du bois, à saisir une botte de foin, de paille, à donner à boire aux animaux, à manier la fourche, la pelle, à saisir les harnais, à atteler.

Quand il ira labourer, il prendra l'*anneau oscillant ;* quand il taillera, la *main de vigneron ;* quand il voudra maintenir un écrou, la *main de mécanicien ;* quand il conduira ses chevaux, la *main de conducteur ;* quand il conduira la faucheuse, son *double crochet.*

Avec un outillage de cinq appareils, il deviendra un ouvrier complet et, l'habitude aidant, aussi habile que son voisin porteur de deux bras. J'ai dit l'habitude, car ce n'est pas le premier jour qu'il faut espérer le voir se servir convenablement des appareils de prothèse. Les mieux appropriés à une profession nécessitent une éducation préalable. Le premier jour, le mu-

tilé est aussi inapte à se servir de ses appareils qu'un débutant apprenant à se servir d'une bicyclette. C'est pour franchir cette période des débuts que sont utiles les centres de rééducation agricole et c'est sur eux qu'on doit compter pour propager les appareils de prothèse et pour apprendre à les utiliser.

Appareillage des diverses professions avec les mains de travail. — J'ai donné à chaque variété de mains artificielles le nom de la profession pour laquelle elle a été primitivement créée, et dont elle est l'outil principal. Mais quand elle ne peut répondre à tous les desiderata qu'impose à la main gauche le travail parfois très varié d'un ouvrier, il est facile de puiser dans la collection un outil supplémentaire ou même d'en créer un nouveau.

Je n'ai pas la prétention d'avoir clos la série des mains de travail, le champ est libre pour les orthopédistes.

Voici quelques exemples d'appareillage. Le tableau situé plus loin permettra de les compléter.

1° *Appareillage d'un vigneron.* — Pour tailler sa vigne, le type n° 2 lui suffira ainsi que pour faire les greffes. Mais quand il ira labourer, transporter des terres, charroyer des futailles, sa main lui serait inutile, il prendra la main de terrassier.

Bien plus, il peut avoir à réparer sa charrue ; la main de mécanicien l'aidera à remplir cette fonction.

Son appareillage se composera donc de la main type n° 2, du type n° 1 et du type n° 3.

2° *Appareillage d'un cantonnier.* — N° 1, anneau-crochet oscillant, outil principal.

Comme outil accessoire pour tailler les arbres en bordure des routes et fagoter : type n° 2.

3° *Appareillage d'un cultivateur.* — Type n° 1, la main d'un terrassier pour les travaux de ferme et pour le labourage.

La main de vigneron et la main de mécanicien compléteront son outillage.

Série des mains de travail du Dr Boureau pour amputés.

ADAPTATION AUX DIVERSES PROFESSIONS.

	Utilisées également par :
1. — Main de *terrassier* (anneau-crochet oscillant) . .	Cantonniers. Laboureurs, cultivateurs. Vignerons. Jardiniers. Bûcherons. Mécaniciens.
2. — Main de *vigneron*	Jardiniers, horticulteurs. Greffeurs.
3. — Main de *facteur.*	Employés de commerce. Relieurs. Photographes.
4. — Main de *canneur de chaises*	Rempailleurs de chaises. Tapissiers.
5. — Main de *coupeur de cuir.*	Photographes. Relieurs. Dessinateurs.
6. — Main de *soudeur*	Zingueurs. Plombiers.
7. — Main d'*ouvrier d'usine.*	Imprimeurs. Mécaniciens.
8. — Main de *plombier.* . . .	Treillageurs.
9. — Main de *mécanicien* . .	Cultivateurs. Vignerons. Photographes.
10. — Main d'*emballeur.* . . .	Menuisiers. Tapissiers.
11. — Main de *menuisier.* . .	Serruriers.
12. — Main de *bijoutier.* . . .	Horlogers. Opticiens. Mécaniciens-dentistes.
13. — Main de *prêtre*	Comptables.
14. — Main de *conducteur d'attelages.*	
15. — Main de *conducteur de machines agricoles* ou d'*autos* et main de *valet de ferme* et de *bûcheron.*	

Les mains de travail s'adaptent sur tous les bras ou avant-bras artificiels à l'aide d'un boulon dont le pas de vis est celui qui a été adopté par la Commission de prothèse du ministère de la Guerre.

Celles qui pivotent sur leur axe longitudinal, comme la main de terrassier, la main de vigneron et la main

II. Mains de travail de l'Ecole professionnelle de Montpellier.

— M. Dronsart, directeur technique, a bien voulu nous envoyer les renseignements ci-dessous sur les appareils de préhension créés dans son école (1) [Tabl. XXV, *fig.* 209 à 215].

Ces *appareils de préhension*, dont nous donnons ci-dessous la description, conviennent aux amputés du membre supérieur dont le moignon est suffisant pour leur permettre de travailler.

Pinces pour ajusteurs, mécaniciens, ouvriers d'usine, etc. (*fig.* 209, 210 et Tabl. XXV, 1). — Ces pinces avaient d'abord été construites avec articulation à noix pour permettre l'inclinaison du manche de l'outil dans tous les sens. Mais il a été permis de constater qu'un ouvrier mécanicien met presque toujours sa pince suivant trois positions bien définies et situées sur le plan médian.

Si l'on compte 0° lorsque l'axe de la pince est dans le prolongement de l'axe du bras, on aura les inclinaisons de 0°, 75° et 90° (0° pour la perceuse, 90° pour la lime, 75° pour le marteau).

L'articulation à noix est remplacée par une douille se vissant sur la coque et présentant trois alésages ayant les inclinaisons ci-dessus.

Le mouvement de rotation de la pince autour du

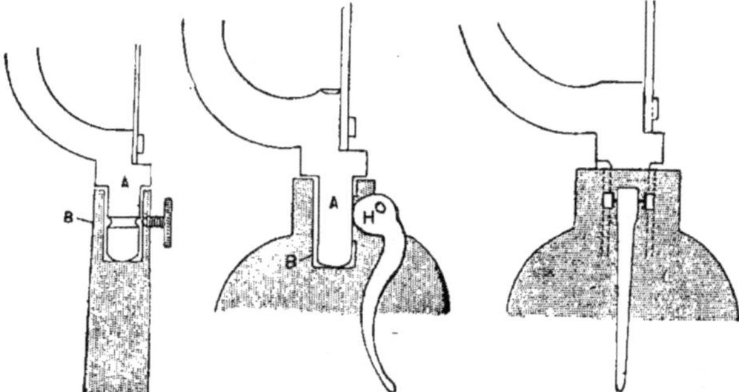

FIG. 206 à 208. — Procédés de liaison des mains de travail avec les bras artificiels.

de mécanicien, sont fixées dans le bras à l'aide d'un écrou supplémentaire serré au moyen d'une clef.

Ces procédés de liaison peuvent être plus pratiques. Je propose les deux suivants. *Premier procédé :* la main se termine par une tige cylindrique (*fig.* 206). L'avant-bras présente à son extrémité une double femelle dans laquelle s'engage la tige précédente. Une vis à pression placée sur les côtés fixe la main lorsque l'ouvrier lui a donné l'orientation qu'il désire.

Second procédé (*fig.* 207 et 208) : on pratique sur les côtés de la double femelle une fenêtre dans laquelle pénètre la surface de rotation d'un levier excentrique. Lorsque le levier est redressé, la main pivote librement; quand on devra la fixer, le levier la bloquera par pression. Ces modes d'attache fonctionnent très rapidement, permettant à l'ouvrier de changer de main aussi souvent qu'il le désire et de les orienter.

Ces mains artificielles n'ont pas la prétention de donner la même valeur à tous les amputés privés de main. La capacité de travail, l'adresse d'un mutilé seront toujours en rapport avec le niveau de section et la musculature du moignon.

La solidité du bras artificiel, sa plus ou moins grande facilité de flexion, son adaptation parfaite au moignon sont autant de facteurs qui faciliteront l'usage de la main artificielle (1). Dr BOUREAU, de Tours.

(1) Dr BOUREAU, *Bras de travail et mains de travail* (Paris, J.-B. Baillière, 1916).

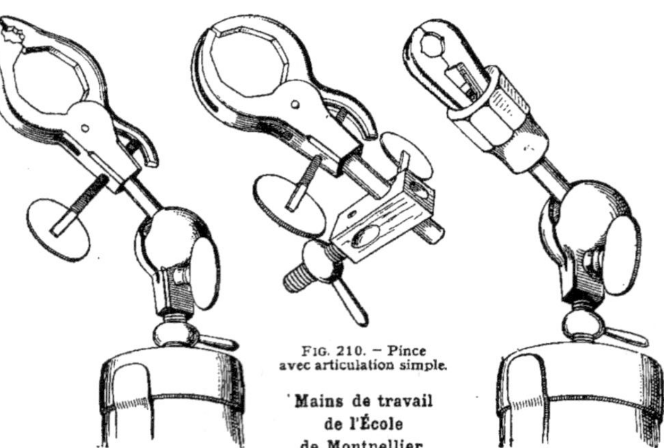

FIG. 209. — Pince avec articulation à noix.

FIG. 210. — Pince avec articulation simple.

'Mains de travail de l'École de Montpellier.

FIG. 211. — Pince pour dessinateurs et graveurs.

bras est encore assuré par un écrou à manette qui bloque l'appareil sans que celui-ci soit obligé d'être vissé à fond.

Pince pour dessinateurs et graveurs (*fig.* 211). — Elle se compose de deux petites branches articulées

(1) Ces appareils ont obtenu l'approbation de la Commission orthopédique du ministère de la Guerre et sont adoptés par le Centre d'appareillage de la 16° région. Ils s'adaptent aux bras de travail prescrits par le Service de santé.

Pour renseignements, s'adresser à M. le directeur technique de l'Ecole professionnelle de Blessés. Hôpital général, Montpellier.

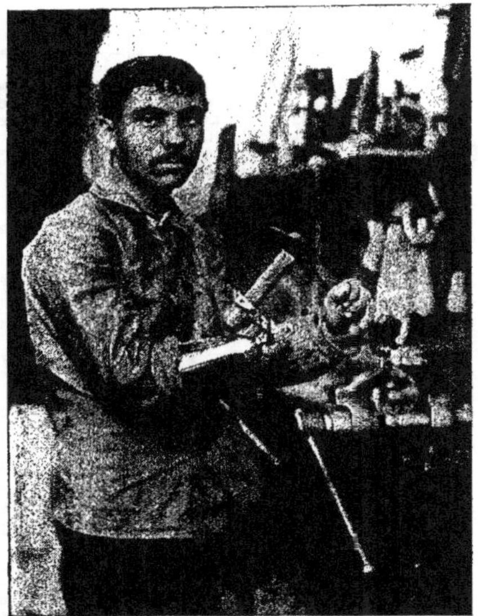

1. — Amputé de la cuisse gauche et de l'avant-bras droit.
élève de la section d'ajusteurs.

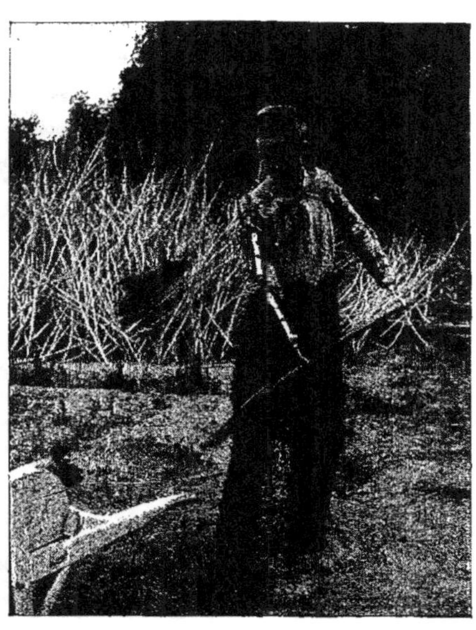

2. — Amputé des deux mains munies de l'anneau
à épaulement.

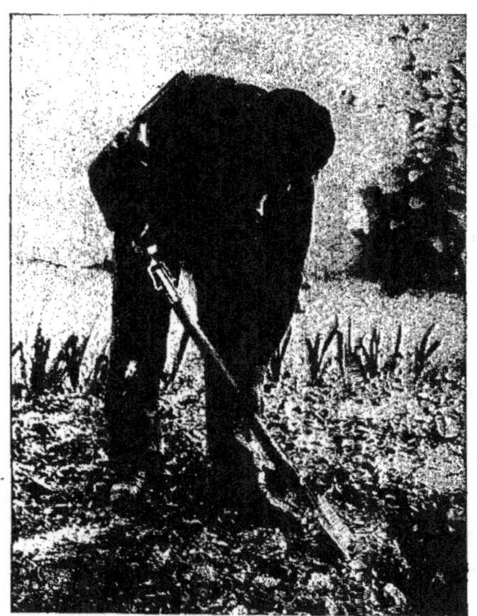

3. — Amputé de l'avant-bras, muni du godet articulé,
bêchant.

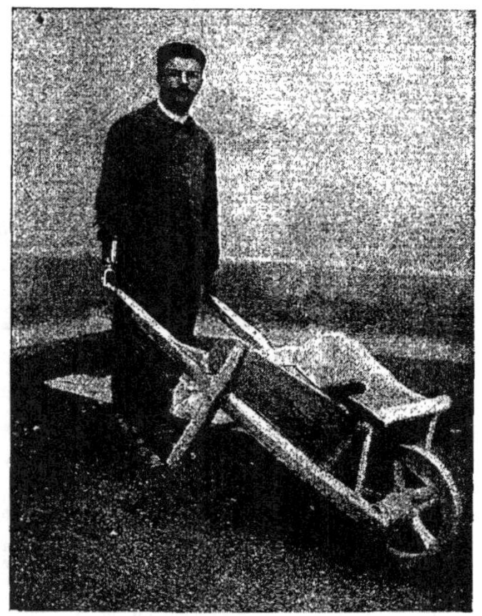

4. — Amputé de l'avant-bras droit, muni du godet articulé
conduisant une brouette.

Mains de travail de l'École de Montpellier.

autour d'un axe fixé dans une chape. Celle-ci présente une surface extérieure cylindrique et filetée. Le rapprochement des branches de la pince est assurée par un écrou placé sur le filetage et présentant à sa partie supérieure une portion alésée sur laquelle portent les faces dorsales des pinces. L'articulation à noix est absolument nécessaire.

Godet articulé pour travailleurs de la terre (cultivateurs, vignerons, terrassiers, etc.) [*fig.* 212 et Tabl. XXV,

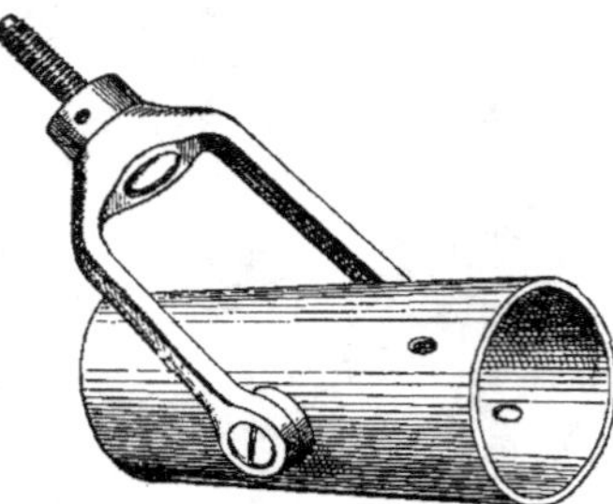

FIG. 212. — Godet articulé pour cultivateur.

essais ont permis de conclure qu'un amputé pourvu de ce godet pouvait produire un travail *égal* à celui d'un ouvrier complet.

Appareils pour tourneurs sur bois. — La profession de tourneur sur bois peut, avec une parfaite aisance, être exercée par un amputé de bras. L'unique main tient le manche de l'outil, le moignon appuie sur l'outil même. Mais, lorsque l'amputé veut percer, il devra s'y prendre d'une autre façon, car, dans ce tra-

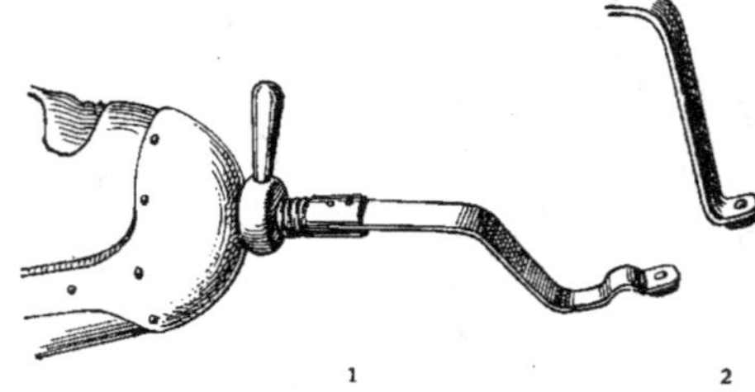

FIG. 213. — 1. Presse-papiers pour dessinateur, employé de bureau ; 2. Doigt pour écrire à la machine.

3 et 4]. — Après de multiples essais, avec les mutilés de notre école, des divers appareils déjà existants, et après avoir noté toutes les observations faites par nos élèves eux-mêmes, nous nous sommes arrêtés à un nouveau type d'appareil permettant d'effectuer tous les travaux des champs, sans exception.

Cet appareil est — en quelque sorte — l'adaptation et la combinaison de deux autres appareils : la douille pour tourneurs en bois, conçue à l'École de Montpellier, et la main de terrassier de M. le Dr Boureau, de Tours.

Les propriétés de ces deux outils ont été réunies, avec quelques modifications, pour la construction de ce godet, qui a donné des résultats inespérés.

Ce godet se compose d'un étrier et d'une douille.

L'étrier est monté mobile sur un axe vissé à la coque ou au bras de travail. Cet axe permet le mouvement de rotation de l'étrier et supplée aux mouvements de pronation et de supination du bras. Les têtes de l'étrier sont alésées pour recevoir des vis à épaulement venant se visser dans deux bossages ménagés à la partie médiane du godet. Celle-ci est ainsi animée d'un mouvement d'oscillation antéro-postérieur.

La combinaison des deux mouvements, rotation et oscillation, assure à la douille une grande mobilité.

Une vis de blocage permet de fixer la douille au manche de l'outil, si le besoin s'en fait sentir.

Pour se servir de cet appareil l'amputé, après l'avoir adapté à la coque ou au bras de travail, coiffe l'extrémité du manche de l'outil avec la douille. La main tient le manche et lui imprime les déplacements dans tous les sens.

L'amputé, muni du « godet articulé », peut, avec la même aisance, manier la pelle, la bêche, la pioche, le râteau, la faux, le sécateur ; il peut conduire la brouette, la charrue, manier la sulfateuse, etc.

De nombreuses expériences ont été faites devant M. le directeur du Service de santé, MM. les membres de la commission de réception des appareils orthopédiques, les membres des sociétés départementales d'agriculture et d'horticulture de l'Hérault. Et ces

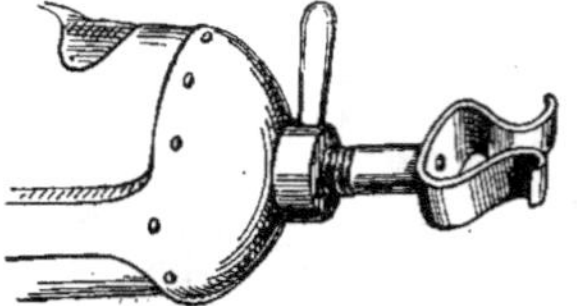

FIG. 214. — Porte-verre pour verre à pied.

vail, ce n'est plus la main qui tient le manche qui donne la précision, mais celle qui dirige l'outil. Il faudra donc, pour cette opération, que l'amputé adapte à l'extrémité de son moignon un appareil tenant le manche de l'outil.

Cet appareil, créé et construit par notre section de perfectionnement d'appareils orthopédiques, se compose de deux ressorts plats placés à l'intérieur d'un dé en bois venant se fixer par vis sur la coque du

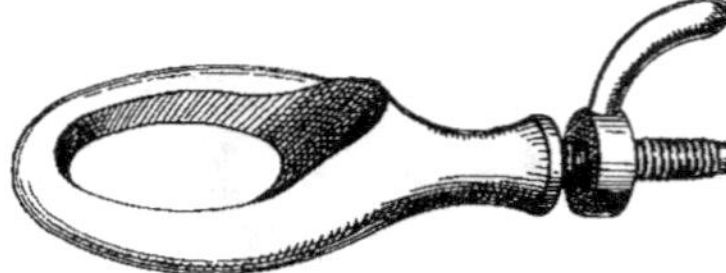

FIG. 215. — Anneau à épaulement.

bras ouvrier. Le dé est serti, à sa partie inférieure, par un cercle de fer ou de cuivre ; le fond est doublé par une plaque de tôle, percée en son centre d'un trou livrant passage à une tige filetée à sa partie externe.

Les ressorts affectent la forme d'un U légèrement fermé. Ils sont placés en croix. A leur partie médiane, se trouve un trou permettant de passer la tige centrale. Un écrou bloque le tout.

Les meilleurs résultats ont été obtenus avec cet appareil dans notre atelier de tournage sur bois.

Presse-papiers (*fig.* 213). — Cet appareil est destiné aux dessinateurs, aux comptables, à tout employé de bureau ayant un membre amputé.

Il se compose d'une lame d'acier assez flexible, de forme incurvée et portant à son extrémité une mince rondelle de cuir ou de caoutchouc. Cette lame est fixée par son autre extrémité à la coque de l'avant-bras ou au bras de travail par une tige filetée (d — 10, pas — 1,5). Un écrou à manette permet de donner toute inclinaison voulue.

Lorsque l'amputé écrit ou dessine avec sa main valide, il appuie sur la feuille, sur la règle avec la la lame. La flexibilité lui permet de faire reposer la coque sur la table. Il n'en résulte aucune fatigue, quoique la pression soit suffisante pour retenir la feuille.

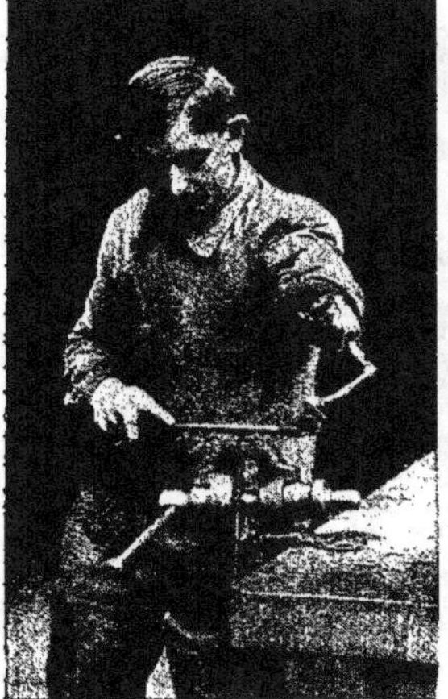

FIG. 216. – Ouvrier limeur.

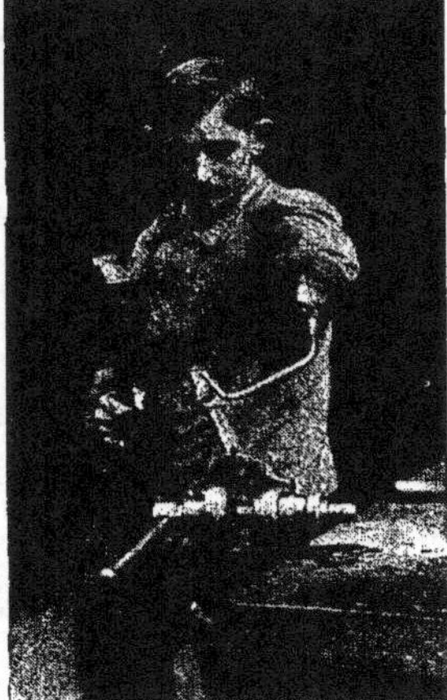

FIG. 217. – Ouvrier burineur.

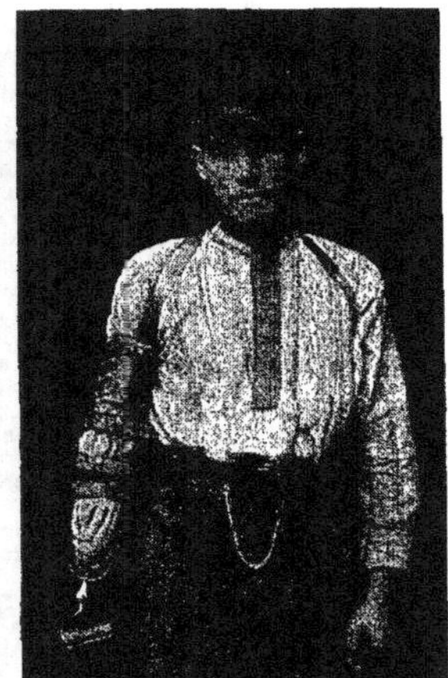

FIG. 218. – Ouvrier avec godet mobile.

Mains de travail du Centre de rééducation de Bordeaux.

La lame est incurvée près de l'extrémité ; ceci permet à l'amputé de tailler son crayon ou de recharger d'encre son tire-ligne. Pour cela, il serre l'outil à cet endroit entre la lame et le bord de la table, la pointe en dehors.

Doigt pour la machine à écrire (fig. 213). — L'appareil est semblable au précédent, sauf qu'il est incurvé à angle droit et que la lame ne présente à son extrémité qu'une très petite surface portante.

Porte-verre pour amputé des deux mains (fig. 214). — L'appareil est fabriqué à l'aide d'une lame d'acier flexible ayant la forme indiquée par le croquis. Cette lame est fixée en son milieu à une tige filetée se vissant à la coque. Un écrou à manette assure le blocage.

L'appareil mis en place, l'amputé appuie avec son moignon sur le verre, par une pression exercée avec son appareil face au pied du verre ; celui-ci rentre à l'intérieur. Le fond du verre repose alors sur le bord du ressort et peut être soulevé. L'amputé peut ainsi facilement boire.

Anneau à épaulement pour cultivateur (fig. 215). — Cet anneau est renforcé près de la tige filetée venant se visser à la coque de l'avant-bras. Il est percé obliquement, de façon que l'axe du trou fasse un angle de 60° avec le prolongement de l'axe de l'avant-bras. Par suite, l'anneau est évidé à sa partie antéro-supérieure et postéro-inférieure. Le manche prend appui sur ces deux évidements. L'épaulement cale le manche de l'outil et l'empêche de tourner dans l'anneau.

La tige filetée est assez longue pour être boulonnée à la coque si besoin est ; dans ce cas, le manchon d'avant-bras présentera une large lunette afin de permettre à l'amputé de remplacer à volonté l'anneau par une main de parade. Plus généralement, on se contente de le fixer en place à l'aide de l'écrou à manette employé pour les pinces précédentes.

L'anneau prend *obliquement l'extrémité du manche de l'outil.* Grâce à l'épaulement qui sert de point d'appui, on peut transmettre tout l'effort nécessaire, soit pour enfoncer l'outil dans la terre, soit pour le soulever, la main servant de guide.

Cet anneau est surtout utile pour les amputés des deux mains. Le godet articulé étant préférable pour les amputés d'un bras.

III. Mains de travail de l'École de Bordeaux. — M. le Dr Gourdon, directeur de la rééducation, a bien voulu nous adresser quelques photographies (*fig.* 216-218) qui montrent des mains de travail créées par lui et son collaborateur le Dr Gendron.

Maladies juxtaposées et mixtes de guerre. — M. Remlinger a étudié dans un article du *Paris médical* la coexistence de deux maladies infectieuses dont on a constaté la fréquence relative au cours de la guerre par suite des conditions spéciales d'hygiène et de la promiscuité des soldats. Deux de ces maladies, fièvre typhoïde et érysipèle par exemple ou fièvre typhoïde et dysenterie peuvent évoluer parallèlement sans se gêner mutuellement chacune conservant sa physionomie propre et restant indépendante dans sa marche et ses symptômes de sa congénère (Kelsh), ces affections sont alors simplement *juxtaposées.* Un autre cas peut se produire : « les deux maladies se mélangent intimement, se pénètrent réciproquement, *enchevêtrent* leurs symptômes et exercent ainsi l'une sur l'autre une action réciproque qui se traduit par des modifications plus ou moins apparentes de la symptômologie, de la marche, de la durée de chacune des deux affections, en sorte que le diagnostic complet peut présenter les plus grandes difficultés. » M. Remlinger propose justement de donner à cette forme le nom de maladies *mixtes,* hybrides ou métisses. On dit aussi qu'il y a alors *intrication* des deux affections.

Il n'est pas douteux, du reste, qu'entre les maladies simplement juxtaposées et les maladies mixtes il existe de nombreux intermédiaires.

CONDITIONS DES MALADIES MIXTES. — Pour que le mélange constituant une affection *mixte* se produise il est nécessaire : 1° que les deux maladies affectent les mêmes organes ou tout au moins le même système ;

2° Qu'elles débutent en même temps, sans quoi chacune garde son individualité. Le plus souvent même le sujet a puisé les deux germes à la même source ;

3° Que les symptômes des deux affections soient différents l'un de l'autre ; 4° que les symptômes de l'une d'elle, soient si bruyants qu'ils dominent ceux de la seconde, au point de les étouffer.

M. Remlinger, après avoir fixé ces principes, énumère les types de maladies mixtes. Ce sont l'association : 1° de la fièvre typhoïde et du paludisme, la fièvre *typho-*

malérienne ; 2° de la mélitococcie (fièvre de Malte) et de la fièvre typhoïde, la fièvre *typho-mélitococcique ;* 3° de la fièvre typhoïde et du typhus exanthématique ; 4° du typhus exanthématique et de la fièvre récurrente qui ont pour origine commune la piqûre de poux, mais le type le plus fréquent est la fièvre *typhoïde dysentérique* à la suite d'absorption d'eau contenant les microbes des deux affections et on peut même observer des épidémies de typho-dysenterie dans les corps de troupes. On doit encore citer la *tuberculo-syphilis,* le *scrofulate de vérole* de Ricord, la *rubeo-scarlatine* de Kelsh. Pour la variole compliquée de rougeole ou de scarlatine la différence probablement d'incubation fait que les deux maladies se succèdent plus qu'elles ne s'intriquent.

D'autre part, on observe aussi des fièvres typhoïdes compliquées de diphtérie. Joltrain a signalé que si l'on rencontre souvent chez les typhoïdiques des angines diphtériques à fausses membranes, chacune des affections ayant ses caractères classiques, on peut voir des malades chez qui les fausses membranes n'existent pas, et ce sont les anomalies de la fièvre, la pâleur du visage, les vomissements, l'albuminurie, la petitesse et la rapidité du pouls, la rougeur du voile du palais qui incitent à un examen bactériologique et à l'emploi de la sérothérapie.

CONDITIONS DES MALADIES JUXTAPOSÉES. — Elles sont l'inverse des précédentes. Les deux affections *juxtaposées* affectent des organes différents, débutent après l'évolution de l'une d'elles. Tel est le cas de la *typho-baccilose* et de la première forme de diphtérie-typhique citée précédemment, alors que la seconde rentre en partie dans le cadre des formes mixtes.

Marche (Troubles de la) consécutifs aux émotions et commotions de guerre.

— MM. Laignel-Lavastine et Paul Courbon ont, dans un article très intéressant de *Paris Médical* (septembre 1916), étudié les divers troubles que peut affecter la marche, à la suite des émotions et commotions de guerre ; nous le résumons ici. Ces troubles ont été observés quoique plus rarement, aussi bien chez des soldats n'ayant pas quitté leur dépôt que chez des combattants après ensevelissement par déflagration d'obus ; le rôle de l'émotion est donc prépondérant.

ORIGINE ET VARIÉTÉS DE TROUBLES. — Nos confrères les classent par origine en diverses variétés.

I. *Etat pathologique des organes de la locomotion.* — Paralysie, spasme, douleurs des membres inférieurs ou du tronc existant *aussi bien au repos qu'au mouvement* et provoqués le plus souvent par l'hystérie puis par la froidure des pieds, le rhumatisme, la chorée, des varices, une hernie, le pied bot, le pied creux congénital. La marche est celle des individus atteints de ces affections, accentuée par le tremblement dû à l'émotion.

II. *Etat émotionnel perturbateur de la fonction locomotrice elle-même (psycho-névrose de marche).* — Muscles, os et neurones sont normaux. Les *troubles n'existent qu'à l'occasion des mouvements.* « Ils ont pour caractère commun, de s'accompagner spontanément ou seulement pendant les mouvements des signes de l'émotion ; accélération des battements du cœur et de la respiration, angoisse, pâleur et rougeur de la face, tremblement, sécheresse de la gorge, difficulté ou absence de pensée et même vision de la scène de guerre, origine du mal.

Le mécanisme des troubles est une anomalie dans l'une des nombreuses fonctions particulières dont la simultanéité est nécessaire pour la marche : vertige lors d'un premier lever, engourdissement des reins, du dos, de certains muscles, fort compréhensibles après les fatigues de la guerre mais qui frappent le malade étant donné son état de dépression mentale. A la boiterie purement matérielle, s'ajoute alors une *boiterie émotionnelle.* Des variétés nombreuses de troubles de la marche en sont la conséquence. »

La *forme dynamogénique* englobe tous les cas où la marche du sujet subit une *accélération* plus ou moins irrésistible. Les efforts correcteurs tentés par lui visent à ralentir ou à modérer les impulsions motrices qu'il éprouve. MM. Laignel-Lavastine et Courbon distinguent plusieurs degrés suivant l'efficacité des efforts.

Dans un premier degré « le sujet parvient à s'imposer une marche *régulière,* mais en employant des subterfuges plus ou moins inconscients pour éviter une chute. Sa mimique est craintive. Son corps est plus ou moins contracté, ses pieds ne quittent presque pas le sol. Il avance à *tout petits pas,* la pointe du pied ne dépassant jamais l'autre que de quelques centimètres ». Dans une autre forme, au contraire, la marche est précipitée, « il se lance en avant pour franchir le plus vite possible la distance à parcourir et être plus rapidement débarrassé de cette périlleuse expédition. Aussi a-t-il toutes les peines possibles pour s'arrêter au commandement de « halte » ; malgré ses efforts, il continue de progresser comme par suite d'une antépulsion. D'autres ne progressent que par *étapes,* par *bordées,* zigzaguant de point d'appui en point d'appui : meubles, arbres, murs, sont autant de ports où ils font escale. »

Dans un second degré « le sujet avance d'une façon *incoordonnée* par mouvements irréguliers, inégaux, imprévus, inutiles ; mais il va néanmoins dans la bonne direction et atteint le but qu'il voulait »

Dans un troisième degré « le malade n'avance plus, il remue, *mais ne marche pas.* Ses membres inférieurs s'agitent, mais ne le portent pas. Ils le font danser sur place malgré lui-même, comme un pantin, jusqu'à ce qu'il tombe. Quelquefois c'est un membre *inférieur* seul qui s'agite incoerciblement dès que le sujet a l'intention de marcher.

La *forme inhibitrice* embrasse tous les cas où la marche du sujet subit une entrave plus ou moins considérable. Ses efforts tendent à vaincre l'engourdissement de tels ou tels muscles. Suivant le groupe musculaire inhibé, la démarche est variable et rappelle plus ou moins celle des diverses formes d'atrophie musculaire. » On observe alors des variétés de marche bizarres : « La *marche en canard* où l'homme ne peut avancer que lentement, inclinant à chaque pas son tronc du côté du membre qui va toucher le sol ; la *marche embourbée* où le pied se porte vivement en avant, tombe avec sonorité sur le sol et s'y arrête un instant nettement appréciable avant que l'autre pied soit parvenu à se soulever comme si l'individu progressait sur un terrain meuble et gluant où, à chaque pas, il doive se désenliser ; la *marche du baigneur* qui rejette son corps en arrière comme pour lutter contre la résistance des flots. Quelquefois les formes dynamogéniques et inhibitrices sont fusionnées et, dès que le malade est debout, les membres inférieurs se contractent, se tétanisent et, après quelques pas très pénibles, il oscille, perd l'équilibre et tombe. »

III. *Etat dû à une habitude vicieuse survivant à la guérison.* — Il constitue la survivance d'un des troubles précédemment décrits.

IV. *Etat dû à la réviviscence d'un ancien mode de marche.* — Répétition de la marche fléchie dans les tranchées en terrain boueux.

V. *Etat déterminé par la suggestion.* — Imitation inconsciente des troubles observés chez un ou deux camarades ayant des claudications différentes.

La psychothérapie, la rééducation ont un effet bienfaisant sur ces divers troubles.

MASSAGE (applications au traitement des blessures de guerre).

— Le massage trouve son application dans les impotences fonctionnelles (musculaires et articulaires) dues aux délabrements laissés par les plaies suppurantes, à l'immobilisation, origine d'atrophie des muscles, aux cicatrices vicieuses, aux hyperesthésies provoquant des contractures. Il rend des services dans la paralysie incomplète (parésie), dans les troubles vasculaires (œdème).

Par *massage,* au sens large du mot, ou par *kinésithérapie,* on entend deux sortes d'opérations : 1° un certain nombre de manœuvres effectuées par le masseur seul et qui constituent le massage proprement dit ; 2° une série de mouvements exécutés par le masseur et le malade et dont l'ensemble est désigné sous le nom de mobilisation.

I. Massage (Généralités sur le). — Matériel du masseur. — Ce matériel est des plus simples. Une table quelconque, deux chaises, un coussin ou un oreiller, un lit ou une chaise-longue peuvent suffire à toutes les opérations du massage.

Mais si le masseur peut se contenter d'un outillage aussi élémentaire, c'est qu'il a à sa disposition un instrument merveilleux : la main. En effet, grâce à sa structure complexe, à ses nombreuses articulations qui lui permettent d'exécuter les mouvements les plus variés et lui donnent une souplesse extrême, grâce aussi aux formes diverses des parties qui la composent, la main constitue un outillage très complet. Il appartient au masseur de mettre à profit ces admirables qualités de la main, en en exerçant les différentes parties, de manière à pouvoir les utiliser dans les cas très variés où il est appelé à pratiquer son art. Le masseur doit prendre soin de cet instrument précieux : avant chaque massage, il se lavera les mains ; il emploiera, de préférence, de l'eau chaude qui a pour effets de réchauffer et d'assouplir l'épiderme. Les ongles ne doivent être ni trop courts, ni trop longs ; ils seront coupés au niveau de l'extrémité des doigts.

Ingrédients. — Parmi les nombreux ingrédients utilisés par les masseurs de profession, nous ne retiendrons que la *vaseline* et le *talc*. Chacun de ces produits présente des avantages et des inconvénients. La vaseline, plus onctueuse, permet un glissement parfait, mais elle graisse le linge du malade et se laisse difficilement détacher de la peau. Avec le talc, le glissement n'est pas aussi doux, mais son emploi est plus commode. On réservera donc l'usage de la vaseline au massage local, profond et prolongé. On se servira du talc dans tous les autres cas ; mais il est inutile d'en saupoudrer abondamment la région à traiter, comme le font certains masseurs. Avec une petite quantité, on obtiendra un glissement suffisant et on évitera l'inconvénient d'en répandre sur les vêtements et dans l'atmosphère.

Classification des manœuvres du massage. — La classification des manœuvres du massage est tout à fait arbitraire. Certains auteurs les multiplient à l'infini ; d'autres n'en envisagent qu'un très petit nombre. Nous décrirons six manœuvres principales, qui suffisent amplement à toutes les exigences du massage médical. Ces manœuvres sont : 1° la pression ; 2° la friction ; 3° l'effleurage ; 4° le pétrissage ; 5° la percussion ; 6° la vibration.

Sens des manœuvres. — Avant d'aborder la description de ces manœuvres, nous devons faire observer que le sens dans lequel elles doivent être exécutées varie selon les tissus et selon les régions.

Les muscles sont massés dans le sens de leurs fibres et de leurs ligaments. On doit également suivre la direction des tendons, des vaisseaux et des nerfs ; mais, sauf pour ces derniers, le mouvement général du massage doit être centripète, c'est-à-dire dirigé dans le sens de la circulation veineuse : des extrémités vers le cœur.

Modes opératoires. — Les manœuvres que nous avons énumérées peuvent être exécutées selon deux modes différents ; douces, lentes et rythmées, elles constituent le *massage sédatif* ou calmant ; brusques, rapides et irrégulières, le *massage stimulant*. Ajoutons cependant qu'indépendamment de leur mode d'exécution, ces diverses manœuvres sont les unes plutôt calmantes, les autres plutôt stimulantes. La pression est la manœuvre la plus douce et la plus sédative. La friction et l'effleurage peuvent encore être utilisés dans le massage sédatif ; mais le pétrissage, la percussion et la vibration doivent être réservés pour le massage stimulant. Dans l'exposé ci-dessous, les manœuvres sont classées suivant l'ordre d'excitation croissante.

Description des manœuvres. — Nous allons maintenant décrire successivement chacune des manœuvres que nous avons énumérées plus haut. Nous nous occuperons d'abord de leur exécution suivant le mode sédatif, afin de permettre aux débutants de se rendre plus facilement compte des différents temps qu'elles comportent.

I. *Mode sédatif.* — a. *La pression.* — La pression (Tabl. XXVI, 1 et 2) consiste à comprimer la région à masser avec la face palmaire de la main ou des doigts. Ainsi que la plupart des autres manœuvres, elle se décompose en trois temps différents : le contact, la manœuvre proprement dite et la cessation de celle-ci. Le contact doit être doux, sans secousse et sans heurt. La pression doit s'effectuer avec une force d'abord croissante, puis stationnaire, enfin décroissante. Le retrait de la main doit se faire lentement et sans brusquerie.

Sur une région donnée, la main peut se déplacer un grand nombre de fois, mais chacune de ces pressions, qui constitue par elle-même la manœuvre complète, s'accomplit sur place : la main du masseur, ainsi que les parties qu'elle comprime, ne subissent pas de déplacement.

b. *La friction.* — Dans la friction, comme dans la pression, la main reste fixée sur son point d'application et ne se déplace pas à la surface de la peau ; mais, en même temps qu'elle comprime les tissus, elle exécute des mouvements en entraînant avec elle la peau qu'elle fait glisser sur les plans profonds. Ces mouvements, quelquefois alternatifs, sont le plus souvent circulaires ; leur amplitude est déterminée par le degré d'élasticité de la peau et des tissus cellulaires sous-cutanés.

c. *L'effleurage.* — L'effleurage (Tabl. XXVI, 3 et 4) consiste à faire glisser la face palmaire de la main ou des doigts à la surface de la peau, en comprimant cette dernière avec plus ou moins d'intensité. Cette manœuvre, qui est la plus fréquemment utilisée par les masseurs, exige une grande souplesse de la main ; cette dernière doit se modeler d'une façon parfaite sur toutes les irrégularités qu'elle rencontre sur son passage. Afin que le mouvement soit continu et uniforme, la main ne doit pas, autant que possible, perdre le contact avec la peau ; pour revenir à son point de départ, elle effleure légèrement cette dernière.

Lorsque l'effleurage est exercé par les deux mains, celles-ci, le plus souvent, interviennent alternativement : l'une reprend la manœuvre que l'autre est sur le point de terminer. Il en est de même quand l'effleurage est pratiqué avec les deux pouces.

Il est bien entendu que l'effleurage peut s'exécuter avec les différentes parties de la main : extrémité des doigts, paume de la main, éminence thénar, éminence hypothénar.

d. *Le pétrissage.* — Le pétrissage (Tabl. XXVI, 5) est une manœuvre complexe qui consiste à produire un pincement combiné à une sorte de torsion des parties molles. Il comporte plusieurs temps : 1° préhension des tissus entre le pouce et les autres doigts des deux mains placées à faible distance l'une de l'autre ; 2° léger soulèvement de ces tissus ; 3° mouvements des deux mains en sens contraire l'une de l'autre. On peut aussi ajouter un quatrième mouvement, qui consiste à exécuter une rotation des mains sur les doigts pris comme pivot.

Cette série de mouvements, qui constitue une manœuvre de pétrissage, doit se répéter successivement, d'une façon continue, sans temps d'interruption ; en un mot, l'opération doit affecter une allure d'ensemble.

On aura soin de saisir la plus grande masse possible de parties molles ; car, le plus souvent, ce sont les muscles qui sont visés dans le pétrissage. Ce n'est qu'exceptionnellement que la manœuvre s'applique à la peau.

e. *La percussion.* — La percussion (Tabl. XXVI, 6) consiste en une série de chocs d'une intensité et d'une rapidité variables, exécutés quelquefois avec le poing mollement fermé, la pulpe des doigts ou leur face dorsale, mais le plus souvent avec le bord cubital du petit doigt : dans ce dernier cas, — où la manœuvre prend le nom de hachures, — la main reste ouverte et les doigts très souples sont légèrement écartés les uns des autres. La chute de la main sur la peau rapproche brusquement les doigts et les fait retomber les uns sur les autres, de ce choc multiple résulte un bruit caractéristique. La percussion est ainsi plus moelleuse que si on l'effectuait avec les doigts rapprochés.

Cette manœuvre exige une grande souplesse du

poignet et s'exécute, le bras restant immobile, par une série de mouvements successifs de pronation et de supination. Si on percute avec les deux mains, les mouvements doivent être alternatifs : une main s'abaisse quand l'autre se soulève.

f. *La vibration.* — La vibration est une manœuvre dans laquelle la main, posée en permanence sur la peau, exécute, en même temps qu'une pression, un mouvement oscillatoire de très faible amplitude. Les oscillations doivent être non pas transversales, mais perpendiculaires à la surface des téguments. Ces oscillations sont produites par une sorte de trépidation de tous les muscles de la main, de l'avant-bras, du bras et de l'épaule de l'opérateur. Bien qu'à peine perceptibles à l'œil, elles sont très pénétrantes et se propagent souvent dans tout l'organisme du malade qui les ressent profondément.

II. *Mode stimulant.* — Dans le mode stimulant, les manœuvres employées sont les mêmes que dans le mode sédatif (1), mais elles en diffèrent par le rythme et par l'intensité. En effet, pour être stimulantes, les manœuvres doivent être rapides, énergiques et brusques. Il faut, en outre, une certaine irrégularité dans les mouvements. L'opérateur doit entremêler les manœuvres et passer rapidement de l'une à l'autre.

Une séance de massage stimulant doit durer moins longtemps qu'une séance de massage sédatif ; si l'action, plus intense, se prolongeait outre mesure, elle pourrait devenir une cause de fatigue pour le malade.

Action physiologique des différentes manœuvres. — La *pression,* comme nous l'avons dit, est la manœuvre la plus douce et la plus calmante ; elle sera, par conséquent, utilisée chaque fois qu'il s'agira de lutter contre la douleur ou la contracture musculaire. En outre, par son effet mécanique, elle agit sur les infiltrations des tissus cellulaires sous-cutanés. Elle sera donc très utile pour chasser l'œdème.

Les *frictions,* par le tiraillement qu'elles produisent sur la peau, agissent spécialement contre les adhérences, les cicatrices qui fixent les tissus cutanés aux plans profonds. Elles sont donc particulièrement indiquées pour assouplir les tissus cicatriciels, détruire les brides fibreuses anormales, combattre la raideur articulaire.

L'*effleurage,* par son effet mécanique, active la circulation veineuse et chasse l'œdème infiltrant les parties molles ; de plus, par son action excitante sur les terminaisons nerveuses, il provoque des *réflexes* qui influent favorablement sur la nutrition des tissus.

Le *pétrissage* combine les effets de la pression avec ceux de la friction, mais son action est plus énergique que celle de chacune de ces deux manœuvres. On l'emploie pour assouplir les tissus et stimuler les régions massées.

La *percussion,* manœuvre essentiellement stimulante, agit sur les terminaisons nerveuses sensitives et réveille la vitalité des tissus.

La *vibration* a des effets qui ne sont pas nettement définis et qui, d'ailleurs, varient suivant les individus. D'une façon générale, on peut affirmer que son action pénétrante provoque des réflexes d'où résulte une stimulation de l'organisme tout entier.

II. Massage selon la région. — Les manœuvres que nous avons décrites précédemment s'appliquent à toutes les régions du corps ; mais il convient d'indiquer maintenant quelles sont, pour le massage de chacune d'elles, l'*attitude* que doivent prendre le masseur et le malade, le moyen d'obtenir l'*immobilisation de la partie massée,* l'*adaptation de la main* aux diverses formes des surfaces à masser et enfin les *manœuvres à appliquer* sur chacune de ces régions.

La position du masseur et celle du malade doivent être aussi aisées que possible et ne jamais donner l'impression d'une gêne quelconque. En effet, les attitudes maladroites sont fatigantes et nuisent beaucoup aux effets favorables du massage.

(1) Aux manœuvres que nous avons déjà décrites, on peut ajouter les pincements fins et rapides de la peau, qui ont une action stimulante très marquée sur les terminaisons des nerfs sensitifs.

La partie à masser doit être parfaitement immobilisée.

Le masseur doit rechercher, pour lui ainsi que pour le malade, le plus de points d'appui possible, si, par son poids et ses dimensions, la région à masser n'a pas une stabilité suffisante. La partie de la main à utiliser pour l'exécution des manœuvres doit correspondre à la forme et aux dimensions de la région à masser. Il faut qu'il y ait adaptation parfaite de l'une à l'autre.

Quant aux manœuvres qui conviennent aux diverses régions, elles seront indiquées au fur et à mesure de l'étude de chacune d'elles.

Régions à éviter. — Signalons tout d'abord un certain nombre de zones que le masseur doit éviter, afin de ne pas léser les organes délicats et sensibles qui s'y rencontrent, notamment les gros vaisseaux et les ganglions.

Ces zones à éviter sont : le creux poplité ou pli du jarret ; la face antéro-interne de la cuisse ; le triangle de Scarpa (limité par le pli de l'aine, le bord interne de la cuisse sur une longueur de 15 centimètres environ et par une troisième ligne rejoignant l'extrémité de ces deux côtés) ; la région des reins, constituée par cette partie du tronc qui est comprise entre la colonne vertébrale, le rebord des côtes et la crête iliaque ; le pli du coude ; le creux de l'aisselle ; la région du cou, qui s'étend entre le bord antérieur du sterno-cléido-mastoïdien et le rebord du maxillaire inférieur.

Massage du membre supérieur (Tabl. XXVI, massage du membre supérieur et Tabl. XXVII, 1). — Pour le massage du membre supérieur, le masseur est assis.

Le malade peut rester couché s'il est alité, mais la position la plus aisée est la position assise.

Dans ce dernier cas, la main et l'avant-bras du malade sont posés soit sur le bord d'une petite table, soit sur le genou du masseur ; un petit coussin adoucira le contact entre le membre malade et son point d'appui.

a. *Doigts* (Tabl. XXVI, 1). — Le masseur, assis dans le prolongement du membre malade, saisit, pour l'immobiliser, l'extrémité du doigt à masser, entre le pouce, l'index et le médius d'une main, et exécute, avec les mêmes doigts de l'autre main, des pressions, des frictions et de l'effleurage. Ces manœuvres sont appliquées simultanément sur deux faces à la fois : faces dorsale et palmaire, ou faces latérales. La pression et l'effleurage peuvent s'exécuter par des mouvements alternatifs des pouces ; dans ce cas, les autres doigts du masseur servent de point d'appui au doigt massé.

b. *Main et poignet* (Tabl. XXVI, 2 et 3). — La position du masseur est la même que précédemment.

Pour masser la face dorsale de la main et du poignet, le masseur passe une de ses mains sous la main du malade qu'il immobilise, cependant qu'il exécute avec la pulpe des doigts de l'autre main des pressions, des frictions et de l'effleurage.

En plaçant les doigts des deux mains sous la main du malade, on peut exécuter les pressions et l'effleurage par des mouvements alternatifs des deux pouces.

Pour le massage de la face palmaire de la main, on retourne cette dernière et on procède comme pour la face dorsale. Cependant, si le malade ne peut faire le mouvement de supination, le masseur soulève d'une main la main du malade qu'il masse, de l'autre, par en dessous.

Sur les éminences thénar et hypothénar, on peut pratiquer le pétrissage.

c. *Avant-bras* (Tabl. XXVI, 4 et 5). — Le masseur conserve la même position que pour le massage de la main. Il immobilise, avec une de ses mains, la région à masser, en saisissant la main ou l'extrémité inférieure de l'avant-bras du malade. Avec l'autre main, il exécute des pressions, des frictions et de l'effleurage, en utilisant toute sa main ou seulement la pulpe de ses doigts. Le pétrissage et les percussions, qui peuvent également s'appliquer sur cette région, s'effectuent plus aisément lorsque le masseur est assis sur le côté du membre.

d. *Coude.* — Le masseur se place sur le côté du malade qui appuie son côté opposé contre le dossier de la chaise et pose son avant-bras sur ses genoux ou sur

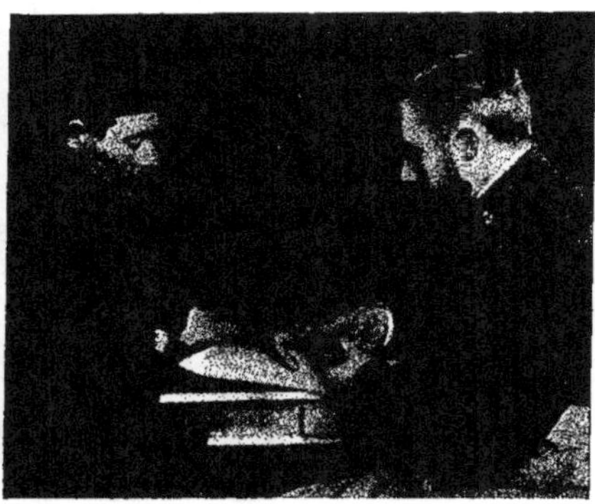

1. — Massage d'un doigt, la main du malade reposant
sur une petite table.

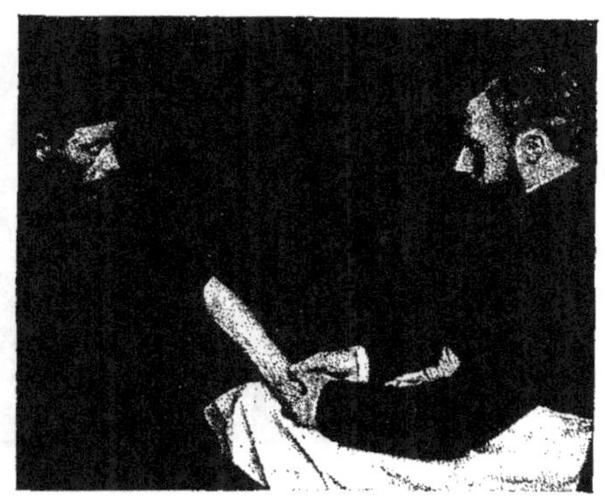

2. — Pression avec les pouces sur le poignet,
la main du malade reposant sur les genoux du masseur.

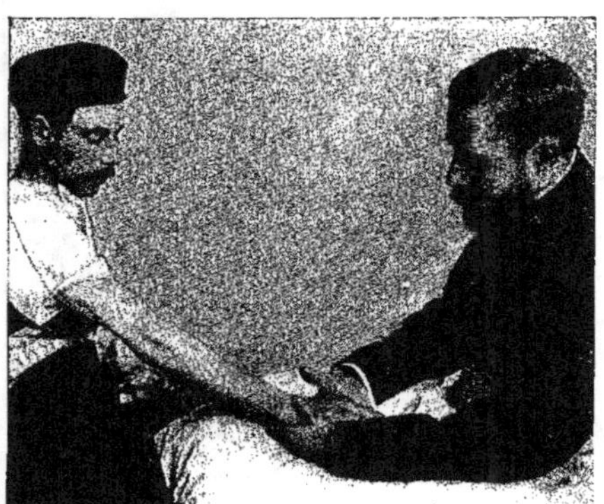

3. — Effleurage de la main ou du poignet par mouvements
alternatifs des deux pouces

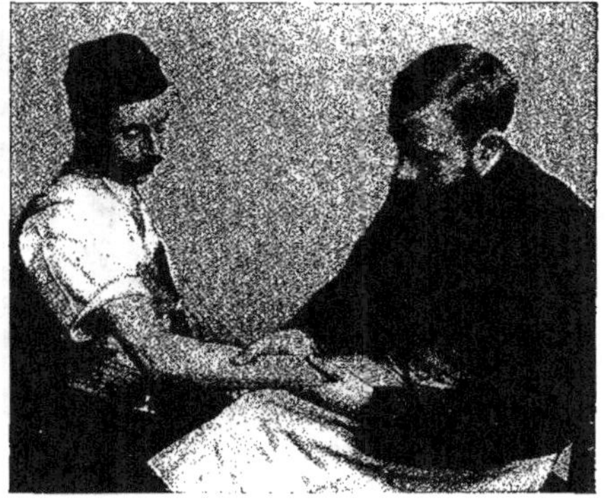

4. — Massage de l'avant-bras.

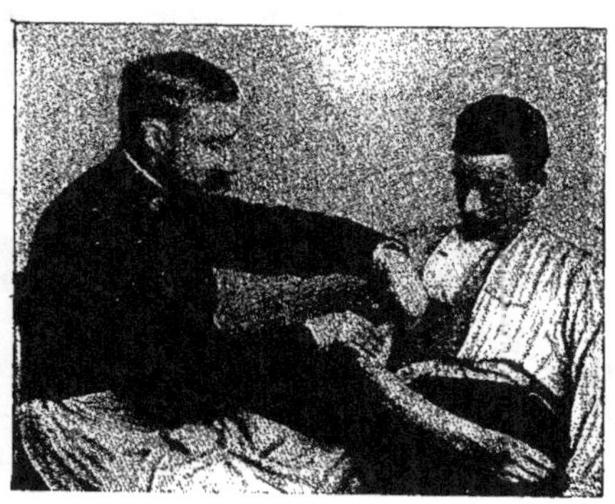

5 — Pétrissage du bras.

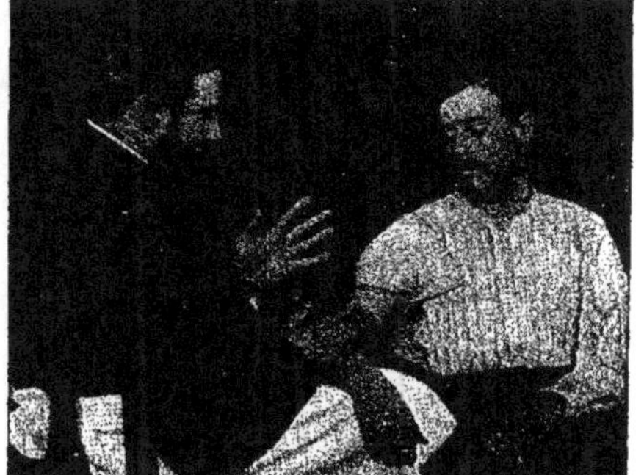

6 — Percussion de l'avant-bras avec le bord cubital des doigts.

Massage du membre supérieur : dcigts, main, poignet, avant-bras, bras. (Collection du Dʳ Somen.)

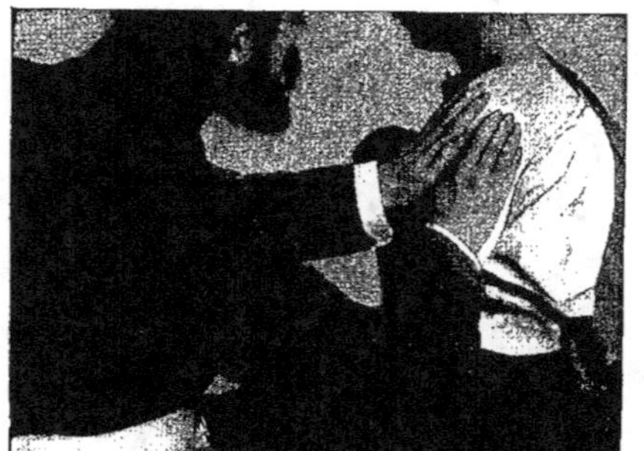

1 — Effleurage de l'épaule.

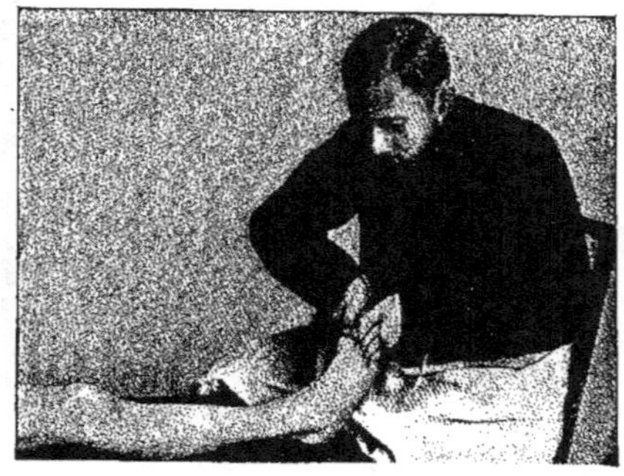

2. — Massage des orteils avec les deux pouces.

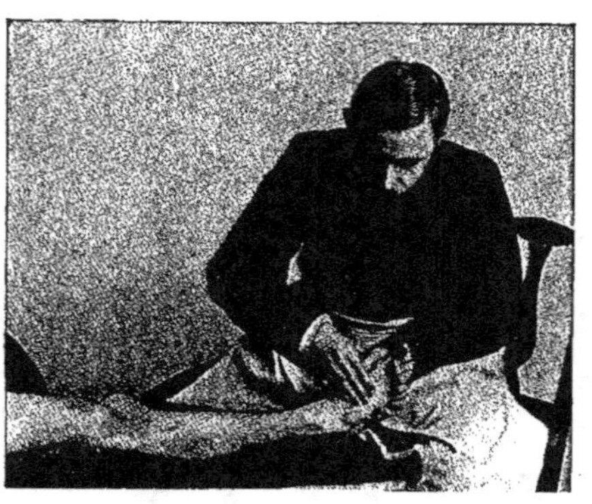

3. — Massage du pied avec la pulpe des doigts.

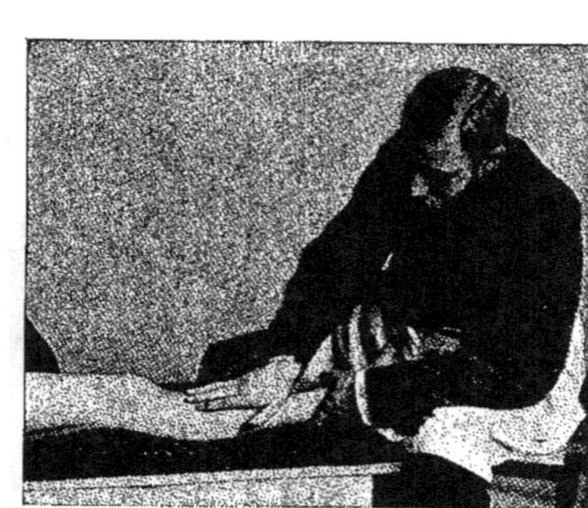

4. — Massage de la jambe.

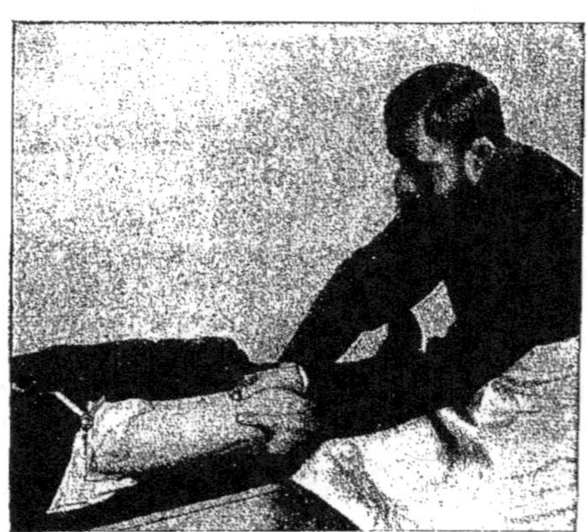

5. — Massage du genou avec les éminences thenar.

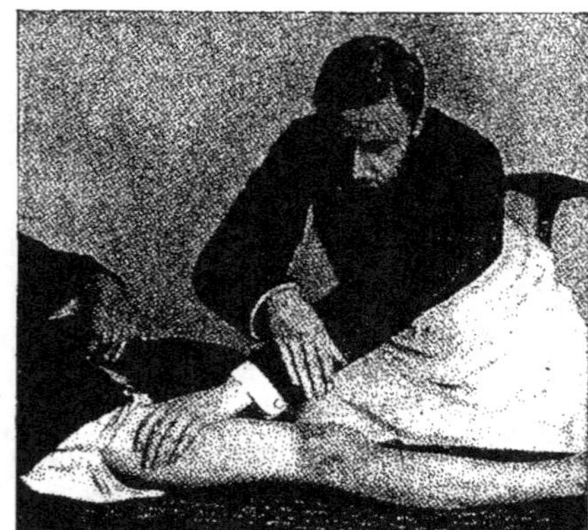

6. — Effleurage de la cuisse par mouvements alternatifs des deux mains.

Massage de l'épaule et du membre inférieur : orteils, pied, jambe, genou, cuisse. (Collection du Dᵣ Somen)

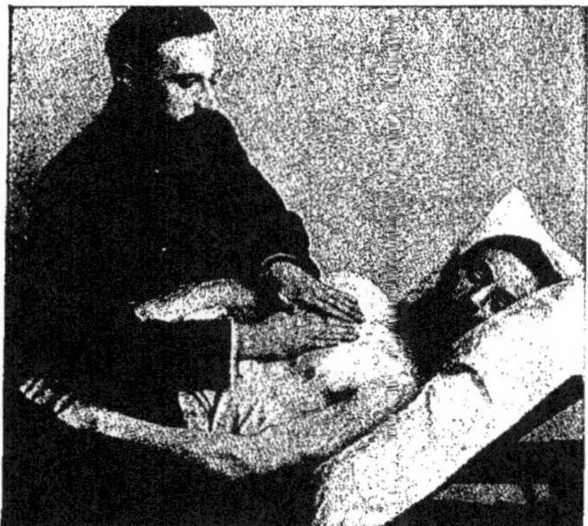

FIG. 219. — Effleurage de la face antérieure du tronc.

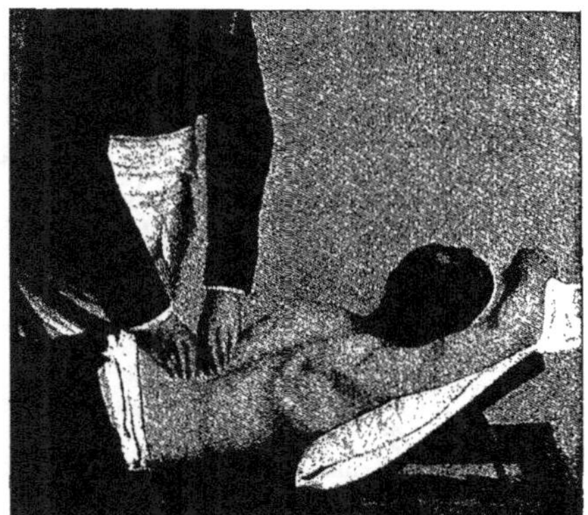

FIG. 220. — Massage de la région lombaire avec l'extrémité des doigts des deux mains.

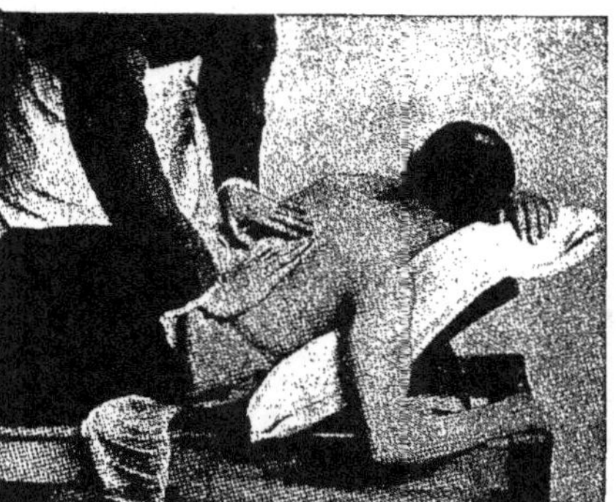

FIG. 221. — Effleurage de la face postérieure du tronc.

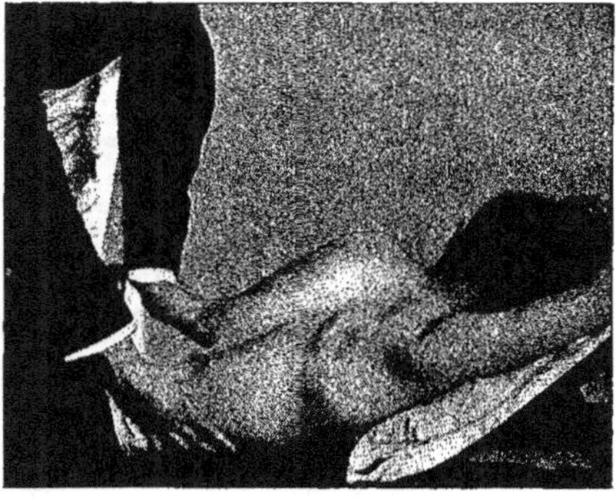

FIG. 222. — Massage de la région lombaire avec les deux pouces.

les genoux du masseur. Ce dernier utilise une de ses mains pour immobiliser le coude ou le bras, afin de donner plus de stabilité à la région à masser tandis qu'avec l'autre il exécute des pressions, des frictions et de l'effleurage, en se servant de la pulpe des doigts et des pouces.

Le massage s'applique sur les côtés latéraux et sur le côté postérieur. Ce n'est qu'exceptionnellement que l'on masse le pli du coude qui est, comme nous l'avons dit, une région à éviter ; ce massage consiste en frictions et effleurage extrêmement légers.

e. *Bras* (Tabl. XXVI, 6) — La position du masseur

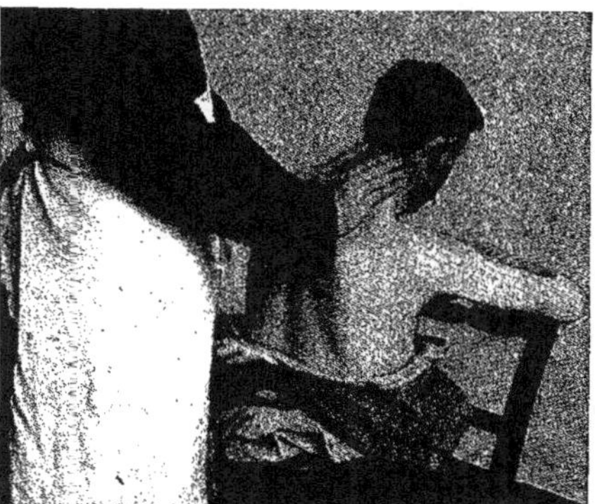

FIG 223 — Effleurage des muscles du cou

et celle du malade sont les mêmes que pour le massage du coude. Toutes les manœuvres peuvent s'appliquer sur le bras : les pressions s'exécutent avec la main tout entière qui entoure le bras comme un bracelet ; les frictions s'opèrent généralement avec la pulpe des doigts d'une seule main, l'autre main servant à l'immobilisation : l'effleurage se pratique, soit avec une seule main, soit avec les deux mains alternativement.

Pour le pétrissage et les percussions, le masseur est obligé de changer de position pour atteindre facilement les différentes faces du bras.

f. *Epaule* (Tabl. XXVII, 1). — L'opérateur et le

malade conservent la même position que pour le massage du bras. Sur l'épaule encore on peut appliquer toutes les manœuvres décrites. Les pressions s'opèrent soit avec une seule main qui étreint le deltoïde entre le pouce et les autres doigts, soit avec la paume des deux mains qui se servent mutuellement de point d'appui. Pour les frictions, on se sert de la pulpe des doigts d'une main, l'autre main immobilisant l'épaule. L'effleurage peut s'exécuter avec les deux mains. Le point de départ est à peu près au niveau du V du deltoïde. Les deux mains se trouvent d'abord en contact par les faces radiales des index, puis, ainsi posées, elles remontent jusqu'au sommet de l'épaule. A partir de ce moment elles se séparent l'une de l'autre pour suivre, en avant, le faisceau antérieur du deltoïde et les fibres du pectoral, en arrière les faisceaux postérieurs du deltoïde, le sus-épineux et la partie inférieure du trapèze. Le mouvement ainsi exécuté rappelle le geste du nageur. Le pétrissage de l'épaule s'accomplit plus aisément quand le masseur est debout. Pour les percussions, le masseur peut rester assis.

Massage du membre inférieur. — Pour le massage du membre inférieur, le malade doit rester couché ; il s'allonge sur le ventre pour le massage de la face postérieure.

a. *Orteils* (Tabl. XXVII, 2). — Le malade étant en décubitus dorsal, le masseur s'asseoit dans le prolongement du membre étendu. Comme pour les doigts, d'une main il saisit, entre le pouce, l'index et le médius, afin de l'immobiliser, l'extrémité de l'orteil à masser, tandis que de l'autre il exécute avec ces mêmes doigts des pressions, des frictions et de l'effleurage qui s'appliquent simultanément sur la face dorsale et sur la face plantaire.

En prenant comme point d'appui les doigts des deux mains, on peut exécuter, sur l'orteil, par des mouvements alternatifs des deux pouces, soit des pressions, soit de l'effleurage.

b. *Pied et Cou-de-pied* (Tabl. XXVII, 3). — Le malade et le masseur conservent la position précédente. Le masseur applique la face palmaire d'une de ses mains sur la plante du pied du malade qu'il immobilise ainsi, pendant qu'avec la pulpe des doigts de l'autre main, il exécute des pressions, des frictions et de l'effleurage. En appuyant, sur la face plantaire du pied à masser, la pulpe des doigts de ses deux mains, il peut exécuter, par des mouvements alternatifs de ses deux pouces, soit des pressions, soit de l'effleurage. Les mêmes manœuvres s'exécutent autour de l'articulation tibio-tarsienne : le masseur se sert alors de la pulpe des doigts ou des pouces et, selon le côté qu'il masse, emploie, tantôt la main droite, tantôt la main gauche.

c. *Jambe* (Tabl. XXVII, 4). — 1° *Face antéro-externe.* — Pour ce massage, le masseur conserve la même position que précédemment ou bien se place de côté. Toutes les manœuvres s'appliquent sur cette région. Les pressions se font avec toute la main, qui comprime le membre du malade entre le pouce et les autres doigts. Pour les frictions, on emploie la pulpe des doigts d'une main, cependant que, de l'autre main, on immobilise la jambe du malade. L'effleurage peut s'exécuter, soit avec une main seulement, soit avec les deux mains alternativement ; on commencera les manœuvres au niveau de l'articulation tibio-tarsienne, et on les exercera jusqu'au niveau du genou. Le pétrissage est difficile à pratiquer sur la face externe de la jambe où les muscles sont recouverts d'une aponévrose tendue et résistante. Les percussions s'exécutent très bien sur cette région ; mais il convient d'éviter les saillies osseuses.

2° *Face postérieure.* — Le massage de la face postérieure de la jambe est, en tous points, identique à celui de la face antérieure.

Le malade est couché sur le ventre, le masseur assis, soit sur le côté, soit dans le prolongement du membre, exécute toutes les manœuvres. Sur cette région, le pétrissage est particulièrement facile.

d. *Genou* (Tabl. XXVII, 5). — Le malade étant couché sur le dos, la jambe étendue, le masseur s'assoit à côté de cette articulation, mais latéralement, en regardant le visage du malade. Il exécute des pressions, des frictions et de l'effleurage sur toutes les parties environnant la rotule : culs-de-sac latéraux, tendon du quadriceps, ligaments latéraux du genou. Ces manœuvres s'effectuent avec la pulpe des doigts ou des pouces ou avec les éminences thénar, soit d'une seule main, l'autre immobilisant le genou en appuyant sur le côté opposé, soit avec les deux mains qui se servent alors de point d'appui mutuel. Quoique, comme nous l'avons déjà fait remarquer, la face postérieure du genou ne doive pas être massée, on pourra cependant y pratiquer, dans certains cas, des frictions superficielles ou un très léger effleurage.

e. *Cuisse* (Tabl. XXVII, 6). — *Face antérieure et face postérieure.* — Le massage de la cuisse ne présente rien de particulier. Pour la face antérieure, le malade est couché sur le dos ; pour la face postérieure, il se couche sur le ventre. Le masseur, assis, face à la cuisse, exécute, avec la plus grande surface possible de la main, toutes les manœuvres que nous avons décrites. L'effleurage s'exécute par des mouvements alternatifs des deux mains, mais en prenant soin d'éviter la face antéro-interne.

f. *Hanche.* — Le massage de la hanche est généralement peu efficace en raison des difficultés qu'on éprouve à atteindre cette articulation qui se trouve protégée par l'extrémité supérieure du fémur et par d'épaisses masses musculaires. On se bornera donc à exécuter des pressions, des frictions et de l'effleurage, autour de l'articulation et sur les muscles environnants. Sur ces derniers on pourra également pratiquer le pétrissage et les percussions.

Massage du tronc. — a. *Face antérieure* (*fig.* 219). — Le massage abdominal, étant très délicat et assez compliqué, ne doit être pratiqué que par les spécialistes. Pour le massage de la poitrine, le malade est couché sur le dos et le masseur se met au niveau du thorax, face au visage du malade. Les muscles à masser sont les pectoraux et les intercostaux. Toutes les manœuvres peuvent s'exécuter sur les pectoraux, mais, sur les intercostaux, le pétrissage est difficile. Les pressions et les frictions se pratiquent avec la pulpe des doigts. L'effleurage s'exerce avec les deux mains qui partent en même temps de la ligne médiane dont elles s'écartent pour contourner la face antérieure et latérale du thorax ou pour suivre le sens des fibres musculaires des pectoraux. Les percussions de cette région ne doivent jamais être violentes.

b. *Face postérieure* (*fig.* 220-222). — Pour la face postérieure du tronc, le malade étant couché sur le ventre, le masseur est assis ou debout. Toutes les manœuvres peuvent s'appliquer sur la région fessière. Sur la région lombaire, on peut pratiquer des pressions, des frictions, de l'effleurage et des percussions ; mais le pétrissage n'est pas aisé à exercer sur cette région à cause des aponévroses qui entourent les muscles. Les pressions, les frictions et l'effleurage s'exécutent soit à l'aide des pouces, soit avec la pulpe des doigts bien alignés et placés longitudinalement, dans le sens de la colonne vertébrale. Ces manœuvres doivent s'appliquer sur les extenseurs du tronc qui sont logés des deux côtés de l'épine dorsale, dans les gouttières vertébrales. On évitera les apophyses épineuses parce que le massage, inutile d'ailleurs sur ces saillies osseuses, pourrait irriter la peau si les manœuvres étaient trop violentes. On évitera aussi la région néphrétique, c'est-à-dire des parties molles non protégées par le squelette et sous lesquelles se trouvent les reins qui pourraient être déplacés.

Le massage de la face postérieure du thorax est identique à celui de la poitrine. Toutes les manœuvres peuvent être appliquées sur cette région, mais le pétrissage ne peut être exécuté que sur les muscles grands dorsaux et les sus-épineux. Pour les pressions, les frictions et l'effleurage, le masseur peut utiliser toute la surface palmaire des deux mains. L'effleurage s'exécute de la même façon que sur la face antérieure du thorax, c'est-à-dire que les deux mains partent de la ligne médiane pour contourner le thorax, le masseur esquissant ainsi le mouvement du nageur.

Massage du cou (*fig.* 223). — Le malade peut rester

couché, mais la position assise est celle qui convient le mieux pour le massage du cou. Le masseur reste debout, tantôt derrière le malade, tantôt sur le côté de celui-ci.

Les muscles à masser sont : le trapèze, le sterno-cléido-mastoïdien et, indirectement, le sus-épineux, par suite de ses rapports avec le trapèze. Les manœuvres exécutées sont la pression, la friction, l'effleurage et le pétrissage. Les manœuvres s'exécutent de haut en bas, les pressions et les frictions s'opèrent avec la pulpe des doigts d'une main, l'autre main immobilisant la tête ; l'effleurage se pratique avec les deux mains à la fois.

Le massage du sterno-cléido-mastoïdien doit être très léger en raison du voisinage d'organes délicats : gros vaisseaux et nerfs. La percussion ne devra jamais être pratiquée sur ce muscle (1). — H. SOMEN.

Mécanothérapie. — Utilisation dans une intention thérapeutique d'appareils mécaniques destinés à pro-

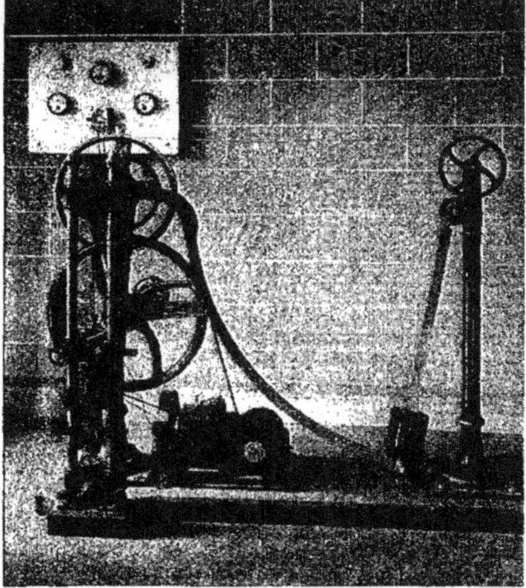

FIG. 224. — Arthromoteur universel du Dr P. de Champtassin (face). Type actif et passif.

duire dans les articulations traitées des mouvements analytiques et localisés, ces mouvements pouvant être communiqués par la machine au patient : *mouvement passif*, ou par le patient à la machine : *mouvement actif*.

C'est à tort que l'on a coutume de désigner, sous le terme général de mécanothérapie, l'ensemble des procédés thérapeutiques consistant dans l'emploi d'appareils mécaniques cherchant à provoquer l'activité organique, soit par des mouvements actifs ou passifs, soit par des excitations diverses (tapotement, pétrissage, vibration, etc.). La mécanothérapie ainsi envisagée engloberait toutes les manœuvres obtenues avec des appareils, et ressortissant en réalité au massage, à la gymnastique médicale ou hygiénique.

Cette conception découle en grande partie de l'existence d'installations mécanothérapiques presque exclusivement dans les établissements thermaux, et de la nature médicale ou hygiénique des applications mécanothérapiques.

La nature et la multiplicité des blessures de guerre, en nécessitant l'application intensive de traitements mécanothérapiques, ont introduit une autre conception plus exacte, d'ordre réellement chirurgical et

(1) SOMEN, *Mémento de massage* (Baillière, édit.).

conforme à la pensée du créateur des premiers appareils de mécanothérapie, le chirurgien français Bonnet (de Lyon) en 1846.

En effet, les traitements mécanothérapiques nécessités par les suites de blessures de guerre n'ont que peu de rapport avec les pratiques habituelles médico-gymnastiques réalisées à l'aide d'appareils actifs, passifs ou activo-passifs. Il est même légitime de reconnaître que ces appareils — de type généralement pendulaire, c'est-à-dire fonctionnant par l'oscillation d'un balancier — sont le plus souvent inopérants et par conséquent inefficaces. Il ne s'agit plus de solliciter simplement le jeu d'articulations vaguement enraidies ou accusant seulement une diminution de souplesse, ni de provoquer par des mouvements actifs les effets généraux de l'exercice musculaire dosé, mais de ramener à un jeu normal des articulations momentanément inaptes à leurs fonctions, par suite de raideurs articulaires serrées, compliquées de contractures musculaires, de rétractions tendineuses, d'adhérences péri-articulaires, de fibrose des cartilages articulaires. Pour arriver à ce résultat, il convient d'employer des appareils capables de mobiliser ces articulations avec une grande puissance accompagnée d'une grande douceur, permettant aussi la fixation rigoureuse de certaines parties du membre pour localiser l'action de l'appareil à l'articulation traitée avec la certitude d'empêcher tout mouvement de compensation.

Cette mobilisation des articulations ne saurait d'ailleurs mieux être obtenue avec la mobilisation manuelle qu'avec des appareils pendulaires. Il faut donc, sans la rejeter totalement, réserver la mobilisation manuelle aux lésions bénignes consécutives à la simple immobilisation et n'intéressant que les petites articulations. Toutes les autres lésions doivent, sans exception, être traitées par des appareils mécaniques.

Arthromoteur universel passif et actif. — L'arthromoteur universel du docteur P. de Champtas-

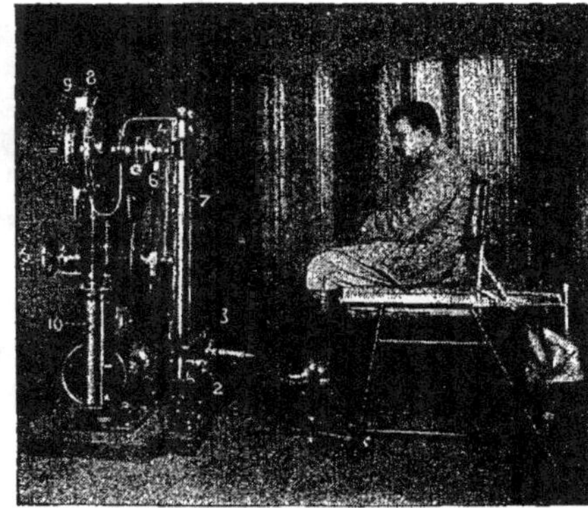

FIG. 225. — Arthromoteur universel (profil).
1. Détail des commandes ; 2. Mobilisation du pied gauche : circumduction ; 3. Réglage de la hauteur de l'axe d'utilisation ; 4. Embrayage et réglage de la portion angulaire du mouvement passif ; 5. Variation de l'amplitude ; 6. Variation du champ ; 7. Chaîne d'entraînement du mouvement circulaire ; 8. Volant d'entraînement du contrepoids (mouvement actif) ; 9. Embrayage et réglage de la position angulaire du mouvement actif ; 10. Système frénateur.

sin (*fig.* 225), est le type adopté par les hôpitaux, par le ministère de la Guerre, le ministère de la Marine et l'administration de l'Assistance publique.

Mû par un moteur électrique d'une force de 1/3 de HP, cet appareil permet de réaliser passivement tous les mouvements du corps, et de mobiliser toutes les articulations séparément, avec une puissance très grande pouvant suffire à tous les cas. Il donne en outre la faculté de régler soit impérativement, soit automa-

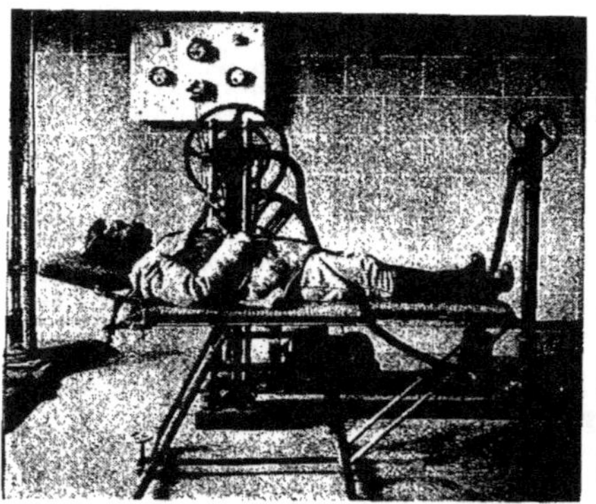

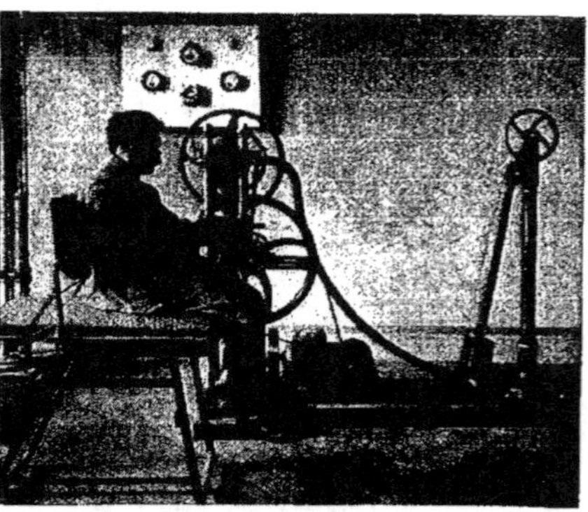

FIG. 226. — Mobilisation du coude gauche :
flexion et extension (position couchée).

FIG. 227. — Mobilisation du poignet gauche :
flexion et extension (position assise).

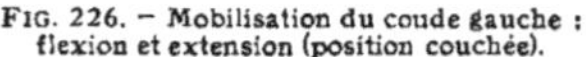

Arthromoteur universel du Dr de Champtassin.

tiquement, à l'arrêt ou pendant la marche, la vitesse, l'amplitude. le champ, la position angulaire ou diamétrale initiale (*fig.* 225) et cela avec une progression insensible (par vis micrométrique) afin d'éviter au patient toute douleur. Cette dernière condition est indispensable pour empêcher les contractures de défense, les réactions inflammatoires, ainsi que toutes les causes de nature à entraver la guérison, et que des manœuvres brutales ne manquent point de provoquer.

Pour le traitement, le blessé est placé sur le fauteuil-table, dans la position couchée (décubitus dorsal ou abdominal), assise ou demi-fléchie qui convient suivant le cas à traiter. La partie du membre, supérieure à l'articulation à mobiliser, est fixée dans une gouttière, la partie inférieure est attachée à une pièce spéciale (prise physiologique) fixée sur le levier moteur. Dispositif de fixation et prise physiologique varient avec le genre d'articulation à traiter. Le patient étant ainsi immobilisé, l'articulation centrée par rapport à l'axe d'utilisation de l'appareil, le segment solidaire du levier moteur est entraîné dans un plan rigoureusement déterminé par un mouvement de va-et-vient. Partant de 0° l'angle de mobilisation augmente progressivement (automatiquement ou impérativement) sous le contrôle d'un cadran gradué, dans les limites prévues par le médecin traitant.

Deux exemples de modalités différentes pour la mobilisation d'une même articulation feront comprendre la sensibilité de l'arthromoteur et l'infinité de combinaisons qui permettent le réglage de la vitesse et de l'augmentation d'amplitude en fonction du temps.

Si l'on considère le cas représenté (*fig.* 226, mobilisation du coude), il serait possible pour une raideur très légère, en partant de 0°, d'augmenter l'angle de 6° par tour de volant avec une vitesse de 6 tours à la minute, et pour une raideur très serrée ou une très grande sensibilité, d'augmenter l'angle de 1/30° de degré par tour de volant, en admettant la vitesse de 3 tours à la minute. Le jeu produit dans l'articulation augmenterait progressivement dans le premier cas de 60° pour 30 minutes de traitement ; tandis que, dans le deuxième cas, il augmenterait progressivement et insensiblement de 3° pour la même durée de traitement. La même démonstration pourrait être faite pour n'importe quelle autre articulation : la mobilisation du poignet, par exemple (*fig.* 227).

Outre cette augmentation angulaire, un dispositif spécial (variateur de champ) permet de varier l'angle de manière que le mouvement se produise, soit exclusivement en flexion, soit exclusivement en extension, soit dans un champ asymétrique quelconque. Naturellement l'appareil permet toutes les positions angulaires de départ s'adaptant ainsi à toutes les attitudes du membre blessé.

Au lieu du mouvement rotatif alternatif, qui convient à tous les mouvements de flexion, extension, abduction, adduction, un mécanisme particulier permet de réaliser un mouvement rotatif continu, correspondant au mouvement de circumduction, pour lequel la longueur du rayon, le sens de marche (droite ou gauche) et la vitesse peuvent de même être réglés (*fig.* 225).

Lorsque l'articulation a récupéré le mouvement passif — ce qui est le temps le plus important — il reste à en assurer le jeu normal par le retour de l'activité musculaire, puisque l'atrophie des muscles est un phénomène constant à la suite des lésions osseuses ou articulaires. Cette seconde partie du traitement est caractérisée par le *mouvement actif*, mais ce mouvement demande à être exécuté selon certaines règles physiologiques destinées à éviter le surmenage des muscles atrophiés, en obtenant le maximum de rendement pour le minimum de travail. A cet effet le travail musculaire dynamique (effort de soulèvement d'un poids) est accompagné de la suppression de travail statique et frénateur (effort d'arrêt et de retenue). Enfin l'exercice doit être fait en soulevant un poids de valeur constante pendant le mouvement, et progressivement variable et réglable dans la série des mouvements. C'est ce qu'on nomme la méthode des *résistances progressives*.

L'arthromoteur remplit toutes les conditions nécessaires à l'application de cette méthode.

Le blessé, fixé sur le fauteuil-table de la même manière que pour le mouvement passif, devient, par un simple débrayage de l'appareil, exécutant actif. Il agit alors sur un poids, de valeur constante et réglable ; l'effort de soulèvement terminé, instantanément un système frénateur entre en action et soutient pendant la descente, en les ramenant doucement, sans heurts. le poids et le membre qui l'a soulevé, jusqu'à la position de départ, d'où le blessé peut recommencer. On règle ainsi simultanément la valeur de l'effort musculaire et le rythme des mouvements.

Si un tel appareil de grande puissance et de haute précision mécanique est nécessaire pour le traitement des lésions articulaires graves, certains appareils moins puissants et moins précis peuvent suffire pour le traitement passif des raideurs simples (appareils à moufles) et actif des atrophies simples (Scientific exerciseur).

Appareils à moufles. — Les figures 228 et 229 représentent deux types de la série des systèmes à mou-

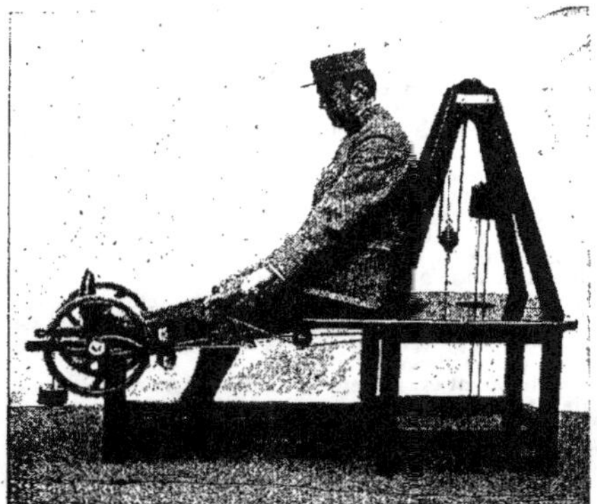

FIG. 228. — Appareil a moufles du Dr P. de Champtassin.
Mobilisation du pied gauche : flexion et extension.

fles du docteur P. de Champtassin. La série se compose
de 5 types. Ces appareils ont pour caractéristique :
1° De permettre le mouvement mono-articulaire par
des dispositifs adaptés à chaque genre d'articulation ;

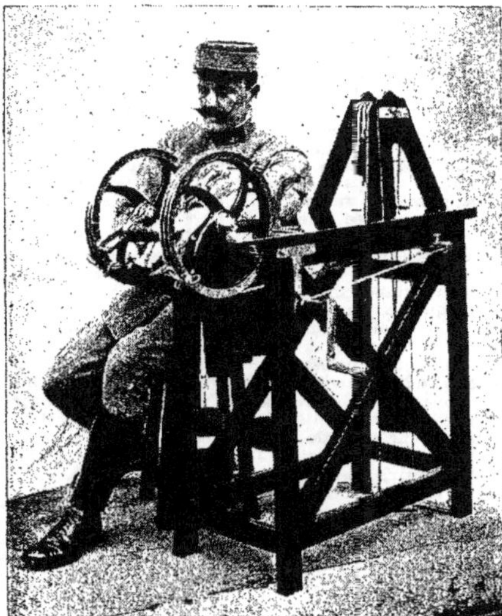

FIG. 229. — Appareil à moufles du Dr de Champtassin.
Mobilisation des doigts de la main gauche : flexion et extension.

2° De créer, par la mise facile en position de détente
d'un poids moteur, une puissance disponible à volonté
et indéfiniment renouvelable, suffisante pour mobiliser
les articulations enraidies ;
3° De régler le rythme de cette mobilisation par
l'action frénatrice du treuil (organe en même temps
de soulèvement du poids moteur) :
4° de permettre le réglage de la position angulaire
initiale et du champ d'amplitude du mouvement.
Explication de la figure 228 (mobilisation tibio-tarsienne) :

Le patient a la jambe fixée sur la planchette par des
courroies, le pied est attaché à la semelle solidaire du
volant. Quand le poids est en haut de sa course, le pied
se trouve dans la position angulaire initiale, réglée à
l'avance. A ce moment, le blessé abandonne le poids,
en restant maître de la vitesse de sa descente par l'intermédiaire de la manivelle. C'est alors le brin du
moufle qui agit en tirant sur le volant ; dans ce cas, le
mouflage étant de 6 brins c'est une action de 60 kilogrammes, qui s'exerce contre le raideur. Organe de
transmission du mouvement, ce volant permet par
l'enroulement du brin en dessus ou en dessous l'action
efficace de l'appareil soit en flexion, soit en extension.
Le mouvement de descente du poids s'accomplit jusqu'au point limite, préalablement fixé par la butée de

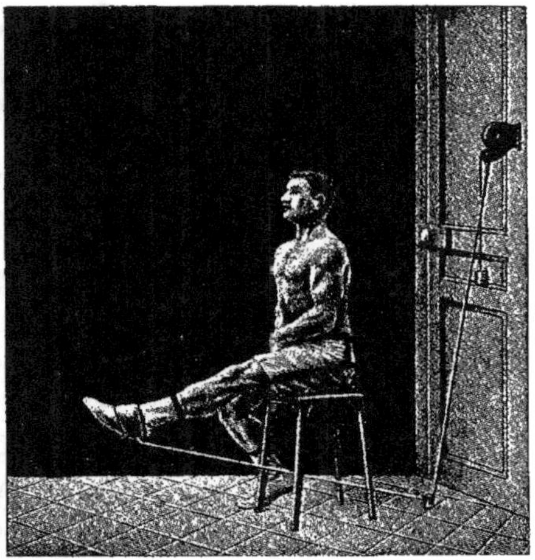

FIG. 230. —. Scientific exerciseur. Mouvement actif :
extension de la jambe sur la cuisse (fin de mouvement).

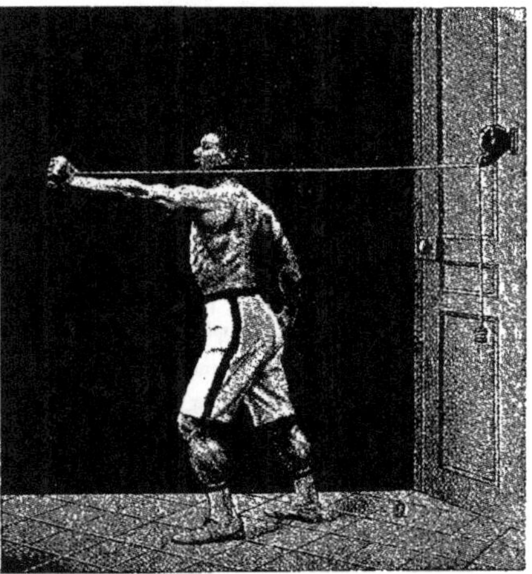

FIG. 231. — Scientific exerciseur. Mouvement actif :
extension du bras et de l'avant-bras (position terminale).

réglage de l'amplitude. Le blessé, à l'aide de la manivelle, remonte alors le poids, et ce faisant ramène le pied à la position de départ pour recommencer le mouvement (*fig.* 228).

Scientific exerciseur. — Les figures 230 et 231 représentent un appareil simple de mobilisation active.

Cet appareil petit, léger, pouvant se fixer facilement pour l'usage, permet le travail actif, localisé ou global, des muscles, dans toutes les positions, et dans les conditions physiologiques optima (résistance constante et réglable ; suppression du travail statique et frénateur) grâce à son mécanisme multiplicateur.

Applications de la mécanothérapie. — Les applications de la mécanothérapie, post-chirurgicale ou de guerre, sont multiples. Si l'on excepte les blessures de la tête et du tronc, presque toutes les blessures de guerre (environ 80 pour 100) nécessitent à un moment donné un traitement mécanothérapique. En effet, la majorité des blessures de guerre sont des plaies infectées entraînant de longues immobilisations. D'autre part les lésions articulaires, ayant suppuré pendant des mois, provoquant l'altération et la destruction partielles des cartilages, une rétraction intense des muscles ou des tendons, la formation de brides fibreuses et d'adhérences extrêmement résistantes ; les fractures généralement compliquées, le plus souvent fractures ouvertes, les blessures des nerfs par suite de la longue phase nécessaire à leur régénération soit spontanée, soit après intervention chirurgicale, réclament des périodes d'immobilisation très prolongées, qui entraînent de graves désordres fonctionnels. Enfin, toutes les interventions d'orthopédie chirurgicale, et l'après-guerre en verra se produire un très grand nombre, sont justiciables au point de vue fonctionnel d'un traitement mécanothérapique.

RÉSULTATS. — Ils sont extrêmement remarquables à condition d'appliquer une méthode éprouvée et d'utiliser de bons appareils. Le massage, la mobilisation manuelle, les appareils de type pendulaire, sont dans beaucoup de cas insuffisants et par conséquent inefficaces. Seuls, les appareils mécaniques permettant l'emploi d'une force motrice puissante en même temps que maniable, peuvent donner de bons résultats. Il est même permis d'espérer par leur emploi rationnel, qui est sans douleur et sans danger, des guérisons fonctionnelles et la suppression des infirmités que les procédés thérapeutiques employés jusqu'à ce jour ne peuvent empêcher. — P. DE CHAMPTASSIN.

Méningite cérébro-spinale★. — Il résulte des recherches expérimentales de Col Gordon que la salive exerce une action empêchante sur la culture du méningocoque, par suite de la concurrence vitale des germes qu'elle contient et, parmi ces germes, le streptocoque semble doué de l'action la plus puissante.

Le mucus nasal n'est doué d'aucune action.

Conséquence pratique : dans la recherche des porteurs de germes, éviter de mélanger de la salive avec le matériel d'ensemencement sous peine d'empêcher la culture du méningoccoque et de fausser le résultat. (*British Medical Journal*, 1916).

Membre artificiel provisoire. — M. Depage, à l'hôpital de la Panne, a proscrit presque d'une façon absolue la marche à l'aide de béquilles à ses amputés. Il leur reproche de modifier la statique du corps, de maintenir le moignon dans l'immobilité et de déterminer souvent des parésies par compression nerveuse du plexus brachial.

D'accord avec son assistant, M. Martin, il a fait confectionner des appareils provisoires en plâtre dans lesquels on incorpore des bandes de toile métallique ainsi que les branches d'un pilon. Le membre artificiel ainsi constitué qui se moule exactement sur le moignon présente les avantages suivants : marche en statique normale ; dépense minime et construction facile permettant le renouvellement à mesure que le moignon se modifie. Lorsque celui-ci a acquis son volume définitif, le pilon provisoire est remplacé par un membre artificiel définitif.

Métiers et Professions. — Aptitude physique des amputés. — Le grave problème de l'utilisation des mutilés, victimes de la guerre, dans la future armée du travail a depuis longtemps réclamé l'attention des pouvoirs publics et de l'initiative privée. De tous côtés, sous l'impulsion de M. Justin Godart, sous-secrétaire au Service de santé, se sont fondées des écoles de rééducation, où, dès leur sortie de l'hôpital, parfois même durant leur séjour dans certains centres de convalescence, les mutilés sont mis à même d'entreprendre l'apprentissage d'un nouveau métier, compatible avec la nature et le degré de leur infirmité.

Une des plus intéressantes de ces fondations est l'Ecole de rééducation, qu'a créée, dans l'hôpital de Maison-Blanche, l'Union des colonies étrangères en faveur des victimes de la guerre.

Cet hôpital est un centre, où une moyenne constante de 700 amputés de bras ou de jambes séjournent pendant le temps nécessaire à l'essayage, à la confection, et à la livraison des appareils prothétiques qui leur sont alloués par l'Etat.

Nulle part l'angoissante question de la rééducation professionnelle ne pouvait se poser avec plus d'acuité. Nulle part elle ne devait être plus difficile à résoudre, tant au point de vue moral qu'au point de vue physiologique.

La perte d'un membre est en effet un puissant facteur de découragement pour le blessé, qui, à sa sortie d'un hôpital de chirurgie, se voit revenu au seuil de la vie civile, alors qu'il se traîne encore péniblement sur ses béquilles, clopine sur son pilon provisoire, ou se trouve fort emprunté, même dans les actes les plus élémentaires de l'existence, par suite de l'absence d'un bras.

Pour vaincre les difficultés de toutes sortes qui se présentent à lui, dès ses premiers contacts avec la vie extérieure, il est d'ailleurs mal préparé par les longs mois qu'il vient de passer à l'hôpital, dans l'oisiveté absolue et l'entière satisfaction de ses besoins et quelquefois de ses caprices de héros légitimement choyé. Aussi se considère-t-il souvent, d'une part, comme physiquement incapable de se livrer à quelque travail que ce soit, d'autre part, comme ayant assez fait pour son pays, pour s'en remettre à ce dernier d'assurer dorénavant la charge pleine et entière de sa personne et des siens.

La nécessaire modicité de la pension qui lui est offerte vient, il est vrai, dissiper en partie cette dernière illusion ; mais c'est là une réalité qu'il ne touchera du doigt que le jour où il franchira définitivement la porte du dernier centre hospitalier où lui sont assurés le vivre et le couvert.

Ce n'est donc pas sans peine que le rééducateur lui démontre la nécessité de recouvrer le plus tôt possible les moyens de subvenir par son travail à son existence et à celle de sa famille. Et cette première suggestion obtenue, une seconde question se pose, presque toujours non moins malaisée à résoudre : quel métier lui faire choisir, dont il puisse pratiquement accomplir toutes les manipulations techniques ?

Pour parvenir à ce classement de l'amputé dans la catégorie optima de travailleurs, selon ses affinités et ses aptitudes physiques nouvelles, il est nécessaire de se conformer à un certain nombre de principes directeurs qui découlent à la fois du raisonnement et de l'expérience et qui sont :

1° De chercher à rééduquer le mutilé dans un métier connexe de celui qu'il exerçait autrefois ;

2° De n'admettre comme métier de rééducation que les métiers types de chaque industrie, offrant à l'ouvrier la possibilité d'accéder à une profession stable, exempte des inconvénients du chômage ou de l'encombrement de main-d'œuvre, et celle de s'aiguiller vers des branches secondaires selon les circonstances ultérieures de lieu et de convenance ;

3° D'apporter à la technique de chaque métier toutes les modifications de matériel et d'outillage susceptibles de remédier à l'infériorité physique des mutilés (1).

____

(1) La *Société d'encouragement pour l'industrie nationale*, 44, rue de Rennes, à Paris, a annoncé qu'elle consacrait une

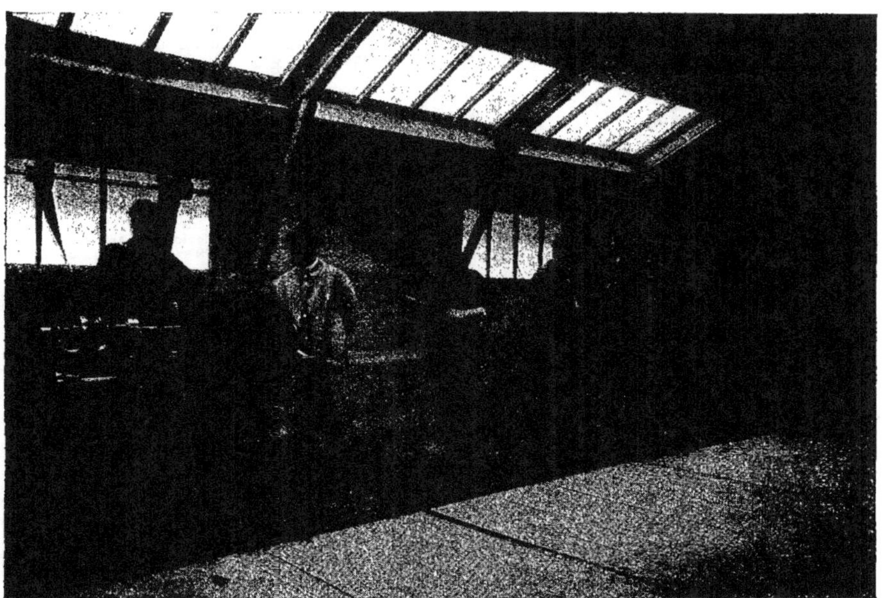

FIG. 232. — Atelier de mécanique à l'École de rééducation de Maison-Blanche (Seine-et-Oise).

C'est par application de ces principes directeurs que les cours et ateliers suivants ont été organisés à l'Ecole de Maison-Blanche.

1° Les COURS, qui répondent à un enseignement intellectuel, sont au nombre de trois :

Cours d'enseignement primaire. — Il s'adresse à ceux des amputés que leur profession antérieure, la nature de leur mutilation, le genre d'emploi qu'ils ont l'espoir ou la perspective d'obtenir, éloignent d'un apprentissage manuel : paysans, candidats à un poste de facteur, de garde-champêtre, de secrétaire de mairie ; ouvriers d'usine à qui leur ancien employeur promet une place de surveillant, gardien de chantier, garçon de bureau, etc.

Cours de comptabilité et de sténo-dactylographie. — Il est réservé aux amputés, possédant déjà une bonne instruction primaire ou secondaire, qui leur permet d'aspirer à différents emplois dans les administrations publiques, le commerce ou l'industrie.

Cours de dessin industriel ou d'ornement. — Ouvert à un petit nombre d'amputés, ayant dans une branche quelconque de l'industrie des connaissances professionnelles qui leur permettront de trouver une place

dans les bureaux d'études ou une place de dessinateurs d'une partie similaire.

2° Les ATELIERS où se fait l'apprentissage manuel sont au nombre de neuf :

Atelier de mécanique (fig. 232). — On y enseigne surtout l'ajustage à la lime, considéré comme apprentissage type de l'industrie des métaux, et qui ouvre à l'élève la possibilité de s'aiguiller ensuite sur une spécialité en rapport avec ses aptitudes, ses occupations antérieures et son lieu de résidence habituelle : serrurerie, électricité, mécanique de précision, tournage sur métaux, construction et conduite d'automobiles, mécanique agricole, etc.

Bien que cet apprentissage soit suivi surtout par des amputés de jambe, plusieurs amputés de bras s'y sont adonnés, et ont témoigné, par leur adresse, de la possibilité pour eux de persévérer dans le choix de la profession de mécanicien. Des artifices prothétiques très simples permettant par exemple d'actionner les manivelles du tour à métaux, les ont aidés dans l'accomplissement de leur tâche, et on peut affirmer que le perfectionnement, la multiplication de ces appareils de secours, ramèneront dans l'avenir à des métiers manuels analogues un grand nombre de mutilés qui en sont aujourd'hui écartés.

Atelier de menuiserie. — Il est fréquenté exclusivement par des amputés du membre inférieur. L'expérience faite dans d'autres centres de rééducation a montré du reste que cette profession est accessible aux amputés du membre supérieur (V. AMPUTÉS* et MAINS* DE TRAVAIL).

Atelier de tournage sur bois. — Il est, au contraire, indépendamment d'un certain nombre d'amputés du membre inférieur, fréquenté par plusieurs amputés de l'avant-bras gauche. Le tourneur, qui tient le manche de la gouge ou du ciseau de la main droite, ne se sert en effet de la gauche que pour appuyer, sur le support placé entre lui et la pièce de bois en rotation,

---

somme de 10 000 francs à provoquer, encourager et récompenser les recherches méthodiques et les inventions qui permettront à tous ceux dont les facultés de travail ont été réduites par des blessures reçues au service de la Patrie, de reprendre un travail rémunérateur. Ces recherches et inventions peuvent avoir pour but : 1° les modifications et perfectionnements, méthodiquement étudiés et appliqués à l'outillage industriel et agricole, dans le but de l'adapter aux moyens réduits dont disposent les mutilés de guerre et de leur permettre d'exercer un métier, de préférence celui qu'ils avaient appris autrefois ; 2° les dispositifs de défense nouveaux et plus complets, pour augmenter la sécurité des ateliers qui occupent les mutilés afin de réduire, dans l'intérêt de tous, les risques auxquels ils sont spécialement exposés ; 3° les inventions diverses en vue de faciliter l'emploi des mutilés et leur éducation professionnelle.

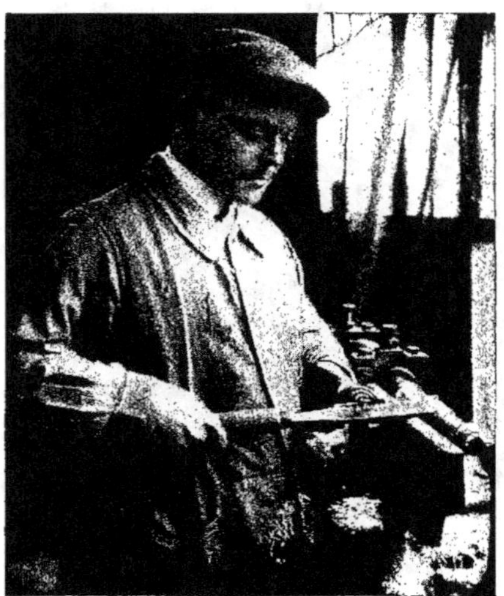

FIG. 233. — Main artificielle du Dr Kresser
pour tourneur sur bois.

l'extrémité de l'outil. Une griffe à ressort prolongeant
le bras artificiel, et construite de telle sorte qu'elle
permet à l'instrument ainsi maintenu de prendre toutes
les inclinaisons que lui imprime la main droite directrice, remplace parfaitement la main absente, sans aucune gène ni fatigue pour l'ouvrier (*fig.* 233).

Atelier de vernissage au tampon. — C'est l'atelier le
plus suivi par les amputés de bras. Ce métier, d'un
apprentissage rapide et facile, et cependant très rémunérateur, est en effet parfaitement accessible aux manchots d'un bras.

Atelier de sculpture sur bois. — Il ne compte qu'un
petit nombre d'élèves. Ce métier demande en effet une
certaine habileté des deux mains, et aussi des qualités
de goût et d'intelligence, qui en font une branche ar-
tistique de l'industrie du bois. Mais ces qualités se révèlent chez des ouvriers français d'une façon décon-
certante, si l'on considère leur profession antérieure.
C'est ainsi qu'à Maison-Blanche, un mineur, un vigneron, un maçon, forcés par la perte d'un membre inférieur de renoncer à leur ancien métier, ont, en quelques
semaines, témoigné, dans la sculpture sur bois, de remarquables dispositions. Plusieurs d'entre les élèves
qui ont entrepris cet apprentissage ont réclamé la faveur de le continuer avec le même professeur, après
leur sortie de l'hôpital, sentant bien, disaient-ils, qu'ils
étaient pris de passion pour leur nouveau travail et ne
pourraient songer à en abandonner l'étude.

Atelier de cordonnerie. — Il est l'objet de la part des
mutilés du plus grand empressement. C'est en effet
un métier d'apprentissage facile et attrayant, et qui
peut s'exercer partout à la ville et à la campagne. Aussi
beaucoup de cultivateurs, encore incertains de la mesure dans laquelle leur mutilation leur permettra de
prendre une part active aux travaux des champs, s'as-
surent-ils, par cet apprentissage, un moyen d'accroître
leurs gains futurs en travaillant à leur domicile.

La situation assise, sur le tabouret bas des cordonniers avec un moignon ou un pilon en porte-à-faux,
étant fatigante, des supports de moignons ont été imaginés et construits à l'École même, qui remédient parfaitement à cet inconvénient (Tabl. XXVIII, 2).

De même, le pied du cordonnier sur lequel est placé

la chaussure à travailler, et que l'ouvrier valide tient
serré entre ses deux jambes, a été remplacé par un
pied dont le socle en bois est scellé dans le sol et dont
la partie supérieure, articulée et interchangeable, peut
prendre toutes les inclinaisons et recevoir les différentes
formes nécessaires au genre de travail à exécuter.

Atelier de bourrellerie, sellerie. — Il est, pour les
mêmes raisons que le précédent, très achalandé, surtout par des cultivateurs. Une heureuse modification
apportée à la *pince de bourrelier* et consistant en deux
consoles en bois dont l'une s'appuie sur une cuisse et
l'autre supporte l'autre cuisse, a remédié également à
la difficulté, qui se présentait pour les amputés, de
maintenir cet instrument de travail entre les segments
supérieurs des membres inférieurs (Tabl. XXVIII, 3).

Atelier de tailleur. — Il offre aux amputés du membre inférieur un métier idéal, le métier sédentaire par
excellence. Il a même été fréquenté par des amputés
d'un membre supérieur, qui, ne pouvant se consacrer
aux travaux de couture, ont néanmoins prouvé qu'ils
pouvaient devenir rapidement d'excellents coupeurs.

Atelier de vannerie. — Il s'est révélé comme la pro-
vidence des amputés des deux jambes. Le travail du
vannier, qui s'effectue assis, ne demande en effet, une
fois l'osier choisi et placé à portée de la main, aucun
déplacement. Un établi, très bas (*fig.* 234), sur lequel
on dispose un support en bois incliné, qui reçoit l'objet
à confectionner; un dossier en bois, pour rendre la
position du travailleur plus supportable et moins fatigante, ont grandement amélioré les conditions spéciales
de ce travail, et d'excellents vanniers ont pu être ainsi
formés en deux à trois mois.

Telle est dans ses grandes lignes l'organisation de
l'École de rééducation de Maison-Blanche.

Stimulés par l'attrait d'une rétribution de 1 franc
par jour (qu'ils peuvent d'ailleurs laisser s'accroître en

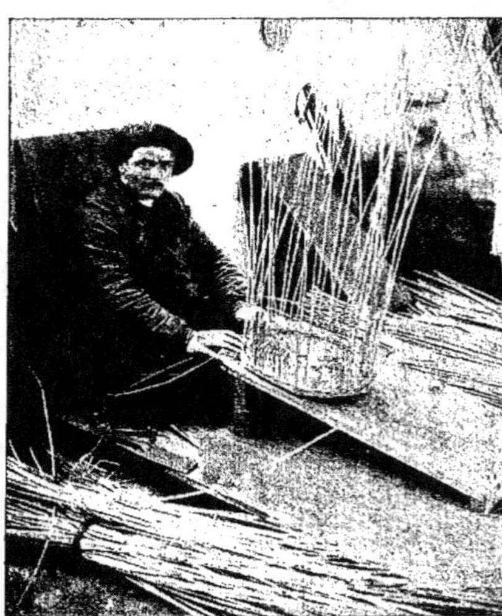

FIG. 234. — Dossier et établi permettant le travail de la vannerie
à un amputé des jambes.

la laissant en dépôt à la caisse, car cette masse leur est
alors remise à leur sortie de l'hôpital avec une bonifi-
cation de 25 pour 100 sur le montant des sommes dépo-
sées); les amputés s'y sont fait inscrire au début, plutôt
dans le louable désir d'échapper à l'oisiveté et à la
tentation du cabaret, qu'en vue de l'apprentissage

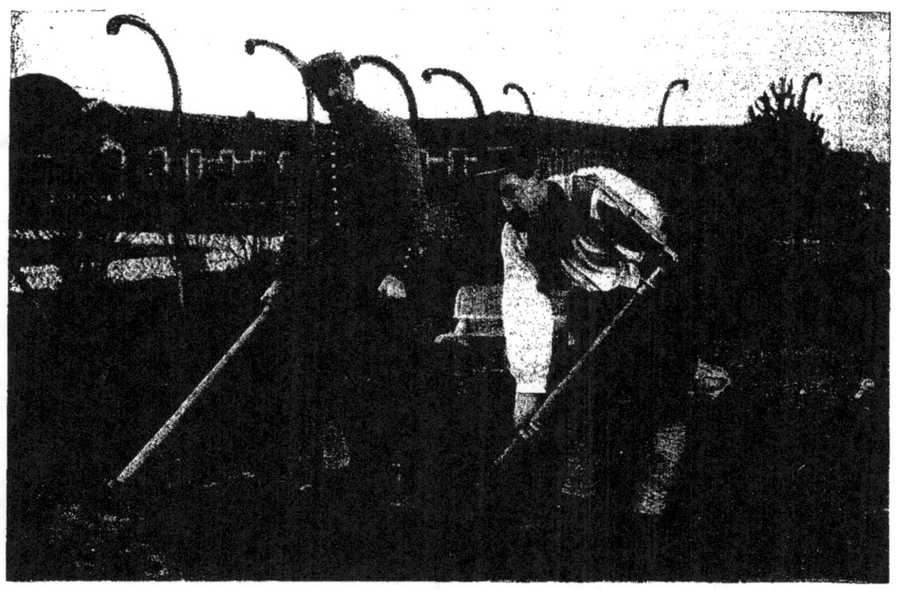

1. — Agriculteurs : l'un pourvu d'un bras Julien, l'autre d'un pilon à sabot.

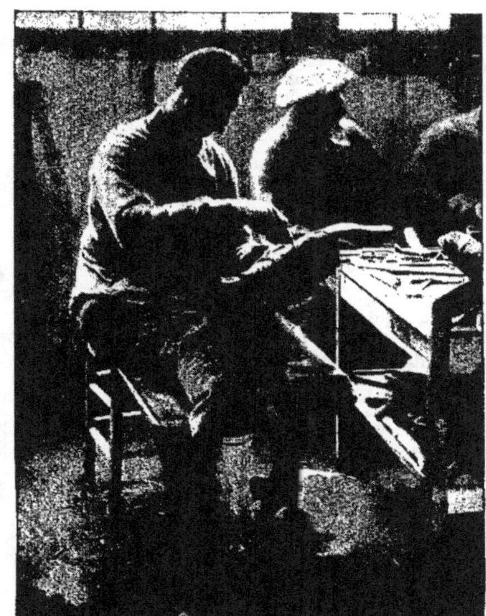

2. — Tabouret de jambes pour amputés des membres inférieurs
et dispositif fixe pour le travail de la cordonnerie.

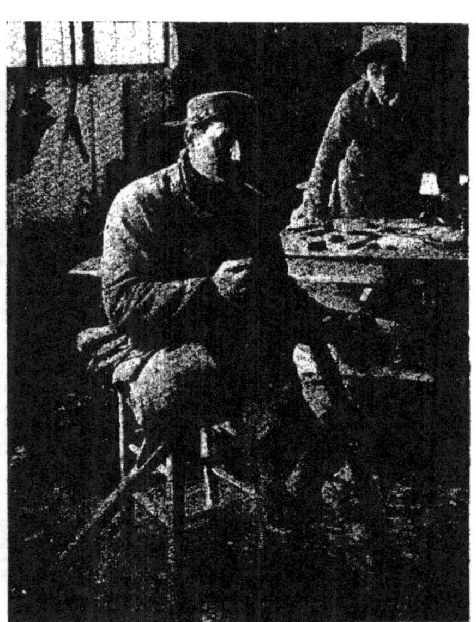

3. — Pince de bourrelier, avec consoles pour amputé
des jambes.

École de rééducation de Maison-Blanche (Seine-et-Oise).

d'un métier nouveau. Mais bientôt les résultats obtenus par des camarades plus anciens leur ont démontré les bienfaits de la rééducation.

Et à l'heure actuelle, l'Ecole, qui compte une moyenne de 300 élèves, rend à la vie civile des ouvriers déjà dégrossis, capables de trouver une sérieuse rétribution de leur travail, dans les métiers ou les emplois qu'ils ont choisis et aussi d'être utiles au pays.

Un bureau de placement, fonctionnant dans le sein même de l'Ecole, les aide à trouver d'intéressants débouchés, si bien que, d'individus diminués physiquement et moralement, oisifs et découragés, elle fait en quelques mois, trop peu de mois au gré de ses désirs, des hommes conscients de la valeur de leurs moyens et prêts, en dépit des terribles effets des blessures reçues sur le champ de bataille, à reprendre leur place, active et bienfaisante, au sein de la famille et de la société.

L'adjonction prochaine d'une section agricole, à l'Ecole de rééducation, complètera heureusement cette intéressante entreprise. Les résultats acquis dans diverses écoles d'agriculture donnent à penser que nombre d'amputés, s'ils ne peuvent redevenir aptes à l'ensemble des travaux ruraux, pourront néanmoins devenir des bergers, des aviculteurs, des apiculteurs, et aussi d'excellents conducteurs mécaniciens de machines agricoles automobiles.

Le tableau XXVIII, 1 représente deux amputés agriculteurs, l'un appareillé avec le bras à godet Julien, l'autre avec un pilon à large base, tous deux travaillant facilement la terre. — Dʳ KRESSER.

Autres métiers. — Dans d'autres centres de rééducation et notamment à l'Ecole belge de Port-Villez, établissement le plus important actuellement (1 400 élèves), beaucoup d'autres métiers outre les précédents sont enseignés : polisseurs, sabotiers, tapissiers garnisseurs, fourreurs, coiffeurs, posticheurs, photographes, graveurs, photograveurs, lithographes, relieurs, linotypistes, imprimeurs, dessinateurs en architecture, dessinateurs industriels, modeleurs, sculpteurs sur pierre et sur bois, canniers, pyrograveurs, électriciens, ferblantiers, chauffeurs d'automobiles, horlogers, ciseleurs, peintres sur porcelaine et peintres sur verre, peintres décorateurs, peintres en imitation bois et marbre, peintres de lettres, étiquettes et enseignes, bouchers, boulangers. Comme métiers spéciaux, au Grand Palais, on apprend la savonnerie, à l'Institut de Saint-Maurice la réparation des tracteurs agricoles. Dans les centres de province on prépare fort sagement aux industries locales (1). — G. B.

★**Microbes** (leur accoutumance aux antiseptiques). — Dans une communication à l'Académie M. Charles Richet rappelle les résultats qu'il a signalés précédemment sur l'accoutumance des microbes aux antiseptiques (1914). Les microbes se développant dans des solutions toxiques, par trop violentes, s'y accoutument. Ensemencés plusieurs jours de suite dans ces solutions, l'accoutumance devient telle que, pour certaines substances, arséniate de potasse, azotate de thallium, par exemple, l'activité est quatre fois plus forte pour le microbe accoutumé que pour le non accoutumé. Pour d'autres, elle est doublée. C'est là une loi très générale applicable à tous les poisons. Il y a lieu de croire qu'elle s'applique aussi à tous les antiseptiques, et que les microbes d'une plaie, par exemple, finissent par tolérer les solutions antiseptiques au titre où sont faites celles-ci.

Or, il ne semble pas que les chirurgiens se préoccupent de cette adaptation. Chacun a ses antiseptiques préférés, souvent même un seul, dont il fait un emploi constant, pensant la même plaie jour après jour avec le même antiseptique : eau oxygénée, permanganate de potasse, eau iodée, sublimé, hypochlorite de soude. C'est là une erreur, évidemment. Car l'emploi du même antiseptique, de façon régulière pendant des semaines,

aboutit fatalement à l'accoutumance des microbes. L'action de la solution ne rend pas les services qu'on en attend.

Pour éviter l'inconvénient qui vient d'être signalé, M. Ch. Richet demande qu'il soit fait usage d'une méthode rationnelle consistant en l'emploi d'une mutation quotidienne de l'antiseptique. Un jour ce sera l'un, le lendemain un autre, puis un troisième, un quatrième, un cinquième, pour revenir au premier et ainsi de suite : c'est la méthode antiseptique par alternance. On peut classer les antiseptiques en quatre groupes : les oxydants : permanganate, eau oxygénée, ozone, iode, chlore, etc. ; les sels de métaux lourds : sels de mercure, zinc, argent, cuivre, fer ; les dérivés aromatiques : phénols, salicylate, créosote, etc. ; enfin les divers, les *incertæ sedis*, formol, essences, iodoforme. Le chirurgien fera bien d'employer un jour un des antiseptiques du premier groupe ; le lendemain, un de ceux du second, et ainsi de suite : il arrivera facilement à ne revenir au même antiseptique qu'au bout de douze ou quinze jours, et l'accoutumance ne se fera pas.

Ce n'est pas tout. Le conseil que M. Ch. Richet donne aux chirurgiens s'adresse aux médecins aussi. Il faut alterner les médicaments donnés à l'intérieur contre les maladies infectieuses : malaria, avarie, tuberculose, pour la même raison. On a souvent observé que tout médicament nouveau employé contre une de ces maladies agit assez bien les premiers jours ; puis cela change. Le changement est dû à l'accoutumance. Il faut employer alternativement des remèdes différents pour éviter celle-ci. (D'après l'analyse des *Débats*).

Microbisme latent des plaies. — Le projectile qui, souvent, lorsqu'il s'agit d'un obus, s'est chargé de la terre ou de la boue dans laquelle il s'est enfoncé avant d'éclater, apporte dans la plaie les microbes de cette terre, de cette boue, il y apporte aussi ceux des vêtements du blessé qu'il enfonce devant lui. Ces microbes pullulent et les sécrétions des tissus environnants forment autour d'eux une coque qui les emprisonne et la plaie se cicatrise, mais ils sont là « en sommeil ». Lorsqu'un chirurgien veut longtemps après (mois et même années) rouvrir la plaie pour rectifier la direction d'un os, d'un tendon, bien qu'il procède aseptiquement, il peut se produire de la suppuration, les microbes libérés de leur prison pouvant revivre et repulluler. On a constaté ainsi que des microbes du tétanos pouvaient, dans certains cas, provoquer cette affection à l'occasion de l'ouverture d'une ancienne blessure. Pour MM. Policard et Desplats, le microbisme latent peut se produire même en l'absence de tout kyste et de tout corps étranger. Il arrive souvent que les microbes superficiels d'une plaie, englobés par des macrophages, à la surface, sur laquelle la peau se forme bientôt, reprennent vie et activité quand, quelque temps après, on incise la peau pour une raison quelconque. Là encore il y a eu microbisme latent, intracellulaire, sous-cutané. On s'en aperçoit aux phénomènes septiques qui se produisent bien qu'on ait opéré aseptiquement et, croyait-on, en tissu aseptique.

MOBILISATION. — Elle peut être faite : 1° *manuellement* et nous donnons ci-dessous sur ce sujet un article du Dʳ Somen ; 2° par des *appareils très simples* que le Dʳ Kouindjy a imaginés et dont il explique ci-après le maniement ; 3° par des appareils compliqués comme l'*arthromoteur* du Dʳ Champtassin que ce dernier a décrit à l'article MÉCANOTHÉRAPIE.

I. Mobilisation manuelle (applications au traitement des blessures de guerre). — La mobilisation a un double but : 1° l'assouplissement des articulations ; 2° l'exercice des muscles qui font mouvoir ces articulations. Elle peut être manuelle ou mécanique, auquel cas on lui réserve le nom de mécanothérapie, mais, quel que soit le procédé employé, le principe est toujours le même : localiser le mouvement dans une articulation ou dans un groupe musculaire donné en mettant les articulations et les muscles voisins dans l'impossibilité d'entrer en action.

On doit donc, avant de commencer à mobiliser une

---

(1) Dans notre brochure *Œuvres protectrices du soldat*, on trouvera la liste de tous les centres de rééducation, avec l'indication des métiers qui y sont enseignés (Librairie Larousse).

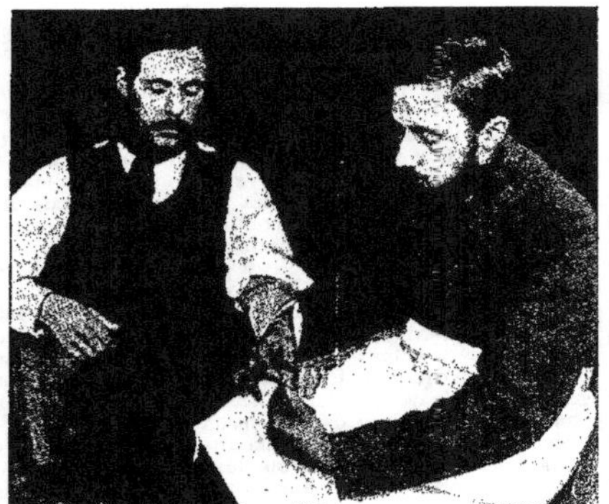

1. — Mobilisation d'un doig-.

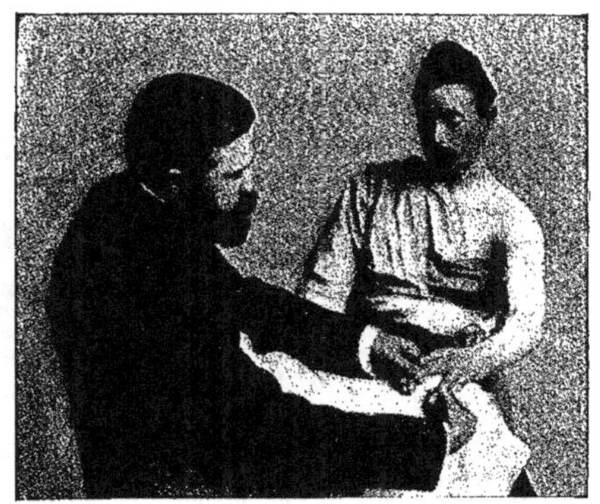

2. — Mouvements latéraux des doigts.

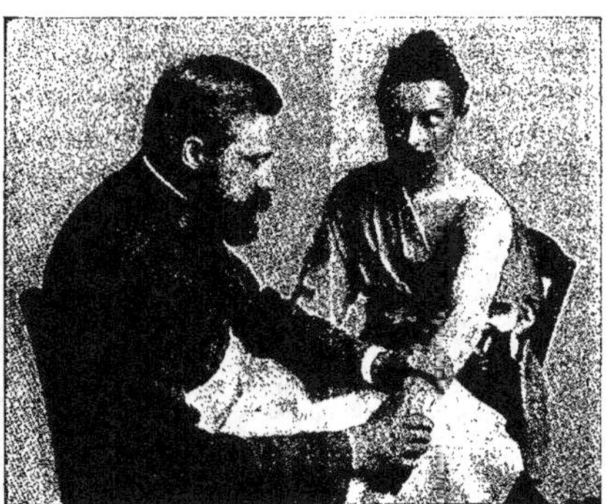

3. — Mobilisation du poignet.

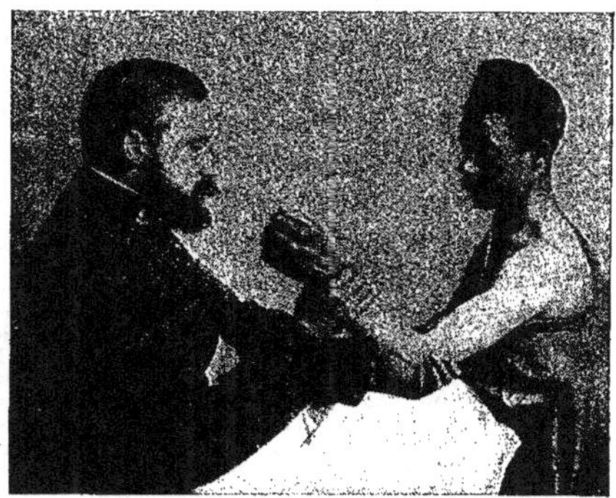

4. — Mobilisation du coude.

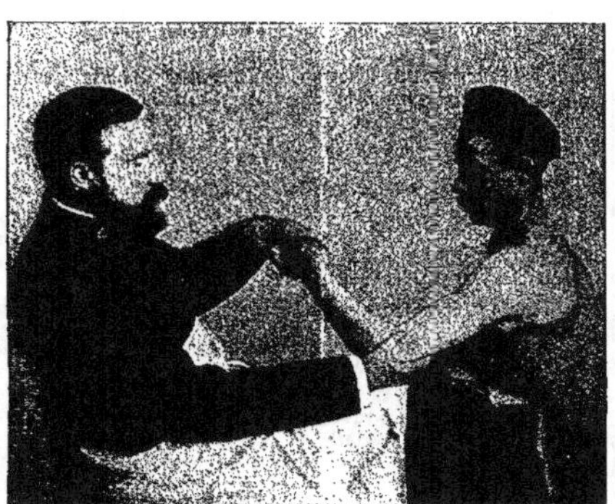

5. — Mouvements de pronation et de supination.

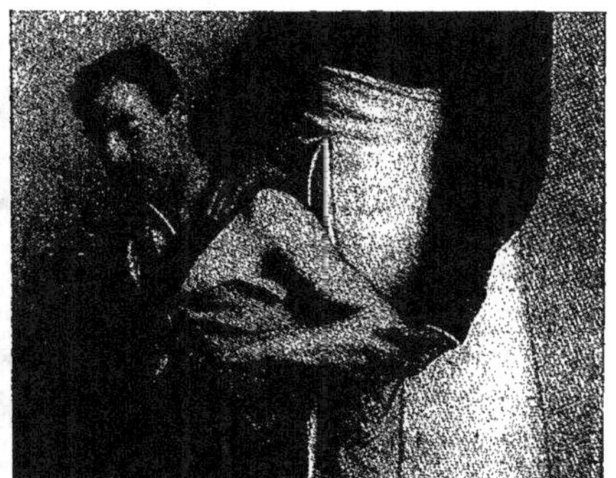

6. — Mobilisation du bras, l'épaule étant immobilisée
à l'aide d'une sangle.

Mobilisation du membre supérieur : doigts, poignet, coude, bras. (Collection du Dr Somen.)

articulation, immobiliser le segment sus-jacent. Le masseur doit saisir ce dernier tout près de l'articulation, mais sans gêner le mouvement. Le segment mobilisé, au contraire, doit être saisi aussi loin que possible de l'articulation à mobiliser, tout près de l'articulation sous-jacente.

Les deux segments doivent être tenus de telle façon que le point d'appui soit dans la direction du mouvement.

La main qui immobilise doit toujours reposer sur un support fixe : genou du masseur ou bord d'une table.

Les mouvements exécutés peuvent être de trois sortes : *passifs*, c'est-à-dire dans lesquels n'intervient pas la volonté du malade ; *actifs* ou volontaires, exécutés par le malade, mais dirigés par la main du masseur ; *avec résistance*, c'est-à-dire dans lesquels le masseur contrarie plus ou moins le mouvement volontaire du malade.

Pour pratiquer utilement et sans danger la mobilisation des articulations, il est indispensable de connaître leurs mouvements physiologiques, c'est-à-dire ceux qu'elles peuvent exécuter normalement. En étudiant la mobilisation des différentes articulations, nous indiquerons donc préalablement, pour chacune d'elles, ses mouvements physiologiques.

Membre supérieur. — La position assise du malade et du masseur est celle qui convient le mieux pour la mobilisation des doigts, du poignet et du coude. Pour la mobilisation de l'épaule, le masseur doit se mettre debout.

a) Doigts (Tabl. XXIX, 1 et 2). — Les articulations des doigts ne peuvent exécuter que deux mouvements : la flexion et l'extension. Les mouvements latéraux des doigts sont dus au déplacement des métacarpiens et partiellement à l'articulation métacarpo-phalangienne.

Le pouce seul exécute, en outre, un mouvement d'abduction et d'adduction et un mouvement d'opposition. Mais, qu'il s'agisse du pouce ou des autres doigts, le masseur immobilise le segment sus-jacent à l'articulation à mobiliser, au moyen du pouce et de l'index qu'il place près de l'articulation, l'un sur la face dorsale, l'autre sur la face palmaire de la phalange, afin que le point d'appui soit, comme nous l'avons déjà dit, dans la direction du mouvement. La main qui immobilise s'appuie soit sur le bord d'une table, soit sur le genou du masseur. L'autre main saisit, avec le pouce, l'index et le médius, l'extrémité distale du segment à mobiliser. Pour effectuer les mouvements latéraux des doigts, on saisit l'extrémité de ces derniers qu'on écarte et qu'on rapproche successivement.

b) Poignet (Tabl. XXIX, 3). — Les mouvements physiologiques du poignet sont la flexion et l'extension, l'abduction et l'adduction. D'une de ses mains, qui repose, soit sur son genou, soit sur le bord d'une table, le masseur entoure l'extrémité inférieure de l'avant-bras, tandis que, de l'autre, il saisit la main de ce dernier à laquelle il fait exécuter les mouvements que nous avons indiqués plus haut.

c) Coude (Tabl. XXIX, 4). — Les principaux mouvements du coude sont la flexion et l'extension.

La pronation et la supination se passent aussi pour une grande part dans le coude. Le masseur place, dans la paume de sa main qui repose sur son genou, le coude à mobiliser qu'il maintient avec ses doigts, cependant qu'avec l'autre main il saisit l'extrémité inférieure de l'avant-bras et exécute les mouvements de flexion et d'extension. Au cours de ces deux mouvements on doit maintenir la main du malade tantôt en demi-pronation, tantôt en supination.

Pour effectuer les mouvements de pronation et de supination (Tabl. XXIX, 5), le masseur, maintenant le coude du malade comme précédemment, doit prendre la précaution de fléchir à angle droit l'avant-bras sur le bras, afin que le mouvement, exclusivement localisé dans le coude, ne soit pas accompagné d'une rotation concomitante de l'épaule.

En outre, pour exécuter ces deux mouvements, la main du masseur doit saisir, non point l'extrémité inférieure de l'avant-bras, mais la main du malade,

cela afin de ne pas gêner les mouvements du poignet qui prend part, lui aussi, à la pronation et à la supination.

d) Épaule (Tabl. XXIX, 6). — Les mouvements de l'épaule très étendus et très variés, sont : l'élévation et l'abaissement du bras, l'antéropulsion et la rétropulsion, l'abduction et l'adduction, la rotation externe et la rotation interne. D'autres mouvements, plus complexes, peuvent, en outre, être exécutés par l'épaule ; mais ils ne sont, en réalité, que des combinaisons des mouvements simples que nous venons d'énumérer. Ces mouvements combinés permettent de porter la main derrière la tête, dans le dos, sur l'épaule opposée.

Pour mobiliser une épaule, on asseoit le malade sur une chaise dont le dossier sert de point d'appui au côté opposé à celui qu'on doit traiter ; le masseur se place derrière le malade, appuie avec une de ses mains sur l'épaule de ce dernier et, saisissant, de l'autre, le coude qu'il maintient dans le creux de sa main, il fait exécuter à l'épaule les différents mouvements que nous venons d'énumérer. Pour les localiser dans l'articulation scapulo-humérale ou articulation de l'épaule sans entraîner un mouvement de bascule de la totalité de l'épaule (mouvement d'ailleurs difficile à éviter), il est indispensable d'immobiliser cette dernière à l'aide d'une sangle passée sous le siège sur lequel le malade est assis.

Membre inférieur. — Pour la mobilisation du membre inférieur, le malade reste couché. Le masseur, assis s'il s'agit de mobiliser les doigts ou les articulations du pied, doit se mettre debout pour mobiliser le genou ou la hanche.

a) Orteils (Tabl. XXX, 6). — Le masseur, placé sur le côté du pied ou dans le prolongement du membre, immobilise, au moyen du pouce, de l'index et du médius d'une de ses mains, le segment sus-jacent à l'articulation à mobiliser, cependant que les mêmes doigts de l'autre main saisissent le segment à mobiliser et lui font exécuter les mouvements de flexion et d'extension qui sont les seuls que puissent décrire les phalanges. De même que les doigts de la main, les orteils peuvent exécuter des mouvements de latéralité qui sont dus, d'ailleurs, au déplacement des métatarsiens.

b) Pied (Tabl. XXX, 1 et 2). — Le pied possède deux articulations, la médio-tarsienne et la tibio-tarsienne (ou cou-de-pied). L'articulation médio-tarsienne exécute des mouvements combinés de flexion et de rotation interne d'une part, d'extension et de rotation externe d'autre part.

Pour mobiliser cette articulation, le masseur, assis sur le côté de la jambe, place une de ses mains sur le dos du pied qu'il immobilise, pendant qu'avec l'autre, posée à la racine des orteils, il fait décrire à l'articulation ses mouvements physiologiques.

Pour mobiliser l'articulation tibio-tarsienne, une main saisit, par en-dessous, l'extrémité inférieure de la jambe au niveau des chevilles, tandis que l'autre, tenant le pied, lui fait exécuter les mouvements de flexion et d'abduction.

c) Genou (Tabl. XXX, 3). — Les mouvements physiologiques du genou sont la flexion et l'extension ; cependant cette articulation contribue à d'autres mouvements qui sont la rotation externe et la rotation interne du pied, homologues de la supination et de la pronation du membre supérieur.

Pour mobiliser le genou, le masseur debout place le talon du malade dans le creux d'une de ses mains, tandis que l'autre main posée dans le creux poplité (pli du jarret) soulève le genou pour le mettre en légère flexion. A ce moment, la main située sous le talon exerce une poussée qui fait fléchir de plus en plus le genou du malade.

En exécutant ce mouvement et afin de ne le point gêner, la main du masseur, posée dans le creux poplité, doit quitter cette cavité pour s'appliquer en avant de l'articulation. Elle s'y replacera cependant dans le mouvement d'extension du genou. On peut aussi effectuer la mobilisation du genou en faisant coucher le malade sur le ventre. Pour les mouvements de rotation interne et externe de la jambe, le masseur, assis, pose

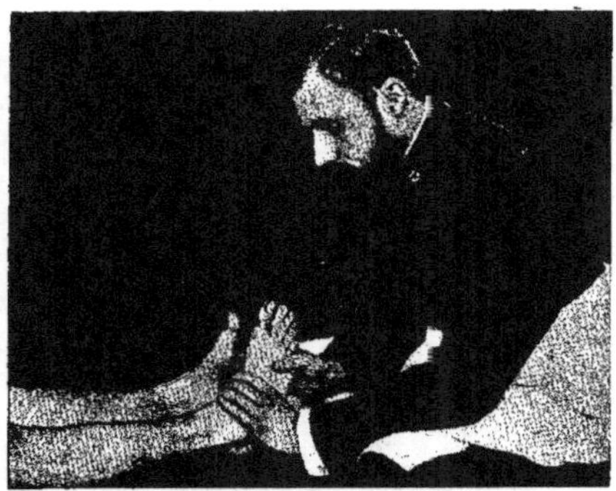

1. — Mobilisation de l'articulation médio-tarsienne.

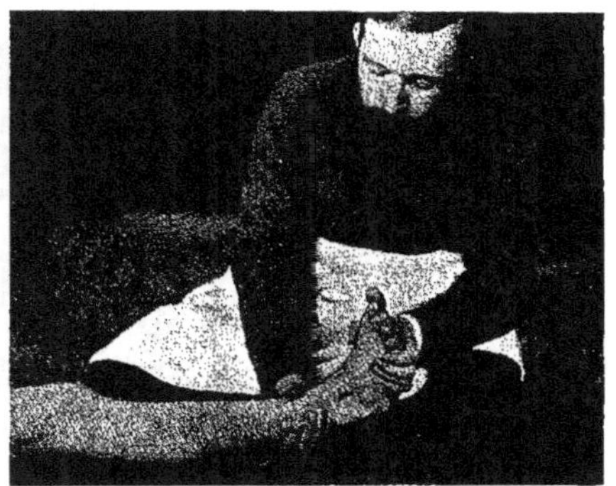

2. — Mobilisation de l'articulation tibio-tarsienne.

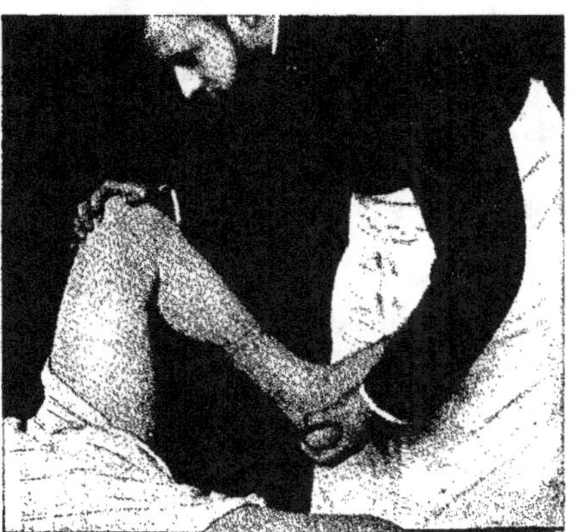

3 — Mobilisation du genou

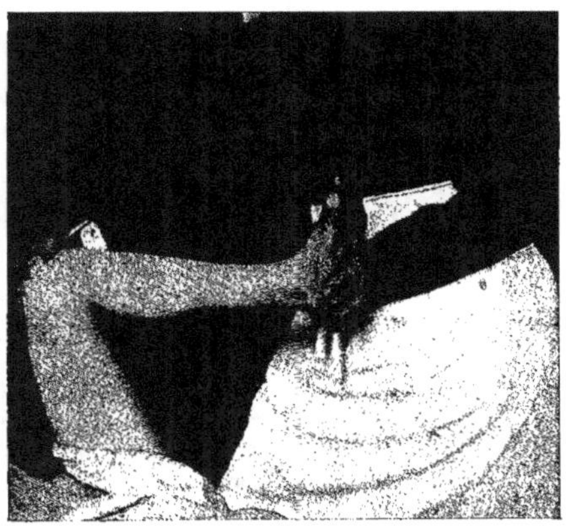

4. — Flexion de la cuisse.

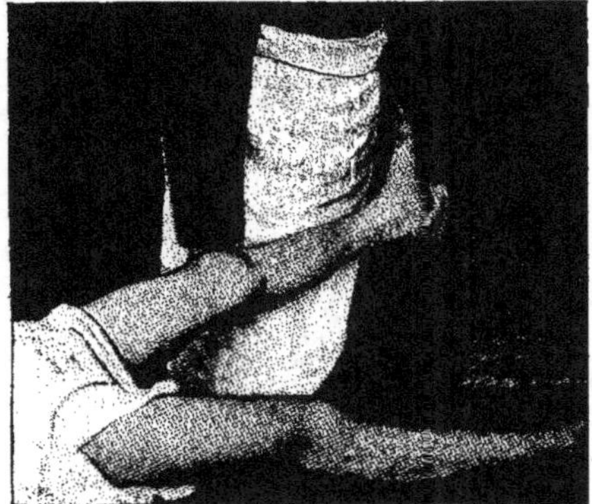

5. — Abduction du membre inférieur.

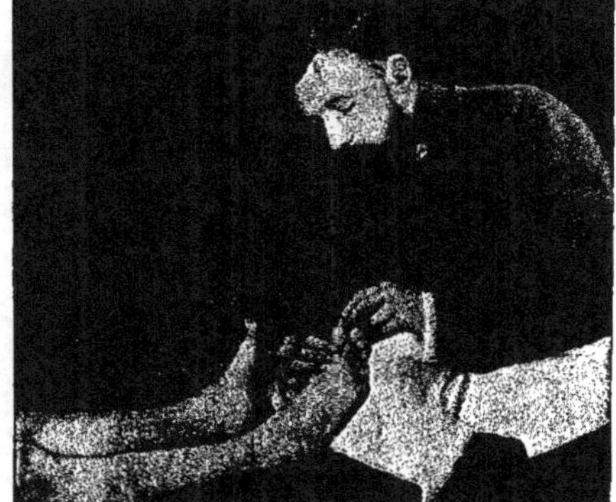

6 — Mobilisation de l'orteil.

Mobilisation du membre inférieur : pied, genou, cuisse, orteils. (Collection du Dr Somen.)

une de ses mains sur le genou du malade, l'autre sur la plante du pied et, après avoir fléchi la jambe à angle droit, la fait tourner sur son axe tantôt en dedans tantôt en dehors.

d) Hanche (Tabl. XXX, 4). — La mobilisation de la hanche présente une analogie avec celle du genou au point de vue de l'attitude du masseur, dont une main soutient le talon et dont l'autre se trouve appliquée sur le genou.

Les mouvements physiologiques de la hanche rappellent ceux de l'épaule, mais sont cependant moins étendus et moins variés. Ces mouvements sont la flexion et l'extension, l'abduction et l'adduction, la rotation externe et la rotation interne, enfin la circumduction.

S'il y a ankylose de la hanche, la mobilisation de cette articulation est très malaisée, car le bassin, difficilement immobilisable, se trouve entraîné par le mouvement de la cuisse : l'articulation de la hanche échappe ainsi à l'action de l'opérateur. Cependant il sera possible, dans une certaine mesure, de faire immobiliser le bassin par un aide dont les deux mains s'appuieront sur les épines iliaques antéro-supérieures.

La flexion et l'extension de la cuisse sur le tronc (Tabl. XXX, 4) s'exécutent, comme le mouvement du genou, par la poussée ou la traction du talon avec une main aidée par l'autre main que l'on pose, tantôt dans le creux poplité, tantôt en avant du genou. Dans les mouvements de flexion de la cuisse sur le tronc, le genou reste plié à angle droit.

Pour exécuter l'abduction et l'adduction, le membre du malade (Tabl. XXX, 5) complètement étendu se trouve maintenu par le masseur dont une main tient le talon et l'autre le creux poplité. Pour la rotation externe et la rotation interne, le masseur pousse le genou, tantôt de dedans en dehors, tantôt de dehors en dedans, cependant que le pied exécute les mouvements opposés.

Dans la circumduction, le genou maintenu à demifléchi décrit un mouvement circulaire qui n'est qu'une combinaison de tous les mouvements simples que nous venons d'indiquer. — SOMEN.

II. Mobilisation par des appareils de fortune.

— Les appareils de mécanothérapie répondent à un certain degré aux principes de la mobilisation méthodique ; ils présentent l'inconvénient d'exiger de la part du blessé une force plus ou moins grande nécessaire pour entraîner le poids du balancier, ou pour résister à son mouvement automatique. Les appareils de fortune les plus simples sont mis en mouvement par le malade. Leur résistance est moindre et ils ne demandent pas de la part du blessé une très grande force pour exécuter le mouvement. Un autre avantage a contribué à leur extension, c'est leur modicité de prix et la facilité de leur construction n'importe où et n'importe comment. Alors que la plus petite installation de la mécanothérapie se chiffre par des milliers de francs, une installation des appareils de fortune, suffisante pour traiter 300 blessés par jour, revient à peine à quelques centaines de francs. Quant aux résultats, ils sont absolument semblables à ceux obtenus par la grande mécanothérapie. Nous n'insistons plus sur ce fait, que les appareils de mécanothérapie, connus jusqu'à présent, furent en grande partie de fabrication allemande.

Ainsi, les appareils de fortune donnant les mêmes résultats thérapeutiques, parfois même supérieurs que les machines, permettent de réaliser les installations les plus diverses avec des dépenses fort modiques.

Parmi ces appareils nous décrirons quelques-uns, ceux que nous avons introduits en physiothérapie et qui nous servent pour mobiliser nos blessés dans notre service du Val-de-Grâce, où nous les avons réunis ensemble dans la salle de rééducation (*fig.* 235). Au musée du Service de santé du Val-de-Grâce nous avons présenté un modèle de salle de rééducation avec des appareils de fortune.

Parmi ces appareils, le plus simple est l'*appareil de traction à double poulie.*

Entre tous les appareils de fortune destinés à mobiliser les articulations ankylosées ou atteintes de raideurs plus ou moins avancées, l'appareil que nous présentons ici est la plus simple expression des dispositifs

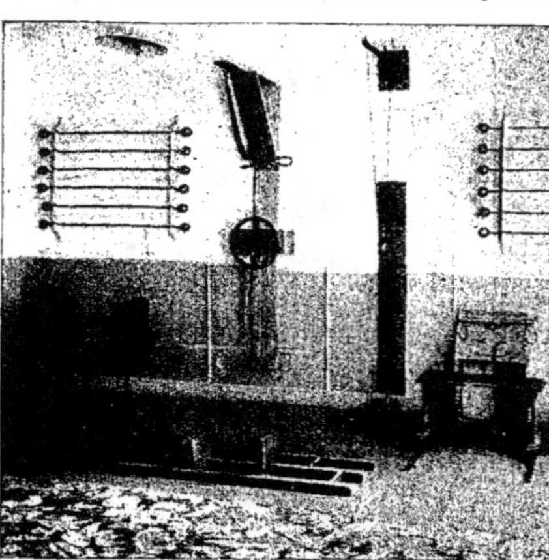

FIG. 235. — Un coin de la salle de rééducation du Service de physiothérapie du Val-de-Grâce, avec quelques appareils de fortune.

qui permettent d'obtenir le plus d'effet avec le minimum de frais.

Appareil de traction à double poulie (*fig.* 238, 1). — Il est formé d'une petite planchette quadrilatère, est fixé au mur au moyen de deux pitons et placé à une hauteur de 2^m,50 au moins. Les deux poulies sont placées, tantôt dans l'intérieur d'une tige rectangulaire, tantôt immédiatement au-dessous. La première disposition est la meilleure. La tige qui porte les poulies est fixée, au moyen d'une équerre, perpendiculairement au centre de la planchette. La corde mince et solide, qui glisse sur les poulies, porte à l'extrémité murale un crochet, destiné à recevoir les différents poids ; à l'autre extrémité, on adapte une poignée, s'il s'agit du membre supérieur, ou bien un étrier, s'il faut faire travailler le membre inférieur. La distance entre les deux poulies est de 70 centimètres.

L'appareil à double poulie est actif, lorsque les mouvements obtenus sont produits par le membre malade et au moyen des poids ; il est passif, lorsque les mouvements sont obtenus, quand le blessé remplace le poids par son membre malade. De plus, il peut servir, comme nous le disons plus haut, pour activer la mobilisation des membres supérieurs et des membres inférieurs.

Pour obtenir la mobilisation du membre supérieur, nous avons recours d'abord à trois exercices actifs :

1° Le blessé est placé latéralement à l'appareil (Tabl. XXXI, 1). Il saisit avec la main de son bras ankylosé la poignée, qu'il tient aussi bas que possible. Ensuite, il essaie de lever son bras latéralement dans le sens de l'abduction. Le moindre effort, que le blessé fait, est activé par le poids, qui se trouve à l'autre extrémité de la corde, ce qui permet de doser la traction suivant chaque cas. Habituellement nous commençons l'exercice avec un poids d'un kilogramme ; et nous augmentons, au fur et à mesure, le poids d'un demikilogramme jusqu'à 5 kilogrammes. D'où il résulte que l'appareil à double poulie permet d'obtenir des tractions proportionnelles au poids attaché. Le blessé ramène la poignée vers le corps et la lève de nouveau dans le sens d'abduction, et ainsi de suite ;

2° Dans le second exercice, le blessé se place face

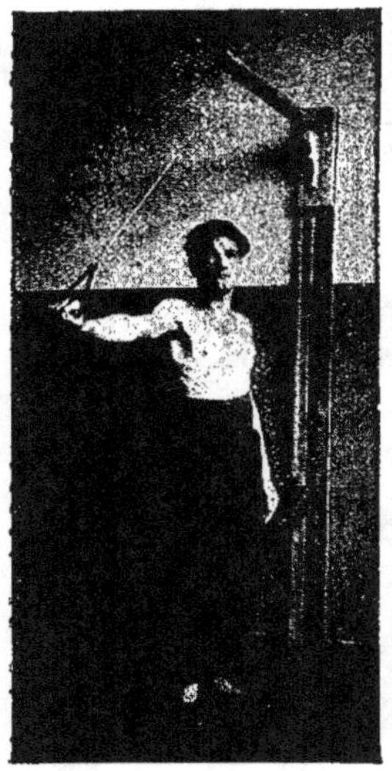

1. — Exercice des mouvements
de l'épaule en position latérale.

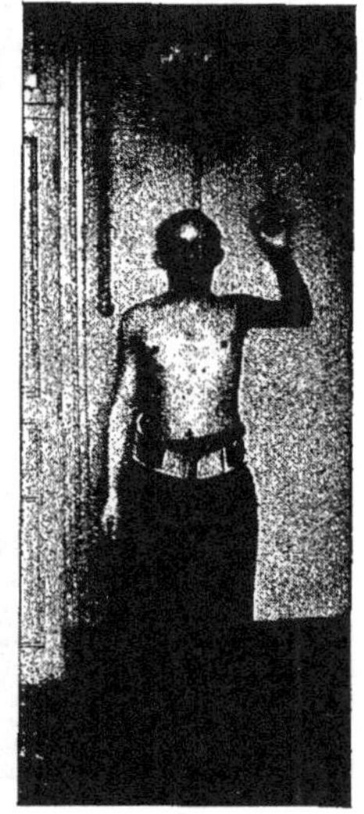

2. — Exercice des mouvements
de l'épaule en position antérieure.

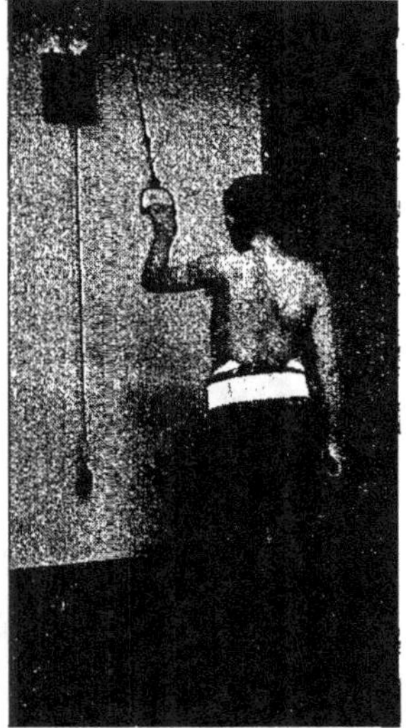

3. — Exercice des mouvements
de l'épaule en position postérieure.

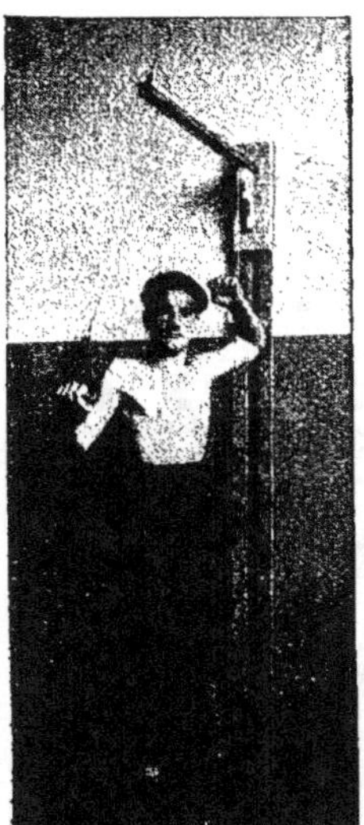

4. — Mobilisation passive
de l'épaule.

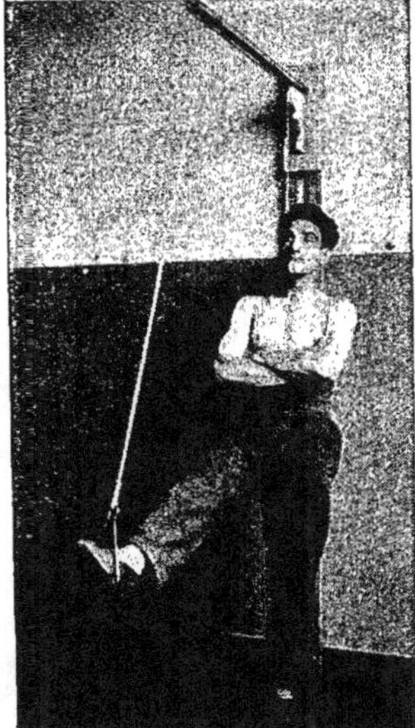

5. — Exercice de flexion
et d'extension de la jambe.

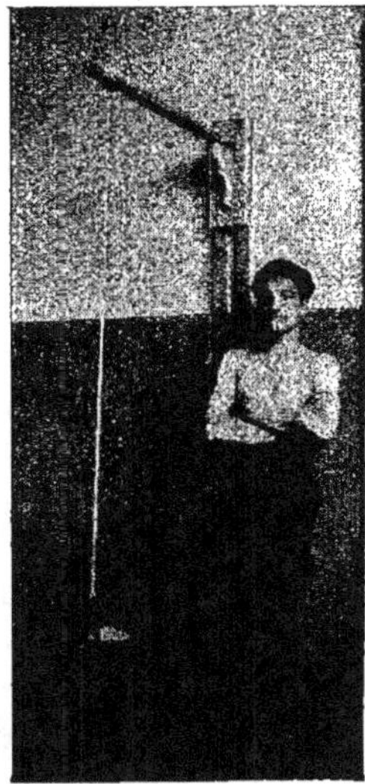

6. — Exercice d'abduction
et d'élévation de la jambe.

Appareils de traction à double poulie du Dr Kouindjy pour la mobilisation.

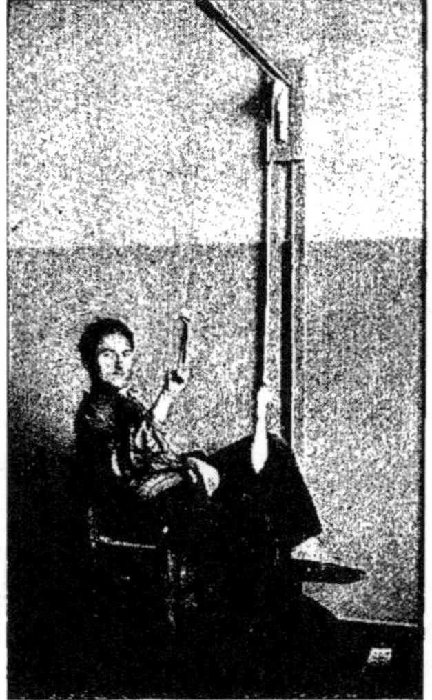

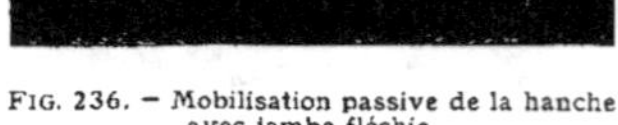

FIG. 236. — Mobilisation passive de la hanche
avec jambe fléchie.

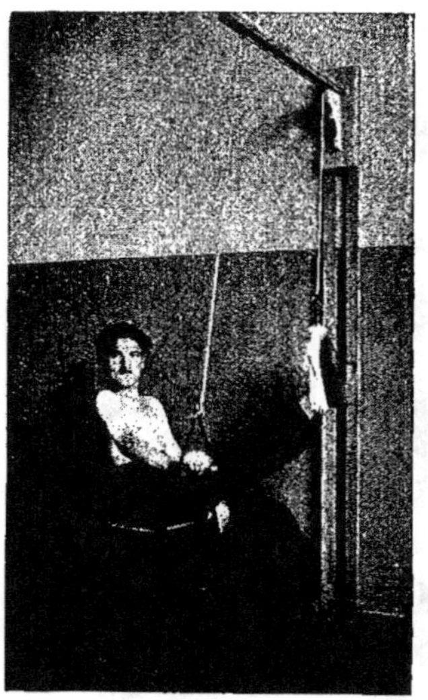

FIG. 237. — Mobilisation passive de la hanche
avec jambe en extension.

ainsi la mobilisation de la hanche, du genou et du cou-de-pied. Une deuxième série de mouvements actifs du membre inférieur est exécutée avec la jambe en extension. Cette série de mouvements se compose de l'abduction et de l'adduction de la jambe, ainsi que des mouvements du membre inférieur en avant et en arrière (Tabl. XXXI, 6).

La disposition indiquée dans les deux figures ci-contre montre la façon dont nous utilisons l'appareil à double poulie pour faire la mobilisation passive de la hanche. Dans la première figure (*fig.* 236), le mouchoir ou la bande sont placés au-dessus du genou de la jambe malade et accrochés à la place du poids. Le blessé exécute les tractions sur la poignée par la main du bras opposé à la jambe malade. Celle-ci se trouve en flexion.

Dans la deuxième figure (*fig.* 237), la traction se produit au moyen du mouchoir fixé au-dessus du cou-de-pied. La traction est produite ici également par la main du bras opposé à la jambe malade, qui, dans ce cas, se trouve en pleine extension.

Si on veut mobiliser le genou seul, il faut fixer la cuisse de la jambe malade sur un petit banc quelconque dont la hauteur doit être égale à celle de la chaise sur laquelle le blessé est assis. Le mouchoir est fixé au-dessus du cou-de-pied. Les mouvements produits par la main du blessé se localisent dans l'articulation du genou de la jambe malade.

Tels sont les différents mouvements qu'on peut obtenir avec l'appareil de traction à double poulie. Ces mouvements nous permettent de réaliser la mobilisation des articulations malades, en débutant par les mouvements de la plus petite amplitude et en terminant par ceux qui donnent la plus grande extension au bras. La possibilité que nous avons de varier le poids de la traction à volonté nous permet de doser le mouvement obtenu. D'ailleurs, avec une certaine habitude, on arrive facilement à trouver quelle force de traction correspond à chaque cas et, par conséquent, par quel poids il faut commencer. La durée de chaque série d'exercices ne doit pas dépasser une demi-heure, y compris les intervalles de repos, nécessaires pour faire reposer le blessé entre chaque série d'exercices.

Au commencement, on fait faire au blessé une série d'exercices de dix minutes, qu'on augmente progressivement. Unes érie d'exercices par jour suffit. Ceux-ci doivent terminer le traitement physique appliqué au malade. Ceci ne veut pas dire qu'on doit toujours laisser ces exercices à la fin du traitement. Mais, il est préférable de les faire après que les articulations ont subi les autres traitements physiothérapiques, comme le massage, la mobilisation manuelle, l'électrothérapie, etc.

L'appareil de traction à double poulie trouve son application, non seulement dans le traitement des ankyloses et raideurs articulaires, mais dans tous les cas d'impotence fonctionnelle du membre, soit à la suite d'un traumatisme osseux, soit à la suite d'un traumatisme nerveux, ainsi que dans les atrophies musculaires d'origine diathésique, ou bien dans les maladies nerveuses d'origine centrale. L'appareil rend aussi de grands services dans le traitement des hémiplégies,

contre l'appareil (Tabl. XXXI, 2). En saisissant la poignée avec la main, il exécute les mêmes mouvements que précédemment, en levant le bras devant lui ;

3° Dans le troisième exercice (Tabl. XXXI, 3), le malade se place entre le poids et la poignée et exécute les exercices du bras de bas en haut et de haut en bas, en levant le bras devant lui et aussi haut que possible, et d'avant en arrière.

Ces trois exercices sont répétés plusieurs fois de suite, dix, vingt, trente et plus. Au début, on commence par une dizaine de fois. Ensuite on augmente le nombre d'exercices suivant la marche du progrès obtenu.

Pour transformer l'appareil actif en appareil passif, nous supprimons le poids. Le blessé est placé entre les deux poulies, comme l'indique la figure (Tabl. XXXI, 4). On attache au bras malade un mouchoir ou une bande, soit au-dessus du poignet, s'il s'agit de l'ankylose double de l'épaule et du coude, soit au-dessus du coude, s'il s'agit de l'ankylose simple de l'épaule. Le mouchoir ou la bande sont adaptés ensuite au crochet à la place du poids. Le blessé, placé entre les poulies, appuie avec la main du bras bien portant sur la poignée de l'appareil et soulève le coude malade au-dessus de son niveau habituel. Par des mouvements lents, progressifs et répétés plusieurs fois de suite, il exécute une série de tractions sur l'articulation malade et contribue ainsi à sa mobilisation.

Pour que cet exercice puisse rendre le maximum d'effet possible, il est indispensable de recommander au blessé de ne pas produire des mouvements brusques, d'exécuter les mouvements avec lenteur et d'augmenter la force d'une façon progressive.

Lorsque nous voulons mobiliser le membre inférieur, nous remplaçons la poignée par l'étrier. Le blessé fixe son pied dans l'étrier au moyen d'une courroie ou d'un mouchoir et exécute, d'abord, la flexion de la cuisse sur le bassin, puis l'extension de la cuisse et de la jambe. Dans ce cas, le poids de traction doit être plus fort. Nous débutons toujours par un poids de 2 kilogrammes (Tabl. XXXI, 5). Par une série de mouvements de flexion et d'extension, le malade active

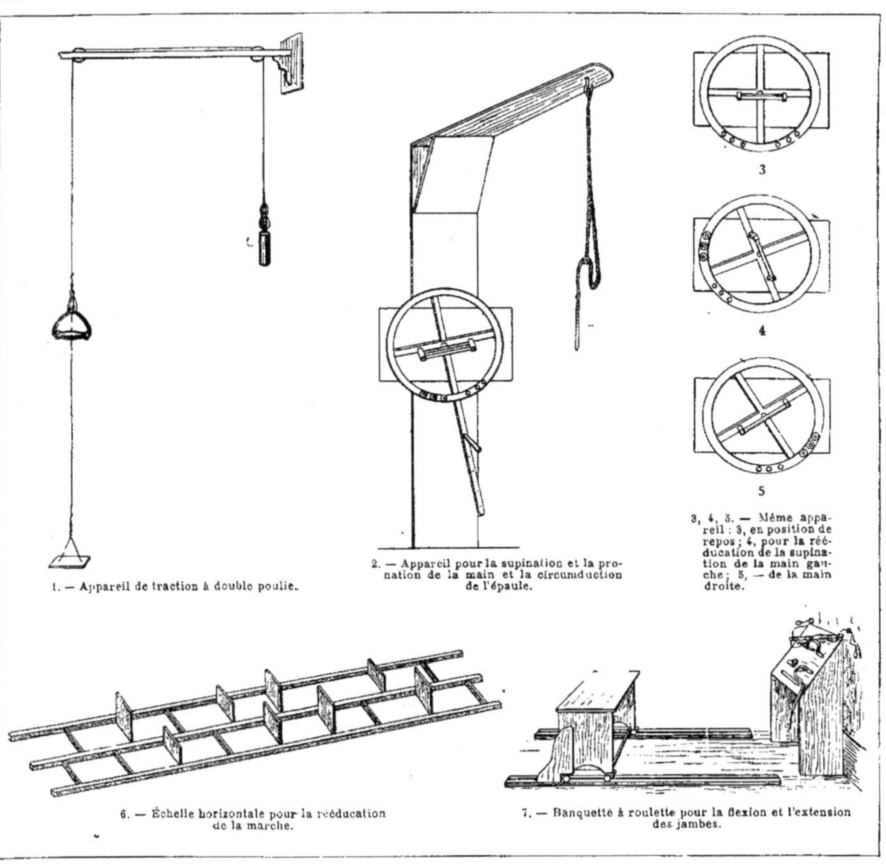

FIG. 238. — Appareils de fortune du Dr Kouindjy pour la mobilisation.

des myélites et dans toutes les affections avec troubles moteurs des membres, surtout dans celles du membre supérieur.

Appareil pour la rééducation de la supination et de la pronation de la main ; — pour la rotation et la circumduction de l'articulation de l'épaule (*fig.* 238, 2). — Cet appareil sert pour la rotation progressive du bras. Il sert également pour la rééducation progressive de la supination et de la pronation de l'avant-bras. Il est composé d'une petite roue de 40 centimètres de diamètre, qui peut être remplacée par un disque ou par une portion de roue mobile, placée sur un châssis en bois fixé au mur. La roue est fixée au châssis par un écrou et se trouve éloignée du châssis à 5 centimètres au moins. Elle est divisée par deux diamètres perpendiculaires. Le diamètre horizontal porte une poignée en bois, placée de champ. La partie inférieure de la roue est percée de 6 trous, 3 de chaque côté du diamètre vertical, destinés à recevoir des boulons métalliques ou tout simplement des poids à vis. Quand l'appareil est au repos, la poignée et par conséquent le diamètre horizontal se trouvent parallèlement au sol (*fig.* 238, 3). Mais, il suffit d'introduire un ou deux boulons dans les trous d'un côté pour que l'équilibre soit interrompu et l'axe horizontal de la roue s'incline du côté opposé au poids (*fig.* 238, 4 et 5). Pour rétablir l'équilibre, il faut appliquer une force équivalente en sens opposé. Il en résulte, s'il s'agit d'une rééducation de la supination de la main droite, qu'il faut placer les boulons dans les trous du côté gauche et faire mouvoir la poignée de droite à gauche. Si, au contraire, il s'agit d'une rééducation de la supination de la main gauche, il faut placer les boulons à droite et faire tourner la roue de gauche à droite. Dans le cas de la rééducation de la pronation, les mouvements de la roue sont en sens contraire : pour la pronation de la main droite on met les poids à droite et pour la pronation de la main gauche on place les poids à gauche. D'où il suit que l'appareil est actif dans le premier cas pour la supination et passif pour la pronation ; actif dans le deuxième cas pour la pronation et passif pour la supination. Les mouvements de l'appareil sont subordonnés aux poids ; en variant ceux-ci, on arrive à activer la force musculaire et à corriger ainsi la rotation de l'avant-bras (Tabl. XXXII, 1).

L'appareil a encore une autre application très importante : il peut servir pour activer la rotation de la tête humérale et remplace partiellement la manœuvre de la rotation de la tête de l'humérus, que nous avons décrite dans le chapitre de la mobilisation méthodique de l'épaule. Mais, pour que cette rotation soit faite correctement, il faut que le malade raidisse le bras. En faisant tourner la roue dans un sens et dans l'autre il arrive à rompre les fausses membranes de l'articulation et permet ainsi d'accélérer la guérison.

Il en résulte que lorsqu'on fait manœuvrer l'appareil avec l'avant-bras fléchi sur le bras, on obtient les mouvements de la rotation de l'articulation radio-cubitale. Lorsqu'on fait tourner la roue avec le bras en extension, on obtient la rotation de l'articulation gléno-humérale.

Dans l'arsenal de la mécanothérapie on trouve une foule d'appareils destinés à produire la supination et la pronation de l'avant-bras, où le mouvement est produit par le balancier, sur lequel se déplace à volonté un poids fixe au moyen d'une vis ; le balancier remplace dans ces appareils notre petite roue et présente le désavantage d'être plus lourd et par conséquent plus difficile à utiliser pour les muscles rotateurs de l'avant-bras, dont la tonicité est très petite. En prolongeant le diamètre vertical de la roue en et plaçant une petite poignée dans les trous percés de ce prolongement, on obtient ainsi un appareil qui permet d'exécuter la circumduction de l'épaule dans les deux sens différents (Tabl. XXXII, 2).

Appareil pour la rotation de la hanche. — Le principe de cet appareil est de faire localiser le mouvement d'abduction et d'adduction du pied dans l'articulation de la hanche. Pour ce faire il suffit de mettre la jambe en pleine extension. Ce principe est basé sur la fonction physiologique des rotateurs des membres inférieurs. Mettez-vous debout, en position rectiligne, les mains sur les hanches ; raidissez vos jambes et faites tourner vos pieds de dehors en dedans sans déplacer les talons ; vous sentirez l'action se localiser dans les articulations coxo-fémorales. Appliquez vos mains sur les groupes fessiers et vous les sentirez se contracter à chaque mouvement. Pour réaliser l'application de ce principe nous avons construit un disque de 35 à 40 centimètres de diamètre, très mobile et monté sur un châssis en bois, fixé contre le mur à la hauteur d'une chaise ordinaire. Le disque porte une petite planchette, où s'appuie le talon, et une courroie pour fixer le pied. Le malade est assis avec la jambe raidie ; il fait mouvoir le disque de droite à gauche et inversement. Les mouvements se transmettent par l'intermédiaire de la jambe raidie à l'articulation coxofémorale en produisant la rotation de la tête fémorale dans les deux sens opposés (Tabl. XXXII, 3.

Tous les appareils ayant pour but de produire la rotation de la hanche sont basés sur le même principe, sauf que la résistance à vaincre diffère suivant la place où se trouve fixé le poids, qui présente la résistance.

Appareil pour la circumduction de la hanche. — Supposons, maintenant, que nous avons fixé à la circonférence du disque de l'appareil précédent un petit disque ou une planchette mobile, de telle sorte, que le pied qui se trouve fixé sur cette planchette puisse toujours conserver la position verticale. Les mouvements du disque entraîneront le pied et la jambe du malade suivant des circonférences différentes et se transformeront en cercles de circumduction. Nous avons construit un appareil qui répond à ces vues et qui, grâce à une coulisse placée dans le diamètre vertical du disque, permet d'obtenir des cercles de plus en plus grands. Cet appareil est composé de trois pièces : la première est fixée au mur à la hauteur d'une chaise ; la deuxième est fixée à la première au moyen d'un axe, autour duquel elle peut évoluer, comme le disque de l'appareil ci-dessus. Sur cette pièce nous avons fixé une coulisse sur le diamètre vertical, qui reçoit le curseur de la troisième pièce. Ce curseur est muni d'une large vis à patte, qui permet de le fixer à la hauteur voulue. Le curseur est, d'autre part, muni d'un prolongement métallique, percé à son extrémité d'un trou, dans lequel vient s'emboîter une petite tige courte, qui supporte la troisième pièce. La tige roule librement dans le trou du curseur, ce qui permet à la troisième pièce de se trouver toujours dans la même position verticale (Tabl. XXXII, 4).

Le mécanisme simple que nous venons de décrire donne la possibilité de fixer la troisième pièce près du centre de la deuxième ou à sa périphérie ; d'où la variation de cercles depuis le plus petit jusqu'au maxima. En plaçant le malade sur une chaise et en attachant son pied à la troisième pièce, nous obtenons la circumduction de la hanche dans les deux sens opposés.

Appareil pour l'abduction et l'adduction du pied. — Le disque qui servit pour la rotation de la hanche, sert, comme nous l'avons déjà expliqué plus haut, également pour les mouvements d'abduction et d'adduction du pied ; il suffit seulement de placer la cuisse sur un tabouret ou sur un petit banc et de la fixer légèrement fléchie au moyen d'une courroie ou d'une bande. Inévitablement ces mouvements entraînent quelques mouvements de la rotation de la hanche.

Planche pour la flexion du pied et la traction du tendon d'Achille. — C'est une planche carrée de 80 centimètres de côté fixée directement au sol. Elle est munie d'une petite courroie en forme d'anse, destinée à recevoir la pointe du pied du malade, et d'une courroie, placée en arrière pour fixer le talon du pied, en l'attachant autour de la cheville. Voici comment on utilise cette planche : le pied étant maintenu, on place la jambe bien portante en arrière, et en fléchissant la jambe malade, on rejette le corps tantôt en avant, tantôt en arrière. Puis, on transporte la jambe bien portante en avant, et en maintenant la jambe malade en extension, on rejette le corps en avant. Ces deux mouvements exagèrent la flexion de la jambe sur le pied, et comme le talon est fixé à la planche, produisent une traction sur le tendon.

Banquette à roulette pour la flexion et l'extension de la jambe (*fig.* 238, 7). — Cet appareil est composé de deux parties : la première est une simple banquette, qui roule sur des rails ; la deuxième est formée d'un coffre en bois, fixé contre le mur et dont la partie supérieure inclinée sous un certain angle possède deux courroies, destinées à fixer le pied du malade assis sur la banquette. Outre cela, le coffre possède une poignée suspendue au mur et au-dessus du pied, afin de permettre au malade de s'approcher vers le coffre, si la force de ses muscles ne suffit pas. Le malade s'approche du coffre au moment de la flexion et s'en éloigne au moment de l'extension de la jambe ; les rails régularisent le déplacement de la banquette et rendent les mouvements plus réguliers.

Appareils pour mobiliser les doigts. — Parmi ces appareils peut prendre place tout objet qui entraîne un mouvement de flexion et d'extension des doigts, comme par exemple la balle en caoutchouc très peu gonflée, l'éponge, les pincettes, la pince, la massue, etc. Mais deux petits appareils rendent ici un service très appréciable. Ce sont : la poignée à ressort et le bâton avec un poids suspendu. La poignée à ressort présentée ci-contre doit être facile à manier et ne doit pas présenter de rigidité dans le jeu de ses ressorts. Elle est utilisée chaque fois qu'il faut développer une force progressive dans les mouvements des doigts. Pour la flexion on introduit les doigts entre la tige en bois et l'anse métallique percée de trous ; l'autre tige appuie sur la paume de la main ou est tenue par le pouce. On serre progressivement, en tâchant de rapprocher les deux tiges en bois. La résistance est ici présentée par les ressorts.

L'appareil à poids suspendu est formé d'un bâton en bois ou en métal. Le poids est suspendu au moyen d'une forte ficelle au milieu du bâton. En saisissant le bâton par les deux mains on enroule la ficelle autour de lui jusqu'à ce que le poids touche le bâton ; puis on le déroule lentement. On peut saisir le bâton de haut en bas et de bas en haut, ce qui fait travailler graduellement les fléchisseurs et les extenseurs des doigts.

KOUINDJY.

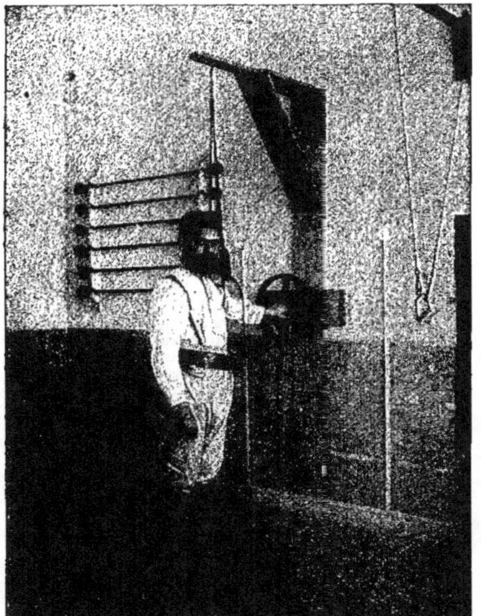

1. — Exercice de rotation de la tête humérale
avec la roue de supination.

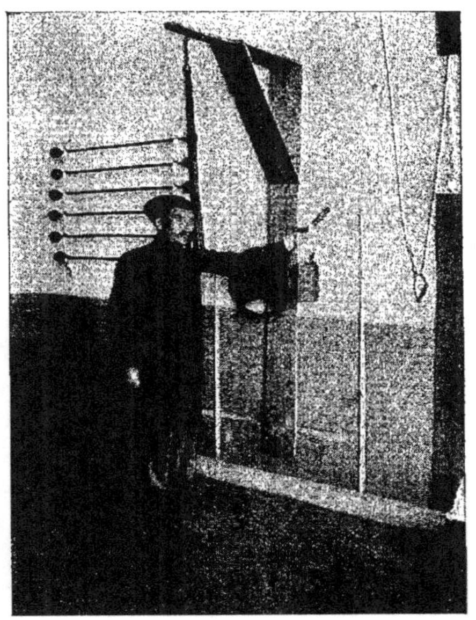

2. — Exercice de circumduction de l'épaule
avec la roue de supination modifiée.

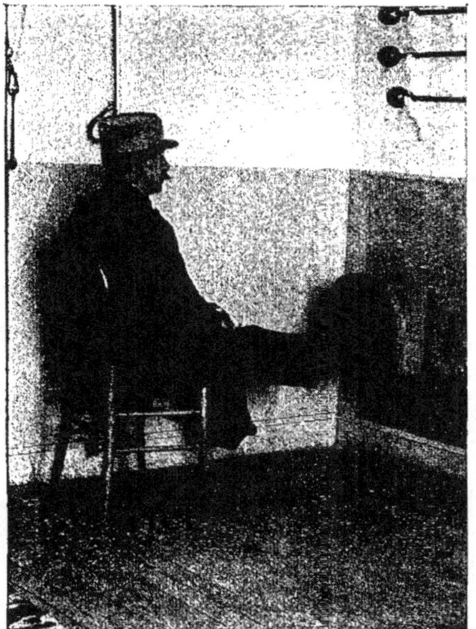

3. — Exercice de rotation de la tête fémorale
avec le disque mobile.

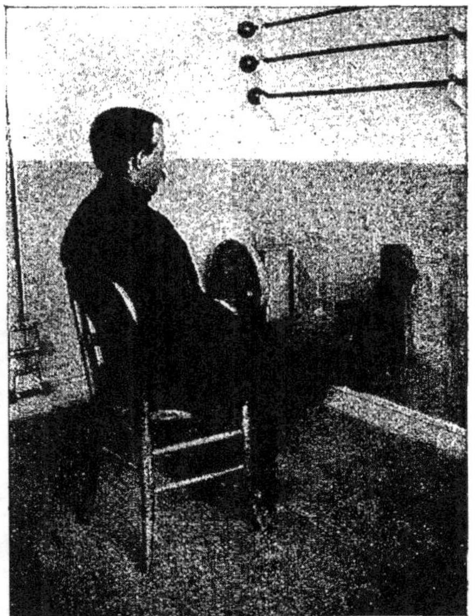

4. — Exercice de circumduction de la hanche
avec le disque modifié.

Exercices de rotation et de circumduction, d'après les procédés du Dʳ Kouindjy.

Moelle épinière (Plaies de la). — Ces plaies sont extrêmement graves. MM. G. Guillain et Barré en ont donné une étude approfondie dans la *Presse médicale* du 9 novembre 1916, que nous allons résumer ci-dessous. Celles qu'on observe dans les ambulances ont toutes leur porte d'entrée dans la région dorsale, parfois dans la région latérale du tronc et du cou. Celles, ayant leur porte d'entrée préalablement antérieure, sont immédiatement mortelles, ayant lésé les organes abdominaux. Leur origine, d'après la statistique dressée par les auteurs, est due, en premier lieu, aux éclats d'obus 61 pour 100, puis aux balles 23 pour 100, aux shrapnells 8 pour 100, aux fractures de la colonne vertébrale par éboulement 8 pour 100.

LÉSIONS. — Il y a fracture de la vertèbre avec souvent des esquilles multiples ; la dure-mère est ouverte ou non ; une hémorragie abondante peut s'être produite en dehors ou en dedans de la dure-mère ou même à l'intérieur de la moelle qui dans certains cas est sectionnée complètement, dans d'autres en partie intacte anatomiquement, mais non physiologiquement, les tissus nerveux étant dilacérés ou devenant le siège d'une hémorragie ; des lésions secondaires peuvent s'étendre au-dessus.

SIGNES. — Le blessé de la moelle épinière a en général la sensation d'un coup violent, d'avoir les « reins brisés », d'être « coupé en deux » et tombe à terre incapable de se relever ; cependant quelquefois en s'aidant de ses bras il peut ramper jusqu'à un abri. Malgré cela, sauf en cas de lésions incomplètes par esquilles compressives ou de lésions irritatives radiculaires, spécialement au niveau des racines cervicales ou lombo-sacrées, les grandes douleurs primitives sont très rares. En cas de section complète, les souffrances sont faibles ou nulles et les malades ne sont pas shockés.

SIGNES : I. LOCAUX. — Dans le cas le plus habituel (blessure de la région dorsale moyenne) la *paraplégie* (paralysie des deux membres inférieurs) est complète ; dans de très rares cas, quelques semaines après le début, on observe des mouvements involontaires spontanés des membres inférieurs. L'*atrophie* des muscles ne se produit qu'après un temps, du reste, souvent assez court. Elle est due à la fois aux troubles médullaires et à ceux de la nutrition générale. La *contractilité musculaire* au marteau percuteur ne diminue que tardivement, les *réflexes tendineux* (rotulien, achilléen, médioplantaire) sont abolis ; par contre le réflexe crémastérien est fréquemment conservé. L'*anesthésie tactile et douloureuse* des régions paralysées est le plus souvent absolue. La limite supérieure de cette anesthésie est une ligne horizontale ou plus souvent festonnée, elle n'est pas toujours symétrique des deux côtés. La limite de la zone de *thermo-anesthésie* peut concorder avec la précédente ou être au-dessus ; dans ce cas il faut penser à un hématomyélie sus-jacente à la lésion.

La *rétention d'urine* est la règle avec parfois spasme du sphincter obligeant à sonder avec des sondes rigides. MM. Guillain et Barré ont observé deux cas à apparence paradoxale où le blessé avait conservé le besoin et la faculté d'uriner. Quelquefois il y a incontinence par regorgement.

L'*incontinence des matières* est plus fréquente que leur rétention qui est quelquefois très opiniâtre et oblige à des purgations et lavements fréquents.

Les grands *œdèmes* des membres paralysés sont exceptionnels ; leur *température* souvent très élevée, surtout dans les lésions de la moelle cervicale.

« Les *troubles trophiques* se manifestent par des taches rouges aux orteils, aux malléoles, aux talons, à la face externe et autour des genoux, aux trochanters, aux endroits de pression mais peuvent exister même sur les membres enveloppés d'ouate et soustraits à toute pression. Les *escarres* sacrées et trochentériennes peuvent souvent être évitées avec des soins méthodiques de la peau, avec une propreté rigoureuse, mais nous sommes obligés de reconnaître que, malgré tous les efforts, il est des cas où l'escarre se développe et progresse ».

II. GÉNÉRAUX. — « Au début, le malade se sent très bien relativement ; jusqu'à la fin, il mange avec appétit mais a continuellement soif et une insomnie persistante, du reste non douloureuse. Plus tard l'appétit disparaît, l'amaigrissement est très rapide, la somnolence presque constante. »

La température est élevée, avec un pouls régulier, mais quelquefois en dissociation comme fréquence. Les troubles respiratoires sont assez rares, cependant on observe souvent des hoquets.

Au point de vue digestif, les auteurs appellent l'attention sur l'existence, dans certains cas, les premiers jours, de signes de *péritonisme* dus sans doute à de petites hémorragies intra-péritonéales déterminées par la vasodilatation générale abdominale sous la dépendance des troubles du sympathique : météorisme, arrêt des gaz et des matières, douleurs, hoquets, nausées et vomissements verdâtres. Quelquefois on observe une diarrhée noirâtre due aux dilatations vasculaires abdominales. Dans les urines on constate de l'hyperazoturie (40 à 70 gr. d'urée) par dénutrition, avec hypochlorurie due à l'alimentation. Fréquemment, dès les premiers jours, il y a des hématuries abondantes (par vasodilatation des vaisseaux de la vessie) qui peuvent persister et provoquer une anémie profonde.

ÉVOLUTION. — Les cas de guérison sont très rares, la survie peut varier de quelques jours à un mois. Personnellement, à l'hôpital 103, nous avons eu dans notre service un malade dont la vie s'est prolongée pendant plus de 3 mois. La fin survenant souvent brusquement est due à la cachexie progressive par suppression de l'assimilation ou à la méningite purulente.

TRAITEMENT : I. LOCAL DE LA PLAIE. — Enlèvement des esquilles osseuses, fragments de vêtements et de projectiles. Grands lavages au sérum salé physiologique pour laver les blessures ; ne pas employer d'antiseptiques, étant donné la sensibilité de la moelle ; ne pas tamponner fortement. Pour ces opérations n'employer que l'anesthésie locale, les malades supportant mal le chloroforme et l'éther. Ne pas ouvrir la dure-mère si elle est intacte ; si elle est ouverte, lavage prolongé au sérum physiologique.

II. MÉDICAL. — Emploi de lits mécaniques et de matelas de caoutchouc. Maintien de la propreté absolue des malades par les infirmières qui, munies de gants de caoutchouc, doivent faire le lavage de la région inférieure du dos salie par l'incontinence fécale, plusieurs fois par jour avec l'eau savonneuse alcoolisée, puis assécher et poudrer avec le talc stérilisé. Si l'escarre se produit, MM. Guillain et Barré conseillent le lavage au permanganate ou à l'eau oxygénée, les attouchements au bleu de méthylène et des pansements avec des pommades balsamiques. Personnellement, nous avons obtenu du très bons résultats avec l'air chaud sur une plaie profonde par escarre avec laquelle le malade était rentré dans le service.

Isolement par des couches d'ouate des autres régions escarrifiables (talons, malléoles, genoux).

Sondage aseptique de la vessie 4 fois par jour, lavages vésicaux si purulence des urines, et absorption de 1 gr. à 1 gr. 50 d'antipyrine. Alimentation au goût du malade, aussi reconstituante que possible. Injection de sérum et morphine contre l'insomnie.

Mouches. — M. Roubaud, dans une communication à l'Académie des sciences (25 mai 1915), a donné le résultat de ses expériences pour la destruction des mouches.

« Dans les cantonnements comme sur l'arrière, c'est principalement de la mouche domestique ordinaire qu'il y a lieu de se défendre. Cette mouche se développe dans les ordures domestiques, les cabinets et fosses d'aisance, les fumiers de ferme et les purins. L'emploi des huiles lourdes, des goudrons de houille projetées grossièrement en surface rendra de grands services pour la protection des ordures et des matières fécales contre l'accès des mouches qui viennent y pondre et s'y souiller. En milieu liquide (fosse d'aisance)

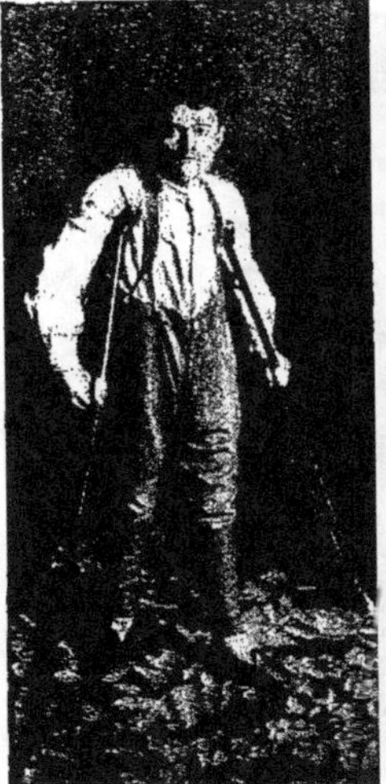 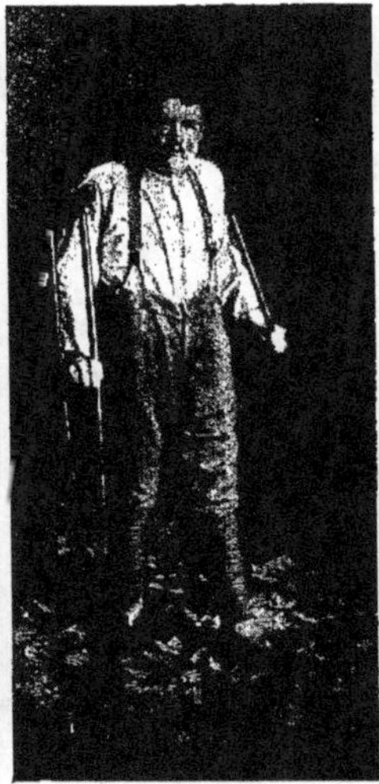 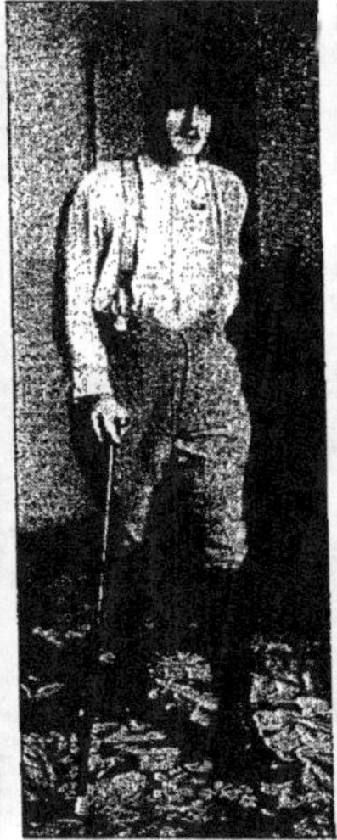 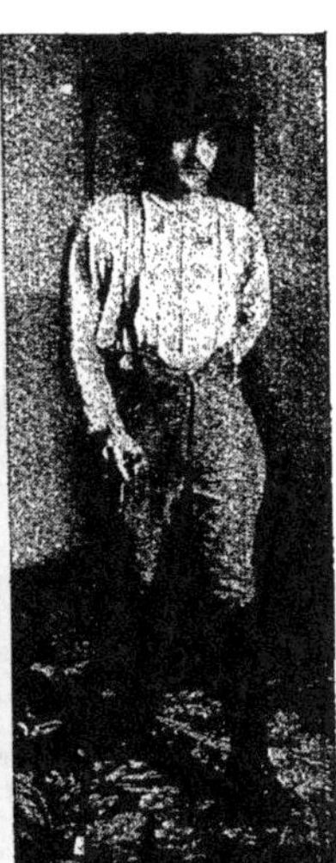

FIG. 239. — Exercice de la marche avec les béquilles (1ᵉʳ temps).

FIG. 240. — Exercice de la marche avec les béquilles (3ᵉ temps).

FIG. 241. — Exercice de la marche avec deux cannes : marche en quatre temps.

FIG. 242. — Exercice de la marche avec une canne : marche en deux temps.

on utilisera avantageusement le mélange suivant pour 2 mètres cubes de fosse :

Sulfate ferrique . . . . 2 500 grammes
Huile lourde de houille . . . . 500 c. c.
Eau . . . . 10 litres

Ce mélange est à la fois désodorisant, larvicide et protecteur contre les mouches adultes.

Les huiles lourdes toxiques pour les végétaux ne peuvent être utilisées pour les fumiers et purins, mais le crésyl en solution à 5 pour 100 à la dose de 15 litres de solution par mètre cube superficiel donne de bons résultats. Il doit être versé à la partie supérieure du fumier et complété par une aspersion des parties découvertes d'une solution de sulfate ferrique à 10 p. 100. Ce traitement larvicide sera effectué deux fois : 1º au début de juin et 2º en août et autant que possible simultanément partout. Les fumiers frais non rassemblés seront traités au sulfate ferrique au fur et à mesure de la sortie des écuries.

Dans les tranchées ce sont les mouches sarcophages ou des cadavres (*Calliphora, Lucilia, Sarcophages, Pyrilla*) dont il faut craindre le développement.

Ces mouches sont un danger non seulement pour les soldats, mais pour les habitants de l'intérieur, ces espèces étant plus mobiles que les mouches domestiques.

M. Roubaud conseille de prévenir l'accès des mouches sur les cadavres en projetant sur eux des huiles lourdes ou des solutions à 20 pour 100 de sulfate ferrique (mais lorsqu'on peut prendre ces mesures il est plus simple de procéder à l'enfouissement des corps).

La précaution essentielle contre les mouches pour les soldats de tranchée consiste en une propreté minutieuse, tout débris alimentaire, toute matière fécale attire les mouches et doit donc être enfoui.

MM. Houllebert et Galaine, dans une note à l'Académie des sciences, font observer que les mouches étant daltoniennes et ayant horreur de certaines couleurs, notamment du bleu, du rouge et du jaune, il serait utile de pourvoir les fenêtres de carreaux d'une de ces teintes (de préférence bleue) en laissant ouvert un carreau blanc percé d'une ouverture par laquelle les mouches ne tardent pas à fuir au dehors.

Mouvements. — Rééducation des blessés de guerre. — Les affections nerveuses et psychiques consécutives aux blessures de guerre ou aux autres traumatismes ne sont pas très rares chez nos blessés, et l'application des exercices rééducatifs se fait chez eux de la même façon que chez les malades en temps de paix. Toutes ces affections tirent un profit indiscutable de la rééducation motrice. Il suffit de les rééduquer par la méthode rééducative de la Salpêtrière, que nous avons décrite en 1910. Mais l'expérience de la guerre actuelle nous a démontré qu'un grand nombre d'autres blessés peuvent également en tirer un profit énorme, surtout si la rééducation est combinée avec l'application des autres agents physiques, tels que le massage méthodique, l'air chaud, l'électrothérapie, l'hydrothérapie et la mécanothérapie.

Tous ces agents physiques, qui s'adressent plutôt au muscle, complètent les effets de la rééducation par leur action directe sur la tonicité musculaire. La rééducation seule apprend au blessé comment se servir de ses membres et comment utiliser la force musculaire acquise. Le seul fait qu'elle ne peut s'exécuter sans le concours de la volonté et de la conscience du blessé, prouve qu'elle agit sur le centre encéphalique, qui commande le mouvement. C'est grâce à son action sur les centres de la marche et des mouvements que la rééducation arrive à régulariser la fonction musculaire et à supprimer l'impotence.

Rééducation de la marche. — L'immobilité prolongée, dans les fractures de membres inférieurs, entraîne dans la presque totalité des cas une impotence de ces membres : le blessé perd la notion de la marche. Si on le livre, comme c'est la généralité, à ses béquilles, il finit par acquérir une marche défectueuse et devient un infirme. Par conséquent, le premier devoir du chirurgien ou du médecin traitant est d'apprendre au blessé la marche selon les principes de la rééducation motrice. Voici comment nous avons l'habitude de procéder : aussitôt que nous constatons que notre blessé peut détacher facilement son talon du lit, lever la jambe à une certaine hauteur et s'opposer à une faible résistance, produite par l'application de la main sur le genou, nous le mettons soit sur le bord du lit, soit sur

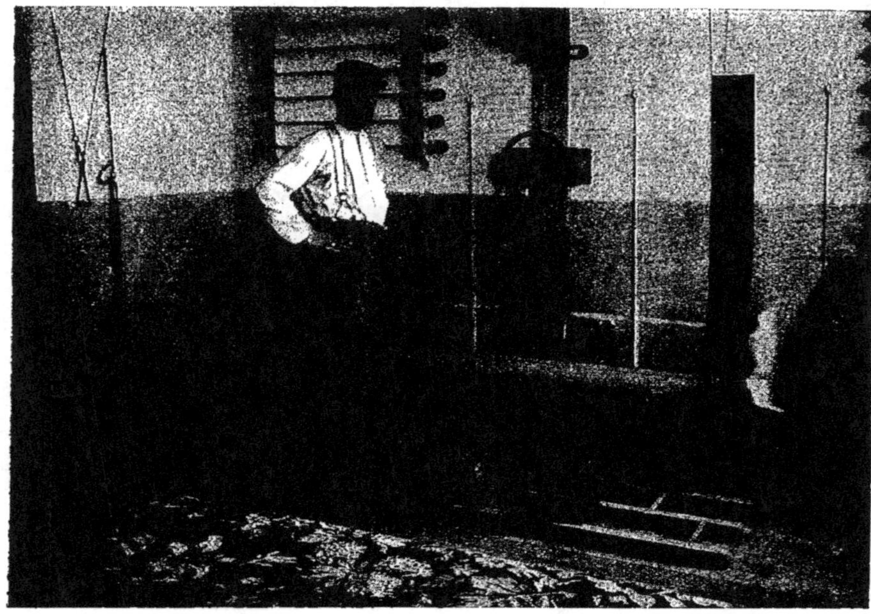

FIG. 243. — Rééducation de la marche des blessés de guerre (procédé du D' Kouindjy).
Exercice de la marche au moyen de l'échelle horizontale munie de planchettes de différentes hauteurs.

une chaise, afin de commencer la rééducation du quadriceps et du psoas-iliaque. C'est le muscle quadriceps
qui exécute les mouvements indiqués plus haut. Mais
son activité n'augmente que par les exercices suivants :
le blessé assis doit apprendre à tendre et à fléchir sa
jambe par les exercices en quatre temps : 1° flexion du
genou sur le bassin ; 2° extension de la jambe sur la
cuisse ; 3° flexion de la jambe sur la cuisse, et, enfin,
4° abaissement de la jambe et sa mise en position de
départ. Cet exercice doit s'accomplir sous commandement et d'une façon cadencée. Le blessé est invité à
faire l'exercice en comptant les quatre temps régulièrement et sans précipitation. Lorsque cet exercice se fait
bien, on le répète en station debout. Pour ce faire, le
blessé doit s'appuyer contre son lit, ou tout simplement
être soutenu par ses mains par un aide. Dans la position debout, nous rééduquons, en plus des muscles cités
plus haut, les fessiers et les suivants : muscles du dos,
puisque le blessé doit arriver à se tenir, autant que
possible, en rectitude parfaite. On lui apprend l'exercice en question de trois manières : d'abord, en deux
temps :
   1° Flexion de la cuisse sur la hanche ;
   2° Pose du pied par terre.
   On commence par la jambe malade, puis on termine
par la jambe bien portante. Plus tard, quand le blessé
exécute bien l'exercice en deux temps, on lui apprend
à le faire en trois temps :
   1° Flexion de la cuisse sur la hanche ;
   2° Extension de la jambe sur la cuisse ;
   3° Pose du pied par terre.
   Enfin l'exercice est exécuté en quatre temps :
   1° Flexion de la cuisse sur le bassin ;
   2° Extension de la jambe sur la cuisse ;
   3° Flexion de la jambe sur la cuisse ;
   4° Pose du pied par terre.

Avec le temps, on insiste sur le deuxième temps de
l'exercice, afin de prolonger la station debout le plus
longtemps possible. C'est à ce moment que nous commençons la rééducation de la marche. Habituellement,
au bout de huit jours, la position debout est un fait
acquis. Il y a, certes, beaucoup d'exceptions, et la
durée de cette période transitoire dépend, d'une part,
de troubles musculaires et, d'autre part, de l'état psychique du blessé. Nous préférons commencer la rééducation de la marche des blessés sans aucun appui.
Malheureusement il est difficile d'obtenir des blessés
qu'ils ne se servent pas des béquilles ou des cannes,
et il serait absolument inhumain de les priver des
moyens de se déplacer dans la salle ou dans la cour,
quand ils en ont le désir. Force majeure nous oblige
de commencer la rééducation de la marche avec des
béquilles ou avec de grands bâtons, si cela est possible.
   Le blessé est en position debout sur ses béquilles.
Sous commandement, nous lui indiquons d'avancer,
d'abord, la béquille opposée à la jambe malade, puis
la jambe malade ; ensuite, la seconde béquille, et, enfin,
la jambe bien portante, à la condition de placer le pied
de cette jambe au niveau de l'autre. L'exercice s'exécute, par conséquent, en quatre temps :
   1° Béquille opposée à la jambe malade (*fig.* 239) ;
   2° La jambe malade ;
   3° Béquille suivante au même niveau que la première (*fig.* 240) ;
   4° La jambe bien portante, pied à côté de l'autre.
   Au bout de quelques exercices, nous transformons
le quatrième temps et faisons placer le pied de la jambe
malade devant le pied de la jambe bien portante.
Plus tard, nous supprimons un temps et l'exercice
s'exécute en trois temps :
   1° Première béquille avec la jambe malade ensemble ;

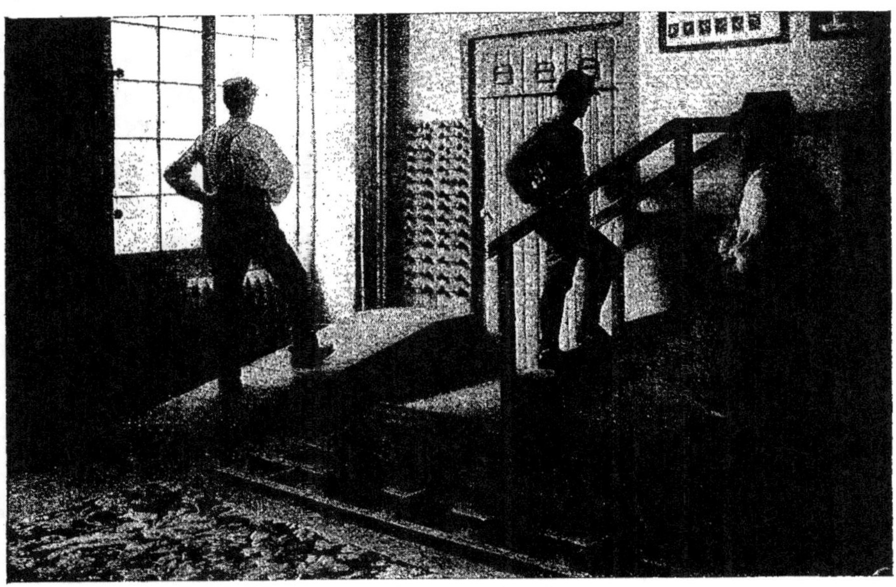

FIG. 244. — Rééducation des blessés de guerre (procédé du Dᵣ Kouindjy).
Exercice de la marche et de l'équilibre du tronc au moyen du plan incliné, de l'escalier et du chemin.

2° Deuxième béquille au niveau de la première ;
3° Pose du pied de la jambe bien portante en avant de la jambe malade.

Lorsque le blessé arrive à bien marcher en trois temps, nous supprimons encore un temps et l'exercice s'exécute en deux temps :

1° Première béquille et la jambe malade ensemble ;
2° Deuxième béquille et la bonne jambe ensemble.

Cette marche acquise, nous remplaçons les béquilles par des cannes (*fig.* 241) et au bout de peu de temps, nous supprimons une canne, celle du côté de la jambe bien portante. Ainsi, notre blessé arrive à marcher avec une canne et en deux temps (*fig.* 242) :

1° Canne et la jambe malade ;
2° Jambe bien portante.

Ici, nous terminons la rééducation de la marche. Le blessé lui-même finit par se rendre compte plus tard de l'inutilité de la canne et marche seul sans aucun appui. Le temps pour rééduquer la marche est variable. Il peut varier d'une semaine à un mois, mais il dépasse rarement ce temps.

Quelques appareils simples décrits plus haut nous servent pour activer la rééducation de la marche. Parmi ces appareils, citons : l'échelle horizontale avec planchettes de différentes hauteurs, le plan incliné et l'escalier aux marches graduées. Le blessé doit marcher dans l'échelle, en posant chaque pied dans la case qui correspond à sa jambe du même côté (*fig.* 243).

Une case d'un côté commence au milieu de la case du côté opposé. D'où il suit que le blessé fait un pas de 60 centimètres de long, ce qui permet de régulariser sa marche, en utilisant le maximum de la force musculaire existante. Notre blessé commence à marcher dans l'échelle avec des tasseaux de 5 centimètres. Au fur et à mesure qu'il s'habitue à cet exercice, on remplace graduellement les tasseaux par des planchettes, dont la hauteur varie de 5 centimètres en 5 centimètres jusqu'à 25 centimètres. De cette façon, notre blessé est obligé, lorsqu'il doit déplacer sa jambe d'une case à l'autre, de soulever la jambe aussi haut que possible, afin de ne pas heurter la planchette. Dans cet exercice le blessé rééduque son quadriceps, son psoas-iliaque, ses fessiers et ses muscles antéro-externes de la jambe. Pour pouvoir déplacer sa jambe bien portante d'une case à l'autre, le blessé est forcé d'équilibrer son thorax sur la jambe restée fixe et en pleine extension ; d'où rééducation des deux groupes musculaires qui contribuent à la station debout : le quadriceps et les fessiers. Pour transporter sa jambe oscillante, d'une case dans la case suivante par-dessus la planchette de 25 centimètres, par exemple, le blessé doit plier fortement la cuisse sur le bassin et allonger la jambe sur la cuisse ; d'où rééducation du psoas-iliaque et du quadriceps. De plus, pour pouvoir transporter le pied de la jambe malade d'une case à l'autre, il est indispensable de fléchir le pied sur la jambe, afin de ne pas heurter la planchette, d'où rééducation des fléchisseurs du pied ou des muscles antéro-externes de la jambe (*fig.* 243).

L'exercice de monter et de descendre un plan incliné a pour but de rééduquer, d'une part, les muscles gastro-cnémiens, les muscles antéro-externes de la jambe, le quadriceps et les muscles du dos. Quand le blessé monte le plan incliné, il exerce les fléchisseurs du pied, le quadriceps et les muscles abdominaux. Quand il en descend, il exerce les muscles gastro-cnémiens, le quadriceps, les fessiers et les muscles du dos. Pour apprendre à un blessé à monter un plan incliné, il faut lui indiquer d'avancer d'abord la jambe bien portante, ensuite approcher la jambe malade. Pour en descendre, on lui recommande d'avancer d'abord la jambe malade et ensuite la bonne jambe. Même exercice pour monter et descendre un escalier. Au début de ce dernier exercice, on emploie une ou deux cannes.

L'exercice rééducatif pour monter l'escalier s'exécute en trois temps :

1° Pose du pied de la jambe bien portante sur la marche ;
2° Pose de la canne sur la marche ;

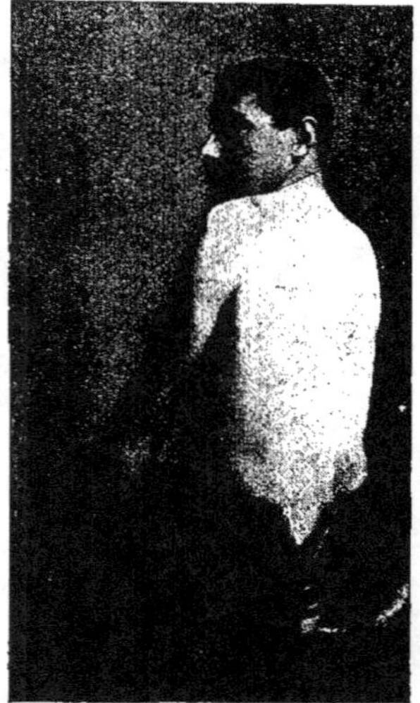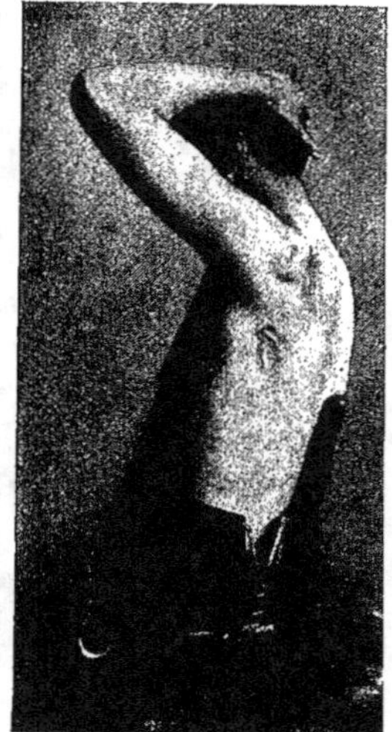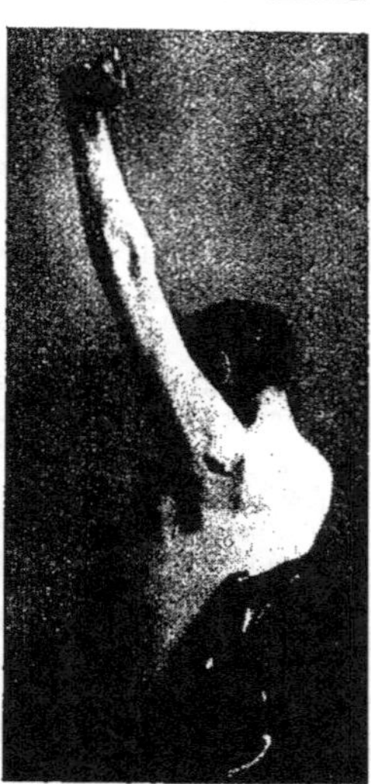

FIG. 245.   FIG. 246.   FIG. 247.

Rééducation des blessés de guerre (procédé du Dr Kouindjy).

La rééducation des muscles suppléants atrophiés du deltoïde ; élévation des bras par la rééducation du muscle trapèze. Le blessé, qui ne pouvait écarter son bras du corps, finit par le mettre dans la position verticale, grâce au muscle trapèze, suppléant du muscle deltoïde.

3° Pose du pied de la jambe malade sur la même marche.

Pour descendre l'escalier, on exécute aussi l'exercice en trois temps :

1° Pose de la canne sur la marche suivante ;

2° Pose du pied de la jambe malade ;

3° Pose du pied de la jambe bien portante.

Ces deux exercices peuvent s'exprimer par une formule mnémotechnique simple de la façon suivante : pour monter : pied, canne et pied malade ; pour descendre : canne, pied malade et pied sain (*fig.* 244).

Rééducation des mouvements du membre supérieur, le rôle de la suppléance. — La rééducation du membre supérieur est plus compliquée que celle du membre inférieur, puisque les actes de la vie accomplis par nos mains sont de beaucoup plus nombreux. Pour rééduquer un membre supérieur, il faut examiner quels sont les mouvements qui manquent, et indiquer au blessé une série d'exercices destinés à exécuter, par des mouvements décomposés, les actes de la vie les plus simples. Supposons qu'il s'agit d'une ankylose partielle du coude avec une perte plus ou moins grande de la supination. Cherchons, d'abord, quels sont les actes que notre blessé a de la peine à accomplir. Mettons qu'il a du mal à enlever sa casquette de sur sa tête. Pour ce faire, il baisse fortement la tête, incline le thorax et par saccades successives arrive avec brusquerie à arracher sa casquette de sur sa tête. Après avoir essayé d'obtenir par la mobilisation manuelle, le massage méthodique et la mécanothérapie, le maximum de mouvements possibles, nous cherchons à utiliser ces mouvements en les complétant par les exercices des suppléants. Ainsi nous apprenons à notre blessé à fléchir, d'abord, l'avant-bras sur le bras, à lever le coude aussi haut que possible, à porter le coude en arrière, à tendre l'avant-bras sur le bras, à approcher le bras vers le milieu de la tête, à poser la main sur la tête, à saisir la casquette, à tendre l'avant-bras sur le bras, à porter de nouveau le coude en arrière, à abaisser le bras et à poser la casquette sur le genou. Pour mettre la casquette sur la tête, nous procédons de la même façon. Dans cet exercice le mouvement de porter le coude en arrière, exécuté par le grand dentelé et le rhomboïde, compense l'absence de la supination, d'où il suit que, dans cet exercice, ces muscles sont les suppléants des supinateurs. Ce simple mouvement rend l'acte d'enlever la casquette chez notre blessé plus correct et moins fatigant que lorsqu'il s'efforce à l'arracher par des torsions du tronc et de la tête. Tous les actes de la vie humaine peuvent être rééduqués de la même façon, et ceci grâce à la participation des suppléances. Nous avons essayé, dans un travail présenté au 2ᵉ Congrès français de physiothérapie (1909), d'établir un schéma des suppléances musculaires et leur rôle dans la rééducation des paralytiques. Comme la rééducation des suppléants joue un rôle capital dans la rééducation des mutilés de la guerre, nous trouvons qu'il serait intéressant de citer ici ce schéma. L'expérience nous a permis de constater que la suppléance musculaire ne se fait pas toujours par voie directe. Elle peut s'accomplir même à distance. Dans l'exemple précédent, les mouvements produits par les rhomboïdes, qui consistent à porter le coude fortement en arrière, suppléent le manque de la supination. Mais dans la majorité des cas, elle se fait par voie directe.

Ainsi, chez les enfants paralytiques, qui ont exercé à la longue leurs suppléances, on voit que la flexion du pied sur la jambe se produit non pas par les muscles antéro-externes de la jambe, qui sont totalement abolis, mais par le quadriceps. D'autre part, on voit le tenseur du fascia lata tendre la jambe sur la cuisse au lieu du quadriceps, qui est atrophié. Notre schéma nous permet de classer ces suppléances d'après leur action rétrospective.

L'expérience nous a permis d'établir approximativement que dans beaucoup de cas, pour les membres inférieurs, la suppléance musculaire peut être présentée de la façon suivante : le tenseur du fascia lata peut suppléer le quadriceps ; le quadriceps peut suppléer les extenseurs des orteils ; les extenseurs des orteils, le muscle pédieux. Le tenseur du fascia lata et le quadriceps peuvent encore suppléer le groupe des péroniers. Les fessiers peuvent suppléer le tenseur du fascia lata. Les fléchisseurs de la jambe sur la cuisse, le demi-tendineux, le demi-membraneux et aussi le biceps crural suppléent parfois les muscles gastrocnémiens. Le couturier supplée le psoas-iliaque ; les droits abdominaux, le psoas. Le couturier peut aussi suppléer les fléchisseurs de la jambe sur la cuisse.

Pour les membres supérieurs, les suppléances sont plus compliquées. Néanmoins, nous avons pu constater que le trapèze supplée le deltoïde ; celui-ci, par ses portions médiane et postérieure, supplée le triceps brachial, et par sa portion antérieure, supplée les pectoraux. De son côté le deltoïde est suppléé par les sus et sous-épineux. Le biceps brachial supplée le long supinateur et inversement. Les radiaux suppléent les extenseurs des doigts, et les extenseurs des doigts les interosseux, etc.

Il est bien entendu que toutes ces suppléances peuvent varier selon chaque cas et présenter même une suppléance plus compliquée que celle que nous venons d'esquisser. Un exemple, facile à vérifier, prouve que notre schéma n'est pas une simple fantaisie. Dans les cas de névrites ou de paralysie du pied, on trouve souvent une atrophie très avancée des fléchisseurs du pied sur la jambe. Mettons le blessé dans la position assise avec les deux membres inférieurs allongés, les talons sur le parquet. Dans cette position, le malade arrive à faire avec son pied paralysé quelques mouvements de flexions, qui sont plus ou moins appréciables, se produisent principalement par les contractions du quadriceps, qui supplée la perte de la tonicité des tenseurs des orteils. Au fur et à mesure qu'on fait fléchir les jambes sur les cuisses, c'est-à-dire au fur et à mesure qu'on fait rapprocher les pieds du blessé vers la chaise, la flexion du pied malade disparait, tandis que la flexion du pied bien portant continue à fonctionner. Ceci s'explique par ce fait que la flexion de la jambe sur la cuisse fait supprimer l'action du quadriceps, et comme du côté de la jambe malade les fléchisseurs du pied sont atrophiés, la flexion de ce pied, qui se faisait uniquement par la suppléance du quadriceps, disparait complètement. Du côté de la jambe saine, la flexion du pied produite par les extenseurs des orteils, continue à fonctionner malgré l'absence de son quadriceps. Cette expérience peut aussi être utilisée comme un moyen d'investigation pour explorer la suppléance du quadriceps et la tonicité des muscles antéro-externes.

La rééducation des suppléants joue un rôle considérable dans l'éducation professionnelle des mutilés. C'est grâce à elle que nous pouvons espérer établir la fonction musculaire indispensable pour apprendre à un mutilé à se servir de tout ce qui lui reste pour exécuter tous les mouvements du métier auquel il se destine (*fig.* 245 à 247). Il est absolument erroné de croire que seul l'appareil orthopédique, aussi ingénieux qu'il soit, puisse suffire à compenser le manque de la fonction musculaire. Il faut se convaincre d'une chose, que tant que le mutilé ou l'estropié de guerre ne saura exécuter tous les mouvements nécessaires avec son moignon ou avec son bras ankylosé, il se trouvera dans l'impossibilité d'apprendre correctement la profession pour laquelle on l'a désigné et qui doit lui assurer son avenir. La rééducation motrice doit, par conséquent, précéder l'éducation professionnelle. Elle forme, pour ainsi dire, la base de toute rééducation des mutilés, car, grâce à elle, nous pouvons rétablir la fonction des muscles atteints et obtenir le maximum des mouvements possibles. Ce qui nous permettra de réaliser un ensemble à peu près complet des mouvements indispensables pour apprendre tel ou tel métier à nos blessés estropiés. — KOUINDJY.

Mutilations (Accoutumance aux) [Tabl. XXXIII et *fig.* 248 à 250]. — M. Ch. Julliard a consacré un très intéressant volume à la question de l'*Accoutumance*

aux mutilations (1) ; nous allons résumer ci-dessous ce travail :

Les ouvriers non spécialisés s'adaptent parfois moins facilement à leur mutilation que les ouvriers dits non *qualifiés*. Plus un mutilé est jeune, plus il aura de facilité à s'accoutumer à une infirmité. Cependant il faut reconnaître que l'on voit très souvent des ouvriers déjà âgés qui parviennent à réaliser une accoutumance remarquable à des mutilations graves.

Entraînement. — « Il est d'une importance capitale dans la production de l'accoutumance. Plus le blessé reprend vite une activité qui développera les fonctions de suppléance, plus l'adaptation fonctionnelle se réalisera rapidement. L'activité journalière, les mouvements fréquemment répétés dans une direction voulue constituent les facteurs les plus importants de l'accoutumance. »

Il est acquis qu'un blessé qui au moment où il est capable de reprendre son travail, partiellement pour commencer, présente encore de l'œdème, des troubles circulatoires, de la douleur, une ankylose ou une raideur verra, le plus souvent, ces symptômes s'atténuer ou disparaître peu à peu, sous l'influence de l'exercice et du temps.

Etats conséoutifs à une blessure et adaptation fonotionnelle. — CICATRICES DE LA PEAU. *Sensibilité.* — La durée de la sensibilité exagérée des cicatrices *normales* (sans phénomènes de compression) ne dépasse pas d'ordinaire quelques semaines. Elle est fonction de l'emploi du membre ; plus celui-ci est utilisé par le travail, plus cette durée est courte. Elle sera plus longue si la plaie ne s'est pas réunie par première intention Ce sont les cicatrices terminales placées à l'extrémité des doigts ou des moignons d'amputation qui opposent la plus longue résistance à la reprise du travail. Une complication fâcheuse est le voisinage trop rapproché d'une saillie osseuse.

La présence d'un névrome dans la cicatrice rend celle-ci anormalement douloureuse. Dans ce cas, il est indiqué de faire la résection haute du nerf et l'extirpation de la cicatrice indiquée.

Si la cicatrice se trouve placée près d'une articulation et tout spécialement du coté de la flexion il y a lieu de redouter les conséquences de la rétraction.

Solidité de la cicatrice. — Elle croit avec le temps et sous l'influence de l'exercice. Les cicatrices minces, étendues ralentiront la réalisation de l'accoutumance mais, dans la grande majorité des cas, seront finalement compatibles avec le travail.

Lorsque le traumatisme intéresse une peau de mauvaise qualité ou siégeant dans le voisinage immédiat d'une saillie osseuse menaçant de le perforer, on peut assister à des réouvertures de la plaie ou à la formation d'ulcérations souvent rebelles.

Elargissement. — Il se produit de préférence sur les cicatrices abdominales ; il est rare au niveau des membres et, dans ce cas, constitue plutôt un événement heureux, en augmentant la souplesse du tissu cicatriciel.

Adhérence. — Elle retarde l'accoutumance lorsque cette adhérence a lieu avec un tendon, un tronc nerveux, elle est surtout fâcheuse lorsque la rétraction la complique.

ŒDÈME. — « On le constate à la suite des fractures, des traumatismes articulaires, des infections sous-cutanées ou autres, des phlébites, des compressions vasculaires ou nerveuses par un cal. » Il s'exagère dans les débuts de la reprise du travail ou lorsque le blessé recommence à marcher et peut même, temporairement, augmenter beaucoup. M. Julliard estime que, lorsqu'il n'est pas trop intense, il ne peut que bénéficier de tout ce qui rend la circulation plus facile et assouplit les tissus, par conséquent de l'exercice et du travail.

L'œdème douloureux est plus long à disparaître que l'œdème indolore.

ANKYLOSE TRAUMATIQUE. — Elle peut n'être que *temporaire* et tenir à la longue durée de l'immobilisation

---

(1) A Genève et Bâle, Georg ; à Paris, chez F. Alcan.

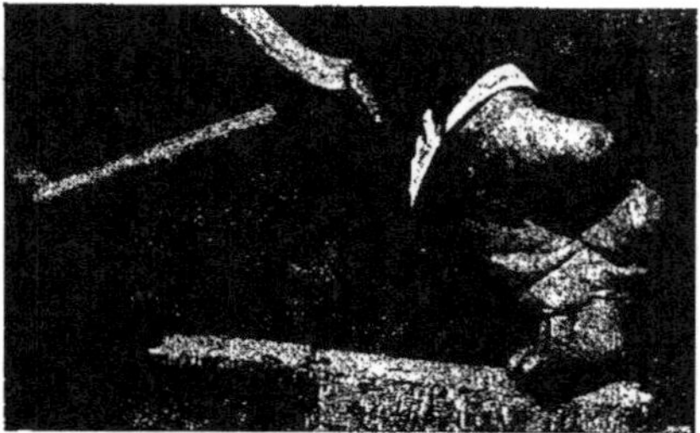

FIG. 248. — Perte du pouce, de l'index et du médius gauche. Reprise du travail après un an : clouage.

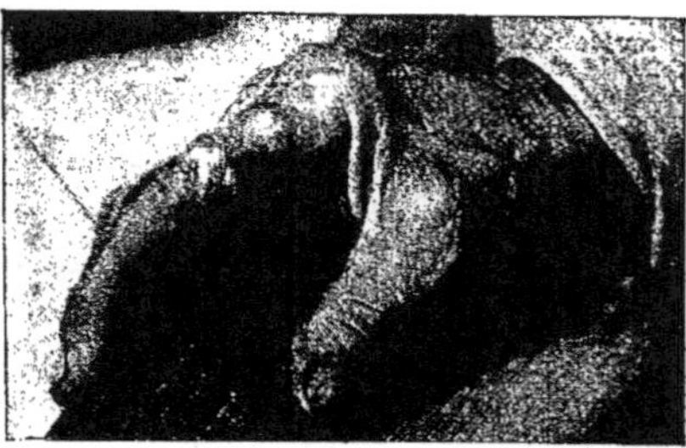

FIG. 249. — Perte de l'index droit. Reprise du travail après deux mois.

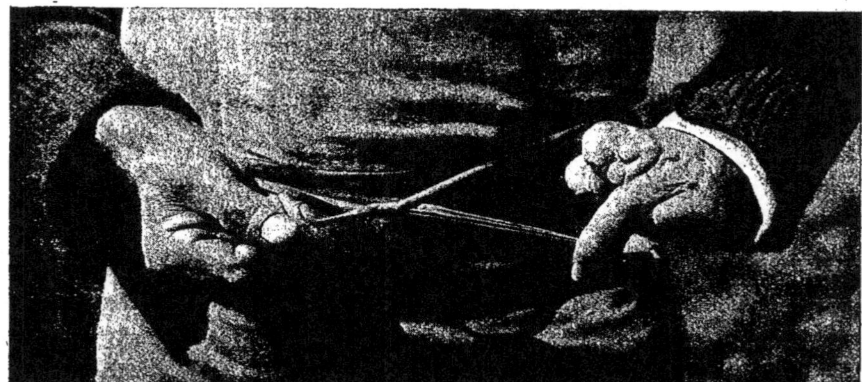

(Collection du Dr Julliard).

FIG. 250. — Perte du pouce, de l'index et du médius gauche. Reprise du travail après un an : nouage d'une ficelle.

ou être *définitive*. L'une et l'autre bénéficient de l'exercice. La situation dans laquelle reste fixé le membre ou la partie du membre a une grande importance. La position la meilleure est la demi-flexion pour un doigt et le coude, rectiligne pour le poignet, le genou et la hanche.

TROUBLES TROPHIQUES. — Les troubles trophiques, notamment l'atrophie des os, s'opposent longtemps à une adaptation fonctionnelle.

ANESTHÉSIES. — Les anesthésies cutanées constituent dans certaines professions un danger permanent en exposant le membre à un accident.

ATROPHIE MUSCULAIRE. — Elle persiste souvent pendant des mois et peut être masquée par de l'œdème.

PARALYSIES. — Elles succèdent aux blessures des nerfs dues aux projectiles. Leur durée est longue, elles s'accompagnent souvent d'atrophie. Certains appareils de prothèse permettent une grande partie des mouvements.

Moyens d'accélérer l'adaptation professionnelle. — « Le but à poursuivre est double : 1° *rendre aux tissus un état compatible avec le travail;* 2° *développer les fonctions destinées à suppléer momentanément ou définitivement celles qui font défaut.* »

D'abord après terminaison complète de la cicatrisation on doit employer les traitements divers, massages, douches, mécanothérapie, exercices variés.

Mais « il est inutile de les poursuivre trop longtemps, à moins d'indications spéciales car il arrive un moment où l'exercice *actif* permet d'obtenir plus vite de meilleurs résultats. Or le travail est le meilleur des exercices actifs ».

Aussi dans plusieurs villes de Suisse a-t-on ajouté à l'hôpital des salles où les ouvriers peuvent se remettre en contact avec les instruments de leur profession et les résultats ont été très satisfaisants.

« En effet un ouvrier dont l'un des membres a été mutilé et qui recommence à travailler ménage tout d'abord la région blessée. Il supplée aux fonctions absentes par le fonctionnement des organes restés sains. La région blessée n'intervient donc, dans l'effort commun, que peu à peu, insensiblement, au fur et à mesure que son état s'améliore. Et comme il est pour ainsi dire impossible de travailler en laissant complètement de côté une partie de son corps, cette partie lésée sera obligée d'entrer en action, selon ses moyens. »

« Les fonctions de suppléance ne se développent que par l'effort journalier et la pratique. »

« Pour être efficace, la reprise rapide du travail doit en règle générale être *progressive.* »

« L'accoutumance se réalise d'autant plus vite que le mouvement gêné est répété plus souvent et plus longtemps jusqu'à l'automatisme. »

M. Julliard donne de très nombreux exemples d'accoutumance, survenus, suivant la gravité de la blessure, d'un mois à un an, et 120 schémas de mutilations de la main avec leur influence sur le salaire qui en général s'est *accru* malgré la mutilation. Il cite notamment le

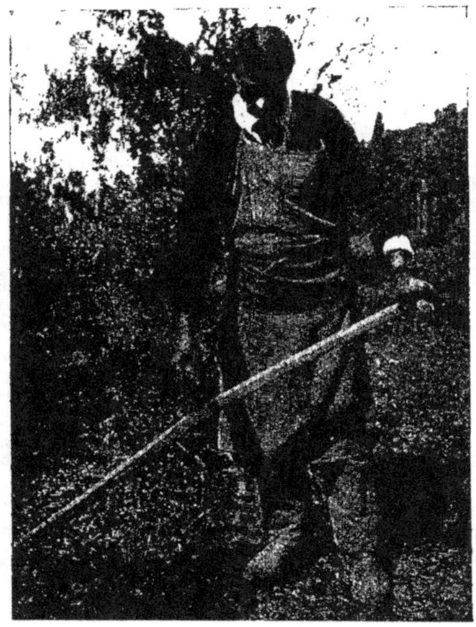

1. – Maniement de la faux.

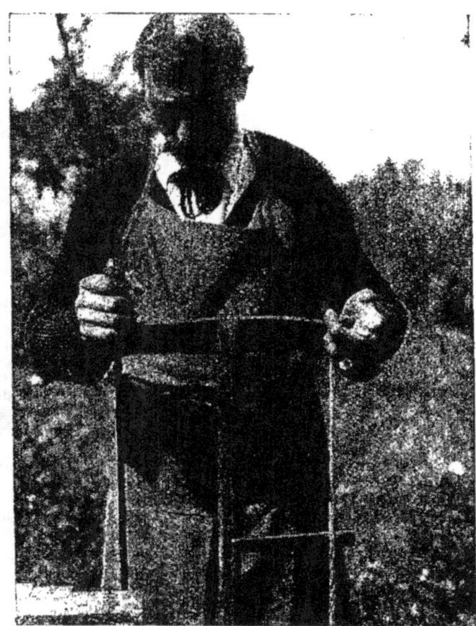

2. – Maniement de la scie.

Perte du pouce, de l'index et du médius gauche.

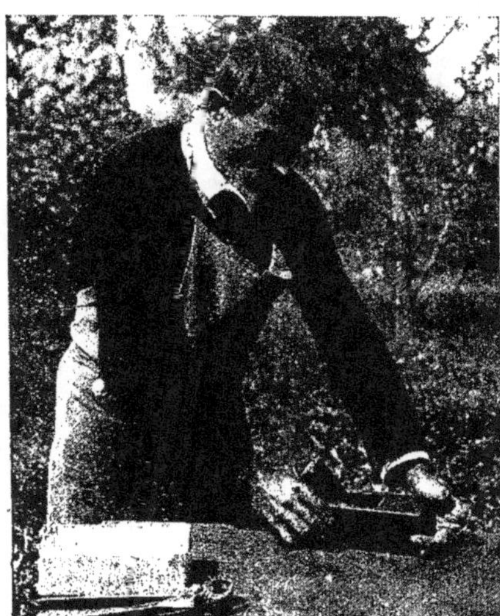

3. – Maniement du rabot.
Perte du pouce, de l'index et du médius gauche.

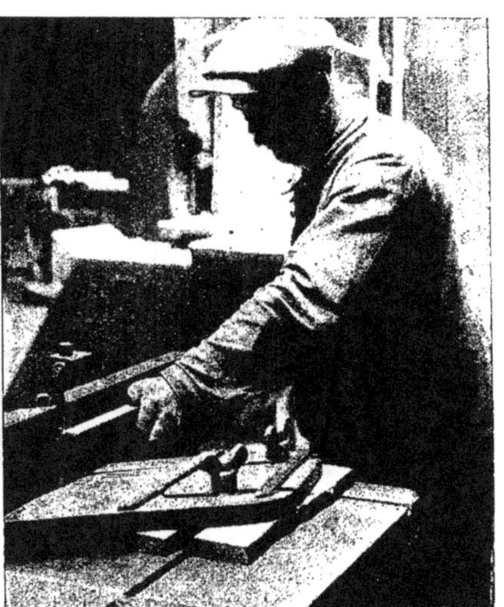

4. – Maniement de la toupie.
Perte de la dernière phalange et de la moitié
de la première phalange du pouce gauche.

Accoutumance aux mutilations. (Collection du Dr Julliard.)

cas d'un manœuvre amputé de l'avant-bras droit au tiers supérieur qui travaille avec le pic, la pelle, la pioche, roule des brouettes et est arrivé à gagner plus que ses camarades ayant leurs membres complets.

« G..., 52 ans, machiniste, a subi deux accidents consécutifs. L'un, il y a sept ans, à la scie à ruban, a eu pour conséquence la perte du médius gauche. Six ans plus tard, à la même machine, un nouvel accident lui a fait perdre le pouce et l'index.

Le premier accident n'a pas entraîné de différence dans son salaire. Six mois après il reprenait le travail, mais il déclare ne s'être vraiment habitué à sa mutilation qu'au bout d'un an.

Actuellement, un an après le dernier accident, il ne reste plus que les quatrième et cinquième doigts à gauche. Il accomplit une quantité de mouvements fort intéressants. Il peut (*fig.* 248, 249 et Tabl. XXXIII, 1, 2, 3) manier un rabot, une scie, planter un clou, se servir de la faux. Pour nouer une ficelle, il doit d'abord enrouler celle-ci autour des doigts gauches, car il n'a pas assez de force de préhension pour tirer comme de coutume (*fig.* 250). »

« K..., 51 ans, toupilleur, par suite de la rupture d'un fragment de l'appareil, a la dernière phalange et la moitié de la première au pouce gauche emportées (Tabl. XXXIII, 4). Six semaines après l'accident, il peut reprendre le travail avec un salaire supérieur. Pendant un an il a été préoccupé de sa mutilation qui exigeait de lui une attention particulière ; en outre, la sensibilité du moignon était encore exagérée. Actuellement, il n'y fait plus attention, et elle ne le gêne en rien. »

Ouvriers travaillant le bois. — *A la machine.* — Le *toupilleur* emploie une machine, la « toupie », qui creuse dans le bois des rainures, des moulures, il pousse sous elle des pièces de bois qu'il doit bien maintenir en place et diriger, il doit en outre empoigner des fragments de bois volumineux ou menus. Les mouvements qu'il doit avoir conservés sont : 1° la préhension à pleine main, de l'une des mains seule éventuellement ; 2° la souplesse du poignet ; 3° la propulsion par la paume ou le talon de la main. Il doit en outre avoir conservé la sensibilité de la main qui se présente à la toupie. Le *raboteur* et le *dégauchisseur* sont dans les mêmes conditions, leur rôle est moins délicat.

Menuisiers. — Ils emploient des outils divers, marteau, scie, rabot. Leur main doit avoir conservé une pince assez solide pour tenir l'outil ; l'intégrité de ses membres inférieurs n'est pas indispensable s'il peut se déplacer et pouvoir rester plusieurs heures debout.

Charpentiers. — Intégrité des membres inférieurs. Force musculaire assez grande pour pouvoir soulever et porter de lourdes poutres ; la perte de quelques doigts n'empêche pas la profession, pourvu qu'il reste au mutilé une pince solide.

Ouvriers travaillant les métaux. — *Mécanique de précision (bijoutiers, horlogers).* — Travail assis, donc pas de nécessité de l'intégrité des membres inférieurs, leurs doigts saisissent des objets petits, donc ceux qui leur restent doivent former une pince délicate.

Grosse mécanique (fraiseurs, tourneurs, perceurs, décolleteurs). — Mêmes conditions que pour les toupilleurs et dégauchisseurs. Pour les *monteurs* et les *ajusteurs* qui emploient des outils divers, lime, tournevis, pince, marteau, nécessité de l'intégrité de la pince, mais avec perte possible de quelques doigts.

Serruriers, ferblantiers, chaudronniers, maréchal-ferrant. — Possibilité de la profession avec mutilation des membres inférieurs en renonçant à certains travaux obligeant à monter l'échelle.

Maçons, plâtriers. — Nécessité de souplesse et force des bras et des jambes, accommodation possible à la perte de quelques doigts ou partie de doigts, même le pouce, et à la perte d'un œil.

Mycoses. — On a déjà vu, à l'article FROIDURE, le rôle que semble jouer un champignon dans les gelures des pieds.

MM. E. Rouyer et J. Pellissier ont signalé l'action nuisible d'autres champignons ((les *Saccharomyces punéfaciens* et un genre *Monilia*) sur les plaies de guerre dont ils retardent, très longtemps, la complète cicatrisation.

Les plaies, dans les trois cas qu'ils ont observés, prenaient l'aspect d'un ulcère en voie d'extension continue que n'arrêtaient pas la teinture d'iode, l'eau oxygénée ni les pansements à la gaze sèche stérilisée.

La nature de l'infection reconnue, le formol et le sulfate de cuivre donnèrent des résultats thérapeutiques excellents. On peut se demander, disent les auteurs, si ces cryptogames, fortement aérobies, ne favorisent pas l'évolution de certains microbes très virulents, leur vie anaérobie étant aidée par cette symbiose.

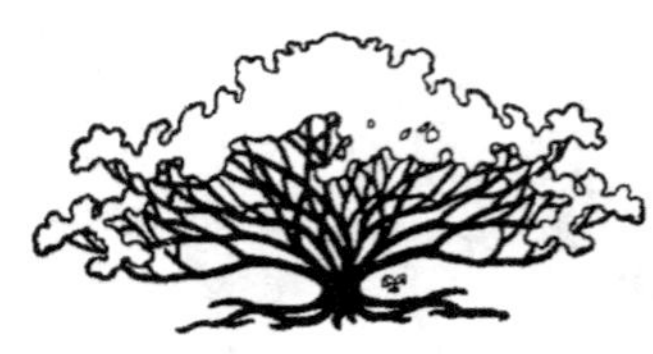

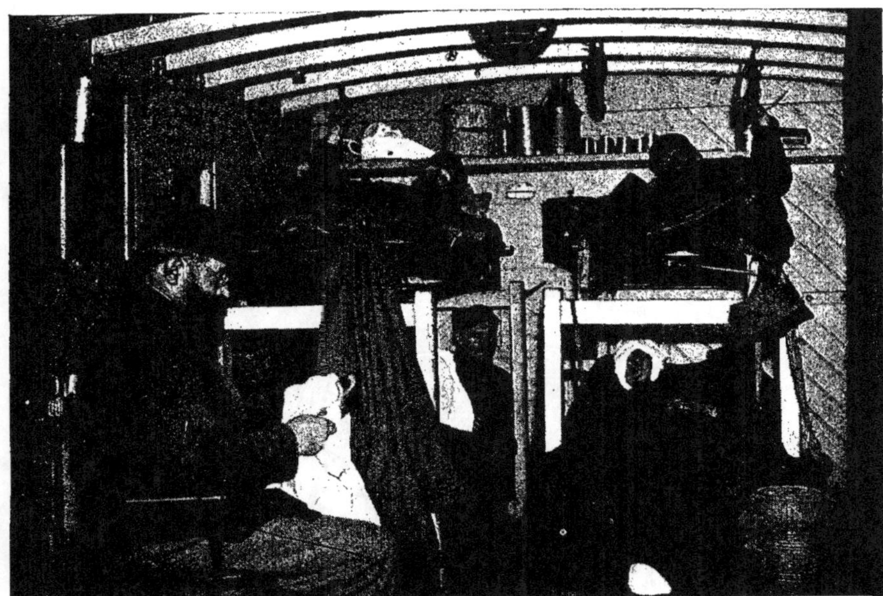

FIG. 251. — *DANS UN TRAIN SANITAIRE.*

Phot. Jacques Boyer.

★**NERFS ET LEURS LÉSIONS.** — De nombreux travaux ont été faits sur ce sujet. Après avoir indiqué la topographie et le rôle fonctionnel, moteur et sensitif de chacun des nerfs des membres, nous étudierons, dans cet article, successivement les blessures par projectiles, le traitement médical des cicatrices nerveuses, les sutures des nerfs, les étapes de la régénération d'un nerf sectionné, les irradiations symétriques nerveuses, les névralgies et paralysies, suites de blessures, les troubles apportés par certaines blessures dans l'action du système sympathique.

I. Nerfs des membres (trajet et fonctions). — Pour permettre de comprendre les lésions des nerfs des membres, nous donnons ici la description de leur trajet et de leurs fonctions, avec des tableaux montrant leur direction, les rameaux qu'ils donnent aux muscles (Pl. en couleurs I et II) et les zones de sensibilité (Tabl. XXXIV).

Nerfs du membre supérieur (Tabl. XXXIV, Pl. en couleurs I et *fig.* 252). — Ces nerfs proviennent du *plexus brachial* formé par l'entrelacement des branches antérieures des quatre dernières paires cervicales et de la première paire dorsale. Il part de la région inférieure du cou et s'étend jusqu'à la partie supéro-interne du creux de l'aisselle : au niveau de la clavicule, il est placé entre cet os et la première côte ; puis il répond, en avant, aux muscles pectoraux ; en arrière, aux muscles grand dentelé et sous-scapulaire ; en haut, au tendon de ce muscle et à l'articulation de l'épaule ; en bas, à l'aponévrose axillaire. L'artère sous-clavière le contourne, puis le traverse, accompagnée par la veine sous-clavière.

Le plexus brachial s'anastomose avec le grand sympathique et avec le deuxième nerf intercostal. Il fournit : 1° des branches *collatérales* pour les muscles sus et sous-scapulaires et 2° des branches *terminales* au nombre de six : l'*axillaire* ou circonflexe, le *brachial cutané interne* ou cubito-cutané, le *musculo-cutané* ou radio-cutané, le *radial*, le *cubital* et le *médian*.

A la suite de blessures, la totalité des muscles innervés par le plexus brachial et ses branches peut être paralysée, mais d'ordinaire une ou plusieurs des branches terminales sont seules atteintes.

Nerf axillaire ou circonflexe (Pl. en couleurs I et Tabl. XXXIV). — Ce nerf émerge de la partie postérieure du plexus brachial et se divise en deux branches qui se rendent au muscle deltoïde et vont à la partie externe de la peau du bras.

Nerf brachial cutané interne (cubito-interne) [Pl. en couleurs I, *fig.* 252 et Tabl. XXXIV]. — Exclusivement sensitif, ce nerf descend le long de la partie interne du bras, arrive sous la peau au niveau du tiers supérieur du bras et se divise au-dessous du coude en deux branches dont l'antérieure fournit des rameaux à la partie antérieure interne de la peau de l'avant-bras et la postérieure, après avoir contourné l'épitrochlée, en donne à la partie postérieure de la peau de l'avant-bras.

Nerf musculo-cutané (cutané externe ou radio-cutané). — En se séparant du plexus brachial, le musculo-cutané se dirige en dehors, traverse le muscle coraco-brachial, descend le long de la partie antéro-externe du bras, passe au milieu du pli du coude sous la veine médiane céphalique, pénètre alors sous la peau et fournit des rameaux à la peau des régions antérieure et postérieure du bord externe de l'avant-bras.

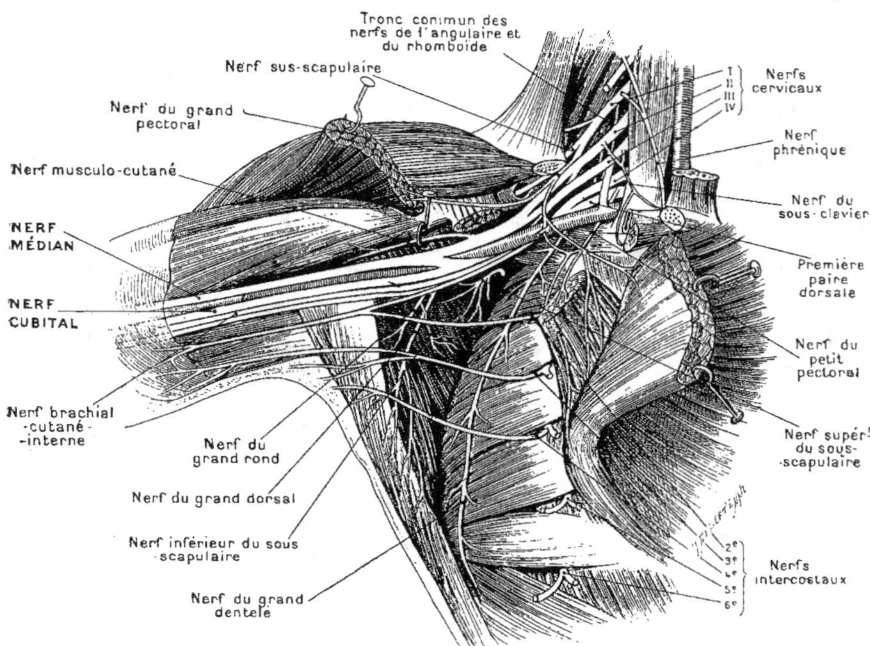

FIG. 252. — Plexus brachial et ses divisions (d'après Testut).

Nerf cubital (Pl. en couleurs I, Tabl. XXXIV et *fig.* 252). — ORIGINE, TRAJET, DIVISIONS. — Le nerf cubital naît du plexus brachial, descend le long de la partie interne du bras, passe au coude, entre la tubérosité interne de l'humérus et l'olécrane, puis le long de la partie interne et antérieure de l'avant-bras. Il ne commence à donner de branches qu'à l'*avant-bras* aux muscles cubital antérieur et fléchisseur profond des doigts (sa moitié interne). A la *main* il innerve tous les muscles de l'éminence hypothénar (petit doigt), les deux derniers lombricaux, tous les muscles interosseux, y compris l'adducteur du pouce. Sa partie sensitive fournit les rameaux collatéraux *palmaires* du doigt auriculaire et de la moitié interne de l'annulaire et les rameaux collatéraux de l'auriculaire, de l'annulaire et de la moitié interne du médius.

Par suite la paralysie abolit les mouvements d'adduction de la main, d'adduction, d'abduction et de flexion du petit doigt, d'adduction du pouce, d'adduction et d'abduction des doigts, de flexion des premières phalanges et d'extension des deux dernières.

Le résultat donne à la main l'attitude d'une griffe dite « cubitale » qu'accentue l'atrophie de l'éminence hypothénar. V. à PARALYSIE et PROTHÈSE NERVEUSE : *Paralysie du nerf cubital.*

Nerf médian. — ORIGINE, TRAJET ET DIVISIONS (Pl. en couleurs I, Tabl. XXXIV et *fig.* 252). — Branche du plexus brachial, le nerf médian est placé au bras d'abord, en dedans de l'artère humérale, puis en avant et, enfin, en dehors d'elle ; il est recouvert par le biceps (portion interne) près du brachial antérieur. Au *pli du coude,* il se trouve derrière la veine médiane et passe entre les deux faisceaux d'insertion du rond pronateur. A l'avant-bras, il descend entre les muscles fléchisseurs superficiels et profonds, passe sous le ligament annu-

laire du carpe. Il actionne : 1° à l'*avant-bras,* tous les muscles de la face antérieure : grand pronateur, grand et petit palmaires, fléchisseur superficiel des doigts, fléchisseur profond des doigts (sa partie externe), long fléchisseur du pouce, petit pronateur, à l'exception du cubital antérieur ; 2° à la *main,* les muscles de l'éminence thénar (pouce) et les deux premiers lombricaux.

Il assure la sensibilité de la peau de la paume de la main ; de la face palmaire du pouce, de la face palmaire et de la face dorsale de l'index et du médius et de la moitié externe de l'annulaire.

Nerf radial. — ORIGINE, TRAJET, DIVISIONS (Pl. en couleurs I et Tabl. XXXIV). — Le nerf radial est une des branches du plexus brachial d'où il se détache dans l'aisselle, pour se diriger de dedans en dehors en contournant l'humérus dont il longe ensuite la face externe et, arrivé à la face antérieure du coude, se divise en deux branches terminales, l'une antérieure ou cutanée et l'autre postérieure ou musculaire.

Il *actionne* au *bras* le muscle de la face postérieure, le triceps ; à l'*avant-bras* et à la *main :* 1° les muscles de la région postérieure et externe, extenseur commun des doigts et propre du petit doigt, le cubital postérieur, l'anconé, le long abducteur du pouce, le court et le long extenseur du pouce, l'extenseur propre de l'index ; 2° le long et le court supinateur, le 1er et le 2e radial externe. Son rôle est donc d'étendre le membre supérieur et de tourner la paume de la main en haut (supination).

Il donne la *sensibilité* à la partie postéro-interne du *bras,* à la partie moyenne de la face postérieure de l'avant-bras ; à la moitié externe du dos de la main, à la face dorsale du pouce et de la première phalange de l'index et à la moitié externe de la première phalange du médius (face dorsale).

Nerfs du membre inférieur. — Ils naissent, les

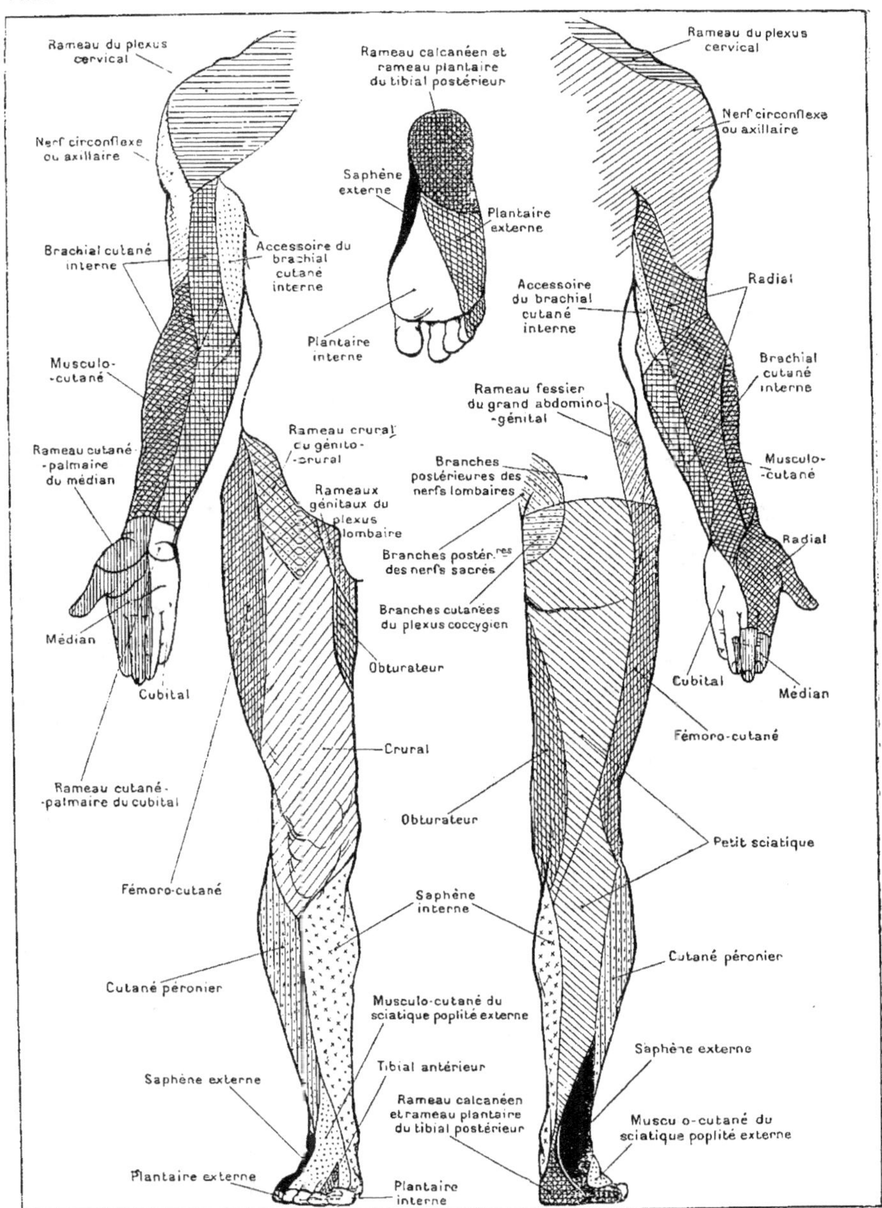

Régions innervées par les nerfs cutanés (d'après Testut)

uns, ceux de la face antérieure, du *plexus lombaire :* nerfs *crural, fémoro-cutané, génito-crural, obturateur ;* les autres, ceux de la face postérieure, du *plexus sacré :* nerf *sciatique* et nerfs fessiers, dont l'un porte aussi le nom de *petit sciatique* (Voir Pl. en couleurs II pour les rameaux moteurs et Pl. XXXIV pour les rameaux sensitifs).

I. Branches du plexus lombaire. — Nerf crural. — Ce nerf naît du plexus lombaire, passe entre les muscles iliaque et psoas, dans la gaine de ce dernier auquel il fournit des rameaux, puis passe sous l'arcade fémorale en dehors de l'orifice supérieur du canal crural traversé par les vaisseaux fémoraux.

Le nerf crural donne à la cuisse : 1° un rameau moteur au muscle triceps ; 2° un rameau sensitif, *saphène interne*, pour la peau des parties internes du genou, de la jambe et du pied ; 3° deux rameaux, dont l'un, moteur, se partage entre les muscles couturiers, pectiné et premier adducteur, et dont l'autre, sensitif, se rend à la peau de la partie antérieure de la cuisse et du genou.

Nerf fémoro-cutané. — Né du plexus lombaire, ce nerf traverse le muscle psoas, passe sous l'arcade fémorale avec le muscle iliaque et se divise en deux branches, dont l'une se rend à la peau de la partie externe et antérieure de la cuisse, l'autre à la peau de la fesse et de la partie supérieure de la cuisse.

Nerf génito-crural (ou sus-pubien). — Autre branche du plexus lombaire, dont le *rameau génital* est destiné à la peau du pubis et du scrotum et au muscle crémaster, et le *rameau crural* pénètre dans le canal du même nom, puis se divise pour donner la sensibilité à la peau de la partie supérieure et interne de la cuisse.

Nerf obturateur. — Né du plexus lombaire, le nerf obturateur descend dans le bassin, traverse le trou obturateur et se partage en deux branches en arrière des muscles premier adducteur et pectiné. Il donne le mouvement aux muscles obturateur externe, droit interne et aux trois adducteurs et donne la sensibilité à la peau de la partie interne de la partie inférieure de la cuisse et du genou.

II. Branches du plexus sacré. — Nerfs fessiers. — Branches du plexus sacré, qui sortent du bassin par l'échancrure sciatique ; la *supérieure* donne des rameaux aux muscles petit et moyen fessiers, l'inférieure (*petit sciatique*) forme deux rameaux, l'un *génital*, destiné à la peau du périnée et à la partie postérieure du scrotum ou de la grande lèvre, l'autre *fémoral*, qui va à la peau de la face postérieure de la cuisse et de la partie supérieure de la jambe.

Nerf sciatique. — Origine, trajet, divisions. — Né du plexus sacré, ce nerf sort du bassin par la partie inférieure de la grande échancrure sciatique, au-dessous du muscle pyramidal en dehors des vaisseaux ischiatique et honteux internes, descend entre la tubérosité de l'ischion et le grand trochanter du fémur, puis sur la face postérieure de la cuisse, recouvert en haut par le grand fessier, plus bas par la longue portion du biceps, puis par l'aponévrose crurale, le tissu sous-cutané et la peau. A la *cuisse* il donne des branches aux trois muscles de la région postérieure (demi-membraneux, demi-tendineux, biceps crural) et au grand adducteur. Au *jarret* (creux poplité il se divise en deux branches :

1° Le *nerf sciatique poplité interne* descend verticalement dans le creux poplité, en arrière de la veine et de l'artère poplités, donne des branches aux muscles jumeaux, plantaire grêle et poplité, à l'articulation du genou et une branche cutanée, le *saphène tibial* ou *externe* qui donne des filets à la peau du côté externe du talon, contourne la malléole externe et fournit les collatéraux dorsaux interne et externe du petit orteil du 4e orteil. Le nerf sciatique poplité interne, arrivé à l'anneau du soléaire, prend le nom de *tibial postérieur*, accompagne l'artère du même nom et donne des branches aux muscles profonds de la région postérieure de la jambe ; puis, parvenu à la face interne du calcaneum, il se bifurque : en a) *plantaire interne* qui innerve les muscles de la région interne de la plante du pied, les deux premiers lombricaux et fournit les collatéraux plantaires de trois orteils et demi à la partie interne ; b) *plantaire externe* qui se distribue à tous les autres muscles et fournit les collatéraux plantaires d'un orteil et demi à la partie externe du pied ;

2° Le *nerf sciatique poplité externe* contourne la race postérieure du condyle externe du fémur, puis la tête et le col du péroné et, après avoir donné une branche au muscle jambier antérieur, un rameau *accessoire du saphène externe*, pour la peau du tiers inférieur de la jambe et du talon et un rameau *cutané-péronier* pour celle de la face externe de la jambe, se bifurque en : a) *tibial antérieur* qui donne des branches aux muscles antérieurs de la jambe, aux pédieux et collatéraux dorsaux profonds de l'espace entre le 1er et le 2e orteil ; b) *musculo-cutané* qui se distribue aux muscles péroniers latéraux, traverse l'aponévrose jambière et donne les collatéraux dorsaux de trois orteils et demi à la partie interne du pied.

II. Nerfs (blessures par projectiles). — Les nombreuses blessures de guerre des nerfs ont permis de préciser nos connaissances anatomiques et physiologiques. On a reconnu que :

1° Dans les troncs, il existe une répartition systématique des faisceaux nerveux correspondant aux différents groupes des muscles ;

2° Les cylindraxes partant de l'extrémité supérieure des nerfs coupés peuvent suivre des trajets tortueux pour aller atteindre les muscles qu'ils doivent innerver ;

3° Des lésions identiques des nerfs des membres, bien que tous soient considérés comme à la fois sensitifs et moteurs, donnent des manifestations différentes : la déchirure de tel nerf, le radial par exemple, amène une paralysie sans douleur, alors que le médian en provoque de très fortes par suite d'une inflammation du nerf (*névrite*) et qui s'accompagnent de troubles de la nutrition, provoqués par la gêne circulatoire due à la suppression de l'action des nerfs sur les vaisseaux, une teinte blanchâtre de la peau, un abaissement de la température, une sudation exagérée, des cloques, une peau écailleuse. Quant au cubital par suite de contracture, il présente une attitude en griffe de la main. Au membre inférieur, les lésions du sciatique poplité externe donnent les mêmes troubles que le radial, celles du sciatique poplité interne les mêmes troubles que le médian ;

4° La régénération de certains nerfs, le radial particulièrement, est beaucoup plus fréquente que celle des autres nerfs de l'avant-bras. M. Foix attribue ce fait (et nous y ajoutons celui, signalé plus haut, du caractère indolore de sa blessure) à ce que ce nerf se bifurque haut en filet moteur et filet sensitif ;

5° L'importance des lésions des nerfs sympathiques et des vaisseaux sanguins, favorisées par la proximité de leur trajet avec celui des nerfs.

Les plus nombreuses lésions des nerfs sont celles qui atteignent les nerfs du membre supérieur : médian et cubital, isolément ou ensemble, puis le radial ; enfin le sciatique ou le sciatique poplité externe.

La paralysie succède, en général, immédiatement à la blessure, quelle que soit du reste la forme de lésion du nerf (contusion, éraflure, section incomplète ou complète). Le soldat ressent une sorte de décharge électrique ou seulement un engourdissement de la région. La paralysie peut s'accentuer au moment de la cicatrisation par rétraction du tissu de nouvelle formation autour du nerf (V. plus loin CICATRICES NERVEUSES) ; elle peut être par suite tardive et apparaître un et même deux mois après la blessure. S'il y a eu fracture, le nerf peut être : 1° irrité par les aspérités des esquilles ; 2° interposé entre deux fragments dont il gêne la réunion ; 3° inclus et inséré dans le cal ; 4° lié par le tissu fibreux à un os ou un muscle voisin, ou à un autre nerf (médian uni à cubital).

TRAITEMENT. — Pour Déjerine, la constatation de l'interruption complète de l'action nerveuse présente une importance pratique de premier ordre. La persistance au delà du 3e mois après la blessure, pour la plupart des nerfs, au delà du 4e et du 5e mois pour les lésions hautes du grand sciatique, implique l'indication formelle de résection et de suture du nerf, et cela, quel que soit l'aspect de la lésion constatée à l'opération.

L'intervention, la libération du nerf, la suture sont souvent retardées par la suppuration qui peut se prolonger plusieurs mois. L'existence de douleurs peut obliger à opérer même en milieu septique, leur cessation succède d'ordinaire aussitôt à la libération supprimant la compression. Cette libération est souvent très délicate, le tissu fibreux qui entoure le nerf étant très dur et adhérent aux tissus voisins. La suture névrilemmatique s'opère avec des aiguilles fines et, dans certains cas, on dédouble le bout central du nerf pour pouvoir suturer ce bout au bout périphérique et on s'efforce d'entourer le nerf ainsi réuni de tissu sain pour empêcher l'enveloppement par du tissu de nouvelle formation cicatricielle. V. aussi à RÉPARATRICE (CHIRURGIE).

Quelquefois un retour rapide de la motilité succède à l'opération ; mais, dans beaucoup de cas, ce retour des mouvements n'apparaît qu'après plusieurs mois.

Des massages, des séances de galvano-faradisation accélèrent la régénération musculaire. V. plus loin ÉTAPES DE LA RÉGÉNÉRATION NERVEUSE.

Prothèse musculaire fonctionnelle. — Les Drs J. Prévost et J. Belot estiment que « tout blessé porteur d'une lésion nerveuse créant une attitude vicieuse (paralysie du radial, du sciatique poplité externe) doit être immédiatement appareillé, de façon à mettre le membre en attitude d'hypercorrection légère, et de lui permettre de remplir en même temps son rôle physiologique. Cet appareil précoce s'impose d'une façon absolue. En effet, pour obtenir dans les cas favorables une guérison rapide et intégrale, au point de vue fonctionnel, il est indispensable :

1° De mettre le nerf et les muscles qu'il innerve en état de relâchement ;

2° D'éviter le raccourcissement des muscles antagonistes du territoire paralysé.

MM. Privat et Belot ont imaginé une série d'appareils très simples qui sont fournis à tous les blessés des hôpitaux militaires. M. le Dr Tuffier en a inventé un dont on trouvera la description à PARALYSIE RADIALE.

III. Nerfs (cicatrices). — Lésions des troncs nerveux et leur traitement par la radiothérapie. — M. le Dr Hesnard, médecin de la marine, médecin-chef du centre physiothérapique de la 18e région et du service de neurologie de Rochefort, a publié, dans les *Archives d'électricité médicale* (10 et 25 sept. 1916), un intéressant travail sur ce sujet, que nous résumons ci-dessous, avec les dessins et les photographies qui l'illustraient et dont nous remercions ici l'auteur.

Lésions nerveu-

ses. — Elles peuvent être de deux sortes : 1° les *lésions indirectes des troncs nerveux*, consécutives à un traumatisme n'ayant pas atteint le tronc nerveux lui-même, mais les organes voisins : os, muscles, aponévroses, vaisseaux, téguments, ou seulement le tissu conjonctif périnerveux. Ces lésions sont produites par la prolifération du tissu conjonctif voisin qui ensuite se rétrécit, durcit, se *sclérose* (du gr. *scleros*, dur) et entraîne l'établissement consécutif d'adhérences ; leur importance s'accroît quand la plaie a suppuré. Mais, même lorsque le sujet n'a présenté aucune trace d'infection visible, elles n'en existent pas moins de façon absolument constante, plus ou moins marquées.

« Ces lésions de *sclérose extra-nerveuse* peuvent retentir sur le fonctionnement du nerf sans déterminer dans la substance de ce dernier des lésions bien appréciables, soit qu'elles l'entourent de façon lâche (*scléroses circulaires*) ou qu'elles le compriment légèrement sur une partie seulement, parfois très limitée de son calibre (*scléroses latérales, en bride, en lame ou en ruban*). Elles établissent habituellement des rapports adhésifs avec les tissus voisins : soudure avec un autre tronc nerveux ou un paquet vasculaire, une aponévrose ; mais elles peuvent aussi retentir très gravement sur le nerf en modifiant sa structure même ; ce sont là les *lésions indirectes* par sclérose cicatricielle ou *lésions secondaires* du nerf non directement atteint par l'agent vulnérant, dont nos recherches nous ont montré la grande fréquence — pour ne pas dire la constance. La sclérose du tissu conjonctif (*sclérose exogène* [*fig.* 254, I]) extérieure au nerf agit alors fâcheusement sur lui (spécialement sur les cordons nerveux respectés par une section incomplète), en le coudant, en l'étranglant plus ou moins, en le réduisant de volume (comme cela arrive souvent dans les vieilles lésions), en déterminant dans le nerf des lésions inflammatoires qui lui donnent un aspect gros, hypertrophique, congestif, parfois ecchymotique, souvent induré (dans les lésions récentes ou moyennement anciennes). La plupart du temps ces lésions se combinent de manière à faire apparaître un nerf irrégulièrement bosselé, coupé d'étranglements et de dilatations et étroitement emprisonné au sein d'un bloc fibreux. » (Hesnard).

Ces lésions consistent dans une sclérose qui, née au dépens du tissu conjonctif entourant le nerf (*épinèvre*) [*fig.* 253] et du tissu interfasciculaire (*périnèvre*), étouffe peu à peu les fascicules nerveux, en pénétrant même à leur intérieur, et finit par sectionner les fibres respectées par la bles-

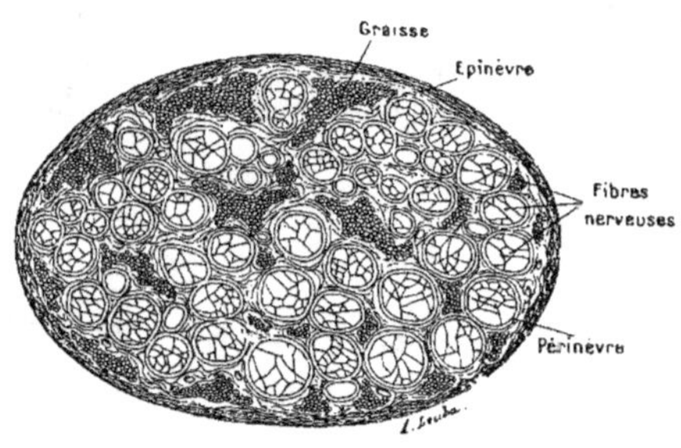

FIG. 253. — Coupe transversale d'un nerf (d'après Rey-Retsins et Schwalbe).

CLASSIFICATION DES CICATRICES NERVEUSES

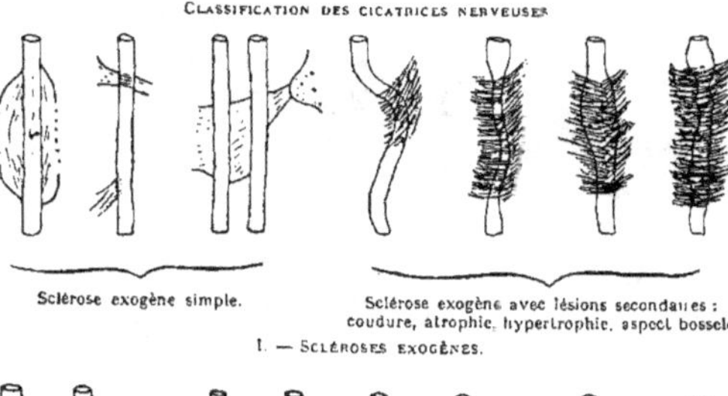

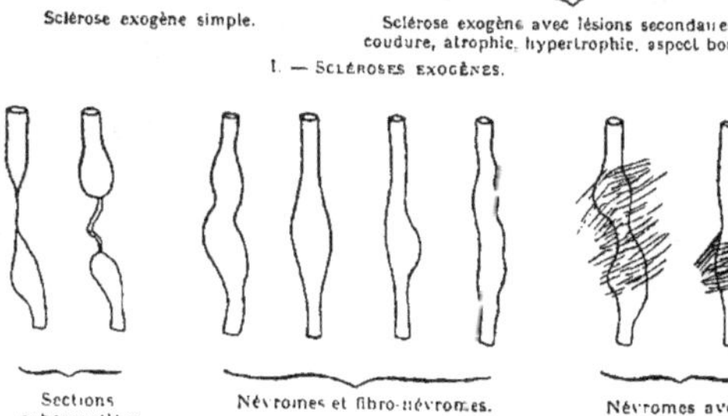

FIG. 254. — Cicatrices nerveuses (d'après le Dr Hesnard).

sure. C'est à des lésions secondaires de ce genre qu'il faut attribuer la progressivité des troubles dits d'interruption incomplète, ainsi que la transformation fréquente des troubles dits de compression en troubles d'interruption ;

2° *Les lésions directes des troncs nerveux*, qu'on pourrait appeler *scléroses nerveuses cicatricielles proprement dites*. « L'évolution est analogue à celle qui vient d'être décrite, et aboutit à la formation de névrome et de fibro-névrome (*fig.* 254, II). Mais ces lésions ne se rencontrent pour ainsi dire jamais seules ; il y a toujours un certain degré de sclérose extra-nerveuse ou *exogène*, qui s'ajoute à la sclérose intra-nerveuse ou *endogène* et forme la *sclérose mixte* » (*fig.* 254, III).

Parmi ces lésions complexes, il en est une sur laquelle M. Hesnard attire l'attention, d'abord parce qu'elle est fréquente, ensuite parce qu'elle constitue une indication à la méthode thérapeutique qui sera indiquée plus loin : c'est l'adhérence du nerf altéré (primitivement ou secondairement) aux cicatrices tégumentaires, par l'intermédiaire d'un pont fibreux qui détruit les rapports des tissus normaux et établit une superficialité anormale et d'autant plus intéressante du tronc nerveux, qu'elle attire sous la peau, en le séparant de l'extérieur par un milieu cicatriciel homogène et de même nature fondamentale (adhérences nervo-tégumentaires, *cicatrice nerveuse plongeante*).

Régénération nerveuse et sclérose conjonctive. — « Les bourgeons qui vont reconstituer la continuité du nerf altéré prennent naissance, au moins en majeure partie, dans l'extrémité des fibres nerveuses du bout en rapport avec les centres nerveux. Les éléments nerveux, toujours très nombreux et souvent perceptibles de très bonne heure, s'engagent dans la cicatrice conjonctive et se glissent entre les éléments de cette cicatrice. Si le tissu de celle-ci est encore lâche, les tubes se frayent un chemin sans difficulté et vont rejoindre l'autre extrémité du nerf. Si, au contraire, ce tissu est devenu très serré, très dense, fibreux, les fibres s'arrêtent comme devant un obstacle et « dès lors le faisceau de ces fibres se dissocie, s'éparpille, les unes se pelotonnant et dégénérant, les autres poursuivant leur direction à grand'peine, après des inflexions spiralées ou ondulées, les autres enfin changeant totalement de direction et s'égarant vers des régions éloignées. »

Le but à poursuivre était donc de diminuer la densité du tissu conjonctif de nouvelle formation du névrome de cicatrisation. Partant de la loi que, dans un même groupe de tissus, les éléments anatomiques sont atteints par les rayons X d'une façon proportionnelle au degré qu'ils occupent dans l'échelle des différenciations, celle atteinte étant d'autant plus marquée que l'évolution est moins accentuée vers la spécialisation cellulaire, M. Hesnard a pensé que ces rayons pouvaient ramener les tissus conjonctifs proliférés à un stade plus voisin de la vie embryonnaire, ou prolonger artificiellement cet état embryonnaire.

Des expériences qu'il a faites sur les animaux, contrôlées par des examens microscopiques, il résulte que, sous l'action des rayons X, la consistance du tissu de cicatrice est tout à fait modifiée. « Il se laisse effondrer à une pression insignifiante de la sonde cannelée

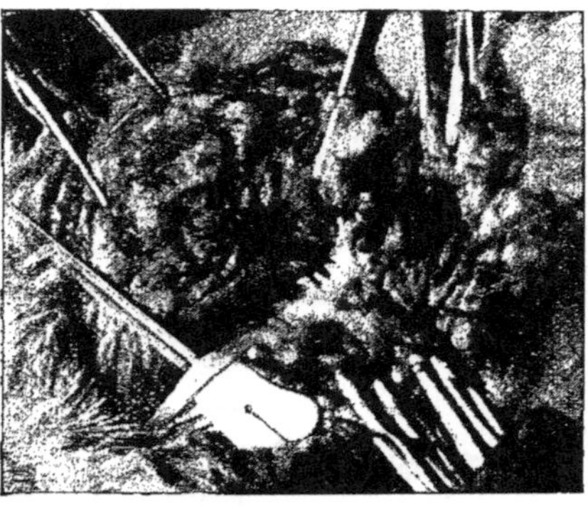

FIG. 255. — Action macroscopique des rayons X sur les adhérences périnerveuses.

La portion du nerf soulevée par la sonde cannelée est normale. Celle qui suit immédiatement après, correspond à la zone irradiée et laisse rompre ses adhérences sans aucun e ort alors que les régions voisines non irradiées sont résistantes.

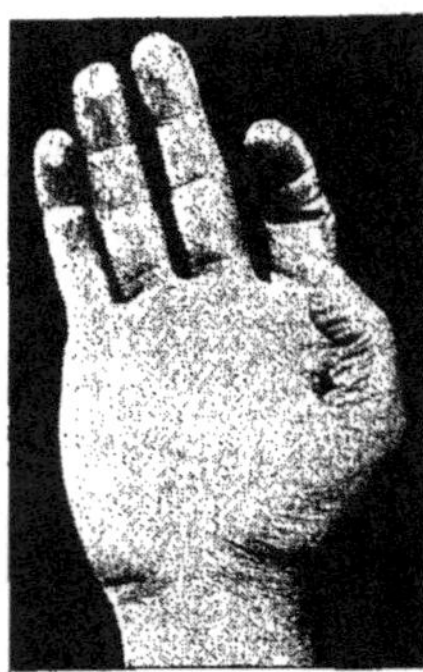

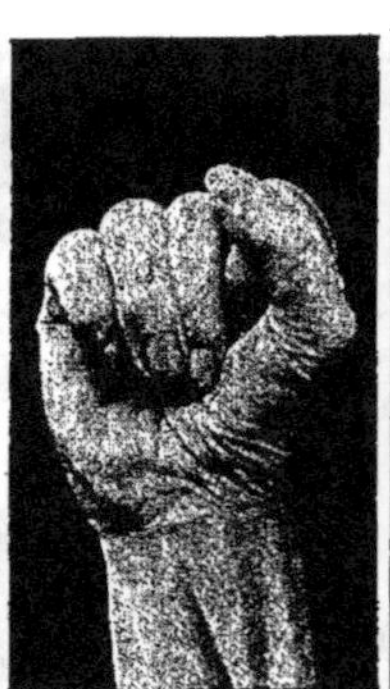

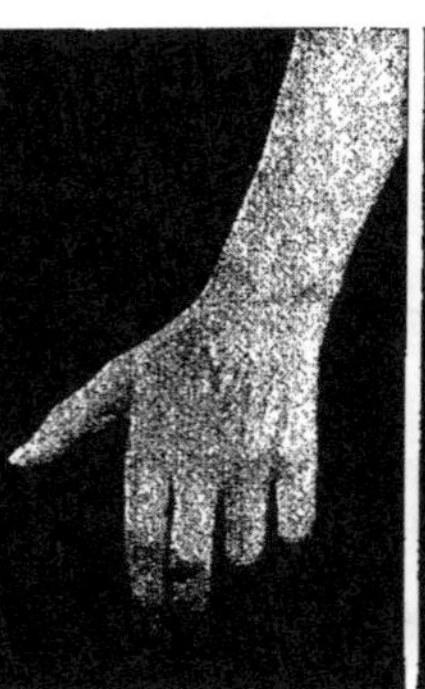

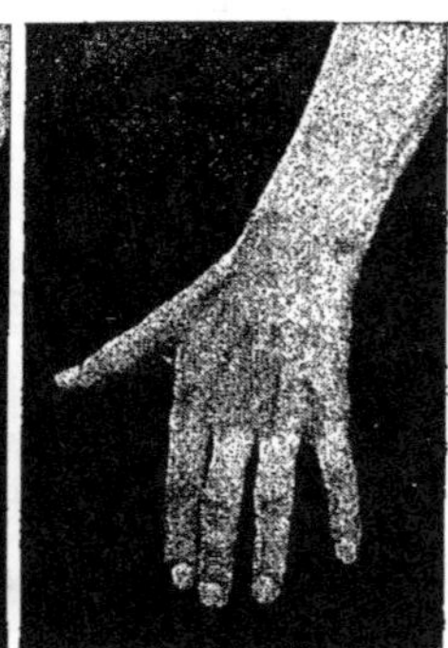

Avant traitement.

Paralysie des fléchisseurs des doigts et du pouce. Atrophie de l'éminence thénar.

Après traitement.

Retour des mouvements des doigts et du pouce. Diminution de l'ankylose de l'éminence thénar

Avant traitement.

Griffe cubitale très ancienne.

Après traitement.

Disparition de la rétraction des fléchisseurs, possibilité d'écartement des doigts.

FIG. 256, 257. — Résultats du traitement par la radiothérapie. (Collection du Dr Hesnard.)

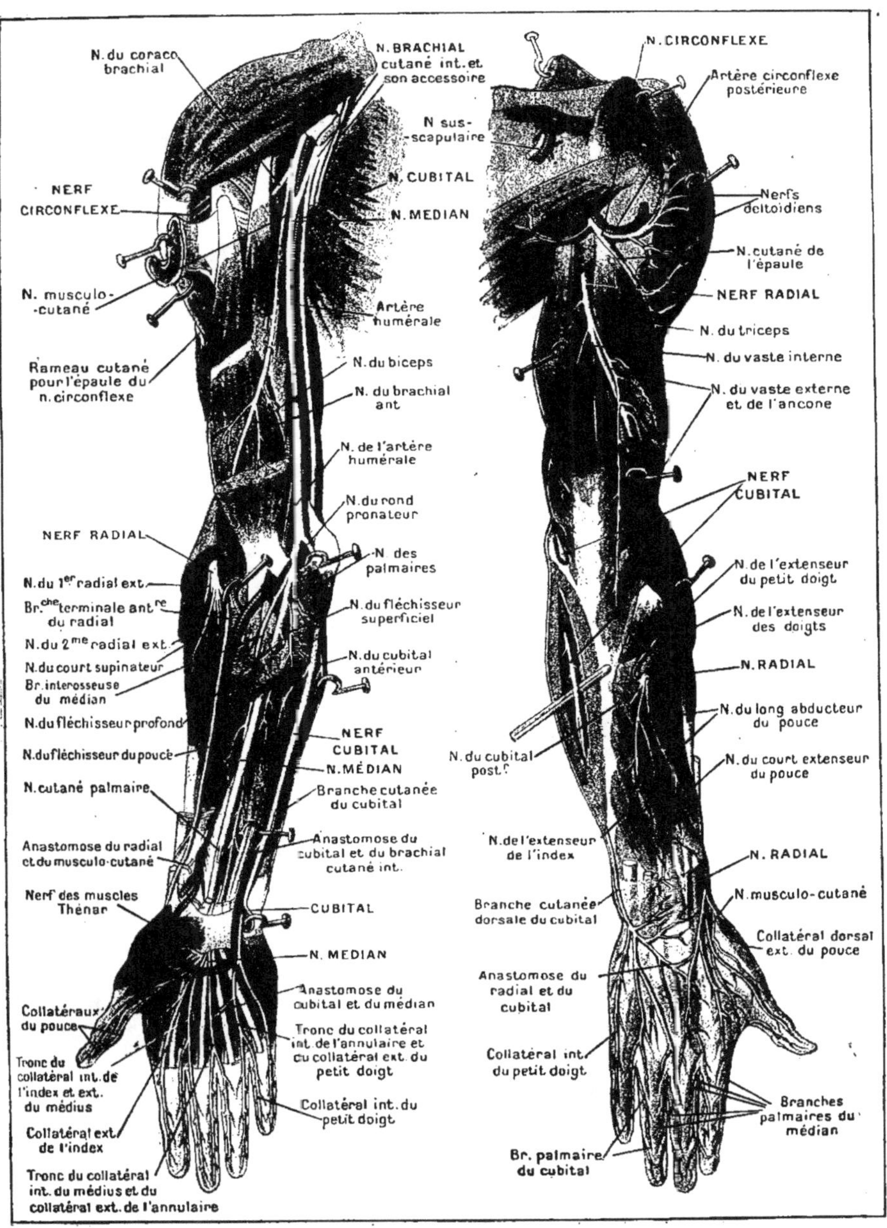

Nerfs du membre supérieur.

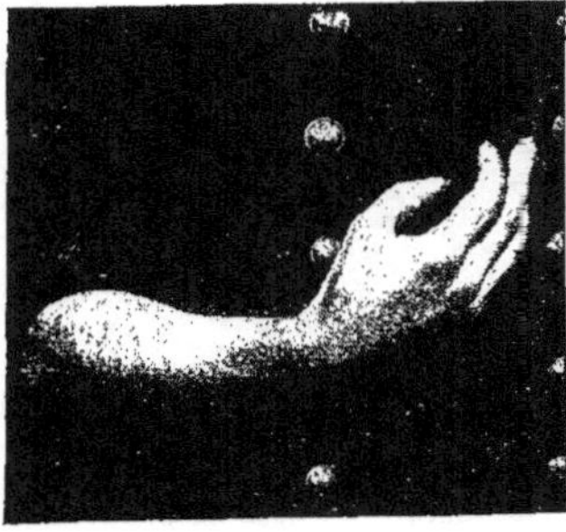

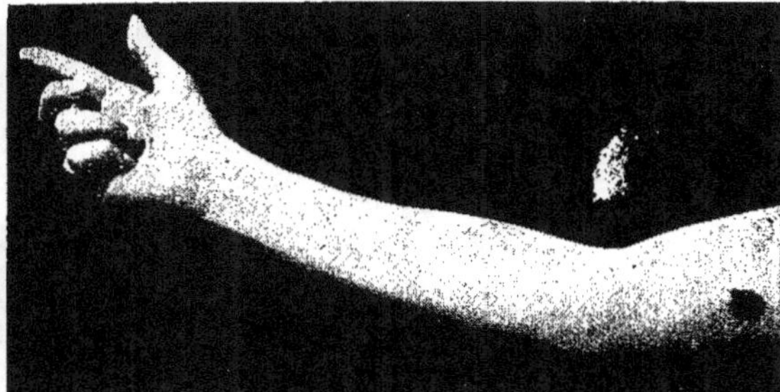

1. — Avant le traitement.   1. — Avant le traitement.

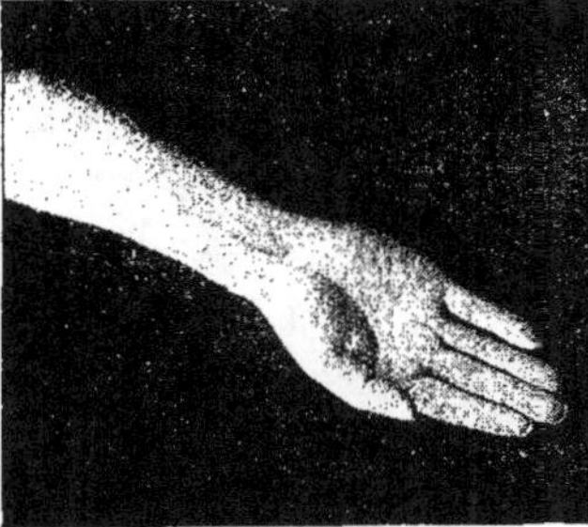

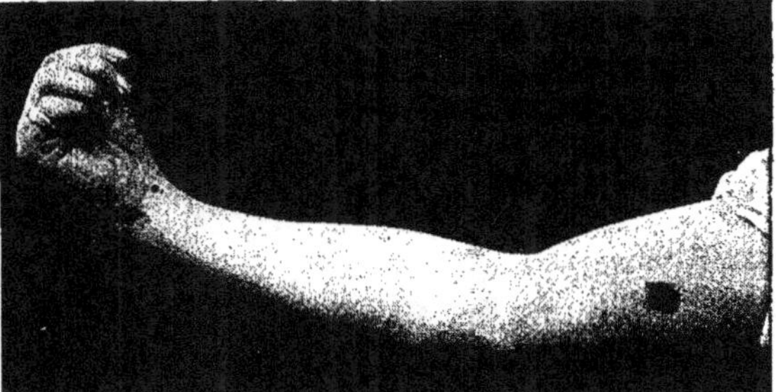

2. — Après le traitement.   2. — Après le traitement.

Fig. 258. — Irritation du nerf médian avec « main effilée », contracture en flexion extrêmement pénible et attitude caractéristique de la main, très améliorée après 16 séances.

Fig. 259. — Cicatrice plongeante de la face interne du bras avec signes d'altération grave du nerf médian. Après 15 séances, retour de tous les mouvements du pouce et des premiers doigts. Retour complet de la force dans les muscles fléchisseurs de la main. (Collection du Dr Hesnard.)

(*fig.* 255), donnant alors à la main de l'expérimentateur l'impression que son instrument traverse une matière tendre qui s'effriterait sans aucune résistance élastique, alors que le tissu voisin non irradié de la même cicatrice est au contraire très résistant.

« Quant au névrome de la cicatrice irradiée, il nous a semblé être constamment plus uniforme, plus axialement disposé que celui d'une cicatrice ordinaire. En résumé, l'irradiation détermine une infiltration particulière de la sclérose périnerveuse qui ramollit considérablement la densité de cette sclérose. » Quant à l'action sur les jeunes fibrilles nerveuses, il n'est pas possible de déterminer exactement encore leur action. Elles demeurent, au cours de cette modification du tissu conjonctif ambiant, très actives et paraissent cheminer de façon plus régulière vers le bout périphérique.

Indications et contre-indications. — *Indications.* — Il y a indication de ce traitement dans tous les cas où les signes permettent d'espérer une réparation future du nerf, notamment s'il existe des fourmillements, des paresthésies dans son domaine. Mais comme ces signes sont souvent très tardifs, on peut l'employer avant leur apparition, comme l'a fait M. Hesnard dans plusieurs des cas relatés dans son mémoire.

Lorsque les fonctions du nerf ne sont que partiellement interrompues, l'irradiation facilitera leur retour complet. Elle rendra de grands services, lorsque les troubles irritatifs ou non sont sous la dépendance d'une compression par sclérose exogène ou endogène.

« Les cas les plus favorables paraissent à M. Hesnard la cicatrice plongeante qui établit, entre la lésion nerveuse et la porte d'entrée de la peau, une continuité anatomique d'une densité radiologique et d'une nature biologique à peu près homogènes, qui favorisent non seulement la pénétration des radiations jusqu'à l'organe malade, mais encore la propagation de proche en proche des modifications cellulaires.

Les régions d'élection pour la radiothérapie sont les suivantes : plexus brachial à l'aisselle ; médian et cubital à la face interne du bras, radial à la gouttière de torsion, cubital au coude, médian et cubital au poignet, crural à la partie supérieure de la cuisse, sciatique à l'échancrure, sciatique externe au péroné, tibial postérieur et plantaire à la gouttière calcanéenne, nerfs sus et sous-orbitaux, etc.

On doit commencer la radiothérapie aussitôt après la cicatrisation des blessures, afin de *prévenir* la sclérose et d'éviter un névrome vicieux ; on peut obtenir de bons résultats, mais moins rapides et moins complets après un an et un an et demi. »

Contre-indications. — Nerfs enclos dans un cal osseux ou placés sous une grande épaisseur de muscles et d'aponévrose et dont le trajet du projectile qui les a lésés n'est pas retrouvé à la palpation. Présence d'un corps étranger (éclat d'obus, balle) au contact du nerf.

Signes au cours du traitement. — « Lorsqu'un nerf commence à s'améliorer sous l'influence du traitement, le blessé attire l'attention de lui-même sur les sensations qu'il ne tarde pas à éprouver dans la sphère du nerf atteint. Même lorsqu'il s'agit de lésions anciennes et absolument torpides, évoluant d'une manière silencieuse jusqu'alors, le sujet commence à éprouver des sensations anormales et douloureuses variées dans

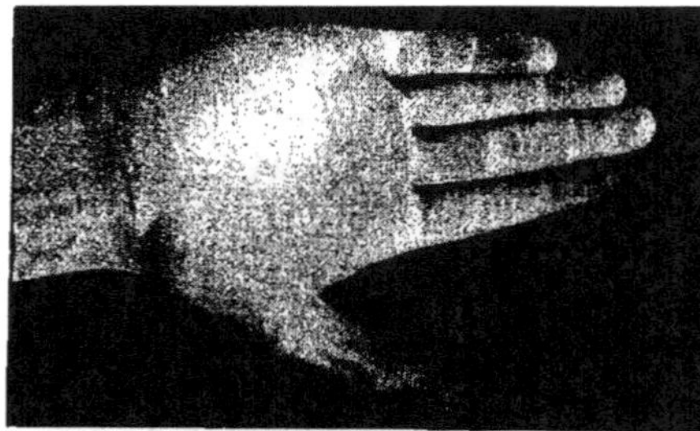

Avant le traitement.   Après le traitement.

1. — Balle en séton dans le bras droit, cicatrice plongeante conduisant au nerf médian qui est névromateux. Pas de flexion de la main ni possibilité d'opposition du pouce. Après 13 séances, la flexion des doigts et la supination s'effectuent, les mouvements du pouce sont récupérés.

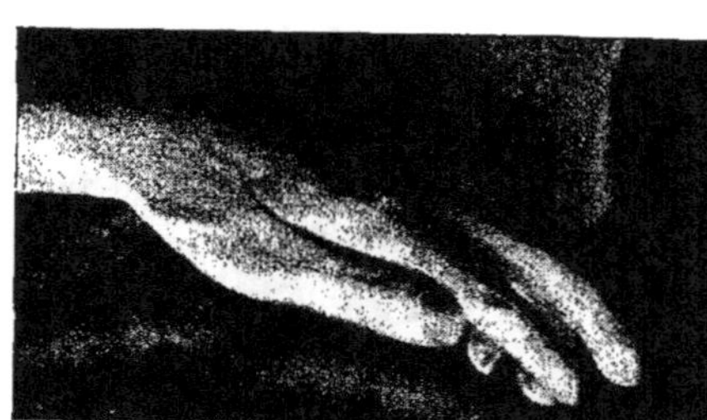
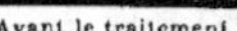
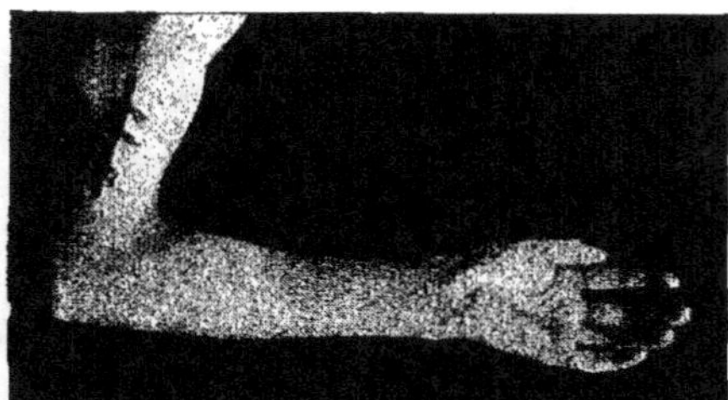

Avant le traitement.   Après le traitement.

2. — Altération légère du nerf cubital, grave du médian, avec névrome sur son trajet. Causalgie grave avec attitude de défense, contracture des doigts en demi-flexion et tremblement incessant (d'où le flou de la gravure de gauche), troubles importants de nutrition. Amélioration progressive de tous les symptômes et surtout de ceux de nutrition.

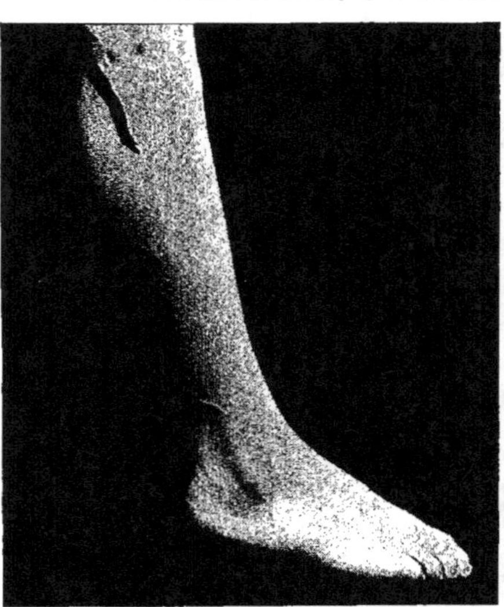
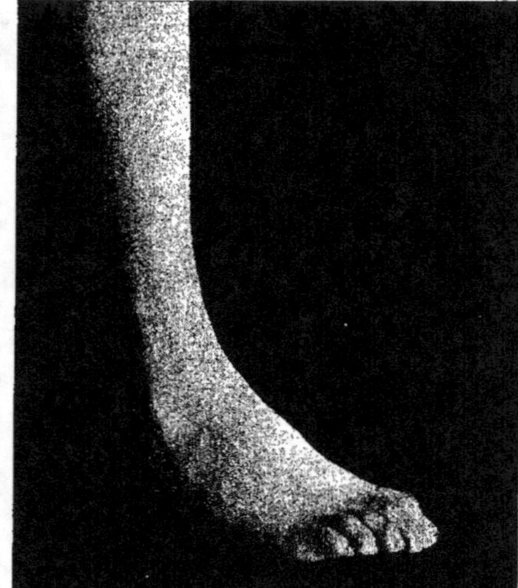

Avant le traitement.   Après le traitement.

3. — Altération grave du nerf sciatique poplité externe, améliorée à la suite de 12 séances de radiothérapie. Augmentation très sensible de la tonicité, possibilité de mouvements d'extension des orteils qui étaient auparavant complètement tombants et inertes.

Traitement radiothérapique des cicatrices nerveuses. Procédé du Dr Hesnard.

le territoire du nerf. Il arrive souvent que les douleurs causalgiques et névralgiques, ainsi que les douleurs profondes, d'origine névritique, provoquées par la pression des parties molles, les mobilisations articulaires s'atténuent quand ces sensations nouvelles et très particulières se manifestent. »

La cicatrice devient ensuite elle-même douloureuse. Le tronc nerveux devient sensible depuis la cicatrice jusqu'aux extrémités des branches, et le malade indique exactement son trajet. Il existe des points douloureux au niveau des zones d'émergence, des fourmillements qui, sous l'effet d'un léger coup donné à plat avec la main, peuvent s'étendre tout le long du nerf (signe de la *résonance douloureuse* d'Hesnard). Si le nerf adhère à la peau, il s'en détache et roule mieux sous le doigt, de même que le névrome, s'il en existe. Les douleurs, en cas de causalgie*, s'atténuent rapidement, se localisent ; la peau pâlit ; les contractures et les rétractions cèdent fréquemment, et les attitudes de défense disparaissent : les troubles trophiques résultant d'une compression des fibres nerveuses au niveau de la cicatrice sont très améliorés. Ceux de la sensibilité se rétrécissent peu à peu comme dans la réparation spontanée. La contractilité musculaire revient relativement vite. Les renseignements donnés sur chaque cas (*fig.* 256 à 259 et Tabl. XXXV) au-dessous des figures compléteront cet exposé. Sur 80 cas, il y a eu amélioration dans 68.

TECHNIQUE OPÉRATOIRE. — M. Hesnard a irradié les cicatrices nerveuses avec des rayons variant entre 7 et 9 degrés Benoist, souvent aussi avec des rayons plus mous dans les cas d'adhérence à la peau, en employant des filtres de 1/10e, 10/10e et 20/10e de millimètre, suivant les cas, et souvent tous les trois. La localisation est indispensable et souvent la dépression de la peau. Quand cela est possible, il emploie les feux croisés. Durée, 25 minutes ; séance, tous les 6 à 10 jours. Apparition de la réaction, en général, vers la 8e ou 10e séance.

IV. Nerfs (Suture des).

— Dans une blessure ordinaire du nerf, lorsque la suture est faite, quelques heures ou quelques jours après l'accident, que les sections sont nettes et aseptiques, la récupération des mouvements s'effectue complètement en quelques mois. Mais la situation est différente avec les blessures de guerre où les plaies ont longtemps suppuré.

« L'intervention chirurgicale doit être conseillée lorsqu'il n'est intervenu aucune récupération motrice au cours du troisième mois après la blessure et que les examens électriques montrent la réaction de dégénérescence totale pour tous les muscles tributaires du nerf au-dessous de la lésion. Une intervention opératoire plus hâtive risquerait dans de nombreux cas d'être inutile, la récupération motrice pouvant survenir spontanément, ou d'être préjudiciable par le réveil du microbisme latent. » (Sicard.)

Cette intervention peut se faire sous diverses formes :

1° La continuité du tronc nerveux existe, mais ses éléments sont comprimés par une cicatrice du tissu cellulaire ou par l'englobement dans un cal osseux, la libération une fois réalisée la restauration nerveuse s'établit ;

2° La section est constatée, il faut aviver les deux bouts et suturer ;

3° Un pont cicatriciel existe entre les deux bouts. La situation est alors plus difficile à résoudre, car ce pont peut contenir des éléments nerveux ; d'autre part, si le pont est très étendu, les deux bouts du nerf peuvent être trop éloignés pour permettre la suture de l'un à l'autre. Dans ce dernier cas on emploiera l'autogreffe au dépens d'un nerf sensitif d'une importance fonctionnelle médiocre, tel que le brachial cutané interne, le nerf intercostal, le nerf musculo-cutané de la jambe.

M. Chaput a eu l'occasion de présenter à la Société de chirurgie un soldat auquel 19 mois avant il avait réséqué deux centimètres de nerf cubital puis fait la suture de ce nerf et dont les mouvements des doigts sont vigoureux et absolument complets (flexion des premières phalanges, extension des 2e et 3e phalanges,

opposition du pouce, écartement et rapprochement des doigts), l'amaigrissement de la main est cependant considérable, mais le résultat fonctionnel est bon. A la même Société (3 mai 1916), M. Auvray a cité un cas de section du nerf radial suivie de paralysie complète d'emblée. La suture ne fut faite que quatre mois après la blessure, alors que les deux bouts du nerf n'étaient plus réunis que par une bande de tissu d'aspect cicatriciel. M. Auvray réséqua le nerf en tissu sain, en ménageant toutefois un nerf collatéral naissant au niveau du bout supérieur, puis les deux bouts furent suturés au fil de lin. Ce n'est que cinq mois après l'opération que les premiers signes de restauration fonctionnelle commencèrent à apparaître ; cette restauration progressa ensuite continuement pour devenir complète après treize mois. C'est le seul cas de suture nerveuse où jusqu'ici M. Auvray ait obtenu des résultats parfaits (*Paris médical*).

V. Nerfs (étapes de la régénération après section complète).

— MM. Sorgues, Mégevard et Ch. Odier ont apporté à la Société de neurologie (séance du 4 mai 1916), l'observation intéressante suivante que nous résumons :

Soldat V., âgé de 30 ans, blessé le *29 août 1914* par balle de fusil entrée à la face antérieure du bras gauche, à 12 centimètres au-dessus du pli du coude, et sortie à la face postérieure, à 8 centimètres au-dessus de ce pli.

Immédiatement après la blessure, il éprouve une sensation de courant électrique allant du bras jusqu'à la main. Une paralysie radiale complète aurait été constatée dès le début, en même temps qu'une fracture de l'humérus. Elle se serait accompagnée de douleurs modérées pendant une huitaine de jours.

Le *20 novembre 1914*, M. Morestin constate une section complète au niveau de la gouttière radiale de l'humérus, avive les deux bouts et suture au catgut. Réunion immédiate de la plaie.

Le *13 avril 1915*, constatation d'une paralysie complète au-dessous de la section : main tombante, aucun mouvement d'extension ni de latéralité ; impossibilité de l'extension et de l'abduction du pouce ; impossibilité de la supination. Anesthésie : 1° de la face dorsale du pouce et de l'index ; 2° de la partie moyenne de la face postérieure de l'avant-bras (Tabl. XXXIV). A l'examen électrique, dégénérescence totale du nerf radial et des extenseurs, partielle du long supinateur.

En *juillet 1915*, apparition de petits mouvements d'extension de la main et des doigts et, d'autre part, sensation de brûlure limitée à la face dorsale du pouce et du premier métacarpien. Ces mouvements progressent peu à peu et la douleur persiste.

En *avril 1916* (18 mois après la blessure), extension faible de la main, esquisse de mouvements de latéralité ; extension très marquée des premières phalanges ; extension de la deuxième phalange du pouce ; la supination commence à s'opérer. Disparition de l'anesthésie de la face postérieure de l'avant-bras, celle du pouce et de l'index persiste.

A l'examen électrique, excitabilité du nerf radial et des muscles encore incomplète.

VI. Nerfs (Nouveaux signes indiquant l'état des).

— Massage dans les lésions nerveuses. — Le Dr Joland a constaté que, si « on pratique un *effleurage* rapide et superficiel sur un muscle, on sent se produire une sorte de frisson musculaire qui se transmet de proche en proche à mesure que la main s'avance. Cette réaction se produit encore, quoique atténuée, dans les muscles paralysés ou en voie d'atrophie. Lorsque le nerf a été coupé on ne sent rien. On a l'impression que la peau et l'aponévrose sont doublées par une lame de tissu inerte ».

Si le frisson musculaire est exagéré, comparé à celui du côté opposé, le nerf est simplement contusionné ou irrité par une lésion de voisinage (hématome) et peu à peu la sensation revient.

Si, au contraire, la réaction, d'abord normale, va en s'atténuant, le nerf souffre ; il est étranglé par du tissu de cicatrice ou un cal exubérant.

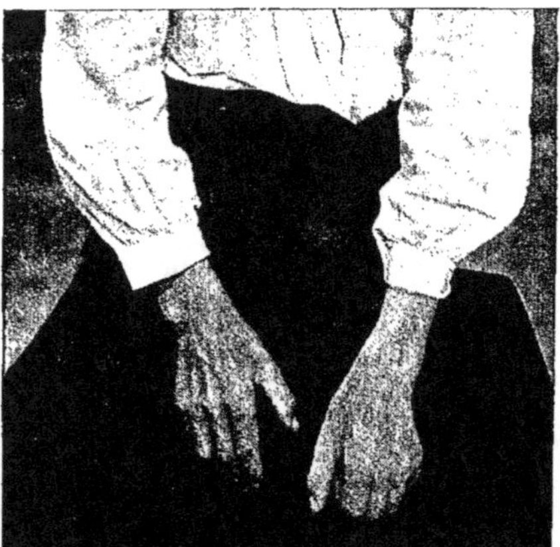

FIG. 260. — Attitude des deux mains au repos.

A gauche, griffe cubitale complète avec rétraction tendineuse des fléchisseurs des derniers doigts, amyotrophie considérable du premier interosseux. A droite, la griffe cubitale et l'amyotrophie sont moins accusées.

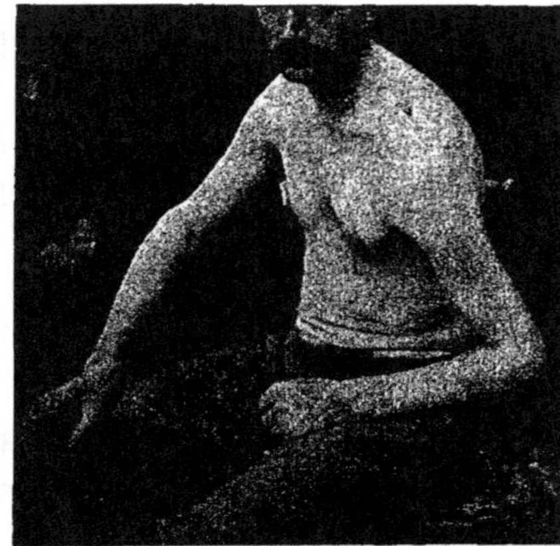

FIG. 261. — Cicatrices cubitales du blessé : 1° au-dessous de la portion externe de la clavicule ; 2° entre le mamelon et le bord antérieur du creux axillaire.

Syndrome du plexus brachial gauche irradié du côté droit.

Sudation dans les lésions nerveuses. — Des études de M. René Porak il résulte que la conservation de la sudation prouve la continuité du tronc nerveux et la possibilité d'une restitution fonctionnelle.

VII. Nerfs (irradiations symétriques nerveuses).

— M. A. Hesnard a eu l'occasion d'observer plusieurs cas dans lesquels, à la suite de traumatisme de plexus nerveux (cervical, brachial, lombaire, sacré), des irradiations d'une lésion d'un côté du corps se sont produites du côté opposé non traumatisé :

Projectile dans le bras gauche provoquant des douleurs dans les *deux* bras ; paralysie du membre inférieur droit par étirement de celui-ci, s'accompagnant de paralysie du côté opposé ; blessure du plexus brachial gauche avec paralysie à prédominance inférieure, particulièrement cubitale, se compliquant, dans le domaine du brachial droit, de paralysie symétrique prédominant également dans la sphère du cubital.

Ces troubles symétriques sont transitoires dans le côté non traumatisé, alors qu'ils sont souvent incurables du côté blessé.

L'observation suivante que Hesnard a donnée dans la *Presse Médicale* du 18 mai 1916 (*fig.* 260-262), est très caractéristique. Nous la résumons ci-dessous :

« M..., blessé le 12 mai 1915, reçoit à Notre-Dame-de-Lorette un éclat d'obus qui lui traverse l'épaule gauche du haut en bas, d'arrière en avant et du dedans en dehors (orifice d'entrée au-dessous de la clavicule, de sortie près du mamelon). Il ressent à ce moment une douleur brusque, cuisante, non seulement dans le bras gauche, mais aussi dans le bras droit ; le bras gauche retombe aussitôt inerte ; le bras droit se paralyse également ; la douleur est surtout sentie des deux côtés, le long du bord interne du membre jusque dans le petit doigt. Le projectile, qui a fracturé la clavicule et lésé le plexus brachial gauche, est retiré facilement avec l'aide de l'électrovibreur de Bergonié (V. ÉLECTRICITÉ).

Sa cicatrice en bonne voie, il est dirigé sur Rochefort où il entre dans le service du Dr Hesnard

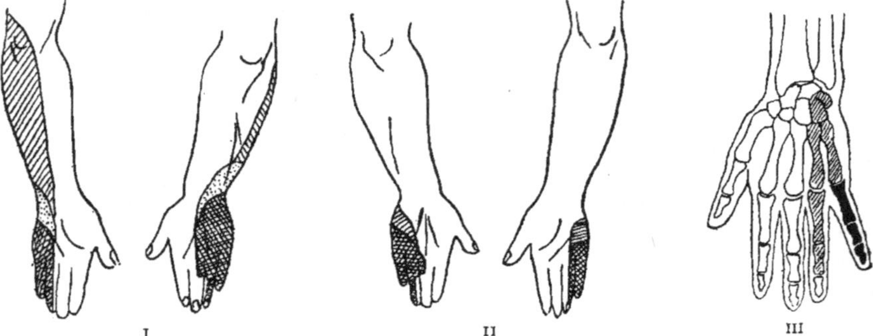

I   II   III

FIG. 262. — Topographie des troubles sensitifs : le noir représente l'*anesthésie profonde*, les hachures doubles représentent l'*anesthésie cutanée*, les hachures simples l'*hypoesthésie cutanée et profonde*, les pointillés l'*hypoesthésie douloureuse*.

Examen le *2 septembre 1915. Côté gauche blessé.*
Paralysie du plexus brachial gauche à prédominance
inférieure : difficulté des mouvements de l'épaule, du
bras, de l'avant-bras, de la main et des doigts surtout pour la préhension des objets et la flexion des
doigts, les mouvements du pouce (nerf médian), du
petit doigt, l'adduction du pouce et l'écartement des
doigts (nerf cubital). Atrophie musculaire prédominant
dans la sphère du nerf cubital, demi-flexion permanente des doigts, principalement des trois derniers.
Anesthésie complète dans le domaine du cubital avec
au-dessus une zone de sensibilité exagérée à la piqûre
et aux sensations de chaud. Au-dessus de celle-ci, zone
où la sensibilité est diminuée.
Côté droit non blessé : Paralysie, atrophie et anesthésie moins accusées, absolument symétriques de
celles du côté gauche et survenues en même temps ;
pas de zone de sensibilité exagérée. Griffe cubitale
moins nette que de l'autre côté. Gêne pour écrire.

EVOLUTION. — Le traitement physiothérapique
(kinesthérapie, rééducation motrice, air chaud, lumière, bain de vapeur, électricité), améliore grandement, après trois mois, le côté droit qui guérira, mais
n'a d'action à gauche que sur l'épaule, le bras, l'avant-
bras et le pouce.

ORIGINE. — M. Hesnard estime que les lésions du
côté opposé à la lésion résultent de l'étirement du
plexus dans son ensemble par le traumatisme.

**VIII. Névralgies, suite de blessures. — Né-
vralgie cervico-brachiale** (nerfs circonflexe, radial, médian, cubital).

CAUSE. — Traumatisme.

SIGNES. — *Points douloureux* (Tabl. XXXIV). — *Nerf
circonflexe :* passage de ce nerf entre les muscles grand
et petit rond ; *nerf cubital :* gouttière de l'épitrochlée
et en dehors de l'os pisiforme ; *nerf médian :* bord interne du biceps, en avant de l'articulation du coude,
en avant du poignet ; *nerf radial :* partie postérieure
de l'aisselle, dans la gouttière de torsion de l'humérus,
à la face postérieure de l'avant-bras 6 centimètres au-
dessous du coude ; tabatière anatomique.

Pour les troubles accessoires et le *traitement* V. à
NÉVRALGIE☆ (signes communs, p. 744).

Névralgies cervico-occipitales (branches des
4 premiers nerfs cervicaux et particulièrement le
grand nerf occipital).

SIGNES. — *Points douloureux : point occipital* à égale
distance de l'apophyse mastoïde et des premières vertèbres cervicales ; *point de l'apophyse mastoïdienne ;
point de la base pariétale ; point apophysaire* au niveau des deux premières vertèbres du cou.

Nerf médian (Blessures douloureuses du). —
M. le professeur Marie et Mme Athanasio Benisty ont
eu l'occasion de voir plusieurs cas de blessures douloureuses du médian se différenciant nettement des
paralysies de ce nerf non seulement par les souffrances
qu'elles entraînent, mais par la diminution de l'insuffisance motrice. Nous donnons ici le résumé de leur
description :

« Les mouvements de flexion sont malaisés surtout
ceux de l'index et du médius mais non impossibles ;
la flexion du pouce et son opposition aux autres doigts
s'exécutent assez bien. La main n'est pas tombante,
molle, elle est maintenue dans le prolongement de
l'avant-bras, les doigts allongés suivent la direction du
métacarpe, se rapprochent par leur base de l'axe de la
main et s'en écartent par leur extrémité unguéale surtout, ce qui n'est pas rare, lorsque la dernière phalange
est en hyperextension (main en calice).

Le plus souvent les doigts, surtout les trois premiers
sont animés d'un tremblement léger, menu, irrégulier
qui s'exagère dès que le malade tente un faible effort. »

Cette main qui est étroite, amincie, contraste avec
l'autre surtout chez les ouvriers ou les cultivateurs.

Des troubles vasomoteurs et trophiques particuliers
accentuent cet aspect : la peau du dos de la main est
blanche, fine, lisse ; celle de la paume rosée avec des
plissements transversaux plus ou moins profonds et
parsemés sur les bords de petites taches plus colorées.

Plus tard il peut exister une desquamation fine de
l'épiderme. Cette main est notablement plus chaude
que la main saine, mais la sudation, moins marquée que
dans la paralysie du médian, ne se produit guère qu'à
la face dorsale des doigts.

Enfin et surtout cette main qui était un peu douloureuse les 10 ou 15 premiers jours devient le siège d'une
douleur atroce ayant son maximum au niveau de la
pulpe des doigts, de leurs talons, à la partie interne de
l'éminence thénar. Et cela quel que soit le niveau de la
blessure du nerf médian, fût-ce au creux de l'aisselle.

« Ce sont des sensations de transfixion, d'écrasement,
de piqûres, de brûlures, extrêmement aiguës,
généralement plus vives le soir, persistant la nuit et
interrompant le sommeil, réveillées par le plus léger
contact d'un point quelconque du corps, par une inspiration profonde, un éternuement, un bruit, une émotion,
la marche, la pression du médian en aval de la blessure, mais notamment près de l'éminence thénar ; ces
douleurs sont exaspérées par la chaleur sèche, aussi
les blessés enveloppent-ils spontanément leur main de
linges imbibés d'eau froide qu'ils rafraîchissent aussi
souvent que possible. »

Les troubles de la sensibilité sont d'ordinaire constitués par de l'hyperesthésie au tact et de l'hyperesthésie
à la piqûre notamment à la pulpe digitale, aux talons
de tous les doigts. La perception des objets est très
imparfaite. Il existe une atrophie modérée des muscles
de la main et de l'avant-bras. La tension artérielle est
élevée.

EVOLUTION. — Elle est très lente, les douleurs semblent s'atténuer spontanément après 4 à 5 mois avec
restauration motrice et disparition des troubles vaso-
moteurs et trophiques.

TRAITEMENT. — Il semble qu'il y ait lieu d'appliquer
celui indiqué par le Dr Leriche pour la causalgie*
dont l'affection décrite se rapproche d'autant plus que
des troubles analogues ont été observés par M. le professeur Marie et Mme Ath. Benisty dans le domaine du
sciatique.

Névralgie crurale. — La douleur part de l'aine,
se répand sur la partie antérieure de la cuisse, s'étend
sur le côté interne du genou et de la jambe, à la malléole *interne* et à la plante des pieds, c'est-à-dire sur
une fraction ou la totalité du nerf et de ses rameaux.

Névralgie sciatique. — SIÈGE. — La douleur peut
suivre tout le trajet du sciatique (Pl en coul. II), partant de la grande échancrure sciatique, s'étendant le
long de la partie moyenne de la cuisse, en arrière, jusqu'au creux poplité (pli du genou), puis la face externe
de la jambe (avec un point particulièrement douloureux au niveau de l'union du péroné et du tibia), et
enfin au pied (point au niveau de la malléole externe).

CAUSES : I. DÉTERMINANTES. — *Sciatique primitive :* le froid chez les rhumatisants. *Sciatique secondaire :* compression, traumatisme (contusions ou
plaies).

II. PRÉDISPOSANTES. — Station debout ou marches
prolongées, position assise sur le rebord dur d'un siège.

SIGNES. — A la douleur peut s'ajouter une attitude
spéciale de courbure de la colonne vertébrale en avant
(cyphose), ou sur le côté (scoliose), avec abaissement
de l'épaule ; cette dernière attitude pouvant être observée, soit du côté malade, soit du côté opposé et s'associer avec l'attitude courbée en avant. L'attitude sco-
liotique peut même varier de côté, comme nous avons
eu l'occasion d'en observer un cas, à l'hôpital 103, chez
un officier, à la suite d'une chute dans un trou d'obus.

Cette immobilisation est une attitude de défense
destinée à laisser le nerf sciatique dans le relâchement.
Elle peut persister sous une action pithiatique.

TRAITEMENT. — Repos au lit. Application de linges
chauds et de baumes calmants. Cachets calmants,
notamment des cachets Faivre, aspirine, pyramidon.
Pendant la convalescence, massage, air chaud, emploi d'une bande de crêpe, enroulée méthodiquement de
l'extrémité à la racine du membre (Sicard), rayons X.

IX. Nerfs (paralysies, suites de blessures).
— Paralysie du nerf circonflexe (paralysie du

muscle deltoïde). — Le nerf circonflexe ou axillaire (Pl. en couleurs I) donne le mouvement au deltoïde qui a pour rôle, en agissant en totalité, d'élever le bras; par ses fibres antérieures il le porte en avant, et par ses fibres postérieures en arrière.

Causes. — Traumatisme (fracture ou luxation de l'humérus). Lésion inflammatoire de l'articulation de l'épaule. Pression et chocs répétés de béquilles.

Signes. — « Le bras pend le long du corps et, si la paralysie est déjà ancienne, l'acromion fait une forte saillie anormale par atrophie du deltoïde. On constate par suite la dépression en coup de hache, mais elle est due ici à cette atrophie et non à la luxation de la tête humérale qui est à sa place. En palpant le muscle on sent qu'il est mou et des secousses fibrillaires s'y observent nettement.

Le malade ne peut ni élever le bras ni mettre la main dans sa poche, ni écrire sans déplacer avec l'autre main le papier.

Les troubles moteurs sont plus cu moins accusés suivant qu'une partie ou la totalité du nerf est intéressée. Ils peuvent être augmentés si les lésions atteignent le plexus brachial ».

Il peut exister des troubles de la sensibilité (anesthésie) limités au bord externe du bras.

Paralysie du nerf radial. — Signes. — Etant donné la fonction du nerf radial qui est d'étendre le bras, l'avant-bras, les doigts, de tourner la paume de la main en haut, sa section entraîne la flexion de l'avant-bras, de la main, des doigts ; la paume de la main est dirigée en bas, il est impossible de relever le poignet.

Plus la section est haute, plus le nombre des muscles de la région supérieure est grand. Les troubles de la sensibilité sont d'ordinaire moins étendus que la région innervée par le radial. V. à PARALYSIE* et PROTHÈSE NERVEUSE : *Paralysie radiale.*

Traitement avant et après opération. — M. Tuffier donne les conseils suivants : « Toute paralysie radiale doit être immobilisée de façon à permettre la mobilisation des doigts. Or l'extension des deux dernières phalanges par les muscles interosseux (innervé par le cubital) ne peut s'effectuer qu'à condition de la mise en extension de la première phalange. Pour obtenir ce résultat, le poignet et la main doivent être munis d'une attelle fixe, moulée exactement et partant du quart inférieur de l'avant-bras pour remonter jusqu'à la moitié de la première phalange des doigts. Cet appareil peut être fait en aluminium doublé de peau de chamois sur laquelle on fixe des œillets permettant la pose d'un lacet au niveau de l'avant-bras. M. Tuffier conseille d'enlever l'appareil la nuit, parce que la compression de l'avant-bras est nuisible à la circulation. »

Paralysie radiale du chemin de fer. — M. André Lévi a observé trois cas de paralysie radiale spontanée organique, avec participation du muscle supinateur, survenue chez des soldats revenant de permission, à la suite d'une longue nuit passée en chemin de fer dans une mauvaise position du bras dont la torsion exagérée avait entraîné une élongation du nerf. Dans d'autres cas la cause était sa compression.

Paralysie du nerf sciatique. — Signes. — *Paralysie du nerf sciatique poplité externe lésé au creux poplité* (V. Pl. en couleurs II). — Le blessé étant assis de façon que son pied soit au-dessus de terre, ce pied est ballant et tombe en équin, c'est-à-dire la pointe en bas, le talon relevé, la marche s'effectue en steppage (la pointe touche le sol avant le talon, on entend deux bruits au lieu d'un seul).

Impossibilité du mouvement d'élévation du pied (P. muscle jambier antérieur) pas d'abduction du pied. (P. des péroniers latéraux) pas d'extension de la 1re phalange des orteils (P. de l'extenseur des orteils et pédieux). *Sensibilité,* zone d'anesthésie (V. Tabl. XXXIV).

Paralysie du sciatique poplité externe, due à la compression du nerf par la jambière au niveau du col du péroné. — MM. Mouchez et Logre ont eu l'occasion d'observer un cas de ce genre chez un soldat qui, pendant près de trois semaines, avait conservé ses jambières dont la boucle de fermeture, à l'extrémité supérieure, venait exactement comprimer le col du péroné,

surtout à gauche, où le nerf était anormalement saillant.

Paralysie du tibial antérieur à la partie moyenne de la jambe. — Pas d'équinisme, ni de chute des quatre derniers orteils, impossibilité d'extension du gros orteil (P. de l'extenseur du gros orteil et du pédieux). *Sensibilité,* zone d'anesthésie (V. Tabl. XXXIV).

Paralysie du nerf sciatique poplité interne au creux poplité. — Affaissement de la saillie du tendon d'Achille au-dessus du talon. flaccidité des muscles du mollet, le pied ne tombe pas mais il tourne facilement. Marche très gênée, orteils en griffe par extension exagérée des premières phalanges. Impossibilité d'abaissement du pied (P. du triceps), adduction et élévation du pied (P. du jambier postérieur), impossibilité de la flexion des orteils (P. des fléchisseurs des orteils et muscles plantaires). *Sensibilité,* zone d'anesthésie (V. Tabl. XXXIV).

Pied effilé dans les blessures du sciatique poplité interne. — M. André Léri a décrit une forme spéciale qui prend le pied à la suite de blessure du *sciatique poplité interne.* Elle se caractérise par un talon qui de cubique est devenu ovoïde par une inclinaison en dedans de la voûte plantaire avec affinement et rides longitudinales, par un rapprochement des orteils extrêmes, comme si le pied était incurvé transversalement. Le pied effilé est l'analogue de la main effilée des paralysies douloureuses.

Paralysie du grand sciatique. — I. *A la région postérieure de la cuisse.* — Impossibilité de mouvements du pied et des orteils. Pied et orteils absolument ballants. Pas de contractions volontaires à la jambe et aux pieds. *Sensibilité :* anesthésie à la piqûre de presque tout le pied et des deux tiers inférieurs de la face postérieure externe de la jambe.

II. *A la région fessière.* — Mêmes signes que ci-dessus et en outre impossibilité de la flexion de la jambe sur la cuisse (d'après Déjerine).

V. aussi à PARALYSIE* et PROTHÈSE NERVEUSE : *Nerf sciatique.*

X. Nerfs (lésions des nerfs sympathiques).

— De nombreux travaux récents, dus notamment à M. Meige et à Mme Athanasio Benisty, ont démontré que les blessures de guerre pouvaient provoquer des lésions destructrices et irritatives des nerfs sympathiques qui accompagnent les nerfs moteurs et sensitifs, et enveloppent toutes les ramifications des artères jusqu'aux anses capillaires, vaisseaux qui sont sous leur dépendance. Ces filets nerveux sont particulièrement abondants au pourtour des glandes et des corpuscules du tact, lesquels sont beaucoup plus nombreux à la main (414) et au pied que sur tout le reste du corps. Aussi est-ce à la main et au pied qu'on observe surtout les douleurs dues aux altérations des fibres sympathiques. Ces douleurs ressemblent à celles des viscères innervés par d'autres branches du sympathique.

« Elles sont diffuses, indéfinissables, avec des répercussions à distance et une tendance à se généraliser. Elles s'accompagnent d'un état d'angoisse, d'anxiété ; elles ont un retentissement mental qui, chez certains sujets, devient une véritable obsession. »

Les troubles circulatoires sont constants : du côté malade, on observe une diminution du pouls, un abaissement local de la température et la couleur bleuâtre de la peau, des troubles de la nutrition (cloques et ulcérations), la rétraction des muscles, origine de déformations.

Les troubles sensitifs qui accompagnent souvent les lésions vasculaires ont des caractères particuliers ; pas de localisation au territoire du nerf atteint, mais bien à la circonscription du vaisseau intéressé ; ils consistent dans une anesthésie de cette région, dans des douleurs cuisantes avec exacerbation. Voir à CAUSALGIE et précédemment à NERF MÉDIAN (blessures douloureuses).

Nerveuses (Maladies). — V. à ANGOISSE DE GUERRE, CAUSALGIE, CONTRACTURES POST-TRAUMATIQUES, HYPNOSE DES BATAILLES, IONISATION, MARCHE (troubles de la), PARALYSIE et PROTHÈSE NERVEUSE, PSYCHOSES.

★**Névrite.** — V. à BAIN DE VAPEUR.

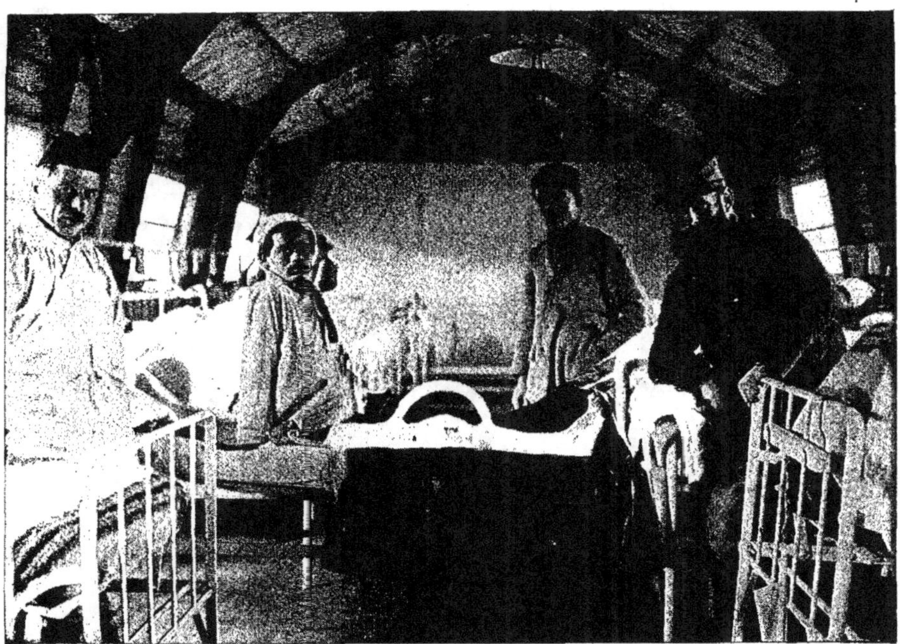

FIG. 263. — *APPLICATION, DANS UN TRAIN, D'UN APPAREIL PLATRÉ A ANSE.*

Oculaire (Préservation). — MM. Terrien, professeur agrégé à la Faculté de Paris, médecin chef du centre ophtalmologique de la 9ᵉ région, et M. E. Cousin, aide-major, ont publié, dans les *Archives d'ophtalmologie*, un article très intéressant dans lequel ils montrent qu'un grand nombre de blessures de l'œil pourraient être évitées.

Proportion des blessures évitables. — « Sur cinq lésions du globe oculaire, *une* seulement est due à un agent vulnérant (balles, gros éclats d'obus) doué d'une telle force de pénétration qu'il ne peut être arrêté dans sa marche. Dans les *quatre* autres cas, au contraire, la blessure oculaire provient d'un éclat d'obus de petit volume, sa force de pénétration est assez réduite pour ne pas pouvoir traverser les membranes du segment postérieur du globe oculaire. Les complications secondaires, provoquées par la présence de ces petits éclats, sont plus graves que les lésions primitives dues à la seule force de pénétration, et peuvent entrainer des conséquences extrêmement graves pour la vision. »

Frappés de cette constatation, MM. Terrien et Cousin ont eu l'idée de faire établir un modèle de lunettes préservant les yeux contre les petits éclats et aussi contre les gaz lacrymogènes.

Lunettes préservatrices. — « Ces lunettes sont constituées dans leur partie essentielle par deux coques métalliques d'un millimètre d'épaisseur, et de dimension suffisante pour recouvrir complète-ment toute la cavité orbitaire en prenant point d'appui sur le rebord orbitaire lui-même. La forme bombée de ces coques nous a paru nécessaire pour faire dévier dans son trajet tout éclat n'arrivant pas parallèlement au rayon de courbure et diminuer encore ainsi la chance de pénétration. Pour assurer la vision on a ménagé, dans l'épaisseur même de la coque, des fentes de 3 millimètres et des trous donnant dans l'ensemble une étendue de champ visuel largement suffisante. Il est du reste entendu que ces lunettes ne devront être utilisées par les soldats qu'au moment où ceux-ci se trouveront soumis à un bombardement ou menacés par des balles. Le reste du temps les lunettes devront être tenues relevées au-devant du front ou abaissées au-devant de la bouche pour être prêtes à être utilisées au premier moment.

A l'intérieur, une mince plaque de mica recouvre toute la paroi interne de chaque coque, oblitérant ainsi complètement l'orifice des fentes et des trous.

Pour pouvoir être maintenues au-devant des yeux et bien appliquées contre le rebord orbitaire, les coques sont adaptées à une monture en caoutchouc, qui se fixe en arrière de la tête par deux lacets élastiques se terminant eux-mêmes l'un par un crochet, l'autre par un anneau.

Les figures 264 et 265 donnent (face et profil) une idée exacte des lunettes que nous venons de décrire. Sur la première, elles sont vues de face ; on remarquera la disposition des fentes et des trous pour assurer la vision ; sur l'autre, donnant la vue d'une coupe verticale, il sera facile de se rendre compte de la présence de la feuille de mica doublant la face interne de la coque.

On peut espérer, qu'avec de telles dispositions, les blessures par éclats d'obus seront de beaucoup diminuées au niveau de la région orbitaire ou que du moins leur gravité se trouvera singulièrement réduite. Seuls ne seront pas arrêtés les éclats d'obus se présentant perpendiculairement aux fentes et assez petits pour les traverser sans être déviés dans leur trajet. Mais ce sera la minorité des cas vu la rareté de pareilles coïncidences, vu surtout le nombre restreint de trous et fentes percés dans la coque.

Une critique, cependant assez sérieuse pour être examinée, pourrait être formulée contre l'emploi de ces lunettes, reposant sur le danger qu'elles peuvent couvert suffisamment pour ne pas prendre froid, la tête un peu basse et tournée sur le côté, de façon, s'il vomit, à évacuer facilement et éviter le refluement dans les voies respiratoires. Sa chambre doit être aérée, chauffée à 17°-20°. Le lit aura été bassiné et on aura enlevé l'oreiller et le traversin pour que l'opéré conserve la tête basse.

Dès le premier soir de l'opération, à moins de shok opératoire ou d'indication contraire du chirurgien, il sera utile d'asseoir, au contraire, le malade sur son lit.

On mettra des bouillottes aux pieds, en prenant bien soin qu'elles ne puissent brûler le malade qui, sous l'ac-

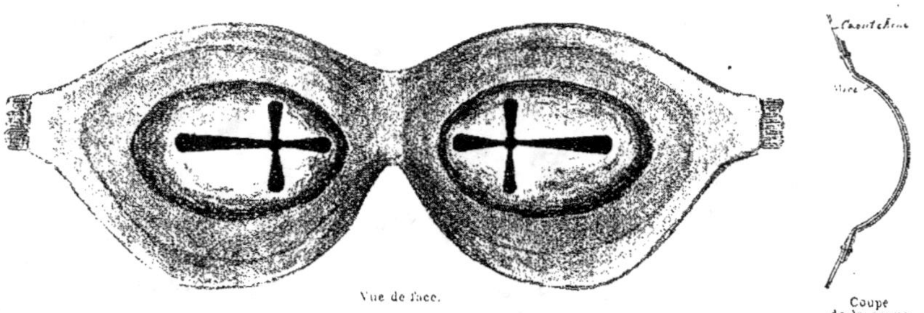

FIG. 264, 265. - Lunettes préservatrices du globe oculaire des D⁰⁵ Terrien et Cousin.

Les fentes et les trous, larges de 3 millimètres, donnent un champ visuel très étendu et une acuité visuelle excellente. Elles permettent de viser très facilement. (D'après les gravures du fabricant. M. Pesche, à Saint-Cyr-sur-Loire (Indre-et-Loire).

présenter en cas de blessures par balles. Il paraît probable, eu égard au peu d'épaisseur de la paroi des coques, que celles-ci seront facilement traversées et qu'il n'y aura pas en conséquence à craindre l'arrachement d'esquilles métalliques qui pourraient être entraînées avec les balles. Du reste, dans le cas où la balle arriverait perpendiculairement à la coque et la traverserait, l'œil serait si gravement lésé par la balle que les lésions secondaires déterminées par les fragments métalliques provenant de la coque seraient d'importance secondaire. L'armée, en adoptant pour les soldats un casque métallique, semble avoir attaché peu d'intérêt à une telle critique, du moins elle ne l'a pas jugée digne d'être prise en considération par rapport aux avantages retirés de l'usage du casque. L'on ne saurait que s'en rapporter à une décision aussi sage.

Par contre, il existe un avantage qu'il est intéressant de signaler puisqu'il résultera du port de ces lunettes. On sait combien les verres correcteurs des vices de réfractions sont troublés facilement par la pluie, d'où gêne considérable pour la vision. Il nous a été facile de recueillir à ce sujet les doléances de plusieurs soldats revenant du front. Tous ont été unanimes pour reconnaître qu'ils avaient beaucoup de peine pour circuler dans les tranchées quand leurs verres correcteurs étaient ainsi troublés. Or nos lunettes non seulement ne s'opposent pas au port de verre, mais encore sont très efficaces pour protéger contre la pluie puisqu'elles ont été copiées sur un modèle pour automobile établi justement dans ce but. Signalons, enfin, que la vision sera chez tous les amétropes sensiblement améliorée du fait de l'existence sur les coques d'une véritable fente sténopéique. »

Dix mille de ces lunettes sont actuellement expérimentées sur le front avec des résultats excellents.

D'autre part, M. Dunand a inventé une visière adaptable au casque de l'armée, qui est destinée à préserver également les yeux. Cette visière peut être descendue devant les yeux au moment nécessaire. On l'expérimente et elle semble pouvoir rendre des services.

✴Opération (Soins après). — Transport de l'opéré. — Le malade sera transporté dans sa chambre, tion de l'anesthésie, sera dans l'impossibilité de se plaindre et pourrait ainsi être brûlé assez profondément.

Sa respiration doit être surveillée attentivement jusqu'à ce qu'il soit complètement réveillé et pendant les heures qui suivent, une syncope pouvant se produire assez longtemps après le réveil.

Les vomissements post-chloroformiques seront calmés par des applications de glace sur le creux de l'estomac. Si le malade est très abattu (shok opératoire), il sera indiqué de lui faire une ou plusieurs injections d'huile camphrée.

S'il pâlit et semble prêt à s'évanouir, il faudra examiner avec attention le pansement, pour voir s'il ne s'est pas produit une hémorragie, auquel cas il faudrait y remédier immédiatement par la compression (application, en dehors du pansement, d'une bande plus serrée, compression de l'artère au-dessus de la plaie et du pansement, c'est-à-dire entre le cœur et la plaie), et appeler d'urgence le chirurgien.

Pendant les trois premiers jours, surveiller l'aspect du visage, la *langue*, le *pouls*, la *température*, l'émission des *urines* et des *matières*. Une ascension fébrile peut, du reste, n'avoir pas d'importance dans les premières 48 heures, pouvant tenir à des causes multiples, surtout après une opération longue.

Pendant les 6 à 12 heures qui suivent l'intervention et l'anesthésie générale, le malade ne doit rien prendre ; ensuite il pourra absorber, par petites quantités, de l'eau fraîche additionnée de citron, puis des tisanes chaudes.

Les troubles dus à l'intervention chloroformique peuvent se manifester jusqu'au troisième jour par la rareté des urines et l'existence d'albuminurie, l'irrégularité du pouls, l'anxiété de la face, des vomissements répétés et noirâtres, des contractions musculaires et du délire tranquille.

On recommande comme traitement le sérum sucré introduit dans le rectum d'une façon continue par le goutte à goutte. V. LAVEMENT* GOUTTE A GOUTTE.

L'insomnie est fréquente le premier soir chez les opérés, mais peut se répéter plusieurs jours chez les nerveux. En cas de douleurs, on aura recours à la

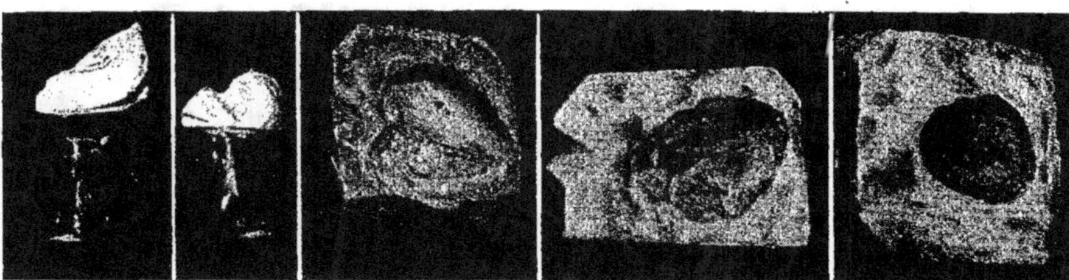

FIG. 266. — Moulages à l'albâtre des cavités orbitaires encore dans le porte-empreintes, tels qu'ils sortent de la cavité.

FIG. 267. — Contre-moulages en plâtre, tels qu'ils servent pour fabriquer les pièces en cire.

(Collection du Dr Valois, de Moulins.)

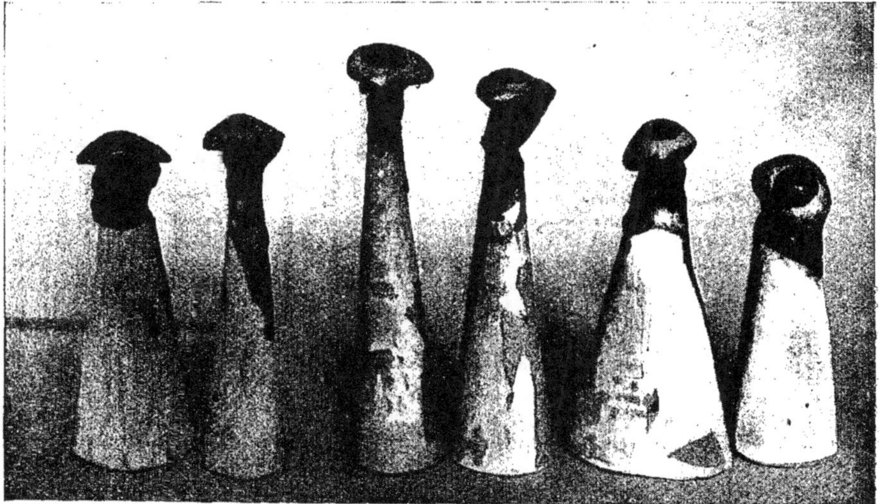

FIG. 268. — Ensemble de pièces définitives, telles qu'elles sont placées dans l'étuve. (Collection du Dr Valois, de Moulins.)

morphine, au bromure de potassium, s'il n'y en a pas, on associera ce dernier au sirop de chloral qu'on peut donner aussi en lavement (2 gr. par jour).

Le malade, surtout si l'opération a porté sur la tête, la poitrine et les membres supérieurs, sera levé aussi précocement que possible.

Orbitaire (Prothèse) [*fig.* 266 à 270].

— Il nous a été permis de soigner des blessés oculaires au centre d'ophtalmologie et au centre de prothèse maxillo-faciale.

Chez les premiers, l'œil seul s'est trouvé lésé, l'énucléation consécutive à la blessure a pu être régulière, classique, nous laissant utiliser les procédés de prothèse anciennement employés.

Chez les seconds, les délabrements orbitaires et péri-orbitaires étaient considérables ; la coque de verre ne suffisait plus ; c'est pour ceux-là d'abord que nous avons commencé les recherches que nous avons faites. Il leur fallait, en effet, des pièces variant avec chaque individu ; mais il importait en même temps d'établir le principe d'après lequel devait être construite chacune de ces pièces individuelles.

Une simple façade était insuffisante chez eux pour donner l'illusion d'un œil. Il devenait urgent de combler les vides faits dans l'orbite par les difficultés de l'intervention ou par les délabrements de la blessure.

C'est ainsi que nous en sommes arrivés à concevoir une prothèse orbitaire ou orbito-faciale.

Partant de cette idée, il était naturel d'utiliser les principes, les matières et les procédés de la prothèse générale.

Notre premier soin fut donc d'obtenir un très fidèle moulage en plâtre de la cavité orbitaire. Le plâtre nous ayant donné quelques ennuis, nous l'avons remplacé par le mélange : plâtre, kaolin, dextrine (*fig.* 266).

Partant de ce moulage, nous avons pu avoir le contre-moulage, puis ensuite la reproduction en cire de la cavité orbitaire (*fig.* 267).

La confection de la pièce définitive a été pour nous l'objet de recherches assez laborieuses (*fig.* 268). Cette pièce, fabriquée en matière plastique dure, présente l'inconvénient d'épouser les formes de la cavité orbitaire dans une seule position, celle dans laquelle a été pratiqué le moulage. Le moindre mouvement provo-

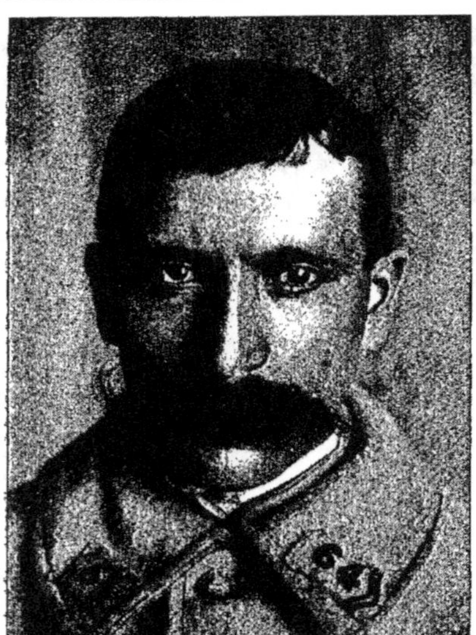

FIG. 269. — Photographie de malade ayant subi
l'énucléation et pourvu d'un œil artificiel.
(Collection du Dr Valois.)

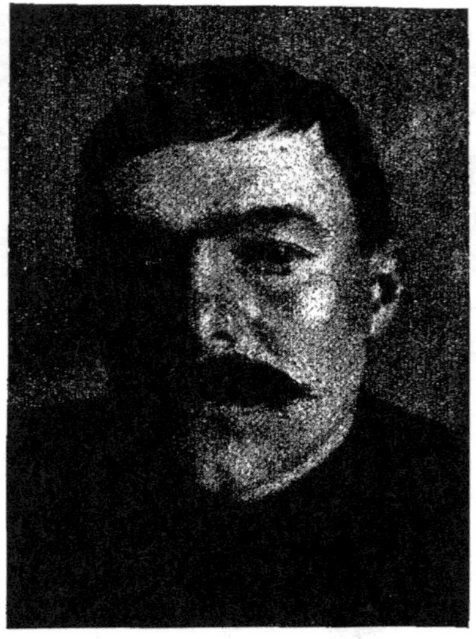

FIG. 270. — Blessé atteint de ptosis paralytique de l'œil
droit chez lequel la pièce prothétique a été construite de
façon à relever et soutenir la paupière supérieure.

qué par la contraction des muscles transforme, sans le
déformer, le fond orbitaire.

Ces transformations sont constantes ; il n'en faut pas
moins tenir compte, et il est indispensable que la pièce
artificielle s'y prête, sans quoi des conjonctivites traumatiques peuvent résulter du contact de la conjonctive avec une pièce rigide.

Il faut donc que la coque rigide reproduisant la
façade oculaire soit maintenue en place par un appareil élastique, d'une élasticité sensiblement égale à la
tonicité des tissus constituant le fond de la cavité orbitaire.

Pour obtenir ce résultat, nous avons recours à deux
procédés :

1° Un appareil pneumatique dont la souplesse égale
celle de la conjonctive au fond de l'œil ;

2° Dans le cas où ce procédé ne peut pas être utilisé,
nous nous bornons à mettre une languette de caoutchouc élastique qui arc-boute la coque oculaire contre
l'espace inter-palpébral ; la surface de cette languette
de caoutchouc, dans la partie où elle est en contact
avec le fond orbitaire, est exactement moulée sur lui.

On conçoit facilement que, grâce à ces deux procédés, nous arrivons sans peine à transmettre à la coque
oculaire les moindres mouvements de la surface mobile, si petite soit-elle, du fond orbitaire.

D'autre part, les transformations de cette cavité,
dont l'appareil prothétique ne doit pas tenir compte,
sont supprimées, neutralisées par l'une des dispositions que nous avons décrites.

Tout l'appareil est construit partie en caoutchouc
souple, partie en caoutchouc rigide. Le tout est vulcanisé en un seul temps ; la cornée de verre est mise préalablement en place et fixée dans l'orbite par la vulcanisation. L'ensemble constitue donc une pièce homogène
qui, grâce au polissage, ne présente aucune solution de
continuité ni ressaut entre ses parties constituées. Du
reste, ce polissage se réduit à fort peu de chose depuis
que nous avons remplacé le plâtre par le métal pour
le contre-moulage.

Telle est la description que nous pensons faire du

« globe oculaire artificiel ». Cette nouvelle fabrication
permet d'obtenir une .pièce qui peut être immédiatement portée. En effet, les différentes teintes du tissu
scléral sont obtenues par l'association de caoutchouc
coloré à cet effet.

L'aspect de cette façade peut donc résister à l'usure ;
ce n'est plus une mince couche de couleur ou de vernis qui le constitue, mais une sorte de mosaïque de
caoutchoucs colorés, rapprochés et comprimés pendant
la vulcanisation.

Ajoutons que le poids de tout cet appareil ne dépasse
pas 1 gr. 50.

Utilisation (*fig.* 269-270). — Il est intéressant de
passer en revue les services que pourra rendre une
telle prothèse orbitaire.

Avant d'entrer dans cette énumération, il importe
de constater que l'Etat a promis aux blessés, quels
qu'ils soient, leur prothèse leur vie durant. Il y a donc
intérêt à ce que la réalisation de cette promesse puisse
se faire dans les meilleures conditions, tant au point
de vue pratique qu'au point de vue économique.

L'appareil réunissant le mieux ces qualités sera
donc celui qui offrira la moins grande fragilité, et
dont le remplacement pourra se faire le plus rapidement possible et en occasionnant le moindre dérangement.

Il est évident que les appareils actuellement en usage
sont tous fragiles ; leur usure est assez rapide, et leur
remplacement nécessite la présence de l'intéressé, au
moins pour ceux qui ont dû être spécialement adaptés
à une cavité irrégulière.

Tel ouvrier de campagne, assez éloigné de la grande
ville, hésitera à perdre le gain de sa journée, faire les
frais d'un assez long voyage pour aller chercher un
appareil, alors même qu'il lui sera donné gratuitement.
Il arrivera très vite à préférer ne plus porter d'œil
artificiel ; il s'y habituera en dépit même de tous les
inconvénients qui pourront en résulter pour lui. Et si,
de plus, il ne peut trouver que dans quelques villes, à
Paris, par exemple, l'appareil en question, il se lassera vite de tels déplacements.

Il est donc indispensable de munir nos blessés énucléés d'une pièce solide, ne s'usant que très peu, et dont le remplacement n'exige pas leur présence.

Si nous récapitulons les avantages de cette prothèse, nous trouvons :

AVANTAGES : I. ESTHÉTIQUES. — 1° Reconstitution parfaite, non de la façade seule, mais du globe oculaire ; 2° Aspect esthétique excellent, puisque l'iris est peint à la demande de l'œil naturel.

II. FONCTIONNELS. — 3° Mobilité beaucoup plus grande, puisque l'œil artificiel s'enchâsse par une partie en caoutchouc mou sur le moignon restant.

III. GÉNÉRAUX. — 4° Adaptation possible et parfaite, dans les cas de mutilation de la cavité orbitaire (prothèse orbito-oculaire) ; 5° Diminution considérable des dangers de lésions graves en cas de traumatisme, suite de chute, rixe, etc., comme il arrive parfois avec les yeux de verre ; 6° Adaptation possible dans les cas de ptosis.

IV. ÉCONOMIQUES. — 7° Prix de revient insignifiant. Cette dernière question a sa valeur, puisqu'elle permettrait à l'Etat de gagner plusieurs centaines de mille francs durant les longues années pendant lesquelles il devra remplacer, au fur et à mesure de l'usure, les yeux artificiels des blessés de guerre ; 8° Incassabilité absolue ; 9° Possibilité d'expédier l'œil artificiel de rechange directement au mutilé, sans voyage ni essai préalable.

G. VALOIS.

Orthopédie de guerre. — V. à PROTHÈSE et à RÉPARATRICE (chirurgie).

OS (FRACTURES DE GUERRE)★. — Les fractures ont été l'objet d'un article du *Larousse médical*, mais elles ont présenté, au cours de la guerre, des caractères spéciaux et de grandes modifications ont été apportées à leur traitement.

I. Os (généralités sur les fractures). —

Les fractures sont un des traumatismes les plus importants des blessures de guerre, dont elles constituent le cinquième environ. Elles sont si différentes dans leur aspect, leur évolution et leur traitement de ce qu'on observe dans la chirurgie journalière, qu'elles méritent une place à part dans le cadre nosologique.

Si beaucoup d'entre elles guérissent par les procédés usuels de la thérapeutique chirurgicale courante, le plus grand nombre présente un cachet de gravité considérable, qui met en danger la vie des blessés, et laisse à sa suite une impotence fonctionnelle durable, souvent malgré tous les soins appropriés. Cette gravité tient à ce fait que ce sont presque toujours des fractures compliquées, communiquant avec l'air extérieur par un ou plusieurs orifices plus ou moins grands, plus ou moins déchiquetés, suivant la nature du projectile qui les a causées ; elles contiennent, d'autre part, fréquemment, des débris de vêtements, de la terre, etc., corps étrangers inclus dans les tissus, qui sont autant de germes qui augmentent la gravité de la lésion et contribuent à son infection.

Le corps vulnérant est souvent infecté lui-même : si une balle peut fracturer un os, sans produire de dégâts trop considérables, parce qu'elle est généralement aseptique, il n'en est plus de même lorsqu'il s'agit, par exemple, d'une balle de shrapnell, d'un éclat d'obus, de bombe ou de grenade. Dans ces derniers cas, à l'état septique du corps vulnérant s'ajoutent les dégâts osseux produits par ses aspérités ; aussi, la plupart de ces fractures sont-elles des fractures *comminutives*, donnant lieu à la production de fragments multiples et d'esquilles en nombre considérable. C'est là un des caractères essentiels des fractures par projectiles de guerre.

Variété des fractures. — Au point de vue de la variété des fractures, on peut observer du simple arrachement d'une parcelle osseuse, — lorsque, par exemple, une balle a frappé un os tangentiellement à l'un de ses bords, — jusqu'aux véritables écrasements de masses osseuses énormes, en passant par des degrés divers, tels que les *fêlures*, les *fissures*, les *gouttières*,

les *fractures en V, en Y*, etc. L'os, dans quelques cas, est même enlevé dans une certaine partie de sa longueur ; un de nos blessés présentait une fracture de l'humérus si importante, avec une telle perte de substance, que son bras ne tenait presque plus que par ses attaches musculaires (Tabl. XXXVI et XXXVII).

Division des fractures. — D'une façon générale, on peut diviser les fractures de guerre en fractures des os longs (fémur, humérus, etc.), en fractures des os

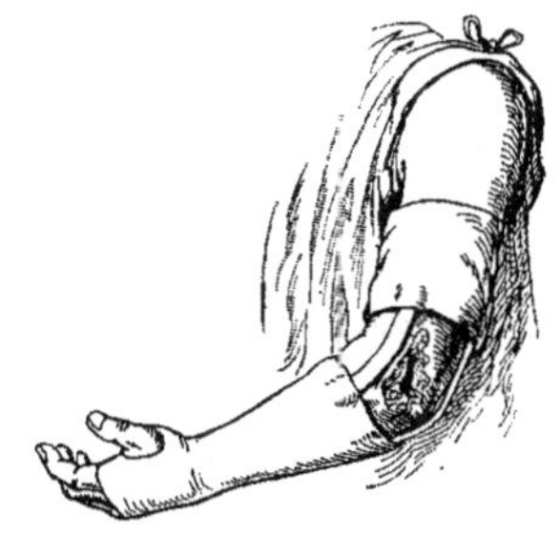

FIG. 271. — Appareil plâtré à double bracelet et attelle pour plaie grave du coude ou après arthrotomie.

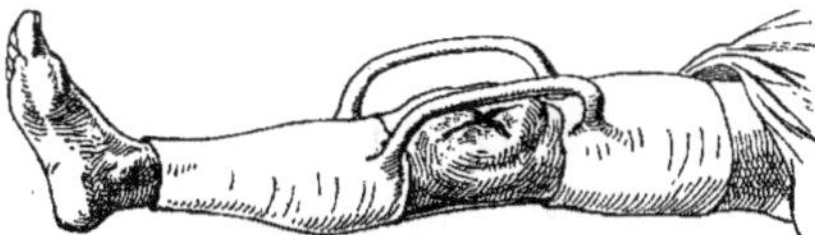

FIG. 272. — Appareil à anses pour plaie grave du genou.

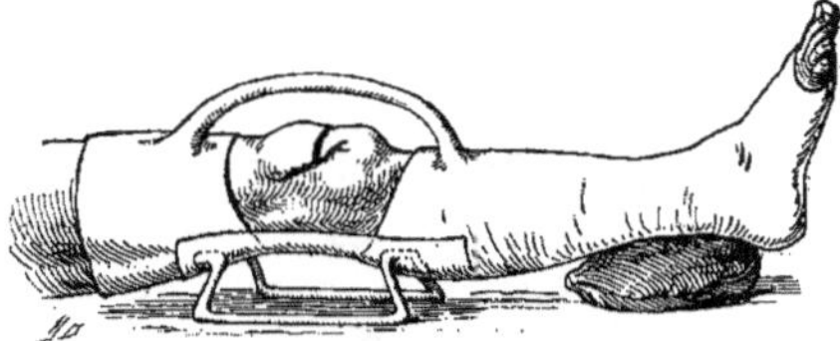

FIG. 273. — Appareil plâtré à anses après arthrotomie du genou ou résection.

courts (vertèbres, os du tarse, du carpe, etc.). en fractures des os plats (crâne, côtes, omoplate, etc.). Mais, au point de vue de leur gravité, une division nous semble plus logique, celle de *fractures articulaires* et de *fractures extra-articulaires*. Les premières surtout ont un cachet de gravité considérable, en raison des infections fréquentes des articulations ; ce sont celles qui donnent le déchet le plus important, tant au point de vue de la mortalité qu'à celui de l'impotence fonctionnelle consécutive du membre lésé. Il est à remarquer qu'aux fractures articulaires sont dévolues des complications graves, presque immédiates, une infection précoce qui réclame un traitement opératoire énergique, aussi bien dans les ambulances du front qu'à l'arrière. C'est ainsi qu'une bonne arthrotomie, faite peu de temps après la blessure et maintenue avec un appareil plâtré à anse, permettant de surveiller l'articulation, est le meilleur traitement à appliquer à une plaie articulaire du genou ou du coude, par exemple (*fig.* 271-273).

II. Os (fractures des os longs) [Tabl. XXXVI et XXXVII et *fig.* 271 à 294). — Les fractures des os longs sont celles qu'on a eu l'occasion d'observer le plus fréquemment pendant la guerre, et, par ordre de fréquence, on peut signaler les fractures de l'humérus,

du fémur, du tibia et des os de l'avant-bras. Elles ont pour caractère principal de donner lieu à des esquilles plus ou moins nombreuses, plus ou moins longues, les unes libres, les autres adhérentes. Les deux extrémités des fragments sont généralement taillées en coins aigus et séparées l'une de l'autre par des esquilles plus petites, qui sont allées en tous sens, les unes restant entre les fragments, les autres projetées souvent assez loin dans les muscles, qui forment le manchon osseux. La continuité de l'os peut être, malgré cela, conservée et son axe n'être pas déplacé.

SIGNES. — Les *symptômes* des fractures de guerre des os longs sont à peu près les mêmes que ceux des fractures communes : douleur, impotence fonctionnelle, déformation du membre, mobilité anormale, raccourcissement, etc. On constate souvent, en outre, l'issue de *gouttelettes huileuses*, dans les grosses fractures comminutives, ainsi que la présence de *petites esquilles libres*, au niveau de l'orifice de sortie du projectile.

Dans les cas douteux — si, par exemple, l'on constate seulement, du côté de la peau, deux petits orifices, l'un d'entrée, l'autre de sortie, et qu'il y ait doute sur la possibilité d'une fracture, c'est à la radiographie qu'il faut avoir recours. *La radiographie doit, d'ailleurs, être employée d'une façon régulière dans tous les cas de fracture;* elle en confirmera l'existence, la nature, la variété, le nombre des fragments et des esquilles, ainsi que la présence de projectiles intra ou extra-osseux.

Quelques fractures ouvertes d'os longs peuvent guérir comme des fractures fermées, mais la plupart donnent lieu à une suppuration plus ou moins abondante, qui dure longtemps, et ne se termine que lorsque les esquilles libres ont été éliminées spontanément ou extraites chirurgicalement.

On observe fréquemment des *fistules osseuses* interminables, surtout dans les cas de séquestres osseux inclus dans le cal et dont une injection bismuthée per-

mettra au besoin de déterminer le trajet par la radiographie (*fig.* 274). — A côté de ces fractures guérissant relativement vite, il y place pour d'autres, sujettes à de multiples complications, et l'on peut dire que ce ne sont pas toujours les plus graves en apparence qui présentent le plus de dangers.

COMPLICATIONS. — Les *complications* les plus importantes sont les *hémorragies* primitives ou secondaires dues à l'ulcération de gros vaisseaux par les pointes acérées des fragments ; les *phlegmons* et la *gangrène* par infection ; les *suppurations prolongées* et l'*ostéomyélite,* qui revêt rapidement l'allure d'une infection aiguë, avec haute température. La mort en est souvent la conséquence.

TRAITEMENT. — On ne doit jamais se hâter d'amputer un membre atteint de fracture, quelque grave que celle-ci puisse paraître, sauf s'il s'agit d'un véritable écrasement, où l'amputation n'est guère qu'une régularisation, ou si, malgré les lavages continus, l'esquillectomie, le drainage, les larges débridements, le blessé évolue

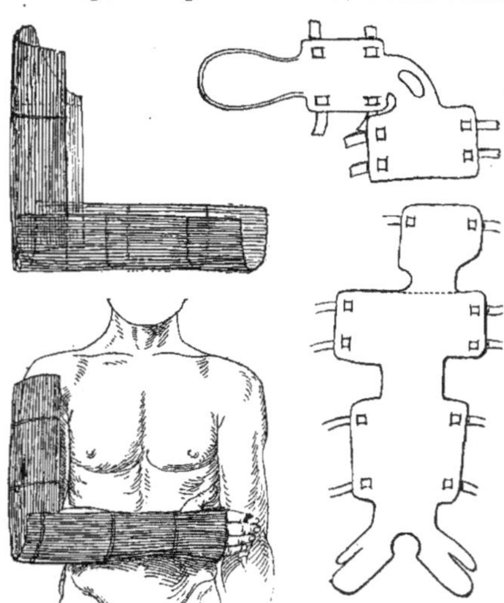

FIG. 275. — Gouttières en « jalousies. »

FIG. 276. — Gouttières en aluminium à valves du prof. Delorme.

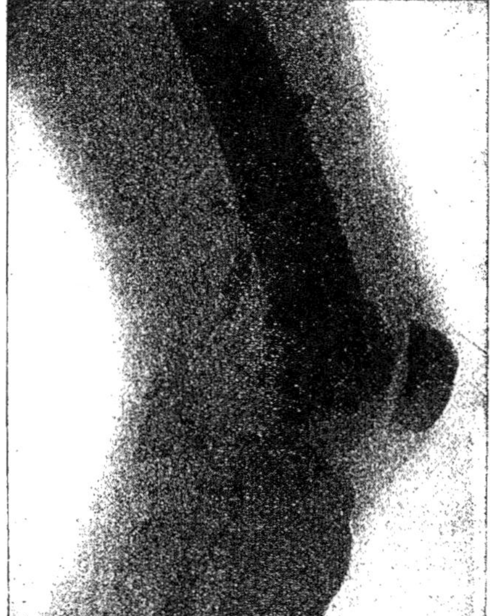

FIG. 274. — Longue fistule fémoro-cutanée dont le trajet est rendu visible par une injection bismuthée.

vers la septicémie, et alors, il ne faut pas attendre trop longtemps avant d'amputer, sous peine d'assister, malgré l'amputation, à la continuation de l'infection. C'est là une décision des plus délicates à prendre ; autant il est permis d'hésiter à amputer un membre qui pourrait être sauvé par des moyens moins radicaux, autant il y a de danger à hésiter trop longtemps.

Il y a, dans le traitement des fractures des membres, trois points importants : 1° l'immobilisation du membre ; 2° la réduction et le maintien de la fracture ; 3° le pansement de la plaie.

L'immobilisation, sur le champ de bataille, pour permettre de transporter le blessé à l'ambulance du front, se fait avec ce qu'il porte sur lui ; par exemple, au membre supérieur, on se servira du fourreau de sa baïonnette, en guise d'attelle ; d'un pan de sa capote, comme écharpe ; de sa cravate, comme bande. Pour le membre inférieur, les deux membres seront accolés l'un à l'autre, comme des canons de fusil et fixés par des lacs (courroie, ceinturon) assujettis au-dessus et au-dessous du genou et au niveau du cou-de-pied. On peut improviser également des appareils de fortune

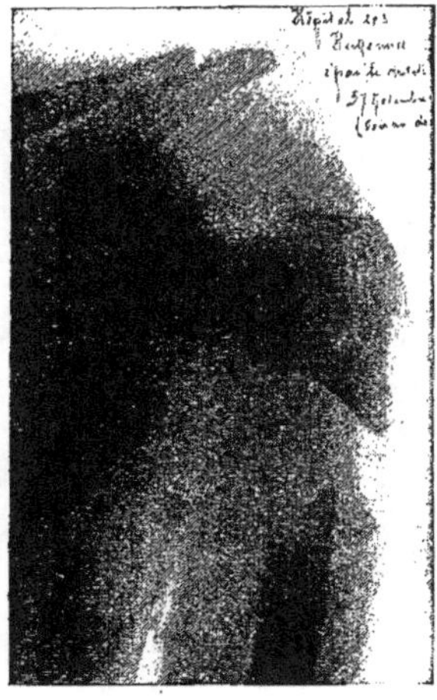

1. — Fracture de l'humérus sous la tête
humérale. Perte de substance. Déboîte-
ment de la tête humérale. La partie inférieure du fragment supérieur est tournée vers l'extérieur.

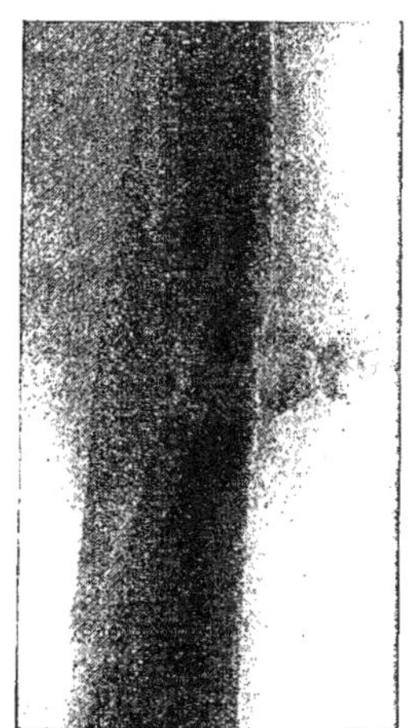

2 — Fracture du fémur par balle
avec très grande esquille.

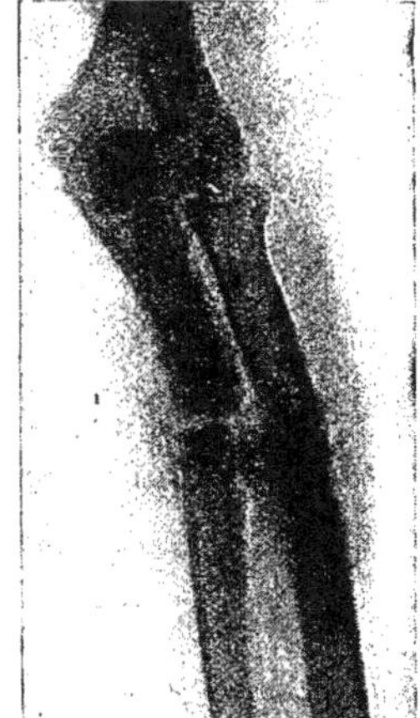

3. — Fracture du radius et du
cubitus en voie de consolidation

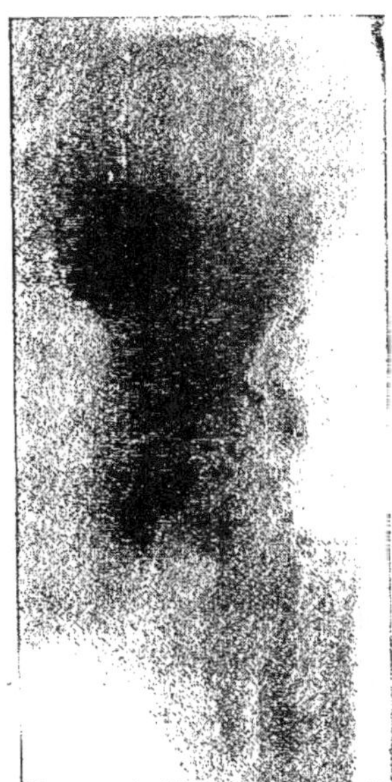

4. — Fracture du fémur. Perte du col et
du grand trochanter. Esquilles déta-
chées comprenant le petit trochanter et
la partie adjacente. Nombreux éclats
d'obus.

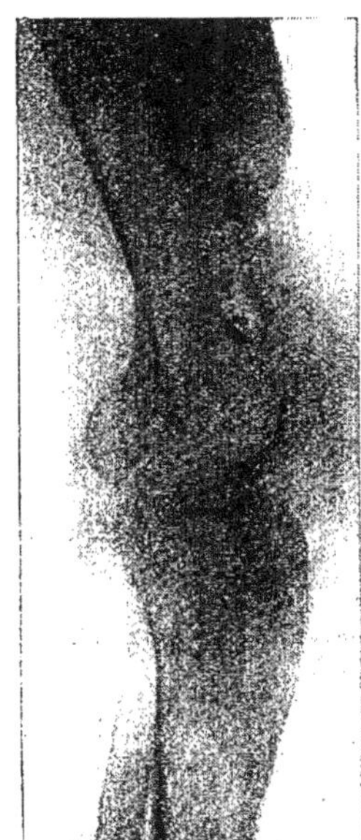

5. — Fracture ancienne de la partie
inférieure du fémur. Projectile
extra-osseux. Décalcification de
la région blessée, des condyles et
du haut du tibia.

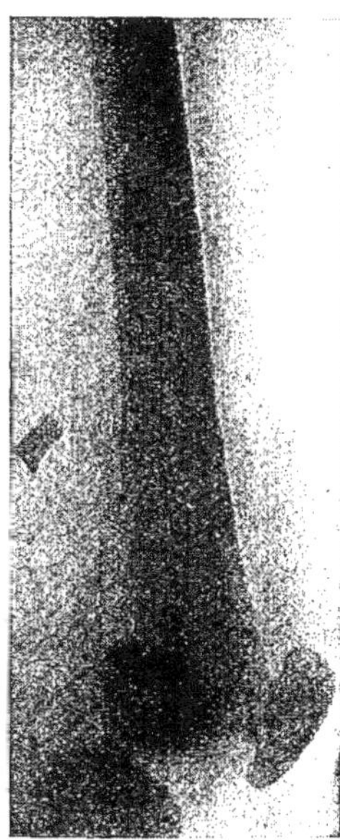

6. — Fracture du fémur. La chemise
de la balle est restée dans les
chairs. La balle est implantée
dans le fémur.

Types de fractures. (Collection du Dr Floersheim. Radios de M. Gallot.)

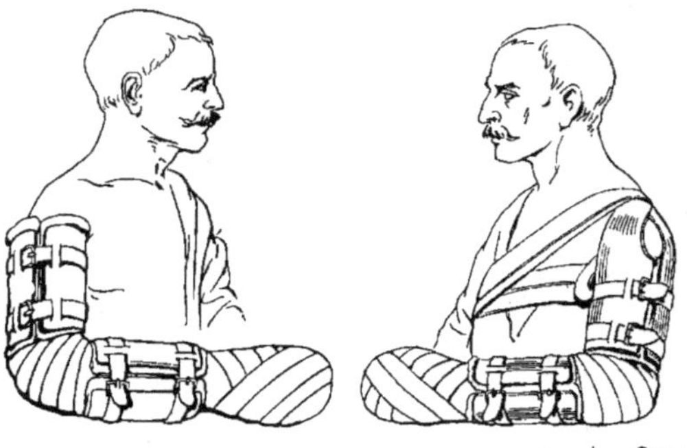

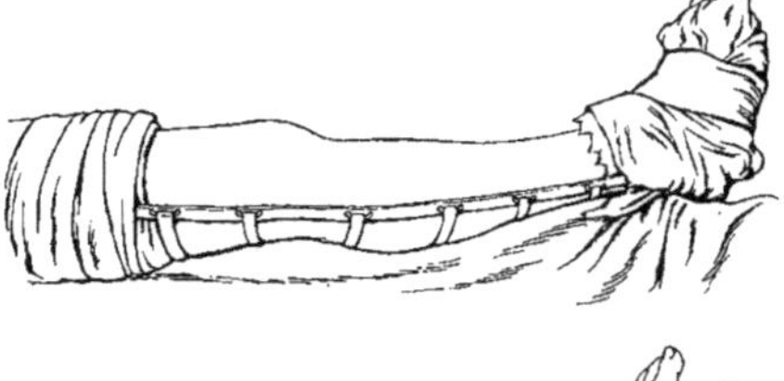

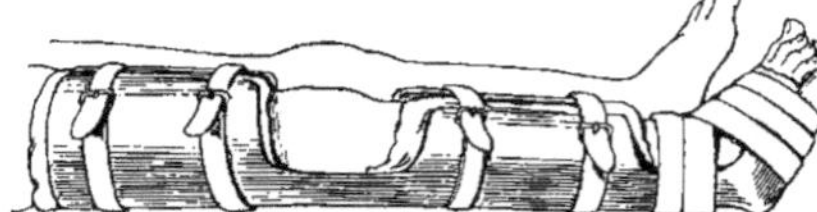

FIG. 277. — Types d'appareils en aluminium.

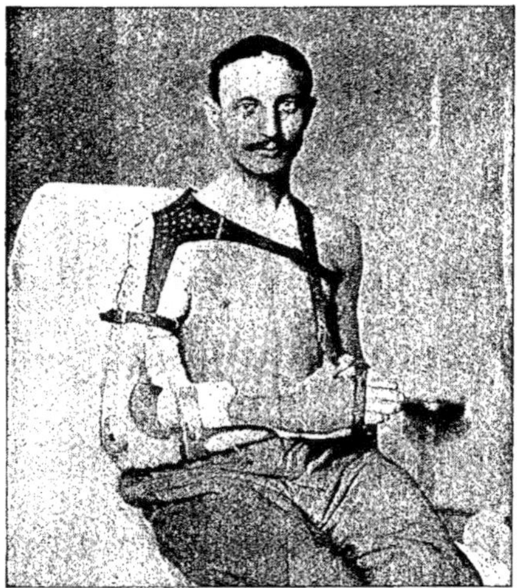

FIG. 278. — Appareil en aluminium en place pour une fracture de l'humérus, et permettant le pansement de la plaie, sans enlèvement de l'appareil.

dont on dispose, tels, par exemple, ces stores de fenêtres, dits « jalousies » qui forment facilement autour d'un bras des gouttières (*fig.* 275).

A l'ambulance, on se servira de gouttières soit en zinc, soit mieux encore en aluminium, faites suivant les modèles ingénieux du professeur Delorme (*fig.* 276). Ce sont des appareils à valves, très légers, se modelant exactement sur les membres, pouvant être retournés et appliqués indifféremment à droite ou à gauche, et rendant très faciles la surveillance de la fracture et les pansements, grâce à leurs valves. Enroulés autour des membres, ils sont maintenus par de simples lacs. Ces appareils peuvent servir pour le transport aux ambulances de l'arrière et même, dans beaucoup de cas, comme appareils définitifs.

De toutes façons, la plaie doit d'abord avoir été pansée et désinfectée à la teinture d'iode ou à l'éther, au moins d'une façon sommaire.

Quand viendra le moment de l'application de l'appareil définitif qu'on jugera le plus approprié, il faudra panser la plaie d'une façon plus complète, la débarrasser de tous les débris qui l'encombrent, des petites esquilles qu'on rencontre facilement, en respectant toujours les grandes esquilles, qui serviront à la formation du cal, et qu'on a eu généralement trop de tendance à enlever ; on débride les parties molles par des incisions qui passent par les orifices du projectile ou qui suivent des trajets anatomiques ; on extrait les éclats de projectiles révélés par la radiographie, s'il y a lieu, et on draine la plaie en tous sens, par des drains de caoutchouc, après avoir excisé tous les fragments musculaires déchirés et les parties sphacélées.

Il ne faut pas se hâter d'appliquer un appareil définitif avant que toute crainte de phlegmon, de gangrène ou d'infection ait disparu. Dans les grands délabrements, il est préférable de soumettre le foyer fracturé soit à des lavages à l'éther, soit à une irrigation continue à l'eau salée, par exemple, ou au liquide de Dakin, suivant la méthode de Carrel (V. à INFECTION DES PLAIES [traitement abortif]), avant d'immobiliser définitivement le membre.

Ce qui fait la difficulté du traitement des fractures de guerre, c'est qu'il faut à la fois soigner une plaie étendue, profonde et infectée, souvent très mal placée, et maintenir les fragments en bonne place ; de là, le nombre considérable des appareils qu'on a imaginés, chaque chirurgien ayant le sien, auquel il donne la préférence.

Les appareils que nous avons utilisés pour nos blessés peuvent rentrer dans les différents types suivants : *gouttières en aluminium, appareils à extension continue, appareils plâtrés simples, appareils plâtrés à anse* (*fig.* 277 à 281). La plupart du temps nous avons appliqué des appareils classiques, que nous avons modifiés, suivant les cas particuliers que nous avions à traiter.

Les *gouttières en aluminium*, qui servent généralement d'appareils provisoires, et qui se modèlent très bien sur un membre fracturé, peuvent être placées à titre définitif, dans certaines fractures, accompagnées d'une plaie siégeant à la partie antérieure et latérale de la jambe, par exemple, lorsque la fracture ne présente pas trop de déplacement. Il suffit d'échancrer la gouttière au niveau de la plaie, qu'on peut ainsi panser facilement, sans qu'il soit nécessaire d'enlever la gouttière.

Généralement, la position des plaies est si défectueuse pour les pansements, qu'il faut s'ingénier à trouver un moyen commode, pour faire tous les jours le nettoyage d'une plaie qui suppure abondamment, et pour obtenir une bonne contention du membre fracturé.

Fracture de l'humérus (Tabl. XXXVI, 1 et 3 et Tabl. XXXVII, 1 à 6). — Pour les *fractures de l'humérus*, on peut avoir recours, en certains cas, à l'*appareil classique de Hennequin* (V. à OS★ : FRACTURES), ou à l'*appareil de Delbet* (*fig.* 279-280) excellent appareil à extension continue, qui se compose de deux pièces

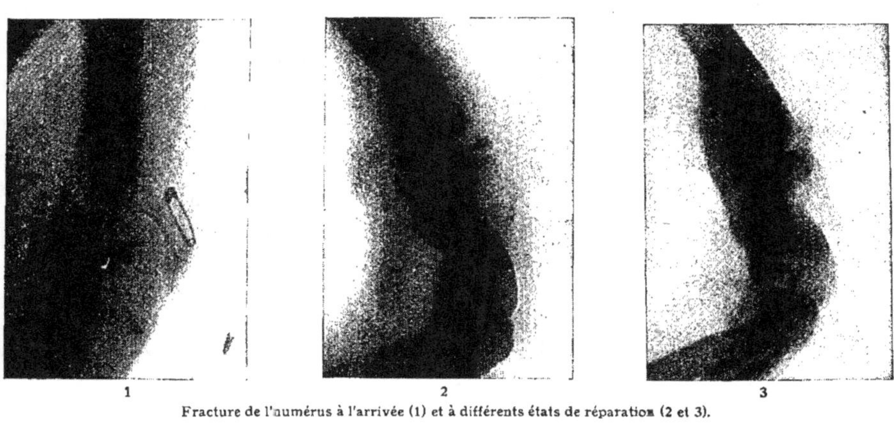

Fracture de l'humérus à l'arrivée (1) et à différents états de réparation (2 et 3).

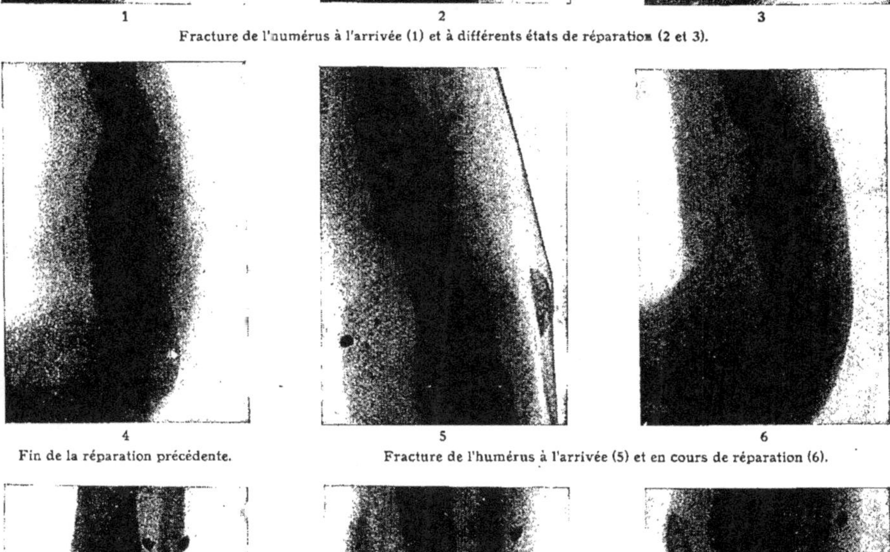

Fin de la réparation précédente.   Fracture de l'humérus à l'arrivée (5) et en cours de réparation (6).

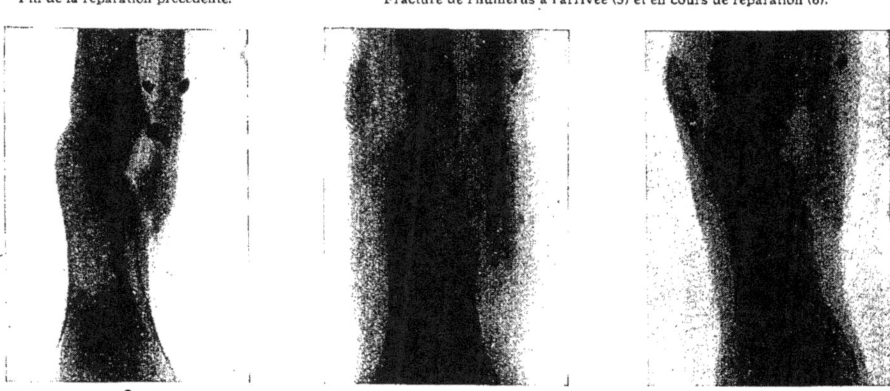

Fracture du péroné et du tibia à l'arrivée (7) et à différents états de réparation (8 et 9).

Types de fractures de guerre. (Collection du Dr Floersheim. Radios de M. Gallot.)

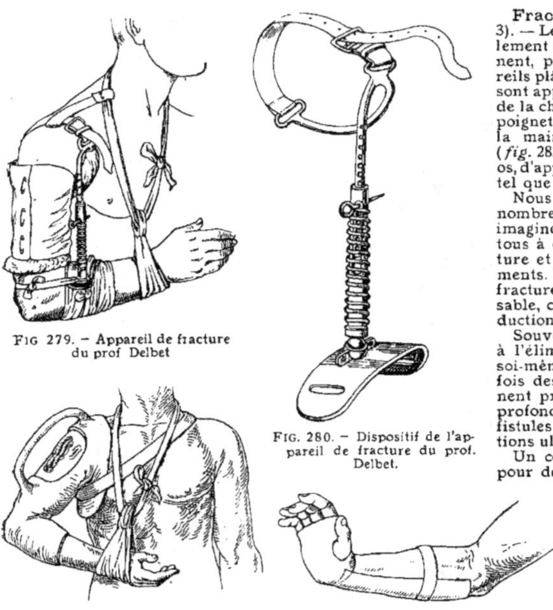

FIG 279. — Appareil de fracture
du prof Delbet

FIG. 280. — Dispositif de l'appareil de fracture du prof. Delbet.

FIG. 281 — Appareil plâtré à anse.

FIG 282 — Appareil plâtré d'avant-bras.

Fracture de l'avant-bras (Tabl. XXXVI, 3). — Les *fractures de l'avant-bras* sont généralement faciles à traiter, mais elles se maintiennent, parfois, difficilement ; les mêmes appareils plâtrés simples, à fenêtres ou à anses, leur sont applicables. Pour lutter contre la tendance de la chute de la main, il est utile de relever le poignet, en continuant sur la face palmaire de la main la gouttière plâtrée de l'avant-bras (*fig.* 282) ou, dans certaines fractures des deux os, d'appliquer un appareil à extension continue, tel que celui de Fourmestreaux (*fig.* 283).

Nous n'avons pas l'intention de décrire le nombre considérable d'appareils qui ont été imaginés ou plus ou moins vantés ; ils tendent tous à obtenir une bonne réduction de la fracture et une façon pratique de faire les pansements. Tant que le blessé porte son appareil, la fracture doit être surveillée, et si cela est faisable, contrôlée par la radiographie. Si la réduction n'est pas bonne, il faut refaire l'appareil.

Souvent, au cours du traitement, on assiste à l'élimination d'esquilles, ou l'on en extrait soi-même. Malgré tous les soins, il y a quelquefois des suppurations interminables, qui tiennent presque toujours à la présence d'esquilles profondes, et qui aboutissent à la formation de fistules osseuses, pour lesquelles des interventions ultérieures sont à prévoir.

Un certain nombre de fractures guérissent, pour des raisons diverses, par pseudarthrose, c'est-à-dire que la consolidation, au lieu d'être osseuse, est fibreuse ; il persiste alors de l'impotence fonctionnelle, à laquelle on remédiera ultérieurement, soit par l'ostéo-synthèse, soit par la greffe osseuse, soit par prothèse. V. plus loin et au mot PROTHÈSE.

Fractures de cuisse (T. XXXVI, 2, 4, 5, 6 et *fig.* 294). — Pour les *fractures de cuisse*, il faut à la fois obtenir une bonne extension et une bonne contre-extension ; l'appareil de Hennequin peut, ici encore, rendre des services, mais les cas de fractures de guerre où il peut être appliqué, sont relativement peu nombreux. Une *gouttière plâtrée* prenant le pied, la jambe et la cuisse à leur partie postérieure, avec des bracelets plâtrés au niveau de la cuisse et du genou (*fig.* 284), avec élévation du membre, nous a donné de bons résultats ; elle est d'une application facile et rapide. — Delbet a imaginé pour la cuisse un appareil à extension continue, analogue

portant chacune une tige verticale humérale, qui coulissent l'une sur l'autre ; un ressort à boudin tend à éloigner leurs points d'appui. Lorsque la fracture siège à la partie supérieure de l'humérus, et que la plaie est antérieure ou latérale, nous nous sommes bien trouvés d'une espèce de corset plâtré prenant le thorax et le bras, avec une anse au niveau de l'épaule (*fig.* 281) ; il y a une fenêtre au-dessus de la plaie et le bras est maintenu écarté du tronc par une tige de feuillard plâtré.

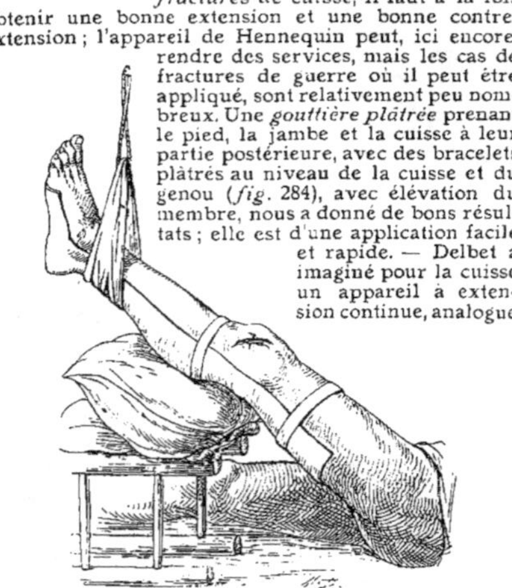

FIG. 284. — Appareil plâtré pour fracture de cuisse avec plaie du genou.

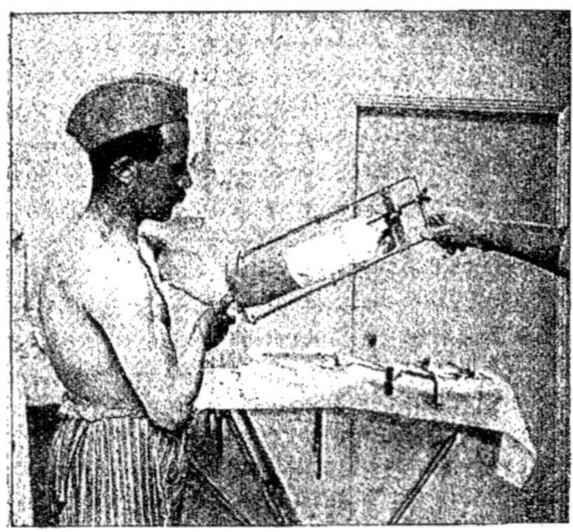

FIG. 283. — Appareil à extension continue du Dʳ de Fourmestreaux.

à celui de la fracture de l'humérus ; il se compose aussi de deux pièces que tend à éloigner, l'une de l'autre, l'action de ressorts à boudins ; mais ces pièces s'emboîtent par trois tiges rigides au lieu de deux (*fig.* 285). —

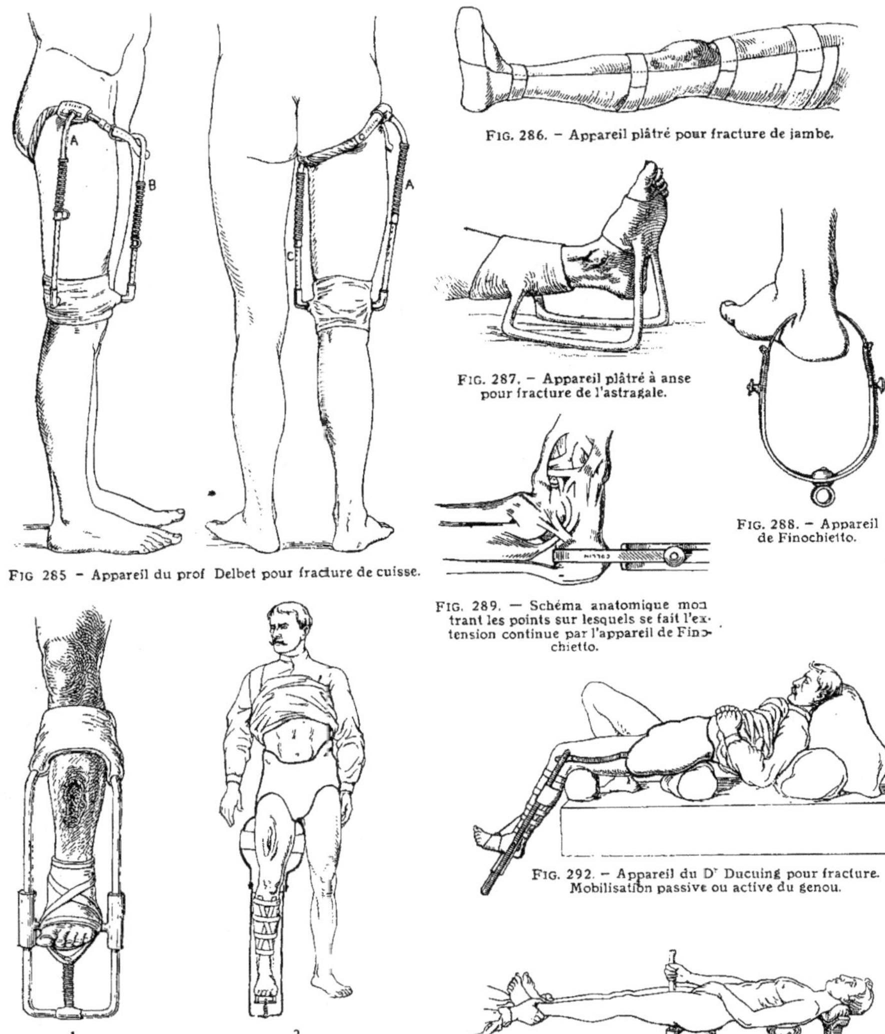

FIG 285 - Appareil du prof Delbet pour fracture de cuisse.

FIG. 286. – Appareil plâtré pour fracture de jambe.

FIG. 287. – Appareil plâtré à anse pour fracture de l'astragale.

FIG. 288. – Appareil de Finochietto.

FIG. 289. — Schéma anatomique montrant les points sur lesquels se fait l'extension continue par l'appareil de Finochietto.

FIG. 290, 291 — 1 Appareil du prof Kirmisson pour fracture de jambe. — 2. Malade dans son appareil plâtré-feuillard. La traction élastique s'exerce à l'aide d'un gros drain placé entre l'étrier en leucoplaste et l'étrier en fer

FIG. 292. – Appareil du Dr Ducuing pour fracture. Mobilisation passive ou active du genou.

FIG 293 – Pelvi-support d'Ollier

Appareils pour fractures de cuisse et de jambe

L'appareil à extension continue décrit par le Dr Ducuing (*Presse médicale*, 1916) et qui se compose d'une ceinture plâtrée autour du bassin, à laquelle s'adaptent deux tiges de feuillard passant en étrier sous le pied, et d'une planchette sur laquelle se fait une traction élastique (*fig.* 291) donne, parait-il, de bons résultats, mais nous parait d'une application compliquée. — Signalons, pour mémoire, l'*étrier de Finochietto* qui consiste à transfixer le pied, en avant du tendon d'Achille, à traverser cette région à l'aide d'un lac se

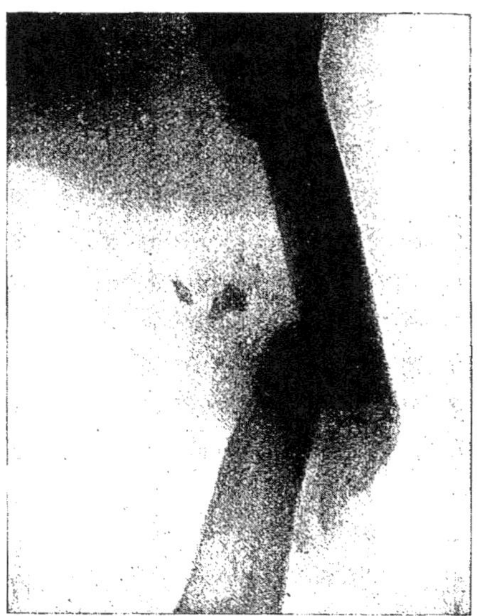

FIG 294. — Fracture du fémur. Chevauchement et déviation des fragments. Cal de consolidation en position vicieuse.

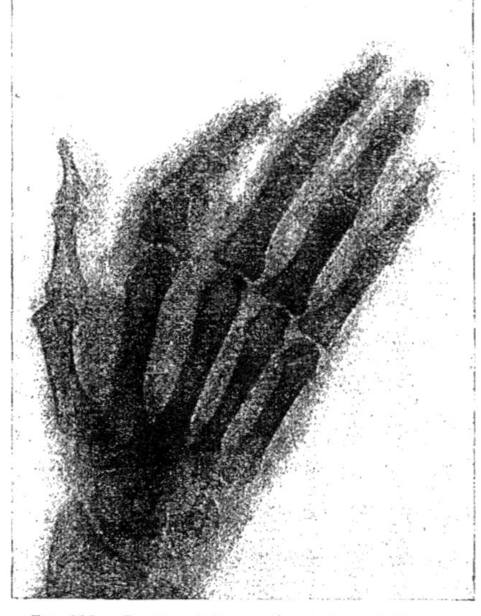

FIG. 295. — Fracture de la première phalange de l'index.

fixant à un étrier métallique, sur lequel on fait une traction continue (*fig.* 288, 289).

Dans certaines fractures juxta-articulaires de l'extrémité inférieure du fémur ou supérieure du tibia, avec plaies, nous avons utilisé avec succès deux gouttières plâtrées, l'une sur la cuisse, l'autre sur la jambe, réunies soit par une anse, soit par deux anses et analogues à celles employées pour les plaies du genou (*fig.* 263, 272, 273), avec une lame de feuillard, au niveau de la région poplitée.

Il est nécessaire, dans beaucoup de fractures de cuisse, de se servir, au moment d'appliquer un appareil plâtré, du *pelvi-support d'Ollier* (*fig.* 293), qui rend l'application du plâtre plus facile et permet à un aide de tirer sur le pied en ligne droite.

Fracture de jambe. — Pour les *fractures de jambe,* une gouttière plâtrée postérieure est la plupart du temps suffisante (*fig.* 286) ; on peut appliquer également des bandes plâtrées tout autour de la jambe, en ménageant une fenêtre au niveau de la plaie, ou appliquer l'*appareil a extension continue de Kirmisson* (*fig.* 290, 291) qui se compose de deux tubes parallèles, rentrant l'un dans l'autre, dont les extrémités supérieures sont fixées dans une bande plâtrée sus-rotulienne, tandis qu'un ressort à boudin fixé à l'étrier de la partie inférieure des tiges tire sur le pied.

Nous nous sommes souvent bien trouvé, pour les fractures des malléoles avec grosses plaies, ou pour les fractures de l'astragale, d'un appareil à anses plâtrées reposant sur le lit (*fig.* 287).

III Os (fractures des os courts et des os plats) [*fig.* 295]. — Les fractures de guerre ne présentent, généralement dans ces cas, rien de particulier et ont un cachet de gravité moindre ; les lésions sont souvent minimes et limitées, et la guérison s'obtient à l'aide des pansements antiseptiques ordinaires. Toutefois, les *fractures de côtes* sont fréquemment multiples, esquilleuses, donnant lieu à des hémorragies pulmonaires dues à la blessure de la plèvre et du poumon et

s'accompagnent souvent de pneumothorax ou de pyopneumothorax.

Il faut, alors, procéder soit à l'esquillectomie, soit à une résection costale plus ou moins étendue, soit à l'empyème s'il y a suppuration pleurale. S'il y a un projectile dans le poumon, il faut l'extraire immédiatement lorsque la recherche en est facile ; généralement il vaut mieux attendre la disparition des phénomènes pulmonaires et la guérison du blessé, pour extraire le projectile s'il donne lieu à des troubles de la respiration. V. à POITRINE (plaies de).

IV. Os (fractures du crâne). — Les fractures du crâne (*fig.* 296) comptent parmi les plus fréquentes des blessures de guerre ; leur proportion est de 12 à 15 pour 100 ; elles sont, souvent, d'une gravité considérable, qui a été atténuée cependant par le port du casque. Les fractures du crâne peuvent être produites par tous les projectiles de guerre ; nous ne voyons guère dans les ambulances les fractures produites par de gros éclats, les blessés atteints ainsi succombant presque toujours sur le champ de bataille.

VARIÉTÉS. — Les *variétés* de fractures du crâne sont multiples : on compte surtout les *fractures bipolaires,* avec deux orifices, un d'entrée, un de sortie, les *fractures unipolaires,* avec un seul orifice, les *fractures tangentielles,* qui déterminent dans l'os des sillons, des gouttières, des fêlures et des fissures.

Dans les fractures bipolaires, l'orifice d'entrée est généralement plus petit, mais les lésions de la table interne sont plus considérables que celles de la table externe ; quant à l'orifice de sortie, il est sur la table interne arrondi, taillé à l'emporte-pièce, tandis qu'il est esquilleux sur la table externe avec des esquilles adhérentes ou libres dans le cuir chevelu. La boîte cranienne est traversée de part en part, soit dans la région cérébrale — et la mort en est presque toujours la conséquence — soit dans la région périphérique et l'on constate alors des lésions variables de la dure-mère et de la substance cérébrale, qui contient des

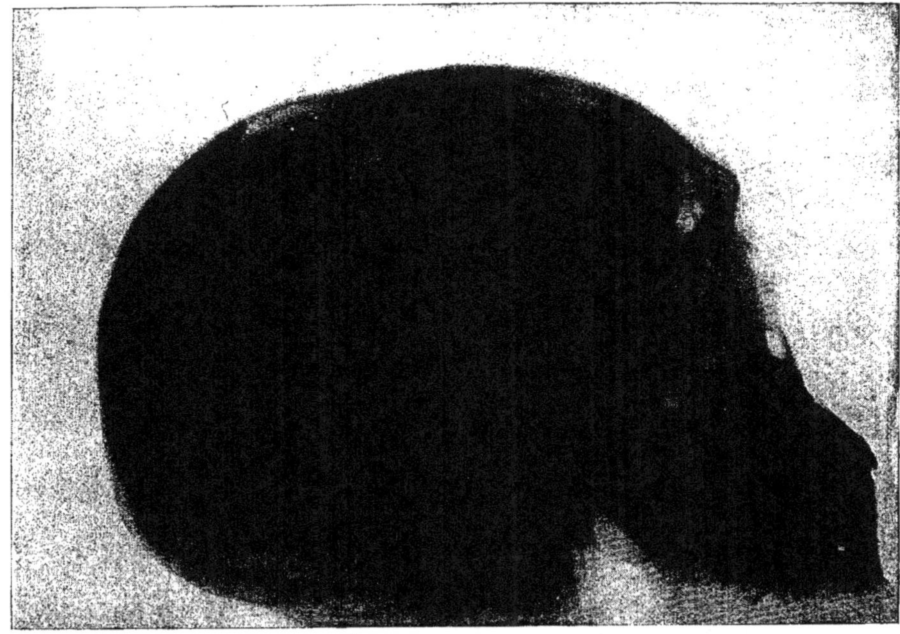

FIG. 296. — Trépanation du pariétal. Fissures occipito-pariétales du crâne.

esquilles parsemées çà et là, et qui s'écoule sous forme d'une masse d'un gris blanchâtre.

Les fractures unipolaires ou à perforation unique sont assez communément observées ; l'orifice d'entrée est ovalaire et assez régulier, avec un diamètre un peu plus petit que celui du projectile ; ce sont les lésions de la table interne qui dominent, et il y a une perte de substance cérébrale un peu moins grande. Le projectile se loge soit dans le cerveau, soit à la face profonde de la table interne.

Quant aux fractures tangentielles, elles peuvent donner lieu à toutes les variétés de fissures (linéaires, étoilées, avec ou sans esquilles, etc.) tantôt c'est la table externe qui a cédé, tantôt la table interne ; la dure-mère est plus ou moins contusionnée ou déchirée, et la substance cérébrale est atteinte superficiellement. Ce sont ces fractures que l'on a l'occasion de voir le plus communément dans les ambulances, et celles pour lesquelles les secours de la chirurgie sont le plus efficaces.

SYMPTOMES. — Un certain nombre de fractures du crâne étonnent par le peu de symptômes que présentent les blessés ; ceux-ci ont parcouru souvent un chemin assez long avant de se faire panser ; rien dans leur aspect extérieur ne dénote un traumatisme grave ; on pense à une contusion simple du cuir chevelu, avec déchirure des parties molles ; tout au plus constate-t-on un peu d'hébétude, et quand on opère ces blessés, on est tout étonné de trouver un éclatement de la table interne, avec de la bouillie cérébrale.

Il n'en est pas ainsi généralement, et deux ordres de symptômes sont indicateurs des fractures du crâne, les uns locaux, les autres généraux.

I. LOCAUX. — Tantôt il s'agit d'une large brèche cranienne, mettant à nu dure-mère et substance cérébrale, tantôt d'une fente osseuse déprimée, avec enfoncement cranien, tantôt d'une fissure qu'on voit se prolonger sous le cuir chevelu, tantôt enfin il n'existe sur le crâne qu'une petite tache rougeâtre insignifiante, mais qui est l'indice d'un éclatement de la table interne.

En examinant la blessure, on constate des esquilles le plus souvent, et c'est généralement la table interne qui en fournit le plus grand nombre ; elles peuvent être adhérentes ou libres ou alors projetées dans l'intérieur du cerveau. Dans ce cas, dans la plaie saignante, on constate que la dure-mère est déchirée et que de la pulpe cérébrale en bouillie blanche, grisâtre et rosée s'écoule au dehors, mélangée à du sang, des cheveux et de la terre quelquefois.

II. GÉNÉRAUX. — Ils sont ordinairement variables, suivant le siège de la fracture et sa nature. D'ordinaire le blessé est pâle, son pouls est lent. Tantôt il y a une perte absolue de connaissance, qui ne reparaîtra plus, et qui se termine par la mort ; tantôt le blessé sort de son coma au bout d'un ou plusieurs jours, et lentement la conscience revient. Dans certains cas, le blessé répond inconsciemment aux demandes, pour retomber ensuite dans le coma. On observe souvent de la paralysie, soit complète, soit des membres inférieurs, soit de la monoplégie. L'aphonie peut s'observer, ainsi que des troubles visuels : ces troubles sont assez souvent passagers.

Dans les fractures frontales on peut n'observer aucun symptôme ; dans d'autres cas, on constate de l'anosmie (perte plus ou moins complète de l'odorat), du strabisme (perforations frontales transversales) des troubles de la motilité des membres, de la cécité (perforations pariétales et temporales), du vertige, des éblouissements (perforations occipitales). La mortalité est considérable, et le pronostic des fractures du crâne est des plus graves ; 40 à 50 pour 100 des blessés meurent sur le champ de bataille, 25 pour 100 environ dans les hôpitaux. Le pronostic des fractures bipolaires est très sévère ; nous connaissons pourtant des cas de blessés

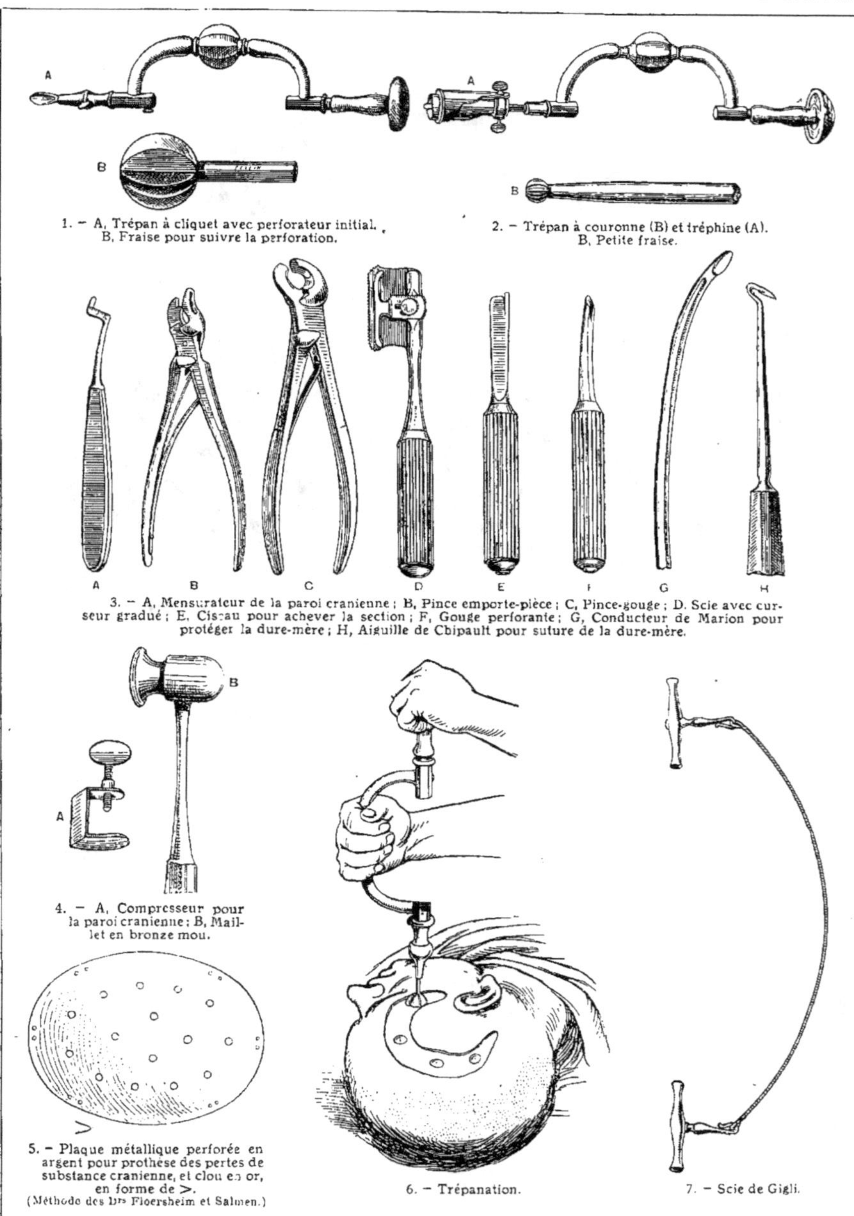

Trépanation et instruments pour cette opération.

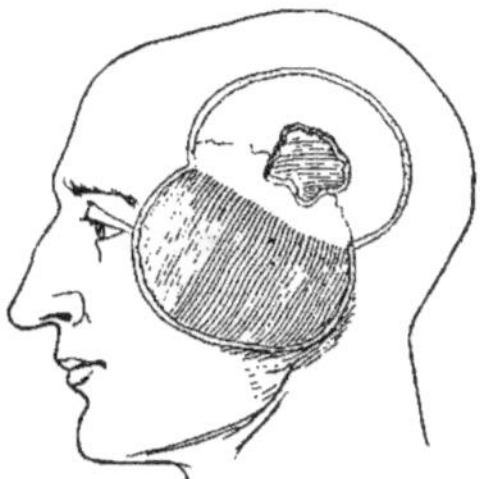

1. Brèche cranienne

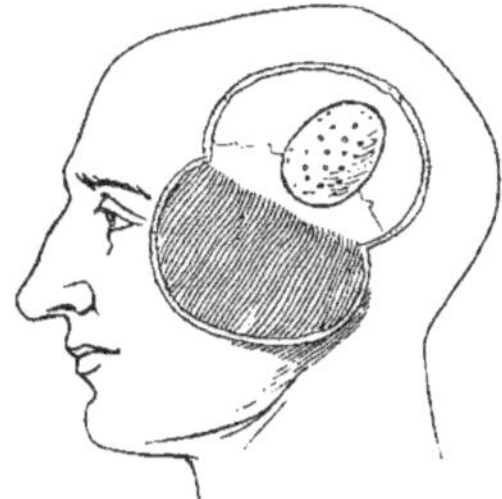

2. Plaque appliquée sur la brèche et clouée.

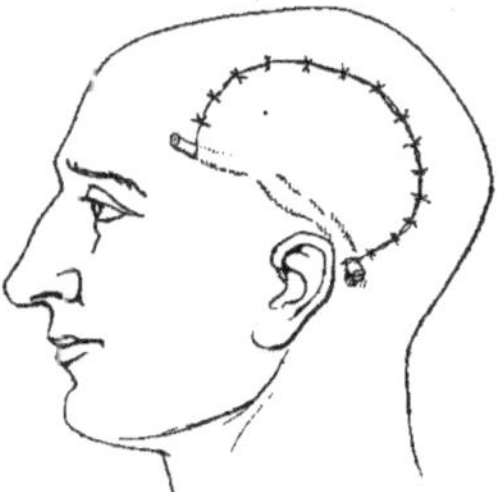

3. Après la suture de la peau.

FIG. 297. — Prothèse cranienne métallique : obturation d'une perte de substance du crâne par une plaque métallique perforée en argent appliquée sur la brèche, et clouée sur le crâne, à sa périphérie par des clous d'or en forme de V (Procédé Floersheim et Salmen).

ayant guéri sans troubles, bien qu'une balle ait traversé le cerveau de part en part : ces cas sont relativement nombreux. Les fractures uni-polaires ont un pronostic moins sévère; ce sont les fractures en-gouttière cranienne, les fissures, les fêlures, les fentes osseuses moyennes, qui guérissent le plus souvent.

TRAITEMENT (Tabl. XXXVIII et *fig.* 297, 298). — On peut poser en principe que toute fracture du crâne doit être trépanée en raison de la souillure de la blessure, et de la menace d'infection rapide du cerveau, en raison aussi de la présence d'esquilles dont les unes ont été projetées dans le cerveau, et dont les autres, quoique adhérentes, pénètrent dans la masse cérébrale par leurs extrémités acérées. Quand faut-il trépaner ? Le plus tôt possible, aussitôt après la blessure, dès que le blessé aura été transporté à l'ambulance du front. Que le blessé soit dans le coma, ou qu'il ne présente qu'un certain état d'hébétude, qu'il n'y ait qu'une petite fissure, bénigne en apparence, ou qu'il n'y ait sur la surface du crâne qu'une petite tache rougeâtre transparente, la trépanation s'impose, car on constatera toujours une lésion de la table interne. Seul l'état désespéré du blessé, avec pouls insensible, respiration stertoreuse, coma, constitue une contre-indication.

La trépanation réclame l'asepsie la plus parfaite ; on savonnera et rasera le cuir chevelu dans une certaine étendue autour de la plaie ; on le lavera à l'éther et on le badigeonnera à la teinture d'iode ; puis on endort le blessé avec l'anesthésie générale (l'anesthésie locale à la cocaïne avec une couronne de piqûres a été employée dans certains cas). — On pratique alors soit une incision cruciale dont la plaie est le centre, soit une incision demi-circulaire, ce qui est préférable, le champ d'opération étant plus large, et permettant de voir jusqu'où vont les fissures. On détache le cuir chevelu de l'os à la rugine. On enlève à la pince toutes les esquilles libres ou adhérentes, on enlève toutes les malpropretés, on égalise les bords de la brèche cranienne à la pince-gouge de façon à obtenir une ouverture circulaire nette et bien avivée. Le petit orifice ainsi créé permettra d'aller saisir sous la table interne toutes les petites esquilles implantées sur la dure-mère, en évitant de le blesser. Il ne s'agit donc pas ici d'une véritable trépanation, mais d'une simple régularisation de la brèche cranienne, qui suffit dans bon nombre de cas.

· S'il n'y a pas de perte de substance cranienne, mais une fissure plus ou moins longue, on appliquera une petite couronne de trépan au voisinage de la fissure, et par l'orifice ainsi créé, on passera les mors de la pince-gouge pour agrandir la brèche autant qu'il semble nécessaire et on se comportera comme précédemment en enlevant toutes les esquilles, en examinant l'état de la dure-mère et du cerveau. Il faut éviter par-dessus tout de faire dans le crâne de trop grandes brèches qui exposeraient à une complication grave, la hernie cérébrale. L'opération doit être faite le plus rapidement possible. On laisse la plaie ouverte, en la couvrant de gaze, d'ouate, et d'un pansement légère-

ment compressif. S'il y a un projectile inclus, il faut s'abstenir de le rechercher immédiatement, à moins qu'il ne se présente et que son extraction soit facile.

La seule complication possible, au cours de l'opération, est l'hémorragie due à l'ouverture d'un sinus veineux ; le tamponnement prolongé suffit généralement à l'arrêter ; sinon il faut faire la ligature du sinus, ou si l'on opère dans la région temporo-pariétale, de l'artère méningée moyenne.

COMPLICATIONS. — Lorsque les suites opératoires sont normales, la température ne s'élève pas au-dessus de 38° ; le pouls reprend sa régularité, le coma se dissipe peu à peu, la conscience réapparaît, les phénomènes cérébraux tendent à reprendre leur normalité. Les blessés conservent souvent un certain degré d'hébétude qui peut disparaître à la longue. Malheureusement il n'en est pas toujours ainsi et l'on assiste souvent à une méningo-encéphalite, soit à un abcès cérébral, soit à une hernie du cerveau.

La *méningo-encéphalite* est consécutive à une infection aiguë généralisée du cerveau et des méninges. Elle apparaît du troisième au sixième jour, et se manifeste par l'élévation de la température, de l'agitation, du délire, de la lenteur du pouls. Puis des convulsions

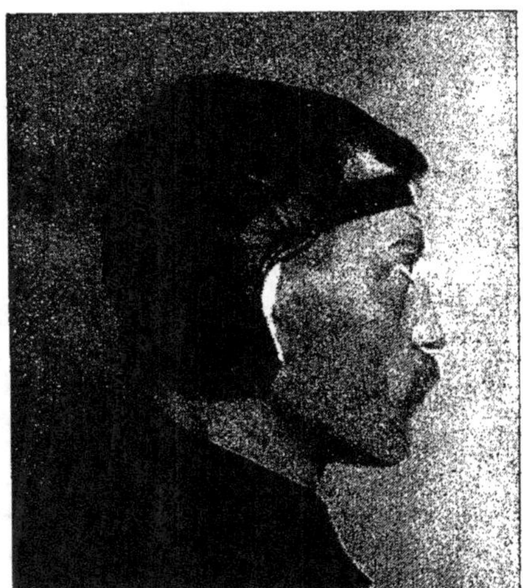

FIG. 298. — Protecteur de Miss Gassette sur un crâne trépané.

apparaissent, des grincements de dents, de l'inégalité pupillaire ; la ponction lombaire donne un liquide louche ; puis les contractions, les paralysies des membres sont les signes précurseurs d'un état de collapsus qui amène la mort aux environs du huitième jour.

Si l'infection est plus localisée, elle peut se borner à une suppuration au niveau d'un foyer cérébral séparé par des adhérences des méninges environnantes : c'est l'*abcès cérébral*, qui peut se montrer peu de temps après la fracture du crâne ou longtemps après. Il s'accompagne fréquemment de hernie cérébrale. L'abcès est annoncé par de l'élévation de température, de l'irritabilié ou de la dépression générale. Il suffit, dans bon nombre de cas, de détruire les adhérences de la hernie cérébrale pour voir s'écouler le pus ; on place un drain très doucement au niveau de l'orifice de sortie du pus et l'abcès peut se terminer ainsi. Dans d'autres cas, si l'on a un indice précis de la présence du pus dans la substance cérébrale, il suffit de faire à ce niveau une ponction.

La *hernie cérébrale* se montre après les larges pertes de substance du crâne, ou à la suite de trépanations faites trop largement par le chirurgien. Elle peut se montrer dans les 48 heures qui suivent la fracture, ou un peu plus tard. Elle se montre avec un volume variable, allant du volume d'une noix à celui d'une orange, sous la forme d'une masse rouge, turgescente, animée de battements pulsatiles plus ou moins importants. La hernie cérébrale est le plus souvent le signe d'un abcès cérébral profond ou d'une méningo-encéphalite. C'est une complication grave, qui participe au pronostic fatal de cette dernière infection en certains cas, mais qui peut rétrocéder et diminuer de volume au fur et à mesure que se cicatrise la plaie cranienne ; dans ce cas, la hernie cérébrale s'épidermise et se recouvre de cheveux, ne manifestant sa présence que par une saillie plus ou moins accusée superficiellement sous le cuir chevelu.

L'inconvénient des pertes de substance cranienne, consécutives aux fractures du crâne trépané ou non, est de laisser une brèche osseuse plus ou moins considérable, qui constitue un point faible de la voûte cranienne, et qui ne peut sans danger être exposée aux chocs et aux coups. On a cherché à y remédier par le port constant d'une capote métallique qui bouche la brèche ou avec une plaque concave d'étoffes protectrices, en forme de bonnet (*fig.* 298). Chirurgicalement, on peut y remédier soit en recouvrant la perte de substance par un lambeau ostéo-périostique, taillé dans le voisinage — soit à l'aide de greffes cartilagineuses prises au niveau des cartilages costaux, — soit en transplantant une omoplate fraîche de lapin, soit enfin à l'aide de prothèse métallique. Nous avons tout récemment, chez trois blessés de notre service, présentant une grosse brèche cranienne, avec hernie cérébrale légère, obtenu un excellent résultat à l'aide d'une plaque métallique d'argent, clouée dans le crâne autour des bords de la brèche cranienne avec des clous en or en forme de V (Floersheim et Salmen) [Tabl. XXXVIII et *fig.* 297]. Nous nous servons d'une plaque perforée sur sa surface, ce qui permet les adhérences entre le tissu cellulaire sus-méningé et la face inférieure du cuir chevelu. D'autre part, les deux branches du V de nos clous s'écartent l'une de l'autre, en pénétrant dans le crâne et fixant complètement la plaque. Nos trois opérés sont en excellente santé et ne présentent aucun trouble nerveux, depuis qu'ils ont quitté l'hôpital.

V. Os (fractures du maxillaire inférieur). —

Les fractures du maxillaire inférieur sont une des plus importantes des blessures de la face ; elles sont difficiles à traiter et donnent lieu fréquemment à des troubles fonctionnels consécutifs à des consolidations vicieuses.

Les *fractures partielles* ne présentent généralement aucune gravité et ne comportent d'autre traitement que celui des plaies intra-buccales.

Les *fractures complètes* peuvent être divisées en deux variétés, selon qu'il y a ou non perte de substance ; dans le premier cas, elles ne présentent pas plus d'intérêt que celles de la pratique civile, sauf qu'il y a une plaie extérieure à traiter. Elles donnent

toutefois fréquemment lieu à de la constriction des mâchoires (V. à ce mot).

Les *fractures du maxillaire* avec perte de substance sont celles qu'on observe le plus communément ; dans ces cas, un fragment, comprenant toute la hauteur de l'os, en a été détaché et reste adhérent au plancher de la bouche. Il peut même être divisé en fragments plus petits ; s'il est médian, les deux parties attenantes du maxillaire viennent se rejoindre, transformant ainsi la forme arrondie du menton qui devient pointu. Les dents, attenantes alors au fragment médian, regardent en arrière ; si le fragment est latéral, il se produit une asymétrie faciale telle que le menton est dévié du côté où siège la fracture, qui elle-même forme une saillie derrière laquelle la joue est aplatie.

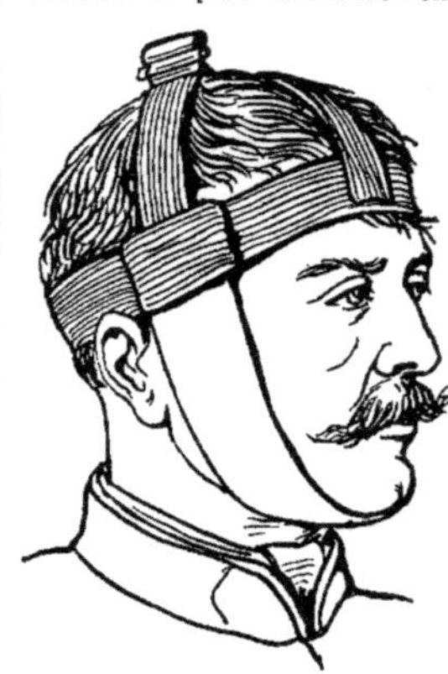

FIG. 299. — Fronde élastique de Ch. Jeay.

La partie qui embrasse la mâchoire est une bande de caoutchouc épaisse cousue par ses extrémités à une calotte cranienne faite de fortes bandes de tresses entrecroisées. La bande, qui va d'une oreille à l'autre, peut être serrée par une épingle de sûreté et permet d'augmenter la tension de la bande de caoutchouc qui peut être placée sous le menton ou sur la pointe du menton, suivant l'action désirée. L'appareil doit être confectionné sur chaque malade.

Les *fractures du maxillaire inférieur* n'ont généralement pas la même gravité que celle des os longs ; ce qui est grave, ce sont les troubles fonctionnels auxquels elles peuvent donner naissance. Dans un cas de fracture médiane, la mastication peut arriver à se faire à peu près, bien que les dents ne correspondent plus exactement, si la perte de substance n'est pas trop importante ; mais si ce fragment est large et comprend plus de deux dents, la coaptation dentaire n'a plus lieu et la mastication est impossible, parce que la réunion des fragments n'est plus que fibreuse. Il en est de même des fractures latérales en raison du chevauchement des fragments. Il n'est pas rare de voir se produire des exostoses très gênantes ou des fistules osseuses, en rapport avec la présence de séquestres.

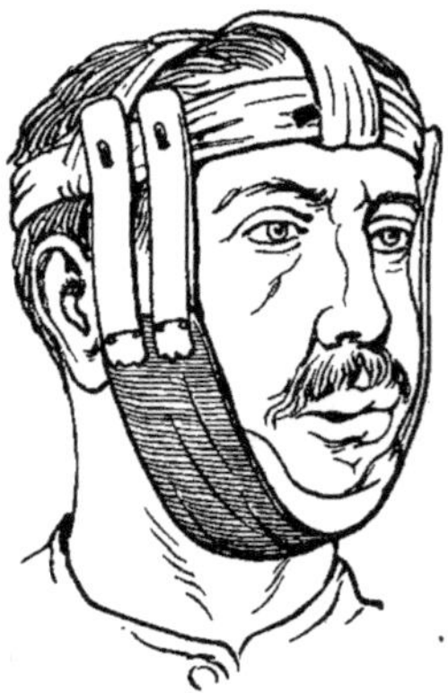

FIG. 300. — Appareil de Ch. Jeay.

La bande qui passe sous le menton est en caoutchouc dur et est reliée à la partie cranienne de la fronde par de simples bandes de toile.

TRAITEMENT. — Il consiste à maintenir tous les fragments en bonne place, en mettant, soit un appareil provisoire, soit un appareil définitif ; généralement, il est bon d'attendre quelques jours ou quelques semaines, jusqu'à ce que les séquestres osseux aient été éliminés et que la plaie ait un aspect meilleur, avant de faire une réduction définitive, au moins dans les cas compliqués.

Un grand nombre d'appareils ont été imaginés pour réduire les fractures du maxillaire inférieur ; nous ne les signalerons pas tous.

On peut les diviser en :

1° Appareils extra-buccaux ;

2° Appareils à la fois extra et intra-buccaux ;

3° Appareils intra-buccaux.

Appareils extra-buccaux. — Le type des appareils extra-buccaux est la fronde. L'inconvénient de ces appareils (fronde de Hamilton, de Bouisson, de Dubreuil) est de ne pouvoir s'appliquer qu'à quelques cas particuliers et de ne pas donner de garantie suffisante lorsqu'il y a déplacement de fragments. On a imaginé de remplacer une partie de la bande de toile passée sous la mâchoire par une bande de cuir ou de caoutchouc dur, dont on peut modifier la forme, à la main, après l'avoir trempée dans l'eau chaude (*fig.* 299, 300).

Signalons encore un procédé qui consiste à coudre au bord du képi un fort fil de fer, dont la partie médiane antérieure vient se croiser en avant du nez ; à cette boucle de croisement, on attache un fil de soie qu'on ligature par son extrémité inférieure aux dents du fragment médian qui se trouve ainsi maintenu en haut et en avant. Ces appareils extra-buccaux sont, en général, fatigants pour le blessé, gênants pour le pansement des plaies et salis par l'écoulement de salive.

Appareils à la fois extra et intra-buccaux. — Ce sont des appareils faits sur un moulage préalable ; ils se composent de deux attelles, une buccale, une mentonnière, réunies tantôt par des bandes, tantôt par un ressort, tantôt par deux vis latérales. Bien qu'ayant donné fréquemment de bons résultats, ils

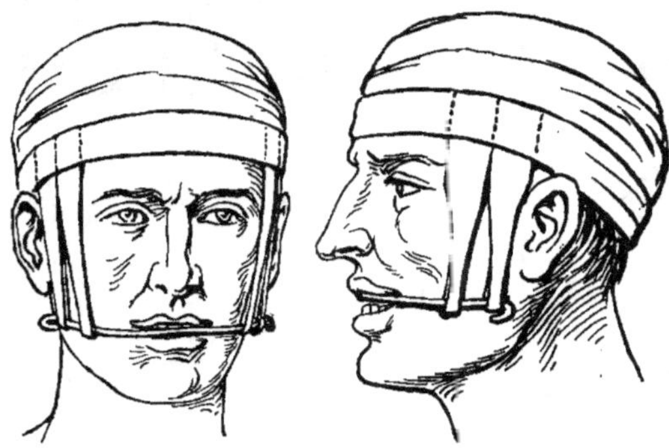

FIG. 301, 302. — Casque de Richer.

ont l'inconvénient de mal assurer l'immobilisation des fragments et de donner souvent de mauvaises consolidations. Au lieu de prendre un point d'appui sur le menton, ces appareils peuvent, dans les cas de fracture du maxillaire supérieur, le prendre sur le crâne comme dans l'appareil de Richer. (V. *fig.* 301, 302).

Leur principe est de réunir une gouttière buccale à une calotte cranienne par des bandes élastiques ou non, exerçant ainsi une forte pression de bas en haut. Un appareil qui arrive au même but est le casque de Bouvet. (V. *fig.* 303.)

Appareils intra-buccaux. — Ces appareils sont les véritables appareils destinés à corriger les fractures du maxillaire inférieur. Ils ressortissent plutôt de la chirurgie dentaire et les nombreux cas de fractures du maxillaire inférieur observés pendant la guerre démontrent qu'ils doivent être préférés dans la majorité des cas de contention difficile des fragments.

Ils sont, en effet, moins encombrants, moins gênants et moins fatigants pour le blessé ; ils sont plus solides et plus puissants.

Parmi ces appareils, les uns sont des gouttières mé-

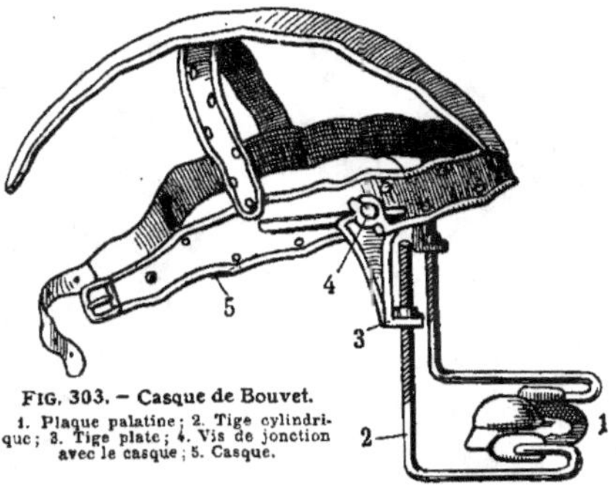

FIG. 303. — Casque de Bouvet.
1. Plaque palatine ; 2. Tige cylindrique ; 3. Tige plate ; 4. Vis de jonction avec le casque ; 5. Casque.

talliques qui recouvrent la surface triturante des dents ; ce sont des gouttières coulées en argent allié à une forte proportion de cuivre et collées aux dents par du ciment dentaire. Leur inconvénient est de cacher les surfaces triturantes des dents et de ne pas permettre le contrôle des fragments. Les appareils qui laissent libres ces surfaces et les bords coupants des dents doivent leur être préférés, mais la méthode la meilleure est l'*orthodontie*, qui consiste à appliquer aux fractures du maxillaire les principes servant au redressement des dents. Enfin, on peut employer, dans certains cas de fractures du maxillaire, les sutures osseuses au fil métallique et tous les moyens d'ostéo-synthèse.

COMPLICATIONS. — Les fractures du maxillaire inférieur s'accompagnent quelquefois de *complications*, telles que des hémorragies pouvant nécessiter de multiples ligatures, des sections du nerf facial dans le cas de fracture de la branche montante.

Les complications les plus graves, en raison des troubles fonctionnels consécutifs, sont les consolidations vicieuses, les pseudarthroses et la constriction des mâchoires.

Contre la consolidation vicieuse, si elle n'est pas trop ancienne, on peut essayer de séparer ou de scier les fragments et de maintenir leur écartement par des appareils de fixation qui assurent la correspondance des arcades dentaires. Plus tard, une pièce prothétique spéciale maintiendra un écartement définitif.

Le même traitement s'applique à la pseudarthrose. Quant à la constriction des mâchoires, si elle est d'origine osseuse, l'ablation d'une exostose la fera disparaître. Si elle est d'origine cicatricielle, il n'y aura qu'à exciser le tissu scléreux. Enfin, à la constriction d'origine musculaire, on appliquera, soit la dilatation graduelle, soit l'écartement forcé des mâchoires sous chloroforme, soit la désinsertion musculaire. Il sera bon de continuer longtemps du massage et de la mobilisation.

VI. Os (fractures non consolidées et pseudarthroses). — TRAITEMENT. — Il arrive fréquemment que les fractures de guerre, en raison de leur origine, des infections qui les accompagnent, des longues suppurations du foyer fracturaire, ou de la multiplicité des fragments, ne se consolident pas ou se consolident mal. Dans ce dernier cas, on assiste à des consolida-

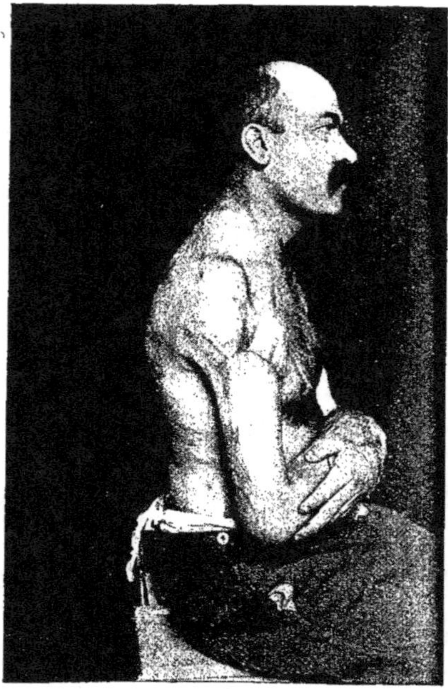

FIG. 304. — Pseudarthrose du bras.

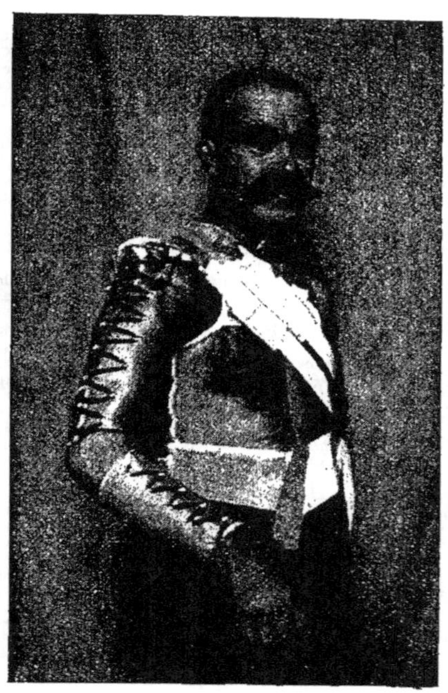

FIG. 305. — Appareil pour pseudarthrose.

tions vicieuses, raccourcissant considérablement le membre, dont le fonctionnement est difficile mais on peut y pallier par un appareil prothétique (*fig.* 304 à 306). Quelquefois la consolidation, au lieu de se faire à l'aide du tissu osseux, se fait par l'intermédiaire du tissu fibreux, donnant lieu à un membre disloqué, dont tout fonctionnement est impossible.

C'est à ces cas que s'appliquent différents procédés de traitements chirurgicaux, dont les principaux sont : la *suture osseuse*, l'*ostéo-synthèse*, la *greffe osseuse*.

La suture osseuse et l'ostéosynthèse, connues depuis longtemps dans la chirurgie courante, sont utilisées également dans la chirurgie de guerre ; elles sont plus particulièrement indiquées dans les cas où la consolidation fait défaut, ou dans les consolidations vicieuses. La greffe osseuse a vu son épanouissement dans la chirurgie de guerre, là où les pertes de substance sont assez considérables.

Suture osseuse. — Avant de rapprocher les extrémités des deux fragments d'os fracturé — et ceci s'applique aussi bien à l'ostéo-synthèse par plaques, et

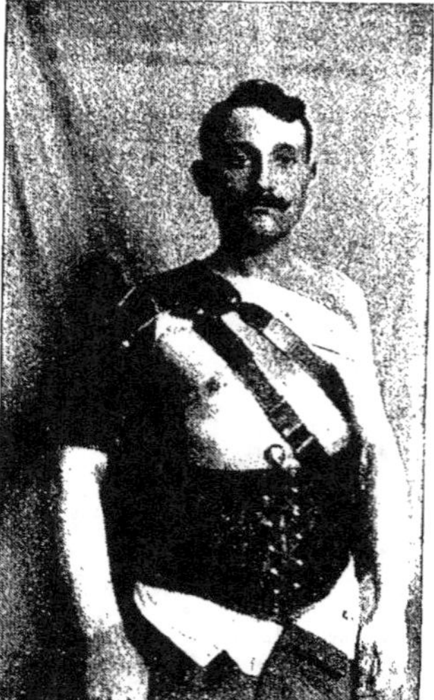

FIG. 306. — Appareil pour pseudarthrose.
(Collection de Miss Gassette.)

à la greffe osseuse qu'à la suture, — il faut voir clair dans le champ opératoire, bien découvrir, débarrasser l'intervalle des deux fragments ou de la pseudarthrose de tout ce qui l'encombre (sang, aponévroses, muscles, débris osseux, etc.), et aviver les fragments, soit à la scie, soit à la pince coupante, pour que leur coaptation soit aussi parfaite que possible.

La suture osseuse consiste à percer les deux fragments de l'os à l'aide d'un perforateur, à 5 ou 6 millimètres de la ligne de fracture ; on produit ainsi deux canaux parallèles traversant toute l'épaisseur de l'os. A travers le canal supérieur, on fait passer un fil d'argent ou de platine ; on le recourbe en anse, on le fait passer dans le canal inférieur ; tandis qu'un aide maintient solidement les fragments, on tire sur les deux fils, on les tord un certain nombre de fois, on les coupe à 8 ou 10 millimètres de l'os, sur lequel on les rabat par un coup de maillet, et on suture le périoste par dessus.

Si la ligne de fracture est oblique, et non transversale, le trajet du fil d'argent doit être perpendiculaire à la direction de la fracture. A la suture osseuse

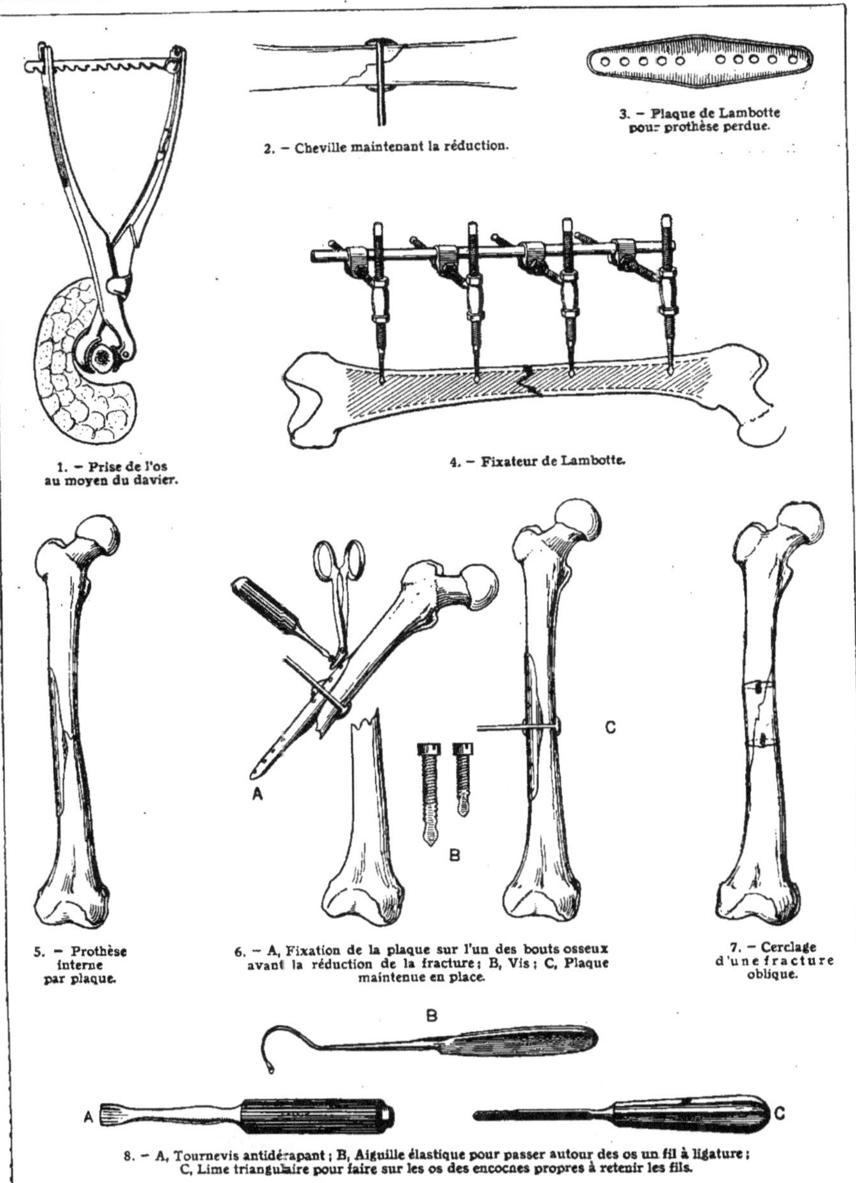

Ostéo-synthèse, d'après la pratique de Lambotte.

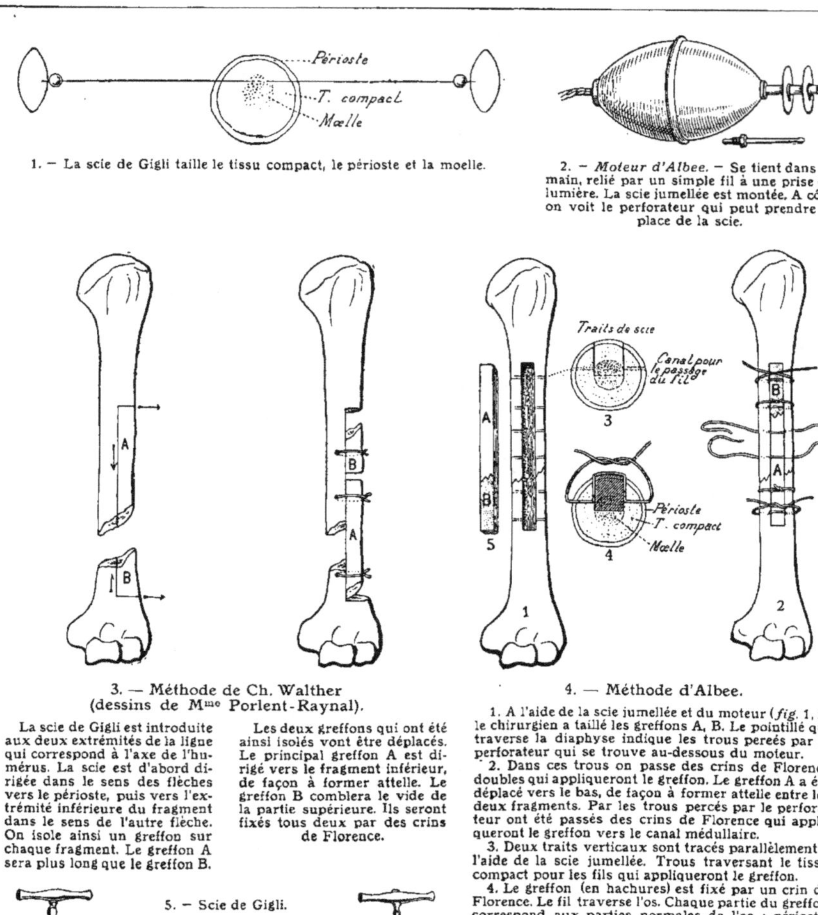

La scie de Gigli est introduite aux deux extrémités de la ligne qui correspond à l'axe de l'humérus. La scie est d'abord dirigée dans le sens des flèches vers le périoste, puis vers l'extrémité inférieure du fragment dans le sens de l'autre flèche. On isole ainsi un greffon sur chaque fragment. Le greffon A sera plus long que le greffon B.

Les deux greffons qui ont été ainsi isolés vont être déplacés. Le principal greffon A est dirigé vers le fragment inférieur, de façon à former attelle. Le greffon B comblera le vide de la partie supérieure. Ils seront fixés tous deux par des crins de Florence.

1. A l'aide de la scie jumellée et du moteur (fig. 1, 2) le chirurgien a taillé les greffons A, B. Le pointillé qui traverse la diaphyse indique les trous percés par le perforateur qui se trouve au-dessous du moteur.

2. Dans ces trous on passe des crins de Florence doubles qui appliqueront le greffon. Le greffon A a été déplacé vers le bas, de façon à former attelle entre les deux fragments. Par les trous percés par le perforateur ont été passés des crins de Florence qui appliqueront le greffon vers le canal médullaire.

3. Deux traits verticaux sont tracés parallèlement à l'aide de la scie jumellée. Trous traversant le tissu compact pour les fils qui appliqueront le greffon.

4. Le greffon (en hachures) est fixé par un crin de Florence. Le fil traverse l'os. Chaque partie du greffon correspond aux parties normales de l'os : périoste, tissu compact, moelle.

5. Greffon prélevé sur la figure 1. Le greffon A sera poussé vers l'extrémité inférieure pour former attelle entre les deux fragments. Le fragment B comblera le vide de la partie supérieure.

FIG. 307. — Cure des pseudarthroses (d'après V. Pauchet, *Presse Médicale*, 1916).

peuvent être annexés d'autres procédés opératoires, tels que la *ligature osseuse*, qui s'applique aux fractures obliques, l'*enchevillement*, qui consiste à clouer les fragments à l'aide de chevilles d'os, d'ivoire, de clous ou de vis métalliques, et l'*enclavement*, qui consiste à introduire l'extrémité d'un fragment taillé en pointe arrondie dans le canal médullaire de l'autre, à 2 centimètres environ.

Ostéo-synthèse par plaques. — C'est un procédé de prothèse métallique qui consiste à réunir les deux fragments d'un os fracturé à l'aide d'une plaque métallique allongée épousant les contours de l'os ; on la fixe à l'aide de vis passant à travers les trous de la plaque. On emploie d'ordinaire une plaque en aluminium. Ce procédé opératoire a été considérablement amélioré par le chirurgien Lambotte, qui a construit une instrumentation spéciale fort ingénieuse. Avant de rapprocher les fragments, on fixe d'abord la plaque à l'un d'eux, de sorte qu'après le rapprochement effectué, il n'y a plus qu'à visser l'extrémité de la plaque au fragment inférieur. On laisse en place plaque et vis ; malheureusement, ils donnent lieu fréquemment à des douleurs et à des productions ostéo-périostiques gênantes, à des fistules. Pour pallier à cet inconvénient, Lambotte a imaginé un appareil spécial, dit *fixateur de Lambotte;* qu'il nous suffise de dire que 4 vis longues fixent les fragments, dépassent la peau, et peuvent être facilement dévissées lorsqu'on juge la consolidation parfaite (Tabl. XXXIX).

Greffe osseuse. — La suture osseuse et l'ostéo-synthèse par plaques, qui donnent d'excellents résultats dans la chirurgie journalière, lorsque l'os fracturé conserve tous ses caractères ostéo-génétiques, en donnent souvent de moins bons dans la chirurgie de guerre, alors que le foyer de fracture a longtemps suppuré, que les cellules osseuses ont dégénéré, que le canal médullaire est devenu friable ; nous avons assisté à l'échec de plusieurs interventions, malgré la minutie de l'acte opératoire ; les vis qui tiennent les plaques se détachent facilement et la fracture ou la pseudarthrose se reproduisent.

La greffe osseuse donne, dans les fractures de guerre, de meilleurs résultats, et s'applique fort bien au cas où il y a une assez grande perte de substance. La greffe osseuse consiste à prélever un *greffon* sur les fragments ; ce greffon, assez long, qui doit comprendre toutes les parties productives de l'os (périoste, tissu compact et moelle), va servir d'attelle qui comblera le vide existant entre les deux fragments. L'avantage de ce greffon est qu'il est constitué « par du tissu vivant résistant à une infection légère ; il diminue même cette infection, tandis que la suture métallique ne supporte pas d'infection ». (Calvé et Galland.)

Voici deux procédés, décrits par le Dr Pouchet dans la *Presse médicale*, à laquelle nous empruntons les figures explicatives : l'un de Walther, l'autre d'Albee (*fig.* 307).

Procédé de Walther. — Il consiste à fendre la diaphyse sur une partie de sa longueur, pour isoler une baguette osseuse ; à détacher cette baguette et à la réunir aux deux fragments par des crins de Florence (*fig.* 307,3). La section de la baguette osseuse, dont on a évalué préalablement la longueur, se fait à l'aide d'une scie filiforme à double poignée terminale, dite scie de Gigli.

Procédé d'Albee. — Albee, chirurgien de New-York, emploie, pour tailler ses greffons, une scie rotative. L'appareil se compose d'un *moteur électrique* (*fig.* 307,2), placé dans une enveloppe métallique stérilisable. Ce moteur fait tourner un axe, sur lequel on peut brancher : 1° une scie rotative unique d'un diamètre de 3 centimètres ; 2° une scie rotative jumellée, dont l'écartement des lames peut varier, ce qui permet de creuser, dans l'os, des sillons parallèles ; 3° on fixe sur cet axe des perforateurs pour forer les trous destinés au passage des fils.

Nous n'insistons pas sur les détails opératoires que feront comprendre les figures et les explications qui les accompagnent.   FLOERSHEIM.

VII. Os (dispositifs de soutien et d'extension et appareils hâtifs de prothèse).

— Des dispo-sitifs permettant de soutenir en bonne position les membres dont les os ont été brisés avec plaie (cas le plus général) faisant communiquer l'extérieur et la fracture, peuvent être doublement utiles : 1° ils suppriment les douleurs, particulièrement au moment du pansement ; 2° ils doivent assurer à la fois l'immobi-

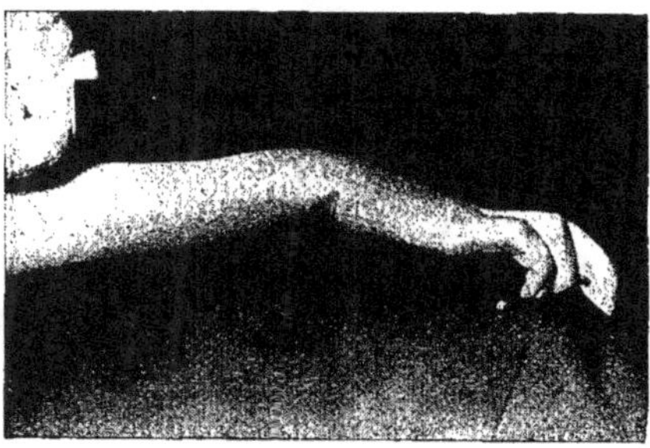

FIG 310. — Main contracturée

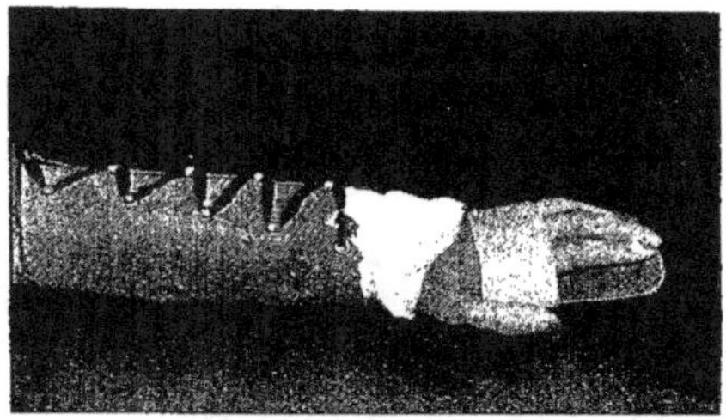

FIG. 311. — Dispositifs pour lutter contre la contracture et l'ankylose.

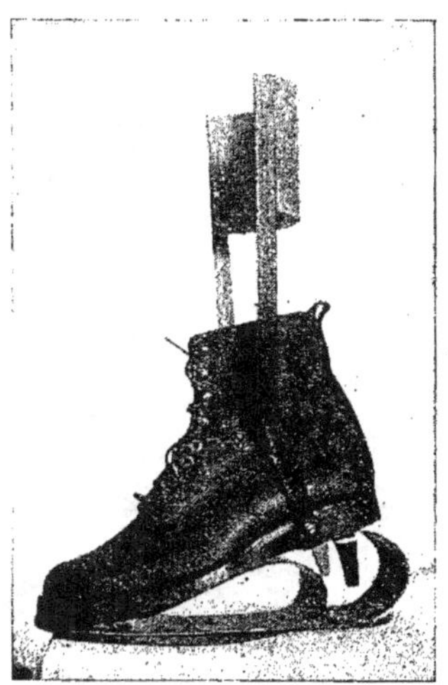

FIG. 308, 309. — Soulier destiné à combattre l'ankylose tibio-tarsienne. (Collection de Miss Gassette.)

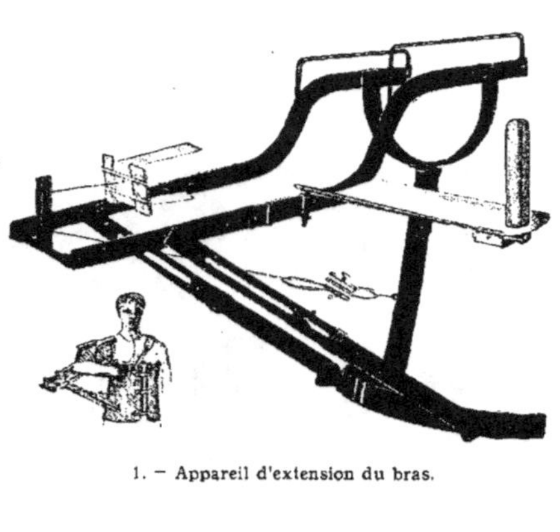

1. — Appareil d'extension du bras.

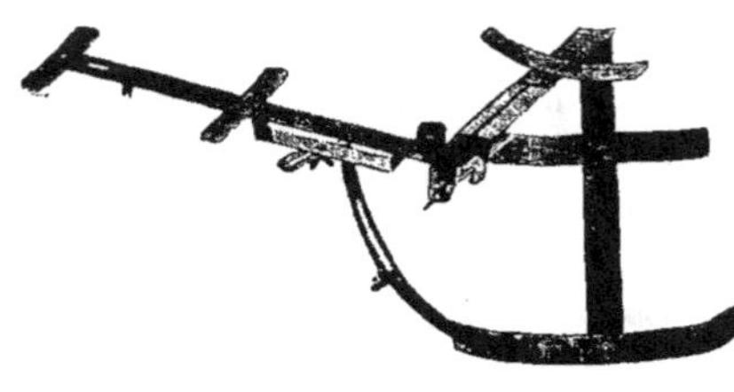

2 — Appareil de suspension du bras.

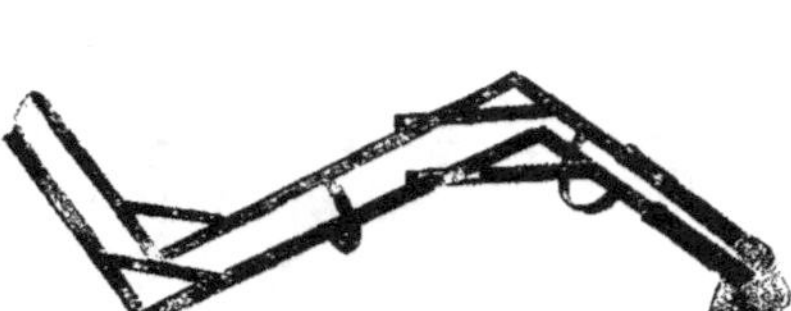

3. — Appareil pour la jambe.

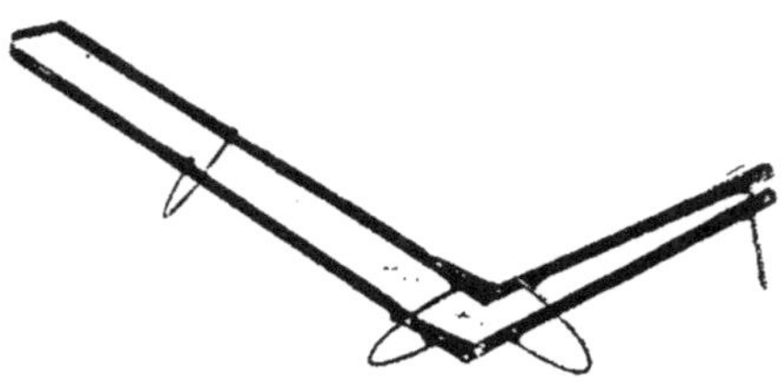

4. — Appareil de suspension de la jambe.

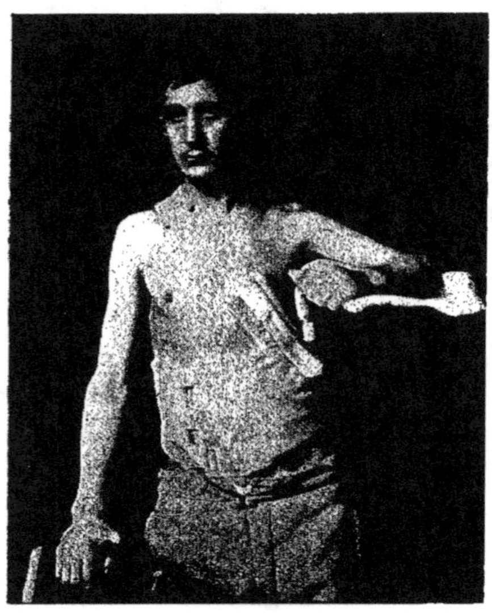

5. — Appareil plâtré pour soutenir le bras.

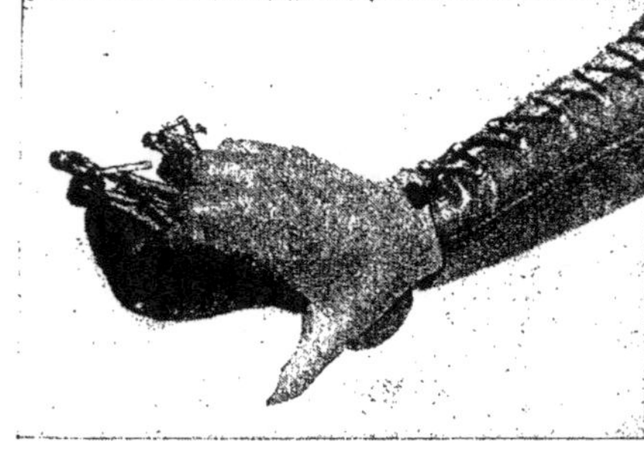

6, 7. — Dispositif pour lutter contre la contracture et l'ankylose.

Dispositifs pour le soutien des membres et la lutte contre la contracture. (Collection de Miss Gassette)

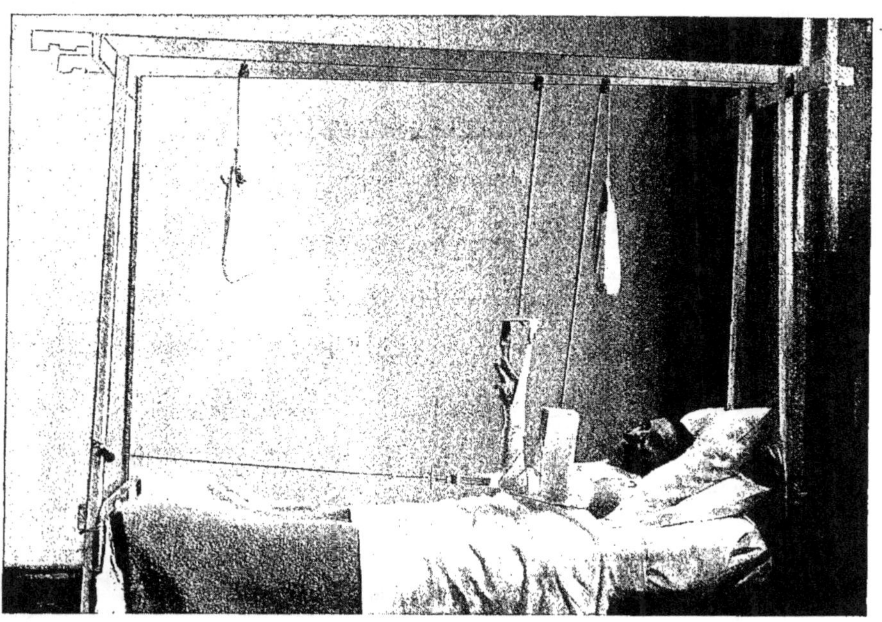

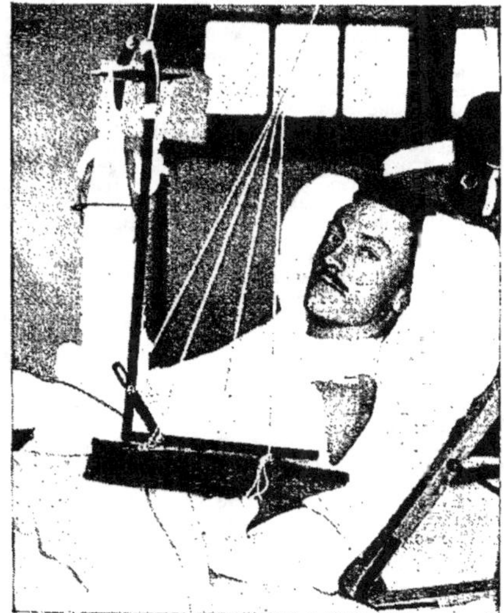

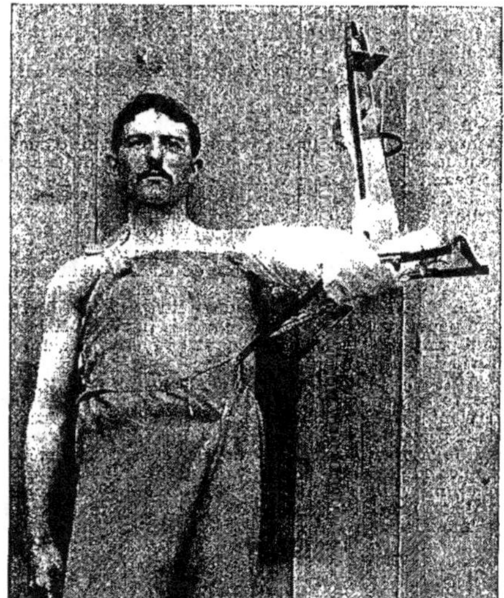

Dispositifs pour soutien des bras. (Collection de Miss Gassette.)

lisation de la partie du membre blessé et la mobilisation de sa partie indemne de façon à réduire au minimum l'atrophie musculaire.

D'autre part, dans ce même but de donner aux muscles la possibilité de récupérer au moins partiellement leur activité, il est nécessaire, avant même la terminaison de la cicatrisation des plaies lorsqu'un projectile a amené la disparition d'un fragment d'os et a entraîné la production d'une pseudarthrose, d'appliquer hâtivement un appareil provisoire de prothèse permettant au membre certains mouvements et le plaçant en meilleure situation pour la réussite d'une des opérations destinées à supprimer ladite pseudarthrose (*fig.* 304-306).

Une société franco-américaine dite des *Impotences fonctionnelles* s'est donné la tâche : 1° de créer des dispositifs de soutien et des appareils de prothèse soit hâtifs, soit définitifs et d'en pourvoir gratuitement nos blessés. Elle y a réussi grâce au concours intelligent et dévoué de sa directrice technique, Miss Gassette, artiste peintre américaine que de fortes études anatomiques avaient préparée à ce travail auquel elle s'est livrée depuis le début de la guerre et à laquelle nous tenons à rendre hommage ici.

Les tableaux XL et XLI montrent des types intéressants de ces dispositifs pour le soutien et l'extension des membres et de ces appareils auxquels, suivant le besoin, des modifications sont continuellement apportées.

Les figures 308 et 309 représentent un soulier spécial au-dessous duquel se trouve un ressort qui permet de faire marcher de bonne heure les blessés qui ont un raccourcissement, une ankylose du pied avec ou non contracture des muscles. Peu à peu le malade voit disparaître cette ankylose, sa confiance en lui-même s'accroît et il marche sans avoir recours aux béquilles dont tous les chirurgiens tendent tous les jours à réduire le rôle nuisible, car elles sont l'origine fréquente de l'atrophie musculaire et empêchent le blessé d'utiliser son membre.

Les figures 6 et 7 du tableau XL et les figures 310 et 311 montrent des palettes soit simples, soit munies de bandes en caoutchouc pour lutter contre l'ankylose et la contracture des muscles. Les résultats sont intéressants et relativement rapides.   G. B.

Oxygène et Oxygénateur. — Oxygène. — Dans nombre de cas, les inhalations d'oxygène ne donnant pas des résultats assez rapides, on a eu recours récemment à d'autres procédés.

Injection par voie sous-cutanée. — TECHNIQUE. — Adapter le tube du ballon d'oxygène au corps de pompe d'une seringue de Pravaz qu'on garnit d'ouate comme filtre. L'aiguille à injection est introduite sous la peau et on presse régulièrement le ballon. Le procédé de Ramond, dans lequel on interpose entre le ballon et l'aiguille la soufflerie d'un thermocautère, permet de rendre l'injection plus régulière.

Le *point d'élection* est la face externe de la cuisse. Il importe, pendant l'injection, de masser doucement la peau pour favoriser la diffusion du gaz. La *dose* varie d'un quart, d'un demi, d'un litre à 3 et 4 litres ; elle peut être répétée dans la journée (un demi-litre en tout par jour chez les tuberculeux [Bayeux]). La durée varie de 5 à 20 minutes.

ACTION. — *Ralentissement et amplitude des mouvements respiratoires.* — Ralentissement du pouls qui devient plus énergique. Disparition de la teinte bleutée de la peau. Sensation générale de bien-être.

INDICATIONS. — Gêne respiratoire et asphyxies mécaniques *ou* toxiques (*gaz* asphyxiants, diabète ou urémie), mécanique *et* toxique (bronchite chez emphysémateux, broncho-pneumonie, pneumonie, tuberculose pulmonaire).

Injection par voie digestive. — Pour détruire les microbes anaaérobies (Carvet).

EMPLOI NOUVEAU. — Les injections d'oxygène ont été employées par le Dr Toulouse dans les maladies mentales. Le succès a été remarquable dans les folies aiguës, avec agitation et insomnie : retour rapide au calme, à la lucidité s'accentuant avec le prolongement du traitement. Les malades éprouvent une sensation de bien-être, de repos ; leurs idées se coordonnent, le sommeil revient. Les résultats ont été moins nets dans l'épilepsie à accès fréquents, mais cependant notables.

Oxygénateur de précision. — La Faculté de médecine de Paris a accordé récemment le prix Barbier à l'oxygénateur de précision du Dr R. Bayeux,

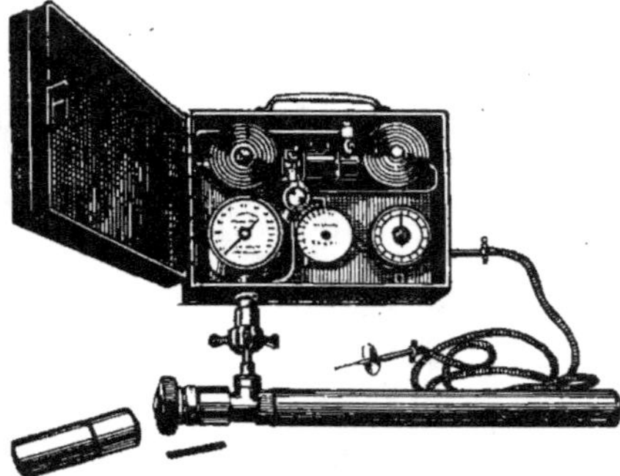

FIG. 312. — Oxygénateur de précision du Dr Bayeux.

fabriqué par J. Richard. Cet appareil permet de distribuer tous les gaz non corrosifs (oxygène, hydrogène, azote, anhydride carbonique) avec une régularité très grande, à des vitesses allant depuis 1/2 centimètre cube à la minute jusqu'à 25 litres à l'heure. On l'a utilisé jusqu'ici pour les injections hypodermiques particulièrement dans les états asphyxiques des gaz* asphyxiants, du croup, de la coqueluche, des anémies et de la tuberculose pulmonaire. Il semble aussi appelé à rendre des services dans le mal des montagnes et le mal des aviateurs.

L'oxygénateur comprend (*fig.* 312) : 1° des organes de mesure (manomètres), de détente et de réglage du débit ; 2° un petit récipient métallique argenté, essayé à 260 kilogr., fermé par un obturateur étanche dans lequel on peut emmagasiner 15 litres de gaz sous 150 kilogr. de pression ; 3° un tube en caoutchouc, muni de deux ajustages s'adaptant l'un sur l'appareil, l'autre sur une aiguille hypodermique ; 4° une aiguille de platine spéciale servant aux piqûres ; cette aiguille, outre son orifice terminal, porte une ouverture latérale qui assure le libre écoulement du gaz en toutes circonstances.

Les points à préférer pour l'injection sont le tiers externe de la cuisse, la région lombaire, l'hypochondre, la fesse.

Naturellement l'injection ne sera faite qu'après stérilisation de l'aiguille par la chaleur d'une flamme, et stérilisation de la peau par l'iode. Il sera bon de balayer l'air contenu dans l'appareil en laissant échapper un peu de gaz.

Pour le réglage du débit du gaz, on fait tourner le disque en amenant vers l'index fixe le chiffre qui représente le nombre de centimètres cubes à la minute que l'on veut débiter.

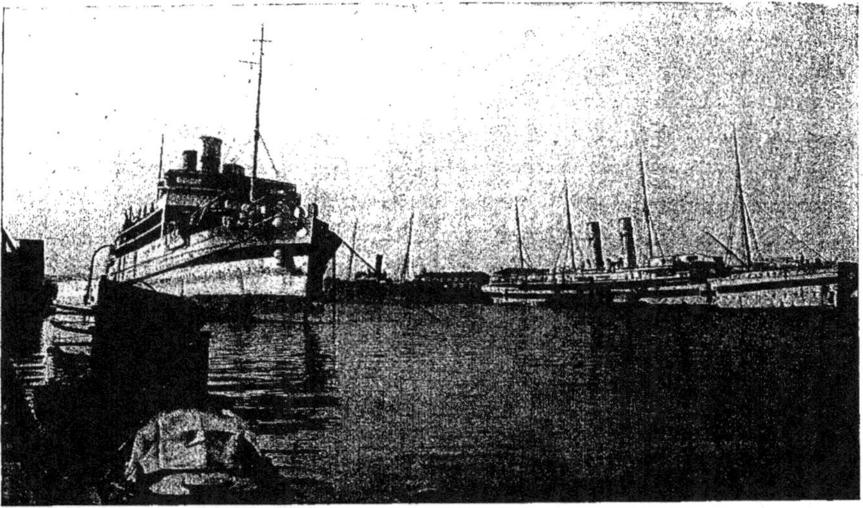

FIG. 313. — *BATEAUX-HOPITAUX ANGLAIS.*

★**Paludisme.** — En Orient et particulièrement à Salonique et en Macédoine, où l'abondance des moustiques anophèles est extrême, nos soldats ont été atteints fréquemment de paludisme et notamment de ses formes les plus sérieuses par suite des doses massives et de la variété des générations de parasites inoculées.

L'hématozoaire du paludisme comprend 3 espèces différentes : *plasmodium vivax* (fièvre tierce), *plasmodium malariæ quaternum* (fièvre quarte), *plasmodium præcox* ou *falciparum* (fièvre tropicale) [*fig.* 314-316].

« Chacune de ces plasmodes possède : 1º des schizontes, éléments qui se reproduisent par segmentation de leur noyau, suivant l'espèce, en 8 à 15 *mérozoïtes,* spores destinés à devenir de nouveaux parasites ; 2º des formes sexuées de reproduction ou gametes mâles (microgamétocytes) et femelles (macrogamétocytes), la fécondation s'opérant dans l'estomac du moustique femelle ayant sucé le sang du malade. Si cette fécondation ne s'opère pas, les macrogamétocytes peuvent subir une évolution ou régression particulière qui aboutit à la formation de mérozoïtes (H. Vincent). L'accès de fièvre se produit lorsque les mérozoïtes mis en liberté envahissent brusquement le sang. La durée d'évolution du parasite, qui varie de 48 heures pour le vivax, à 72 heures pour le malariæ, explique le caractère rythmé des accès dans la forme classique de la fièvre intermittente, rythme qui se trouve troublé lorsque des inoculations successives amènent dans le sang chaque jour une nouvelle génération d'hématozoaires. D'autre part ce trouble peut être accru par l'évolution d'espèces différentes, le vivax et le præcox, qui, en Macédoine, sont inoculés par les moustiques dans une proportion qui, d'après les constatations de P. Abrami, est de 17 de vivax pour 83 pour 100 de præcox, le plus nuisible et le plus tenace ; les gametes

du præcox lorsqu'elles ont pris la forme en croissants opposent une résistance très grande à la quinine.

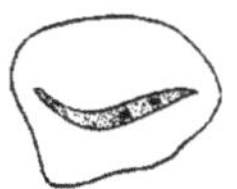 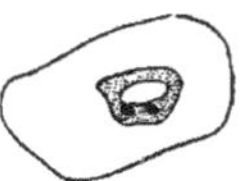 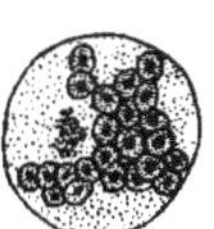

Jeunes schizontes dans des hématies.　　Schizonte segmenté.

Plasmodium vivax.

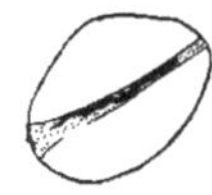 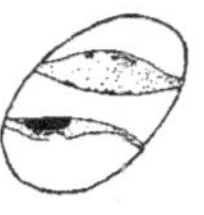 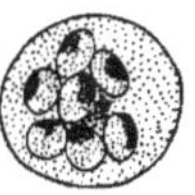

Hématies parasitées par un ou deux schizontes jeunes ou vermiculaires.　　Schizonte entièrement segmenté renfermant des mérozoïtes mûrs.

Plasmodium malariæ.

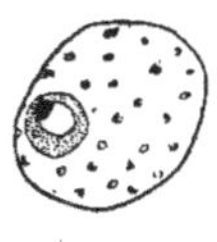 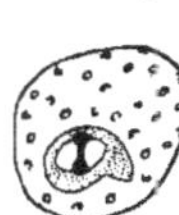 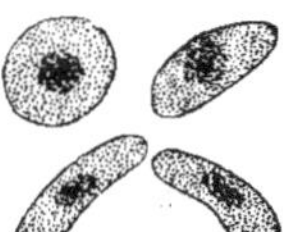

Hématies parasitées par un schizonte.　　Divers aspects de macrogamétes sphériques, ellipsoïdes ou en croissants.

Plasmodium præcox ou *falciparum.*

FIG. 314 à 316. — Diverses espèces de plasmodes.

Ajoutons que les organismes déprimés sont un terrain favorable pour l'évolution du paludisme et on comprendra la gravité de l'épidémie macédonienne.

TRAITEMENT. — *I. Première invasion.* — Les croissants n'apparaissent que vers le 8ᵉ ou le 10ᵉ jour de la maladie, il est donc utile pour Abrami d'agir vite et énergiquement pour empêcher cette transformation en croissants contre lesquels on est à peu près impuissant. Il a employé systématique-

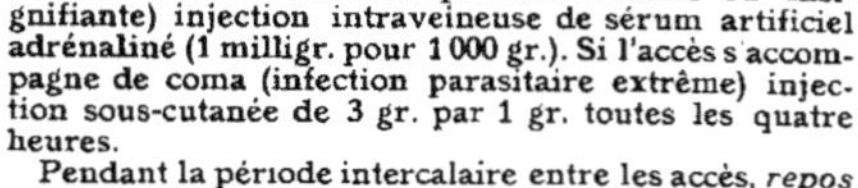

Position normale de l'insecte.

Coupe antéro-postérieure d'une femelle suçant le sang.

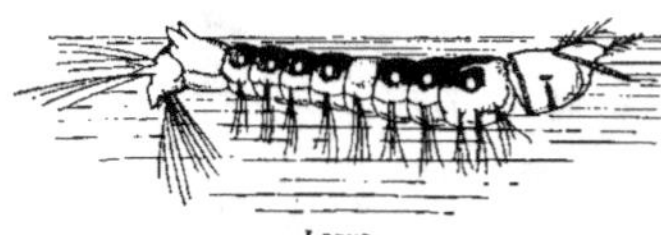

Larve.

FIG. 317 à 319. — Anophèle et sa larve.

ment des doses de 3 gr. par jour pendant toute la durée de l'attaque fébrile de première invasion, *cessant* dès que la température est tombée au-dessous de 37° depuis 48 heures. Dans ces conditions les doses massives ne lui ont donné aucun désagrément quoique appliquées à 150 malades.

Les deux solutions dont il s'est servi ont la composition suivante :

    1° Chlorhydrate de quinine . . . .   10 gr.
       Antipyrine . . . .   1 gr. 50
       Eau distillée . . . .   200 gr.
    2° Chlorhydrate de quinine . . . .   10 gr.
       Urethane . . . .   3 gr.
       Eau distillée . . . .   200 gr.

Il ajoutait en outre à ces solutions, pour combattre l'action déprimante de la quinine sur le cœur et les vaisseaux, le contenu d'une ampoule d'un milligramme d'adrénaline pour 30 centimètres cubes de la solution. M. Abrami l'injecte dans le tissu cellulaire sous-cutané : 1° des régions latérales des flancs et de l'abdomen ; 2° de la paroi postérieure du thorax.

« Après asepsie de la peau l'aiguille est enfoncée seule tout d'abord ; ce n'est qu'après s'être assuré de sa mobilité parfaite dans le tissu cellulaire, que la seringue est adaptée et que l'injection est poussée doucement. La réaction inflammatoire et douloureuse qui suit l'injection est le plus souvent minime ; lorsqu'elle se prolonge, l'application de compresses chaudes en détermine rapidement la disparition. *Les 3 gr. de quinine sont administrés en deux fois, 1 gr. 50 le matin, 1 gr. 50 le soir,* chacune des injections contenant en outre 1 milligr. d'adrénaline.

L'absorption est très rapide, moins d'une demi-heure après l'injection, le malade ressent les effets de l'ivresse quinique et, moins d'une heure après, la destruction des plasmodes se manifeste. »

M. Abrami ne tient pas compte de la loi classique de l'heure parce qu'elle ne peut être appliquée dans une forme de maladie où les attaques fébriles sont caractérisées par une hyperthermie continue ou subcontinue, sans périodicité aucune dans l'évolution des paroxysmes.

Ce traitement a assuré la guérison et la stérilisation du sang des malades qui, dans une forte proportion, n'ont plus eu de rechutes, alors que la rechute était la règle avec les autres méthodes d'emploi de la quinine ; il peut donc être nommé *traitement abortif.*

II. Forme chronique. — Lorsque les corps en croissants sont constitués et qu'une rechute se produit, M. Abrami reste encore partisan d'un traitement limité à l'accès et avec des doses de 2 et 3 gr. de quinine dans les formes sérieuses, de 2 gr. en cachets (0 gr. 50 le matin, 1 gr. 50 le soir) dans les formes atténuées. Si l'accès est pernicieux avec algidité (collapsus cardio-

vasculaire avec infection parasitaire nulle ou insignifiante) injection intraveineuse de sérum artificiel adrénaliné (1 milligr. pour 1 000 gr.). Si l'accès s'accompagne de coma (infection parasitaire extrême) injection sous-cutanée de 3 gr. par 1 gr. toutes les quatre heures.

Pendant la période intercalaire entre les accès, *repos absolu, alimentation substantielle, reconstitution du sang par le fer et l'arsenic.*

Isolement par le moustiquaire pendant toute la durée du traitement. Rapatriement précoce des malades chroniques (*Presse médicale*, 1917).

En ce qui concerne la disparition des corps en croissants responsables des rechutes, sir Léonard Rogers, de Calcutta, affirme l'avoir produite par l'injection intraveineuse de l'émétine aux doses de 4, 8 et 10 centigrammes.

PRÉVENTION. — L'inoculation de l'hématozoaire s'effectue par la femelle d'un moustique, l'*anophèle* V. MOUSTIQUES★ (*fig.* 317-319), qui pond en moyenne 150 œufs et peut produire 4 générations par an ; on comprend d'après cela son énorme diffusion. Ne pouvant être fructueusement fécondée qu'après un repas sanguin elle cherche une victime, perfore la peau et élargit sa blessure à l'aide de ses maxilles et de ses mandibules pour y couler sa salive qui provoque immédiatement la vaso-dilatation des capillaires et par suite l'afflux du sang. Or cette salive contient l'hématozoaire qui pénètre ainsi dans le courant circulatoire de l'homme. La plus petite flaque d'eau suffit à l'anophèle pour déposer ses œufs.

Aussi doit-on s'efforcer de répandre dans toute excavation même la plus minime du chlorure de chaux qui empêche les moustiques d'y pondre et détruit en même temps leurs nymphes et leurs larves y existant déjà. « Dans les marais on versera de l'huile lourde de houille mélangée à 1/5 de pétrole : elle forme à la surface de l'eau un glacis mince qui tue les larves par asphyxie. Renouveler tous les 15 jours lorsque ces produits se sont évaporés. Débroussailler le terrain avoisinant le camp, les moustiques s'abritant au cours de la journée dans la végétation touffue.

Pour détruire l'insecte on peut employer alors qu'il est au repos de petits balais plats métalliques.

Comme préservation personnelle, moustiquaires, gants épais ou à défaut enduire le visage et les mains d'eau de goudron, d'eau saturée d'acide borique qu'on laisse sécher sur la peau. Traiter les piqûres par la teinture d'iode. » (D'après le professeur H. Vincent.)

INCUBATION DU PALUDISME ET IMMUNITÉ PARTIELLE. — L'incubation du paludisme, c'est-à-dire la période qui s'écoule entre la piqûre de moustique et l'apparition des premiers signes de la maladie est généralement évaluée entre 10 et 15 jours. Pour M. Ch. Garin, professeur agrégé de Lyon, médecin-major en Macédoine, cette période est d'ordinaire notablement plus longue. « Il peut même arriver que des individus sûrement infectés ne fassent jamais aucune manifestation clinique apparente », ce sont des *porteurs sains d'hématozoaires*, parce que leur sang en contient peu. Pour que l'attaque de paludisme se produise, il faut non seulement que l'hématozoaire existe dans le sang, mais qu'il y *pullule* et y infecte un grand nombre de globules rouges. L'organisme se défend, le plasma sanguin acquiert plus ou moins vite la propriété de dissoudre, de lyser les parasites (schizontolyse d'Abrami). Cette propriété destructive s'acquiert spontanément, elle est aidée par la quinine journalière, mais elle reste *partielle*, agissant contre la forme schizonte, ne s'élève jamais jusqu'à l'immunité totale et reste impuissante contre la forme gamete. Sous l'influence de causes diverses comme la *fatigue musculaire* (marche longue, travaux de réfection des routes), l'*exposition au soleil* ou au contraire au *froid*, l'absorption *d'alcool* ou de *chloroforme* (qui agissent sur le foie, organe de défense contre l'hématozoaire), les *blessures* et les *interventions chirurgicales*, l'immunité partielle peut cesser, les gametes donnent naissance à des schyzontes qui se multiplient et l'accès se produit. La vaccination antityphique peut aussi avoir cet effet, aussi est-il indiqué de faire prendre de la quinine au moment où l'on fait les injections.

PANSEMENTS NOUVEAUX★.

— On trouvera ci-dessous les pansements imaginés depuis la guerre.

I. Pansement abortif d'infection Carrel.

— V. à INFECTION des plaies.

II. Pansement abortif d'infection du prof. Vincent.

— Par suite de l'introduction dans les plaies, par les projectiles, de terre et de fragments de vêtements souillés par les microbes du sol et des matières fécales, une flore bactérienne très variée et très pathogène les infecte rapidement. Cependant la multiplication, facilitée par l'attrition et la dilacération des tissus, ne s'effectue qu'après 6 et surtout 9 à 12 heures. Il y a donc grand intérêt à employer, dans les *postes de secours*, le *pansement sec* suivant :

Hypochlorite de chaux titrant 100 à 111 litres de chlore. 10 gr.
Acide borique officinal pulvérisé et bien sec . . . . 90 gr.

(Pulvériser séparément, mélanger avec soin et conserver en flacon sec, en verre coloré.)

Cette poudre, qui donne le maximum d'effet antiseptique sous le volume le plus restreint et le mode de transport le plus facile, a été appliquée à toutes les variétés de plaies, sauf à celles de poitrine et d'abdomen.

RÉSULTATS. — Ils ont été les suivants : « A l'arrivée à l'ambulance chirurgicale du blessé ainsi pansé au poste de secours, ses plaies sont saines, sèches, d'aspect normal. Si le même pansement est renouvelé, après avivement ou exérèse suffisante des tissus mortifiés, la plaie qui a été recouverte de poudre et drainée est encore sèche, inodore. Ce pansement n'a aucune action irritante. »

Il est bien entendu : 1° que cette méthode prophylactique de traitement des plaies ne fait en rien obstacle à l'intervention opératoire du chirurgien, qu'elle favorise en arrêtant l'évolution de l'infection qui se trouve *immobilisée*; 2° que l'action de la poudre antiseptique ne s'exerce que là où elle est déposée, d'où l'utilité de l'employer largement (elle n'est pas toxique), de l'introduire dans *toutes les anfractuosités* dès qu'on pourra. L'hypochlorite de chaux contient 5 à 7 pour 100 de chlorure de calcium, d'où l'effet *hémostatique* qui s'ajoute à l'action préventive et antiseptique.

TECHNIQUE. — « Pour les blessures en surface, on verse directement avec le flacon, dont le goulot est flambé, la poudre antiseptique, en l'insérant avec un instrument quelconque (pince fermée, par exemple) dans tous les replis. Lorsqu'il s'agit d'une plaie borgne ou en séton, on la fait pénétrer aussi profondément que possible avec un insufflateur solide. » Mis ainsi en contact avec les plaies, le mélange hypochlorite se dissout lentement en empruntant aux tissus les liquides dissolvants et conserve par suite un maximum de concentration et par suite d'effet. (*Presse médicale*, 1917.)

III. Pansement aéré.

— M. Jayle, après M. P. Delbet, a signalé l'inconvénient des pansements trop volumineux pour les petites plaies, qui empêchent « l'aération du membre, diminuent la vitalité de la peau et par suite des muscles, nerfs, vaisseaux sous-jacents, impressionnent le malade, immobilisent le membre et enfin sont très coûteux. Il suffit de mettre sur la plaie : un topique s'il y a lieu, par-dessus 2 ou 3 épaisseurs de gaze et un nuage de coton, le tout maintenu par 2 bandelettes de sparadrap adhésif en croix. »

IV. Pansement à l'agar-agar.

— Les anfractuosités des plaies de guerre rendent difficile un drainage efficace, d'où l'utilité de l'adjonction au drain d'adduction d'une substance susceptible de s'imbiber et de se réimbiber de la solution modificatrice.

MM. Loeper et Barbarin ont exposé, dans le *Paris médical* du 23 septembre 1916, les résultats qu'ils ont obtenus par l'emploi de l'agar-agar, sous forme de paillettes enfermées dans des sachets de deux doubles de gaze suffisants pour empêcher la sortie des paillettes (*fig.* 321) d'agar-agar et qu'on stérilise à sec.

L'agar-agar est une algue (*fig.* 320, 1) presque exclusivement composée de mucilage, et qui a la propriété d'absorber 8 fois son poids d'eau, ce qui la rend éminemment *dilatable*. Elle est très *compressible* et très *élastique*, pouvant perdre les 2/3 de l'eau absorbée ; les *sels fixes* sont proportionnels au titre de la solution ; la dessiccation de l'agar-agar est très lente, son humidité persiste plusieurs jours. « Plongé dans le pus, le sachet d'agar-agar s'en imbibe presque aussi aisément que d'eau pure ; il semble même que l'aspiration des éléments figurés soit extrêmement puissante et que microbes et leucocytes s'accumulent dans son intérieur. »

Il résulte d'expériences des auteurs qu'il est possible de renouveler dans l'agar-agar les solutions antisep-

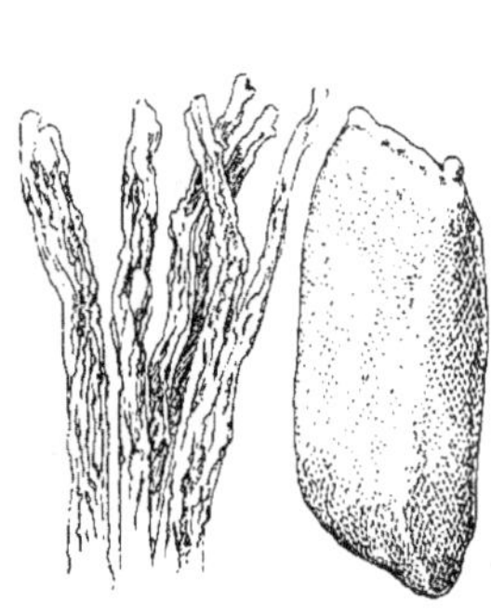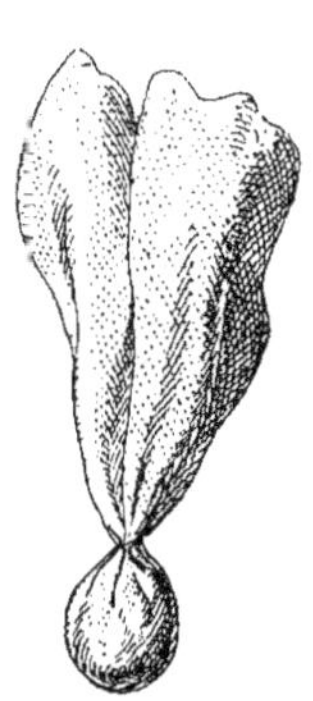

1   2

FIG. 320. — 1. Algue agar-agar ;
2. Cataplasme d'agar-agar.

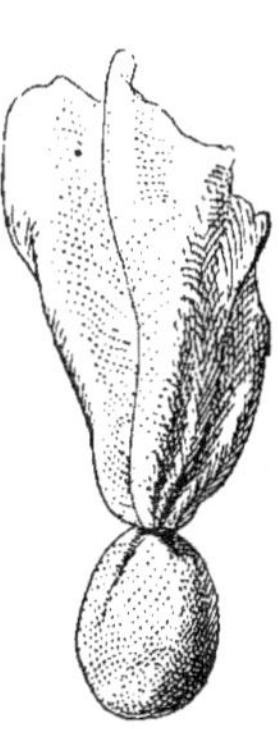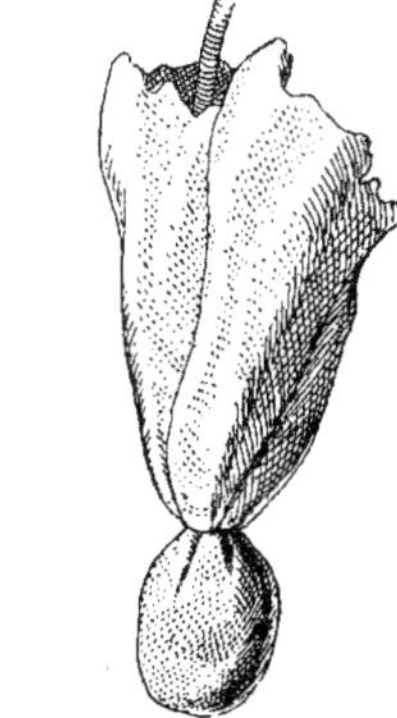

1   2   3

FIG. 321. — Sachets d'agar-agar.
1. A sec ; 2. Imbibé ; 3. Muni de son drain d'adduction.

tiques et de la *recharger* indéfiniment, fait important lorsque l'on sait la déperdition rapide, en quelques heures, du pouvoir antiseptique des hypochlorites.

TECHNIQUE. — On emploie sur les plaies en surface des petits sacs (*fig.* 320, 2) ; dans les plaies profondes, de petits sachets (*fig.* 321), constitués par le coin d'une compresse dans lequel on a enfermé une petite quantité d'agar-agar, le reste servant de mèche ; enfin, dans les cas où l'action de l'antiseptique doit être continue, nn sachet muni d'un drain d'adduction faisant saillie hors de la plaie. Ces petits sacs stérilisés sont trempés dans l'antiseptique pendant quelques minutes. Cette méthode est, en somme, un perfectionnement de la métbode Carrel-Dakin.

RÉSULTATS. — Le sac se dilate dans la plaie qui, après son enlèvement, est largement ouverte, béante, propre, sans suintement et sans suppuration. La réunion est ensuite rapidement progressive.

V. Pansement au chlorhydrate de quinine.
— Kemulh-Taylor a employé avec succès, pour les plaies infectées, une solution de 1 gr. de chlorhydrate de quinine pour 100 gr. d'eau et 10 gr. d'alcool.

VI. Pansement à l'éther.
— Préconisé par Morestin pour le pansement des plaies de l'abdomen et par Ombredanne, pour la gangrène* gazeuse.

VII. Pansement à la glycérine
marquant 30° et stérilisée à l'autoclave, imprégnant complètement des compresses également stérilisées. La glycérine absorbe les liquides et favorise leur sortie des profondeurs de la plaie vers l'extérieur. Elle est peu coûteuse, indolore, inoffensive et les plaies se drainent bien.

VIII. Pansement au savon.
— M. Ratynski a employé avec succès des solutions stérilisées ou simplement bouillies de savon rapé de Marseille en lavages ou irrigations à 25 gr. par litre et en applications locales sous forme de compresses imbibées à 20 pour 100.

TECHNIQUE. — « Les mains étant soigneusement désinfectées, on procède au nettoyage du pourtour et de la surface de la plaie, en y promenant, doucement, sans insister, des tampons de gaze trempés dans l'eau savonneuse tiède qui, onctueuse, permet de glisser, sans en accrocher les aspérités. Si la plaie est anfractueuse, on projette une large irrigation dans tous les espaces accessibles. Cette irrigation peut se faire au moyen d'un bock de deux litres, plus ou moins élevé, selon la pénétration à obtenir. Il importe, en effet, que la solution savonneuse pénètre dans tous les clapiers et diverticules, fasse remous et sorte. Il est important de poursuivre cette opération jusqu'à ce que les surfaces bourgeonnantes soient bien détergées et que le liquide revienne du fond de la plaie sans pus, sans caillots, sans filaments. Le lavage terminé, on procède à une sorte d'*embaumement* au savon, terme impropre, mais qui traduit bien le mode opératoire. Pour cela on prend des compresses imprégnées dans la solution à 20 pour 100, ou que l'on peut préparer extemporanément, en frottant vigoureusement la gaze contre un morceau de savon, jusqu'à obtenir une saturation onctueuse.

Les compresses sont ensuite roulées, triturées, malaxées entre les paumes des mains jusqu'à obtenir une mousse fine et abondante dans les mailles de la gaze. On a ainsi un tissu spongieux constitué par de multiples bulles d'air qui donneront au pansement une porosité analogue à celle d'une éponge fine. Pressé entre les doigts, sa masse doit provoquer la sensation d'une légère crépitation neigeuse.

On garnit alors soigneusement les interstices avec des mèches taillées dans les compresses, on tamponne les anfractuosités « très lâche » afin de conserver le caractère de perméabilité, — le tamponnement serré risquerait de produire l'obturation des trajets. On recouvre enfin les surfaces avec ce *topique poreux*, qu'on étale et qu'on tasse légèrement, en lui donnant toujours au moins un centimètre d'épaisseur.

Le pansement sera plus ou moins sec, suivant qu'il aura été plus ou moins pressé et malaxé. Une bonne couche de ouate hydrophile et une bande finissent le pansement, qui ne doit jamais être recouvert d'imper-

méable. Il doit être renouvelé, en général, tous les deux jours. »

MODE D'ACTION. — Le résultat de ce pansement est la formation d'un liquide visqueux et filant, de teinte opaline, d'autant plus abondant que les plaies sont anfractueuses et qui entraine les parties mortifiées. Les tissus reprennent de la vitalité, la couche de fines bulles d'air emprisonnées entre les mailles de la gaze opère un drainage capillaire du pus, aussi les compresses sont-elles très imprégnées, tandis que la surface de la plaie est nette et d'un rouge vif.

AVANTAGES. — Pas d'adhérence des pièces de pansement à la plaie, pas de douleur, modicité de prix et facilité d'emploi de cet antiseptique alcalin non irritant (d'après *Presse médicale*, 1916).

IX. Pansement au sucre.
— Il est désinfectant, antiseptique, désodorisant et absorbe les liquides. On peut l'employer soit en poudre, soit en solution à 48 pour 1 000 d'eau bouillie, de préférence dans les plaies récentes.

X. Pansement à la teinture d'iode.
— L'iode est utilisé soit pur comme premier pansement, soit suivi d'un badigeonnage à l'alcool pour enlever l'excédent d'iode, soit plus ou moins dilué dans l'alcool pour les pansements ultérieurs. V. à IODE.

XI. Pansement au taffetas-chiffon.
— Pour éviter la douleur provoquée par l'enlèvement des compresses sur les plaies grandes ou profondes, notamment des brûlures, le saignement qu'elles entrainent ainsi que le détachement des jeunes éléments cellulaires de cicatrisation de la périphérie des blessures, M. Alglave emploie le pansement au taffetas-chiffon préparé en faisant adhérer une mince couche d'huile de lin à une feuille de tarlatane. Il est très mince, très souple, d'une grande douceur de surface.

Sa technique est la suivante : I. Lavage 1° de la plaie à l'eau bouillie pure ou, en cas de fétidité, additionnée de 10 pour 100 d'eau oxygénée ; 2° du pourtour de la plaie à l'alcool ou l'éther. — II. Recouvrement de la plaie par une feuille de taffetas-chiffon préalablement stérilisée par une ébullition (15 à 20 minutes).

« Les dimensions de cette feuille doivent être un peu plus grandes que celles de la surface à recouvrir. Autour de la plaie, la feuille de taffetas va adhérer légèrement aux téguments et encadrer la surface à protéger. Par-dessus la feuille de taffetas, on superpose quelques compresses de gaze hydrophile stérilisée, une couche de coton hydrophile et une bande. Le pansement doit être renouvelé chaque jour et on peut parfaire son action par l'exposition pendant 8 à 10 minutes de la plaie à l'air qui vivifie les bourgeons. »

Les résultats sont bons dans les plaies superficielles et même assez profondes, notamment lorsqu'elles sont douloureuses, facilement hémorragiques ou même atones.

M. Alglave, pour les brûlures, verse maintenant d'abord sur les plaies un mince jet d'huile goménolée au 1/10 puis recouvre avec le taffetas-chiffon.

XII. Pansement au tulle gras.
— Le but de ce pansement, imaginé par M. A. Lumière, est le même que le précédent : éviter l'adhérence des pièces de pansement aux plaies par suite de la dessiccation des sécrétions et du pus, adhérence qui entraine des douleurs, des hémorragies, l'arrachement d'éléments appartenant aux bourgeons de cicatrisation, l'ensemencement microbien et l'absorption de toxines par les régions mises à nu dont le résultat est une montée de fièvre.

TECHNIQUE. — Employer du tulle à mailles de 2 millimètres environ imprégné de vaseline ou mieux d'un mélange fusible à 30° composé de vaseline, de cire, d'huile de ricin et de baume du Pérou. Le tulle est coupé en carrés de diverses dimensions qui sont superposés sous forme de pile dans des boites métalliques remplies de corps gras et stérilisées à l'autoclave à 120° pendant vingt minutes. Au fur et à mesure des besoins on peut extraire un à un, avec une pince stérilisée, les carrés qu'on applique directement sur la plaie.

M. le professeur Bérard a employé avec succès ce procédé qui a l'avantage de permettre la perméabilité et l'absorption du liquide exsudé dans le coton stérilisé placé sur les compresses.

Paraffine. — Brûlures. — M. A. Hull a donné la formule suivante dans le *British Medical Journal* :

Résorcine....................	1 gramme
(ou à son défaut Naphtol).....	0,25 centig.)
Huile d'eucalyptus............	2 grammes
Huile d'olive.................	5 —
Paraffine molle...............	25 —
Paraffine dure...............	67 —

On fait d'abord fondre la paraffine dure, puis on ajoute la paraffine molle et l'huile d'olive. On fait dissoudre la résorcine dans l'alcool absolu (solubilité : 2 dans 1) et on ajoute cette solution ou 25 centigrammes de naphtol (5 pour 100) ; enfin on ajoute l'huile d'eucalyptus une fois le mélange tombé à la température de 55° C. environ.

La manière de procéder est la suivante : on lave la brûlure à l'eau stérile et on la sèche avec un peu de gaze ou à l'air chaud. On couvre ensuite la brûlure d'une couche de paraffine à 50° C. au moyen d'un pinceau. Un pulvérisateur ferait très bien, mais il est d'un emploi assez difficile. Dans les cas très douloureux, toutefois, il convient d'en faire usage. Sur la pellicule de paraffine recouvrant la plaie, on étale une couche mince de coton hydrophile, qu'on enduit elle-même d'une couche de paraffine. Après quoi, ouate et bandage. On change le pansement tous les jours ; plus tard, quand le pus est devenu rare, tous les deux jours.

Les résultats obtenus seraient supérieurs à ceux d'un remède secret imaginé par un médecin français et autour duquel on a fait beaucoup de bruit et de réclame.

Froidure des pieds. — M. Hull conseille aussi le produit précédent dans la froidure des pieds.

M. Chalier, de Lyon, recommande, dans le même cas, le *vernissage* avec une solution de 1 gr. 25 de cocaïne et 2 gr. 50 de menthol pour 1 000 gr. de paraffine.

Par chauffage direct dans une casserole, on liquéfie un bloc de paraffine plus ou moins important suivant le nombre de malades à traiter. On verse environ 200 centimètres cubes de cette paraffine liquide dans un récipient métallique à fond plat. Au moment où la température est supportable au doigt, on fait plonger le pied du malade dans ce bain de paraffine, où l'on verse 10 centimètres cubes de la solution de novococaïne à 1 pour 100.

Au moyen d'un large pinceau, on badigeonne rapidement les parties du dos du pied qui ne plongent pas dans la paraffine. En quelques secondes d'immersion, on obtient un vernis blanc, cireux, qui adhère au pied, se solidifie très vite par refroidissement et forme une carapace isolante de 1 à 2 millimètres d'épaisseur. Le vernis une fois sec, on enveloppe le pied dans une large compresse de gaze maintenue par une bande peu serrée.

Généralement, l'effet calmant se produit dès que le vernis s'est refroidi, au plus tard le deuxième jour, sans qu'il ait été besoin d'une nouvelle application. Le mieux est de renouveler le vernissage tous les 3 ou 4 jours, jusqu'à disparition complète de la douleur. V. aussi à FROIDURE.

Paralysie d'origine cérébrale avec aphasie. — Le Dr Fraenkel a rapporté des cas de malades paralysés de la main droite à la suite de lésions cérébrales et qui présentaient en même temps de l'aphasie. En leur apprenant l'écriture de la main gauche on ne tarde pas à développer le centre droit du langage. Le paralytique regagne donc l'usage de la parole.

M\ue Joteyko observe ce fait que démontre la liaison directe qui unit la parole à l'écriture et l'énorme importance prise par l'écriture dans les fonctions cérébrales, le centre de la parole se trouvant dans le voisinage du centre de l'écriture. « L'exercice imposé à la main gauche ne peut donc se limiter aux mouvements gymnastiques seuls, mais comme l'usage de la parole est parmi les fonctions les plus intellectuelles de l'homme, il doit comprendre aussi l'écriture et le dessin car ce dernier, bien qu'étant d'exécution manuelle, touche néanmoins à l'une des fonctions les plus élevées (esthétique et art). Quant au genre d'écriture, M\ue Joteyko préco-

nise « l'écriture en miroir » c'est-à-dire ce genre d'écriture qui se fait en sens inverse de l'écriture ordinaire.

« A cause de la symétrie, opposée des deux moitiés du corps, l'écriture en miroir est considérée comme l'écriture normale, physiologique de la main gauche.

Chose curieuse, l'écriture de la main gauche sera marquée au coin de toutes les particularités de l'écriture faite avec la main droite, elle reflétera le cachet personnel caractéristique qui fait que nous reconnaissons chaque personne à son écriture. »

M\ue Joteyko estime que l'apprentissage d'un métier avec la main gauche doit se faire suivant les lois de la symétrie opposée, c'est-à-dire que la gauche ne doit point copier simplement la main droite, mais exécuter tous les mouvements en sens inverse.

PARALYSIES PAR BLESSURES DES NERFS ET PROTHÈSE NERVEUSE. — On étudiera ci-dessous les paralysies de l'avant-bras et celles du membre inférieur.

I. Paralysies et Prothèse de l'avant-bras. — Trois nerfs, radial, cubital et médian, assurent la motilité et la sensibilité de l'avant-bras et de la main. Ces nerfs sont, en effet, des nerfs mixtes.

Les nerfs mixtes sont composés d'une série de fibrilles ; les unes, appelées fibres sensitives, se terminent aux parties cutanées de l'avant-bras et de la main, dans des territoires très déterminés. C'est grâce à ces fibres que nous percevons les piqûres, les sensations thermiques. Les autres fibrilles sont appelées fibres motrices ; elles se rendent aux muscles et sont sous la dépendance du cerveau qui commande les divers mouvements musculaires.

Lorsqu'une blessure de guerre sectionne un nerf, il s'ensuit, dans le domaine propre à ce nerf, deux ordres de troubles : des troubles moteurs et des troubles sensitifs (Pl. en couleurs I et V, Tabl. XXXIV).

Paralysie radiale (*fig.* 322). — De toutes les paralysies de la main, elle est la plus fréquente. Le nerf radial, qui part de l'aisselle, traverse le bras et l'avant-

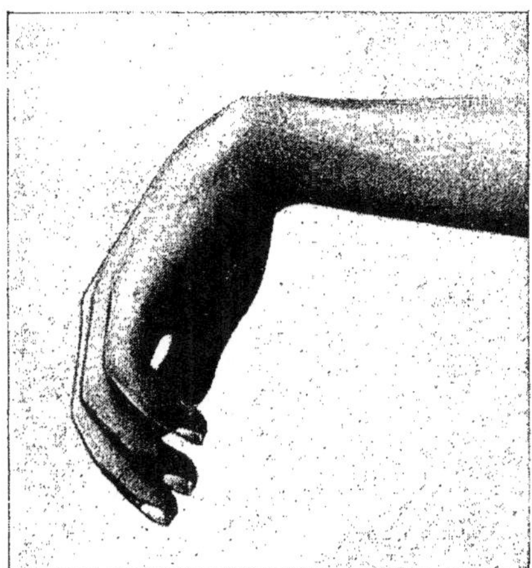

Fig. 322. — Paralysie radiale. (Collection du Dr Ducroquet.)

bras et se termine à la main. Tout au long de son trajet une série de rameaux partent de ce nerf pour se distribuer, soit aux muscles (fibres motrices), soit à la peau (fibres sensitives).

Les principaux muscles innervés par le nerf radial sont : les muscles extenseurs du poignet qui relèvent le dos de la main, les muscles extenseurs des doigts, l'ex-

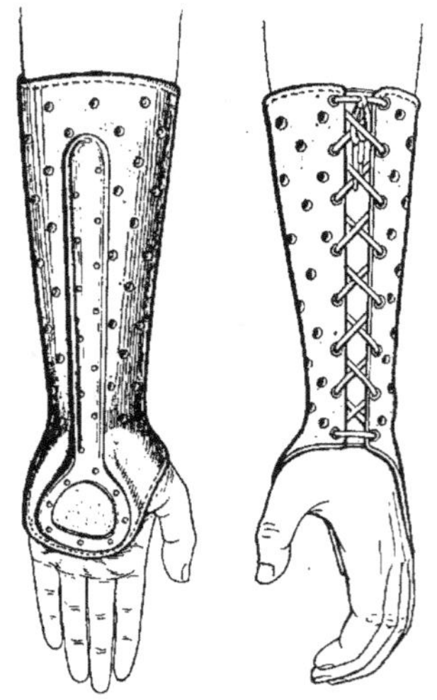

FIG. 323. — Plaquette pour paralysie radiale.

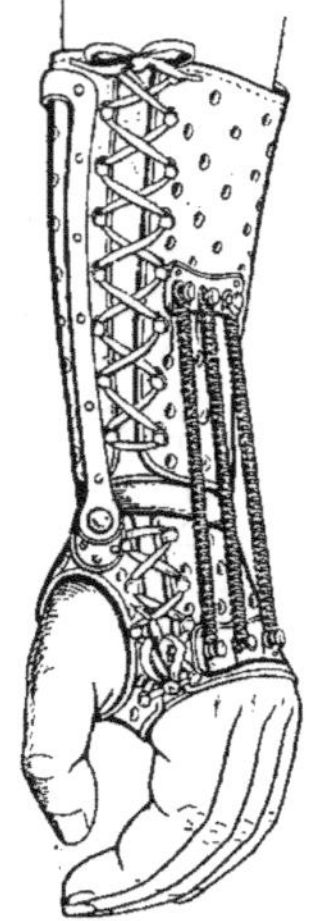

FIG. 324. — Appareil pour paralysie radiale muni de ressorts qui relèvent le poignet.

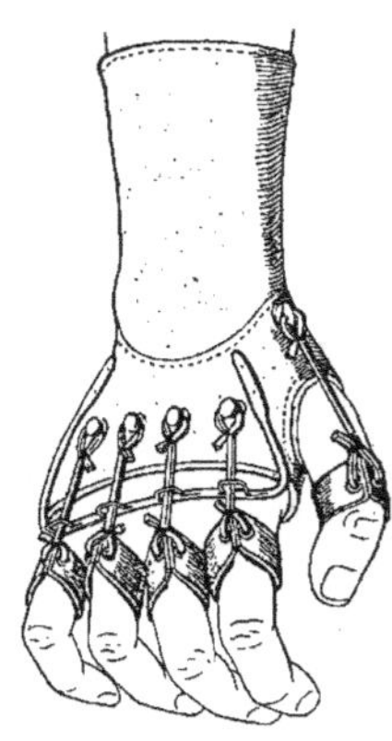

FIG. 325. — Au moyen de cet appareil, les phalanges seules sont redressées.

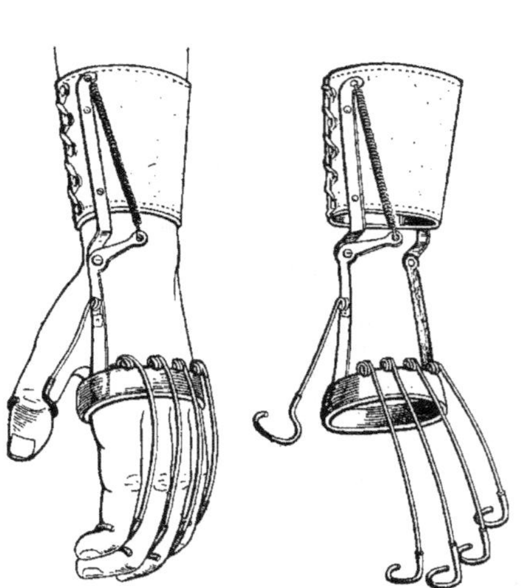

FIG. 326. — Grâce à ses ressorts, cet appareil maintient les doigts et le poignet en position d'extension constante.

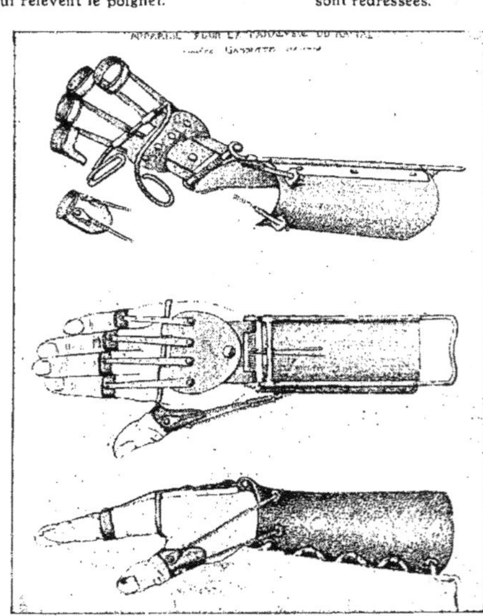

FIG. 327. — Appareil de Miss Gassette permettant les mouvements de latéralité du poignet.

Appareils pour la paralysie radiale.

tenseur du pouce et un muscle, nommé le long abducteur du pouce, qui permet d'écarter le pouce de la main.

Tous ces muscles peuvent être appelés *muscles extenseurs*.

Le nerf radial innerve encore un autre groupe de muscles : les *supinateurs*, dont le rôle est de faire la supination de l'avant-bras et de la main (geste du mendiant qui demande l'aumône).

Le nerf radial distribue donc la motilité aux muscles

extenseurs et supinateurs : on a dit, à juste titre, qu'il distribue la motilité aux *muscles supinato-extenseurs.*

Lorsque ce nerf est sectionné, la paralysie est immédiate : la main devient tombante, le sujet est dans l'impossibilité de la relever ; il ne peut plus étendre les doigts et il n'écarte que faiblement le pouce de l'index (*fig.* 322).

Par contre, les mouvements de flexion sont conservés, mais la préhension est impossible ; en effet, dès que le sujet essaie de prendre un objet, les doigts et la main se fléchissent complètement, et c'est la face dorsale des doigts qui s'oppose à l'objet.

La position de flexion constante finit même parfois par se fixer et il est difficile, si la main a été longtemps inactive, de redresser complètement les doigts et le poignet.

Les troubles sensitifs sont peu accentués et occupent

brant pour l'usage courant. Lorsque la main tend à reprendre sa position vicieuse en flexion, il est bon de remplacer l'appareil de Robin, non point par les deux appareils décrits précédemment, mais par l'appareil suivant qui se compose de deux ressorts qui maintiennent l'extension du poignet, et de petits ressorts individuels qui maintiennent l'extension de chaque doigt jusqu'à son extrémité (*fig.* 326). Le redressement de la première phalange suffit parfois à assurer le bon fonctionnement de la main (*fig.* 325). L'appareil de miss Gassette (*fig.* 327) permet, outre les mouvements de flexion-extension, les mouvements de latéralité du poignet.

Paralysie cubitale. — Le nerf cubital innerve les muscles fléchisseurs des deux derniers doigts ; il innerve aussi la masse musculaire appelée « éminence hypothénar » qui se trouve à la base du petit doigt où elle forme le bord interne de la main. Il innerve, de plus, les

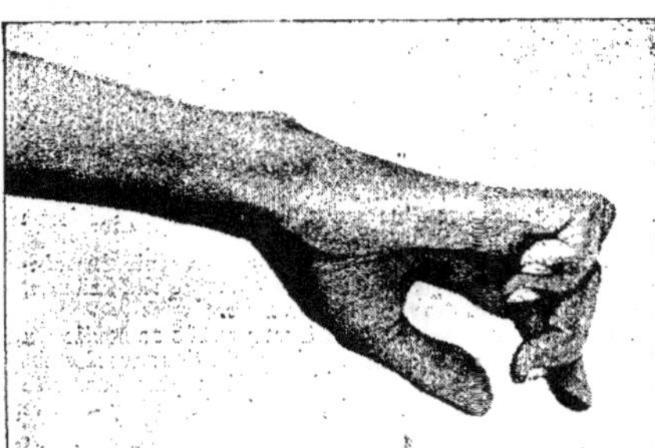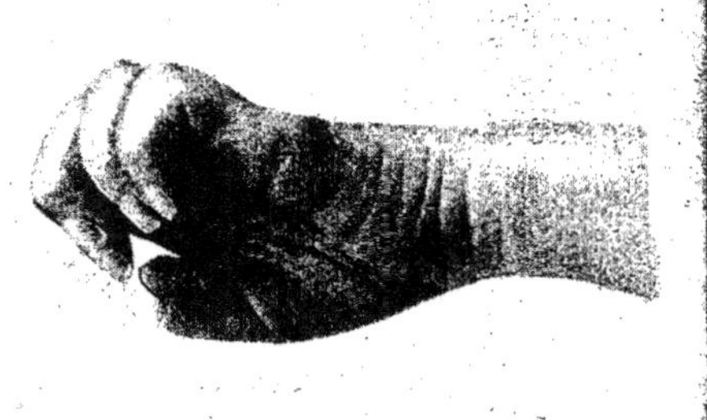

FIG. 328, 329. — Griffe cubitale. (Collection du Dr Ducroquet.)

à peine le territoire du nerf (à cause des anastomoses et suppléances) ; en outre, cette paralysie est indolore.

Les chirurgiens sont intervenus fréquemment en avivant les extrémités sectionnées pour les suturer l'une à l'autre ; les résultats sont inconstants et souvent tardifs.

Le malade, qui n'a rien à perdre, a intérêt à laisser tenter l'opération, lorsque le chirurgien la juge possible.

On a remédié orthopédiquement à ces paralysies. L'appareil varie suivant que la main est restée souple ou qu'elle se trouve fixée en mauvaise attitude.

Les troubles fonctionnels, nous l'avons vu, viennent de ce fait que le poignet fléchit en même temps que les doigts aussitôt que le sujet fait un effort de préhension. Dès que l'on s'oppose au mouvement de flexion du poignet, la préhension devient immédiatement possible.

Un appareil extrêmement simple consiste en un bracelet de cuir qui descend en formant palette jusqu'à la racine des doigts. La main tombant en dehors, en même temps qu'elle tombe en avant, il est indispensable que la palette embrasse une partie du bord externe de la main (*fig.* 323).

Un appareil plus complexe, mais qui ne rend guère plus de services, consiste en une palette mobile : une articulation métallique l'unit au brassard. La palette est complétée par une bande de cuir qui recouvre le dos de la main ; des ressorts placés à la partie dorsale de la main et du poignet unissent ces deux parties de l'appareil et rendent permanente l'extension du poignet (*fig.* 324). Cette extension diminue en partie lorsque le sujet exécute des mouvements de préhension.

Si le poignet et les doigts sont en position de flexion, il est indiqué, dans certains cas, d'en obtenir le redressement sous chloroforme et de les fixer pendant quelques semaines, en position d'extension. Si la rétraction n'est pas très considérable, on peut user à cet effet de l'appareil du Dr Robin, qui consiste en deux forts ressorts enroulés sur eux-mêmes, qui maintiennent la main en tension constante : la rétraction cède peu à peu et la main se redresse.

Cet excellent appareil de redressement est encom-

petits muscles interosseux et lombricaux qui garnissent les espaces intermétacarpiens.

Les rameaux sensitifs du nerf cubital se distribuent au bord interne de la main, tant à la face palmaire qu'à la face dorsale.

Dès que le nerf est sectionné, il se produit immédiatement une flexion des deux derniers doigts, qui s'accompagne souvent de la flexion moins prononcée du médius. La main se déforme et prend l'aspect très spécial que l'on appelle « griffe cubitale » (*fig.* 328, 329).

Les espaces intermétacarpiens sont excavés et, en même temps, l'éminence hypothénar est très atrophiée.

Au début la griffe reste souple, mais, au bout de peu de temps, les tendons fléchisseurs se rétractent, la griffe est fixée, il n'est plus possible d'étendre les doigts.

La sensibilité est abolie dans le territoire du nerf, les piqûres ne sont plus perçues, il en est de même des sensations de froid et de chaleur.

Le traitement chirurgical consiste à faire la suture du nerf.

Lorsque la griffe palmaire est fixée, c'est-à-dire lorsqu'il est impossible d'étendre les doigts passivement, il y a lieu d'endormir le sujet, de redresser les doigts et de les fixer ensuite en position de redressement, pendant plusieurs mois. Que la main soit souple, ou qu'elle ait été redressée, la fonction des doigts est difficile ; il est nécessaire de faire porter au malade un appareil qui produit l'extension constante des doigts ; le modèle que nous avons précédemment décrit convient très bien. L'appareil ne prend que les trois derniers doigts.

Paralysie du nerf médian. — Le médian innerve les *fléchisseurs* de la main et des doigts ; il innerve presque tous les muscles de la petite masse musculaire appelée « éminence thénar » qui se trouve à la base du pouce. Il innerve, de plus, les muscles qui tournent l'avant-bras en dedans et que l'on appelle muscles *pronateurs.* On peut donc dire que le nerf médian distribue la motilité aux *muscles pronato-fléchisseurs.*

Les fibres sensitives se distribuent principalement à la partie palmaire de la main, dans la région répondant au pouce, à l'index et au médius.

Les conséquences de la paralysie du nerf sont l'atrophie des muscles de l'éminence thénar. L'atrophie de ces muscles rend les mouvements d'opposition du pouce aux autres doigts complètement impossibles.

Souvent les doigts restent allongés, mais le pouce, tombant, se trouve en face de l'index. Parfois, la paralysie du médian se complique de la déformation en griffe moins prononcée, à vrai dire, que la griffe cubitale.

Alors que la paralysie radiale et la paralysie cubitale sont ordinairement indolores, la paralysie du médian s'accompagne parfois de phénomènes très douloureux. Dans ces cas, les doigts sont allongés, minces, tremblottants, la peau est rose, les ongles bombés ; les douleurs apparaissent souvent au bout de dix à quinze jours ; le malade accuse des sensations de piqûre et de brûlure ; les moindres trépidations réveillent les douleurs : un éternuement, par exemple ; les vibrations produites par une personne qui marche dans la

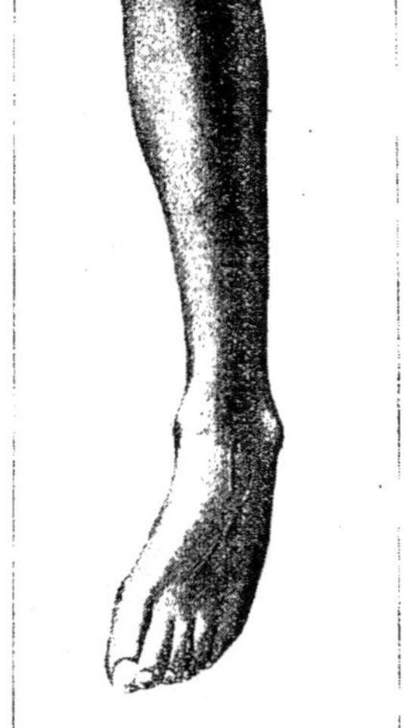

FIG. 330. — Déformation du pied en varus-équin. (Collect. du Dr Ducroquet.)

salle. Ces phénomènes douloureux durent souvent plusieurs mois. La chaleur sèche exagère la douleur ; lorsqu'on les examine, les malades réclament anxieusement qu'on humecte leur main avant d'y toucher. Souvent, ils s'entourent de linges mouillés ; la peau, qui macère, présente souvent des ulcérations.

Le traitement chirurgical peut seul améliorer leur situation ; les appareils orthopédiques n'ont guère d'utilité.

Nous venons de décrire des cas typiques de paralysie radiale, cubitale et médiane. Ajoutons qu'assez souvent on voit des paralysies complètes de deux de ces nerfs ou même les trois à la fois se trouvent lésés. La déformation en griffe peut s'étendre à tous les doigts.

II. Paralysies et Prothèse du membre inférieur.

— Le nerf sciatique innerve presque tous les muscles du membre inférieur. A sa partie supérieure c'est un gros tronc nerveux qui en arrière de la cuisse va du bassin à la face postérieure du genou ; à ce niveau il se divise en deux branches : la branche externe, appelée sciatique poplité externe, croise la tête du péroné et apparait à la face antéro-externe de la jambe où elle innerve les différents muscles de la région ; la branche postérieure, appelée sciatique poplité interne, innerve les muscles du mollet.

Le sciatique peut être sectionné avant sa division : on a alors la paralysie sciatique.

Plus bas après sa division, on a la paralysie du sciatique poplité externe ou du sciatique poplité interne, cette dernière est, d'ailleurs, très rare.

Si la lésion du nerf se produit peu après sa sortie du bassin on peut avoir la paralysie totale des muscles du membre inférieur ; si la section a lieu plus bas, elle peut occasionner la paralysie, soit totale, soit partielle des muscles du pied.

Paralysie totale des muscles du membre inférieur. — Cette paralysie entraine l'impotence complète des muscles moteurs du genou et du pied.

Si le malade veut marcher son genou se dérobe. Toute progression est rendue impossible.

Les muscles moteurs du pied étant paralysés la pesanteur entraine la chute du pied. On donne le nom de « pied bot équin » à ces déformations du pied (*fig.* 330).

Un appareil permet de

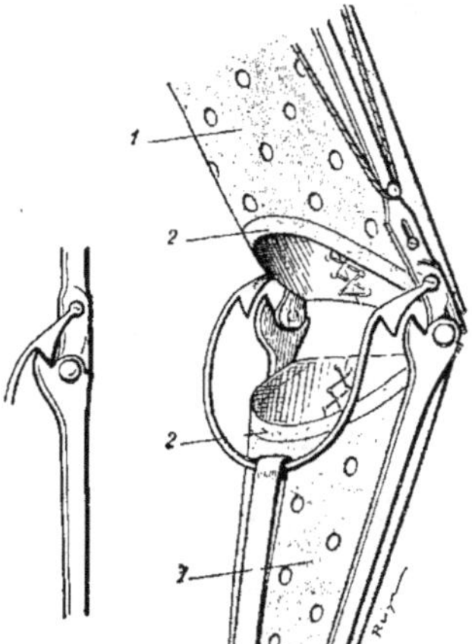

FIG. 331. — Verrou permettant de bloquer le genou pendant la marche.

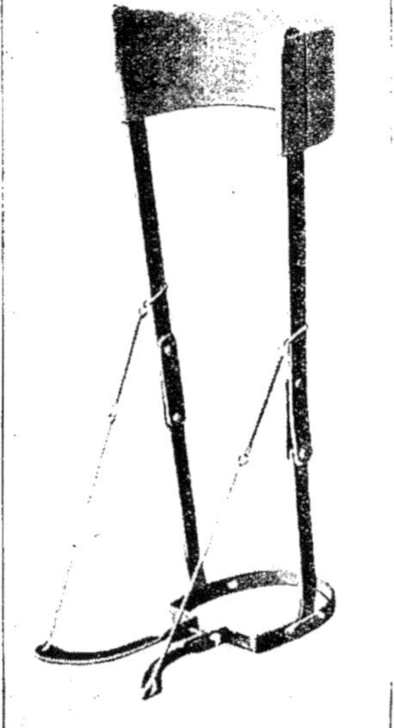

FIG. 332. — Appareil à tracteur empêchant la chute du pied.

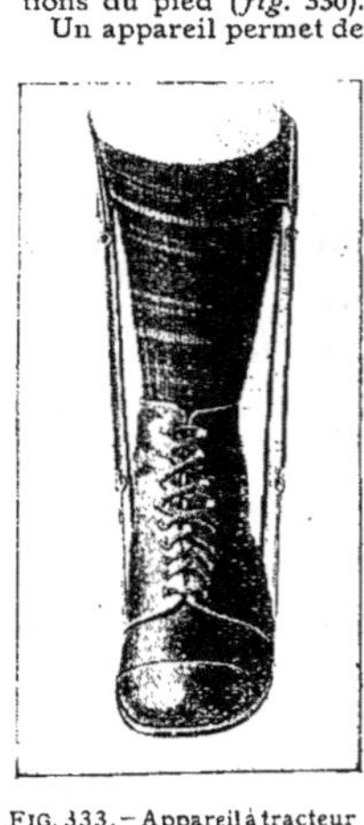

FIG. 333. — Appareil à tracteur monté sur une chaussure

remédier à tous ces troubles fonctionnels. Cet appareil englobe le membre, des tracteurs en caoutchouc allant de la jambe au pied le maintiennent en bonne position. Au niveau du genou une articulation spéciale à verrou assure, pendant la marche, la rigidité de l'articulation. Le malade débloque son verrou quand il veut s'asseoir (*fig.* 331).

Paralysie totale des muscles du pied. — La paralysie totale des muscles du pied entraîne, comme dans le cas précédent, la chute du pied, donnant également la déformation en équinisme. La marche devient alors très difficile, le sujet *steppe*.

On remédie à cette infirmité de diverses façons : si le pied est souple, une chaussure munie d'un contrefort à la partie postérieure de la tige empêche la chute du pied ; l'articulation ne peut s'ouvrir, le contrefort s'y oppose. Si le pied tend à se fixer dans sa position d'équinisme il est préférable de remplacer la chaussure à contreforts par un petit appareil muni de ressorts à boudin qui tendent de façon constante à relever le pied (*fig.* 332, 333).

Paralysie partielle des muscles du pied. —

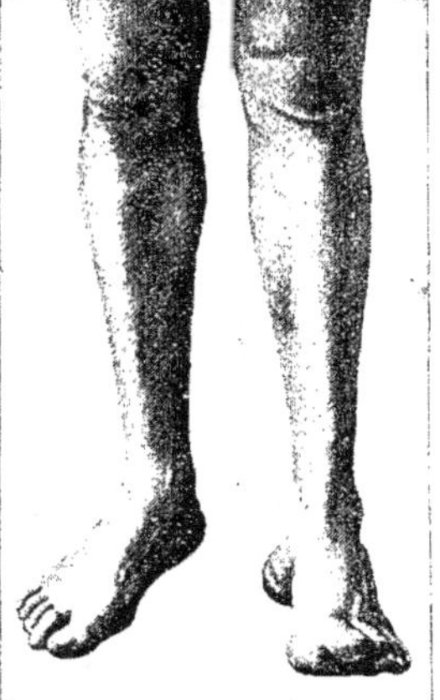

FIG. 334. — Déformation du pied en varus.

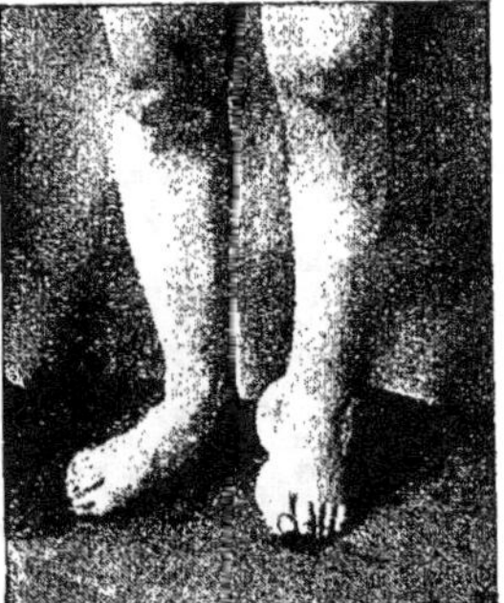

FIG. 335. — Déformation du pied en varus-équin. (Collect. du Dr Ducroquet.)

La paralysie partielle la plus fréquente est la conséquence d'une lésion du sciatique poplité externe.

Lorsque ce nerf est lésé, les muscles de la région *antéro-externe* de la jambe sont paralysés, le pied tourne en dedans prenant la déformation appelée « varus »

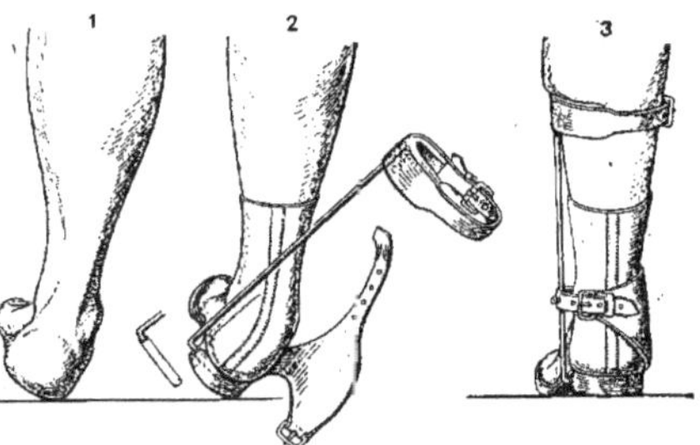

FIG. 337. — 1. Pied varus muni d'une chaussure ordinaire ; 2. En appui, il augmente sa déformation ; 3. Muni d'une chaussure à talon désaxé, en appui il se redresse.

(*fig.* 334). Si la déformation s'accompagne d'équinisme, on dit que le pied est en varus-équin (*fig.* 335). Cette déformation est souple ou fixée.

Si elle est souple il est facile, par des mouvements passifs, de remettre le pied en bonne position ; si elle est fixée, au contraire, cela devient à peu près impossible. Lorsque le pied est souple, une chaussure suffit à améliorer la situation. Tout cordonnier peut la réaliser ; le talon doit être oblique et plus épais en dehors ; il en sera de même de la semelle (*fig.* 336, 3 et 4). Si le sujet est muni d'une chaussure ordinaire on voit (*fig.* 336, 1 et 2) que le bord externe du talon tombe en dedans de la verticale A du membre et le sujet augmente encore la torsion du pied en appuyant sur le sol (*fig.* 336, 2) si, au contraire, le talon est désaxé l'appui du bord externe se fait en dehors de la verticale du membre (*fig.* 336, 3), ce qui produit, on le comprend aisément, le redressement du pied au moment de l'appui unilatéral (*fig.* 336, 4).

Si le pied est fixé et que le redressement passif soit difficile à maintenir, la chaussure que nous venons d'indiquer est insuffisante. Il faut ajouter à cette chaussure une tige métallique placée au côté interne de la jambe et munie à sa partie supérieure d'une large plaque fortement rembourrée (*fig.* 337). L'extrémité inférieure de la tige est coudée et passe dans un tube inclus dans le talon. Si on place la petite portion de la tige dans le tube, l'autre partie prend une direction oblique, on la redresse et on la fixe sur la jambe au moyen d'un bracelet. Le redressement de la tige produit le redressement du pied. Une sangle en cuir permet de compléter le redressement. Dr DUCROQUET.

★**Paresthésie** (du gr. *para*, faire, et *aisthésis*, sens). — Perceptions fausses (hallucination), sensations anormales.

Photothérapie. — V. THERMOTHÉRAPIE.

PLAIES DE GUERRE. — Nous étudierons successivement les *plaies récentes* et les *plaies anciennes* atones.

I. Plaies récentes. — Caractères spéciaux. — La caractéristique des plaies de la guerre actuelle dont la grande majorité est due à des éclats d'obus, de grenades et de torpilles, est leur *déchiquetage* (la peau écrasée, les muscles déchirés), et surtout leur *souillure* qui les rend *septiques* ; la balle de fusil ou de mitrailleuse produisant au contraire le plus

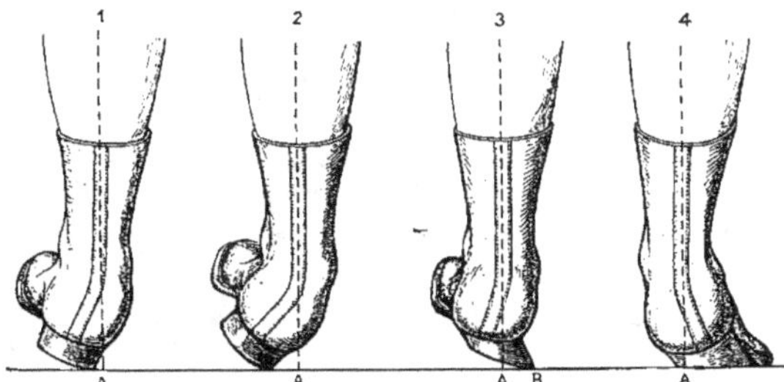

FIG. 336. — Pied varus et son appareil correcteur.

souvent une plaie *aseptique*, d'où sa bénignité relative.

La souillure provient des produits septiques entraînés dans la plaie ; boue, cailloux, débris de vêtements ou de la peau du blessé, les uns et les autres salis ; cette souillure entraîne à bref délai l'infection.

Intervention précoce. — La conséquence de cette constatation est la nécessité de *débrider* les plaies le plus tôt possible pour *nettoyer* le foyer de tous les corps étrangers : projectiles, débris vestimentaires et les *laver* par un courant d'eau bouillie ou de préférence à l'éther. On doit en outre enlever tous les tissus mortifiés. Dans ces conditions on a les plus grandes chances de prévenir l'infection et une de ses conséquences les plus graves, la gangrène gazeuse.

Pour le Dr A. Schwartz, dont nous avons résumé ci-dessus l'opinion basée sur une longue expérience, le rôle principal du chirurgien du front est donc d'appliquer cette mesure opératoire.

Cette recherche précoce ne peut être opérée au poste de secours où, à cause de l'encombrement, les conditions d'asepsie sont insuffisantes ; elle doit être faite à l'ambulance chirurgicale où les conditions de personnel et d'outillage le permettent. V. PANSEMENT VINCENT.

Sutures primitives. — Les parois des plaies de guerre ont subi des modifications profondes. Les tissus qui la forment ont absorbé en quelque sorte l'énergie cinétique du projectile, énergie qui est, sous une haute tension, petite masse, grande vitesse. Par là ils sont désorganisés, privés de vie parfois sous une épaisseur considérable. Non seulement ils sont devenus incapables de résister aux microbes, mais ils leur fournissent un excellent terrain de culture.

« Par les larges débridements, on empêche dans la majorité des cas l'infection de devenir grave, mais on ne la supprime pas. Les microbes se développent d'abord et persistent tant que les tissus nécrosés ne sont pas éliminés, tant qu'il ne s'est pas produit une vaccination générale ou locale. C'est seulement après cette phase que l'on peut rapprocher les lèvres de la plaie, comme le faisaient nos ancêtres sous le nom de réunion immédiate secondaire. Pendant la période où les microbes se développent, la sécurité n'est pas complète et, lorsque existent de gros fracas osseux, des désordres articulaires, on n'est jamais sûr de pouvoir pratiquer la réunion secondaire. En somme, si, par les larges débridements et l'extraction des corps étrangers, la mortalité est presque complètement supprimée, la morbidité ne l'est pas.

En réséquant, dans les dix premières heures qui suivent la blessure, tous les tissus nécrosés par l'énergie cinétique du projectile, on transforme une plaie de guerre en plaie chirurgicale et par là tout est changé, on peut faire la réunion préventive, on supprime la morbidité, on évite les hémorragies secondaires, on empêche les compressions des nerfs par les cicatrices, on conserve des articulations mobiles, on sauve la fonction en guérissant les blessés avec une rapidité extraordinaire.

Les résections primitives des parois sont des opérations extrêmement délicates qui ne peuvent être faites que par des chirurgiens connaissant très bien l'anatomie des régions.

C'est une méthode véritablement nouvelle, la seule méthode nouvelle qui ait paru depuis la guerre et son initiateur semble bien avoir été M. Gaudier (de Lille). Je crois que d'autres sont arrivés au même résultat indépendamment de lui.

Les résultats en sont merveilleux. Depuis le début de l'immense bataille de la Somme (1917), les blessés nous arrivent avec des plaies qui ne sont plus des plaies de guerre : elles ont été transformées par ces habiles interventions en plaies chirurgicales. Dans les moments de presse, ils ne peuvent pas les suturer toutes, mais elles ont été nettoyées, épluchées et un grand nombre sont presque aseptiques ; il en est même qui le sont complètement de telle sorte qu'on put les suturer dès l'arrivée des blessés dans les hôpitaux du territoire.

Les résultats de cette technique nouvelle, si bien appliquée, dépassent, je ne saurais trop le dire, tout ce que l'on pouvait espérer.

Ainsi les plaies du genou, les plus terribles des terribles plaies articulaires, guérissent en majorité lorsqu'elles ne s'accompagnent pas de trop grands fracas osseux avec une simplicité merveilleuse. Le chirurgien réséque d'abord la partie extra-articulaire de la plaie : puis il change d'instruments — les premiers auraient pu être souillés — il ouvre largement l'articulation, enlève les corps étrangers, réséque tous les tissus contus, mortifiés, puis suture. Et c'est la guérison, la guérison sans morbidité, la guérison rapide avec conservation des mouvements. Non seulement la vie est sauve, mais aussi le membre, mais aussi la fonction Et ces blessés, qui jadis, quand ils ne mouraient pas, quand ils n'étaient pas amputés, étaient condamnés à une longue immobilité et restaient le plus souvent infirmes, retournent au front après quelques semaines de repos. C'est merveilleux. » (Professeur Delbet.)

M. H. Barnsby a rapporté, à la réunion médico-chirurgicale de la IIIe armée, les résultats de 172 sutures prématurées pour plaies fraiches des parties molles. Il a obtenu 160 réunions par première intention et 12 fois il a dû faire sauter les fils et attendre la réunion secondaire, sans aucun préjudice pour les blessés, qui « doivent être surveillés attentivement et ne pas être évacués avant l'ablation des fils ».

Ses conclusions sont les suivantes :

Tout chirurgien de carrière, sûr de son asepsie, bien outillé et bien aidé, qui voit, dans les dix heures suivant le traumatisme, une plaie articulaire simple ou avec lésions osseuses minima, une plaie des parties molles, sus-aponévrotiques, une plaie sous-aponévrotique superficielle, tangentielle, c'est-à-dire celle dont, après débridement, on peut voir nettement le fond, peut suturer primitivement en usant très largement d'éther, comme on le fait dans les genoux.

Si, au contraire, l'asepsie est incertaine, si la plaie date de plus de vingt heures et, à fortiori, si elle est franchement infectée, si la plaie est grave : plaie sous-aponévrotique profonde, séton musculaire important, fracas osseux et diaphysaire ou épiphysaire ; si, enfin, on a le moindre doute, même sur une plaie en apparence simple, il ne faut pas suturer, il faut sans hésiter traiter ces plaies par la méthode de Carrel et l'irrigation intermittente au Dakin, avec le précieux contrôle bactériologique qui dictera l'heure de la réunion secondaire. V. à INFECTION.

Les conclusions de M. Gaudier, en ce qui concerne les indications et les conditions de ces sutures, s'accordent tout à fait avec celle que vient de poser si clairement M. Barnsby.

L'étude bactériologique de ces plaies faites avec M. N. Fiessinger, avant et après la suture, montre que le nettoyage chirurgical large et précoce réalise rarement l'asepsie parfaite des tissus au sens rigoureux du mot. Mais la présence de quelques germes à leur surface n'est pas une contre-indication absolue à leur suture, à condition toutefois que les germes soient peu nombreux et les tissus sains, aptes à la défense. La meilleure démonstration en est l'examen bactériologique des exsudats prélevés à l'orifice du drainage après la fermeture ; ils cultivent presque toujours et cependant la cicatrisation se fait sans incident. On sait que cet état d'asepsie relative en tissus sains est justement celui qu'attendent les promoteurs de la réunion secondaire pour en poser l'indication. C'est là une preuve remarquable du rôle du terrain dans la défense de l'organisme contre l'infection.

Réunion par bandelettes. — MM. Dehelly et Dumas (1) emploient pour la réunion des plaies, après le traitement par irrigation continue (V. à INFECTION), les bandelettes adhésives de sparadrap caoutchouté, qui ont l'avantage sur les sutures : 1° de ne pas être douloureuses ; 2° d'éviter une effraction des tissus ; 3° d'appliquer l'une contre l'autre toutes les parties de la plaie par la compression tout autour du membre, ce qui supprime toute cavité au-dessous de la peau.

« Nous utilisons des bandelettes adhésives de 3 à

------

(1) *Presse médicale*, 8 mai 1916.

4 centimètres de largeur et 20 à 25 centimètres de longueur. Il faut qu'elles soient longues, pour que la zone d'adhérence soit assez étendue, sans cela elles glissent et le bénéfice de la traction exercée sur la peau est perdu. Pour lutter contre l'élasticité de la peau, il faut qu'elles adhèrent sur presque toute la circonférence du membre. On doit placer d'abord la moitié de leur longueur sur un des versants de la plaie, puis, pendant qu'un aide maintient la bandelette collée sur la peau, d'une main on tire sur une lèvre de la plaie vers celle du côté opposé que l'autre main rapproche jusqu'à l'affrontement. Lorsque celui-ci est réalisé, on termine l'application de la bandelette sur le bord de la plaie laissée libre. On place ainsi une ou plusieurs bandelettes, côte à côte, afin de réaliser une réunion complète des deux lèvres.

Pour des plaies étendues en surface nous employons un autre moyen de rapprochement. Des bandelettes adhésives sont préparées d'avance, ayant une largeur de 7 à 8 centimètres (elles doivent être larges) et d'une longueur variant avec celle de la plaie ; sur toute la longueur de la bandelette et sur un de ses côtés, on fixe des crochets de soulier tous les 2 centimètres.

Ces bandelettes ainsi préparées sont collées de chaque côté de la plaie, les agrafes étant au bord de la plaie, leur ouverture regardant en dehors. Les deux lèvres de la plaie représentent ainsi les deux bandes de cuir munies de crochets d'un soulier. Et les bandelettes vont servir par un laçage à refermer la plaie ; pour ce laçage, on utilise du caoutchouc carré, analogue à celui qu'emploient les enfants pour fabriquer des lance-pierres.

La tension du caoutchouc attire très rapidement les bords cutanés d'une plaie vers son centre ; souvent, en vingt-quatre ou quarante-huit heures, la totalité de la surface cruentée est recouverte.

Il faut maintenir les bandelettes pendant cinq ou six jours comme des sutures ; mais si, pour une raison quelconque (petit suintement, décollement partiel), on veut les changer, il faut avoir soin de ménager les adhérences en voie de formation. Il faut décoller d'abord une moitié de la bandelette jusqu'à la plaie, puis reprendre l'autre extrémité, pour terminer en tirant sur les deux extrémités à la fois. De cette façon la traction exercée pour enlever les bandelettes est toujours dirigée vers la plaie et ne tend pas à en écarter les bords ».

Traitement par la physiothérapie. — Une évolution s'est produite dans le pansement des plaies de guerre par suite de l'existence si généralisée du pus dans ces plaies. A l'antisepsie par des liquides plus ou moins microbicides (eau iodée, liquide de Dakin, solution de magnésium, etc.), on a ajouté l'action des agents physiques : douchage à l'eau chaude, héliothérapie, exposition aux rayons de lampes électriques, de façon à exciter le pouvoir phagocytaire des leucocytes.

II. Plaies d'abdomen. — Il y a deux écoles : les abstentionnistes et les interventionnistes.

Toute plaie de l'abdomen ne donne pas une plaie des viscères et particulièrement de l'intestin car le projectile peut s'arrêter dans la paroi ; quand il la traverse, il peut passer entre les anses intestinales sans les léser.

D'autre part, les balles animées d'une grande vitesse, les éclats d'obus très irréguliers provoquent de larges déchirures intestinales qui ne peuvent guérir sans opération ; celles-ci bien faites sont la seule voie de salut. Malheureusement, dans les premières heures, c'est-à-dire au moment où l'opération doit être effectuée, il n'existe pas de signes certains pouvant renseigner sur l'état réel de l'intestin.

Pour le professeur Pierre Delbet, la solution est dans l'état du blessé, l'expérience du chirurgien et son installation. Si, dans les conditions réalisées, l'opération fait par elle-même courir des risques aux blessés, il faut s'abstenir, puisque certains d'entre eux peuvent guérir sans opération. Si, au contraire, les conditions sont telles que l'opération soit par elle-même inoffensive, il faut opérer puisque seule l'opération peut sauver certains blessés.

Les installations actuelles permettent de sauver la plupart des soldats atteints à l'abdomen, dont les lésions sont compatibles avec la vie.

III. Plaies de poitrine. V. à POITRINE.

IV. Plaies phosphorées. — M. P. Carles, à la suite d'expériences sur les animaux, conseille, dans les plaies par obus contenant des matières phosphorées, plaies particulièrement favorables au développement de la gangrène gazeuse, du tétanos et de l'infection en général, l'emploi de l'essence de térébenthine sous forme de perles ou de capsules. La meilleure est celle jaunie par l'action de l'oxygène.

Tant que l'urine du malade a une franche odeur de violette, il est probable qu'il y a saturation suffisante de l'organisme et oxydation du phosphore, non plus au dépens de l'hémoglobine mais de l'oxygène condensé apporté par le térébenthène. C'est là une des causes pour lesquelles un odorat bien exercé ne retrouve plus alors l'odeur spéciale du phosphore dans l'urine. Les composés du phosphore avec l'oxygène ne sont pas toxiques. A défaut d'eau oxygénée, employer de l'eau térébenthinée pour le lavage des plaies.   G. B.

V. Plaies anciennes atones. — On peut, croyons-nous, répartir les plaies atones en deux catégories.

Dans la première entrent les lésions dues, avant tout, aux *troubles trophiques* ou *de nutrition*. Par

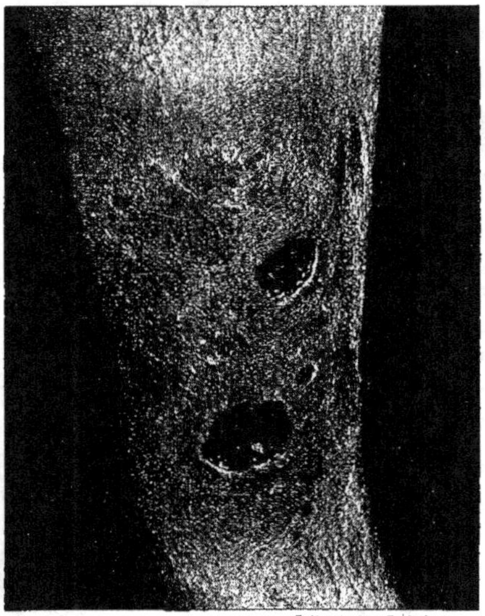

Collection du Dr Debat.

FIG. 338. — Blessure par éclat d'obus au tiers inférieur de la jambe, présentant l'aspect typique de l'ulcère variqueux.

exemple : les blessures des membres inférieurs accompagnées de troubles vasculo-nerveux ; les ulcérations consécutives à l'ouverture des phlegmons (*fig.* 341) ou au sphacèle par froidure. Par exemple, encore, les ulcères variqueux et les escarres sacrées.

Dans la deuxième entrent les lésions conditionnées, surtout, par des *causes mécaniques*. Telles les larges plaies superficielles qui, après une période de cicatrisation, tendent à s'agrandir par la rétraction centrifuge des téguments. Telles, encore, les ulcérations des moignons d'amputations mal étoffés.

16

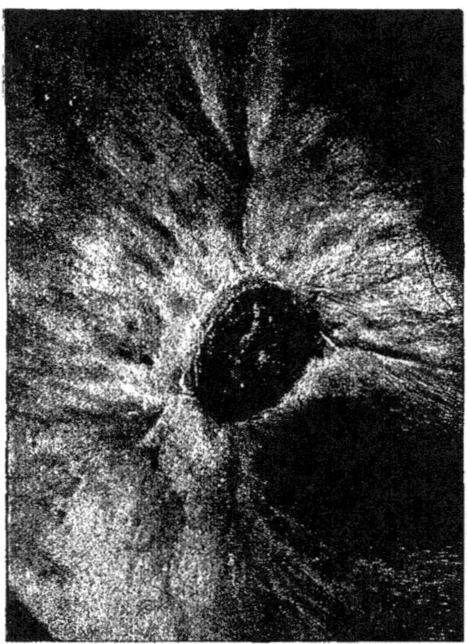

FIG. 339. — Ulcération consécutive à une large blessure superficielle. La rétraction des tissus cicatriciels tend à agrandir
la plaie. (Collection du Dʳ Debat.)

SIGNES. — L'aspect des lésions diffère nettement
d'un groupe à l'autre.

Les *plaies trophiques* présentent le type de l'ulcère
variqueux. Elles sont violacées ou d'un rose blafard ;
leurs bords sont taillés à pic ou relevés en un bourrelet saillant ; leur fond, à l'ordinaire excavé, est parfois
comblé par de gros bourgeons mous. La suppuration
est abondante. Dans plusieurs cas, bien qu'il n'existât
pas de varices, nous avons vu les téguments périphériques prendre la teinte cuivrée, si commune dans les
ulcères variqueux (*fig.* 338).

Notons que, hormis l'escarre sacrée et quelques rares
exceptions, les plaies des membres inférieurs seules
dégénèrent en ulcères trophiques.

Traités par les pansements classiques, sans autres
soins, ces ulcères n'ont aucune tendance à la guérison
spontanée. Parfois ils se recouvrent d'une cicatrice
violacée ayant l'aspect et la fragilité d'une pellicule.
Parfois ils produisent sur leurs bords d'épaisses stra-
tifications cornées que l'on peut détacher par clivage.
Plus souvent, la plaie persiste et s'accroît en profondeur et en surface.

Les plaies *dues aux causes mécaniques* présentent
des caractères différents. Elles sont de teinte rouge vif
ou blanc jaunâtre, de forme régulière, nummulaire ou
orbiculaire ; leurs bords sont taillés à pic, mais peu
profondément ; leur fond est lisse, sans nul bourgeonnement appréciable, et offre au grattage une résistance
élastique spéciale.

Tout autour, ainsi qu'on peut le voir (*fig.* 339), les
tissus cicatriciels, adhérents et fortement tendus, des-
sinent une étoile de cordes fibreuses. Ces plaies qui,
au début, tendaient à se fermer progressivement,
cessent un jour de faire tout progrès. Si elles parviennent spontanément à la cicatrisation complète,
elles sont exposées aux récidives. Il suffit d'un menu
trauma pour ouvrir une ulcération qui s'agrandit rapidement.

Quelle que soit leur cause, les plaies atones tendent,
à la longue, vers deux complications : l'eczématisation
des téguments voisins et les troubles fonctionnels du
membre lésé.

L'*eczématisation* se réduit parfois à une simple desquamation. Dans d'autres cas on observe une dermite
aiguë, avec rougeur vive, vésiculation, suintement
abondant et prurit irrésistible. Mal soignées, ces lésions s'infectent et dégénèrent en pyodermite (*fig.* 340).

L'eczématisation est due, d'une part, à l'abus des
antiseptiques et des pansements humides, d'autre part,

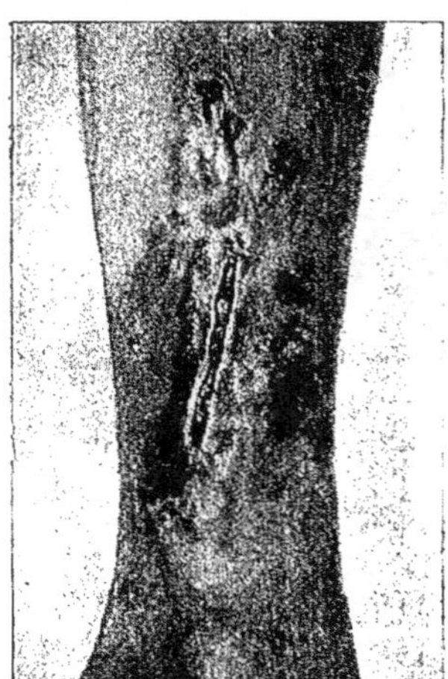

FIG. 340.—Plaie atone de la jambe datant de
16 mois. Dermite des téguments périphériques (suites de blessure par éclat d'obus).

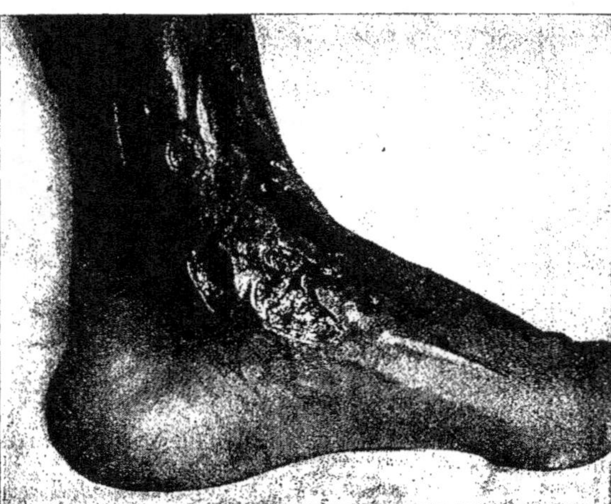

FIG. 341. — Ulcérations atones consécutives aux incisions d'un phlegmon.
(Ces plaies, qui dataient de 8 mois, furent cicatrisées en 3 semaines.)
Collection du Dʳ Debat.

aux troubles trophiques qui conditionnent la plaie
elle-même.

Les *troubles fonctionnels* vont de la raideur articulaire à l'ankylose. Ils sont la conséquence d'une trop
longue immobilisation dans des pansements volumineux.

ORIGINE. — Quel est le mécanisme des plaies atones ?
Dans le cas d'ulcérations trophiques, chacun admet
l'influence prépondérante des troubles vasculo-nerveux. Mais nous croyons que ces troubles sont dus à
la *position déclive* du membre lésé et à son *immobilisation*, bien plus qu'aux lésions anatomiques des vaisseaux et des nerfs.

L'immobilisation tend à ralentir la circulation.

La déclivité produit la congestion passive qui gorge
de lymphe et de sang veineux les tissus, et réduit au
minimum leurs échanges nutritifs.

Et cela nous explique que les malades qui nous sont
envoyés soient, pour les neuf dixièmes, des blessés des
jambes (*fig.* 338-341). Leur blessure ne se cicatrisait
pas parce qu'ils étaient, soit complètement immobilisés
au lit, soit autorisés à rester debout toute la journée.

Dans les plaies des membres supérieurs qui, régulièrement, sont immobilisés par l'écharpe, nous avons
vu, maintes fois, la cicatrisation évoluer normalement
dès qu'on avait recours à la gymnastique élévatoire.

Les plaies de la deuxième catégorie ont un mécanisme plus simple. Elles sont dues soit à la pression
des parties osseuses et de la chaussure, soit à la rétraction des tissus cicatriciels voisins, comme chez le malade P... (*fig.* 339).

Ajoutons que, fort souvent, un pansement irration-
nel achève d'enrayer la cicatrisation, les bourgeons
charnus étant détruits par les antiseptiques, macérés
par le pansement humide continu, ou déchirés par les
pansements secs.

TRAITEMENT. — L'observation détaillée de nos malades montre l'inefficacité des topiques habituellement
employés si l'on ne prend soin, en même temps,
d'améliorer la nutrition des tissus.

En voici un exemple :

Le soldat B..., blessé en août 1914 au tiers inférieur
de la jambe droite, est traité successivement par
quinze topiques différents. Malgré cela, la plaie va
s'aggravant continuellement. Il nous est adressé un an
après. Ce malade fut guéri dans le service en trente
jours.

Pour avoir les meilleures conditions de régénération
épidermique, il faut, croyons-nous, activer la vitalité
des tissus lésés en s'efforçant de régulariser la circulation et l'influx nerveux ; d'autre part, éviter, dans la
mesure du possible, l'irritation mécanique et chimique.

Voici ce que nous conseillons :

Gymnastique élévatoire et *Élévation continue*, ainsi
que nous l'avons exposé à la page 119.

Massage. — Massage journalier, comportant l'effleurage du membre et le pincement des téguments.

Pansements intermittents. — Supprimer tout antiseptique. Faire, chaque jour, un pansement très léger,
avec gaze fine, imbibée d'eau salée à 9 pour 1 000 ou
de sérum de Locke, et maintenue par une bande. N'employer ni coton, ni taffetas gommé.

A chaque pansement, exposer la plaie à l'air libre
pendant une heure ou deux.

Dès que le suintement diminue, remplacer l'eau salée
par une crème de zinc ichtyolée.

Air chaud. — Dans les escarres sacrées et lorsque la
plaie est torpide, violacée et suppure abondamment, il
y a grand intérêt à compléter l'exposition à l'air par
une douche d'air chaud de cinq minutes.

Pansements au taffetas chiffon. — Dans les plaies
fibreuses de la deuxième catégorie, et toutes les fois
que le bourgeonnement est insuffisant, nous avons
recours, soit à l'emplâtre de Vigo, soit au pansement au
taffetas chiffon préconisé par Aglave. V. PANSEMENT.

Greffes dermo-épidermiques. — Lorsque la plaie
atone est devenue normale, nous pratiquons la greffe
dermo-épidermique (V. à GREFFE) toutes les fois que
la surface à cicatriser présente quelque étendue ou
qu'elle est exposée au traumatisme.

Cette intervention est particulièrement indiquée
dans les plaies terminales, dans les plaies à cicatrice
rétractile et dans les ulcères variqueux.

Notons que la greffe, qui, dans le cas d'ulcération
atone, est vouée à l'insuccès, réussit régulièrement
après mise en œuvre de ces méthodes.

Les résultats obtenus sont saisissants :

Sur 360 malades de la huitième région traités dans
notre service pour plaies atones, nous n'avons pas eu
un seul insuccès. Certains blessés, dont les lésions
remontaient à douze et dix-huit mois et s'aggra-
vaient progressivement, ont été guéris après quatre à
six semaines de traitement.

Il va de soi qu'il y aurait intérêt à employer les
traitements que nous préconisons dans tous les cas de
plaies superficielles. On éviterait ainsi les dermites
tenaces et les troubles fonctionnels que la mécanothérapie appliquée tardivement est parfois impuissante
à corriger.   Dr DEBAT.

Plomb. — **Intoxication par projectiles en
plomb.** — MM. Loeper et Verpy ont attiré l'attention
de la Société médicale des hôpitaux (2 juin 1916) sur
les manifestations d'intoxication saturnine dont peuvent
être atteints les blessés par suite du séjour prolongé de
projectiles en plomb nu dans leurs tissus, notamment
dans les poumons. Il n'est pas douteux qu'il s'opère
une résorption de ce métal par l'organisme.

Ces troubles sont souvent discrets et masqués par
les autres lésions du blessé, mais cependant indiscu-
tables.

Pneumographe de Marey. — MODE D'EMPLOI.
— Placer le pneumographe sur la poitrine du sujet et

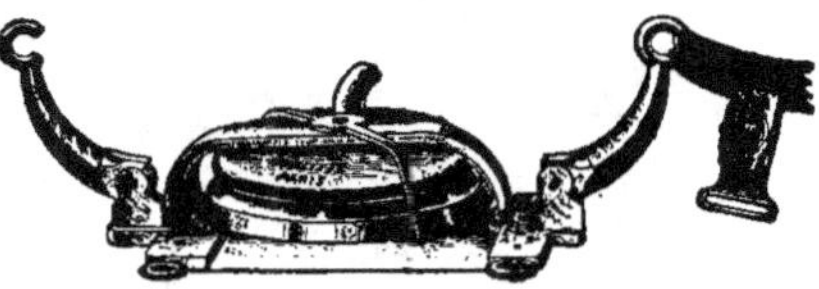

FIG. 342. — Pneumographe de Marey. (Cliché Boulitte.)

à la hauteur où l'on désire prendre le tracé, en le suspendant au cou du sujet au moyen de la ganse attachée à l'appareil.

L'appareil étant ainsi suspendu à la hauteur que l'on
désire, on le fixe au moyen de l'autre ganse qui fait le
tour du corps et dont l'extrémité est retenue par un
pince-cravate. Cette dernière ganse doit être tendue
au moment où le sujet est en complète expiration.

Ceci obtenu, relier la cuvette du pneumographe avec
un tambour à levier de Marey au moyen d'un tube de
caoutchouc avec soupape. La manœuvre de cette dernière permet d'évacuer l'air
sous pression qui peut exister dans les appareils au début de l'expérience.

★**Pneumonie** et **Pneu-
mococcie** (1). — Au cours
de la guerre, les Annamites
et les Sénégalais, récemment
amenés en France, ont présenté, notamment pendant
les périodes de grand froid
de l'hiver 1916-1917, de nombreux cas de *pneumococcie*,
ce mot exprimant l'infec-
tion par le pneumocoque
(*fig.* 343), non seulement du poumon (pneumonie),
mais des autres viscères et de leurs enveloppes : foie,
rate, plèvre, péricarde, méninges.

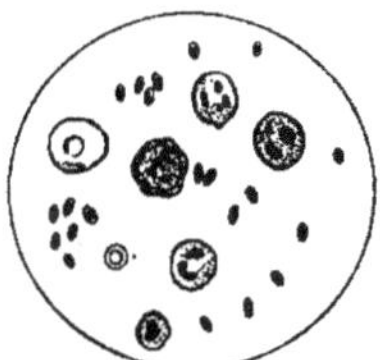

FIG. 343. — Pneumocoque.

CAUSES. — La cause occasionnelle est, comme pour

(1) D'après les travaux de Carnot et Kerdrel, de G. Boyé et
Clarac (*Paris Médical*, 1916).

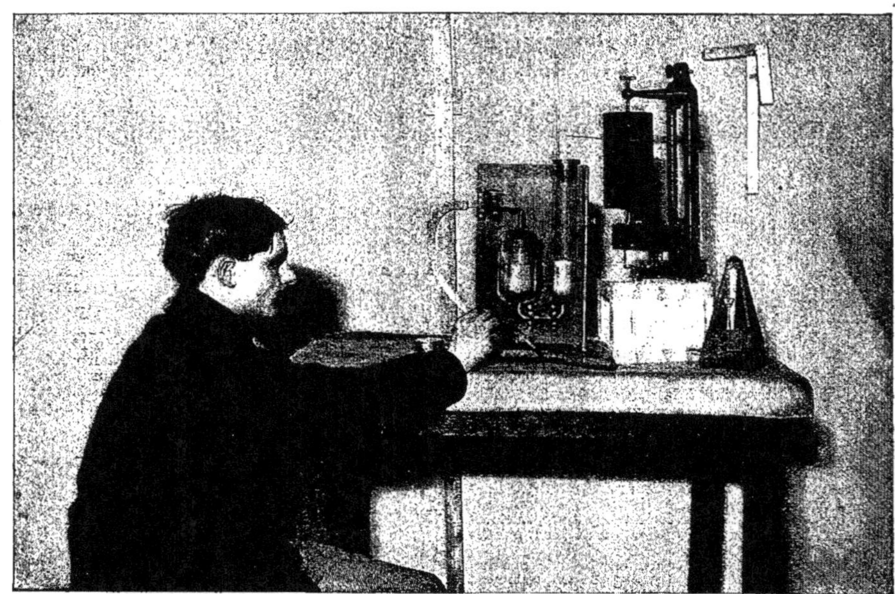

FIG. 344. — Poire dynamographique du prof. Amar.

Phot. Sartony.

la pneumonie ordinaire, « le coup de froid » qui donne un caractère de virulence aux pneumocoques, hôtes fréquents de la gorge et du nez chez des personnes normales, et provoque leur multiplication surtout chez des fatigués.

En France, d'ordinaire, le pneumocoque ne produit que des infections locales et sporadiques ; la contagion d'un individu à l'autre est rare et les épidémies tout à fait exceptionnelles. Au contraire, chez les exotiques, le nombre des cas fut si important, que MM. Carnot et de Kerdrel estiment qu'il y eut alors une véritable épidémie, mais les conditions climatériques ont pu agir simultanément chez des individus déjà mis en opportunité morbide par un long et pénible voyage, sans parler de la réceptivité particulière de la race. Les cas qui se produisirent pendant le printemps et l'été suivants ne semblent pas à MM. Boyé et Clarac mériter le nom d'épidémie.

En tous cas, la pneumococcie ne s'étendit pas aux malades voisins atteints d'autres affections des organes respiratoires, ni au personnel infirmier européen ou exotique.

SIGNES. — Ils différaient, au point de vue des lésions locales suivant la saison. MM. Carnot et de Kerdrel, en hiver, observaient, pour une moitié des cas, des pneumonies lobaires franches, unilatérales, formant bloc et donnant des signes persistants, pour l'autre moitié des lésions diffuses de congestion, d'œdème aigu, de broncho-pneumonie, d'infarctus hémorragiques épars dans les deux poumons, avec signes fugaces, changeants, multiples et compliqués d'augmentation considérable du foie, de la rate et des reins, de pleurésies et de péricardites très fréquentes. Le caractère diffus des pneumonies semble dû à l'absence, chez ces exotiques, du barrage fibrineux entourant les lésions pulmonaires chez l'Européen et qui constitue une véritable défense de l'organisme en aboutissant à la localisation de l'infection pneumococcique.

Chez les malades observés par MM. Boyé et Clarac dans une saison plus clémente, l'aspect général ne différa pas sensiblement de la pneumonie classique. Mais un fait général fut l'affaiblissement cardio-vasculaire des noirs, caractérisé par la défaillance du pouls qui devenait parfois imperceptible et provoquait des syncopes.

TRAITEMENT. — MM. Boyé et Clarac ont attribué ce fait à l'habitude des Sénégalais d'absorber journellement dans leur pays une grande quantité de kola (deux noix par jour et par individu). L'absence de cet excitant chez des individus atteints de kolaïsme chronique avait une influence des plus nuisibles et, dès que nos confrères eurent l'idée de leur faire reprendre leur excitant habituel, les résultats furent excellents.

En dehors de cela la médication fut celle accoutumée avec adjonction des tonicardiaques et des stimulants généraux.

Comme *préventif* la désinfection du nasopharynx des tropicaux s'impose en dehors de l'emploi des vêtements chauds et de la règle de les amener en France au moment de la bonne saison, de façon qu'ils aient le temps de s'acclimater progressivement à la température de notre hiver.

Poire dynamographique Amar. — En vue de poursuivre l'entrainement *synergique* de la main, quant à son effort total de pression ou de serrement, le professeur Amar a fait usage d'un dispositif spécial très simple : la *poire dynamographique.*

C'est une poche en caoutchouc fort ayant une capacité de 25 cent. cubes, où l'on comprime l'air, au moyen d'une pompe de bicyclette, à la pression voulue. On la met en communication avec un manomètre à mercure dont l'une des branches est assez large pour contenir au moins 500 cent. cubes de liquide et l'autre plus longue (environ 30 centimètres). Celle-ci reçoit un *flotteur inscrivant* et de la sorte tous les déplacements de mercure sous la pression des doigts et en partant d'une

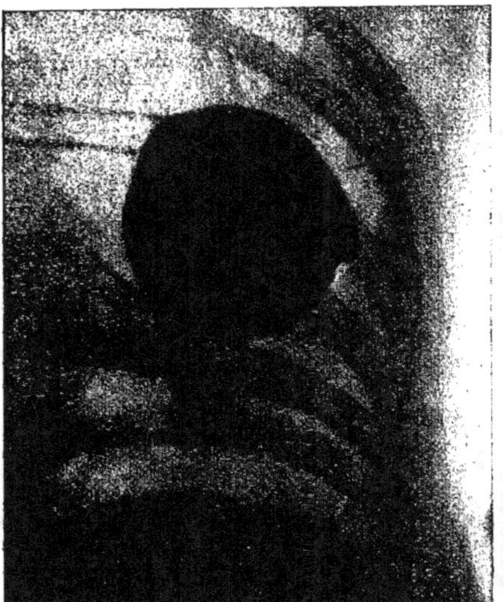
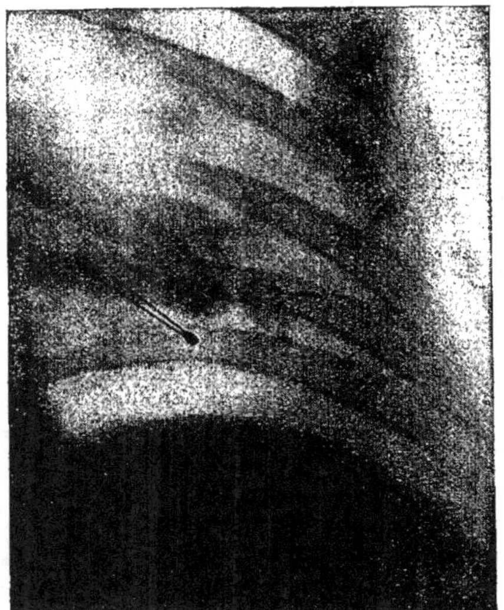

FIG. 345. — Radio montrant le projectile dans la poitrine

FIG. 346. — Radio montrant la poitrine après l'enlèvement du projectile et la guérison du blessé.

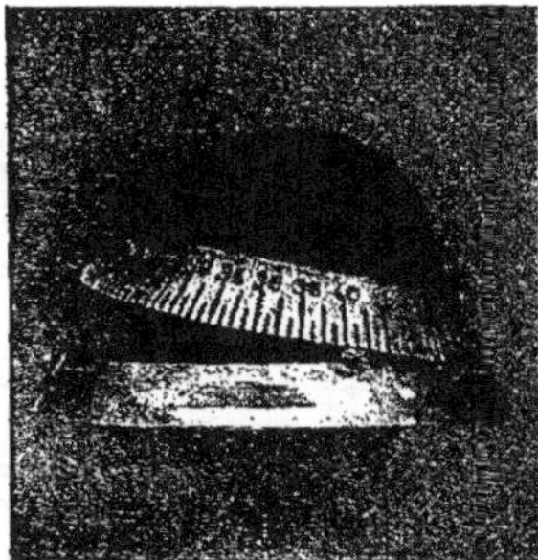
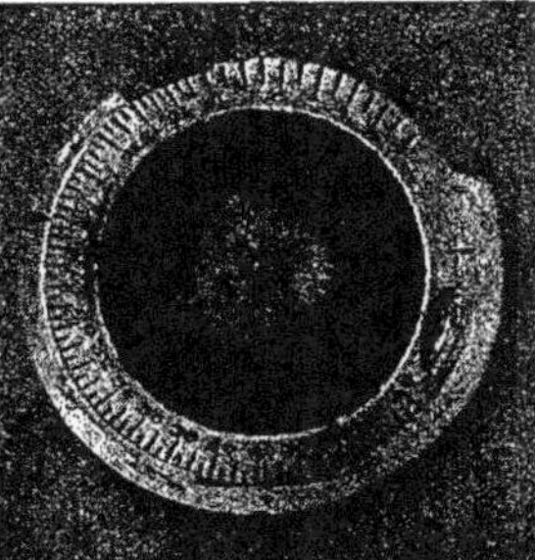
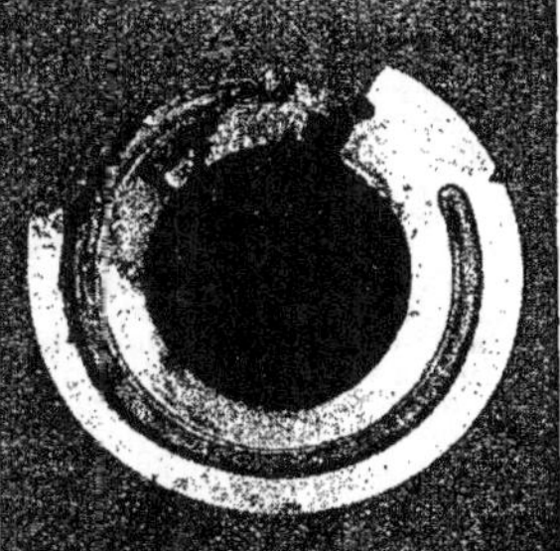

FIG. 347 à 349. — Projectile inclus dans la poitrine, vu de différents côtés. (Collection du Dr Flœrsheim.)

tension connue de la poire, se trouvent recueillis sur un cylindre enregistreur (*fig.* 344). On amortit les oscillations du mercure en ménageant un étranglement sur le tube de raccord des deux branches.

La différence de niveau du liquide dans celles-ci mesure la pression totale ; on la rapporte généralement au *centimètre carré*. Les amplitudes du graphique ne reproduisent que la demi-différence de ce niveau, comme il est aisé de le comprendre. Mais cela ne modifie rien à l'étalonnage. M. Amar a marqué sur une règle graduée les valeurs en grammes par millimètres de déplacement (différence de niveau).

Le serrement des doigts fait osciller la *valeur initiale*, et ces oscillations fourniront un tracé qui sera étalonné une fois pour toutes (on notera la hauteur du tracé quand on produit une dénivellation de tant de grammes, soit *n* grammes par centimètre d'amplitude) [*Revue de métallurgie*, octobre 1915].

Poitrine (plaies pénétrantes). — Le Dr Eschbach qui a eu l'occasion d'observer un grand nombre de blessés porteurs de plaies pénétrantes de poitrine en dégage les observations suivantes :

« L'évolution des plaies pénétrantes de poitrine qui ne tuent pas sur le coup se montre bénigne. Débarrassée des incidents comme l'hémothorax, la pleurésie purulente, qui la compliquent parfois, la plaie de poitrine évolue normalement en déterminant, sur son trajet ou à son voisinage, une congestion particulièrement dense qui réalise dans les cas accusés un syndrome de spleno-pneumonie à marche subaiguë. Cette congestion a presque toujours disparu en trois mois ; elle finit par guérir sans laisser de traces visibles importantes.

Le séjour du projectile dans le thorax ne parait pas réaliser un facteur de gravité considérable.

Malgré leur bénignité, les plaies de poitrine laissent

longtemps encore après leur guérison des points de côté, de l'essoufflement dans l'effort. Elles exposent enfin à des poussées de congestion pulmonaire sujettes à récidive. »

M. Piery, de Lyon, est aussi d'avis que Marion a eu raison de qualifier le poumon d'organe « vraiment complaisant » mais s'il pense qu'un projectile petit et qui ne provoque autour de lui qu'une congestion transitoire doit être respecté, il en est d'autres qu'il faut extraire et il établit les indications de cette opération :

1° La *persistance des hémoptysies* constituées par du sang pur et non par des crachats hémoptéïques de pneumonie ;

2° L'*abcès pulmonaire,* enkysté plus ou moins hermétiquement autour du projectile, et décelable soit par des crachats purulents abondants, soit par l'examen radiologique ;

3° Le groupement de ces trois troubles : gêne respiratoire, palpitation, douleurs de poitrine pendant un temps prolongé.

Le volume considérable du projectile ou l'irrégularité de sa force (éclat d'obus) changent, comme c'est le cas du blessé opéré par notre ami et collègue le D[r] Flœrsheim (*fig.* 345-349), les conditions de la blessure.

Par contre M. Piery est d'avis que l'existence d'une pneumonie non récidivante et prolongée doit être en général une contre-indication temporaire, car il y a intérêt à opérer à froid.

Pierre Duval est partisan de l'intervention en ouvrant largement le thorax et la plèvre. Le poumon tiré avec des pinces spéciales, on pratique l'ablation des corps étrangers ; on excise, quand c'est possible, la plaie pulmonaire, on nettoie minutieusement la plèvre et l'on suture la paroi. Ses 18 dernières opérations ont donné 18 guérisons.

Poliomyélite antérieure aiguë (paralysie infantile).

— Un décret du 28 septembre 1916 a rendu *obligatoire* la déclaration de cette affection.

En 1910 une enquête avait montré qu'elle se produisait sur toutes les parties de la France presque toujours à l'état isolé, très exceptionnellement à l'état épidémique, mais sa grande contagiosité dans certaines conditions a été démontrée par l'épidémie de 1916 aux Etats-Unis.

La déclaration de la poliomyélite qui, dans les cas peu fréquents de forme méningée, peut, pendant les premiers jours, simuler la méningite cérébro-spinale, permettra de connaître sans retard l'apparition de la maladie et de lui opposer, au point de vue médical comme au point de vue prophylactique, les moyens de défense les plus appropriés ; il est important d'ajouter que ces moyens seront, dans l'espèce, d'autant plus efficaces qu'ils auront été plus rapidement mis en œuvre, en raison de la gravité des symptômes du début et des risques de contagion qu'ils peuvent présenter pour l'entourage du malade. Ils comportent essentiellement :

1° L'isolement du malade pendant trente jours ;

2° La désinfection, en cours de maladie, des mucosités nasales, crachats, vomissements, du linge et des objets qui servent au malade, spécialement des mouchoirs, des chemises, des taies d'oreiller, des draps, des couvertures, ainsi que la désinfection de la chambre en fin de maladie ;

3° L'éviction de l'école des frères et des sœurs du malade pendant vingt-huit jours, à cause de la contagiosité de la maladie par l'intermédiaire des porteurs de germes.

Porteurs de bacilles de la diphtérie (Traitement des) [1].

— TRAITEMENT. — Il résulte des recherches que le bacille diphtérique, lorsqu'il a pénétré dans la gorge et surtout lorsqu'il y a végété, peut y persister pendant un temps qui varie entre un et trois mois (dans des cas exceptionnels jusqu'à 3 ans). M. Louis Martin a heureusement préparé un sérum antimicrobien qui est employé : 1° sous forme de liquide en pulvérisations dans les fosses nasales ou 2° à l'état sec sous forme de pastilles gommeuses qu'on laisse

fondre dans la bouche à la dose de 8 à 10 par jour. Par ce moyen les bacilles disparaissent en moins de cinq jours.

L'appareil d'insufflation se compose d'un flacon de verre sur lequel on visse un pulvérisateur à poire de caoutchouc ; on y adapte un tube de même matière à l'extrémité libre duquel se montent des tubes de verre rodés aux deux bouts, de 10 centimètres de long et un demi-centimètre de diamètre.

On met dans le flacon une cuillerée à café de poudre qui sert pour une trentaine d'insufflations.

Avant l'opération, le sujet doit moucher chaque narine alternativement. On introduit le tube de verre de 1 centimètre dans la narine, et, par pression brusque de la poire, on envoie deux courants de poudre successifs. L'insufflation est faite dans les deux narines successivement. Le sujet doit rester quelques moments sans se moucher. L'opération est répétée 4 fois par jour. Les embouts de verre sont changés pour chaque malade, jetés de suite dans une casserole d'eau bouillante additionnée d'une cuillerée de carbonate de soude et après cinq minutes d'ébullition séchés pour la séance suivante.

Ce procédé employé par M. Marcel Labbé a amené la disparition des bacilles après une moyenne de 24 jours ; il était employé par lui aussitôt que l'état du malade le permettait.

★Poux.

— Trois sortes de poux peuvent attaquer le soldat ; c'est une erreur de les croire inoffensifs. Le pou de la tête (*fig.* 350) et le pou du pubis (morpion) [*fig.* 351] sont bien connus, ce sont les moins redoutables ; c'est le pou du corps (*fig.* 352) qui est le plus nuisible.

La présence des poux sur le corps, en dehors des démangeaisons très pénibles qu'elle produit, est l'origine, soit directement, soit par l'action du grattage avec de doigts malpropres, de diverses éruptions (*phtiriase, ou prurigo pédiculaire, ecthyma, furonculose*), qui, étendues, prennent un caractère grave. D'autre part, les poux sont les agents exclusifs du *typhus exanthéma-*

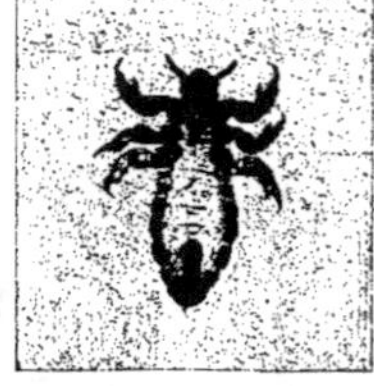

FIG. 350. – Pou de tête (grossi).

tique et de la *fièvre récurrente* et très probablement jouent un rôle important dans la transmission de la *fièvre typhoïde.*

En piquant successivement plusieurs hommes il prend dans leur sang les germes des maladies dont ces malades sont affectés et les inocule dans la peau des autres, pouvant produire ainsi des épidémies.

En campagne et particulièrement dans les tranchées le couchage des soldats *très près* les uns des autres sur de la paille où d'autres ont couché peu d'heures avant, la difficulté, souvent l'impossibilité de soins de propreté, l'obligation de ne pas changer de linge, dans des conditions où il est rapidement et fortement sali, facilitent grandement la multiplication de ces insectes.

Leur vitalité est très grande. Ils subsistent 48 heures au moins sans nourriture et peuvent passer d'un individu à un autre, enfouis dans l'intervalle au milieu de la paille, du foin après être tombés d'un vêtement ou d'un sous-vêtement secoué par la précédente victime.

Le Dr J. Legendre doute de ce mode de contagion et incrimine plutôt le linge et les sous-vêtements contenant des poux abandonnés par les hommes et surtout le passage de l'un à l'autre pendant le sommeil côte à côte. Un espace d'un mètre suffit pour la préservation. L'obligation de ne pas se déshabiller pendant plusieurs jours est une des causes les plus importantes de la multiplication. Les parasites se trouvent ainsi dans les conditions idéales de température, d'obscurité et d'humidité.

Le pou de corps n'abandonne pas volontairement

---

(1) *Paris médical,* 6 janvier 1917.

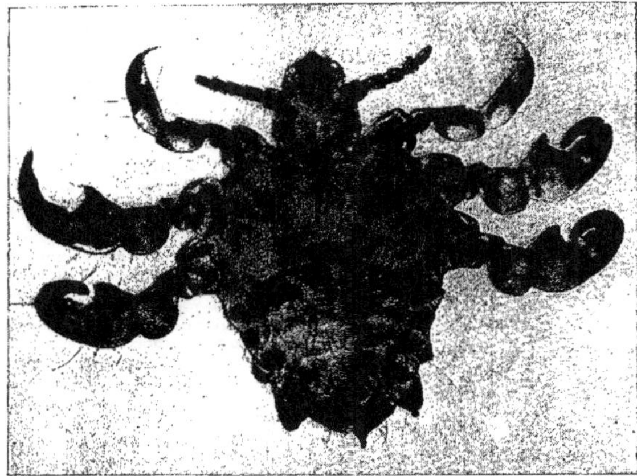

FIG. 351. — Pou de pubis (très grossi).

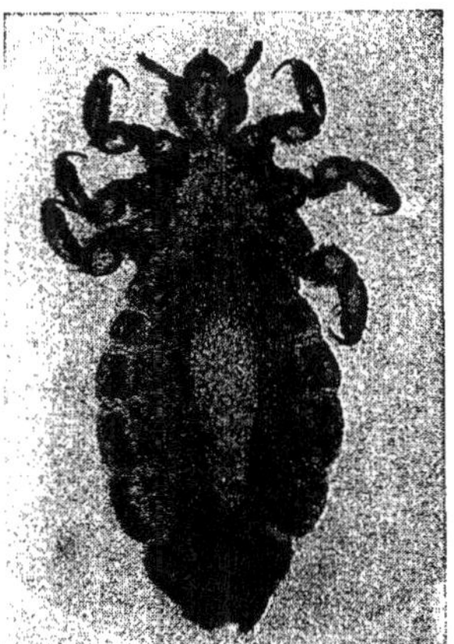

FIG. 352. — Pou de corps (très grossi).

son hôte. Très prudent, il ne s'avance guère loin de son abri : pli de chemise, de gilet de flanelle, de chandail ou de caleçon, intérieur de coutures, cravate, ceinture de flanelle, bandes molletières, doublures ou poches. Ce sont aussi ces points que choisit la femelle pour y déposer ses œufs. Le pou reste attaché aux vêtements par ses quatre pattes de derrière pendant ses repas, ses pattes de devant tenant la peau qu'il suce 10 minutes pour se nourrir deux fois par jour. Les émanations du corps humain sont nécessaires à son existence aussi est-il assez difficile d'expérimenter sur lui.

M. Shypley n'y a réussi qu'en portant ces insectes sur lui dans un tube bouché par de l'ouate aux deux extrémités et en les nourrissant à ses dépens.

Il a constaté qu'un pou femelle donne pendant vingt-cinq jours 500 œufs par jour ; chaque œuf est transformé en larve en 8 jours, qui 15 jours après donne un adulte capable de reproduction (soit au total

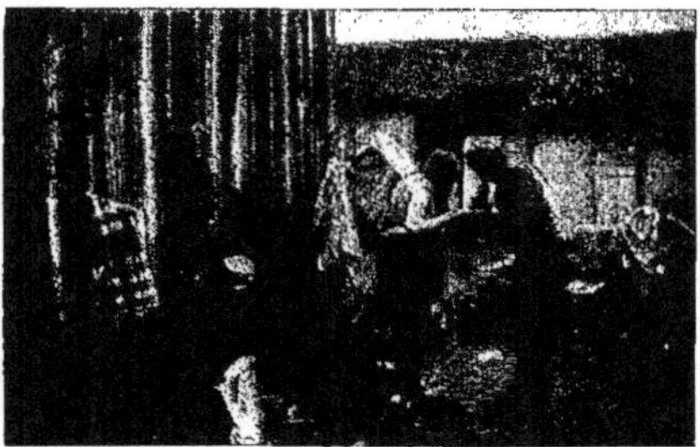

FIG. 353. — Épouillage au front. (Phot. de M. G. Degaast.)

23 jours). En supposant une proportion de 3 femelles par 2 mâles, un seul pou femelle produit 1 500 poux en 45 jours.

Les œufs de lentes ont une couleur ambrée vitreuse au début, puis après 3 ou 4 jours une teinte café au lait due au développement de l'embryon qui est vu par transparence.

Les œufs résistent aux causes de destruction pendant 40 jours.

PRÉSERVATION. — *Blanchissage* du linge une fois par semaine. Brossage énergique des effets à l'envers et à l'endroit, surtout au niveau des coutures avec une brosse un peu rude (*fig.* 353).

Poux du cuir chevelu. — Employer une des solutions destructives indiquées plus loin, puis tondre ras en recueillant sur un journal les cheveux qu'on jette au feu. Pulvériser de nouveau, puis recouvrir la tête d'un bonnet de caoutchouc pendant 2 heures.

Si on ne peut pas tondre, mettre le bonnet après la première pulvérisation, puis recommencer les pulvérisations de deux en deux jours.

Poux du corps. — Grand bain savonneux. Pulvériser sur tout le corps, laisser sécher, puis vêtements propres.

Pour détruire les poux sur les vêtements enlevés, repassage à l'aide d'un fer chaud, en insistant sur les coutures et les replis du col.

Le Dr Legendre conseille le repassage humide : la surface à repasser est fortement humectée avec une éponge imbibée d'eau ; la vaporisation de cette eau par la chaleur du fer, outre qu'elle évite de roussir le vêtement, tue plus sûrement les lentes.

Substances destructives. — On a étudié un grand nombre de substances pour tuer les poux et on a constaté que plusieurs les *immobilisent* seulement plus ou moins longtemps. Nous avons déjà indiqué, à l'article DÉSINFECTION ENTOMOPARASITAIRE, p. 82, l'excellent procédé à la benzine de MM. Letulle et Bordas. Celle qui, d'après les recherches de MM. H. Labbé et Wahl, semble la meilleure pour les détruire rapidement, est l'*anisol* (éther méthylique de phénol), liquide incolore, légèrement sirupeux, à odeur particulièrement puissante et diffusible et ayant l'avantage d'être ininflammable. En application sur la peau il n'est pas caustique. Il n'atteint ni la fibre ni la couleur du vêtement.

La solution à employer en pulvérisation est la suivante :

Anisol	4 grammes
Alcool à 90° (dénaturé)	40 —
Eau	50 —

Agiter la solution avant de s'en servir de façon qu'elle soit bien émulsionnée.

Retourner le vêtement, puis diriger le jet du pulvérisateur sur les points où se tiennent les poux (coutures, doublures, poches). les mettre dans une caisse étanche. Fermer le couvercle après y avoir introduit chaque vêtement. Pulvériser une dernière fois sur la couche supérieure, puis fermer rapidement le couvercle. Après 1 ou 3 heures, les vêtements peuvent être retirés et réendossés.

L'essence de lemon-grass, de citrouille, de girofle, de thym, de bouleau, donnent aussi de bons résultats mais sont d'un prix assez élevé et un peu irritantes pour la peau.

Formule à employer :

Essence de lemon-grass de citrouille · · · · · ·	5 cm³
Alcool dénaturé à 90° · · · · · · · · · · · · · · ·	70 cm³
Eau ·	30 cm³

Bien agiter avant emploi.

Mélange anti-poux (R. Legroux) :

Lemon-grass (verveine de l'Inde) · · · ·	
Essence de menthe pouliot · · · · · · · · ·	aa 300 c. c.
Essence d'eucalyptus · · · · · · · · · · · · ·	
Naphtaline pulvérisée · · · · · · · · · · · · · ·	100 gr.

Il suffit d'imbiber avec 6 à 8 gouttes du mélange de petits carrés de drap épais ou de feutre que l'on épingle sous les sous-vêtements en différents points du corps, particulièrement au niveau de la ceinture, des aisselles et entre les omoplates.

Pour se débarrasser des bêtes accrochées aux poils du corps, appliquer une couche d'onguent formé de :

Mélange ·	2 c. c.
Vaseline ·	8 gr.

Si les vêtements sont doublés, ne repasser l'étoffe qu'immédiatement après l'avoir imprégnée de :

Mélange ·	5 parties
Alcool à 50° · · · · · · · · · · · · · · · · ·	100 —

Les vapeurs de formol n'ont aucun effet ; la solution du commerce à 40 pour 100 tue assez rapidement les parasites mais provoque une vive irritation sur les muqueuses et la peau.

L'acide sulfureux est actif mais exige une installation assez compliquée et altère les vêtements surtout lorsque, produit en présence de vapeur d'eau, il contient une certaine quantité d'acide sulfurique.

L'*étuve* est le procédé de choix.

Pour les fourrures et objets de cuir, les introduire dans une caisse métallique ou à fond métallique, chauffée à 45° et dans laquelle on a déposé un linge imbibé de 5 centimètres cubes de mélange par mètre cube.

Conseils aux soldats. — Pour *éviter* les poux, porter sur la peau des sachets contenant du camphre, cousus à l'intérieur de la chemise et du caleçon ; ou bien, porter sous la chemise un mouchoir imbibé de benzine ou d'essence minérale.

Si vous avez des poux, détruisez-les en vous faisant sur tout le corps des lotions insecticides avec l'alcool, l'alcool camphré, le pétrole ou la benzine. Ces liquides sont très efficaces, mais ils sont *inflammables*. Ne les employez jamais auprès d'un feu ou d'une lumière.

Pour désinfecter vos vêtements, versez quelques gouttes de l'un de ces liquides à leur surface, le long des plis et des coutures ; il traverse l'étoffe et tue poux et lentes. Le repassage des coutures au fer de blanchisseuse donne d'excellents résultats ; mais ne repassez pas sur les liquides inflammables précédents. On peut aussi placer les vêtements dans un four de boulanger modérément chauffé. Enfin il existe des stations d'épouillage.

★**Pou** et **Phtiriase.** — La phtiriase aiguë, avec envahissement de la presque totalité du corps par suite de l'abondance extrême des parasites, exceptionnelle en temps de paix, a été fréquente pendant la guerre. Elle se manifeste par de petites papules œdémateuses de la grosseur d'une tête d'épingle. Milian signale particulièrement leur localisation à la partie postérieure de l'aisselle, au point où la manche de la vareuse frotte contre celle-ci. Le traitement intervenant rapidement, les lésions chroniques, prurigo et mélanodermie, ont été rares. Une complication fréquente a été l'ecthyma*.

Projectiles (Tolérance pour les). — V. TOLÉRANCE.

PROTHÈSE DES MEMBRES. — L'article ci-dessous a été écrit par M. le Dr Ducroquet, dont l'expérience a été acquise à « la Fédération des mutilés » où il a fait appareiller des centaines de mutilés et où il a toujours cherché à leur donner l'appareil le mieux adapté à leur travail. Il a déjà publié en collaboration avec M. le professeur Broca le résultat de ses recherches (*Prothèse des amputés en chirurgie de guerre*, Masson, édit.). Le professeur Broca et M. Ducroquet ont publié en outre un excellent volume sur les maladies du moignon (*Séquelles ostéo-articulaires*, Masson, édit.).   G. B.

I. Prothèse des membres (généralités sur les moignons). — Avant d'appareiller un amputé, deux questions se posent : Est-il *appareillable* ou n'est-il pas *appareillable?*

1° Le moignon est *appareillable* si le sujet est amputé depuis au moins deux mois, et si son moignon est parfaitement cicatrisé. En outre, le moignon doit encore réaliser certaines conditions : il doit être conique ; au début, il est gonflé, œdématié ; pour l'amener à sa forme définitive, il est nécessaire de le soumettre à une compression méthodique. On commencera par le serrer au moyen d'une bande de crêpe Velpeau ; plus tard, on aura recours à la bande de tissu élastique caoutchoutée, si on veut obtenir une rétraction plus considérable. La compression se fera de l'extrémité du moignon vers sa base. Il est nécessaire de bien encapuchonner l'extrémité, afin d'empêcher la déformation en champignon de se produire.

Chez un sujet amputé de cuisse, le moignon, rétracté, permet de palper directement la partie inférieure de l'ischion. Les muscles longitudinaux, à l'état normal, tendus de l'ischion au genou, ne permettent pas d'atteindre toute la partie inférieure de cet os. Comme il est destiné à servir d'appui, il importe que l'appareil puisse coiffer sa partie inférieure. Si le moignon est trop gros, l'appareil vient buter sur le périnée et sa pression est intolérable.

Un autre moyen permet, chez les amputés de cuisse, d'obtenir une bonne rétraction du moignon. Il suffit de faire porter au malade un *appareil provisoire* et, en chirurgie de guerre, le pilon en bois, qui est peu coûteux, est tout indiqué (*fig.* 354). Il a pour autre avantage d'être très large, peu adapté, le moignon n'est pas irrité et joue à l'intérieur comme un battant de cloche. Il sera porté de trois à six mois, et, ensuite, le sujet l'utilisera comme appareil de secours.

Beaucoup de moignons ont tendance à prendre une attitude vicieuse en flexion (*fig.* 355). On évitera la fixation de cette attitude vicieuse en recommandant au sujet de faire fréquemment des mouvements d'extension du genou s'il s'agit d'amputation de jambe, des mouvements d'extension de la hanche s'il s'agit d'amputation de cuisse.

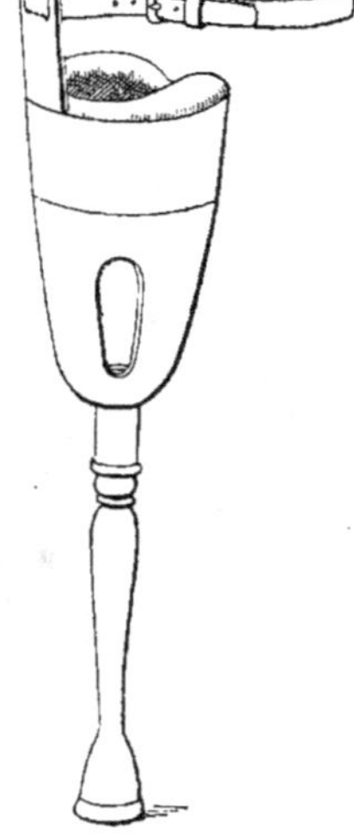

FIG. 354. — Pilon en bois.

2° Le moignon n'est pas *appareillable*. Cela peut être dû à diverses raisons. La plus fréquente est l'ulcération de la peau. Nous avons vu nombre de ces plaies dater d'au moins huit mois. L'ulcération siège souvent en pleine partie cicatricielle, au niveau du canal médullaire de l'os (*fig.* 356). Elle est la conséquence de lambeaux peu étoffés. Il est alors de toute nécessité de réséquer 2 à 3 centimètres d'os.

La cicatrice adhère assez souvent à la section osseuse. La pression à ce niveau et les tiraillements de la peau sont douloureux. Il ne faut pas se hâter de rectifier un tel moignon ; l'expérience nous a montré que, souvent, surtout si la peau qui forme le tissu cicatriciel est épaisse, les téguments arrivent à se mobiliser et à se détacher de l'os.

On voit, parfois, des parties du moignon rester volumineuses, rouges, chaudes et tendues, subphlegmoneuses ; c'est qu'il y reste des débris de corps étrangers, morceaux de capote, éclats d'obus. Il faut inciser et nettoyer. Parfois, le moi-

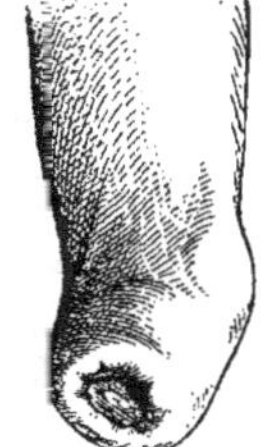

FIG. 355. — Déformation du genou en flexion.

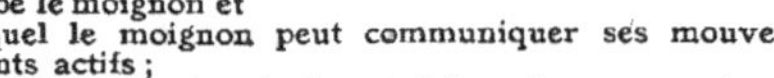

FIG. 356.
Cicatrice terminale ulcérée.

gnon présente une fistule qui donne peu, mais ne se cicatrise pas ; c'est qu'elle est entretenue par des esquilles osseuses, des lambeaux périostiques infectés, encore adhérents à l'os qui est le siège d'une ostéite de voisinage.

Chez les sujets amputés de cuisse, il arrive beaucoup plus souvent que chez ceux qui sont amputés de jambe, que l'extrémité du moignon est entourée d'une zone d'ostéite raréfiante. A la palpation, on sent un volumineux champignon coiffer l'extrémité fémorale (*fig.* 357). Ce champignon renferme encore des microbes capables de retrouver leur virulence si le moignon est irrité et nous avons vu, plusieurs fois, de volumineux abcès succéder à un appareillage trop précoce.

Il est donc indispensable d'avoir constaté une résorption notable de l'ostéite avant de permettre l'appareillage.

Mais ce n'est pas tout.

Ces sujets, trop vite appareillés, font des abcès. La zone d'ostéite, non irritée et livrée à elle-même, finit par

se résorber. L'extrémité de ces moignons présente souvent, après résorption, une série d'exostoses qui partent en rayonnant de l'extrémité inférieure du fémur.

La radiographie et l'examen clinique révèlent souvent la présence d'ergots à l'extrémité de l'os sectionné. Ces ergots proviennent, soit de lambeaux périostiques qui ont proliféré, soit, comme nous l'avons dit, d'une zone d'ostéite raréfiante qui s'est ossifiée. Ils ne constituent, en général, aucune gêne pour l'appareillage.

II. Prothèse des membres (appareils pour le membre inférieur). — Un appareil de prothèse pour amputation se compose de trois parties :

1° Un système de suspension qui s'oppose à la descente de l'appareil sous l'influence de la pesanteur ;

2° Un cône d'emboîtement qui englobe le moignon et auquel le moignon peut communiquer ses mouvements actifs ;

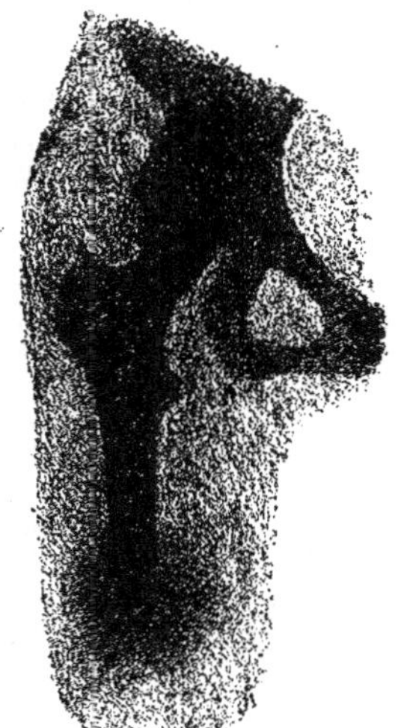

FIG. 357. — Champignon d'ostéite de l'extrémité du fémur.

3° Une pièce terminale qui doit restaurer au mieux la forme et la fonction du membre supprimé. La pièce terminale se continuant, par sa partie supérieure, par le cône d'emboîtement, ces deux parties forment un tout que nous appellerons : « colonne de prothèse ».

Appareils pour amputation de cuisse. — Supposons que nous ayons à appareiller un amputé de cuisse, l'appareil devra : 1° être suspendu au tronc ;

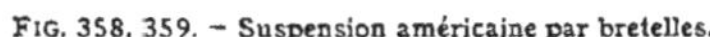

FIG. 358, 359. — Suspension américaine par bretelles.

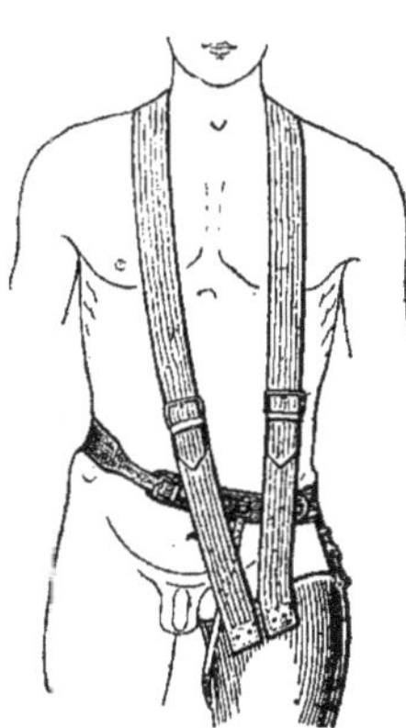

FIG. 360. — Suspension américaine et suspension française par ceinture.

2° englober la partie restante de la cuisse ; 3° restaurer la forme et la fonction du genou, de la jambe et du pied.

1° On peut réaliser de deux façons différentes l'*appareil de suspension :*

Les Américains utilisent des bretelles (*fig.* 358-359), les Français se servent d'une ceinture. Il est nécessaire, pour les moignons courts, où le cône d'emboîtement est difficile à bien fixer, d'utiliser ces deux modes de suspension à la fois (*fig.* 360) ;

2° La *colonne de prothèse*, qui se compose, nous le savons, du cône d'emboîtement que prolonge la pièce terminale, est en bois ou en cuir.

Dans les *appareils en cuir*, le cône d'emboîtement, lacé en avant, a l'avantage de pouvoir suivre les variations du moignon ; c'est dire qu'il convient comme premier appareil ; le moignon, en effet, diminue souvent beaucoup de volume durant les six premiers mois.

Depuis plus de deux ans, nous nous occupons de l'appareillage des amputés de la guerre. Nous avons été convaincu, en peu de temps, que l'appareil de choix pour amputé de cuisse devait être le pilon. Non point le pilon rigide qui est encombrant pour le mutilé comme pour ses voisins, mais le pilon articulé. Devant le grand nombre de types présentés par les fabricants, il nous a paru nécessaire d'établir un bon modèle, simple et robuste ; aussi avons-nous fait construire, il y a déjà deux ans, un pilon en cuir, articulé, à double verrou : c'est ce modèle que fournit, à l'heure actuelle, le ministère de la Guerre.

Il se compose d'un cuissard en cuir, muni d'un laçage antérieur (*fig.* 361). Deux attelles latérales, que nous appellerons attelles fémorales, doublent le cuissard ; elles sont articulées, à leur partie inférieure, au niveau du genou, avec un étrier qui supporte le pilon. Un mécanisme à double verrou permet la flexion du genou, quand le sujet veut s'asseoir.

L'extrémité supérieure de l'attelle externe est unie à une tige verticale, qui supporte une ceinture à son extrémité supérieure. L'attelle fémorale se brise assez souvent au niveau de l'articulation qui l'unit à la pièce de hanche ; nous avons supprimé cet inconvénient en ajoutant, immédiatement au-dessous, une articulation qui permet les mouvements d'abduction. Un sous-cuisse limite les mouvements d'écartement de la cuisse.

Une bretelle fixée au cuissard, et passant sur l'épaule, augmente les moyens de fixation de l'appareil.

La commande d'un pilon n'est pas toujours agréable au mutilé. Nous avons amélioré cet appareil et créé un modèle qui répond au souci de coquetterie de certains blessés. L'extrémité inférieure du pilon est mobile : elle peut être remplacée à volonté par un pied ; un faux mollet en cuir ou en feutre simule la jambe absente (*fig.* 362 et 363). Le dimanche, le sujet peut mettre le pied. Nous avons appelé ce modèle « jambe Fédération », parce que nous avons créé cet appareil à la « Fédération nationale des mutilés ».

Colonne de prothèse en bois. — L'appareil en bois le plus simple, c'est « le pilon des pauvres » (*fig.* 354), peu coûteux, que fournissaient, avant la guerre, les hôpitaux, aux amputés de cuisse. C'est un appareil très léger ; le moignon va et vient dans son cône d'emboîtement comme un battant de cloche ; l'amputé doit donc remplir le vide avec des linges divers au fur et à mesure de l'amaigrissement de son moignon.

Il est bon de l'utiliser comme appareil provisoire ; il permet au moignon de prendre sa forme définitive ; la dépense est modique et le sujet peut être muni au bout de six mois d'un appareil modelé sur le moignon comme les Américains nous ont appris à le faire.

Les appareils modelés, en bois, varient selon qu'ils s'adressent à l'ouvrier ou au bourgeois.

L'ouvrier, pour les raisons que nous avons données plus haut, a avantage à utiliser le pilon.

Les Américains ne faisaient pas de pilon articulé au niveau du genou. Nous avons pris l'initiative, à la Fédération des mutilés, de faire construire, par les fabricants français, des pilons en bois, articulés.

Un des appareils que nous avons fait construire se compose d'un cuissard en bois, exactement adapté au moignon, suivant la technique américaine.

Au niveau du genou se trouve une mortaise qui reçoit l'extrémité supérieure du quillon ; celui-ci se termine à ce niveau en une lame percée, au centre, d'un trou carré ; cette lame doublée de métal est traversée par l'axe qui a une forme identique (*fig.* 364). Dans les mouvements de flexion, elle entraîne l'axe, qui tourne dans l'épaisseur du genou. Un verrou, placé à la partie externe du cuissard, bloque l'axe qui présente à ce niveau une rainure conique. Ce verrou

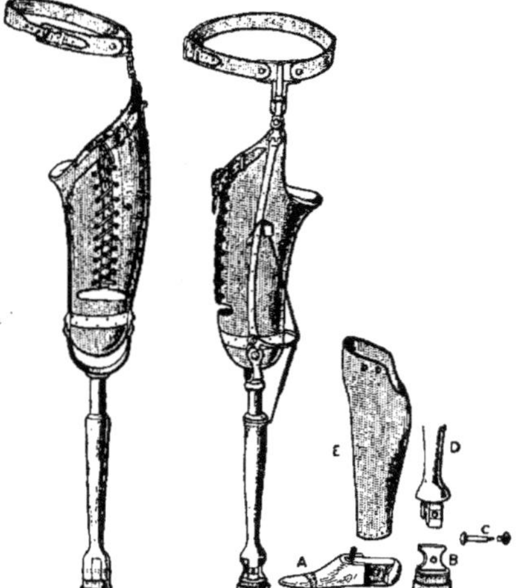

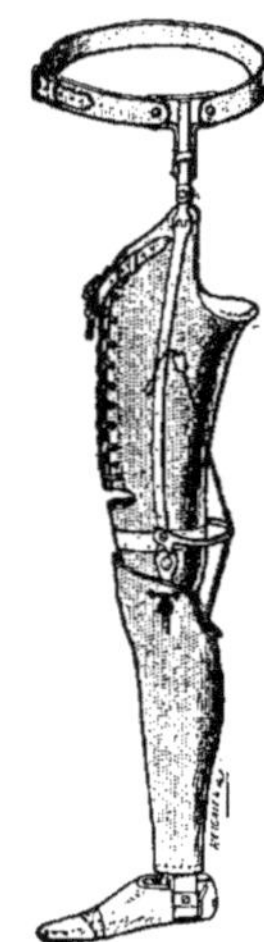

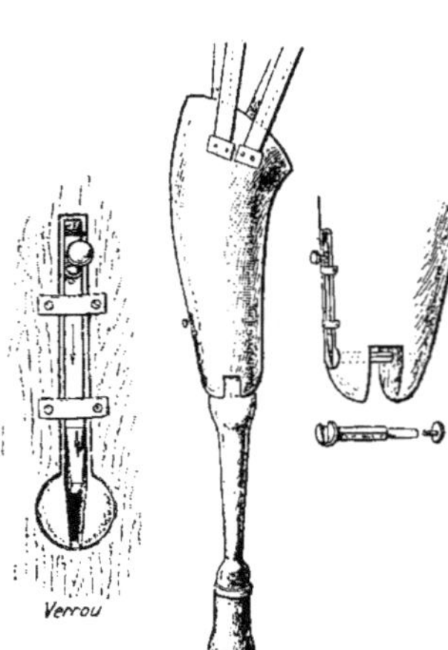

FIG. 361. — Pilon articulé pour amputation de cuisse.

FIG. 362. — Pièces de rechange permettant de transformer le pilon en jambe *Fédération*.

FIG. 363. Jambe *Fédération*.

FIG. 364. — Pilon en bois à cuissard américain, modelé sur le moignon.

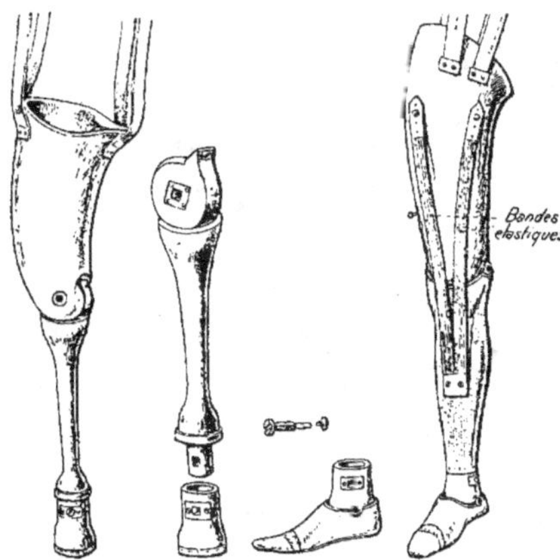

FIG. 365. — Pièces de rechange permettant de transformer le pilon en jambe *Fédération* (modèle en bois).

FIG. 366. — Appareil à flexion libre. Pilon de la fig. 361 transformé.

a tous les avantages d'un verrou bilatéral, puisqu'il arrête l'axe lui-même. L'extrémité inférieure du quillon se termine soit en pilon, soit en pied, à la volonté de l'amputé. Un faux mollet simule la jambe (*fig.* 365 et 366).

Ajoutons que deux bandes élastiques sont placées à la partie antérieure de l'appareil; unies en haut au cuissard, en bas à la jambière, elles permettent au sujet, qui prend soin de débloquer son verrou, en le fixant à un anneau placé au-dessus, d'user de la mobilité du genou pendant la marche : marche dite à flexion libre, comme cela a lieu avec les appareils américains.

Cet appareil, moins lourd que le pilon en cuir, peut avoir une durée de cinq ans, alors que le pilon en cuir se trouve fatigué au bout de deux ans.

La fixation de l'appareil se fait non pas par une ceinture, mais par des bretelles.

Pour le citadin, il y a avantage à utiliser la véritable jambe américaine (*fig.* 367). Il en existe des modèles nombreux qui se valent à peu près tous.

La jambe américaine se compose de trois parties, toutes également en bois : le cuissard, dont la partie supérieure, le cône d'emboîtement, englobe le moignon ; la jambière et le pied.

Un axe métallique réunit la jambière au cuissard. A l'extrémité supérieure de la jambière, en effet, deux tiges métalliques latérales sont percées d'un trou qui livre passage à l'axe (*fig.* 368-370).

La jambière est en bois, creusée à l'intérieur; seule, l'extrémité inférieure est pleine et livre passage à une pièce métallique, laquelle reçoit l'axe qui l'unit au pied.

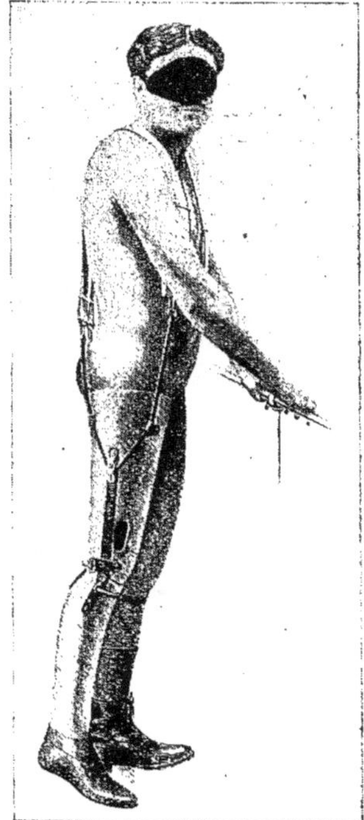

FIG. 367. — Jambe américaine pour amputation de cuisse, les bretelles de suspension assurant l'extension du genou.

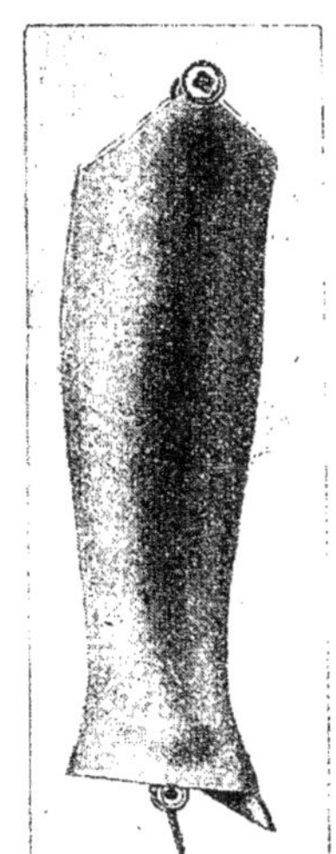

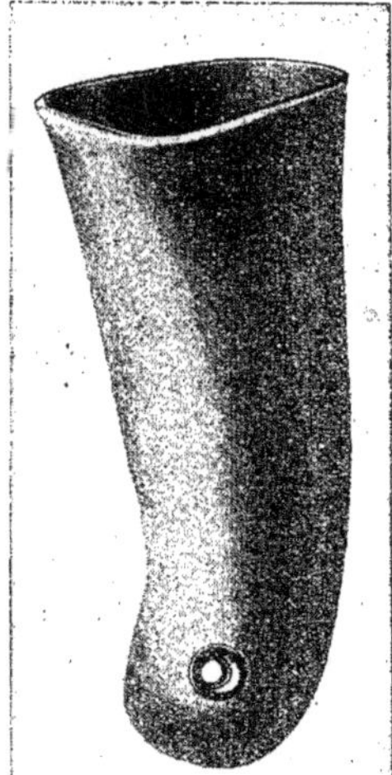

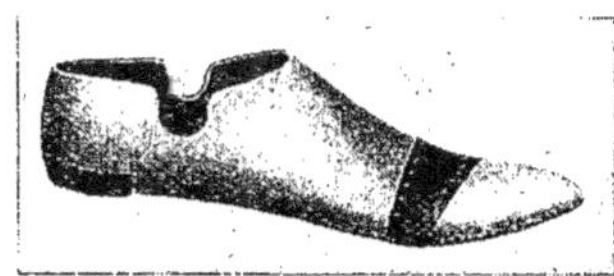

FIG. 368 à 370. — Jambe artificielle américaine (détails).
1. Jambière; 2. Cuissard muni d'un trou avec œillet pour recevoir l'axe ; 3. Pied.

Le pied présente deux cavités, situées, l'une, en avant, l'autre, en arrière de l'axe, et qui sont remplies, celle qui est en arrière, par un cylindre de caoutchouc, celle qui est en avant par une lame de même substance.

Lorsque le sujet appuie sur le sol, par le talon, l'articulation du pied s'ouvre et comprime le cylindre de caoutchouc ; le pied reprend sa position dès que le membre artificiel se détache du sol, et cela, grâce à l'élasticité du cylindre en caoutchouc qui reprend sa forme première. Le mécanisme qui permet le redressement du genou est particulièrement intéressant : lorsque le membre amputé est en période d'appui, le genou est droit ; il fléchit puis se redresse pendant la période oscillante, lorsque le membre passe d'arrière en avant. Le redressement est produit, très simplement, soit par une lanière de caoutchouc fixée, d'une part, au cône d'emboîtement, en haut, d'autre part, à la partie inférieure de la jambière. La flexion tend le caoutchouc à la fin de la période d'appui ; sa rétraction pendant la période oscillante amène le redressement du genou.

Un bon procédé consiste à user des bretelles de suspension comme mode de redressement.

Ces bretelles sont constituées par deux lanières de cuir fixées en haut de la jambière (*fig.* 367) ; un lacet placé au-dessous du genou permet de les rapprocher ; les efforts de traction s'exercent d'autant plus en avant que le laçage est plus serré. Une poulie fixée à la partie supérieure des lanières livre passage à un cordon de cuir ; les extrémités du cordon se fixent, l'interne à la bretelle interne, l'externe à la bretelle externe. Le redressement du genou fléchi est dû à la tension des bretelles, par suite de l'élévation des épaules et de la descente de l'appareil pendant la période oscillante.

Appareils pour amputation du genou. — Avant la guerre, les chirurgiens avaient tendance à pratiquer toujours l'amputation au lieu dit d'élection, c'est-à-dire à 10 centimètres au-dessous de la rotule.

C'est que, pour eux, l'amputation de jambe comportait, par la suite, la marche avec appui sur le genou.

Il est incontestable que l'appui sur le genou plié à angle droit a de grands avantages ; il est indolore, le sujet peut rester debout toute la journée, travailler à l'établi, par exemple, sans fatigue. D'autre part, l'appareil prothétique peut être le pilon en bois, simple et peu coûteux. L'appareil en cuir avec pied est fragile et l'on avait renoncé à l'utiliser dans la classe ouvrière.

Les progrès de la prothèse ont changé complètement la question.

Il y a avantage chaque fois que cela est possible de pratiquer l'amputation au tiers moyen de la jambe. La figure 371 représente un moignon jeune encore œdematié, mais de bonne longueur.

Les Américains nous ont présenté des appareils en bois, simples, légers et résistants ; nous les avons employés, du reste, de façon exclusive, à la Fédération des mutilés.

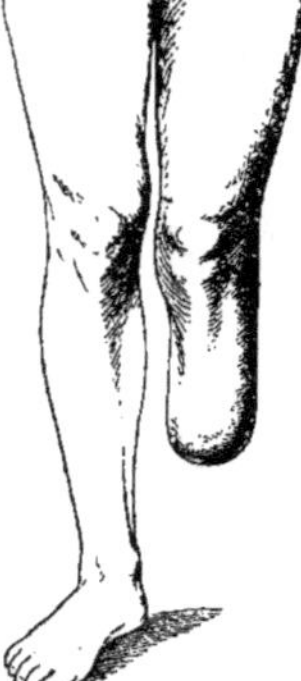

FIG. 371. — Moignon de jambe de bonne longueur encore œdématié.

Nous commandions ces appareils à l'exclusion de leurs similaires français. Mais durant tout ce temps, nous insistions près des maisons françaises pour qu'elles se livrent à cette fabrication. Dès à présent, quatre maisons exécutent cette prothèse et nous avons la satisfaction d'utiliser depuis un an la production française à l'exclusion de toute autre.

Dans l'*appareil français*, la pièce de suspension est formée d'un cuissard muni, sur ses parties latérales, de deux attelles métalliques qui se réunissent, au niveau du genou, à la colonne de prothèse (*fig.* 372). La colonne de prothèse comporte une jambière en cuir doublée, sur chacun de ses côtés, de deux attelles métalliques.

L'extrémité inférieure des attelles jambières est recouverte d'un cône en tôle métallique qui simule la jambe à ce niveau.

Un ressort de rappel maintient la position du pied à angle droit sur la jambe toutes les fois que l'appareil n'appuie pas sur le sol.

Le ressort de rappel (*fig.* 373) est constitué par un *ressort en spirale* à double effet, placé dans le pied, et terminé par deux branches verticales ; celles-ci buttent sur une traverse doublée de cuir (afin d'amortir le bruit) qui réunit les attelles jambières au-dessus de l'axe tibio-tarsien. La branche arrière s'oppose à l'ouverture de l'angle du pied, le ressort avant à sa fermeture.

La partie antérieure du pied est sectionnée au niveau des articulations métatarso-phalangiennes ; on enlève au niveau un coin à la base supérieure ; les deux parties sont unies par une lanière de cuir tandis que, à leur partie supérieure, elles sont écartées l'une de l'autre par un ressort en boudin. La partie antérieure se relève pendant l'appui, le ressort de rappel la ramène droite pendant la période oscillante.

Les *appareils américains* diffèrent par trois points des appareils français :

1° La matière qui constitue leur colonne de prothèse est le bois, au lieu du cuir ;

2° Leur pied est monté de façon différente ;

3° Ils possèdent deux appareils de suspension.

Les jambes américaines possèdent donc un appareil de suspension double, composé d'un cuissard et de bretelles (*fig.* 374).

Le cuissard est analogue à celui qu'on utilise dans les appareils français.

Les bretelles constituent un adjuvant précieux, car

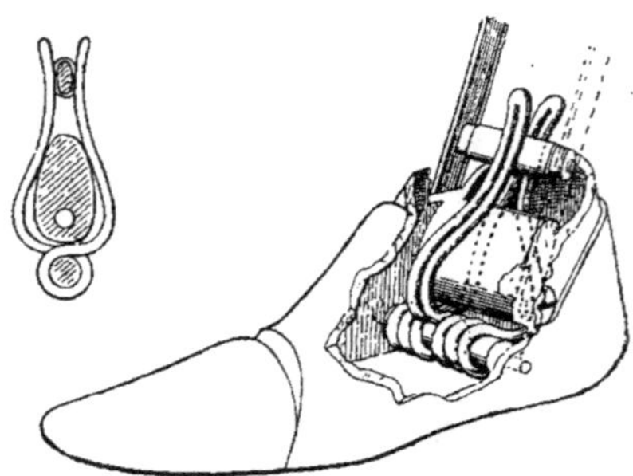

FIG. 372. — Jambe française pour amputation de jambe.

FIG. 373. — Pied français montrant son ressort en spirale.

elles augmentent la fixation de l'appareil, et, par suite, elles permettent de serrer moins le cuissard, ce qui facilite la contraction des muscles de la cuisse.

L'expérience montre, en effet, qu'un muscle comprimé arrive vite à la fatigue.

Si le moignon est court, les bretelles se terminent à l'avant par une sangle de cuir en forme de V renversé qui se fixe à la partie supérieure de la jambière (*fig.* 375). Lorsque le sujet lève son membre mutilé, l'appareil s'abaisse, la sangle en cuir qui se trouve tendue provoque ainsi l'extension du genou ; on voit donc que l'utilité de cette bretelle est double, puisqu'en outre de son action de suspension elle aide les muscles à produire le redressement du genou. La partie supérieure de la jambière, le cône d'emboitement, est en bois de tilleul ajusté directement sur le moignon.

Un pied analogue à celui que nous avons décrit à propos de l'amputation de cuisse, se trouve fixé à l'extrémité inférieure de la colonne de prothèse.

Appareil pour amputation du pied. — Les amputations du pied sont partielles ou totales. L'amputation partielle est appelée amputation de Lisfranc lorsque le chirurgien enlève les orteils avec les métatarsiens.

Elle est appelée amputation de Chopart lorsque tous les os du pied sont enlevés à l'exception de l'astragale et du calcanéum.

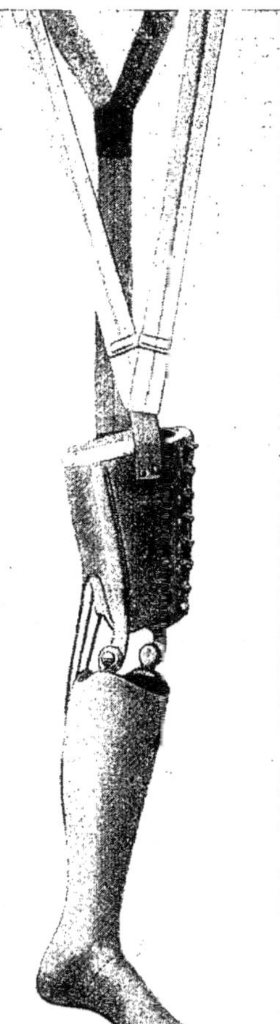

FIG. 374. — Appareil américain pour amputation de jambe.

intolérable, rend la marche à peu près impossible. Ces moignons doivent être retouchés par le chirurgien, et l'opération la meilleure consiste à enlever l'astragale, opération dite de Ricard.

Elle est totale si tous les os du pied sont enlevés.

L'appareil pour amputation de Lisfranc ou de Chopart se compose d'une planchette terminée à l'avant par un bloc de feutre qui remplace la partie du pied qui a été supprimée. Une guêtre en cuir permet de fixer l'appareil au membre amputé (*fig.* 376).

Amputation totale du pied. — Nous retrouvons ici les deux variétés d'appareils : les appareils français en cuir, les appareils américains en bois.

L'appareil français en cuir se compose d'une gaine qui entoure la partie inférieure de la jambe et d'un pied en bois. Sur la guêtre, de chaque côté, se trouvent des attelles métalliques qui dépassent

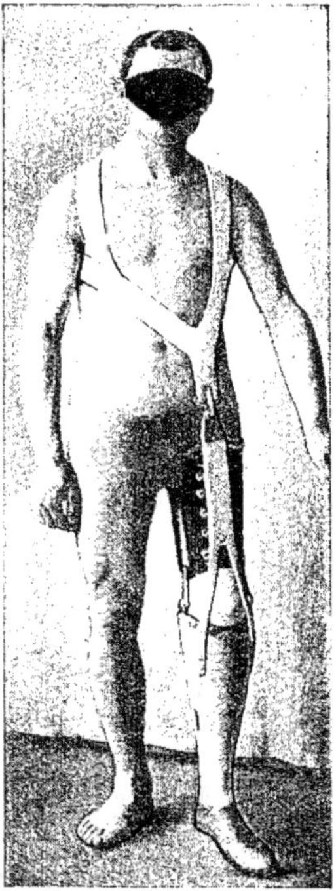

FIG. 375. — Sujet amputé de jambe muni de son appareil.

le moignon de 2 centimètres ; un trou percé à leurs extrémités livre passage à l'axe qui traverse le pied en bois. Deux bandes élastiques fixées, l'une en avant, l'autre en arrière, rendent le pied solidaire de la jambe et l'empêchent de ballotter (*fig.* 377).

Les appareils américains, qui sont très résistants,

L'opération de Chopart donne des résultats très différents. Le moignon est mobile ou fixé en équinisme ; s'il est mobile, la pression sur la face plantaire est indolore et la marche est très satisfaisante, il peut exécuter des mouvements de flexion et d'extension. Ce sont les muscles antérieurs de la jambe qui, en se contractant, produisent ces mouvements de flexion.

Si le moignon est fixé, il fait à peine quelques mouvements. La marche est possible si l'articulation du moignon est bonne ; mais si elle est défectueuse, en position d'équinisme, l'extrémité antérieure du calcanéum pointe en bas et porte sur le sol, de façon exclusive, au moment de l'appui ; cette pression, qui est

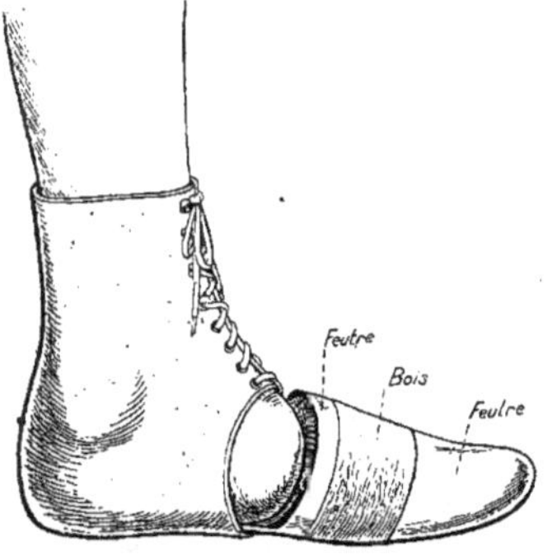

FIG. 376. — Appareil de Chopart pour amputation de pied.

ont souvent une forme défectueuse ; ils englobent le moignon sur les côtés, ce qui augmente de façon très inesthétique le diamètre de l'extrémité inférieure du moignon.

Une bonne forme consiste en une jambière divisée

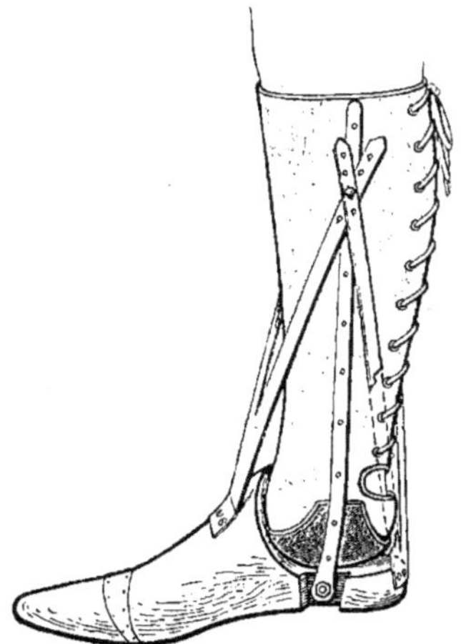

FIG. 377 — Appareil français pour désarticulation du pied.

en deux et lacée en avant. Le bois n'arrive pas jusqu'aux parties latérales du moignon et l'on évite ainsi la forme défectueuse dont nous venons de parler.

III. Prothèse des membres (appareils pour le membre supérieur).

— Il n'y a aucun avantage à utiliser le bois pour les appareils du membre supérieur ; le modèle en cuir que nous allons décrire est de fabrication française.

Comme ceux du membre inférieur, les appareils du membre supérieur se composent de deux pièces :

1° Une pièce de fixation, le point de support qui s'oppose à la descente de l'appareil sous l'influence de la pesanteur ;

2° Une colonne de prothèse qui simule le membre amputé. La partie supérieure de la colonne de prothèse englobe le moignon ; elle est conique comme le moignon lui-même ; c'est le cône d'emboîtement.

Amputation de l'avant-bras. — L'appareil de suspension est formé par un brassard en cuir ; celui-ci est doublé, en dedans et en dehors, de deux attelles métalliques dont l'extrémité inférieure est réunie aux attelles antibrachiales qui doublent la gaine de cuir de la colonne de prothèse (*fig.* 378).

Une main munie d'un pouce formant pince termine l'appareil. Un ressort à boudin placé en dedans du pouce assure la pression constante de ce dernier contre la face palmaire des doigts. Le pouce peut s'ouvrir automatiquement ; il suffit, pour cela, d'ajouter, à la partie dorsale du pouce, une corde de traction qui, d'autre part, est fixée à un bourrelet qui entoure l'épaule saine. Lorsque le sujet écarte le bras du corps ou le porte en avant, le pouce se relève ; dès que le sujet ramène le bras vers lui, le pouce revient sur lui et la pince se trouve fermée (*fig.* 379).

Ajoutons qu'un système spécial permet à l'amputé (celui de Raynal, par exemple) de fixer une fourchette à l'intérieur de sa main (*fig.* 380).

On a inventé des mains dont tous les doigts sont automatiquement mobiles ; ils sont, comme le pouce, maintenus à l'état de flexion constante, par des ressorts

métalliques placés à la face palmaire, quatre cordons de tirage agissent sur la partie dorsale des doigts et sont réunis ensemble à leur partie supérieure. Une corde de tirage analogue à celle que nous avons décrite pour traction automotrice du pouce se fixe à la réunion des quatre bandes dorsales des doigts.

Le comte de Beaufort, qui a inventé une de ces mains, conclut : « que j'aime bien mieux les appareils simples destinés à rendre de modestes services, qui n'occasionnent ni gêne, ni préoccupations. Ce fut donc avec une vive satisfaction qu'après avoir étudié toutes les ressources de la complication je revins à mon point de départ. » Par point de départ il entendait le pouce seul automoteur, formant pince, ainsi que nous l'avons décrit.

Lorsque le mutilé veut travailler avec son bras, il doit pouvoir remplacer la main par un instrument utile ; dans ce cas, une cupule métallique, percée d'un

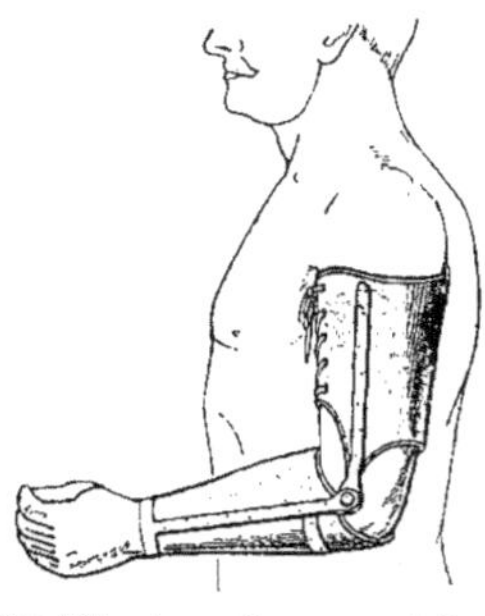

FIG. 378. — Appareil pour amputation de l'avant-bras à la partie moyenne.

trou taraudé en son centre, termine l'extrémité inférieure de la gaine antibrachiale, sur cette cupule se visse un instrument. Lorsque le travail est terminé, le mutilé y replace une main (*fig.* 381).

Certains auteurs ont prétendu réaliser des mains ou des pinces, au moyen desquelles l'amputé pourrait se livrer à n'importe quel travail. Malheureusement aucun de ces appareils ne remplit le but désiré : en ayant la prétention de remplir toutes les conditions, on n'en remplit aucune de façon satisfaisante.

L'appareil qui prolonge l'avant-bras, que ce soit une main ou un outil, doit être confectionné dans un but déterminé pour l'exécution d'un travail déterminé ; il n'y a pas *un* appareil, il y a *des* appareils ; c'est l'étude physiologique des divers mouvements exécutés par la

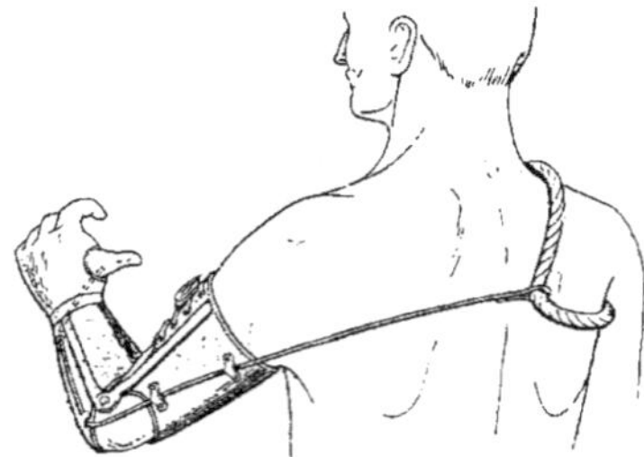

FIG. 379. — Appareil muni d'un pouce automoteur. La corde de traction est fixée au bourrelet qui entoure l'épaule saine. L'écartement du bras fait ouvrir le coude.

main dans l'exercice du métier, qui commande la réalisation de l'outil.

Nous allons passer en revue divers métiers et décrire les outils qui permettent de les exercer.

Portefaix. — L'amputé qui doit porter des paquets (garçon de magasin, facteur, etc.) se servira avec avantage du crochet de Gripouilleau (Tabl. XLII, 2).

Agriculteur et jardinier. — Deux excellents outils permettent l'exercice de ces professions :

1° Les amputés rééduqués par la Fédération natio-

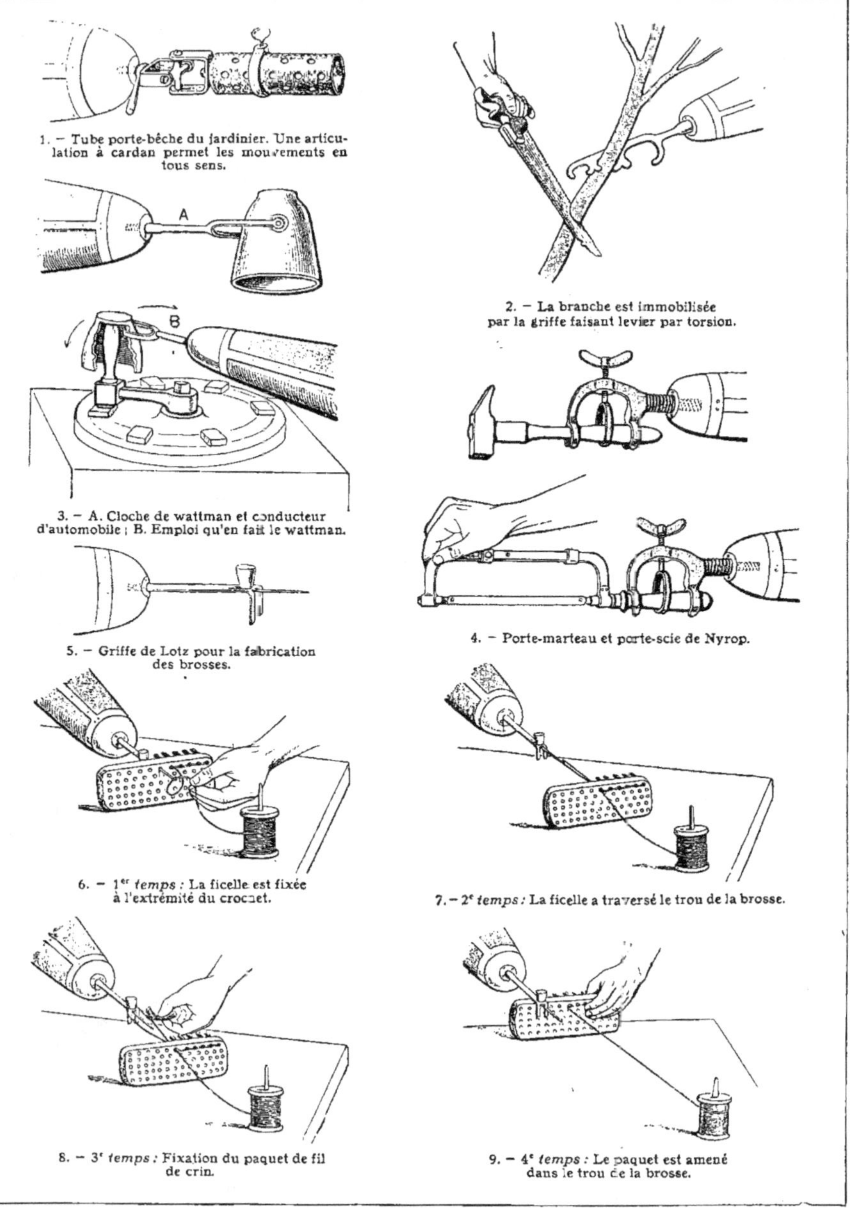

Prothèse des membres.

nale des mutilés à Limonest, près de Lyon, utilisent un manchon qui leur permet de bêcher, de sarcler, etc. Ce manchon se compose d'un tube, percé de trous livrant passage à une vis, laquelle serre le manche de l'outil placé à l'intérieur du tube (Tabl. XLII, 1). Entre le tube et l'appareil prothétique se trouve une articulation à cardan qui permet les mouvements de l'outil en tous sens ;

2° La griffe de Gripouilleau (Tabl. XLII, 2) sert à tailler ou à couper une branche d'arbre, etc.

Wattman, conducteur d'auto. — Un mutilé a fait à son usage un outil très intéressant. Cet

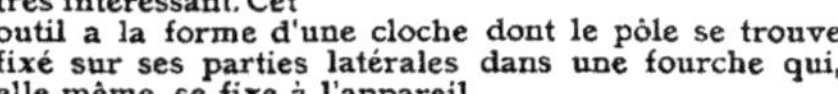

FIG. 380. — Porte-fourchette de Raynal.

outil a la forme d'une cloche dont le pôle se trouve fixé sur ses parties latérales dans une fourche qui, elle-même, se fixe à l'appareil.

La fourche n'est pas complètement solidaire de la cloche, ces deux parties sont légèrement mobiles l'une par rapport à l'autre ; le wattman qui conduit un tramway manœuvre, grâce à cet appareil, la manette qui assure le contact électrique ; il peut également manœuvrer le levier d'automobile et appuyer sur le bouton qui le termine : le sommet de la cloche, par sa face intérieure, appuie sur la poignée du levier (Tabl. XLII, 3).

Mécanicien et serrurier. — L'ouvrier qui fait de petits travaux peut utiliser, pour tenir un marteau, le crochet de Nyrop (Tabl. XLII, 4). Veut-il limer, il peut utiliser, comme nous l'avons fait, un mandrin américain, à large ouverture, s'il

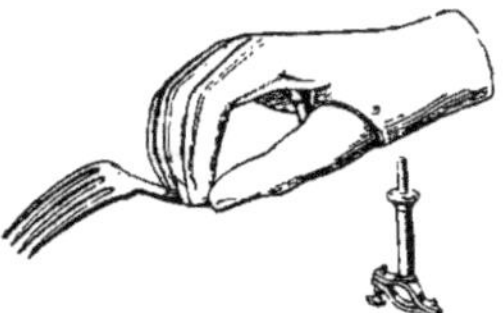

FIG. 381. — Une cupule munie d'un pas de vis termine l'avant-bras et l'on visse à volonté main, crochet, anneau.

veut tenir le manche de l'outil ; à petite ouverture, s'il veut tenir la queue de la lime (*fig.* 382). Il y a avantage à interposer entre l'appareil et le porte-outil une articulation en noix ou une articulation à cardan.

Fabricant de brosses. — Nous avons vu employer, à l'Association Valentin Haüy, un admirable petit instrument imaginé par M. Lotz. C'est une griffe surmontée

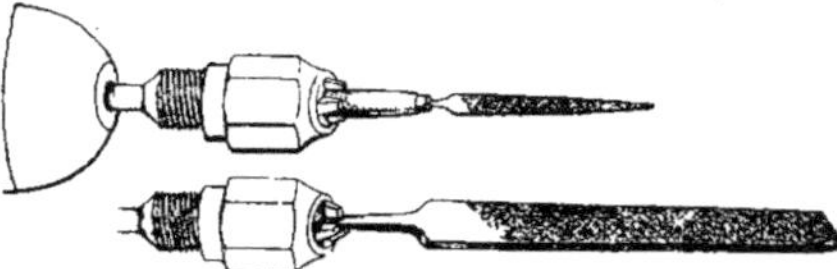

FIG. 382. — Nez américain porte-lime.

d'un petit cylindre en forme de dé et prolongée par un crochet (Tabl. XLII, 5). Voici les divers temps du travail :

Dans un premier temps, l'amputé passe le crochet dans un des trous de la plaque de la brosse, y fixe sa ficelle et l'amène à lui à travers le trou (Tabl. XLII, 6).

Dans un second temps, il place le dé de son instrument dans l'anse de la ficelle en même temps que, de la main saine, il noue avec un des chefs de l'anse le petit faisceau de crin (Tabl. XLII, 7), qui, dans un troisième temps, va se fixer dans le trou (Tabl. XLII, 8).

A cet effet, l'amputé attire à lui le balai en l'agrafant avec la griffe (Tabl. XLII, 9).

Cet outil est si bien adapté au métier que l'amputé, qui en était muni, concurrençait ses camarades qui, pour travailler, pouvaient utiliser leurs deux mains.

Voyageur de commerce. — Le voyageur de commerce, le chef de chantier, qui ont à écrire sur un

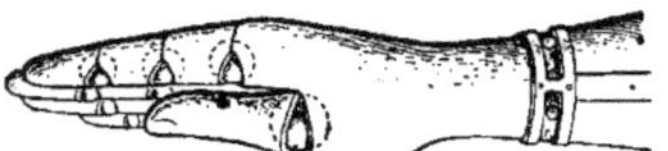

FIG. 383. — Main articulée pour voyageur de commerce. Le pouce, parallèle à la paume, pince largement un carnet, par exemple.

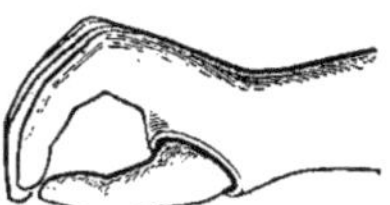

FIG. 384. — Forme qu'on donne ordinairement à la main. La pince est trop étroite.

carnet de commande, auront avantage à utiliser la main-pince que nous avons fait construire. Le pouce est parallèle à la paume de la main. Le ressort qui le fixe est très solide, du fait de son parallélisme, il peut pincer fortement le carnet de commande (*fig.* 383), alors qu'ordinairement le doigt et l'index qui sont opposés forment un cercle et pressent uniquement par leurs extrémités (*fig.* 384). La partie inférieure de l'avant-bras, qui tourne sur elle-même, permet au sujet

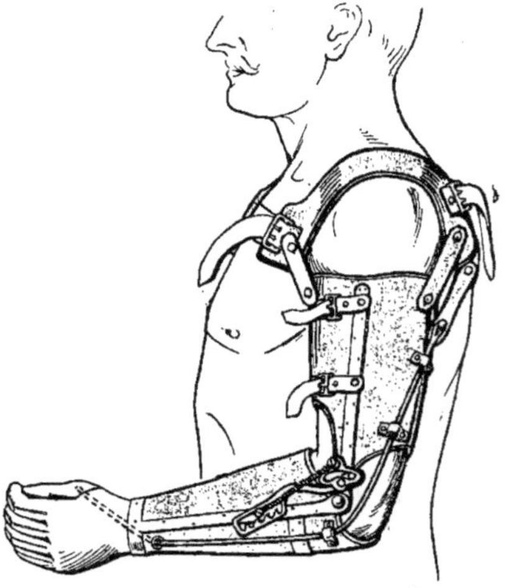

FIG. 385. — Appareil muni d'une crémaillère.

d'orienter à sa convenance son carnet de commande. Ajoutons que le pouce peut être automoteur.

Amputation du bras. — L'appareil pour amputation du bras (*fig.* 385) se compose de deux parties, qui sont : 1° Une pièce de suspension, l'épaulière ; 2° Une colonne de prothèse formée d'un brassard et d'un avant-bras que termine une main. La main peut

mètres. Lorsque le raccourcissement ne dépasse pas trois centimètres, il est inutile d'y remédier. Le sujet usera d'un procédé fort simple qui consiste à placer

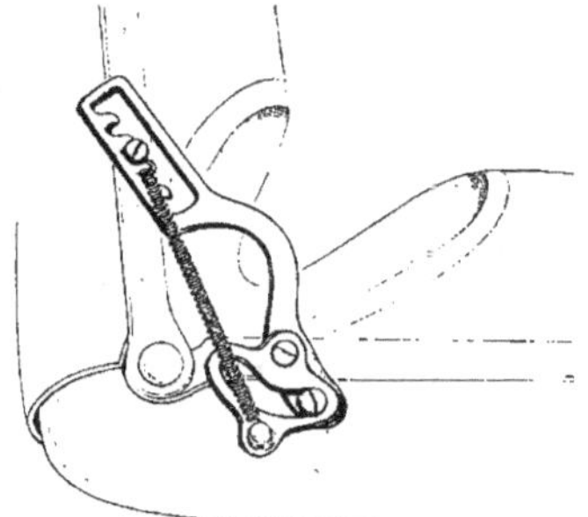

FIG. 386. — La crémaillère est bloquée, le bras est fixé.

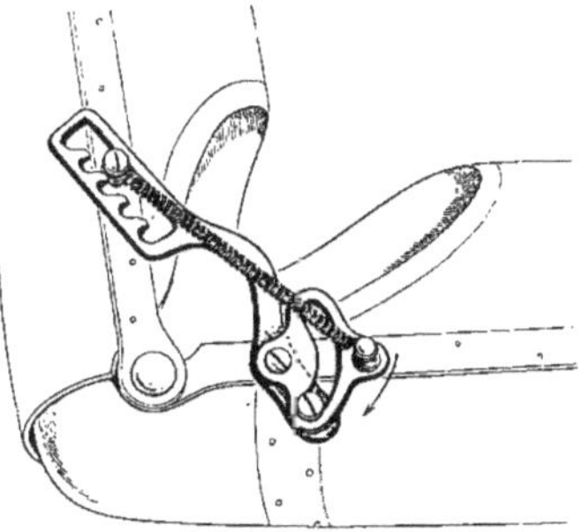

FIG. 387. — La crémaillère est débloquée, le bras est libre.

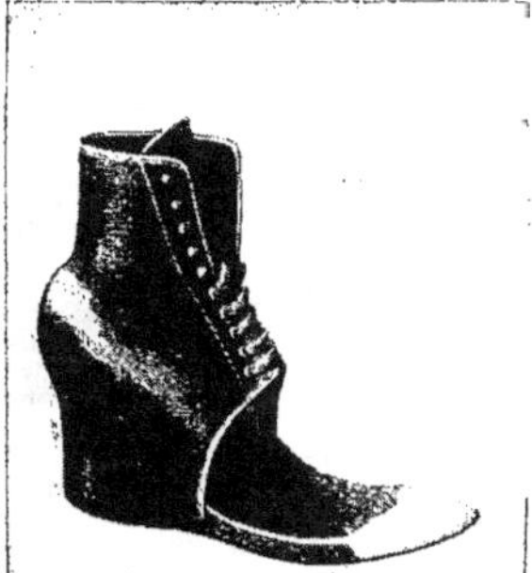

FIG. 388. — Semelle de liège munie d'une guêtre et destinée à corriger un raccourcissement du membre inférieur.

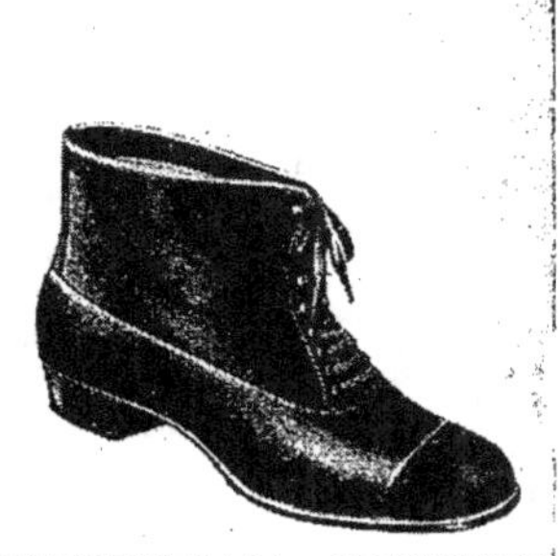

FIG. 389. — Chaussure recouvrant l'appareil précédent.

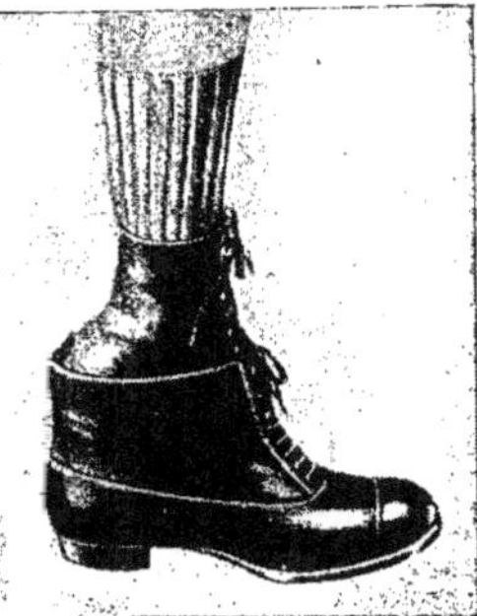

FIG. 390. — Pied appareillé muni de sa chaussure et de sa guêtre.

être remplacée par un outil, comme nous l'avons montré à propos de l'amputation de l'avant-bras.

Un mécanisme spécial permet de fixer l'articulation du coude en une position déterminée. On se sert ordinairement, à cet effet, d'une crémaillère dont l'extrémité supérieure est fixée sur l'atelle brachiale. Les dents pratiquées à l'extrémité inférieure de la crémaillère engrènent dans un bouton placé sur l'attelle antibrachiale ; un loquet articulé avec l'extrémité supérieure de la crémaillère donne attache à sa partie supérieure à une bande élastique. Ce loquet présente un tenon qui vient butter contre la crémaillère au-dessus de l'articulation supérieure ; la tension du caoutchouc abaisse alors la crémaillère (*fig.* 386). Les dents se trouvent en prise ; quand le mutilé veut étendre son bras, il abaisse le loquet, le caoutchouc abaisse la crémaillère (*fig.* 387), le bras se trouve dégagé et peut se mettre en extension.

IV. Prothèse des membres (raccourcissement du membre inférieur).

— De multiples causes peuvent occasionner le raccourcissement du membre inférieur ; les plus fréquentes en chirurgie de guerre sont celles qui sont consécutives à la fracture de l'un des segments du membre.

L'importance du raccourcissement est très variable de deux centimètres à vingt-cinq ou trente centimètres.

dans la chaussure une languette de liège en forme de coin, en vente chez tous les marchands de chaussures.

Ajoutons que, lorsqu'au raccourcissement se joint l'ankylose de l'articulation de la hanche ou du genou, il faut éviter de compenser le raccourcissement ; le membre ne pouvant fléchir, pendant la marche il est nécessaire qu'il soit plus court.

Pour les raccourcissements plus importants, on peut user de deux procédés : on peut employer une chaussure orthopédique à l'intérieur de laquelle a été placé un coin de liège de dimension convenable pour parfaire la longueur du membre. Mais, il est préférable d'user d'un petit appareil indépendant de la chaussure. Cet appareil se compose

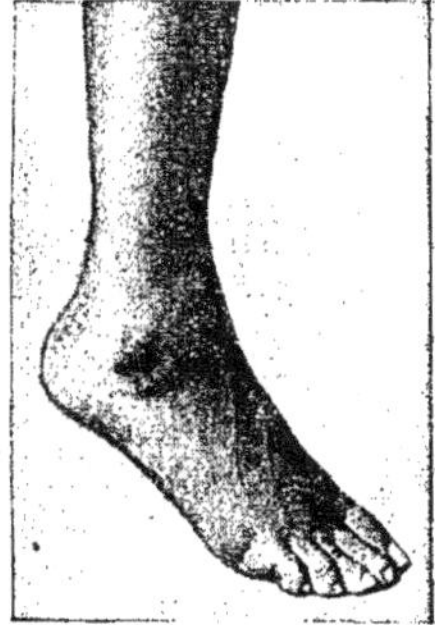

FIG. 391. — Déformation du pied, dit « pied équin ».

d'un bloc en bois recouvert de cuir et entouré d'une guêtre. Le mutilé lace la guêtre et place le tout dans une chaussure qu'il peut ainsi changer à volonté (*fig.* 388-390).

Avec ces procédés, l'angle de l'articulation du pied se trouve très ouvert, il faut donc que l'articulation soit entièrement mobile ou fixe en position d'équinisme (*fig.* 391). Dans certains cas il s'ajoute au raccourcissement une ankylose de l'articulation tibio-tarsienne à angle droit ; l'angle du pied avec la jambe ne peut s'ouvrir, il n'y a qu'un moyen de compenser le raccourcissement, ce moyen consiste à fixer sous la chaussure une semelle très épaisse en liège. — DUCROQUET.

Psoriasis.

— Le psoriasis est une dermatose fréquente, mais ses localisations aux régions découvertes étant rares, il passe la plupart du temps inaperçu dans l'entourage des personnes qui en sont atteintes.

Les lésions habituelles, même lorsqu'elles sont étendues, n'entrainent nulle inaptitude militaire. Le psoriasis n'est donc pas un cas de réforme ni même d'affectation dans le service auxiliaire.

Le séjour au front parait grandement le favoriser et le nombre des soldats atteints est relativement considérable. Tantôt il s'agit de sujets n'ayant eu antérieurement nulle lésion, et chez lesquels la dermatose apparait après quelques mois de tranchées. Tantôt il s'agit de psoriasiques anciens qui, au cours de la campagne, voient leur affection récidiver ou s'aggraver.

Comment expliquer cette recrudescence ?

La nature intime de la maladie étant encore discutée on ne peut qu'émettre des hypothèses. Il semble cependant hors de doute que plusieurs facteurs interviennent et qu'on peut incriminer : 1° l'insuffisance inévitable des soins de propreté ; 2° la richesse trop grande du régime en viande et en mets de conserve ; 3° enfin le surmenage et les chocs auxquels est soumis le système nerveux.

On pourrait, croyons-nous, appeler *psoriasis des tranchées* le psoriasis compliqués pour lesquels on évacue les soldats sur les centres dermatologiques. Certains arrivent, les jambes œdématiées, rouges, brûlantes, ayant au niveau des lésions, des ulcérations infectées. D'autres présentent sur la plus grande partie du corps des multitudes d'abcès superficiels. D'autres, encore, ont les mains et les pieds recouverts d'une carapace cornée, fissurée de profondes crevasses, qui rendent tout travail impossible (Tabl. XXLIII).

D'autres, enfin, dont les lésions sont localisées au cuir chevelu et à la face, portent un véritable masque micacé. Ce sont là des formes qui, autrefois, étaient l'apanage des miséreux. Il faut, pour les expliquer chez nos soldats, songer à l'existence qu'ils mènent — vrais chemineaux de la gloire — dans les tranchées.

TRAITEMENT. — Le traitement du psoriasis, surtout dans les formes compliquées, est délicat à conduire. Il est cependant possible, dans la grande majorité des cas, d'arriver à une guérison rapide par le régime, les bains et les applications de pommades réductrices (huile de cade, goudron, acide pyrogallique, chrysarobine, etc). Les récidives sont malheureusement impossibles à prévenir, lorsque le soldat reprend son service actif. — F. DEBAT.

Psychoses commotionnelles (psychoses par commotion nerveuse ou choc émotif).

— Sous ce titre, MM. Gilbert-Ballet et Roques de Fursac ont étudié, dans *Paris Médical*, les psychoses consécutives à la guerre et qui sont, du reste, d'ordre tout à fait analogue à celles des accidents du travail ou à celles qui succèdent à une rencontre de chemins de fer, à une explosion dans les mines, à un cataclysme géologique comme un tremblement de terre.

CAUSES. — I. PRÉDISPOSANTES. — Si l'émotion subie agit différemment sur les soldats exposés aux mêmes périls, au même spectacle, c'est que certains d'entre eux sont prédisposés :

1° Parce qu'ils sont « des déséquilibrés de l'affectivité chez qui la constitution hyperémotive s'est déjà manifestée le plus souvent, au cours de l'existence, à l'occasion d'émotions pénibles et qui réagissent aux faits de guerre comme ils réagissaient aux événements de la vie ordinaire, mais d'une façon infiniment plus intense parce que l'excitant est plus puissant » ;

2° Par suite de tares nerveuses héréditaires toujours assez difficiles à déterminer ;

3° Par l'effet d'actions débilitantes et déprimantes : surmenage, épuisement, blessures, maladies affaiblissantes (la fièvre typhoïde, la diarrhée des tranchées) ;

4° Par une commotion antérieure qui, la première fois a simplement préparé le terrain, a rendu le malade nerveux, irritable.

II. DÉTERMINANTES. — Emotion-choc intensifiée et fixée due, soit à une déflagration, obus ou mine, au voisinage du malade (cas le plus fréquent), soit à un ensevelissement dans un entonnoir, soit à un spectacle terrifiant.

SIGNES. — Tout d'abord, immédiatement après le choc, état aigu ou suraigu se caractérisant par de la stupeur ou par une agitation accompagnée de délire hallucinatoire. Cette phase est courte et dure seulement quelques jours, et le malade en perd tout souvenir (amnésie lacunaire).

La seconde période peut être marquée par trois sortes de troubles à allures subaiguës :

1° L'*inhibition psychique*, marquée par l'impuissance de penser, l'absence de tout souvenir, la diminution ou la suppression de la sensibilité, l'affaiblissement général, « l'hésitation des mouvements et de la parole, et les paralysies fonctionnelles dont le mutisme n'est qu'une variété » ;

2° L'*hyperémotivité* caractérisée « par l'inquiétude et les paroxysmes anxieux, avec le cortège des désordres organiques qui accompagnent toute émotion violente : tremblement, troubles respiratoires et vasomoteurs, états vertigineux, manifestations convulsives (attaques d'hystérie) ;

3° L'*hyperactivité* de l'imagination qui se manifeste par des rêves, du somnambulisme, des crises hallucinatoires épisodiques, ces dernières assez rares, d'ailleurs, et portant sur des faits de guerre : bombardements, roulements de tambour, charges à la baïonnette, visions de cadavres.

Dans certains cas, les troubles se réduisent à un seul, soit que l'émotion ait été moins forte, soit que le temps l'ait réduite, laissant seulement une séquelle

EVOLUTION. — Il est difficile de déterminer la durée et l'aboutissement de cette psychose. Au front, les malades, ne se désadaptant pas de la guerre, se guérissent plus vite qu'en arrière. A la paix seulement, on pourra constater chez combien la maladie persistera.

Publicité hygiénique trompeuse. — *Eau saine.*

— M. Ed. Bonjean, chef du laboratoire et membre du Conseil d'hygiène publique, a publié, dans la *Revue d'hygiène* (1915), deux communications à la Société de médecine publique, où il a justement dénoncé la publicité trompeuse donnée à des produits soi-disant destinés à préserver des maladies épidémiques pendant la guerre. Le même abus existait déjà en temps de paix, mais dans les circonstances il prenait un caractère particulièrement odieux.

On a pu lire ainsi sur une affiche, dont le texte rappelait celle des actes officiels et dont le libellé en donnait l'apparence, une réclame pour un paquet d'une spécialité du Dr G., avec lequel on préparerait une eau minérale économique, *saine*. D'autre part, dans un fascicule spécial qui accompagnait le produit, il est dit : « L'eau minérale préparée au moyen de la spécialité du Dr G... est, au point de vue bactériologique, d'une pureté parfaite. » Naturellement, une forte publicité était faite dans les journaux.

Or, des expériences de M. Bonjean, il résulte que dans cette eau, ainsi artificiellement minéralisée, les microbes typhiques continuent à prospérer. Non seulement ce produit ne préserve pas des maladies transmissibles par l'eau, mais en donnant une fausse confiance à ceux qui s'en servent, il peut contribuer à les provoquer.

Le succès de cette manœuvre entraina des imita-

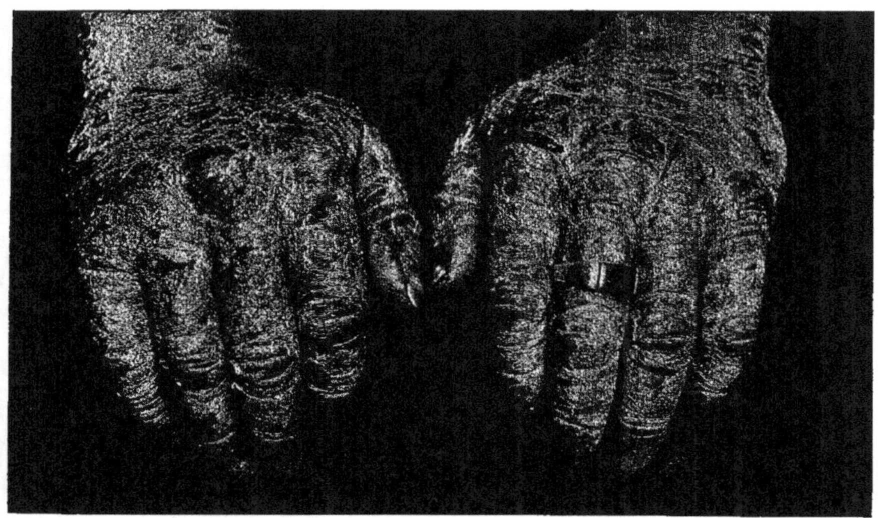

1. — Psoriasis des mains chez un soldat évacué des tranchées.

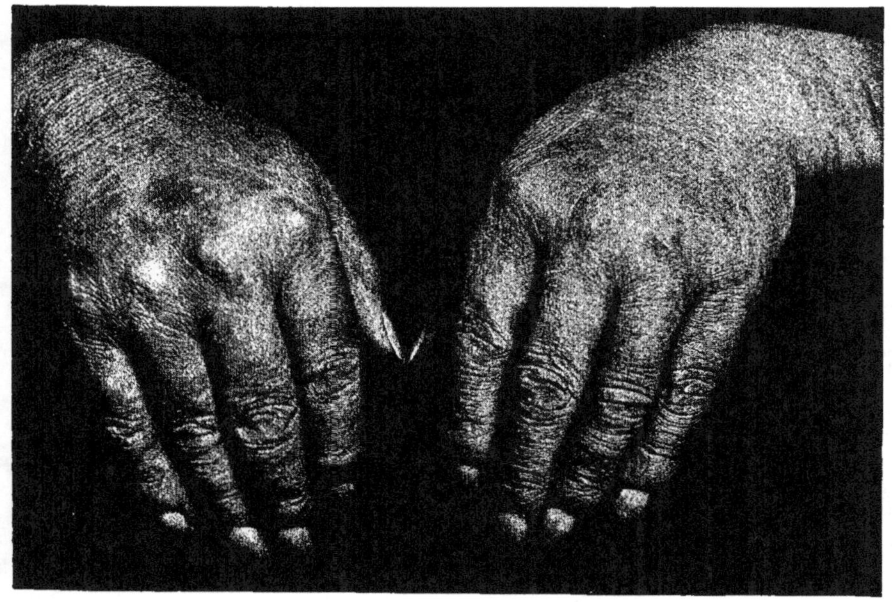

2. — Le même sujet, après guérison.

Traitement du psoriasis. (Collection du Dr Debat.)

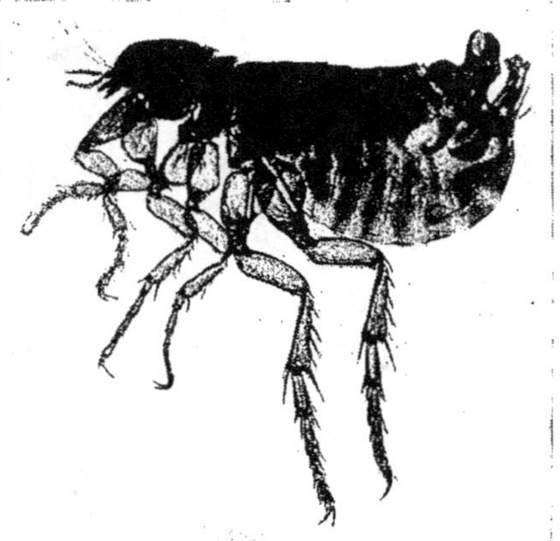

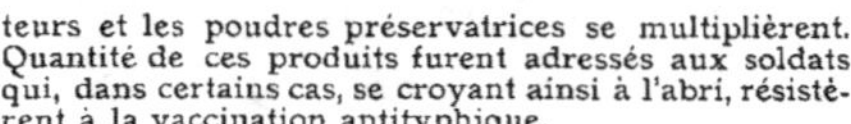

FIG. 392. — Puce de l'homme (très grossie).

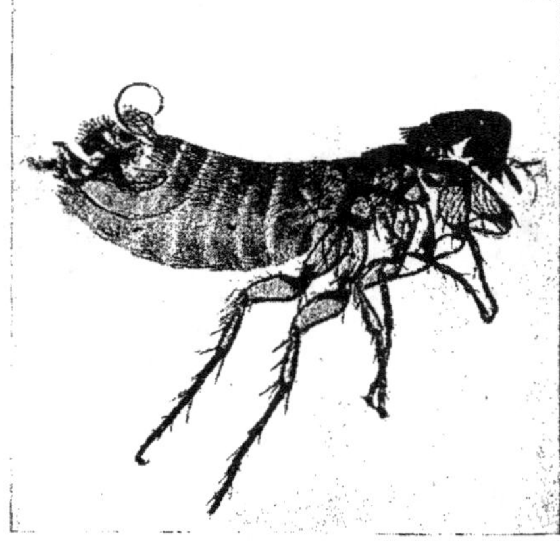

FIG. 393. — Puce du rat (très grossie).

teurs et les poudres préservatrices se multiplièrent. Quantité de ces produits furent adressés aux soldats qui, dans certains cas, se croyant ainsi à l'abri, résistèrent à la vaccination antityphique.

Or, la plupart de ces poudres, ou ne stérilisaient nullement l'eau ou la rendaient inbuvable. « Certaines de ces préparations, dénuées de toutes propriétés bactéricides et même de toute base scientifique, viennent ajouter les germes qui les accompagnent à ceux qui existent déjà dans l'eau. D'autres, en diminuant le nombre des germes, n'opèrent pas la sélection et la destruction des germes pathogènes. Toutes ajoutent à l'eau déjà suspecte des produits chimiques plus ou moins tolérables à l'estomac, imprégnant l'appareil digestif, altérant plus ou moins les sécrétions, tapissant les muqueuses, les tissus, les glandes de dépôts manganeux et autres; enfin, ces produits, dans les conditions indiquées pour leur emploi, laissent subsister dans les eaux contaminées et par conséquent font pénétrer dans l'organisme les germes dangereux qui pourraient être évités par d'autres moyens. Pour arriver à un résultat bactériologique efficace, il faut employer des doses telles de ces produits que je défie qui que ce soit de boire un verre d'un pareil breuvage. »

M. Bonjean demandait, et la Société de médecine s'associa à l'unanimité à son vœu, que la loi du 1er août 1905 sur la répression des fraudes fût appliquée. Un résultat fut obtenu à la suite de cette utile intervention. L'élan était donné, et la vente des produits dénoncés, si elle ne s'arrêta pas, devint au moins plus discrète. Quelques-uns des fabricants, qui avaient peut-être été trompés sur la qualité réelle de leur marchandise, à la suite de l'intervention de M. E. Romme, directeur du Service de la répression des fraudes, cessèrent leur exploitation.

On vit disparaître aussi les plastrons contre projectiles, les pare-balles, masques et tampons soi-disant protecteurs contre les gaz asphyxiants, ces derniers plus excusables, car on était à ce moment à une période de recherches, même au ministère de la Guerre. Que dire cependant des industriels cités par M. Kern, qui n'hésitent pas à fabriquer des masques en *celluloïd* pour les soldats dans les tranchées.

Dans sa seconde communication, M. Bonjean a appelé l'attention au sujet de la tromperie sur des produits tels que ceux annonçant : *Contre la syphilis,* la guérison radicale, certaine, définitive ; la destruction à jamais du virus ; l'assurance de la guérison définitive, sans rechute possible. — *Contre la tuberculose :* les effets foudroyants sur les bacilles pulmonaires, la guérison certaine. — *Contre la grippe, la méningite cérébro-spinale :* le préservatif sûr. — *Contre la blennorragie :* la destruction des microbes de la suppuration et du gonocoque. — *Contre la cholérine, choléra, typhus, typhoïde,* etc. : qu'on sera préservé de toutes maladies intestinales, de toutes épidémies, qu'on pourra braver les épidémies, etc., en utilisant les pastilles, pilules, traitements, injections, tissus, pipes, etc., annoncés et mille autres annonces aussi positives.

« Toutes ces assertions, je les extrais textuellement des publicités journalières ; ce sont des faits précis qui sont avancés, des garanties stipulées que le public achète avec le produit.

Je laisse de côté, bien à regret, la foule des produits qui, par des réclames charlatanesques, s'adressent aux maladies, aux affections non transmissibles, non épidémiques ou moins dangereuses : produits pour les soins intimes de la femme, « tuant tous les microbes », guérissant toutes les affections locales, prévenant les maladies ; ceux guérissant les rhumatismes, les hémorrhoïdes, l'obésité, les rhumes, les constipations ; les reconstituants qui donnent, en quelques pilules, des centaines de millions de globules rouges nouveaux. » Doit-on laisser subsister de telles tromperies, lorsque la santé publique est en jeu ?

★**Puce.** — Les puces (*fig.* 392) sont fréquentes sur les hommes ne pouvant pas prendre de soins de propreté, ainsi qu'il arrive trop fréquemment dans les tranchées. Leur piqûre provoque une élevure urticarienne avec démangeaisons d'autant plus vives que l'individu n'a pas l'habitude d'en avoir. Ceux, au contraire, qui en ont fréquemment n'en souffrent pas et peuvent par suite les répandre autour d'eux. On sait que la puce de rat (*fig.* 393), espèce spéciale, lorsqu'elle passe sur l'homme peut lui inoculer la peste, il n'est pas démontré jusqu'ici que la puce de l'homme puisse transporter des maladies contagieuses, mais ce n'est pas impossible.

Comme préservatif de cet insecte et de probablement d'autres, Zupita conseille de saupoudrer le linge d'une parcelle infime d'iodoforme.

Pus. — Des expériences de M. A. Lumière, il résulte que si on additionne du pus renfermant les microbes les plus variés d'une solution d'hypochlorite à 1 pour 100, ce pus injecté à des cobayes devient inoffensif alors qu'ils meurent rapidement si on leur injecte le pus pur. L'effet de l'hypochlorite même à dose insuffisante pour stériliser le pus est donc de rendre moins virulents les microbes et de détruire leurs toxines par oxydation.

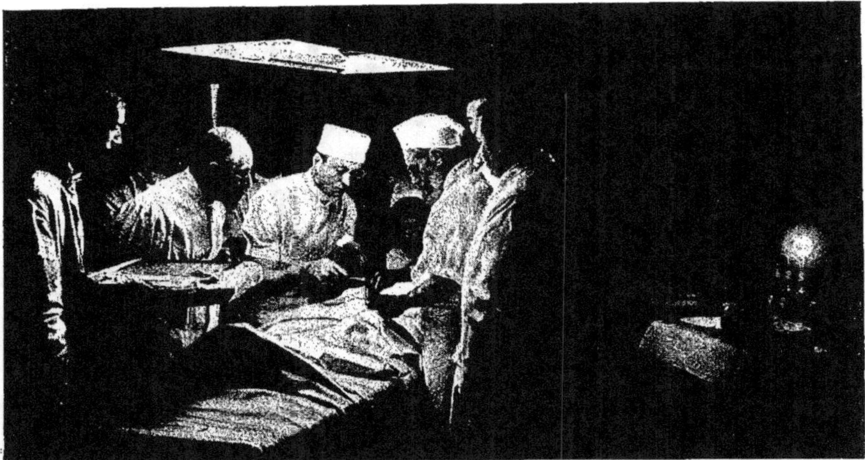

F𝗂G. 394. – *OPÉRATION CHIRURGICALE EN LUMIÈRE ROUGE.*

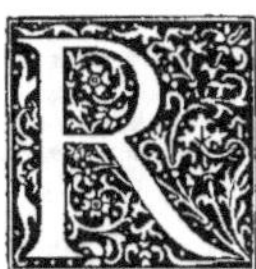

★RADIOLOGIE DE GUERRE.

I. Radiologie militaire. — Le

Service de santé aux armées, chez les nations des deux continents, s'est préoccupé, peu après la découverte des rayons X, d'utiliser soit dans les formations de l'avant, soit dans les hôpitaux de l'intérieur, les nouvelles ressources qu'ils apportaient à la médecine et à la chirurgie.

Au cours de la guerre des Balkans et de la guerre russo-japonaise en particulier s'est ébauchée l'organisation de la radiologie militaire.

Avec la guerre européenne de 1914, cette organisation a atteint un degré de perfectionnement inattendu.

La radiologie de guerre comporte deux genres de postes différents :

1º Des postes fixes adjoints ordinairement à une installation chirurgicale fixe ;

2º Des équipages radiologiques mobiles : les uns sont destinés à aller d'hôpitaux en hôpitaux, d'ambulances en ambulances, et travaillent soit dans des locaux aménagés pour cela, soit dans des locaux improvisés, soit même sous la tente ; les autres sont destinés à suivre un équipage chirurgical mobile et font corps avec lui.

Voici la description d'un poste fixe et d'un équipage mobile.

Postes fixes dans les formations hospitalières de l'armée. — Ces postes ne diffèrent pas de ceux qui ont été décrits à l'article RADIOLOGIE du *Larousse médical.*

Une bobine de Ruhmkoff à grand débit ou un transformateur à courants alternatifs, suivant la source

électrique dont on dispose, donne le courant de haut voltage nécessaire pour exciter le tube de Crookes. Des appareils accessoires permettent d'utiliser les rayons X produits : supports de tube, lits, appareils repéreurs, etc.

La figure 395 rappelle ce dispositif :

S est la source de courant qui, ici, est représentée par une batterie de piles.

R est un rhéostat, c'est-à-dire un appareil formé d'un fil résistant dont on peut mettre à volonté un nombre de tours variable en circuit afin de diminuer ou d'augmenter l'intensité du courant.

G est un ampèremètre.

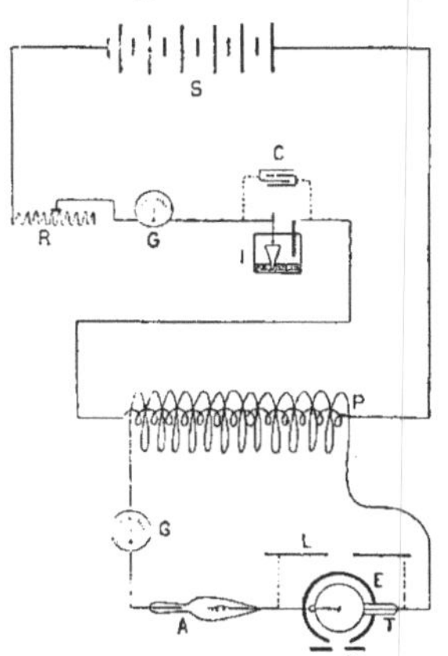

F𝗂G. 395. – Schéma d'un poste radiologique.

I est un interrupteur à jet de mercure qui coupe le courant d'excitation de la bobine une vingtaine de fois par seconde.

C est un condensateur dérivé sur cet interrupteur et destiné à éviter l'étincelle qui tend à éclater entre les articles de la rupture au moment où le courant est coupé.

P est le primaire de la bobine. Il est entouré par le secondaire.

Le courant de ce secondaire traverse successivement un milliampèremètre G' qui donne son intensité ; une soupape A qui arrête l'onde de fermeture donnée par la bobine, ne laissant passer que l'onde d'ouverture, seule efficace ; et le tube T producteur de rayons X enveloppé dans une cupule de verre plombifère E qui protège les opérateurs contre leur action nocive. D est un diaphragme de plomb qui limite le champ d'irradiation.

L est un éclateur dérivé sur le tube (spintermètre) : par la distance des boules rapprochées jusqu'à éclatement d'étincelle, il donne la mesure de la résistance du tube T, résistance de laquelle dépend la

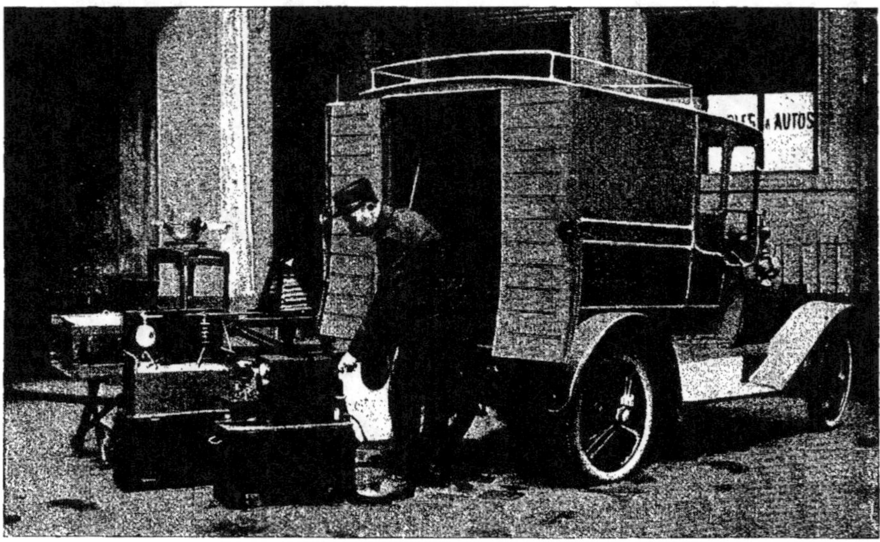

FIG 396. — Un type de voiture radiologique (modèle Massiot).

puissance de pénétration des rayons, d'ailleurs réglable à volonté.

L'instrumentation qui réalise ce dispositif schématique est des plus variées. En effet, en France, dès les premiers mois de la guerre, dans un immense élan patriotique, médecins, pharmaciens, industriels, amateurs ont mis gratuitement à la disposition du Service de santé ce qu'ils possédaient, c'est-à-dire les matériels les plus divers. Durant les derniers mois de l'année 1914, on a vu les générateurs à grand débit tels que les transformateurs à courants sinusoïdaux munis de leur trieur de phase (contacts tournants) voisiner avec la modeste machine statique à quatre plateaux sortie d'un cabinet de physique ou d'un laboratoire d'amateur. A cette période de début, alors que les services radio-chirurgicaux n'étaient pas organisés, nombreuses sont ces petites installations de fortune qui ont apporté leur concours au médecin de tel hôpital isolé pour lui faire savoir, durant qu'il ouvrait un phlegmon ou qu'il enlevait une esquille, s'il n'avait pas en même temps quelque fragment métallique à extraire du foyer, ou bien si une fracture était correctement réduite, ou si une tuméfaction persistante ne cachait pas un corps étranger ignoré.

Au fur et à mesure que les services chirurgicaux se sont spécialisés et que la répartition des blessés dans les hôpitaux de l'arrière s'est faite d'une façon plus systématique, les installations rudimentaires et insuffisantes ont eu tendance à disparaître. Les services régionaux de radiologie confiés par la septième direction du Service de santé à des techniciens de carrière ont réparti les postes sélectionnés dont ils disposaient dans les formations chirurgicales importantes.

Ainsi ont été constitués, dans la zone de l'arrière, des hôpitaux chirurgicaux pourvus de tous les moyens d'exploration connus : rayons X, électro-aimant, électro-vibreur, balance de Hughes, révélateurs électriques de contact, etc.

Le plus souvent dans tous ces postes fixes le chirurgien a la possibilité d'opérer sous l'écran fluorescent. Pour cela, la salle de radiologie et la salle d'opération étant contiguës, les trolleys reliés au secondaire du générateur traversent la cloison qui les sépare passant au milieu de deux carreaux de fibre ou d'ébonite. Ainsi le chirurgien n'est pas encombré dans sa salle d'opération par le matériel électrique peu aseptisable et n'a auprès de lui qu'un simple support de tube à rayon X placé au-dessous du patient.

Grâce à cette disposition, le chirurgien peut lui-même assister au repérage préliminaire des projectiles au moment de l'extraction, repérage qui se fait en quelques minutes avant son intervention (voir plus loin), et se servir du contrôle radioscopique chaque fois qu'il est nécessaire au cours de l'opération. Ce contrôle radioscopique se pratique soit en faisant l'obscurité dans la salle d'opération, soit au moyen d'une bonnette que le chirurgien place devant ses yeux. Dans ces deux cas, il est avantageux pour la bonne adaptation de l'œil à la vision de l'image fluorescente que cette salle soit éclairée par la lumière rouge (*fig.* 394). Toutefois, cette méthode n'est pas sans inconvénient et bon nombre de chirurgiens ont rejeté l'éclairage rouge comme peu propice à la conduite de l'opération.

Un magasin central de ravitaillement a été créé dans chaque région. Il a eu pour mission de fournir à chaque poste, des plaques, des papiers, des produits photographiques, tout le matériel de consommation, des tubes à vide, des soupapes.

Presque partout un atelier pourvu d'un électricien lui a été annexé afin d'assurer les réparations et la construction des petits appareils accessoires.

Equipages radiologiques automobiles du Service de santé militaire. — Plusieurs types de voitures avaient déjà été étudiés avant la guerre de 1914.

En Allemagne, l'un des types les plus répandus consistait en un camion à chevaux sur lequel était chargé le matériel radiologique. Ce camion renfermait un groupe électrogène permettant de produire l'électricité nécessaire au moyen d'un moteur à pétrole.

En France, plusieurs types d'équipages automobiles étaient à l'étude au commencement de 1914. Les équipages mis en circulation pendant la campagne, soit dans la zone des armées, soit à l'arrière renferment

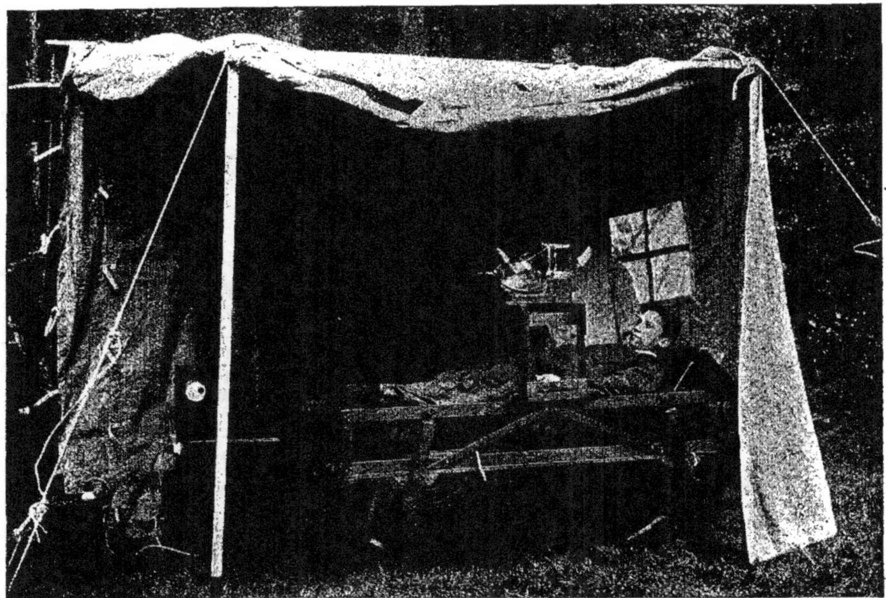

FIG. 397. — Opération sous la tente pratiquée avec la voiture Massiot.

presque tous un appareil générateur fixé sur le châssis. On emploie pour la production de l'électricité soit le moteur même de la voiture, soit un groupe électrogène indépendant.

Le transformateur utilisé est la bobine d'induction. On a à peu près renoncé au transformateur à courants sinusoïdaux qui avait été un moment préconisé. Le grand avantage de la bobine est sa légèreté et son transport facile à la salle d'opération. Un câble de basse tension réunit le générateur à la bobine. On a abandonné complètement l'idée émise par quelques constructeurs avant la guerre de laisser dans la voiture le générateur à haute tension et de conduire à travers portes et fenêtres les fils de haute tension à la salle d'opération. La figure 396 donne l'un des types de voitures couramment employées dans l'armée.

Cette voiture est munie d'une tente que l'on voit déployée figure 397.

Un lit pliant permet de faire facilement la radiographie du blessé dans toutes les positions.

Le siège d'avant de la voiture peut recevoir trois personnes, le médecin, le chauffeur et le manipulateur.

Ce qu'on fait en radiologie militaire. — Les services de l'avant se servent surtout des rayons X pour l'extraction immédiate des projectiles. La radioscopie, c'est-à-dire l'étude de la silhouette fluorescente des organes sur un écran de platino-cyanure de baryum, y est presque seule employée. La radiographie ou étude de la silhouette fixée sur plaque photographique ne s'y pratique qu'exceptionnellement.

Dans les hôpitaux fixes de la zone de l'arrière et dans les hôpitaux de l'intérieur la radiographie est presque aussi utile que la radioscopie, parce que tantôt il y a lieu de fournir un document précis au chirurgien, tantôt il y a lieu de joindre au dossier du blessé une épreuve qui évite des examens ultérieurs dans les hôpitaux successifs où il devra passer, et qui,

en cas de réforme, éclaire les commissions sur les lésions qui la justifient.

Nombreux sont les cas ainsi soumis à la radioscopie et à la radiographie : recherche et localisation des projectiles, examen des fractures, des séquestres, des luxations, examen des articulations enraidies, des ankyloses, etc.

Voici les plus courants :

Recherche et localisation des projectiles. — L'expérience de la guerre a montré la nécessité qu'il y avait à examiner systématiquement tout blessé à son arrivée dans un hôpital surtout lorsqu'il n'est pas pourvu d'une fiche radiographique donnant les résultats d'un examen antérieur.

Il est étonnant de voir quelle tolérance présente parfois l'organisme pour les corps étrangers les plus volumineux et les plus hétéroclytes. Le tableau XLIV fait voir par exemple une fusée de bombe allemande ayant pénétré, le culot en avant, dans les fosses nasales d'un blessé qui ne présentait qu'une notable saillie du globe oculaire gauche avec perte de la vision de ce côté. Lui-même n'accusait qu'un peu de gêne dans l'arrière-nez. Lors de l'examen du blessé, qui a été fait pour la première fois dans un hôpital de la zone de l'intérieur, on fut surpris, alors qu'on ne recherchait qu'un petit éclat dans le globe oculaire, d'apercevoir cette énorme fusée qu'il fut facile de localiser L'extraction faite n'a laissé subsister aucune déformation du visage.

La figure 398 représente une balle allemande qu'on a trouvée par hasard au cours d'un examen radioscopique pratiqué en vue de rechercher s'il n'existait pas une fracture d'un métacarpien. Le blessé guéri depuis plus d'un mois, ne soupçonnait nullement la présence du projectile, et l'examen clinique le révélait si peu qu'aucune intervention n'avait été jugée utile.

Et les cas analogues ne manquent pas. Ici, c'est un blessé porteur d'une plaie apparemment perforante de

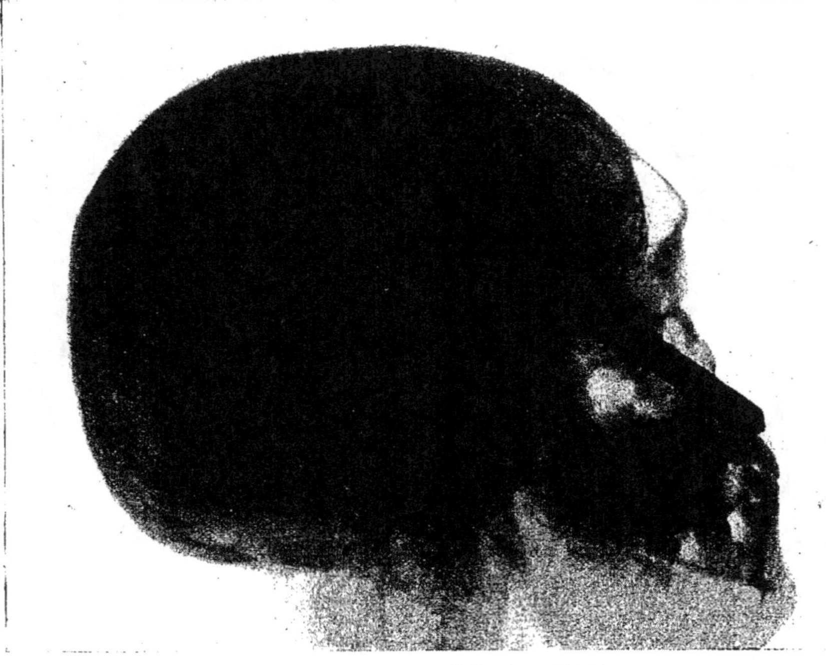

1. – Fusée de bombe allemande dans le massif facial.

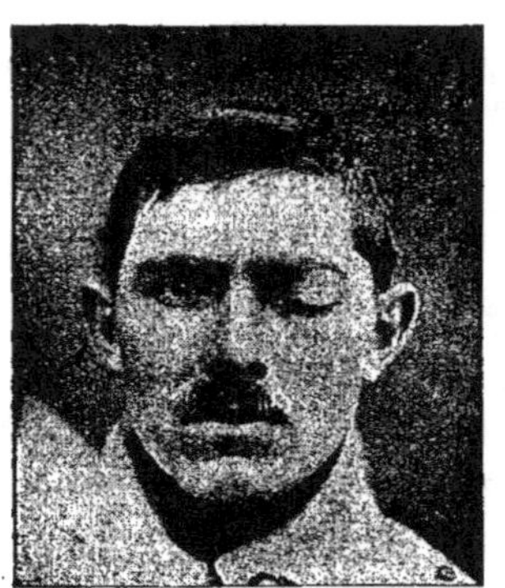 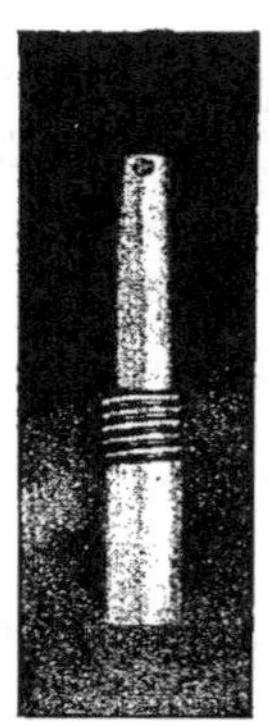 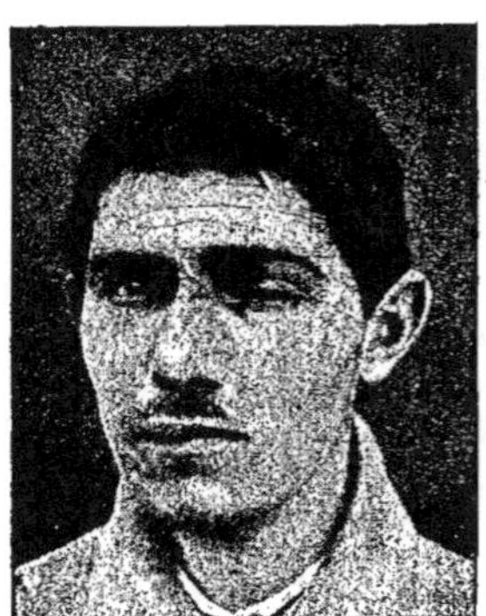

2, 3, 4. – Le sujet porteur de la fusée de bombe allemande avant et après l'opération.

Tolérance des tissus pour les projectiles. (Collection des Drs Guilleminot et Dogny. Cliché Gratioulet.)

l'épaule et qui a gardé son projectile dans le poumon.

Là, c'est un blessé qui a eu l'avant-bras perforé et gravement infecté et chez lequel on trouve la balle égarée dans le flanc par un orifice à peine visible.

Ailleurs c'est une balle entrée sous le talon et logée dans un orteil perpendiculairement à son axe ; des fils de fer barbelés inclus dans les tissus et que fait seulement rechercher une suppuration tardive ; des amas de projectiles dont aucun trouble fonctionnel ne révélait la présence, des éclats d'obus dans le foie, dans le rein, dans la rate, dans les surfaces articulaires elles-mêmes, des fragments métalliques inclus dans le myocarde et battant avec lui : de beaux cas ont été décrits dans lesquels le corps étranger, voisin de la pointe du cœur, décrivait des oscillations d'une amplitude remarquable.

La constatation de cette tolérance a prouvé qu'il ne fallait jamais se fier à l'absence de signes cliniques pour se dispenser de soumettre les blessés à l'examen radiologique.

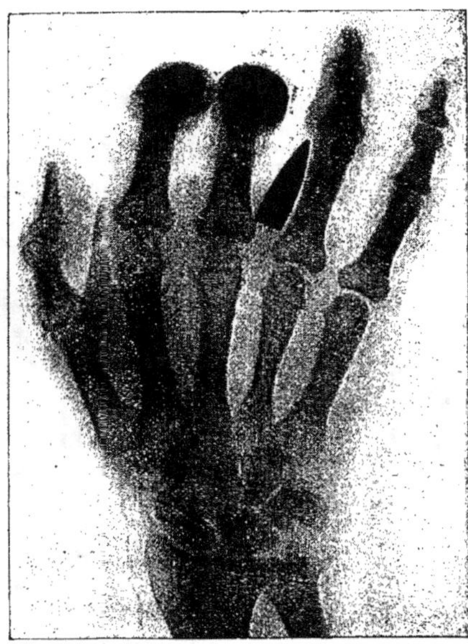

FIG. 398. — Un exemple de tolérance remarquable des projectiles par l'organisme. (Collection du Dr Dogny.)

Quant aux procédés de localisation des projectiles dans l'organisme on pourrait presque dire qu'ils sont à peu près aussi nombreux que les opérateurs. On a pu affirmer à juste raison que le meilleur d'entre eux pour chaque radiographe est celui qu'il emploie, voulant préciser par là qu'une méthode ne vaut que par l'habitude et l'habileté de la main qui l'applique.

On peut ramener la multitude des procédés décrits à trois groupes principaux : 1° ceux qui relèvent de la méthode des deux axes ; 2° ceux qui relèvent de la méthode de triangulation simple ; 3° ceux qui nécessitent l'emploi des compas repéreurs.

1° *Méthodes des deux axes.* — C'est la méthode la plus élémentaire. Elle est à la portée de tout le monde et ne nécessite aucun appareillage.

On met le blessé S devant le tube T (*fig.* 399), de manière que le point d'émission des rayons X se trouve en regard du projectile P. On marque, à l'aide du crayon gras, sur les téguments, les points *a* et *b* par où entre et sort le rayon qui passe par un point remarquable de ce

projectile. Pour cela on promène sur chacune des faces d'émergence et d'incidence un index métallique quelconque, tel qu'un fil de fer recourbé en boucle à son extrémité jusqu'à coïncidence de l'ombre de la boucle et de l'ombre du projectile, sur l'écran fluorescent E.

On recommence la même opération dans une position différente et quelconque de manière à déterminer un second axe, c *d*, passant par le projectile.

Au besoin un graphique indique la position exacte du projectile dans la coupe idéale du corps à ce niveau. Le Dr Zimmern a fait éditer à cet usage les coupes des régions les plus importantes.

2° *Méthode de la triangulation simple.* — Le procédé des deux axes n'est pas applicable dans tous les cas. Bien souvent, en effet, on ne voit le projectile que dans deux positions très voisines l'une de l'autre, si bien que les deux axes correspondant aux positions extrêmes de visibilité sont si peu différents que les points qui les déterminent sont très voisins et que la moindre erreur dans leurs marques entraine des erreurs considérables dans la localisation.

Aussi presque tous les radiographes ont eu recours à la méthode très générale de triangulation mise en pratique à l'aide des dispositifs les plus variés.

Voici le principe de cette méthode dans son application radioscopique la plus simple : S est le sujet (*fig.* 400). E est l'écran placé derrière lui. T est le tube à rayon X qu'on peut déplacer transversalement de T en T' : T T' est parallèle à l'écran, sa longueur est déterminée.

Quand le tube est en T, il se trouve placé derrière le repère A, croisillon métallique fixe dont l'ombre se voit en *h* sur l'écran, de telle façon que le rayon TA*h* est normal à l'écran E.

On place le sujet S contre le croisillon A de telle façon que le rayon normal passe par le projectile P ; ainsi *h* est la projection normale du corps étranger.

On décale alors le tube de T en T' : l'ombre du projectile vient en *p*, l'ombre du croisillon en *a*.

La distance *pa* donne la profon-

FIG. 399. — Localisation des projectiles. Méthode des deux axes.

FIG. 400. — Localisation des projectiles. Méthode de la triangulation.

deur PA sur une échelle. Cette échelle est faite une fois pour toutes en grandeur naturelle en menant à partir du point T′ une série de droites passant par les divisions centimétriques naturelles de l'axe A *h*.

Cette échelle peut d'ailleurs être faite pour des positions variables de l'écran suivant les besoins.

On détermine aussi bien, si on le préfère, la distance du projectile au repère B de la face d'émergence.

Cette méthode de triangulation est appliquée très diversement suivant les auteurs qui prennent comme fixe, les uns la distance du tube à l'écran, les autres la distance du tube au croisillon normal. Les uns font un décalage quelconque, les autres un décalage fixe. Les uns mesurent la profondeur par un fil tendu entre T′

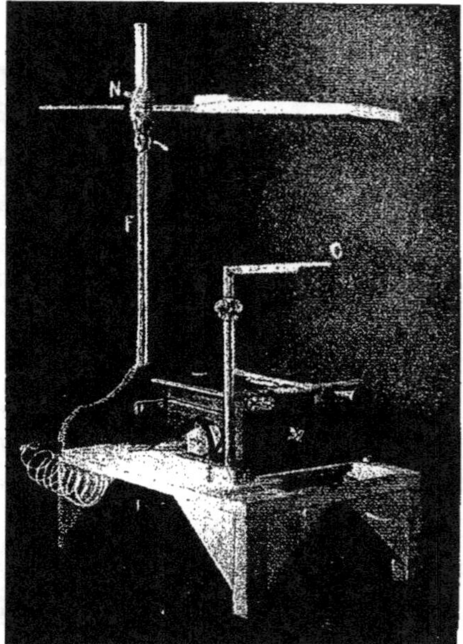

FIG. 402. — Localisateur des projectiles par la méthode de triangulation. Un appareil de fortune pour être placé sous une table chirurgicale.

D'ailleurs, n'importe quel support de tube bien conditionné permet d'arriver au même résultat. Celui de la figure 404 est couramment employé à cet effet.

Le tableau XLV, 1, montre une salle d'opération disposée pour l'extraction de projectiles. Elle possède le localiseur de la figure 402 et l'électro-vibreur de Bergonié. Si le chirurgien n'arrive pas par ce procédé, il a recours encore soit à la balance électrique du type de Hughes, soit au révélateur par contact électrique qui lui disent quand il approche du projectile.

3° Méthode du compas. — Beaucoup de chirurgiens préfèrent, pour les interventions dans les régions difficiles, avoir à leur disposition ce qu'on appelle un compas radiographique. Cet appareil n'est autre chose qu'un compas de sculpteur, ordinairement à trois branches, muni d'une sonde de profondeur.

On détermine dans l'espace la position du projectile par rapport aux trois pointes du compas placées de telle façon qu'elles correspondent à trois repères marqués sur le sujet. La quatrième branche ou sonde de profondeur viendrait, par son extrémité, au contact

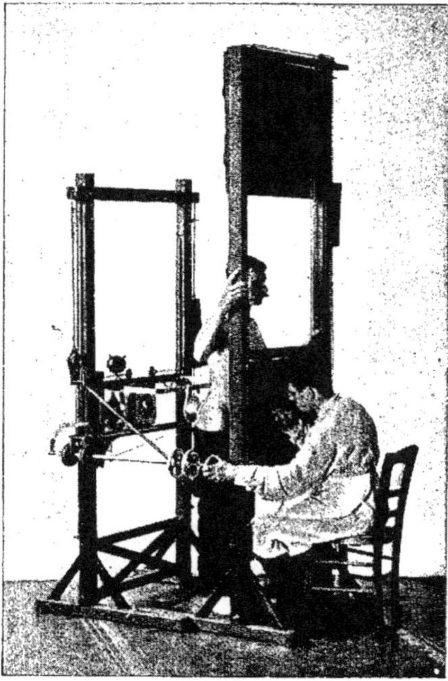

FIG. 401. — Localisation du projectile, méthode de triangulation. Appareil localisateur monté sur un orthodiagraphe français.

et *p* (Haret), les autres par une échelle, d'autres par un barème, d'autres la calculent. Une multitude de variantes existent dans la pratique.

Dans les cas de nécessité on a recours à la radiographie et la triangulation se fait à l'aide du cliché portant deux images.

La figure 401 montre une des applications les plus faciles du procédé. Elle correspond à la description telle qu'elle vient d'être donnée. Elle représente un support de tube (orthodiagraphe) mis par la Faculté de médecine de Paris à la disposition d'un des centres régionaux pendant la guerre. Un croisillon métallique aseptisable s'abaisse à volonté devant le tube. L'opérateur assis devant l'écran marque ses points de repère.

La figure 403 fait voir les détails de ce croisillon (localiseur seul).

La figure 402 montre un dispositif improvisé pour permettre de faire le même repérage dans la position couchée et donne au chirurgien la possibilité de travailler sous le contrôle des rayons.

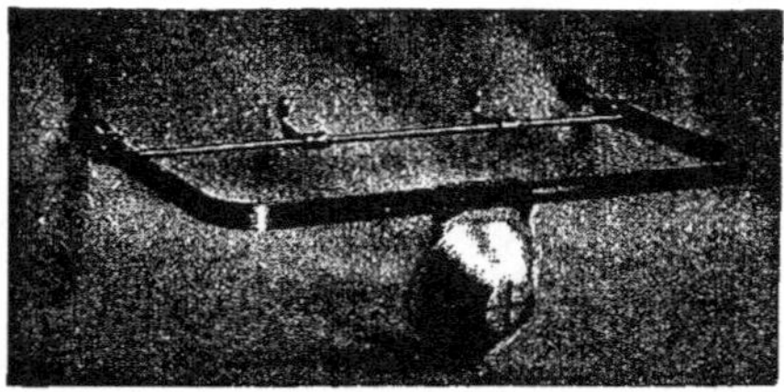

FIG. 403. — Détail du croisillon-repéreur.

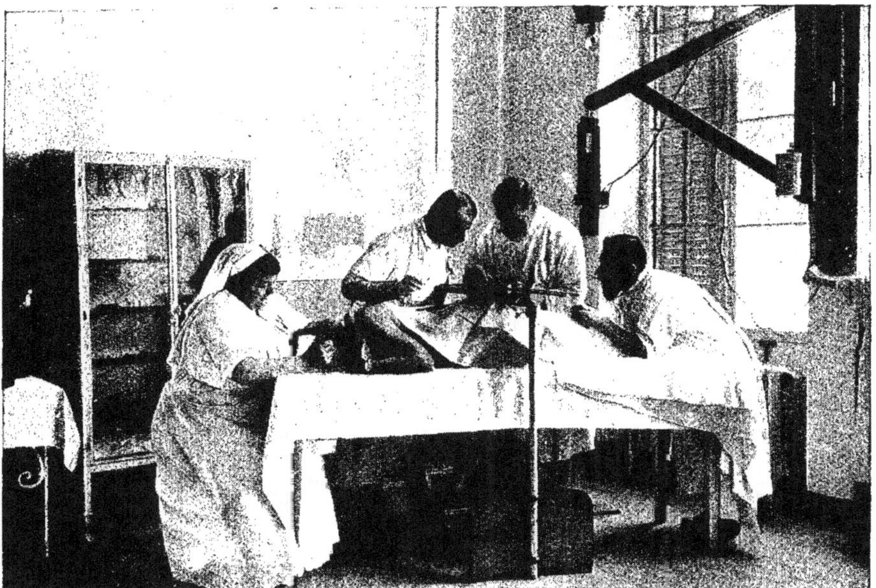

1. — Salle d'opération pourvue d'un poste radiologique et d'un électro-vibreur. (Collection du Dr Bordet.)

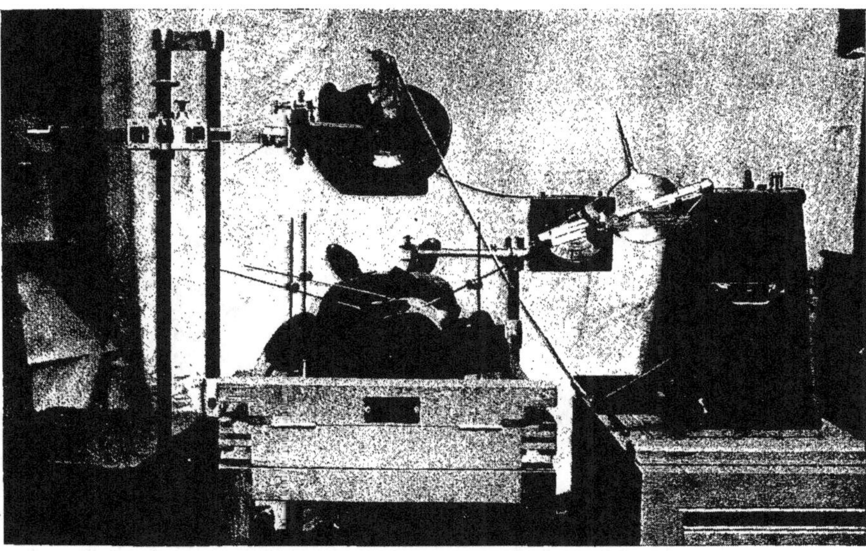

2. — Compas de Hirtz-Gaiffe pendant une localisation. (Photo Gaiffe-Gallot.)

Radiologie de guerre : installation des appareils.

du projectile si les tissus ne s'y opposaient. En réalité, cette sonde est pourvue d'une glissière ; on peut la tirer en arrière, de sorte qu'elle indique la direction du projectile en même temps que sa profondeur.

Beaucoup d'appareils répondent à cette description. Le compas de Contremoulin, le premier en date, a enfanté une riche descendance. Celui du médecin principal Hirtz (Tabl. XLV, 2) a joui des faveurs de l'armée. Les modèles de Massiot (*fig.* 405), de Marion-Danion, de Le Maréchal-Morin, etc., montrent les efforts des constructeurs vers la simplification.

La figure 406 montre le principe du trusquin le Maréchal-Morin, employé dans quelques régions. Un mot de description fera comprendre le maniement de tous ces appareils.

L'axe vertical XN porte la noix N autour de laquelle pivote l'arc NC'C. Les trois tiges BHV forment les trois branches du compas, D est la sonde de profondeur.

L'écran E portant des traits de plomb parallèles est supporté horizontalement au-dessus du trusquin.

L'ampoule est sous la table. Les tiges du compas étant tirées dans leur glissière, le blessé est placé en O de manière que le projectile se trouve sur le rayon normal passant par le point O' de l'écran défini par deux fils de plomb.

On déplace l'ampoule d'une longueur quelconque.

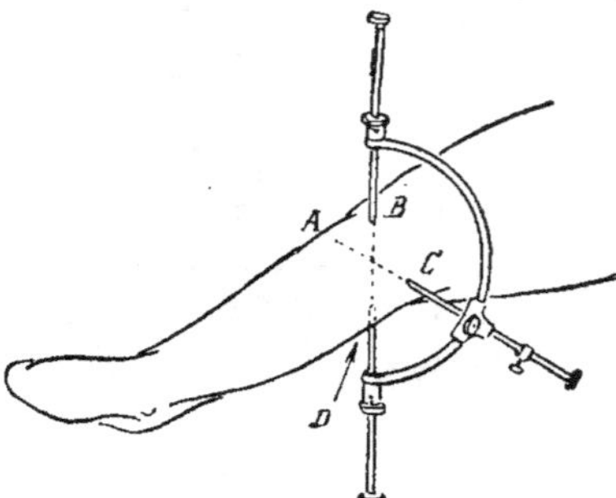

FIG. 404. – Vue d'un pied-support ordinaire qu'on peut adapter à la triangulation des projectiles (pied de Belot-Gaiffe).

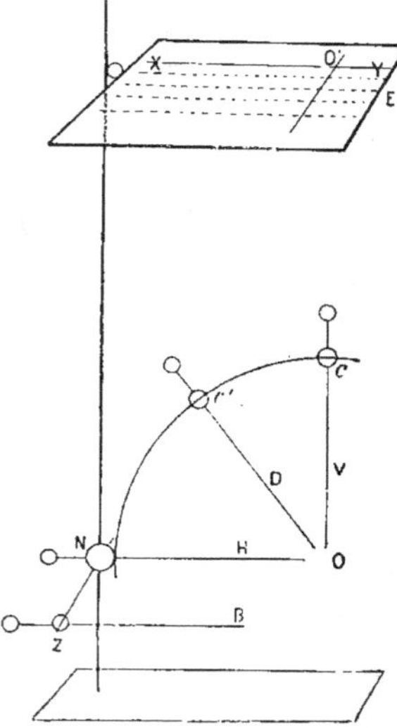

FIG. 405. – Compas à deux branches (modèle Massiot).

L'ombre du projectile vient quelque part en avant de O' par exemple sur le troisième trait de plomb pointillé. On abaisse la noix N le long de sa tige jusqu'à ce que l'ombre de la tige H coïncide avec ce 3e trait. Alors H

marque la hauteur du projectile. On l'enfonce jusqu'au contact des téguments et on marque sur la peau ce repère. On enfonce de même B puis V jusqu'au contact, l'arc étant placé dans un méridien tel que la sonde D, bien placée elle-même sur cet arc, tombe sur le lieu d'élection du chirurgien.

L'opération est terminée. Les tiges BHV étant mises sur les repères de la peau, la sonde D enfoncée à fond arrive sur le projectile, et, ce projectile étant au centre

FIG. 406. –Compas de Le Maréchal-Morin (schéma de démonstration).

de l'arc, le chirurgien peut à volonté modifier son point d'attaque en déplaçant le curseur C'.

Examens radiographiques divers. — *Examen des fractures.* — Le temps n'est plus où tel chirurgien s'irritait de voir la radiographie montrer la consolidation difforme d'une fracture que la clinique estimait bien réduite. Tout le monde sait aujourd'hui qu'il n'est pas possible de réduire correctement toutes les fractures et le but du chirurgien est d'obtenir la meilleure réduction possible, la correction maxima.

Rien, mieux que les rayons X, ne peut dire si la réduction atteint la correction suffisante.

Le Musée de la guerre aura fourni les exemples les plus variés de fractures et de cals.

La figure 1 du tableau XLVI montre une fracture réduite par vissage des fragments.

La figure 2 du tableau XLVI est un cas de cal difforme qui, cependant, correspond à un degré de gêne fonctionnelle peu accusée du bras malgré le raccourcissement.

Les figures 1 et 2 du tableau XLVII montrent des cals bizarres.

La figure 3 du tableau XLVI montre une fracture avec perte de substance étendue.

La figure 4 du tableau XLVI montre une greffe osseuse pratiquée par un chirurgien dans un cas de perte de substance étendue. On voit un os de lapin greffé entre les deux fragments.

Examen des articulations. — L'examen des articulations a aussi rendu les plus grands services non seulement pour le diagnostic des luxations, mais pour résoudre un problème difficile touchant les reliquats

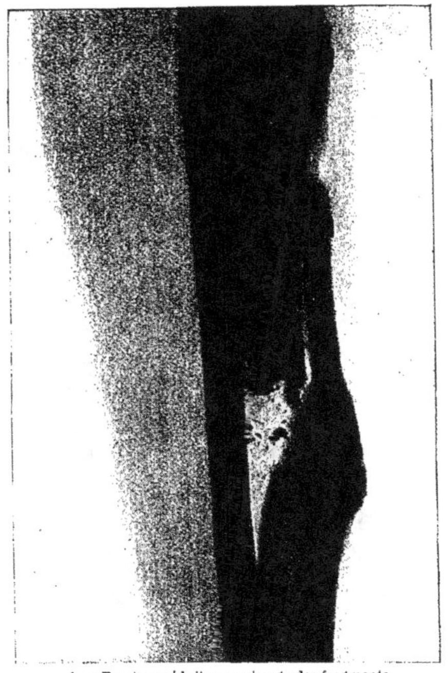

1. — Fracture réduite par vissage des fragments.

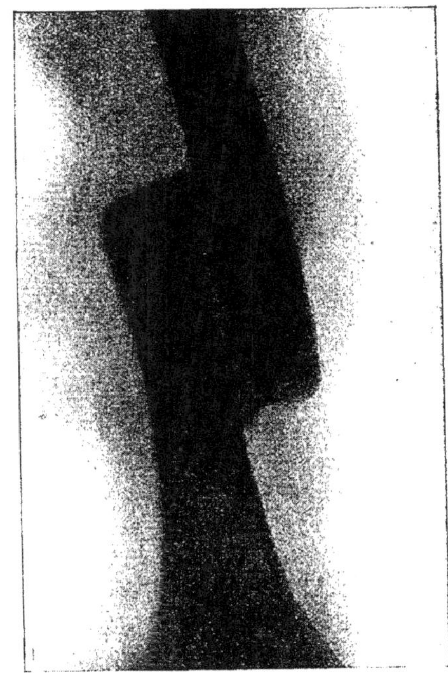

2. — Cal latéral avec raccourcissement.

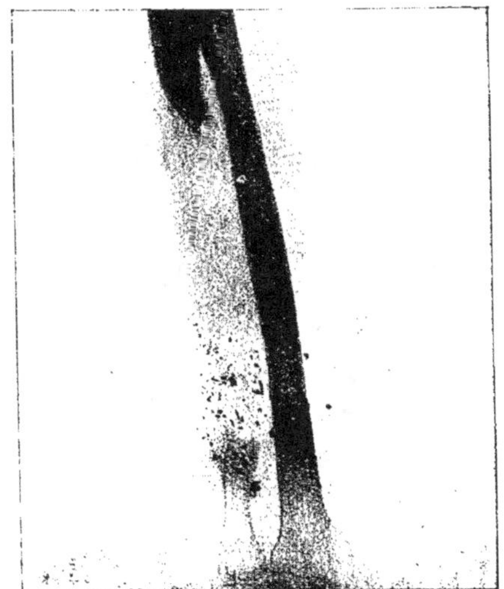

3. — Fracture avec perte de substance étendue du cubitus.

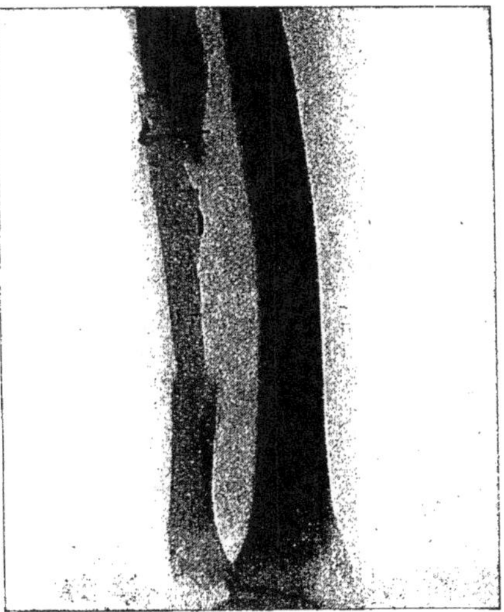

4. — Greffe osseuse.

Radiographies de fractures et de greffe osseuse. (Collection du Dr Guilleminot. Clichés Gratioulet.)

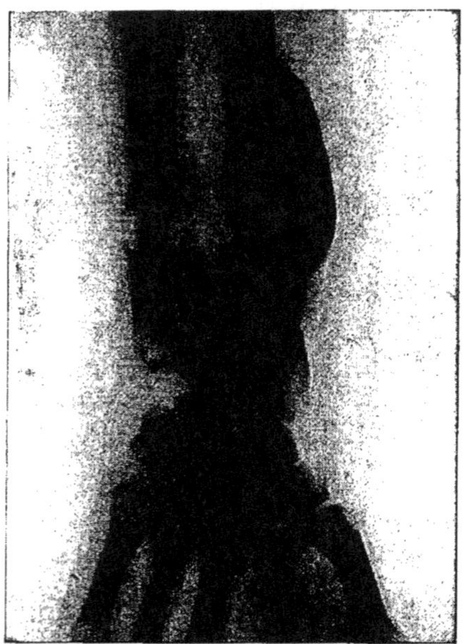

1. — Cal de forme bizarre avec productions ostéophytiques.

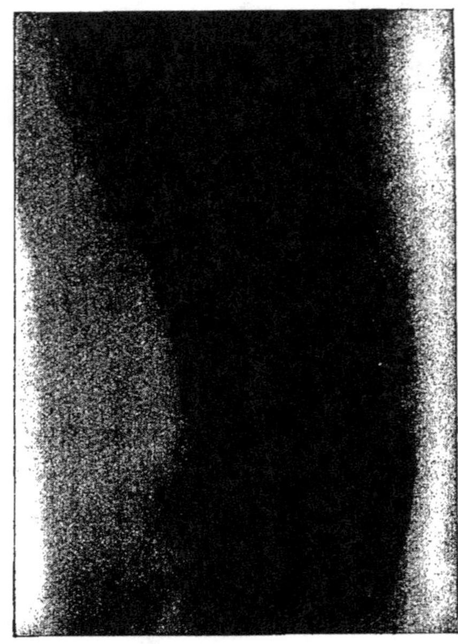

2. — Cal de forme bizarre avec suture des deux os de la jambe.

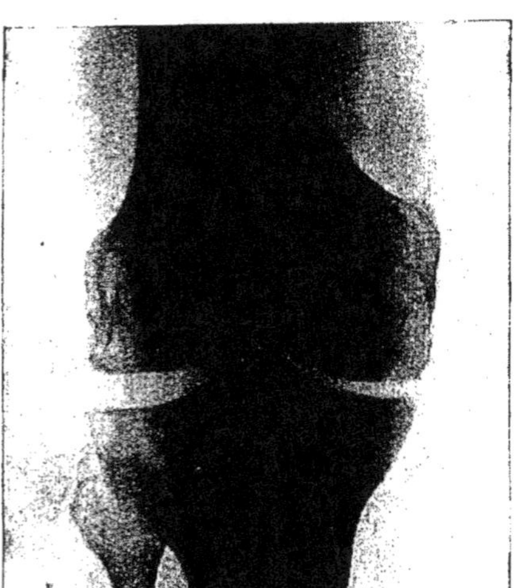

3. — Un genou enraidi sans ankylose.

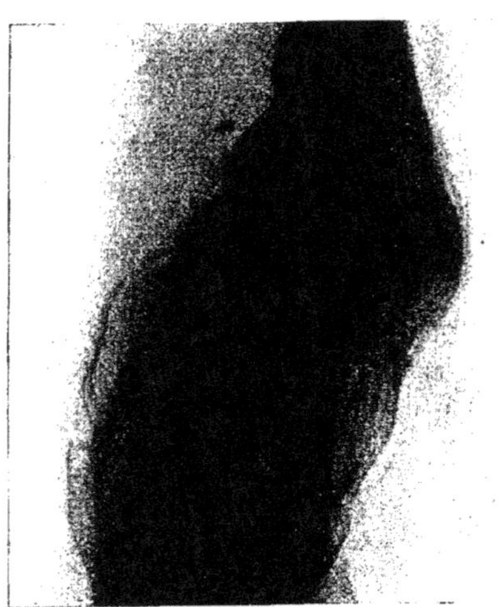

4. — Une ankylose osseuse.

Radiographies de cals bizarres et de lésions articulaires. (Collection du Dr Genevoix.)

de la guerre, le problème de l'avenir des raideurs articulaires.

Il y a des articulations enraidies qui récupéreront leur fonctionnement normal. Il en est d'autres qui, pour toujours, sont immobilisées dans une position fixe.

La figure 3 du tableau XLVII montre un genou enraidi qui récupérera sa fonction et la figure 407 fait voir un coude d'abord enraidi puis guéri par la cinésithérapie malgré la présence de nombreux projectiles.

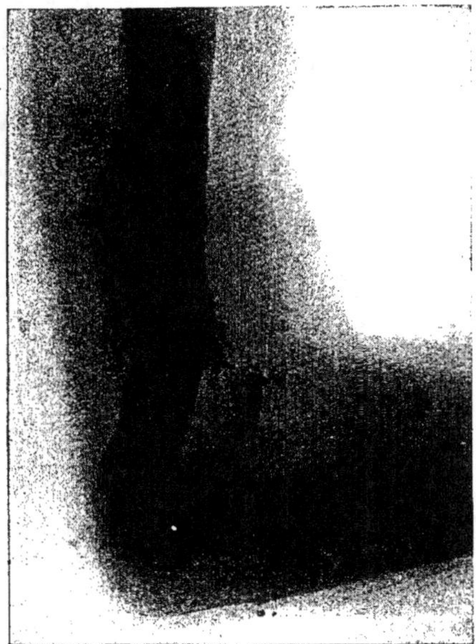

Collection du Dr Malot.

FIG. 407. — Un coude complètement guéri de son enraidissement, malgré la présence de nombreux projectiles.

La figure 4 du tableau XLVII montre un enraidissement définitif, incurable, une ankylose osseuse.

Le signe de l'ankylose osseuse est la disparition de l'interligne articulaire, la suture osseuse des deux os et souvent la continuation des travées osseuses d'un os à l'autre.

Autres services rendus par la radiographie. — L'examen des cals, l'étude des raideurs articulaires, la recherche des séquestres osseux dans les vieux trajets fistuleux, l'observation de toutes ces suites plus ou moins lointaines des blessures de guerre, ne sont pas les seules besognes de l'arrière. Non moins utile est l'étude radiologique des hommes « médicalement amoindris », des porteurs de vieilles lésions pulmonaires réveillées par les intempéries des tranchées, des gastritiques fatigués par le régime de l'avant, des cardiaques devenus insuffisants par les fatigues et les changements d'habitudes.

Ces applications secondaires jointes aux ressources qu'elle a apportées à la grande chirurgie et que nous avons étudiées au début de cet article, font de cette science nouvelle une arme de premier plan pour le Service de santé militaire.

II. Radiothérapie et Blessures de guerre. — La radiothérapie n'a qu'un rôle très secondaire dans le traitement des blessures de guerre et de leurs suites.

On sait en effet que la principale action biologique des rayons X est d'entraver l'évolution des cellules, d'arrêter ou de modifier leur croissance et leur reproduction. De là leur utilité pour le traitement des tumeurs néoplasiques ou pour celui de certaines affections de la peau. On sait aussi qu'ils possèdent, comme les rayons lumineux, une action analgésiante qui a l'avantage de se manifester dans la profondeur des tissus, tandis que la lumière ordinaire agit superficiellement.

Or, s'il y a des névralgies post-traumatiques, des eczémas ou des érythèmes consécutifs aux plaies, des tumeurs chéloïdiennes sur des cicatrices, ou des néoplasmes chez des sujets aujourd'hui soldats, on conçoit que le traitement de ces affections ne soit qu'un à-côté de la médecine de guerre.

Aussi, au début de la campagne, le Service de santé, soucieux à juste titre de réserver les tubes à rayons X pour l'emploi le plus utile, c'est-à-dire pour la radiographie et la radioscopie, avait-il conseillé de restreindre au minimum, sinon de supprimer la radiothérapie dans les hôpitaux militaires du territoire.

Cependant l'industrie française ayant, au cours de l'année 1915, pu faire face, par une intensive construction de tubes, à tous les besoins, et certains résultats heureux de traitements par les rayons X ayant été publiés, la radiothérapie est entrée peu à peu dans la pratique des services de radio-physiothérapie.

Durant la deuxième année de guerre, on a employé les rayons X surtout pour le traitement de certaines dermites, de certaines algies post-traumatiques et, chose plus étonnante, pour le traitement de certaines rétractions cicatricielles.

Personne n'ignore l'importance de ces dernières lésions. Des blessures, surtout lorsqu'elles sont voisines des articulations, entraînent souvent des limitations du jeu articulaire par suite de cicatrices dures, profondes, rétractées. Ici, c'est un coude qu'une bride cicatricielle empêche d'ouvrir à plus de 90°. Là, c'est un poignet immobilisé en flexion par des adhérences cicatricielles des tendons fléchisseurs et de leurs gaines. Ailleurs, c'est un genou dont l'extension se trouve pareillement limitée, et ainsi de suite.

La chirurgie s'est attaquée à ces causes d'impotences fonctionnelles, qui, à elles seules, suffisent souvent pour conduire un homme à la réforme. Elle ne réussit pas toujours et les échecs sont même si fréquents que beaucoup de chirurgiens ont renoncé à ces interventions.

La thérapeutique chimique n'est pas non plus restée inactive : l'emploi de la fibro-lysine (thyoscinamine) a donné des succès que les statistiques n'ont malheureusement pas toujours confirmés.

La galvanisation et l'ionisation électriques ont été aussi essayées, mais leur emploi est resté très limité.

On conçoit quels espoirs a fait naître la publication de quelques cas heureux de résolution des cicatrices rétractées par la radiothérapie. Si la suite n'a pas hélas ! toujours encouragé les opérateurs, du moins ces différents faits montrent assez l'étendue du champ ouvert à la radiothérapie et justifient les essais systématiques poursuivis dans cette voie par certains hôpitaux de l'arrière.

Aussi allons-nous dire quelques mots de la technique propre à la radiothérapie. Qu'elle s'adresse aux lésions superficielles (eczéma ou érythème persistant des plaies, etc.), ou aux affections cutanées plus profondes (chéloïdes, cicatrices dermiques, etc.), ou bien aux lésions des tissus sous-tégumentaires (cicatrices profondes, myalgies, névralgies, etc.), les points essentiels de cette thérapeutique sont les suivants :

1° Localisation du rayonnement sur la région à traiter ;

2° Choix de la qualité du rayonnement ;

3° Dosage du rayonnement.

Localisation. — Elle se pratique ordinairement à l'aide de cylindres ou d'ajutages tronc-coniques en verre au plomb qui se fixent sur des cupules protectrices opaques aux rayons X et cachant complètement l'ampoule génératrice.

Quand la région à traiter présente une forme irrégulière, on limite le faisceau radiant d'abord grossièrement au moyen des ajutages ci-dessus, puis d'une façon plus précise en fixant sur la peau, au-devant de

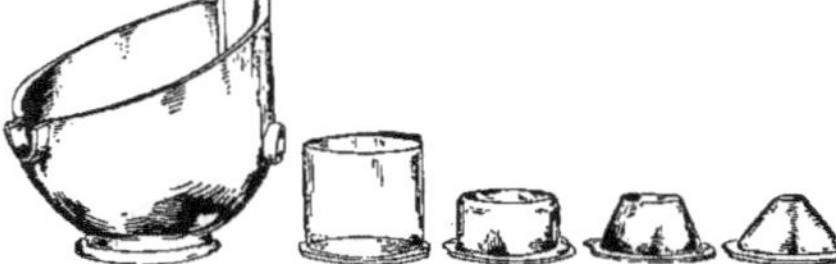

FIG. 408. — Cupule protectrice avec ses localisateurs.

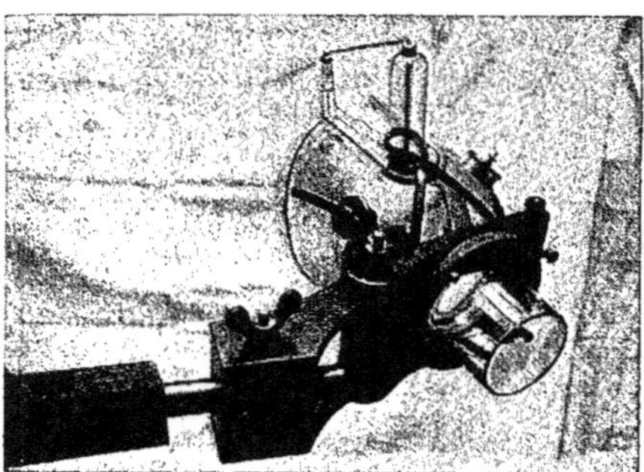

FIG. 409. — Cupule montée en position de traitement.
(Cliché Massiot.)

l'ajutage, une feuille de plomb dans laquelle on découpe la forme de la partie à traiter.

La figure 408 fait voir une cupule protectrice avec ses ajutages. La figure 409 fait voir la cupule montée en position de traitement.

Choix de la qualité du rayonnement. — On sait qu'on obtient des rayons plus ou moins pénétrants suivant qu'on augmente ou qu'on diminue le degré de vide de l'ampoule génératrice. On arrive à ce résultat grâce à différents procédés qui tous ont pour but de faire rentrer dans le tube ou d'en faire sortir des mollécules gazeuses (osmorégulateur de Villard, régulateur à mica, etc.).

On apprécie la force de pénétration des rayons X ainsi obtenus, c'est-à-dire leur *qualité*, au moyen

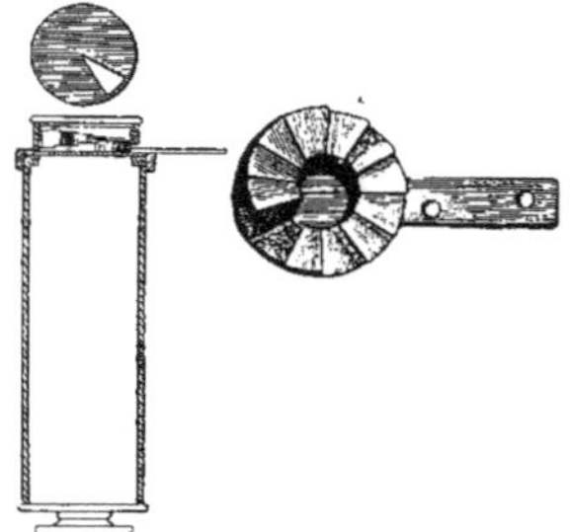

FIG. 410. — Lunette radiochromométrique de Benoist.

du radio-chromomètre de Benoist (*fig.* 410), petit appareil qui indique l'épaisseur d'aluminium nécessaire pour réduire le rayonnement à 1/10 environ de sa valeur ; cette épaisseur est d'autant plus considérable que le rayonnement est plus pénétrant. On apprécie aussi la qualité du rayonnement par la mesure approximative de la résistance électrique intérieure de l'ampoule (spintermètre).

Il y a intérêt, lorsque, comme cela arrive le plus

souvent, on veut agir sur des tissus situés en profondeur, d'employer un rayonnement très pénétrant et débarrassé de tous les rayons mous et absorbables qui accompagnent toute émission de rayons X. On arrive à ce résultat en filtrant le rayonnement au sortir de l'ampoule à travers des plaques plus ou moins épaisses de substances radio-chroïques telles que l'aluminium ou, mieux, le verre aluminé.

Dosage du rayonnement. — Le dosage du rayonnement se fait le plus ordinairement au moyen du réactif de Villard : des pastilles de platino-cyanure de baryum, naturellement jaune verdâtre, prennent une teinte de plus en plus brune quand on les expose aux rayons X. L'appréciation du degré de virage permet de se faire une idée de la dose de rayonnement absorbée par les tissus. Les échelles les plus employées sont celle de Sabouraud et Noiré (deux teintes A et B) et celle de Bordier (cinq teintes).

Un procédé beaucoup plus précis est le procédé fluoroscopique qui consiste à apprécier l'intensité du rayonnement donné par une ampoule, en comparant la fluorescence produite sur le platino-cyanure de baryum par ce rayonnement avec la fluorescence étalon donnée par un sel de radium dans des conditions déterminées. On lit sur

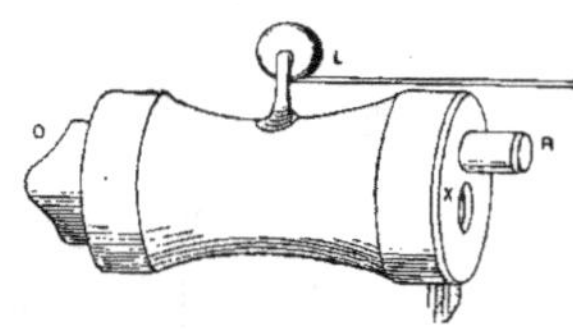

FIG. 411. — Fluoromètre pour le dosage des rayons X.
O. Œilleton ; L. Ruban métrique ; R. Étalon de radium ; X. Fenêtre de visée pour rayons X.

un ruban la distance à laquelle il faut s'éloigner de l'ampoule pour avoir l'égalité des deux fluorescences. Une règle à calculs spéciale donne, à simple lecture en jonction de cette distance et de la distance à laquelle on traite le blessé, le nombre de minutes nécessaires pour obtenir l'effet thérapeutique cherché. (Cf. Guilleminot, *Radiométrie fluoroscopique* [(Steinheil, 1910.)])

La figure 411 fait voir le fluoromètre qui permet en plein jour d'apprécier l'intensité de la fluorescence produite. Dr GUILLEMINOT.

★**Radium (Applications du) au traitement des lésions de guerre.** — Ces applications pourront être divisées en deux catégories :

1° Applications découlant de l'*utilisation des propriétés déjà connues* du radium et adaptées au traitement des lésions consécutives à des plaies de guerre ;

2° *Recherches nouvelles* faites dans le but de remédier à des troubles nouveaux inhérents à des lésions de guerre.

Utilisation des propriétés déjà connues du radium. — Ici, les résultats antérieurement obtenus dans le traitement des *cicatrices* et en particulier des *chéloïdes* (1), ainsi que des *névrites* (2) et des *dermites*, ont imposé au radium une place importante parmi les adjuvants de la chirurgie de guerre.

Cicatrices. — Les cicatrices peuvent être anormales : *a)* Soit qu'elles aient subi un trouble dans les phénomènes de réunion ou de reconstitution du derme et de l'épiderme — elles sont alors chéloïdiennes ;

b) Soit que ces phénomènes de reconstitution aient été anormaux dans le tissu conjonctif sous-jacent, la *cicatrice est alors vicieuse par bride fibreuse ou manchon scléreux.*

Or les conséquences de ces cicatrices anormales peuvent être variables ; sans insister particulièrement sur le côté regrettable pour l'esthétique des cicatrices chéloïdiennes de la face, il en est deux, la *douleur* et l'*impotence fonctionnelle* qui doivent retenir notre attention.

(1) WICHHAM et DEGRAIS, *Radiumthérapie* (Baillère, 1912, page 231).
(2) Loc. cit., page 319, V. aussi article *Radiumthérapie* du « Larousse médical », p. 977.

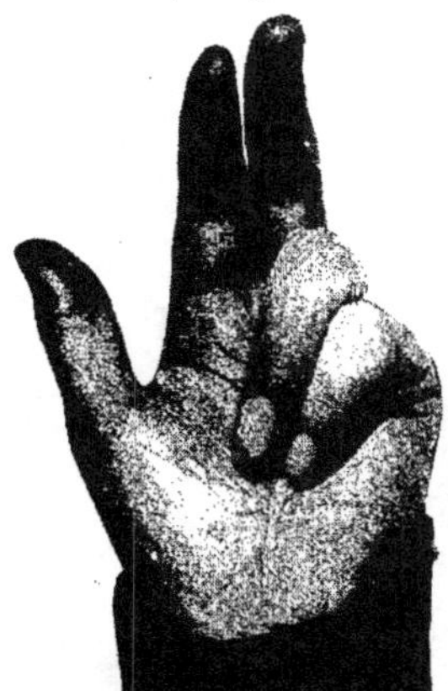

FIG. 412. — Index et médius bloqués par une gaine fibreuse profonde.

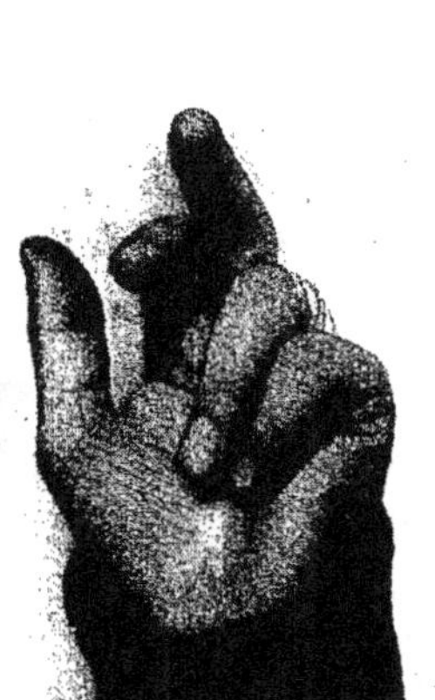

FIG. 413. — Ébauche de flexion après un premier traitement.

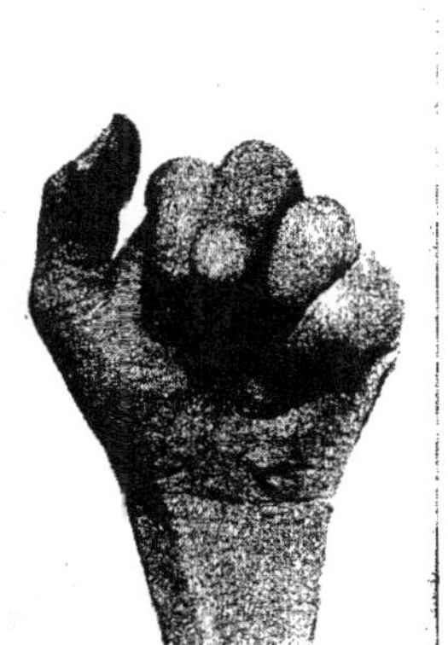

FIG. 414. — Après un second traitement, la flexion s'accentue.

La *douleur* est fréquente dans les cicatrices chéloïdiennes ou vicieuses consécutives aux plaies de guerre et la cause en est peut-être dans la grande dilacération des tissus d'où leur réorganisation très troublée et l'englobement de nombreux filets nerveux dans l'épaisseur de la cicatrice.

Quant à l'*impotence fonctionnelle*, qu'elle soit facteur de la douleur ou bien occasionnée par le manque de souplesse des tissus, elle met nettement en infériorité celui qui en est atteint.

Névrites. — Celles-ci sont fréquentes et tiennent sous leur dépendance des troubles considérables puisque de la lésion d'un nerf peuvent découler des troubles trophiques, sensitifs et moteurs. Or, si les lésions trophiques semblent momentanément rares, fréquents sont les cas où les douleurs existent tellement vives, qu'elles conduisent à l'impotence fonctionnelle, le moindre contact réveillant des sensations extrêmement pénibles.

Dans les cicatrices et dans les névrites le radium trouvera utilement à s'employer : dans les premières, car nous connaissons les propriétés qu'il a de faire fondre, de niveler les cicatrices chéloïdiennes, d'assouplir les cicatrices fibreuses, de libérer les filets nerveux englobés dans ces tissus anormaux ;

Dans les secondes, car ses propriétés analgésiques et décongestionnantes sont de longue date connues.

Comme preuve à l'appui des faits énoncés précédemment, il est possible de rappeler l'observation suivante d'une *impotence fonctionnelle* des *tendons fléchisseurs* de l'*index* et du *médius* de la main gauche, consécutive à une plaie par balle de shrapnell de la paume de la main avec hyperesthésie du nerf médian dans le domaine de la cicatrice :

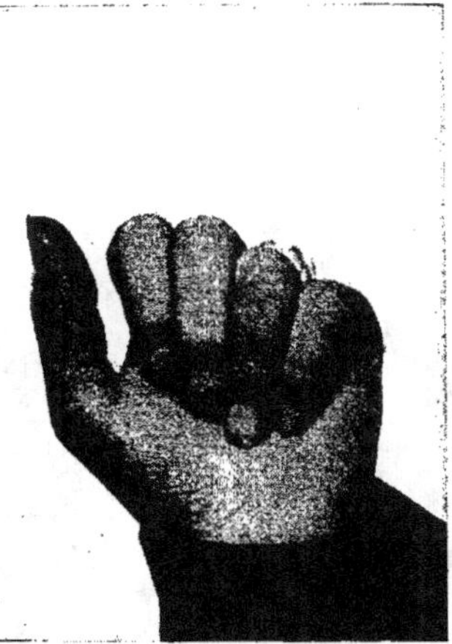

FIG. 415. — Après un troisième traitement, la flexion devient complète.

Traitement par le radium d'une impotence fonctionnelle des fléchisseurs de l'index et du médius. (Coll. du Dr A. Bellot.)

S..., blessé le 6 juin 1915 par balle de shrapnell dans la paume de la main gauche. Extraction du projectile ; cicatrisation de la plaie.

Impotence fonctionnelle consécutive des fléchisseurs de l'index et du médius englobé dans la cicatrice fibreuse profonde.

Soumis pendant plusieurs mois à un traitement mécanothérapique qui ne donne pas de résultat, le blessé suit pendant deux mois un traitement spécial par le massage ; l'impotence fonctionnelle reste la même, telle qu'elle est représentée (*fig.* 412).

C'est alors qu'est institué un traitement par le radium. De longues applications de tubes de radium fortement filtrés sont faites au niveau même de la cicatrice.

Après un premier traitement l'index se fléchit déjà dans de notables proportions, tandis que le médius ébauche simplement le mouvement. C'est cet état que représente la photographie (*fig.* 413).

Après un second traitement dont les résultats obtenus sont fixés sur le cliché (*fig.* 414), il est possible de se rendre compte de l'amélioration continue de l'état du blessé.

Actuellement la flexion de l'index et du médius est complète (*fig.* 415).

C'est à dessein que nous avons choisi cet exemple entre les nombreux autres cas guéris que nous aurions pu citer pour montrer la puissance d'action du radium sur les cicatrices fibreuses même profondes englobant les organes avoisinants.

Ajoutons que les phénomènes de névrite sensitive accusés surtout au niveau du médius ont déjà presque totalement disparu.

Dermites. — Le rôle du radium dans le traitement

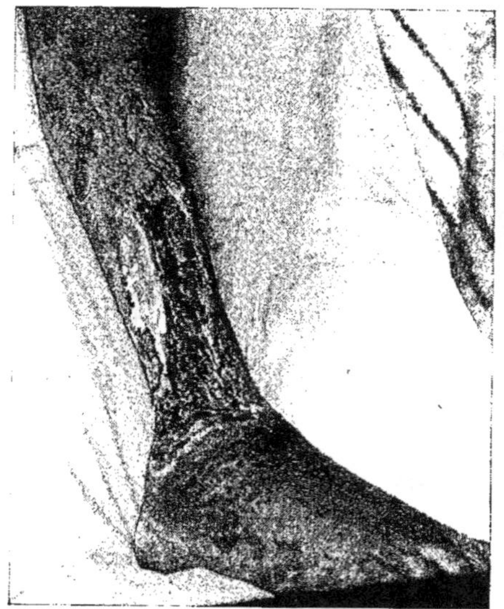

1. — Pyodermite chronique et rebelle : forme grave.

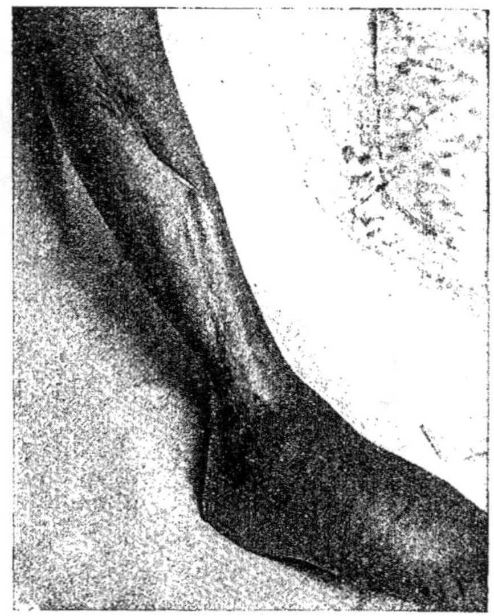

2. — La même. Guérison en quatre semaines.

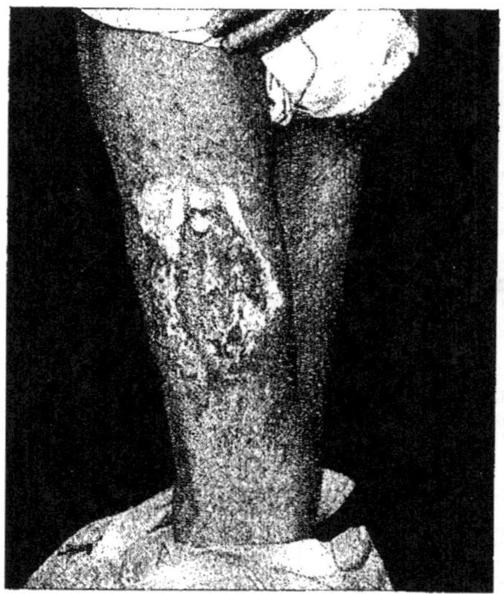

3. — Dermite chronique et rebelle datant de sept mois.

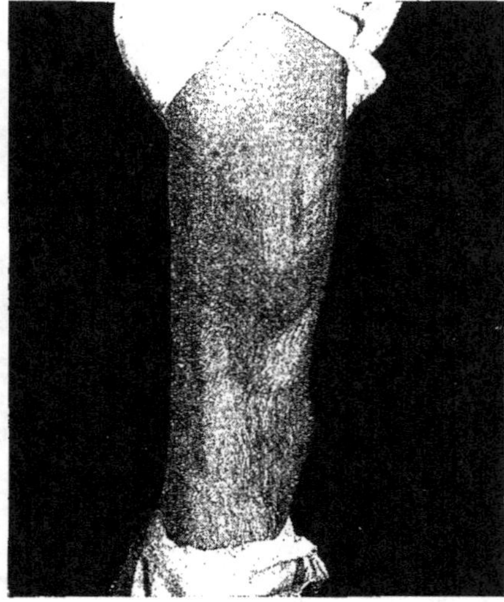

4. — La même. Guérison en cinq semaines.

Traitement des dermites rebelles par le radium. (Collection du Dr A. Bellot.)

des épidermites et des dermites est considérable. En raison des résultats obtenus antérieurement dans le traitement des eczémas (1) il était logique d'utiliser le radium contre une lésion qui sans être directement lésion de guerre en dérive cependant.

L'emploi immodéré de la teinture d'iode et des divers antiseptiques crée souvent au pourtour des plaies une eczématisation et une dermite chronique qui certes n'est pas incurable mais qui ne cède encore que lentement à la thérapeutique habituelle alors que des applications extrêmement courtes d'appareils à radium en obtiennent rapidement la disparition. Ces lésions secondaires en elles-mêmes n'ont la plupart du temps que l'inconvénient de retenir à l'hôpital des hommes déjà guéris de leur blessure, mais il est des cas où ces dermites chroniques ont un effet retardant sur la cicatrisation des plaies. L'observation suivante en témoigne et montre la guérison de la dermite en même temps que la cicatrisation subit l'heureuse influence stimulante des petites doses de radium.

Eczématisation et dermite chronique. — OBSERVATION I. — C..., adjudant chef, blessé le 18 août 1915 par éclat d'obus à la jambe droite, fracture esquilleuse du péroné ; des symptômes de gangrène gazeuse se manifestent rapidement : la presque totalité de la loge antérieure de la jambe est envahie par l'infection qui cependant peut être enrayée au moment où allait s'imposer l'amputation du membre.

Le blessé subit par la suite l'ablation du péroné ; la plaie se déterge très lentement sous l'influence de pansements antiseptiques assez variés.

Vers le début de décembre 1915 une eczématisation à type torpide apparaît peu à peu autour de la plaie et s'étend assez rapidement aux régions voisines. C'est à cette époque que le blessé est dirigé sur une formation sanitaire de Paris. Pendant près de deux mois on continue des pansements à l'oxyde de zinc, à l'huile goménolée, mais sans aucun résultat. C'est alors dans les derniers jours du mois de janvier 1916 que l'on songe à un traitement par le radium. A ce moment toute la région antéro-externe de la jambe est envahie par des lésions de dermite chronique avec croûtes épaisses laissant sourdre en bordure des gouttelettes purulentes. La face externe du tibia recouverte de son périoste est à nu sur les 3/5 environ de sa hauteur ; un mince épiderme le recouvre par endroits, il est lui-même envahi par l'eczématisation. Des applications de 5 à 15 minutes chacune, suivant les régions, sont faites le 26 janvier, le 1er, le 16 février et le 8 mars avec un appareil à vernis radifère de large surface non filtré renfermant 30 milligrammes de radium.

La transformation de la lésion fut très rapide et en moins de trois semaines la guérison fut presque complète, une dernière application faite dans les premiers jours du mois d'avril n'eut d'autre but que de parfaire en quelque sorte une guérison déjà obtenue.

La cicatrisation de cette vaste plaie se poursuivit en même temps que disparaissait la dermite, c'est-à-dire avec une rapidité extraordinaire.

Ajoutons que cet excellent état de la jambe s'est maintenu depuis lors.

Les deux photographies ci-jointes (Tabl. XLVIII, 1, 2) donneront mieux que toute description une idée tout à fait saisissante des effets du radium sur les dermites chroniques consécutives aux plaies de guerre.

OBSERVATION II. — B..., adjudant, blessé le 19 février 1915 par éclats d'obus, plaies multiples de la cuisse droite, extraction des éclats. La cicatrisation des plaies se poursuit très lentement sous l'influence de pansements antiseptiques répétés.

Dès le mois d'octobre 1915 commence à se manifester sur la cuisse une eczématisation d'abord légère, qui augmente peu à peu d'intensité et de confluence et que les traitements habituels n'arrivent pas à faire disparaître. Etat stationnaire des lésions jusqu'au mois de mai 1916, époque à laquelle, sans cause précise, la dermite prend un caractère aigu avec lymphangite et

fièvre (40.6) et envahit les 2/3 de la face antéro-externe de la cuisse (Tabl. XLVIII, 3).

Après refroidissement des lésions et disparition de la lymphangite, un traitement par le radium est institué.

Des applications sont faites dans les mêmes conditions que pour l'observation précédente, le 28 mai, le 8, le 12 juillet. Très rapidement les lésions sèchent, les croûtes tombent et la peau en peu de semaines reprend son aspect normal (Tabl. XLVIII, 4).

Recherches nouvelles. — Il est des *plaies de guerre fistuleuses, atones, torpides* qui semblent résister aux méthodes les plus courantes et c'est l'utilisation du radium dans ces cas qui forme l'objet de ce deuxième chapitre. Quoique les recherches faites dans ce sens ne soient pas absolument neuves, quelques tentatives ayant été faites antérieurement, le nombre des résultats avant les tristes circonstances présentes ne permettait pas de voir là l'éclosion d'une méthode nouvelle indiscutable. Or, si à l'heure actuelle ce caractère ne peut pas être encore reconnu à la méthode, en raison des difficultés d'appréciation, il semble bien que les espoirs fondés dans cette voie puissent donner à l'avenir des résultats intéressants.

C'est l'action stimulante des petites doses qui entre en jeu et par petites doses il faut bien entendre non pas nécessairement petite quantité de radium mais bien aussi dose suffisante de radium avec temps d'exposition court et filtrage réduit.

L'action stimulante des petites doses peut être utilisée de manières différentes soit que l'on introduise des tubes radifères dans les trajets fistuleux, soit qu'on les lave avec du sérum physiologique radifère (contenant du bromure de radium) ou avec de l'eau radio-activée (ayant été en contact avec du radium).

De l'utilisation de ces différents procédés il résulte une accélération de la cicatrisation consécutive au meilleur état dans lequel les plaies peuvent se trouver pour résister à l'infection et à la suppuration. C'est en effet en créant un milieu de meilleure résistance que peut s'expliquer le bénéfice retiré de l'emploi du radium, celui-ci d'après les expériences connues à ce jour ne semblant pas avoir d'action directe sur l'élément microbien.

De l'étude précédente il ressort que le rôle du radium dans le traitement des lésions de guerre est de trois ordres :

1° *Militaire*, puisque d'anciens blessés devenus des impotents par la douleur ou par abolition ou diminution de la fonction de tout ou partie d'un membre peuvent être rendus à l'armée ;

2° *Social*, puisque l'impotence fonctionnelle entraine une pension ; or, celle-ci sera supprimée ou diminuée suivant l'amélioration ou la disparition de cette impotence, puis plus tard la société bénéficiera d'une individualité dont les services ne seront pas à négliger.

3° *Esthétique* enfin, puisque certaines plaies de la face pourront être, sinon effacées, tout au moins améliorées dans de notables proportions.

Nous adressons nos remerciements au Dr A. Bellot, chef du service annexe de radiumthérapie du Grand Palais (Laboratoire biologique du radium de Paris), qui a bien voulu nous communiquer les photographies des résultats obtenus par le radium.   DEGRAIS.

V. aussi à NERFS* (cicatrices des), p. 199.

★**Rage.** — M Henri Martel, le savant chef de service vétérinaire-sanitaire de la Préfecture de police a publié, dans la *Revue scientifique* du 18 novembre 1916, un très intéressant travail sur la recrudescence de la rage en France et particulièrement à Paris depuis la guerre, qu'il a bien voulu compléter par la communication d'une note sur les chiffres définitifs de 1916 et des 3 premiers mois de 1917 (*fig.* 416).

Un tableau comparatif de la rage en France et dans la Seine montre que dans la période 1886-1890, sur un total moyen annuel de 1 600 cas de rage de chien ou de chat, la part de Paris était de 536, en 1896-1900 sur un total de 2 139 sa part était de 556, en 1906-1910 elle était

---

(1) Loc. cit., page 327, et Larousse médical, p. 979.(1) CHEVRIER, Trib. méd., 19 mars 1910.

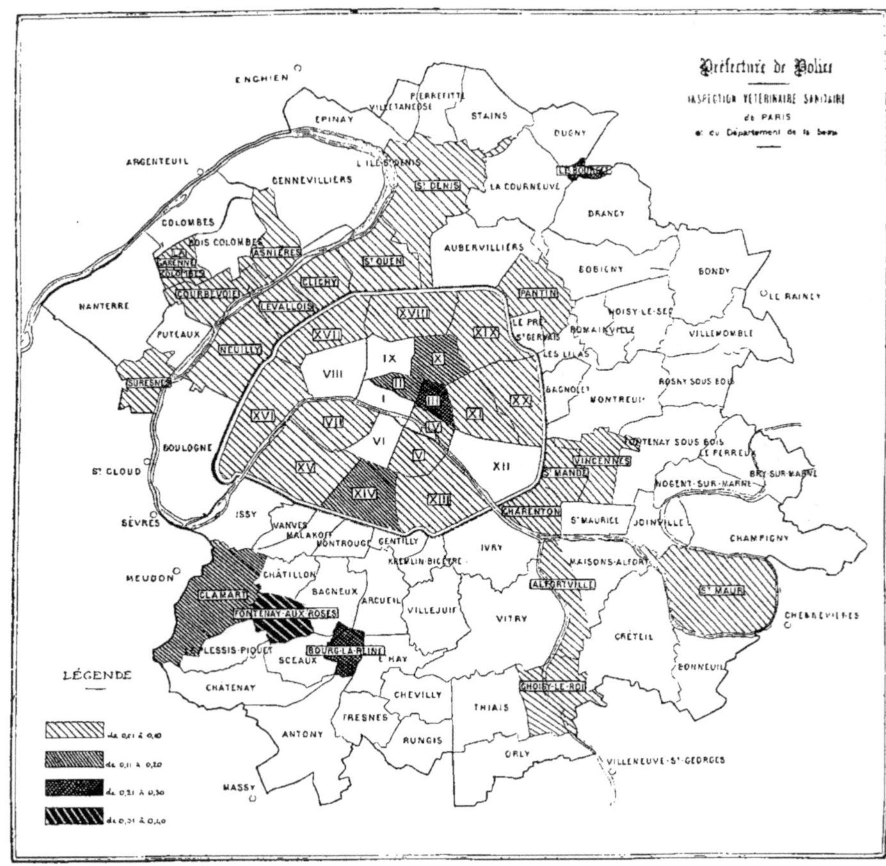

FIG. 416. — La rage à Paris et dans sa banlieue en 1916.

tombée à 57 sur 1 687 (en 1900 il avait presque atteint 2 771), enfin en 1911-1913, alors que dans le reste de la France il y avait encore 1 967 cas, la Seine n'en comptait plus que 6. Ce magnifique résultat pour Paris était dû à l'énergie de M. H. Martel et aux sages mesures préconisées par lui : elles contrastent avec l'insuffisance de celles prises en province qui, suivant le mot de Nocard, constituent un *foyer de rage unique au monde*. En Angleterre il n'y a plus de rage depuis de nombreuses années. C'est que « la disparition de la rage est étroitement liée à l'énergie et à la persévérance employées en matière de capture des chiens qui errent dans les rues. » Or, l'observation des prescriptions à cet égard a été toujours éphémère dans notre pays. A Paris même, une fausse sentimentalité a donné un développement extrême au refuge privé de chiens de Gennevilliers où en 1910 le nombre de ces animaux (5 700) était arrivé à égaler celui de la Fourrière (5 932) ; or, ces refuges de chiens ne sont pas déclarés établissements classés, c'est-à-dire que l'action sanitaire ne peut pas s'y exercer avec toute la rigueur désirable et aucun cas de rage n'y a été déclaré, alors qu'on en constatait à la Fourrière une forte proportion (près de 3 000). Ces chiens sont remis à des particuliers sans qu'une constatation de leur état ait été faite sérieusement, alors qu'ayant souvent longtemps erré avant d'être recueillis, ils ont eu la possibilité d'avoir été mordus.

La guerre actuelle a eu pour effet de provoquer en France la multiplication des cas de rage dans une proportion extraordinaire. Alors qu'avant les hostilités le nombre des cas observés *par an* sur les carnassiers était de 1 500 environ (1 747 en 1914 sans aucun cas de mort par rage humaine, en 1916 il s'est élevé à 3 282 (c'est-à-dire environ 300 par mois) et on compte 11 décès de personnes mortes enragées. Le nombre des personnes mordues s'est élevé de 644 à 1 755.

Paris cependant était resté longtemps à peu près indemne, grâce à l'augmentation des captures de chiens errants dont la mobilisation avait considérablement accru le nombre. En 1914, on n'observa qu'un cas à Châtillon dans le premier semestre, trois cas dans le second semestre. En 1915, cinq cas, puis accalmie, pas de cas du 4 juillet 1915 au 9 mars 1916, mais alors les cas deviennent nombreux, donnant un total de 62 pour l'ensemble de 1916, dont 23 en banlieue : Clamart, Bourg-la-Reine, Fontenay-aux-Roses d'une part, et la Garenne-Colombes, Courbevoie et Levallois d'autre part ; puis Asnières et Suresnes. Pendant le premier trimestre 1917, à Saint-Maur, Fontenay-sous-Bois, Champigny, Boulogne près du bois, on en a déjà observé 12 cas chez des carnassiers, 651 en province et 309 personnes mordues à Paris. Cette recrudescence est due en partie à l'arrivée dans la capitale de chiens accompagnant des réfugiés, ou recueillis au front par des permissionnaires ou amenés par des personnes de province, notamment venant de l'ouest. Une circulaire du général en chef, du 17 juillet 1915, signalait aux généraux commandant la fréquence de plus en plus grande des cas de rage constatés chez les chiens de la zône des armées, celle non moins considérable des chiens errants.

La rage, qui n'avait pas été rencontrée à Paris chez l'homme depuis 1904, vient de frapper deux personnes mordues en 1914 par des chiens enragés dont le diagnostic clinique avait été contrôlé expérimentalement par le Service vétérinaire sanitaire de la Fourrière.

On remarquera que la maladie s'est d'abord localisée aux arrondissements situés à l'est et au sud des gares du Nord et de l'Est où arrivent les permissionnaires. 171 personnes du département de la Seine ont été soignées en 1914 à l'Institut Pasteur, contre 98 en 1915 et 95 en 1914. En 1914, une personne, en voulant donner des soins à un chien enragé, fut mordue à la tête et mourut avant d'avoir subi tout le traitement antirabique.

La rage des rues manifeste une activité considérable, la virulence exacerbée est telle que la plus grande partie des animaux inoculés manifestent des signes de rage en un temps relativement court (12, 13 et 14 jours). Les incubations les plus brèves sont observées sur les chiens en provenance des départements de l'ouest. » (Martel.)

Prescriptions du ministre de l'Agriculture. — Article premier. — Tout chien circulant sur la voie publique doit être muni d'un collier portant gravés, sur une plaque de métal, le nom et le domicile de son propriétaire.

Art. 2. — Les chiens trouvés sur la voie publique sans être porteurs de la plaque indicatrice et du collier exigés et les chiens errants, porteurs ou non du collier et de la plaque, dont le propriétaire est inconnu dans la localité seront abattus sans délai.

Art. 3. — Les chiens et les chats mordus ou roulés par un animal enragé ou ayant été en contact avec lui, seront immédiatement abattus. Cet abatage ne pourra être différé que s'ils ont mordu des personnes ou d'autres animaux ; en ce cas ils seront séquestrés, sous la surveillance du service sanitaire et abattus dès que la période d'observation aura été jugée suffisante.

Art. 4. — Les infractions aux dispositions du présent arrêté seront constatées par des procès-verbaux et les délinquants seront déférés aux tribunaux compétents.

Depuis, le muselage et la mise en laisse de tous les chiens ont été ordonnés.

M. H. Martel met en garde contre le danger que peut présenter pour celui qui lui donne abri, tout *chien trouvé* sur la voie publique.

Rats (Destruction des). — MM. Loir et Lugangnen proposent pour les détruire les procédés suivants :

1° Poudre de scille et viande hachée

Parties égales, faire des boulettes de 5 gr. environ.

2° Pâte à la scille :

Poudre de scille · · · · · · · · · · · · · · · · · ·	5 grammes
Farine ·	20 —
Poudre de fenouil · · · · · · · · · · · · · ·	20 —
Essence d'anis · · · · · · · · · · · · · · · · ·	1 goutte

Graisse ordinaire, quantité pour faire une pâte dure que l'on met en tablettes de 10 grammes environ.

Ce mélange n'est pas dangereux pour les autres animaux qui n'en sont pas friands.

3° Lorsque le rat est terré dans un trou n'ayant qu'une issue, mettre dans le trou quelques morceaux de chlorure de calcium, tamponner légèrement avec un peu de terre puis arroser fortement ; le dégagement d'acétylène tue rapidement l'animal.

Le rat peut transmettre la peste.

Rééducation fonctionnelle par le travail. — Le principe de la rééducation fonctionnelle par le travail est basé sur le fait physiologique acquis, qu'au point de vue de la mécanique animale le travail forme un acte complexe de notre vie. Tandis que les exercices de gymnastique et de rééducation motrice ne donnent que des mouvements décomposés, le travail, comme tous les autres actes de notre existence, produit des mouvements composés, synthétiques, et dont le rôle est très important dans la thérapeutique des blessés en général et des blessés de guerre en particulier.

Marey a démontré, par ses études chronophotographiques, que le déplacement simple d'un animal, aussi rudimentaire soit-il, se présente sous un aspect tellement compliqué, qu'on a peine à croire que ses mouvements se produisent réellement. C'est ainsi que la progression du lézard présente onze mouvements simples, dont la combinaison donne la marche de ce reptile. La marche d'un homme se décompose en douze figures, qui contiennent les mouvements suivants : 1° les deux jambes ont leurs points d'appui, la postérieure sur la pointe du pied, l'antérieure sur le talon ; 2° le pied de la jambe antérieure repose entièrement sur la face plantaire ; 3° la jambe postérieure quitte le sol avec flexion légère de la jambe sur la cuisse ; 4° elle se porte en avant avec la jambe fléchie sur la cuisse ; 5° elle se porte plus en avant avec la jambe en extension ; 6° pose du talon du pied sur le sol ; 7° les deux jambes sont de nouveau sur les pieds, l'antérieure devient postérieure et vice-versa. La jambe antérieure devenue postérieure parcourt en cinq temps ces différentes modalités pour devenir de nouveau antérieure et ainsi de suite. Il en est de même pour tous les actes de notre vie. Le travail, qui comprend une série de mouvements beaucoup plus complexes que la simple marche d'un homme, présente par conséquent la combinaison d'une foule de mouvements simples et réalise d'une façon complète la synthèse des mouvements obtenus par l'analyse des mouvements composés.

Partant de ce principe, les physiothérapeutes ont toujours cherché à combiner les exercices rééducatifs pour entraîner le malade à exécuter, à la fin de son traitement, une série d'exercices capables de créer dans l'organisme un ensemble de mouvements qui se rapportent aux besoins de notre vie. C'est ainsi qu'on a introduit dans la thérapeutique les jeux, la danse, le sport, l'escrime, la natation, etc.

Mais, vu le nombre considérable des blessés de la guerre actuelle et la nécessité impérieuse du moment, il m'a semblé que le travail pourrait remplir les conditions indispensables pour créer chez les blessés le mouvement rééducatif complet. J'ai eu déjà l'occasion d'appliquer ce principe dans le traitement par la rééducation des crampes professionnelles et, principalement, dans le traitement de la crampe des écrivains, publié dans les *Iconographies de la Salpêtrière,* en 1905. Dans ce travail j'ai exposé la méthode du traitement de la crampe des écrivains par la rééducation de l'écriture avec la main renversée. Ce même principe fut exposé pour la première fois à la fin du XVIIIe siècle par le Dr Cl. J. Tissot, chirurgien-major du 4e régiment de chevau-légers. « On a vu plus d'une fois, dit cet auteur dans son remarquable travail (*La Gymnastique médicinale et chirurgicale ou Essais sur l'utilité du mouvement et des différents exercices du corps dans la cure des maladies,* publié en 1780), les ouvriers qui se servent de la lime, de la scie et du tour, recouvrer les mouvements de leurs bras engourdis ou paralysés, dès qu'ils ont eu assez de forces pour retourner à leurs ateliers... » Et il conseillait pour terminer « efficacement » le traitement de l'ankylose du coude ou de la raideur de cette articulation, d'avoir recours aux exercices suivants : sonner une cloche,

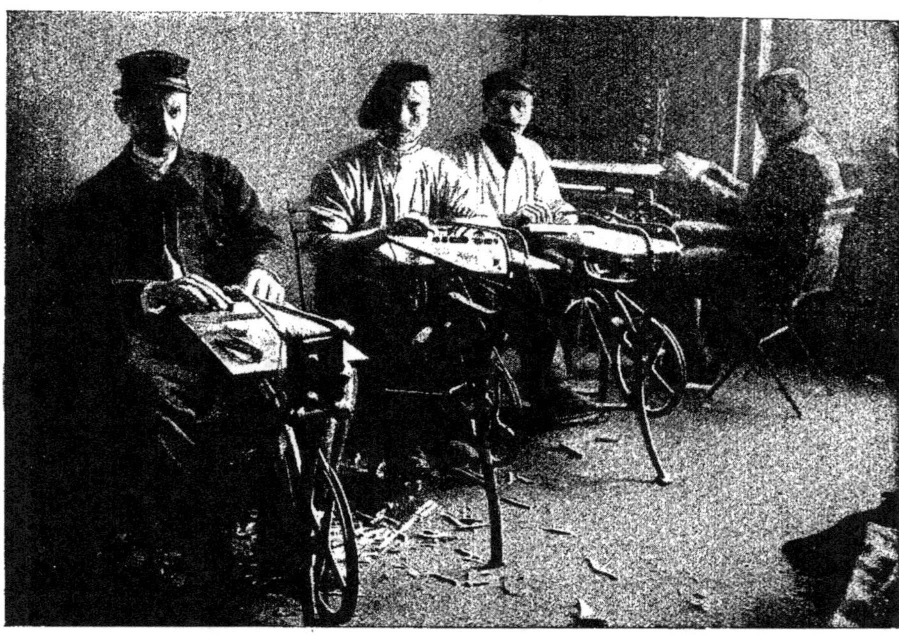

FIG. 417. — Scie à découper, à pédale : travail pour les membres inférieurs. (Collection du Dr Kouindjy.)

tirer de l'eau d'un puits, faire des trous dans du bois avec la vrille, se servir du rabot, de la varlope, grimper sur un arbre, jouer du violon, du billard, du palet, des quilles, etc.

Ainsi, l'idée d'utiliser la rééducation fonctionnelle par le travail, m'est venue aussitôt que je me suis trouvé en face des blessés dont le traitement physiothérapique a produit tout son effet. Malheureusement, cette idée rencontra d'abord de grandes difficultés ; et il a fallu pour pouvoir la réaliser des circonstances favorables, telles que la création de l'Œuvre des ateliers pour blessés.

Voici comment, au point de vue thérapeutique, on procède pour réaliser la rééducation fonctionnelle par le travail.

Lorsque le blessé, après un certain temps de traitement, arrive à obtenir une amélioration suffisante pour pouvoir entraîner la fonction de ses muscles malades d'une façon plus fréquente que par la mécanothérapie ou la gymnastique, je cherche à établir sa force musculaire, soit par des mouvements contrariés, soit par la mobilisation de ses articulations. Si je constate que le blessé a suffisamment de forces pour résister dans l'étendue des mouvements acquis à une force déterminée approximativement, je conclus qu'il est apte à exécuter une série des mouvements combinés et dans un temps relativement long sans aucun aide mécanique. Je le mets au travail, qui doit, d'une part, utiliser sa force musculaire acquise et, d'autre part, entraîner d'une façon constante la mobilisation de ses articulations intéressées. L'intérêt moral et matériel que le blessé en a vue, permet d'obtenir l'entraînement nécessaire pour faire intervenir le concours de la suppléance. Il en résulte que le blessé, qui est arrivé à mouvoir son bras dans tous les sens, se voit en mesure d'exécuter ces mouvements plus rapidement et d'une façon indirecte. Souvent même le travail en-

traîne une progression dans la mobilisation de l'épaule ce qui donne au traitement physique la possibilité d'obtenir la restauration *ad integrum* de l'articulation. Car il ne faut pas croire que toutes les ankyloses exigent une intervention chirurgicale. Un nombre considérable d'ankyloses, même complètes, arrivent à guérir par les moyens physiothérapiques et, si l'ankylose n'est pas osseuse, nous pouvons affirmer que les agents physiques finissent par en avoir raison.

Le travail a encore un autre avantage chez les blessés : il les oblige à ne pas garder une position immobile en dehors du traitement. Par le travail, le blessé perd progressivement cette fâcheuse habitude d'immobiliser le membre même quand il n'y a aucune raison pathologique pour cela.

Le choix de blessés pour l'atelier se fait parmi ceux, qui sont en voie de guérison et aussi parmi ceux, qui ont déjà obtenu le maximum de mouvements possible. Ces blessés ne doivent présenter ni troubles circulatoires, ni atrophie avancée des muscles des membres atteints, et enfin aucun trouble trophique d'origine centrale.

Pour les blessés atteints d'ankyloses, de raideurs, d'anciennes fractures de membres inférieurs, ainsi que de blessures de parties molles de ces membres on utilise les machines à coudre et les machines à découper le bois (*fig.* 417). Ce qui nous permet de réaliser le travail par les jambes sous toutes ses formes. On pourra également utiliser les tours pour tourner le bois ou pour exécuter les différents travaux légers en métal.

Pour les blessés des membres supérieurs, le choix est plus grand. Pour les blessés atteints de névrites en voie de guérison, des ankyloses partielles de doigts, du poignet, de l'épaule et du coude, on utilise le travail au marteau, rabot, cartonnage, assemblage, collage, etc.

Dans ces travaux, le blessé est appelé à enfoncer les

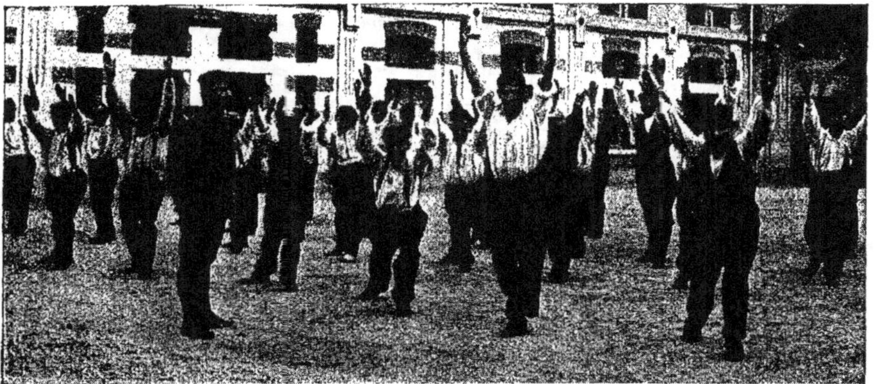

1. — Flexion et extension du tronc par mouvements décomposés.

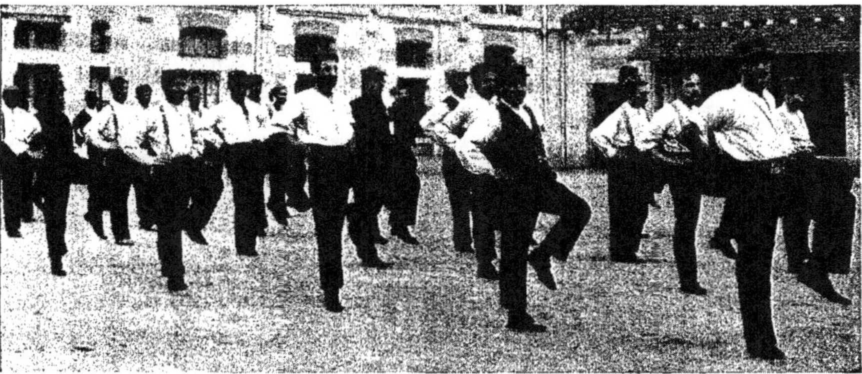

2 — Mouvements du membre inférieur en quatre temps.

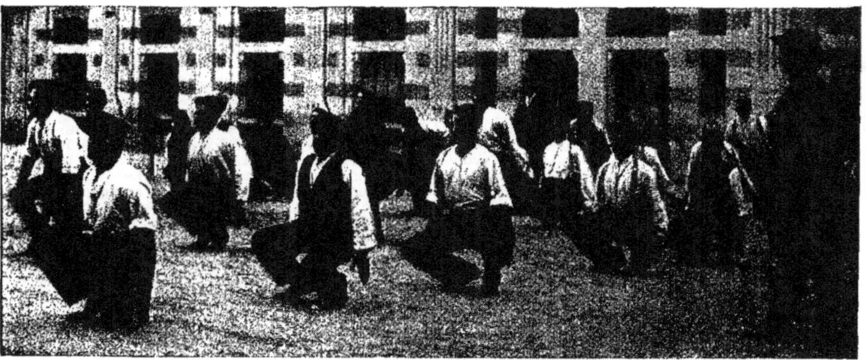

3. — Abaissement et élévation du tronc par mouvements décomposés.

Exercices rééducatifs d'ensemble. (Collection du Dr Kouindjy.)

clous, à rassembler des pièces, à rouler le carton, à coller le papier, la toile, etc.

Pour les ankyloses et les raideurs des doigts et du poignet on peut également utiliser le travail du raphia, du filet, de la vannerie, etc. Pour les ankyloses et les raideurs du coude et surtout de l'articulation radio-cubitale on se trouve bien du travail avec le tournevis, le vilebrequin, ainsi que de la peinture et de la vannerie.

En un mot, tout travail, où l'exercice manuel prédomine, correspond d'une façon parfaite à la rééducation de la fonction musculaire des membres supérieurs. Dans tous ces travaux, le blessé, guidé par le plaisir d'être encore utile à la collectivité et sachant que ce travail lui procure quelques avantages pour le jour de sa permission, s'entraîne involontairement dans la répétition d'une foule de mouvements dont l'exécution par d'autres moyens exigerait un temps infiniment plus long que par le travail.

Il ne faut pas confondre la rééducation fonctionnelle par le travail avec la rééducation professionnelle, ni avec l'éducation professionnelle des mutilés dont tout le monde parle en ce moment. La rééducation fonctionnelle n'a pas en vue d'apprendre une profession à un mutilé, ni à un estropié : elle n'a pas non plus en vue de réapprendre son métier à un ancien ouvrier, devenu infirme par la guerre, elle a pour but de restaurer la fonction musculaire et de recréer la capacité du blessé au travail.

Elle ne tient aucun compte de la profession du blessé et, poursuivant le but thérapeutique exposé plus haut, elle ignore la profession même du blessé. C'est ainsi que j'ai relevé, sur une équipe de nos blessés travaillant le raphia, quatre cultivateurs, un horloger, deux camionneurs, un menuisier, un fabricant de broderie, deux représentants de commerce, un garçon de café un pâtissier, trois mécaniciens, etc. La rééducation fonctionnelle par le travail est donc une thérapeutique, destinée à rétablir d'une façon définitive la fonction musculaire du blessé. A ce titre, il est à désirer de la voir prendre une extension rapide afin de remédier même partiellement aux effets désastreux de la terrible guerre de 1914-1917. Comme en même temps le travail donne au blessé une satisfaction morale, il nous permet d'achever le traitement du blessé dans un temps relativement court. La rééducation fonctionnelle devient par conséquent un moyen d'abréger très notablement le séjour du blessé dans les hôpitaux et, chose très importante, encourage le blessé et lui permet d'envisager son avenir dans de meilleures conditions : elle lui prouve qu'il pourra encore être utile tant pour rendre service à sa patrie que pour sa propre existence. Elle présente par conséquent un double but : thérapeutique, comme moyen d'achever plus rapidement le traitement, et moral, comme moyen d'assurance pour l'avenir du mutilé.

La rééducation par le travail est souvent efficacement secondée par les exercices de la rééducation physique exécutés en plein air (Tabl. XLIX). La rééducation physique des convalescents n'est qu'une exécution plus ou moins correcte d'une série d'exercices dont le but est d'entraîner le membre malade dans le mouvement. Nous donnons quelques photographies qui présentent les exercices des blessés en plein air exécutés sous la direction d'un moniteur de l'école de Joinville. Ces exercices se rapprochent dans leur ensemble des exercices rééducatifs exécutés en commun : les exercices de la décomposition du mouvement de la flexion de la jambe sur le bassin ; de la décomposition de la station debout sur une jambe, ou la pose de la jambe en avant, en arrière, de côté ; des mouvements décomposés des mains, des bras, des avant-bras, du tronc ; des mouvements combinés des bras et des jambes, des bras et du tronc, des jambes et du tronc ; des mouvements correctifs du dos, de la marche, du saut, de la course ; des exercices de boxe, des massues, des bâtons à sphères, des haltères, etc. Dans tous ces exercices les blessés exécutent les mouvements avec le maximum d'amplitude possible. Ces exercices se font pendant une 1/2 heure et par équipes. Dr KOUINDJY.

Réflexe oculo-cardiaque. — On donne ce nom, depuis la découverte d'Aschver, à une modification, transitoire du rythme cardiaque par la compression des globes oculaires. Sous l'action du trijumeau et du pneumogastrique ; à l'état normal, ce réflexe se caractérise par un ralentissement du pouls, de quatre à dix pulsations à la minute.

Dans un grand nombre de maladies, ce réflexe est modifié, le pouls n'étant pas changé, plus ralenti ou au contraire augmenté. Ce dernier cas se produit dans des affections nerveuses, notamment l'épilepsie. Pour provoquer ce réflexe on se servait jusqu'ici de la compression des globes oculaires par les doigts d'un aide ; or sous cette forme elle était souvent irrégulière et variable suivant l'aide et la durée de l'expérience ; afin d'obvier à ces inconvénients, M. Roubinovitch a fait construire un appareil, sorte de lunettes se composant d'appliques frontale, nasale et oculaire fonctionnant au moyen d'un système de réglettes, de tiges à ressort et de molettes dont le jeu très simple permet d'obtenir tous les degrés de la compression oculaire.

RÉFORME et **RETRAITES.** — **I. Réforme (conditions d'examen).** — Le but à poursuivre par la commission de réforme est « d'établir scientifiquement, avec des moyens d'évaluation *précis* et *les mêmes pour tous*, les droits de chacun à une indemnité rigoureusement prévue suivant la gravité de son impotence » (1). [J. Camus.]

Alors que, pour les indemnités aux accidentés du travail, le salaire de l'ouvrier est pris pour base, la profession du blessé de guerre n'entre pour rien dans l'évaluation des gratifications et pensions ; son grade seul apporte une modification dans le taux de l'indemnité.

Le rapport du médecin expert militaire consiste donc à fournir : 1° à la Commission consultative médicale ; 2° au ministre et au Conseil d'Etat qui statuent d'une façon définitive, dans une analyse détaillée, des données précises sur l'état anatomique et fonctionnel du candidat à la réforme, et à indiquer l'importance et la durée des lésions, ainsi que l'incapacité fonctionnelle qui en résulte.

Pour obtenir la précision nécessaire des conclusions, un examen anatomique et fonctionnel très complet est nécessaire : lorsqu'il ne semble pas que le dossier du blessé adressé à la commission consultative contienne tous les renseignements utiles un nouvel examen est fait à Paris au Grand Palais.

Les techniques employées dans les différents centres sont assez variées, nous donnons ci-dessous celles qui sont utilisées au centre de contrôle dont nous venons de parler.

Examen anatomique. — Pour mesurer l'*angle des articulations*, on emploie un appareil du Dr Bosredon, formé de deux valves de cuivre réunies par une charnière, celle-ci est placée sur le pli de flexion de l'articulation, les valves étant appliquées sur les segments sus et sous-jacents. Un ruban gradué au préalable est tendu entre les deux valves et donne la valeur de l'angle.

A ce dispositif M. J. Camus a fait ajouter un ruban métrique à la valve supérieure et un autre à la valve inférieure, qui donnent la circonférence du membre au-dessus et au-dessous de l'articulation (*fig.* 420).

« Le sergent Dupont, qui a pratiqué quelques dizaines de mille de mensurations à notre service central du Grand Palais, a fait placer latéralement à l'appareil précédent un secteur fixe gradué en degrés avec une vis de serrage qui bloque les valves dans la position voulue et donne aussitôt l'angle articulaire. De plus, les rubans métriques peuvent glisser grâce à une coulisse, de manière à être appliqués aux points optima sur les segments du membre supérieur et sur ceux du membre inférieur. »

---

(1) Pour la rédaction de cette partie de notre article, nous avons fait de nombreux emprunts aux articles du *Paris Médical*, 7 octobre 1916, consacré aux évaluations des incapacités et à la réforme, articles signés par M. le prof. agrégé J. Camus.

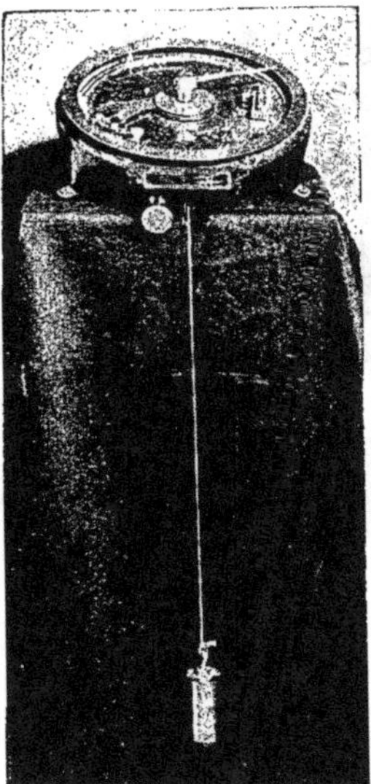

FIG. 418. — Chronaximètre du prof. Lapicque pour apprécier le degré de dégénérescence des muscles.

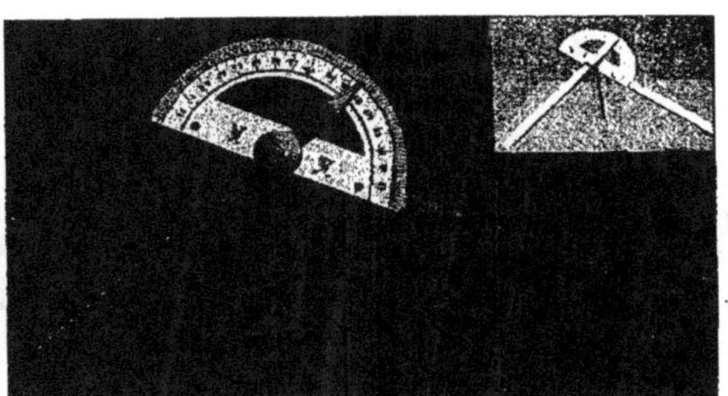

FIG. 419. — Appareil du sergent Dupont pour mesurer les angles de flexion et d'extension des petites articulations.

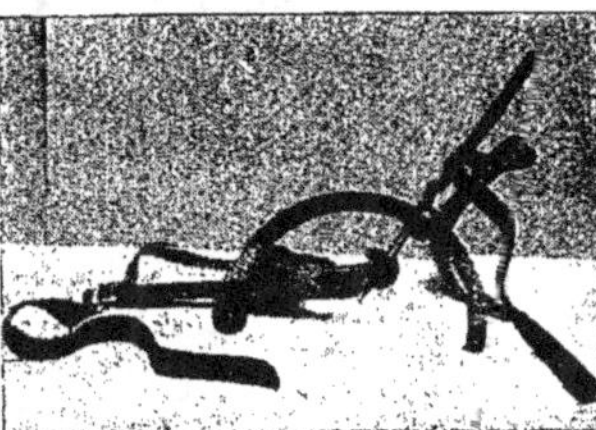

FIG. 420. — Goniomètre (modèle du Grand-Palais) pour mesurer les angles de flexion et d'extension des articulations et évaluer les circonférences des divers segments des membres.

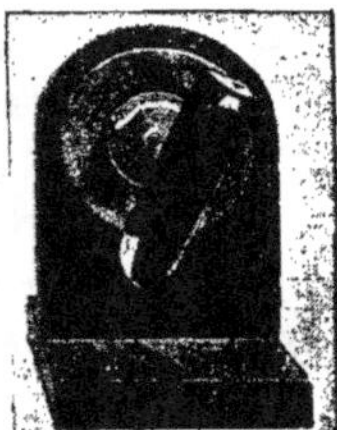

FIG. 421. — Appareil du prof. agrégé J. Camus et du Dr Faidherbe pour apprécier l'amplitude des mouvements de pronation et de supination.

Appareils de mesure employés au Centre d'examens, rue Paul-Louis Courier.

« Ces modifications font de cet appareil un instrument vraiment pratique, employé par nous pour le coude, le poignet, l'épaule, le genou, la hanche, le cou-de-pied et qui donne à la fois les angles articulaires et le volume des muscles.

La critique que l'on peut faire à cet appareil, c'est que, le relief des masses musculaires étant variable, les valves ne sont pas exactement appliquées dans l'axe longitudinal des segments des membres et, partant, la mesure de l'angle n'est pas rigoureuse.

Dans la pratique les résultats sont, sinon d'une exactitude absolue, du moins très comparables entre eux, surtout chez le même sujet, et obtenus très rapidement, ce qui est appréciable quand on pratique, comme au Grand Palais, 100 à 200 mensurations par jour. »

Pour les *articulations des doigts,* on emploie un petit *goniomètre* (du gr. *gonia,* angle et *metron,* mesurer) [*fig.* 419] du sergent Dupont.

On mesure la *pronation* et la *supination* avec l'appareil des Drs J. Camus et P. Faidherbe (*fig.* 421), qui se compose d'un axe muni d'une poignée et d'un cadran gradué en degrés sur lequel tourne une aiguille fixée sur l'axe.

Un membre peut tourner autour de son axe longitudinal soit en dehors c'est la *supination,* soit en dedans c'est la *pronation.* Ainsi l'avant-bras est en supination, la paume de la main dirigée en haut, il est en pronation avec la paume tournée vers le sol.

Au point de vue qui nous occupe, la pronation commence à la supination extrême et va jusqu'à la pronation extrême où commence à son tour la supination. Chacun de ces mouvements, le coude étant fixé au corps et le dos appuyé à une chaise, fournit un parcours, le premier, la pronation de 0° à 180°, le second la supination de 180° à 0°. « La pronation de même que la supination évoluent au-dessus d'une ligne horizontale (0°-180°) ; le 0 et le 180 de l'appareil doivent donc être aux deux extrémités d'une ligne horizontale. Quand le mouvement dépasse l'horizontale à droite ou à gauche, c'est qu'il se produit soit un mouvement du bras, soit un mouvement de l'épaule.

Le cadran de l'appareil porte naturellement deux graduations superposées, une pour la main gauche (sens des aiguilles), l'autre pour la main droite (sens inverse des aiguilles). »

Pour montrer les *positions extrêmes d'extension et de flexion* que peuvent présenter les membres, on a recours à la *photographie* (*fig.* 1 et 2 du Tabl. L).

La *constatation des lésions anatomiques* est donnée par des photographies (*fig.* 3 et 4 du Tabl. L), des moulages (*fig.* 422) et par les *radiographies* faites dans les hôpitaux au cours du séjour du blessé et au besoin par une radiographie opérée au centre d'examen de la commission, si, ce qui se produit assez fréquemment, le dossier ne contient que la radiographie effectuée avant l'opération.

On emploie aussi le chronaximètre du professeur Lapicque (*fig.* 418) pour apprécier le degré de dégénérescence d'un muscle.

Examen fonctionnel. — Pour constater les *impotences fonctionnelles,* on emploie les *deux dynamo-ergographes* (V. ce mot) du Dr J. Camus qui permettent d'enregistrer par des graphiques joints au dossier les mouvements, la fatigabilité (*fig.* 423).

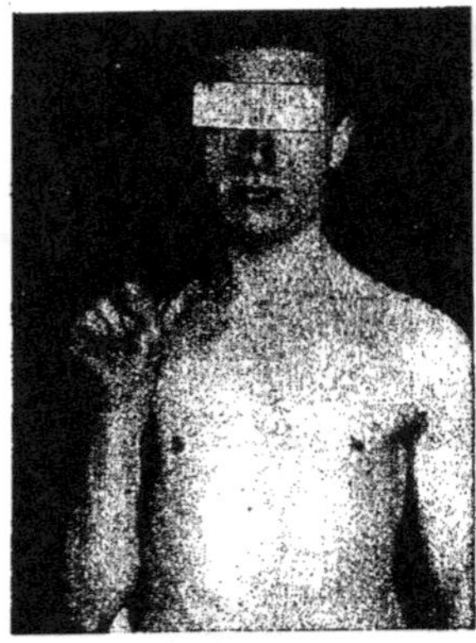

1. – Photographie montrant le maximum de mouvement de flexion avec le membre blessé.

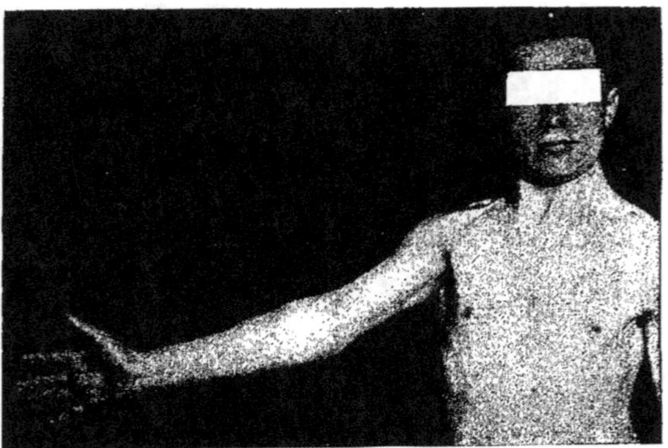

2. – Photographie montrant le maximum de mouvement d'extension avec le membre blessé.

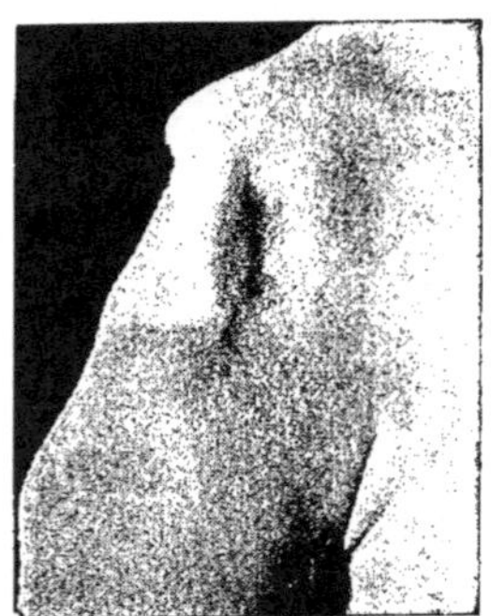

3. – Photographie montrant l'état local de l'épaule blessée, vue de face.

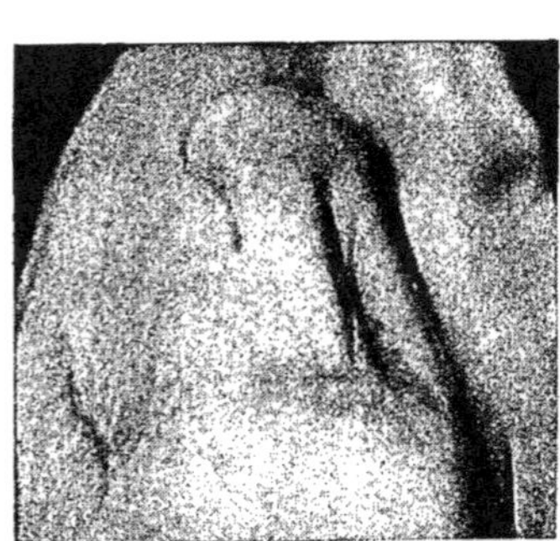

4. – Photographie montrant l'état local de l'épaule blessée, vue de côté.

5. – Radiographie montrant l'importance des lésions osseuses (perte de la tête humérale).

Dossier de réforme d'une lésion grave de l'épaule droite. (Centre spécial de la rue P.-L. Courier.)

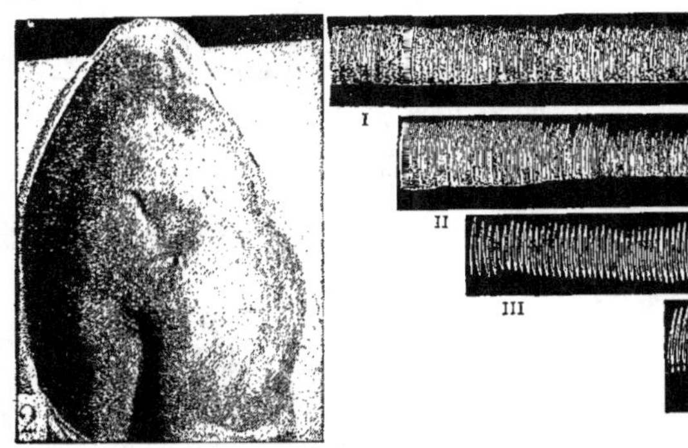

FIG. 422. — Moulage en plâtre de l'épaule.

FIG. 423. — Diagrammes de la préhension de la main gauche (I), de la main droite (II), de la traction (III) et de la propulsion (IV).

Suite du dossier d'une lésion grave de l'épaule droite.

L'état des muscles et des nerfs est contrôlé par l'*électro-diagnostic*.

Evaluation de l'incapacité. — Cette évaluation résulte de l'ensemble des renseignements précédents qui donnent une idée nette à l'expert de la diminution de capacité de travail. Au moment de son examen de réforme le médecin peut juger qu'une opération ou simplement un traitement externe (électrothérapie, hydrothérapie, mécanothérapie) améliorerait l'état constaté. Si ce traitement est refusé, le médecin appréciera s'il convient de diminuer le taux de la gratification ou de la pension.

II. Réforme et Retraites (législation des pensions, gratifications, allocations). — DROIT A PENSION. *Loi du 11 avril 1831.* — Art. 12. Les blessures donnent droit à la pension de retraite lorsqu'elles sont graves et incurables et qu'elles proviennent d'événements de guerre ou d'accidents éprouvés dans un service commandé.

Les infirmités donnent le même droit lorsqu'elles sont graves et qu'elles sont reconnues provenir des fatigues ou dangers de la vie militaire.

Art. 13. Les blessures ou infirmités provenant des causes énoncées ci-dessus ouvrent un droit immédiat à la pension si elles ont occasionné la cécité, l'amputation ou la perte absolue de l'usage d'un ou plusieurs membres.

Art. 14. Dans les cas moins graves elles ne donnent lieu à pension que sous les conditions suivantes :

1° Pour l'officier si elles le mettent hors d'état de rester en activité et lui ôtent la possibilité d'y rentrer ultérieurement.

2° Pour le sous-officier, caporal, brigadier et soldat si elles le mettent hors d'état de servir et de pourvoir à sa subsistance.

FIXATION DE LA PENSION. *Loi du 15 juin 1861.* — Art. 5. Pour l'amputation d'un membre ou la perte absolue de l'usage des deux membres, les officiers, sous-officiers et soldats ainsi que leurs assimilés reçoivent le maximum de la pension.

En cas d'amputation des deux membres ou de la perte totale de la vue, ce maximum est augmenté, pour les officiers, de 20 pour 100 (pour les sous-officiers et soldats voir plus loin les dispositions spéciales).

Loi du 11 avril 1831. — Art. 16. Les blessures ou infirmités qui occasionnent la perte absolue de l'usage d'un membre ou qui y sont reconnues équivalentes donnent droit au minimum de la pension d'ancienneté, quelle que soit la durée du service. Chaque année de service, y compris les campagnes, qui sont comptées doubles, même si elle est inférieure à 12 mois, ajoute

à la pension un vingtième de la différence du minimum au maximum d'ancienneté. Le maximum est acquis à 20 ans de service, campagnes comprises.

Art. 17. Pour les blessures ou infirmités qui mettent le militaire dans une des positions prévues par l'art. 14 (v. plus haut), les pensions sont fixées pareillement au minimum d'ancienneté ; mais elles ne sont augmentées, dans la proportion déterminée par l'art. 16, que pour chaque année de service au delà de 30 ans, campagnes comprises. Le maximum est acquis à 50 ans de service.

Art. 18. La pension pour cause de blessures ou infirmités se règle sur le grade.

CHIFFRE DE LA PENSION DES OFFICIERS. — Ce chiffre a été fixé par les lois du 22 juin 1878 pour les officiers supérieurs et par la loi du 13 juillet 1911 pour les autres.

Tarif des pensions de retraite des officiers

GRADES	Minimum après 30 ans de service.	Accroissement par année de campagnes.	Maximum à 50 ans de service et campagnes.
Loi du 22 juin 1878.			
Général de division ou assimilés...	7 000	175	10 500
Général de brigade.	6 000	100	8 000
Colonel........	4 500	75	6 000
Lieuten¹-colonel..	3 700	65	5 000
Chef de bataillon..	3 000	50	4 000
Loi du 13 juillet 1911.			
Capitaine ou assim.	2 300 à 2 900 (¹)	50	3 300 à 3 900
Lieutenant.....	1 850 à 2 300	50	2 850 à 3 300
Sous-lieutenant..	1 500 à 1 800	50	2 300 à 2 800

(1) Suivant échelon de solde.

CHIFFRE DE LA PENSION OU GRATIFICATION DES SOUS-OFFICIERS, CAPORAUX ET SOLDATS. — Le tarif des pensions est établi pour ces militaires d'après l'importance des blessures. On verra plus loin que celles-ci sont divisées en 6 classes. D'autre part, ils peuvent bénéficier de *gratifications* renouvelables chaque année, qui sont réparties en 8 catégories et dont les chiffres sont également donnés ci-après. Enfin, en attendant la décision du ministre sur la pension ou la gratification, ils reçoivent une *allocation journalière*.

ALLOCATIONS, PENSIONS ET GRATIFICATIONS

Tarif de l'allocation journalière en attendant la décision
du ministre sur la pension ou la gratification.

	fr.	c.
Adjudant-chef	3	10
Adjudant	2	80
Aspirant	2	65
Sergent-major	2	50
Sergent	2	25
Caporal	2	»
Soldat	1	70

Cette allocation est payable par quinzaine et d'avance à compter du jour inclus de leur départ du corps ou de l'hôpital et jusqu'au jour exclu de l'échéance des premiers arrérages de la pension, ou jusqu'au jour exclu de la notification de la décision ministérielle rejetant la demande de pension ou statuant sur la proposition de réforme.

Cette allocation, exclusive de la solde, se cumule avec la haute paie, s'il y a lieu, mais n'est pas due aux militaires en traitement dans les hôpitaux. Pour le paiement de cette allocation, les mois sont comptés de 30 jours.

Tarif des pensions des sous-officiers, caporaux et soldats.

GRADES	1re et 2e classes.	3e et 4e classes.	5e et 6e classes.
	francs.	francs.	francs.
Adjudant-chef	1 820	1 400	1 100
Adjudant	1 690	1 300	1 000
Aspirant	1 625	1 250	950
Sergent-major	1 560	1 200	900
Sergent	1 430	1 100	800
Caporal	1 170	900	700
Soldat	975	750	600

Tarifs des gratifications renouvelables.

GRADES	8e catégorie. 10 %	7e catégorie. 20 %	6e catégorie. 30 %	5e catégorie. 40 %	4e catégorie. 50 %	3e catégorie. 60 %	2e catégorie. 80 %	1re catégorie. 100 %
	fr.	fr.	fr.	fr.	fr.	fr.	fr.	fr.
Adjudant-chef	184	368	550	730	910	1 100	1 400	1 820
Adjudant	168	334	500	660	832	1 000	1 300	1 690
Aspirant	159	318	475	633	791	950	1 250	1 625
Sergent-major	150	300	450	600	750	900	1 200	1 560
Sergent	134	268	400	533	666	800	1 100	1 430
Caporal	118	234	350	466	582	700	900	1 170
Soldat	100	280	300	400	500	600	750	975

DÉCÈS. — En cas de décès des suites de blessures de guerre, de maladies contractées au front, d'accident ne service commandé, la pension est reversible sur la veuve et les orphelins jusqu'à la majorité du plus jeune (21 ans).

III. Réforme et Retraites (conditions pour la délivrance de pension ou gratification). — Autorité qui prononce la retraite ou la réforme.

— La commission consultative médicale n'a, comme son titre l'indique, qu'un droit d'*avis* de proposition de réforme avec ou sans gratification de... Le ministre seul a la décision.

Certificat d'origine. — La base de toute pension ou gratification est le certificat d'origine de la blessure ou de maladie qui, en principe, doit être établi par le commandement, mais peut être remplacé par le billet d'hôpital.

Différence entre la pension et la gratification.
— La retraite avec *pension* s'applique à certains cas jugés dignes d'*une* récompense nationale et ne vise que les infirmités ayant pour caractères : 1° de *résulter du service*; 2° d'être *incurables*, d'une façon défini-

tive ; 3° de mettre pour les hommes de troupes l'intéressé *hors d'état de pourvoir à sa subsistance.*

La *gratification* vise à réparer le préjudice causé et cela dans tous les cas.

RÉPARTITION DES BLESSURES OU INFIRMITÉS EN SIX CLASSES. — *1re classe.* — Cécité ou perte totale et irrémédiable de la vue.

2e classe. — Amputation de deux membres.

3e classe. — Amputation d'un membre (pied ou main).

4e classe. — Perte absolue de l'usage de deux membres ou infirmités équivalentes.

5e classe. — Perte absolue de l'usage d'un membre ou infirmités équivalentes.

6e classe. — Cicatrices, fistules, tumeurs, hernies, etc.

Gratifications. — Le décret du 24 mars 1815 a créé huit catégories de gratifications *renouvelables* correspondant à : *1re catégorie*, abolition totale non incurable des facultés de travail ;

2e et 3e catégories, réduction non incurable des facultés de travail évaluées à 80 et à 60 pour 100 ;

4e, 5e, 6e, 7e, 8e catégories, réduction des facultés de travail évaluées à 50, 40, 30, 20 et 10 pour 100 curables et incurables.

Ce décret et l'instruction d'application du 20 avril 1915 rapprochent le taux de l'indemnité de celui des accidents de travail. La commission consultative médicale qui remplace le conseil consultatif de santé a établi un guide-barème des invalidités qui sert de base aux conseils de réforme pour leurs propositions.

Durée des gratifications. — En principe les gratifications sont accordées pour deux ans, et renouvelables par périodes de durée égale.

Celles des trois premières catégories ne peuvent être converties qu'en pensions, si, dans un délai de cinq ans au maximum depuis la cessation de l'activité, les infirmités réunissent les conditions de gravité et d'incurabilité prévues par la loi. En aucun cas, la pension ne peut être inférieure à la gratification qu'elle remplace.

Les gratifications des cinq dernières catégories peuvent être transformées à n'importe qu'elle époque en *gratifications permanentes*, si l'affection prend des caractères d'incurabilité ; elles peuvent être aussi transformées en pensions si, dans les conditions prévues pour celles des trois premières catégories, elles ont pris un caractère de *gravité* et d'*incurabilité* permettant de les faire rentrer dans l'une des classes des pensions.

Tableau d'ensemble des retraites et des gratifications. — En pratique il peut se résumer ainsi :

A. Infirmités incurables mettant l'homme hors d'état de pourvoir à sa subsistance (60 pour 100 au moins de réduction des facultés de travail), rentrant dans l'une des classes de l'échelle de gravité : *pension de retraite.*

B. Infirmités non incurables totales ou donnant 80 ou 60 pour 100 de réduction : *gratifications des 1re, 2e, 3e catégories.*

C. Infirmités curables ou incurables entre 60 et 10 pour 100 de réduction : *gratifications des 4e, 5e, 6e, 7e et 8e catégories.*

Droits résultant d'infirmités simultanées. — Lorsque le blessé est atteint de plusieurs infirmités, dans des régions différentes ou sur une même région, ouvrant chacune droit à la pension, le cumul s'en établit par élévation de la catégorie (par exemple, deux infirmités de la 6e classe donnent une 5e ou une 4e classe)

Conditions dans lesquelles la réforme est prononcée. — La réforme est prononcée quand l'homme ne présente plus les conditions d'aptitude au service armé ou auxiliaire (*Instr. sur l'aptitude au service armé*).

Les conditions prévues dans ce volume sont des indications servant de guide, mais ne sont pas rigoureusement obligatoires. Pour l'appréciation de certains cas, le médecin reste seul juge ; telle infirmité prévue peut, par exemple, être si bien compensée qu'elle n'est pas une gêne pour le service. En tous cas, quand, l'infirmité étant le résultat du service, la commission a prononcé la réforme n° 1, cela n'implique pas forcément que la catégorie de gratification sera acceptée, ni même qu'il y aura gratification, puisque le ministre reste seul juge.

Les médecins experts ont toujours a se prononcer : 1° sur l'*origine* de l'infirmité imputable ou non, directement ou par aggravation à un fait de service ou aux fatigues et obligations du service militaire en général ; 2° sur la *gravité* (diminution de capacité d'au moins 10 pour 100 et pouvant atteindre 100 pour 100); 3° sur l'*incurabilité ou non*. Pour les infirmités non incurables leur durée doit être évaluée à un an (réforme temporaire) ou au moins à deux ans et la gratification est *temporaire*. Pour les infirmités incurables dont le taux d'incapacité est évaluable à moins de 60 pour 100, il est attribué une *gratification permanente*.

Lésions du membre supérieur. — Ne pouvant donner ici toutes les variétés de blessures donnant droit à gratification ou pension, nous donnerons quelques renseignements sur les lésions du membre supérieur. Les gratifications sont supérieures pour les infirmités du membre droit chez les droitiers, et du membre gauche chez les gauchers à celles pour l'autre membre supérieur en ce qui concerne surtout les petites articulations. On peut observer une *ankylose* 1° *partielle* par rétraction fibreuse ou cicatricielle, rupture de tendons, contracture musculaire ou 2° *totale* par union osseuse. Beaucoup d'ankyloses partielle et même totale des doigts, l'amputation de phalanges ne donnent pas lieu à gratification ; il faut qu'il y ait une gène réelle et alors elle varie suivant le cas de 10, 20 à 60 pour 100 (tous les doigts). La perte des fonctions du pouce et de l'index nécessite naturellement une indemnité plus importante que celle des autres doigts.

IV. Réforme et Retraites (variétés et modifications par l'état de guerre). —

Il existait quatre variétés de réformes militaires (deux définitives et deux temporaires) : la loi du 17 août 1915 a apporté aux conditions de réformes militaires des modifications d'autant plus importantes que, contrairement au principe habituel de nos lois, elles ont un caractère rétroactif.

Le public, particulièrement les intéressés et les médecins qui, dans les formations sanitaires, ont des propositions de réforme à faire, ont grand intérêt à les connaître ; or les notices officielles publiées n'en font pas jusqu'ici mention, d'où la difficulté de se renseigner exactement.

Jusqu'en 1898 il n'existait que des réformes *définitives ;* la loi du 1er août 1898 créa une nouvelle catégorie, la réforme *temporaire* d'un an, qui fut elle-même divisée en deux variétés par la loi du 21 mars 1905. La loi Dalbiez a revisé profondément cette législation en cessant de donner un caractère définitif à l'une des deux variétés de réformes dites antérieurement définitives et en obligeant les réformés définitifs n° 2 et les réformés temporaires à un examen trois mois après leur mise en congé. On trouvera ci-dessous les conditions : 1° *en temps de paix ;* 2° en *temps de guerre*. Il est à présumer que ces dernières, qui ont un caractère exceptionnel, disparaîtront avec la situation qui les a fait établir.

Les jeunes soldats qui, avant la mise en route du contingent, se croient susceptibles d'être réformés, doivent en faire la déclaration, dès la réception de leur ordre d'appel sous les drapeaux, au commandant de la brigade de gendarmerie de leur résidence. Celui-ci transmet sans retard les demandes au commandant du bureau de recrutement dont dépend le siège de sa brigade, en les appuyant d'un billet d'appréciation et, si c'est possible, d'un certificat délivré par un médecin.

Le commandant de recrutement convoque ces jeunes soldats devant la commission spéciale et, si leur maladie est reconnue, ils sont maintenus dans leurs foyers. Les jeunes gens qui, ne s'étant pas présentés au conseil de revision, ont été compris dans le contingent comme bons-absents, peuvent agir de même en adressant un certificat de leur médecin traitant, mais leur négligence leur nuit car « ils ne peuvent être réformés que s'il est absolument impossible de les utiliser dans un service quelconque ».

Les hommes qui, à leur arrivée au corps ou pendant la durée de leur séjour sous les drapeaux, sont jugés impropres au service, sont immédiatement proposés pour la réforme et déférés à la commission spéciale.

Il en est de même : 1° pour les militaires dans les hôpitaux et les militaires en position régulière d'absence jugés impropres au service, soit par le médecin traitant de l'hôpital soit par l'un des médecins chargés de la visite des hommes étrangers à la garnison ;

2° Pour les militaires qui au cours d'un congé ou d'une permission, demandent à être déférés à la commission spéciale de leur résidence.

Réforme définitive n° 1 (libérant complètement du service militaire en temps de paix). — ETAT DE PAIX. — Elle est accordée par le ministre sur l'avis du comité technique de santé et sur la proposition de la commission spéciale, soit pour infirmités ou mutilations résultant de blessures reçues en service commandé, soit pour infirmités provenant de maladies contractées par le fait des obligations du service militaire, soit enfin pour infirmités antérieures à l'incorporation ne dépendant pas exclusivement d'une circonstance déterminée de service ayant cependant acquis, sous l'influence des conditions spéciales à la vie militaire, un développement entraînant l'incapacité de servir. La commission spéciale de réforme est composée d'un général de brigade (en principe celui commandant la subdivision), d'un sous-intendant militaire, du commandant de recrutement et du capitaine de gendarmerie ayant voix *délibérative* et, comme experts, ayant voix *consultative*, de quatre médecins militaires dont les noms ne doivent jamais être divulgués.

Les certificats mentionnent en outre la nécessité de la réforme avec ou sans gratification. Si les blessures ou infirmités viennent à s'aggraver au point de mettre cet homme dans l'impossibilité de pourvoir à sa subsistance, il peut obtenir la transformation de sa réforme en pension de retraite.

La gratification est accordée pour deux ans et renouvelable tant que l'intéressé n'a pas recouvré intégralement l'aptitude au travail qui, suivant le cas, peut être diminuée d'une proportion variable déterminée par le conseil de réforme.

Ce renouvellement est décidé, soit par le conseil de réforme, soit par les membres militaires des conseils de revision lors de leurs tournées annuelles. Ces conseils déterminent : 1° si la lésion est complètement guérie, ce qui fait supprimer la gratification ; 2° si elle est stationnaire, sans espoir de guérison, auquel cas la gratification devient permanente ; 3° si elle s'aggrave dans un délai de cinq ans à partir de la cessation d'activité, la gratification est transformée en pension de retraite.

ETAT DE GUERRE. — Les soldats réformés *avant la guerre* ont été astreints récemment à une nouvelle visite.

Retraite. — Un tableau de classification des diverses variétés de blessures avec allocation dépendant de leur gravité avait été établi, mais il a été remanié cependant par la Chambre. La loi ne sera définitive qu'après l'adoption par le Sénat. La loi Benazet, en discussion, élève le taux des retraites et les majore s'il existe des enfants mineurs et des ascendants. Déjà un décret de mars 1915 avait établi, lorsque les blessures reçues ou des infirmités contractées au service, par des militaires ou officiers, ne remplissent pas les conditions de gravité et d'incurabilité requises par l'article 12 de la loi du 11 août 1831, pour donner droit à une pension de retraite, mais de nature à réduire ou à abolir leurs facultés de travail, des *gratifications renouvelables*, variables suivant la diminution de leur activité (Voir précédemment).

Réforme définitive n° 2 (on verra plus loin que cette réforme n'est plus définitive). — ETAT DE PAIX. — La réforme définitive n° 2 est prononcée soit pour des infirmités antérieures à l'incorporation, soit pour des infirmités ou mutilations reçues en dehors du service, soit pour des infirmités provenant de maladies ne résultant pas du fait des obligations du service militaire. Ce congé libère du service, mais ne confère *aucun droit* (1).

ÉTAT DE GUERRE. — (V. à la fin de l'article la loi Dalbiez). Ces réformés sont seulement hospitalisés tant que leur état de santé l'exige et peuvent recevoir une allocation temporaire mensuelle de 30 ou 50 francs pour une période de trois ou six mois après avis d'une commission spéciale, à condition qu'ils aient été incorporés soixante jours pendant la guerre et que leur infirmité ait été accrue par les fatigues ou dangers du service (loi du 9 décembre 1916). Ils peuvent, s'ils ne remplissent pas ces conditions, recevoir un secours de 50 à 100 francs pour les soldats (loi du 27 août 1886).

Réforme temporaire. — ÉTAT DE PAIX. — Tout militaire appartenant à l'armée active (temps de paix) ou à la réserve, engagés ou rengagés (temps de guerre) peut être réformé temporairement lorsqu'il est atteint d'une affection qui le met dans l'impossibilité absolue de servir actuellement mais non de rentrer ultérieurement au service.

On se reporte pour cette constatation aux indications contenues dans l'instruction sur l'aptitude physique au service militaire.

La commission procède dans les mêmes formes que pour la réforme définitive.

Il y a deux sortes de réformes temporaires (loi du 21 mars 1905).

Réforme temporaire nº 1. — Ceux qui après avoir été reconnus bons pour le service armé ou pour le service auxiliaire par le conseil de revision sont réformés temporairement avant ou après leur incorporation pour la maladie ou infirmité contractée avant leur entrée au service (art. 19 de la loi).

Réforme temporaire nº 2. — Ceux dont la réforme temporaire est prononcée après un certain temps passé au corps et par suite de maladie contractée au service (art. 38 de la loi).

Cette distinction entre les deux catégories précitées est très importante dans ses conséquences.

En effet les soldats appartenant à la première catégorie (*réforme temporaire nº 1*) sont soumis aux mêmes règles que les ajournés et astreints à trois ans de service, s'ils sont reconnus bons à l'expiration de leur congé de réforme temporaire *qui n'est pas déduit de leur temps de service.*

Ceux de la deuxième catégorie (*réformés temporaires nº 2*) sont renvoyés dans leurs foyers et passent dans la réserve en même temps que les hommes de leur classe, c'est-à-dire que le temps passé par eux en réforme temporaire compte comme service accompli.

Lorsque la maladie ayant provoqué la réforme temporaire a été contractée au cours du service, il y a présomption qu'elle est imputable soit aux obligations du service en général, soit à un fait de service. Si les médecins experts ne peuvent émettre un avis ferme à ce sujet, l'intéressé doit bénéficier du doute et être classé, par conséquent, dans la deuxième catégorie visée par le présent article (art. 38 de la loi).

Il n'est pas délivré de titre de congé de réforme temporaire. Le commandant de bureau de recrutement, membre de la commission, inscrit la réforme temporaire sur un fascicule séparé annexé au livret individuel, fascicule qui est arraché lors du rappel à l'activité du titulaire. Seuls le livret matricule, le matricule du corps, le registre matricule du recrutement et, s'il y a lieu, la liste matricule du recrutement reçoivent l'indication de la réforme temporaire.

Le congé de réforme temporaire est d'un an. Il n'est pas renouvelable.

Quarante jours (V. plus loin *état de guerre*) avant l'expiration du congé de réforme temporaire, le commandant de recrutement convoque l'intéressé devant la commission spéciale qui le déclare bon soit pour le service armé, soit pour le service auxiliaire ou le réforme définitivement. Cette réforme est nº 1 ou nº 2 (Il y a lieu de remarquer qu'inversement c'est la réforme définitive nº 1 qui est avantageuse au soldat et peut suivre la réforme temporaire nº 2).

L'homme en congé de réforme temporaire est astreint, s'il se déplace, à une déclaration du changement de domicile, au visa du livret par la gendarmerie.

Le réformé temporaire qui ne répond pas à la convocation ou ne justifie pas de son absence est déclaré bon pour le service armé et reçoit, s'il y a lieu, un ordre d'appel. Celui en résidence régulière à l'étranger peut être autorisé à subir la visite médicale au consulat de sa résidence à condition qu'il fasse la demande assez tôt pour que le procès-verbal de visite parvienne à la commission avant l'expiration du congé de réforme temporaire.

Affectation des réformés temporaires rappelés à l'activité. — En principe, les militaires déclarés propres au service armé après un congé de réforme temporaire sont rappelés à leur ancien corps par les soins du commandant de recrutement du domicile.

Toutefois, il est fait exception à ce principe dans les cas suivants : 1º les réformés temporaires qui ne paraissent pas pouvoir, en raison de leur état de santé, être utilisés dans l'arme à laquelle ils appartenaient, sont affectés, par le commandant de corps d'armée, sur la proposition de la commission, à une arme à laquelle ils sont reconnus aptes en raison de leur aptitude physique et du temps de service à accomplir, ou à un corps de troupe dans un climat plus doux.

Le réformé temporaire peut se marier pendant la durée de son congé sans autorisation militaire ; s'il est rappelé à l'activité il reçoit, sur sa demande, l'affectation spéciale prévue pour les hommes mariés.

Demande par le réformé temporaire, soit du rappel à l'activité, soit de sa réforme définitive, avant l'expiration du congé. — Le réformé temporaire guéri ou devenu plus malade peut demander au commandant du bureau de recrutement de sa résidence, soit d'être rappelé à l'activité, soit d'être réformé définitivement. La commission spéciale statue, mais la demande ne peut être faite que deux fois : la première, trois mois au plus tôt après sa mise en réforme temporaire ; la seconde, quatre mois au plus tôt avant l'expiration du premier examen facultatif. En tout cas, il ne peut être rappelé contre son gré, sous les drapeaux, avant l'expiration de son congé.

ÉTAT DE GUERRE. — (Loi du 17 août 1915, ou loi Dalbiez). Art. 3. — A partir de la promulgation de la présente loi, tous les hommes des classes mobilisées ou mobilisables, classés ou versés dans le service auxiliaire, ainsi que ceux placés dans la position de *réforme temporaire* ou *de réforme dite définitive nº 2*, devront être, trois mois après la décision qui a prononcé leur affectation ou leur réforme, examinés par la commission spéciale de réforme.

Ne pourront faire partie de la commission spéciale de réforme, ni l'assister à quelque titre que ce soit, les médecins exerçant ou ayant exercé habituellement leur profession dans la subdivision ou dans les subdivisions limitrophes. Ceux qui seront reconnus aptes au service armé suivront le sort de leur classe.

En cas de maintien de l'affectation au service auxiliaire ou de la *position de réforme*, la décision de la commission spéciale de réforme sera définitive.

Sont dispensés de l'examen présent au premier alinéa du présent article :

1º Les hommes classés ou versés dans le service auxiliaire et ceux placés dans la position de réforme nº 2 ou de réforme temporaire qui antérieurement à la promulgation de la présente loi ont déjà été effectivement contre-visités soit par le conseil de revision, soit par la commission de trois médecins instituée par l'instruction ministérielle du 14 novembre 1914 ;

2º Les hommes qui, précédemment exemptés ou réformés, ont été classés dans le service auxiliaire soit par le conseil de revision, soit par la commission spéciale de réforme à la suite de l'examen qu'ils ont subi, en application du décret du 9 septembre 1914 ou de la loi du 6 avril 1915 ;

---

(1) Depuis la guerre une campagne est faite pour que des gratifications soient données à certains réformés nº 2, des sociétés s'occupent de leur obtenir des secours et l'on s'occupe au Parlement de venir en aide aux réformés nº 2 tuberculeux mais aucune solution définitive n'est encore intervenue.

3° D'une manière générale, les hommes qui, depuis la mobilisation, ont été examinés par un conseil de revision et par une commission spéciale de réforme ou par deux commissions spéciales de réforme, si la dernière décision dont ils ont été l'objet les a classés ou maintenus dans le service auxiliaire ou dans la position de réforme.

Art. 4. — Les exemptés ou réformés, ainsi que les hommes dégagés de toute obligation militaire sont autorisés à contracter dans les services de l'armée et dans la mesure des besoins, pour la durée de la guerre et après vérification d'aptitude, un engagement spécial pour un emploi à leur choix.

CONCLUSIONS. — Il résulte de cette loi que la seule réforme définitive n° 1 est vraiment définitive, que la réforme temporaire d'un an est en réalité de trois mois avec possibilité de prolongement.

RÉPARATRICE (CHIRURGIE).

— Le mot orthopédie (*orthos*, droit, et *pais*, enfant) a été détourné de son sens littéral qui, dans l'idée de son créateur Andry, signifiait *l'art de prévenir et de corriger les difformités du corps de l'enfant*, pour s'appliquer à toutes les difformités, quel que soit l'âge du sujet, et souvent même orthopédie devient synonyme du mot prothèse*.

Le mot *orthopédie chirurgicale* a été proposé pour représenter l'ensemble des mesures à prendre par le chirurgien dans le but de remédier aux difformités entraînant un désordre fonctionnel, qui peuvent être la suite d'une blessure. Son nom doit être *chirurgie réparatrice*, réservé à tort à la seule réparation du visage. V. plus loin, RÉPARATION DE LA FACE (transplantation cartilagineuse).

Les plaies de guerre, étant très septiques, entraînent fréquemment des déformations gênantes par mauvaise réparation de la peau (cicatrices vicieuses), des muscles et des tendons (rétractions), des nerfs, des os (cals vicieux et pseudarthroses) et des articulations (ankyloses). M. Mouchet a écrit sur ce sujet, dans *Paris Médical*, un article intéressant auquel nous ferons de nombreux emprunts.

MOMENT A CHOISIR POUR LA RÉPARATION. — Pour que celle-ci puisse s'effectuer dans des conditions satisfaisantes, il est nécessaire que l'on n'ait pas à craindre un réveil du microbisme latent, qui persiste souvent pendant un temps assez prolongé ; ce n'est donc qu'après six semaines ou deux mois au moins qu'une opération *aseptique* est possible. En agissant trop hâtivement, on a les plus grandes chances que la suppuration se produise de nouveau.

I. Chirurgie réparatrice (réparation des cicatrices vicieuses des membres et du tronc).

[Pour les cicatrices de la face, voir plus loin.] — Elles peuvent être gênantes pour les fonctions à cause de leurs *saillies* et de leurs *adhérences* aux os ou aux muscles sous-jacents, notamment aux apophyses, à l'omoplate. Elles provoquent de la gêne par le frottement des vêtements et des objets d'équipement.

« Il faut exciser ces cicatrices, « raboter » au besoin l'os, décoller la peau sur une surface suffisante pour pouvoir rapprocher les lèvres de la plaie. Souvent, lorsqu'il y a adhérence aux muscles, il existe des tractus fibreux très profonds qui sont l'origine de douleurs et de gêne fonctionnelle. Tout doit être enlevé, sinon il y a récidive.

Des cicatrices que nous voyons très souvent sont celles du pli du coude et de la face palmaire de l'avant-bras ou du poignet ; elles sont très fréquemment associées à des paralysies des nerfs médian, radial, cubital, nerfs qu'il convient de libérer après avoir excisé la cicatrice ; elles sont aussi adhérentes aux tendons sous-jacents, biceps, fléchisseurs des doigts qui doivent également être libérés. »

Pour assurer cette libération des nerfs et des tendons, M. Bailleul emploie un procédé qui lui a donné de bons résultats. V. aussi à GREFFES* D'APONÉVROSE ET D'ISOLEMENT.

Tendons. — Il y a souvent des rétractions des tendons, principalement du tendon d'Achille (blessures du membre inférieur, immobilité prolongée du pied) et du tendon du biceps. Pour vaincre à la fois la raideur tendineuse et la raideur articulaire, sous anesthésie générale, on rend sa liberté à la jointure et on coupe le tendon (ténotomie).

Lorsqu'il y a destruction de tendons, notamment au poignet et à la main, on peut avoir recours à l'anostomose du tendon avec les tendons voisins. Il y a aussi des cas où les tendons sont englobés dans du tissu cicatriciel où il est nécessaire de les libérer et de les isoler. V. GREFFE* D'ISOLEMENT.

Dans certains cas, à l'avant-bras, il n'y a pas lieu à opération, la gêne fonctionnelle étant due à une contracture hystérique, à une lésion des nerfs, et le traitement médical suffit : électricité, air ou bains chauds, pansements humides.

Os. — *Cals vicieux.* — Pour M. Mouchet, « les cals vicieux, justiciables de la chirurgie orthopédique, sont ceux qui entraînent une désaxation du membre si fâcheuse au membre inférieur ; ceux qui, par leur siège au voisinage des articulations, apportent un obstacle à leurs mouvements, ou enfin, les cals qui s'accompagnent de complications du côté des organes voisins, vaisseaux et nerfs en particulier ».

La résection ou l'ostéotomie sont les opérations à exécuter ; ici surtout, il faut avoir la patience d'attendre qu'elles puissent avoir lieu *à froid*.

Pseudarthroses. — La situation est alors l'inverse de la précédente ; au lieu d'une exubérance osseuse, l'ostéomyolite a détruit le tissu et il y a perte de substance, absence de continuité de l'os. C'est surtout à l'avant-bras (cubitus et radius) et au tibia que ces lésions s'observent On peut alors, soit rapprocher les deux fragments par une plaque de Lambotte, ou établir un greffon emprunté à un os sain qu'on interpose entre eux. V. à OS.

M. Bailleul a fait de nombreuses greffes osseuses et il insiste sur l'utilité d'affronter périoste à périoste, tissu compact à tissu compact ; il a prélevé, suivant l'usage, ses greffons sur le tibia et le péroné : « Rien n'est plus facile que de détacher la crête du bord antérieur du tibia, sur la longueur et l'épaisseur voulues ; elle fournit un fragment ostéopériostique répondant à tous les besoins. Les figures 1 à 3 du Tableau LI montrent les états successifs d'une greffe osseuse destinée à relier l'un à l'autre, sur un cubitus, divers fragments qui ne s'étaient pas soudés ; on y voit

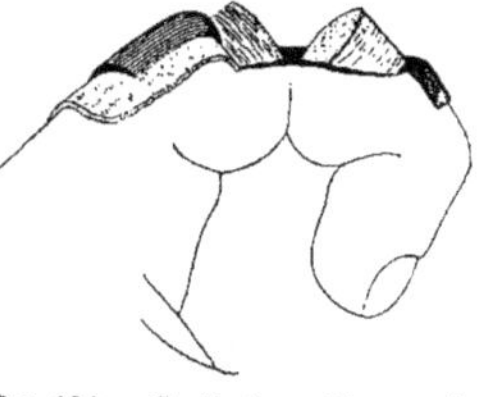

FIG. 424. — Greffe de cartilage après résection d'une ankylose d'un doigt.
(Préparation des surfaces sur lesquelles seront posés les greffons.)

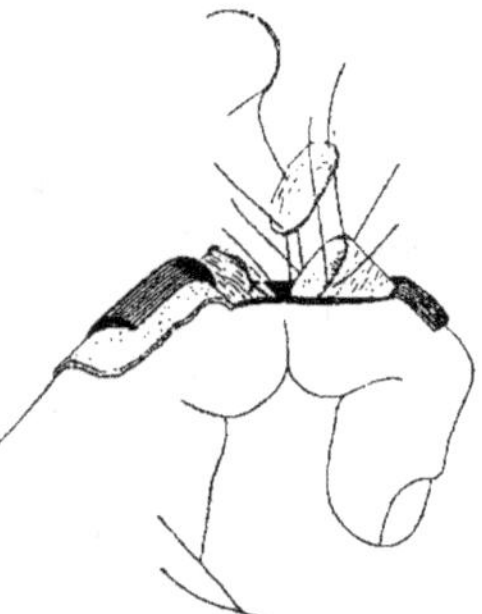

FIG. 425. — Greffe de cartilage.
(Pose de rondelles de cartilage servant de greffon.)

la fusion du greffon avec les deux fragments du cubital. Dans plusieurs cas, M. Bailleul a pu refaire, avec un fragment de crête tibiale, le corps d'un métacarpien (*fig.* 4 à 6 du Tableau LI). La valeur fonctionnelle du doigt correspondant fut ainsi complètement recouvrée.

ANKYLOSES. — C'est surtout au coude et au cou-de-pied qu'une résection est indiquée chaque fois que

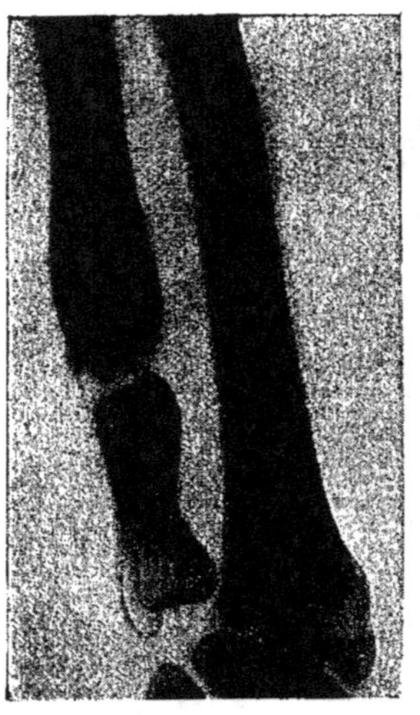

1. – Les deux fragments de cet os ne sont pas réunis l'un à l'autre.

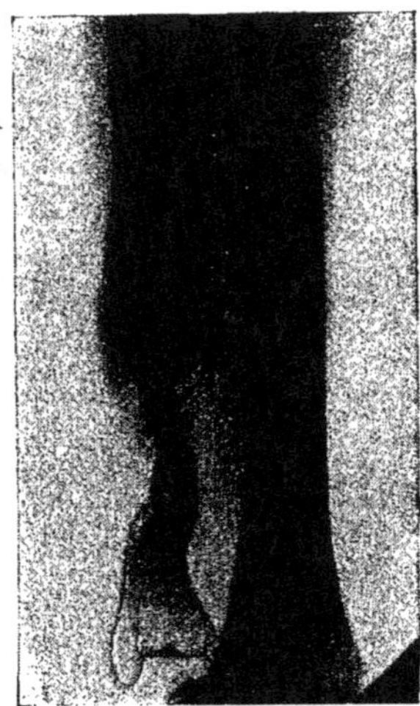

2. – Greffe osseuse réalisée au moyen d'un fragment prélevé sur le tibia. Le greffon réunit les deux fragments.

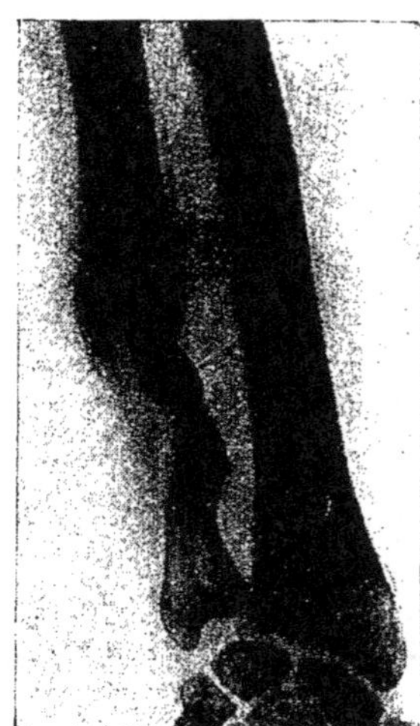

3. – Deux mois après. Un cal continu relie l'un à l'autre les deux fragments du cubitus.

PSEUDARTHROSE DU CUBITUS.

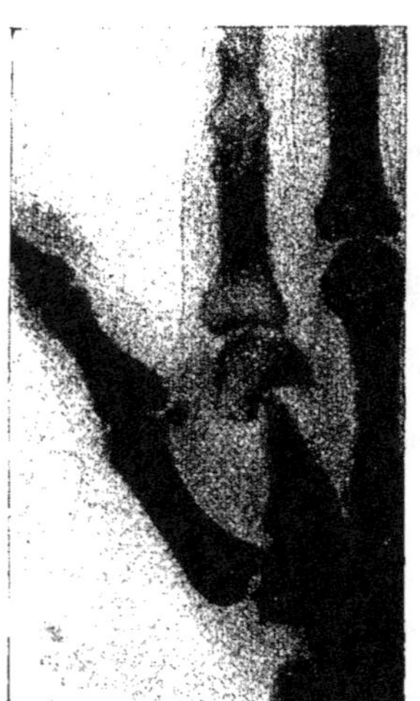

4. – La partie moyenne du 2ᵉ métacarpien a disparu. Les deux fragments ne sont pas consolidés. Le 2ᵉ doigt a perdu toute solidité.

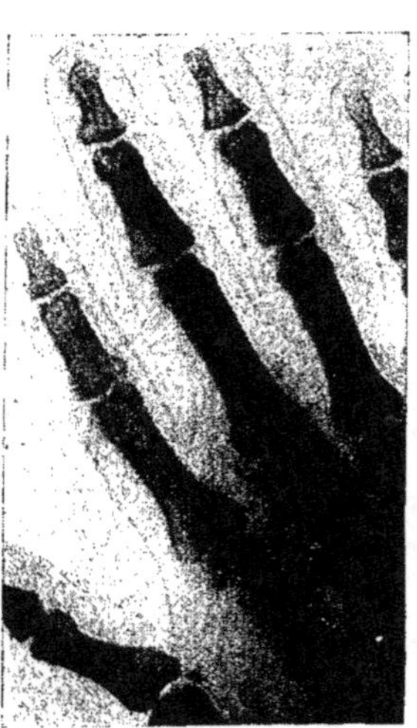

5. – Après la pose d'un greffon osseux prélevé sur le tibia et rétablissant le corps de l'os.

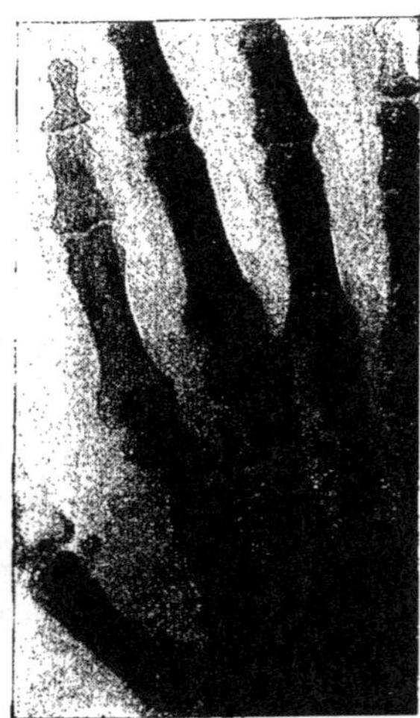

6. – Trois mois après. Un cal s'est constitué. Le doigt a retrouvé sa solidité.

FRACTURE DU DEUXIÈME MÉTACARPIEN.

Radiographies de greffe osseuse. (Collection du Dʳ Bailleul.)

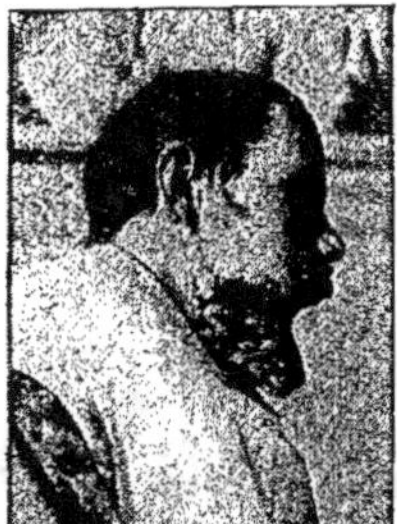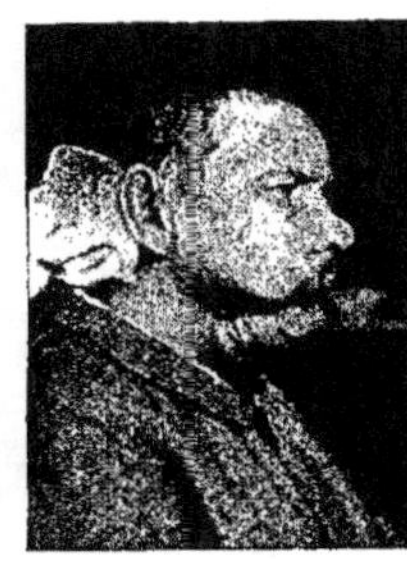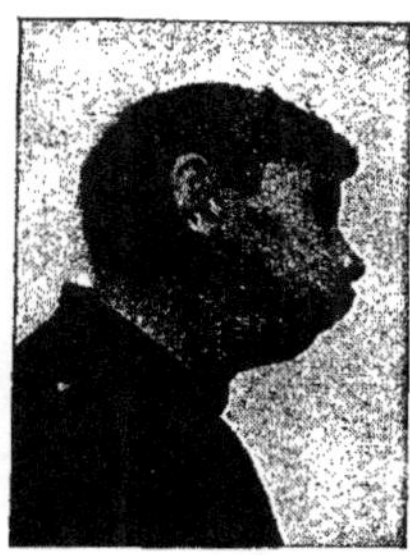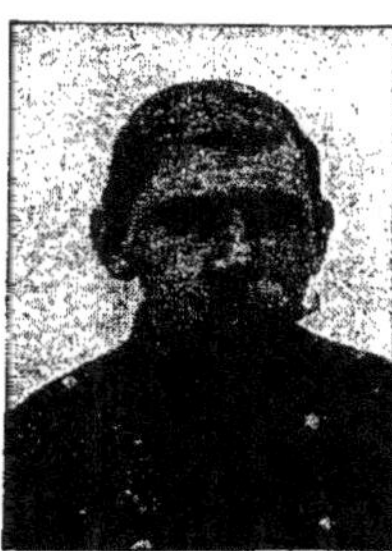

FIG. 426 à 429. – Diverses étapes de réparation de blessures importantes de la face. (Collection du Dr Floersheim.)

l'angle est nuisible au fonctionnement. Dans le cas contraire, il vaut mieux s'abstenir, car une ankylose dans une position à peu près bonne est bien préférable à un membre ballant. Il faut en outre que la musculation soit restée suffisante

M. Bailleul, dans un cas d'ankylose d'un doigt après résection des deux extrémités des phalanges soudées, a pu accoler une rondelle de cartilage sur la partie inférieure de la phalange susjacente et une autre sur la partie supérieure de la phalange sous-jacente de façon à rendre sa mobilité à cette jointure (*fig.* 424-425).

II. Chirurgie réparatrice (réparation de la face). — Transplantation cartilagineuse. — Le

cartilage est appelé à rendre les plus grands services dans la chirurgie réparatrice. On avait déjà utilisé des baguettes cartilagineuses comme tuteurs pour les lambeaux employés à la réfection du nez. M. Morestin en a généralisé l'emploi et a créé de ce fait une méthode entièrement nouvelle pour la restauration du crâne et du squelette facial.

« Le cartilage, d'après lui, est le tissu qui se laisse le plus aisément greffer. Non seulement le transplant est toléré, mais il vit et se greffe réellement. Il n'a aucune tendance à se résorber et ne subit que d'insignifiantes modifications. La greffe est donc stable, ce qui permet de l'utiliser avec confiance. Le cartilage est en outre recommandable pour l'extrême facilité avec laquelle on peut le « menuiser », le découper en lames, en languettes, en arceaux, en baguettes en se servant d'un simple bistouri. Pratiquement, c'est toujours aux cartilages costaux qu'il convient de s'adresser, et même à un petit nombre d'entre eux, les 6e, 7e et 8e. Le prélèvement de ces cartilages n'entraîne jamais aucune conséquence fâcheuse.

On peut utiliser des fragments cartilagineux provenant d'un autre sujet, mais, sauf exception, c'est au sujet lui-même que sont faits les emprunts, et il s'y prête en général avec bonne grâce.

Ces transplants cartilagineux permettent de combler les pertes du crâne et de la face, notamment les brèches frontales, le rebord orbitaire et même le massif maxillaire supérieur, ce qui rendra possible d'aménager la cavité orbitaire.

Enfin, M. Morestin estime que des greffes cartilagineuses peuvent permettre de réparer la main et le pied.

Nous avons demandé à notre collaborateur et ami Floersheim une note sur un de ses malades de l'hôpital 103, dont les figures 426 à 429 montrent les diverses étapes de réparation :

Énorme détachement de la partie inférieure droite de la face, par éclats d'obus.

Section des parties molles, fractures multiples du maxillaire inférieur, déplacement et luxation des dents, mise à nu du plancher de la bouche, chute de de la langue en dehors, ainsi que de la glande sous-maxillaire, etc.

Le blessé, après de multiples interventions sur la face (destruction des parties gangrenées ou trop déchi-

rées, suture des muscles de la base de la langue, ablation d'esquilles osseuses, suture du maxillaire inférieur, restauration des lèvres, de la joue, et application d'un appareil dentaire articulé), a pris l'aspect normal que nous lui voyons sur la figure 429.

Respiratoire (Gymnastique). — Développer l'ampleur de la respiration s'impose chez nombre de *blessés* (pleurésie purulente, suite d'introduction dans la poitrine de projectile, déformation du thorax par balle) et de *malades* (bronchitiques, emphysémateux, convalescents d'affections aiguës des voies respiratoires, anémiques, intoxiqués, névropathes, déprimés).

De nombreux procédés ont été imaginés dans ce but auquel vient de s'ajouter celui du Dr Pescher, le *procédé de la bouteille*, qui nous semble très pratique et d'un contrôle facile.

« Il consiste à utiliser pour les exercices de respiration le phénomène physique de Torricelli : *une bouteille remplie d'eau, renversée dans une cuvette d'eau, par le fait de la pression atmosphérique, ne se vide pas, bien que débouchée.*

Pour la vider, il faut insuffler dans son intérieur, à l'aide d'un tube quelconque, un volume d'air égal au volume d'eau qu'elle contient ; mais, toute insufflation (*expiration*) étant précédée forcément d'une *inspiration* au moins égale, on conçoit qu'il est facile, en prenant des récipients de capacité croissante et en multipliant les insufflations, de faire de la gymnastique respiratoire avec l'intensité progressive qu'on veut. »

Le malade *voit* sa respiration par l'échappement des bulles, il se rend compte de ce qu'il fait et s'y intéresse ; il lit quotidiennement sur le flacon gradué les effets produits ; il se trouve ainsi entraîné instinctivement et poussé à réaliser d'une semaine à l'autre et quelquefois d'un jour à l'autre de nouveaux progrès.

Le procédé de la bouteille présentait un inconvénient qui était d'obliger le malade à remplir la bouteille un grand nombre de fois et M. Pescher a eu l'idée de créer un appareil plus pratique le *spiroscope* (*fig.* 430-433) qui a été présenté par M. Ch. Richet à l'Académie des sciences. Il se compose d'un réservoir à eau servant de récipient et de support à un flacon gradué de trois litres, c'est-à-dire à peu près la capacité respiratoire normale, moyenne d'un adulte sain et qui peut par suite être vidé en *une seule* insufflation. C'est le but à obtenir et auquel les malades arrivent progressivement par un exercice méthodique dont voici la technique :

« 1° Le malade est *assis*, *le corps droit*, le thorax un peu bombé afin de donner aux poumons le maximum de facilité pour leur expansion ;

2° Il *inspire, par le nez, doucement, régulièrement* et *complètement*, faisant entrer dans sa poitrine autant d'air qu'il le peut sans se forcer ;

3° Il souffle dans l'embouchure du tube spiroscopique *doucement, régulièrement* et *complètement*, c'est-à-dire jusqu'au degré du flacon qui a été déterminé d'avance et qui doit être un peu en deçà de ce que le malade est capable de faire sans trop pousser son effort ;

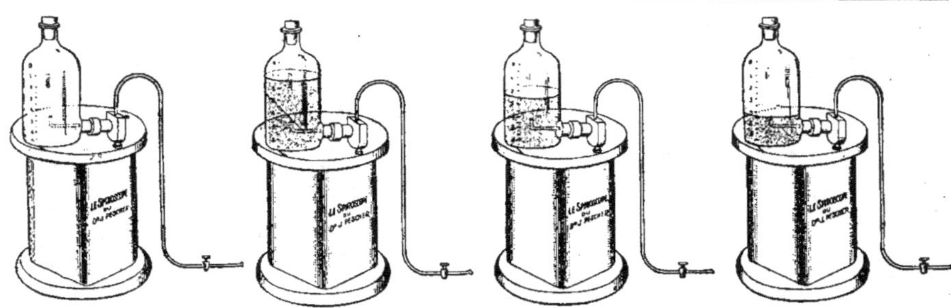

FIG. 430. — Le spiroscope a été vidé en une seule inspiration (inspiration normale).

FIG. 431. — Le spiroscope n'est vidé qu'au tiers.

FIG. 432. — Le spiroscope n'est vidé qu'à la moitié.

FIG. 433. — Le spiroscope n'est vidé qu'aux deux tiers.

Spiroscope du Dr Pescher.

4° Il recommence, sans se presser, une trentaine de fois la même manœuvre et cela fait une séance. Il fait ainsi deux ou trois séances dans les vingt-quatre heures, soit un minimum de 60 à 90 exercices. Dès qu'il est un peu habitué, il peut en faire beaucoup plus. En fait, désirant guérir au plus vite, il ne s'en prive pas. Il n'y a lieu de modérer son zèle que si l'on s'aperçoit d'une fatigue quelconque. Le flacon spiroscopique plongeant tout seul et se remplissant en quelques secondes, les séances d'exercices prennent peu de temps ».

★**Respiratoires (Organes).** — Pleurésie. — MM. Dehau et J.-Ch. Roux ont appelé, dans *Paris Médical* (nov. 1916), l'attention sur les bons résultats qu'ils ont obtenus dans le traitement des pleurésies purulentes, suites de blessures de guerre ayant nécessité drainage et résection de côte par l'emploi d'insufflation d'oxygène dans la plèvre. La température, qui, pendant des semaines et des mois était demeurée élevée (38, 39 et même 40°), revient en quelques jours à la normale. L'écoulement diminue rapidement d'abondance, la fétidité disparait et l'état général s'améliore également très vite.

TECHNIQUE. — « L'obus d'oxygène est relié à une des tubulures d'un flacon barboteur par un tube en caoutchouc. On monte sur la seconde tubulure un autre tube en caoutchouc à l'extrémité duquel on fixe une canule en verre. Cette canule reçoit à son tour une sonde molle et longue (sonde de Nélaton 18 ou 20). C'est cette sonde que l'on introduira dans le drain pleural en l'enfonçant aussi loin que possible. La durée de l'insufflation est d'une heure ; on la pratique une ou deux fois par jour. Ces insufflations doivent être faites sous une très faible pression. La seule précaution consiste à ne jamais introduire le drain avant d'avoir réglé l'arrivée de l'oxygène dans le tube barboteur. Par une fausse manœuvre, on peut avoir un dégagement brusque d'oxygène sous forte pression qui ne serait pas sans danger pour la plèvre. »

MM. Dehau et J.-Ch. Roux pensent que l'action de l'oxygène est double : 1° bienfaisante sur la plaie pulmonaire et la plèvre ; 2° évacuatrice du pus contenu dans les diverticules de la cavité suppurante où le gaz pénétre facilement.

Rougeole et **Scarlatine (préservation et traitement).** — Le Dr Milne, médecin anglais, a obtenu d'excellents résultats au point de vue de la suppression de la contagion et de la guérison de la rougeole et de la scarlatine par le traitement suivant :

Ce traitement, qu'il est bon, du reste, d'instituer dès le début de la maladie, sans attendre la confirmation du diagnostic dans les cas douteux, est fort simple. Il comporte trois pratiques également importantes, qui sont :

1° Le badigeonnage de la gorge (amygdales et pharynx) avec de l'huile phéniquée à *dix pour cent*. Ce badigeonnage doit être répété chaque deux heures durant les premières vingt-quatre heures. Cela suffit à l'ordinaire dans la scarlatine. Pour la rougeole, il est le plus souvent utile de continuer les badigeonnages durant quelques jours, à raison de trois par jour ;

2° L'onction de tout le corps, depuis le cuir chevelu jusqu'à la plante des pieds, matin et soir durant les quatre premiers jours et une seule fois ensuite par jour jusqu'au dixième, avec de l'essence d'eucalyptus ;

3° La protection de l'entourage contre la toux, qui s'obtient en suspendant au-dessus de la tête et de la poitrine du malade un cerceau recouvert d'une gaze légère retombant jusque sur le lit, et que l'on asperge de temps à autre avec de l'essence d'eucalyptus.

MM. Lemoine et Devin ajoutent des instillations dans les fosses nasales d'huile goménolée à 1/20 et ont étendu ce traitement à la diphtérie et aux oreillons. Ils n'ont observé aucune contagion de rougeole, scarlatine, diphtérie et oreillons après ce traitement.

L'huile phéniquée au dixième constitue un antiseptique parfaitement toléré par la gorge des malades atteints d'angine d'origine scarlatineuse ou de tout autre nature. Elle n'est pas caustique et forme un vernis protecteur empêchant ou modérant l'envahissement de la muqueuse par les microbes, et la maladie s'améliore d'autant plus vite que le badigeonnage a pu atteindre toutes les parties de la muqueuse pharyngée.

A partir du début de ce traitement tous les scarlatineux cessent d'être contagieux, l'action microbienne étant annihilée sur la gorge et la peau du malade.

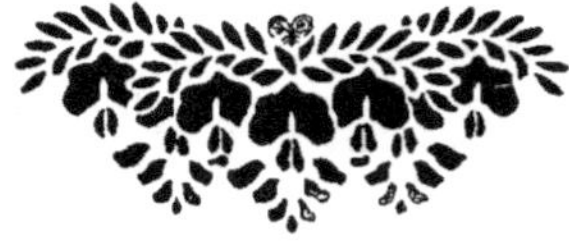

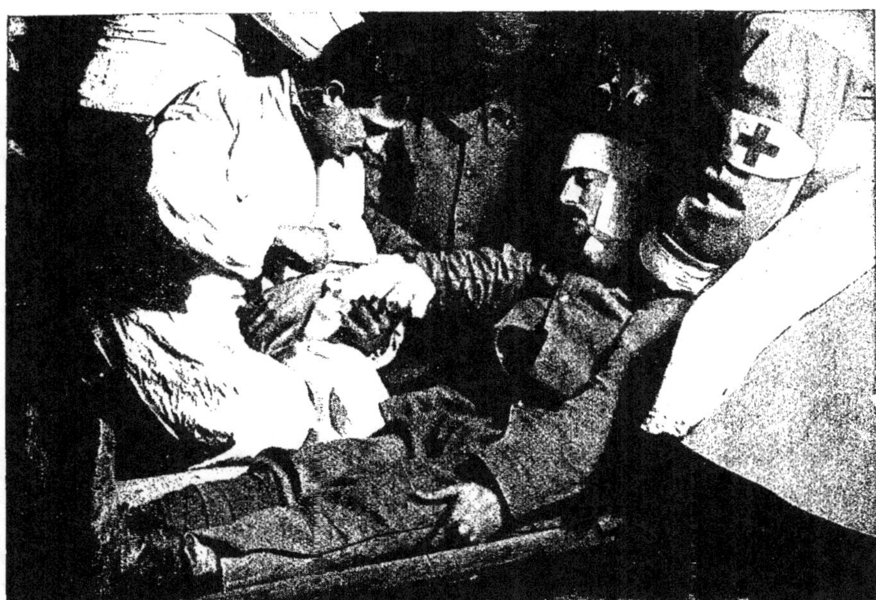

FIG. 434. — *PANSEMENT D'UN BLESSÉ DANS UN REFUGE.*   Service photographique de l'armée.

Scarlatine (préservation et traitement). — V. à ROUGEOLE.

SÉRUM. — I. Sérum artificiel. — PROCÉDÉ DE FORTUNE. — Filtrer un litre d'eau ordinaire sur de l'ouate (après ébullition si l'eau est calcaire). Faites bouillir une demi-heure avec 7 gr. de sel marin (environ une cuillerée à café et demie), puis verser dans un bock stérilisé par ébullition avec son tube en caoutchouc.

II. Sérum de Leclainche et Vallée. — Ce sérum a pour but d'assurer la *digestion* des agents microbiens des plaies en apportant aux cellules organiques, avec un sérum *spécifique* les sensibilisatrices correspondantes, de conserver à ces cellules leur vitalité et leur aptitude à édifier des tissus de réparation ». Le sérum renferme des *anticorps*★ correspondant aux agents des diverses inflammations et suppurations : 1° microbes aérobies, multiples variétés des *staphylocoques, streptocoques, colibacilles, pyocyaniques, proteus ;* 2° microbes anaérobies, *vibrions septiques* et *perfringens.*

Ce sérum polyvalent provient de chevaux immunisés contre les bactéries des diverses suppurations. Il a été préparé pour être appliqué directement sur les plaies en injections ou en pansements soit à l'état liquide (système habituel), soit en poudre ou en injections hypodermique ou intraveineuse en cas de septicémies staphylococcique ou streptococcique.

TECHNIQUE. — Après avoir lavé la plaie avec une solution bouillie tiède de chlorure de sodium à 9 pour 100 dans de l'eau distillée, on applique sur la plaie des couches de gaze ou des mèches stérilisées, imprégnées de sérum qu'on renouvelle deux fois par jour.

On peut aussi faire des injections sous-cutanées, en tâtant d'abord la susceptibilité à l'anaphylaxie par des doses très minimes.

RÉSULTATS. — Ce sérum réussit parfaitement dans les plaies à streptocoques à supprimer la suppuration, les plaques érysipélateuses et à faire baisser la fièvre.

SERVICE DE SANTÉ EN CAMPAGNE. — Le rôle du Service de santé en campagne est de relever, transporter, évacuer et hospitaliser dans des ambulances puis des hôpitaux les blessés et les malades et d'assurer toutes les mesures d'hygiène et de prophylaxie de façon à éviter l'apparition et la propagation des affections contagieuses parmi les soldats.

Le nouveau règlement datait du décret du 26 avril 1910. La guerre a obligé à de nombreuses modifications dont beaucoup sans doute seront maintenues. Citons par exemple la situation faite aux professeurs titulaires et agrégés de Faculté, chirurgiens et médecins des hôpitaux, internes des hôpitaux, en rapport avec leur valeur scientifique, l'utilisation des spécialistes (auristes, oculistes), la création de centres neurologiques, dermatologiques, stomatologiques, kinésithérapiques (mécanothérapie, électrothérapie). Les médecins militaires de profession ne sont pas 1 500, les médecins et chirurgiens mobilisés dépassent 18 000.

ORGANISATION GÉNÉRALE (Tabl. LII). — Le territoire est divisé en :

1° *Zone des armées* commandée par le généralissime et le grand quartier général (G. Q. G.) et qui est elle-même divisée en :

a) Zone de l'avant occupée par les corps d'armée et

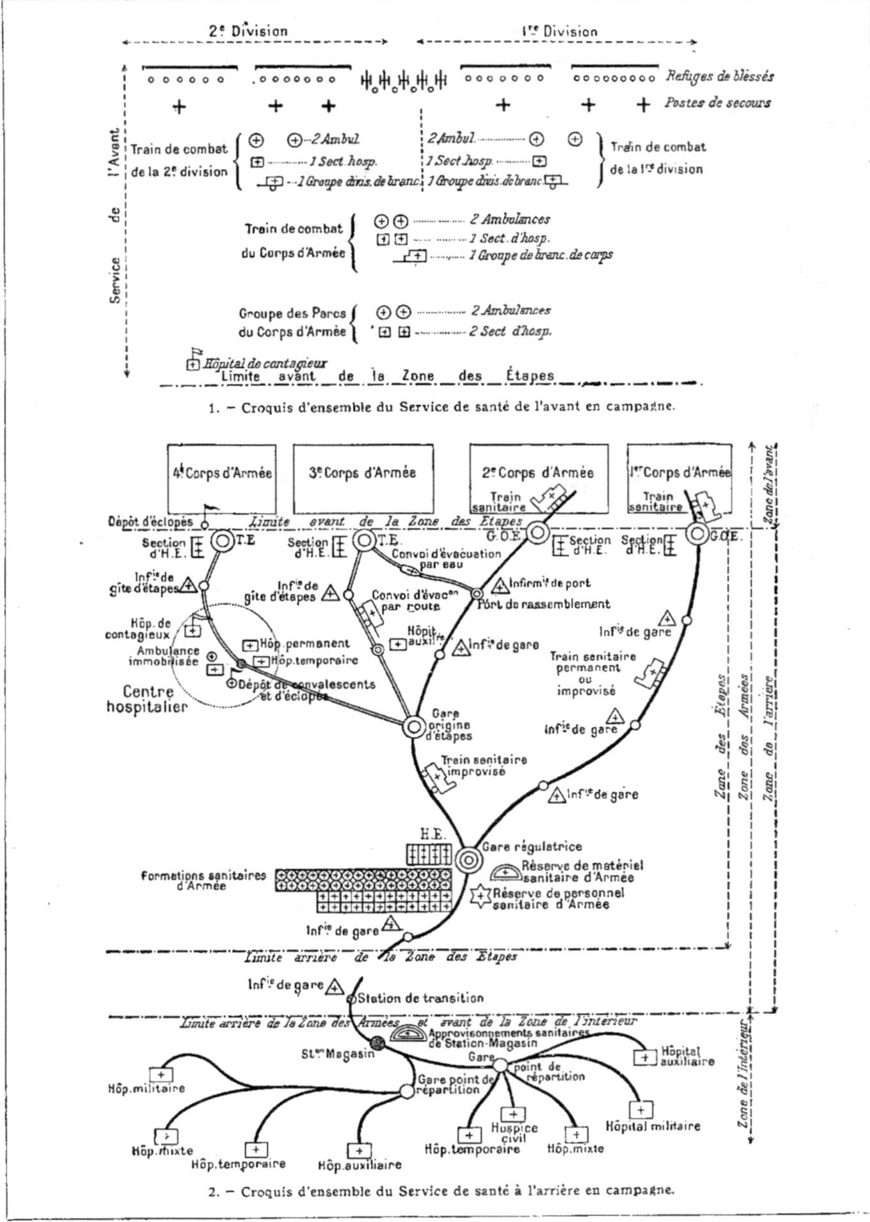

1. — Croquis d'ensemble du Service de santé de l'avant en campagne.

2. — Croquis d'ensemble du Service de santé à l'arrière en campagne.

Répartition du Service de santé à l'avant et à l'arrière en campagne.

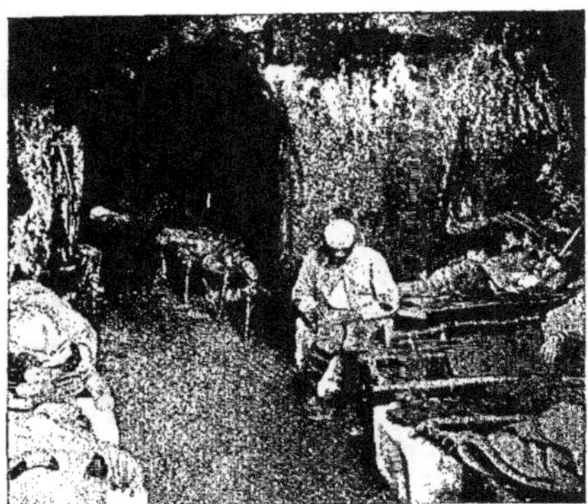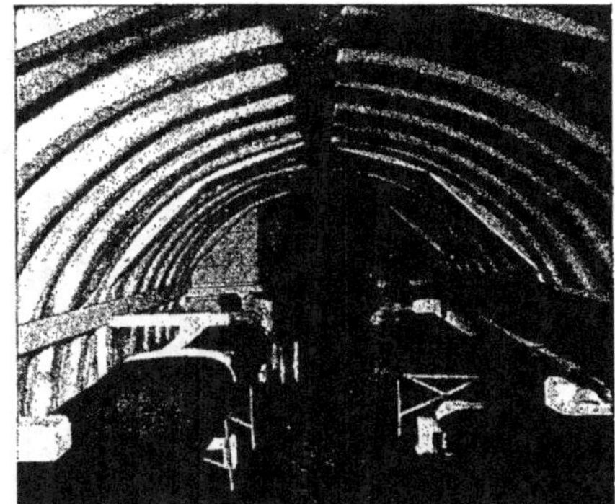

FIG. 435, 436. — Postes chirurgicaux avancés : 1° dans une grotte ; 2° dans un souterrain.

séparée par une limite fixée par le général commandant d'armée de la :

b) Zone des étapes allant de la zone de l'avant à la zone de l'intérieur.

2° *Zone de l'intérieur* placée en arrière et sous le commandement du ministre de la Guerre et de l'état-major général.

I. Service de santé (dans la zone des armées).

— Service de l'avant. — Il est assuré par le personnel régimentaire, les groupes de brancardiers divisionnaires et de corps d'armée, enfin par les ambulances.

PERSONNEL RÉGIMENTAIRE. — Chaque régiment à 4 bataillons dispose de 9 médecins dont un médecin chef, 16 infirmiers, 64 brancardiers. Le médecin chef, au moment d'une action, désigne sur l'ensemble de ces éléments :

a) Le personnel qui marchera avec les unités de 1ʳᵉ ligne et créera à proximité du combat le *poste de refuge ;*

b) Celui des postes de secours, plus éloigné du combat.

REFUGES. — Ils sont placés dans des parties de la ligne de feu abrités derrière des replis de terrain, des bouquets d'arbres vers lesquels les soldats blessés se dirigeront spontanément ou apportés par des brancardiers.

Ils se panseront là eux-mêmes avec le paquet individuel ou grâce à l'aide d'un camarade ou d'un brancardier qui pourra avec un lien quelconque appliquerle garrot pour empêcher une hémorragie ou placer un appareil de fortune pour maintenir une fracture. Dès que la situation du combat le permettra les blessés se dirigeront ou seront portés au poste de secours.

Le transport est souvent très difficile ainsi qu'il a été dit à l'article BRANCARDIERS*.

Dans certains secteurs (trop rares), un chien sanitaire (*fig.* 448) aide à trouver les blessés.

POSTE DE SECOURS. — Le personnel qui restera avec le médecin chef au *poste de secours* à une distance assez rapprochée de la ligne de feu pour que le transport ne soit pas trop long, mais cependant assez loin pour avoir une sécurité relative (1), fait ou refait les pansements effectués avec le paquet individuel, commence le premier triage des blessés et renvoie, s'il y a lieu, au combat ceux dont la lésion est insignifiante. C'est au poste de secours (*fig.* 435, 436 et 453) qu'est établie la fiche d'évacuation (V. p. 49 et 50) qui est fixée au deuxième bouton de la capote.

L'installation de ces postes et, par suite, les soins donnés aux blessés varient suivant les conditions de la guerre. Le passage au poste de secours n'est pas obligatoire et les blessés peuvent être envoyés directement à l'ambulance ou s'y transporter eux-mêmes (Tabl. LII, 1 et 2). Ils peuvent même ne pas entrer dans cette formation sanitaire si un train d'évacuation est à proximité et si son personnel peut les admettre.

La règle doit être, en effet, pour éviter l'encombrement en avant, d'évacuer le plus possible vers l'arrière tous ceux qui n'ont pas besoin de soins immédiats.

POSTES CHIRURGICAUX AVANCÉS. — Ces postes sont installés en petit nombre à proximité de la ligne de feu dans une grotte ou une cave de village au voisinage immédiat des tranchées (*fig.* 435 et 436). Devant être très solides « pour la sécurité des blessés et pour laisser au chirurgien qui opère la plénitude de son sang-froid », M. Costantin (1) conseille d'en garnir la paroi et le plafond avec des tôles ondulées et renforcées recouvertes de terre, de briques, de pierres, de sacs à terre et surtout de deux couches de gros rondins ; le sol est cimenté dans la salle d'opération, planchéiée dans la salle pour les blessés. A la salle d'opération, tapissée de draps lessivés, est annexée une petite pièce tapissée de tôle mince et qui est destinée au matériel de stérilisation. L'entrée doit être dans le sens opposé à l'arrivée des obus.

Intervention. — On ne peut faire dans ces postes que les opérations d'extrême urgence nécessitées par la possibilité d'une hémorragie (pinces fixes, pose de catguts, premiers pansements des plaies du crâne, immobilisation de blessés de poitrine en imminence d'hémorragie, opérations abdominales indispensables. Désinfection des plaies, débridages et extirpation des projectiles et des parties de vêtements tout au moins superficiels, lavage copieux avec une solution antiseptique, pose d'un appareil pour fracture, injection anti-tétanique, injection d'éther, de morphine, d'eau salée. Tout cela est subordonné à l'abondance des blessés qui oblige dans certains cas à laisser ces soins aux ambulances proprement dites.

Table d'opération. — M. Léon Binet propose d'employer (2), comme table d'opération, un brancard dont la toile a cédé la place à une série de planchettes. « La face inférieure de ces dernières est garnie au niveau de ses extrémités de deux petites tiges de bois allongées, disposées de façon à ce qu'elles soient extérieures et parallèles aux hampes du brancard ; ce dispositif, aussi simple que pratique, assure le maintien en place des

---

(1) En nov. 1916, 285 médecins avaient été tués et 1 350 blessés.

(1) *Paris Médical,* 1916.
(2) *Paris Médical,* 1915.

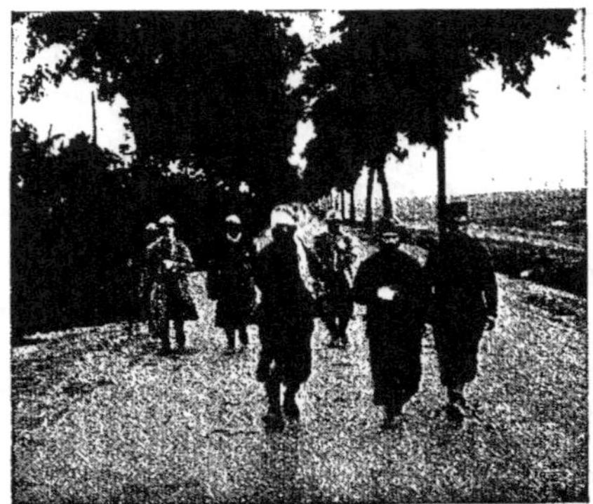

1. — Blessés légers revenant de l'ambulance.

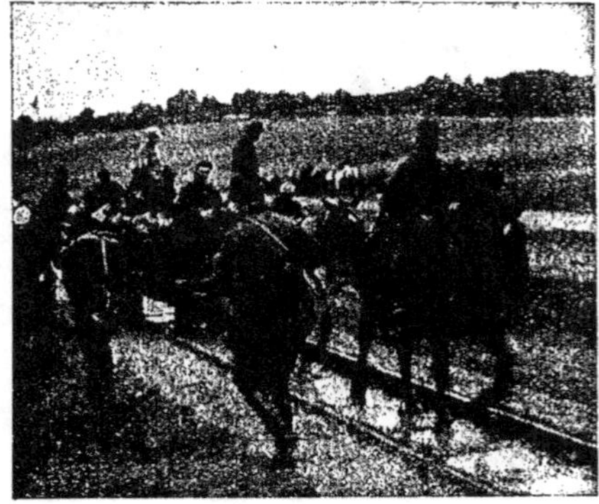

2. — Convoi de blessés sur une ligne ferrée.

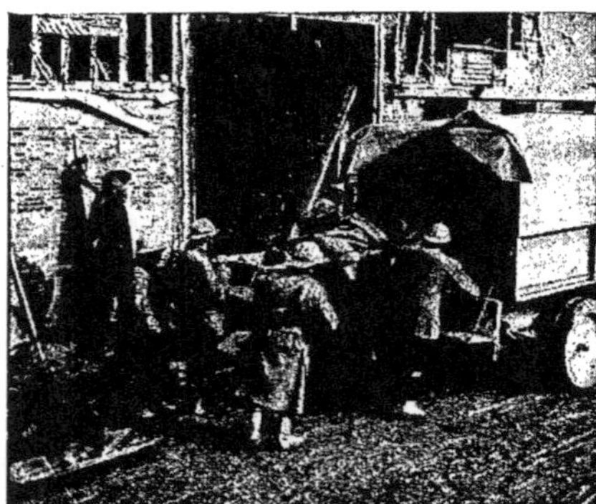

3 — Embarquement de blessés dans une ambulance automobile.

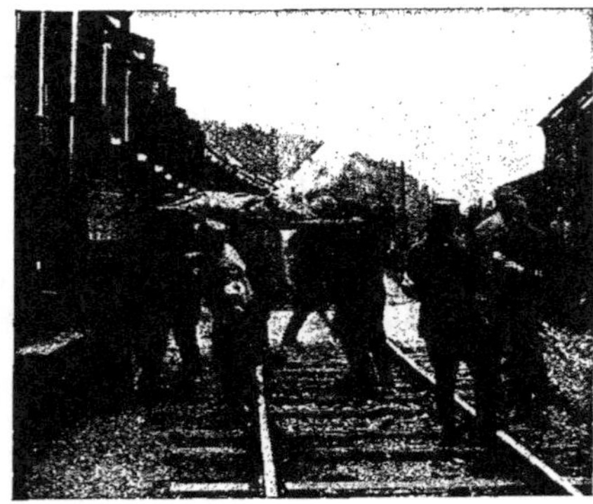

4. — Embarquement de blessés dans un train sanitaire.

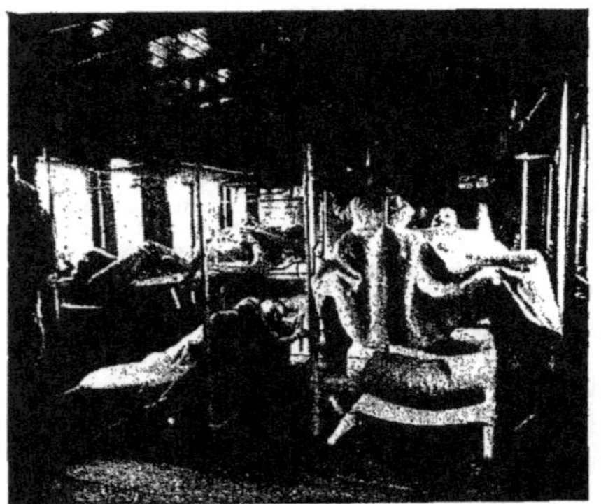

5. — Intérieur de wagon d'un train sanitaire.

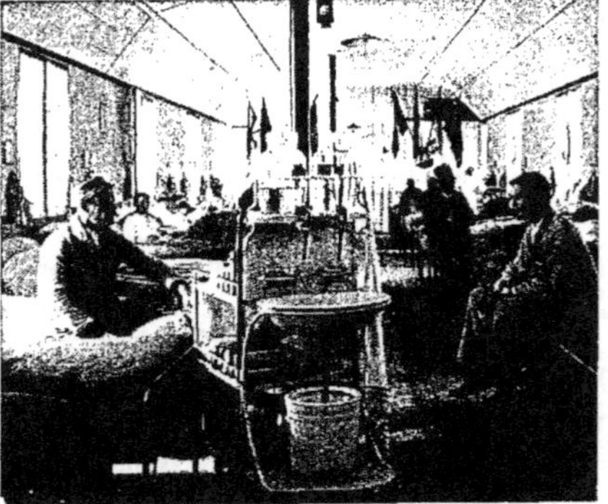

6. — Hôpital régional. Salle de blessés.

Évacuation des blessés. (Service photographique de l'armée.)

planchettes, sans s'opposer à leur enlèvement. Une têtière grillagée, à inclinaison variable, représentée en la circonstance par une grille de soupirail, complète notre table. Cette disposition permet d'enlever la planchette répondant à la région blessée pour pouvoir appliquer le pansement sans trop de douleur, puisque le moindre mouvement est ainsi évité au patient. Dans les plaies de tête la têtière grillagée permet de laver la blessure, sans souiller de sang ni de liquide du lavage le reste du corps ». Pour stériliser le linge (V. STÉRILISATION), le Dr Binet a recours au fer chaud, comme récipient à la gamelle flambée, comme gouttière aux gouttières de toit : il fabrique des sommiers-lits avec un cadre de bois sur lequel on tend un grillage maintenu par quelques fils de fer et un matelas avec une toile de tente rempli de foin, son dossier-lit est analogue à celui que nous avons fait établir à notre hôpital (V. à DOSSIER-LIT).

AMBULANCES ET HÔPITAUX. — *Ambulance.* — Il existe une ambulance par brigade, 2 au train de combat du corps d'armée et 2 autres au groupe des parcs, soit en tout 8 par corps d'armée et 52 en réserve d'armée. Le personnel de chaque ambulance se compose de 5 médecins, 2 officiers d'administration, 1 pharmacien, 38 infirmiers, 5 fourgons (médicaments, pansements, instruments, vivres, matériel), dont 2 fourgons avec tente Tortoise, 1 voiture pour le personnel non monté. Pour se transformer en hôpital, l'ambulance s'adjoint une section d'hospitalisation formée de 4 infirmiers, 4 hommes de train, 5 fourgons.

Le but de l'ambulance est de panser ceux des blessés qui ne l'ont pas été au refuge ou au poste de secours, de vérifier les pansements sommaires et d'appliquer les appareils permanents nécessaires, de faire les piqûres antitétaniques, enfin de renvoyer vers l'hôpital d'évacuation tous ceux qui peuvent l'être, soit dans les fourgons dont elle dispose, soit dans les voitures réquisitionnées, soit dans les trains quand ceux-ci arrivent près de l'ambulance. Lorsque le nombre des blessés non évacuables devient assez considérable, l'ambulance s'*immobilise*, devient un petit hôpital d'avant et les blessés sont alors dirigés vers les autres ambulances mobiles qui suivent les mouvements des divisions en avant ou en arrière.

Auto-ambulances (1). — « Un jeune chirurgien des hôpitaux, M. Marcille, a eu l'idée et l'a ingénieusement réalisée dès le commencement de la guerre de faire construire une ambulance automobile comprenant une salle d'opération démontable, des appareils de stérilisation et une installation radiographique, le tout chauffé à la vapeur et éclairé à l'électricité. C'était un grand progrès. La commission consultative du Service de santé a émis le vœu que tous les corps d'armée fussent pourvus de ce modèle. Le ministre a accepté le principe, mais a adopté un modèle beaucoup plus lourd, et par suite moins mobile, l'*auto-car*. Vingt et une existent. Chaque voiture a deux et même trois équipes chirurgicales qui se relèvent de 8 en 8 heures, de telle sorte que dans les moments de presse on y opère d'une manière ininterrompue, nuit et jour. Sur l'avis du commandement, par les soins du Service de santé, on les groupe là où de grosses opérations doivent être engagées. On y a adjoint depuis, sur l'initiative de M. Chavane, des autos du type Marcille appelés ces *groupes complémentaires* parce qu'on les adjoint aux ambulances. Un moteur à essence fournit la force électrique nécessaire pour l'éclairage et la production des rayons X.

Ambulance chirurgicale immobilisée. — Elle peut être installée soit dans des tentes démontables, soit dans une maison aménagée à cet effet et à laquelle on annexe une ou plusieurs tentes. Une pièce est disposée pour la stérilisation et contient une autoclave et une étuve. Le triage s'opère dans une première pièce (*fig.* 437), puis les blessés sont transportés suivant le cas dans la salle de pansement ou les salles d'opération septique et aseptique. On peut opérer ainsi dans de bonnes conditions une centaine de blessés par 24 heures.

Dès que le blessé est transportable il est évacué ; mais ceux gravement atteints peuvent être conservés plusieurs jours.

Hôpital de contagieux. — Dans certains cas le service de l'avant comprend un hôpital de contagieux, mais en général cette catégorie de malades est envoyée dans la zone des étapes et, de préférence même, plus en arrière si leur état le permet. Les malades y sont transportés en automobiles.

Transport aux ambulances chirurgicales avancées et de l'ambulance à l'hôpital d'évacuation d'avant. — Les blessés venant de l'ambulance sont transportés à l'hôpital d'évacuation de l'avant dans les 3 200 automobiles du Service de santé (Tabl. LIII, 3). La plupart sont disposées pour transporter 5 blessés couchés ou 8 assis, de sorte que, faisant 4 à 5 voyages par jour, elles peuvent transporter plus de 50 000 blessés couchés en 24 heures sur un brancard dont la suspension est généralement constituée par un ressort à boudin. Ces

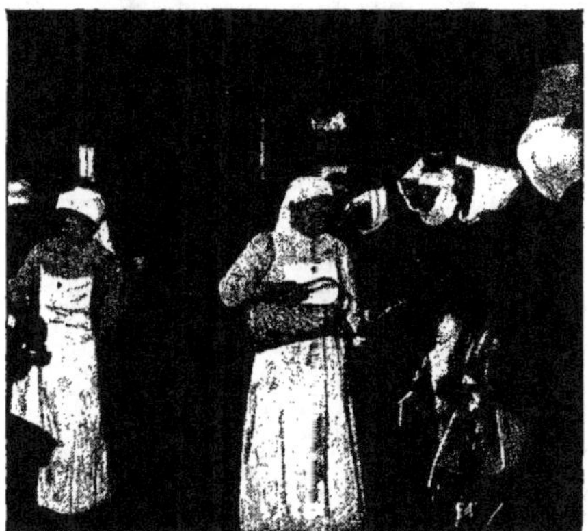

FIG. 437. — Salle de triage dans un hôpital d'évacuation.

voitures sont chauffées par des tuyaux que traversent les gaz du moteur avant d'être rejetés au dehors. C'est là un point très important, car les grands blessés se refroidissent très vite par suite du shock. Les blessés du membre supérieur viennent aussi dans de grands cars, des fourgons ou des voitures quelconques. Les petits blessés arrivent en détachement au moment des grandes évacuations.

Les ambulances peuvent ensuite déverser leur trop plein de blessés sur l'hôpital d'évacuation.

II. Service de santé (dans la zone des étapes). — Hôpital d'évacuation de l'avant (hôpital d'origine d'étapes [H O E]). — Ces hôpitaux sont placés à proximité du quai militaire d'une gare à une distance variant de 2 à 6 kilomètres des ambulances de l'avant dont ils sont chargés d'assurer l'évacuation.

Ils sont formés de quelques tentes Bessonneau et Tortoise (d'ordinaire 4 de chaque type) complétées souvent par de petites constructions en planches contenant les cuisines et les tisaneries. Les tentes permettent de recevoir 200 blessés assis et 84 couchés, c'est-à-dire le contenu d'un train sanitaire.

A leur arrivée à l'hôpital, le débarquement des voitures est surveillé par un des médecins de service. Les automobiles pénètrent dans des locaux de réception de façon que les blessés scient déchargés à couvert « Les blessés ou malades (sauf les contagieux dirigés

---

(1) Résumé d'un article du professeur Delbet dans le *Monde illustré.*

(1) Pour l'hôpital d'évacuation, nous nous sommes inspiré de l'article du Dr Cibrie (*Paris Médical*, 15 mai 1915) et de celui du Dr Delbet.

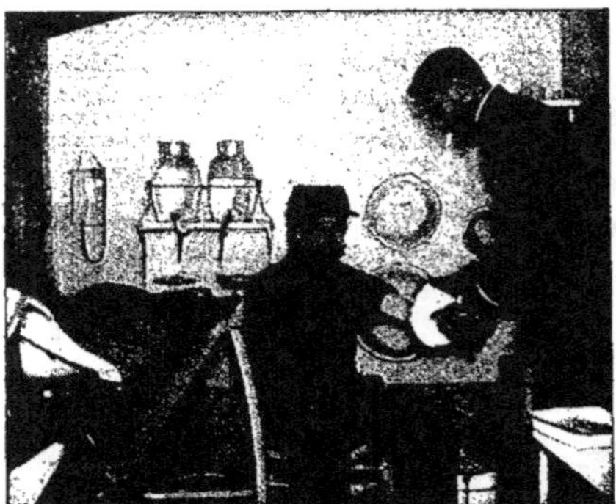

FIG. 438. — Train sanitaire · salle d'opération.

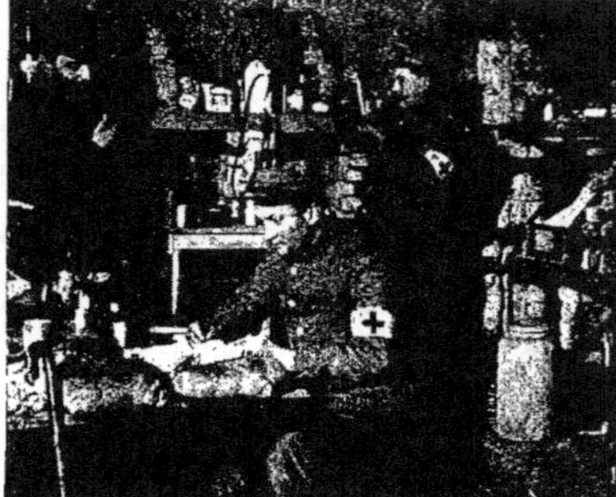

FIG. 439. — Pharmacie sur le front.

directement vers les hôpitaux spéciaux) sont transportés à la salle de triage (tente Tortoise placée à l'entrée de l'hôpital) [*fig.* 437] et que doivent traverser les blessés. À leur passage, qui peut être rapide, deux secrétaires inscrivent sur un registre le nom, le régiment et le diagnostic porté sur la fiche. Cette fiche peut du reste y être changée, suivant le diagnostic établi alors d'une façon définitive pour évacuation soit vers la zone des armées, soit vers la zone de l'intérieur. Dans cette salle, un autre médecin de service reçoit rapidement les malades ou les blessés pendant qu'on les inscrit. Ceux dont les pansements sont à refaire, ou chez qui il y a lieu de pratiquer des injections de sérum antitétanique, sont conduits à la salle de pansements. Aux jours de grands combats on a souvent à refaire 200 à 300 pansements et pratiquer autant d'injections antitétaniques. Certaines ambulances peuvent aussi être momentanément dépourvues d'appareils de contention de fracture et l'H O E complète ce qui n'a pu être fait quelques heures avant.

En attendant l'arrivée du train sanitaire si celui-ci n'est pas à quai, les blessés sont répartis dans les tentes d'assis ou de couchés qui sont chauffées au besoin. Ils sont alimentés et reçoivent à toute heure des boissons chaudes. » Comme il y a au moins un train sanitaire par jour, les blessés ne demeurent au maximum que 24 heures à l'H O E, sauf ceux que leur état général ou celui de leur plaie, aggravé par le transport (grands blessés, plaies de poitrine ou d'abdomen) obligent à conserver 2 à 8 jours. Quelquefois même une intervention d'urgence devient nécessaire et une petite salle d'opération peut être installée temporairement très vite dans un coin d'une tente grâce à de grandes toiles blanches stérilisables, fixées par des crochets.

Ces installations se sont grandement accrues à l'heure actuelle et le nombre des grands blessés conservés est bien plus considérable (500 à 1 000). Certains H O E ont jusqu'à 8 salles d'opération.

Centres hospitaliers. — La zone des armées possède en outre, à une distance de 30 à 60 kilomètres des tranchées, de grands centres hospitaliers répartis dans des villes importantes où les services chirurgicaux sont confiés à des chirurgiens de carrière et auxquels sont annexés des services spéciaux de chirurgie maxillo-faciale, d'ophtalmologie, etc., et où sont traités les cas spéciaux quelques heures seulement après les blessures. Des pharmacies complètes (*fig.* 439) avec annexe pour l'examen du sang (hémoculture) et, le cas échéant, essais expérimentaux sur des animaux (*fig.* 446) ou recherches toxicologiques (gaz asphyxiants) [*fig.* 445] y sont joints. On y pratique la cure de soleil (*fig.* 447). On peut ainsi n'évacuer vers l'intérieur qu'après le

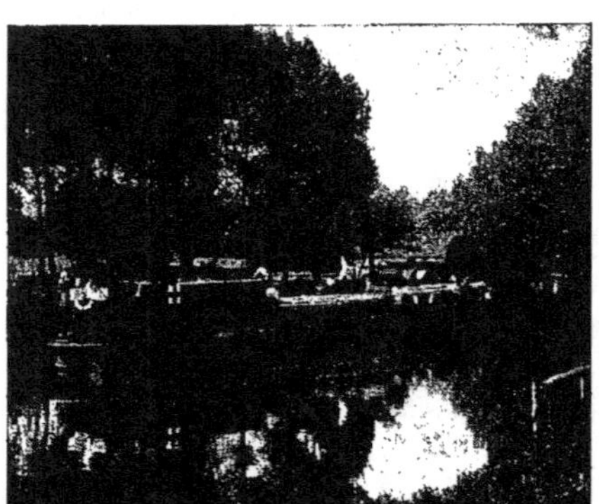

FIG. 440. — Péniche-hôpital en station.

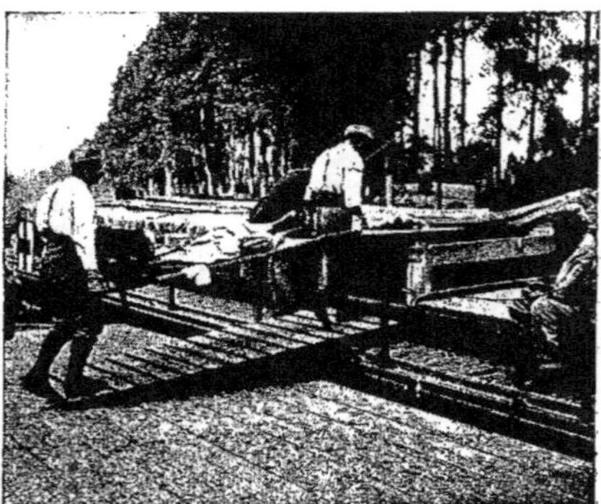

Service photographique de l'armée.

FIG. 441. — Péniche-hôpital : embarquement de blessés.

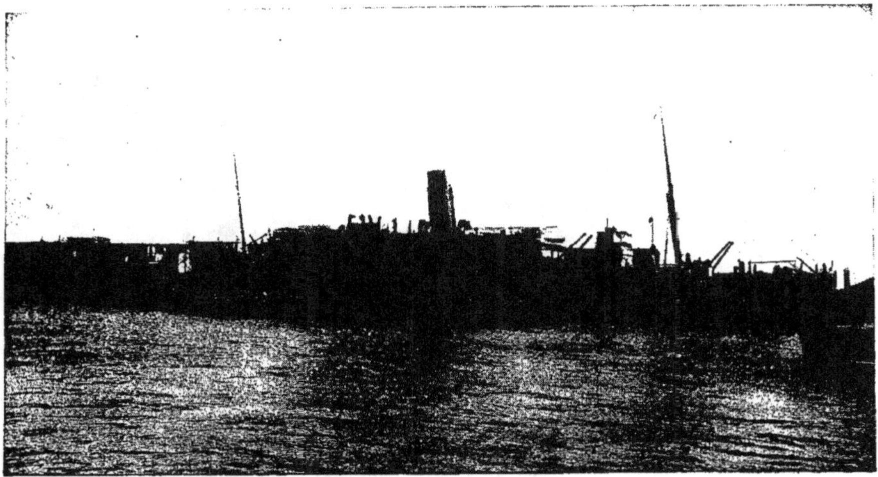

FIG. 442. — Navire-hôpital. (Service photographique de l'armée.)

temps nécessaire tous ceux qui couren. le risque de ne pouvoir supporter le voyage, et c'est là l'origine de la raréfaction qui s'est produite depuis quelques mois dans l'envoi des blessés à Paris et dans les grandes villes relativement peu éloignées du front.

Trains sanitaires de gare d'évacuation à gare d'origine d'étape et gare sanitaire régulatrice (*fig.* 251, p. 195 et Tabl. LIII, 4 et 5). — Le train conduit les blessés de l'H O E à la gare régulatrice. Après qu'ils y ont été installés, le médecin de l'H O E signale à son collègue du train les blessés particulièrement à surveiller. Dans les conditions ordinaires ce train dit *navette* part chaque jour à la même heure : il est disposé pour recevoir les hommes soit couchés soit assis et peut en transporter 400 à 800. Il comprend une petite salle d'opération-pansement (*fig.* 438), un wagon-cantine et des médecins en nombre suffisant. Les wagons pour les grands blessés couchés sont à intercirculation totale. Ils peuvent transporter 15 500 blessés et 44 876 assis.

En cas d'évacuations intensives on utilise en outre les *trains de ravitaillement* où certains wagons sont aménagés pour recevoir des brancards et les autres sont pourvus de paille fraiche. Ils comprennent également un wagon-cantine, des médecins et des infirmiers.

Les trains improvisés peuvent transporter 9 600 blessés. L'ensemble des trains sanitaires comprend 70 000 places.

Les *infirmeries de gare* prêtent au besoin leur concours au passage des trains. L'évacuation peut s'opérer aussi par eau sur des *péniches* créées par l'Union des Femmes de France (*fig.* 440 et 441).

Nous donnons d'autre part (*fig.* 442) les grands bateaux-ambulances qui ramènent nos blessés de Salonique.

Avant d'arriver à la gare régulatrice les blessés et les malades passent par la *gare d'origine d'étapes* d'où ils peuvent être envoyés dans des *hôpitaux permanents* ou *temporaires* et des *dépôts de convalescents et d'éclopés* de la zone des étapes.

Hôpitaux de la zone d'étapes. — Ces hôpitaux reçoivent des blessés gravement atteints et devant être hospitalisés au plus tôt, les autres au contraire faiblement atteints pouvant rejoindre à court délai leur corps (Tabl. LIII, 6).

Dépôts d'éclopés à l'avant. — Ces dépôts sont installés dans de grands bâtiments de la zone des armées soit appartenant à l'Etat (casernes) ou réquisitionnés, (châteaux, grande ferme, usines, complétés s'il y a lieu par des tentes Tortoise ou Bessonneau). Ils sont destinés à recueillir les petits blessés, les petits malades (grippe, bronchite, courbature fébrile, petit rhumatisme, diarrhée, pieds écorchés), les hommes simplement fatigués qui pourront être renvoyés directement à leur corps dès leur rétablissement, en détachement. Quelques-uns de ces dépôts sont à 12 kilomètres seulement du front. Certains d'entre eux ont été spécialisés pour recevoir les malades atteints d'affections contagieuses de la peau (gale, phtiriase) ou non et les maladies vénériennes, notamment la syphilis qui est traitée par les injections intraveineuses de néosalvarsan ou gallyl à doses progressives tous les 6 jours. On fait en général 4 à 5 injections, soit un traitement d'un mois, période maximum du séjour dans un dépôt d'éclopés.

Si le malade devient suspect d'une affection contagieuse fébrile (fièvre typhoïde, maladie rouge), il est immédiatement évacué sur un hôpital de contagieux par une voiture automobile spéciale. De même si sa plaie jugée d'abord bénigne prend un caractère de gravité il est transporté dans un service de chirurgie.

A l'entrée et à la sortie, tout au moins les malades, sauf contre-indication, sont douchés. Ils reçoivent du linge propre, leurs vêtements sont désinfectés.

Les malades couchés sont vus une ou, s'il y a lieu, deux fois par jour, les autres tous les deux jours. L'après-midi on procède en général aux examens spéciaux et aux soins comme massages, pansements, injections de sérum antitétanique.

La durée moyenne du séjour varie entre 14 et 20 jours.

Gare régulatrice sanitaire. — Cette gare peut être différente de la gare régulatrice militaire et beaucoup plus rapprochée qu'elle de l'H O E. Un grand hôpital lui est annexé.

Tous les blessés et malades sont descendus à cette gare régulatrice où un nouveau triage est opéré dans des salles affectées à cet examen. Les petits malades ou blessés sont envoyés soit dans un hôpital d'éclopés, soit dans un hôpital ordinaire, placés dans la ville même ou son voisinage et restent dans la zone des armées.

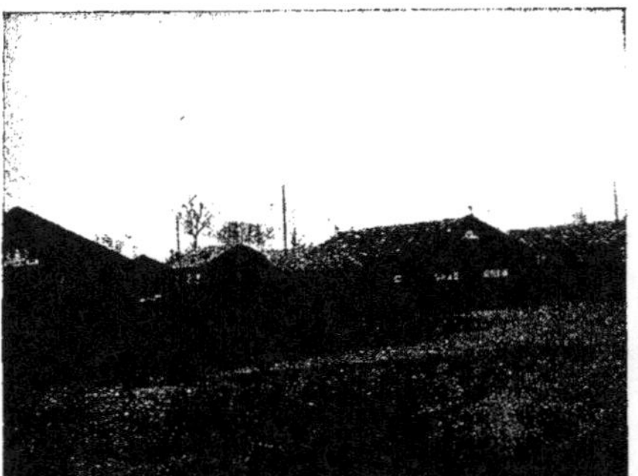

FIG. 443. — Baraquements installés à Revigny (Meuse).

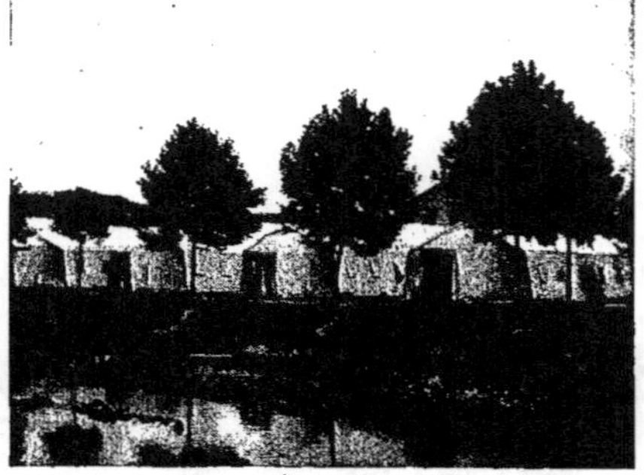

Serv.ce photographique de l'armée.

FIG. 444. — Tentes formant hôpital de campagne, à Bar-le-Duc.

Les moyens et grands blessés ou malades sortent au contraire, suivant l'expression consacrée, « des fils de fer » et sont dirigés vers la *zone de l'intérieur* dans une ville plus ou moins éloignée suivant leur état.

Ce travail de sélection est opéré par un médecin en général élevé en grade, assisté de plusieurs autres médecins et d'officiers d'administration. Ce service reçoit d'une façon continue les renseignements sur les places existant dans les hôpitaux de l'arrière.

« Refouler les blessés de plus en plus loin du front est toujours nécessaire pour garder des places dans les zones rapprochées mais le refoulement doit se faire par étapes successives. L'envoi en Bretagne ou dans le Midi est préparé pas des séjours de longueur variable dans des hôpitaux bien organisés, les étapes devenant de plus en plus longues à mesure que l'état du blessé s'améliore » (Delbet).

La durée du trajet pour atteindre la première zone ne doit pas dépasser 8 heures.

A la gare régulatrice se trouve une réserve de personnel et de matériel sanitaire d'armée qui permet d'envoyer où il est besoin des médecins, des brancardiers, des infirmiers, et des pansements et appareils aux ambulances et au personnel régimentaires.

Train sanitaire de zone d'intérieur. — Ces trains sont des trains ordinaires à voyageurs aménagés pour recevoir les blessés et les malades. Ils sont à intercommunication partielle ou totale par un couloir latéral et comprennent un wagon restaurant, une tisanerie, une salle de pansement. Ils peuvent transporter 400 à 500 blessés couchés ou assis.

III. Service de santé (dans la zone de l'intérieur).

— La zone de l'intérieur se divise en *zone avant* où l'on a multiplié les hôpitaux de façon que les blessés aient le moins possible de transport et en *zone arrière* qui comprend le reste de la France.

Bâtiments. — Dans la zone avant, outre les hôpitaux militaires *permanents*, on en a créé de *temporaires* dans des hôpitaux civils, des casernes, de grands hôtels, des lycées, des collèges, des casinos. Ces derniers rendent particulièrement service pendant l'été à cause de l'influence favorable de l'air marin, mais en hiver leur chauffage est difficile. Enfin sur certains points on en a créé isolément ou pour compléter une formation insuffisante dans des baraques transportables, c'est-à-dire démontables ou des tentes.

BARAQUES. — Ces baraques (*fig*. 443) sont de divers modèles.

Baraque Docker. — Elle est réglementaire dans l'armée française. Son plancher est en bois, il est soulevé de 0^m,25 au-dessus du sol ; pour le transport, les planches sont assemblées de façon à former des caisses enveloppant les segments destinés aux parois et au toit.

Les parois et le toit sont composés de panneaux ; ces derniers sont constitués par des cadres de bois de 1 mètre de large et 0^m.25 d'épaisseur ; ils sont revêtus sur leurs deux faces d'un carton de feutre spécial, sur lequel une toile est collée ; cette disposition forme donc une double paroi ; la paroi extérieure est imperméable ; la paroi intérieure est rendue incombustible par imprégnation de sulfate d'ammoniaque et badigeonnage au silicate de potasse.

Ces panneaux s'assemblent à l'aide d'encoches et de crochets qui les relient les uns aux autres ; l'ensemble est consolidé à l'aide de fermes. Les pignons sont percés de portes, surmontés d'impostes. Deux ou trois lanterneaux sont placés à la partie inférieure du toit, au niveau du faitage. Sur chaque paroi latérale s'ouvrent cinq grandes fenêtres opposées ; elles mesurent 1 mètre de long sur 0^m,60 de large.

La baraque adoptée en France mesure 15 mètres de long, 5 mètres de large et 5 mètres de haut. Elle peut contenir 16 lits d'hôpital ; son cubage atteint 295 mètres cubes ; chaque homme dispose de 27 mètres cubes environ. Les latrines sont disposées dans une petite annexe ouvrant sur un vestibule situé à la porte d'entrée. Un dispositif ingénieux oblige la fermeture de la porte de ces latrines tant que la porte de la salle des malades n'est point fermée » (1).

M. Dopter, tout en reconnaissant les avantages de ces baraques, leur reproche leur peu de solidité et l'insuffisance du matelas d'air entre les deux parois qui ne la soustraient pas assez aux oscillations de température, surtout à la chaleur.

Baraque Tollet. — L'ossature de cette baraque est composée d'une semelle qui s'applique sur le sol et de fermes métalliques qui s'articulent avec elle. Mise en place elle revêt une forme ogivale. Les panneaux, dont l'ensemble constitue les parois, sont en bois et en zinc. Ils sont agencés de façon à former une double paroi ; le matelas d'air interposé est épais de 0^m,08. Les panneaux extérieurs sont garnis au dehors de feuilles de zinc, intérieurement d'une feuille de papier goudronné destiné à préserver le bois de l'humidité. Une tôle vernie double en dedans le côté interne des panneaux.

Ces panneaux se fixent à l'intérieur et à l'extérieur de l'ossature métallique ; des boulons avec écrous les relient entre eux.

La ventilation est assurée par des fenêtres, puis par une longue fente, large de 0^m,22 ménagée au niveau du faitage et recouverte par un chapeau de bois. Des panneaux pleins peuvent d'ailleurs être soulevés pour augmenter l'aération. Les fenêtres, au nombre de 8,

---

(1) Ces renseignements sont empruntés à l'article de M. le professeur Dopter, *Faris Médical,* 15 mai 1915.

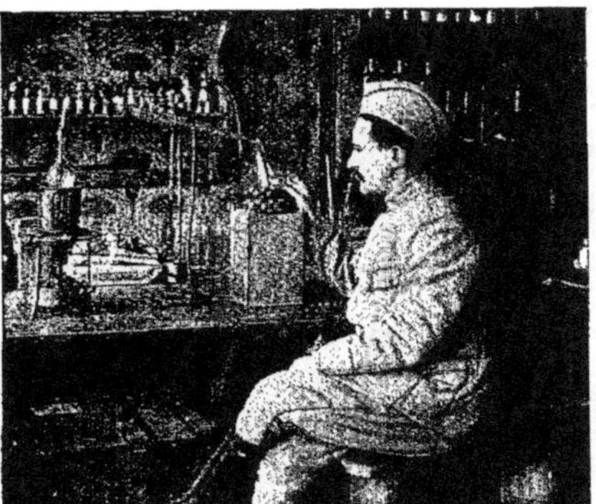

FIG. 445. — Laboratoire de toxicologie sur le front.

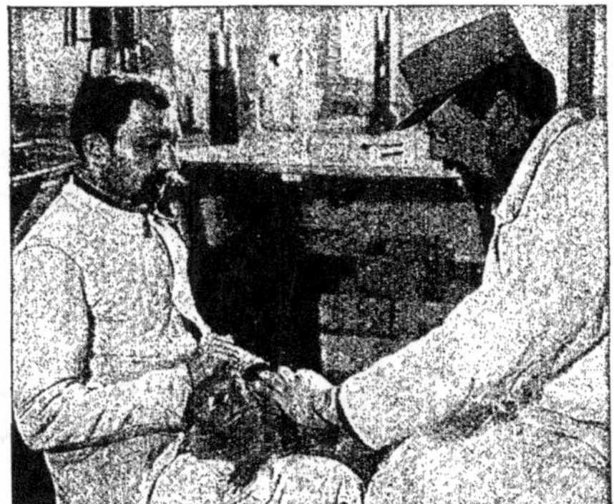

FIG. 446. — Laboratoire de bactériologie.

sont constituées par des panneaux formant cadres ou châssis et pouvant recevoir des vitres.

Le plancher est formé de lambourdes de $0^m,11$ de largeur. Un espace de $0^m,11$ le sépare du sol.

Aux extrémités de cette baraque sont installés deux cabinets annexés à la salle centrale destinée aux malades et séparés de cette dernière par deux rideaux. Cette baraque peut contenir 12 lits. Elle mesure 15 mètres de long, 6 mètres de large et $3^m,50$ de haut. Chaque homme dispose de 15 m. c. 50.

Cette baraque est solide, la ventilation est suffisante mais elle est lourde et d'un prix élevé.

Baraque Bessonneau. — Longue de 16 mètres, large de 6 mètres, haute de 4 mètres, elle se compose : 1° d'une semelle en bois de sapin du nord ; 2° un plancher constitué par 16 panneaux d'un mètre de largeur, disposés dans le sens de la largeur du cadre ; 3° deux murailles composées chacune de 8 panneaux de 2 mètres, munis d'un châssis vitré ouvrant ; un panneau sur deux est muni d'un châssis mobile pouvant former auvent ; 4° 32 panneaux de toiture.

La baraque Bessonneau est à double paroi. Son chauffage est très facile. Elle peut contenir 16 à 18 malades. M. Dopter la juge très confortable.

Baraque Favaran. — Longue de 24 mètres sur 6 mètres de large, haute de $4^m,40$, elle peut contenir 20 lits. Ses murailles sont également à double paroi.

Baraque Espitall er. — Sa caractéristique est l'emploi presque exclusif de carton comprimé compact et inaltérable comme paroi et ossature. Son aération s'effectue par des fenêtres et des ouvertures à la jonction du plafond et des parois, et une rainure ouverte au niveau du faîtage.

TENTES (*fig.* 444). — M. Dopter fixe, pour ce mode d'hospitalisation, les conditions suivantes : dimensions suffisantes pour permettre la circulation facile autour des lits ; cubage de 12 mètres cubes au minimum par homme ; double paroi avec matelas d'air interposé pour assurer la protection contre la chaleur et le froid ; stabilité suffisante contre le vent.

Tente Tollet. — Elle mesure 15 mètres de long sur 5 mètres de large et 5 mètres de hauteur. Le cube d'air est de 200 mètres cubes. Sa forme est ogivale. Son ossature est métallique, le faîtage est en bois. L'enveloppe est double : l'extérieure en toile imperméable, l'intérieure en coton rendu non inflammable ; une ferme métallique est interposée entre ces deux enveloppes. Il existe 8 ouvertures garnies de toile-canevas et d'un volet qu'on peut rabattre à volonté.

La ventilation est assurée par les ouvertures qui laissent filtrer l'air à travers la toile-canevas et par une fente longitudinale du faîtage.

Lors des fortes chaleurs, on peut, de chaque côté de la tente, former des vérandas en relevant la toile extérieure soutenue par des piquets de tente. La toile intérieure est de même relevée en dedans à la hauteur nécessaire.

Comme sol, sable tassé ou plancher sur lambourdes. Au niveau de son point de sortie, le tuyau de fumée est entouré par une tôle constituant un matelas d'air intermédiaire.

Les *tentes Bessonneau* et *Herbet* ne diffèrent que par des détails.

M. Dopter est très partisan de la tente Tollet, solide, facilement démontable et remontable, se chauffant et s'aérant bien. Il estime que les diverses variétés de tentes ont l'avantage, sur les baraques, d'être plus gaies, plus faciles à construire. L'expérience faite dans les précédentes guerres semble montrer qu'elles assurent mieux la ventilation et le chauffage, et surtout l'antisepsie.

Dans certains hôpitaux, on a heureusement installé dans des jardins des lits pour l'héliothérapie (v. ce mot) [*fig.* 447].

Personnel. — Le personnel des diverses formations sanitaires est constitué, dans les hôpitaux militaires permanents et temporaires dits *complémentaires*, par le personnel des médecins militaires de l'active et de la réserve, auquel se sont adjoints, depuis la guerre, nombre de professeurs de Faculté, de chirurgiens des hôpitaux, de médecins civils qui ont repris ou pris du service ; dans les hôpitaux *auxiliaires* des trois sociétés de la Croix-Rouge, par des chirurgiens et médecins civils, dégagés de toute obligation militaire, qui prêtent gratuitement leur concours, secondés par des infirmières qui, en très grande partie, donnent également leurs soins aux blessés et malades gratuitement ; quelques-unes, ne disposant pas de ressources, sont militarisées et reçoivent les unes la nourriture et le logement, les autres, en outre, un modeste salaire.

Les hôpitaux ont été divisés en hôpitaux pour grands, moyens et petits blessés. Les premiers peuvent évacuer dans les seconds, directement et rapidement, les blessés en voie d'amélioration devenus « petits blessés ».

D'autre part, les régions du territoire ont été partagées en un certain nombre de secteurs correspondant à peu près aux départements, et qui ont pour chef un chirurgien de carrière, parmi ceux nommés aux concours des Facultés ou des hôpitaux, et qui a la surveillance de toutes les formations de son secteur et fait les opérations délicates.

Le personnel des *infirmeries de gare* est assuré, suivant l'importance de la localité, par des médecins militaires et des membres de la Société des blessés

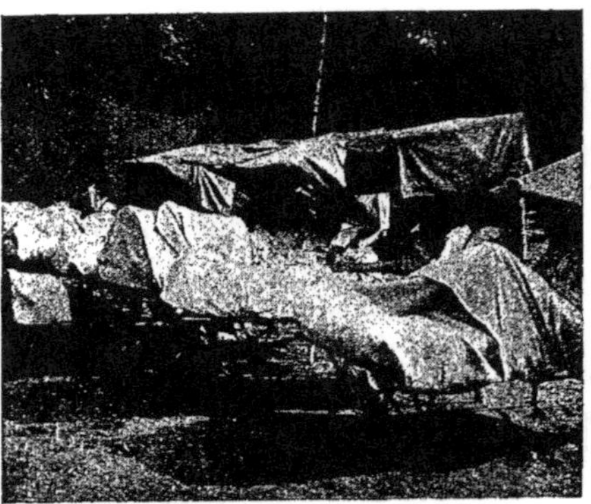

FIG. 447. — Blessés couchés en plein air (cure de soleil).

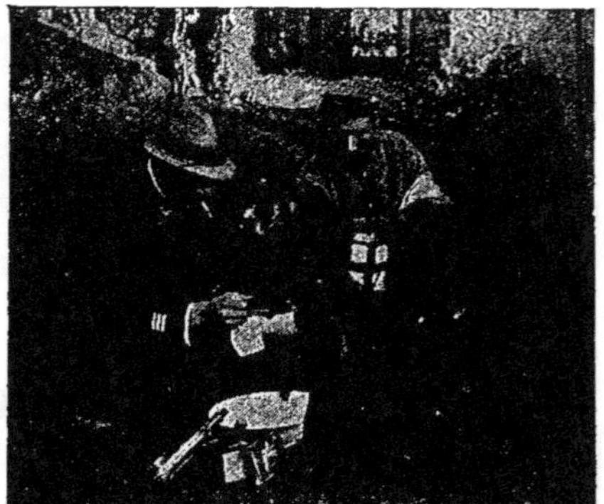

Service photographique de l'armée.

FIG. 448. — Pansement d'un chien sanitaire.

militaires, ou par un médecin civil averti de l'heure des trains sanitaires.

CENTRES NEUROLOGIQUES. — Par une circulaire ministérielle du 9 octobre 1914, il a été constitué, dans les chefs-lieux des corps d'armée, aux sièges des Facultés de médecine et à l'hôpital régional, des *centres neurologiques* destinés à l'observation et au traitement des malades présentant des lésions traumatiques du système nerveux central et périphérique ou des manifestations psychonévropathiques en rapport avec les accidents de guerre. Le personnel de ces nouvelles formations du Service de santé a été recruté parmi les spécialistes des affections nerveuses appartenant aux Facultés, aux hôpitaux ou que des travaux particuliers désignaient pour cette fonction. On leur a adjoint des médecins chargés de faire l'électrodiagnostic, l'électrothérapie, la radiologie et la radiothérapie, la thermothérapie.

Un service de chirurgie lui est en outre annexé afin de remédier aux sections complètes des nerfs ou à leur compression dans du tissu de nouvelle formation.

Les principaux centres neurologiques régionaux ont été installés à Paris (au Val-de-Grâce, à la Salpêtrière, à la Pitié), à Lyon, Montpellier, Bordeaux, Toulouse, Nancy, Rennes, Marseille, Nantes, Tours.

Les diagnostics sont souvent très délicats car, dit Claude, « l'aspect des types cliniques est extrêmement varié. Les lésions pures des nerfs ou du système nerveux central sont rares, comparativement aux cas dans lesquels un appoint névropathique exagère ou transforme la lésion organique centrale. L'adjonction d'altérations musculaires, tendineuses, osseuses, de raideurs ou d'ankyloses articulaires par immobilisation prolongée, le plus souvent a pour conséquence de créer des aspects symptomatiques d'une interprétation difficile ».

M. Claude est d'avis qu'on obtiendrait de meilleurs résultats si des neurologistes pouvaient visiter les formations et les dépôts, conseiller des traitements ou désigner certains malades pour l'envoi dans un centre neurologique ou pour une réforme immédiate lorsque la lésion est incurable. Il est indispensable que les traitements électriques ou mécanothérapiques soient employés de bonne heure, avant qu'une immobilisation trop prolongée ait raidi les articulations, rétracté les tendons, compromis la circulation et entraîné des contractures, des troubles vaso-moteurs et trophiques souvent presque irrémédiables. Il appelle l'attention sur l'abus de l'écharpe et de la béquille. (V. à ces deux mots.)

« En ce qui concerne les névropathes, il convient d'établir des différences très grandes comme dans la catégorie des traumatismes organiques. Il y a des sujets dont un segment du membre a été immobilisé pendant des mois à la suite d'une plaie ou d'une commotion n'ayant provoqué aucun désordre anatomique, et qui guérissent avec une grande rapidité quand un médecin expérimenté a fait le diagnostic de l'affection et a démontré au malade la possibilité de guérir, en restaurant l'activité sensitive et motrice. Il y a d'autres sujets qui restent sous l'influence d'une perturbation telle de leur émotivité que toutes leurs réactions demeurent profondément anormales. La cure de ces états demandera beaucoup de temps ». Enfin, il faut compter avec les exagérateurs dont la surveillance est nécessaire.

La rédaction du billet de sortie est particulièrement délicate et ne peut être faite que par un spécialiste.

CENTRES DE PHYSIOTHÉRAPIE. — Il en a été créé dans diverses villes, soit isolément, soit comme annexe d'un grand hôpital. Dans beaucoup d'hôpitaux existent du reste des services restreints de physiothérapie ; des infirmiers ou des infirmières pratiquent le massage ou l'électrothérapie sous la direction d'un médecin. Ils comprennent la mécanothérapie*, la thermothérapie* et la photothérapie, l'électrothérapie, l'hydrothérapie*, la rééducation* motrice (V. ÉLECTRICITÉ).

SOLDATS. — I. Soldat (Hygiène du). — Nous donnerons ci-dessous les conseils indiqués pour l'hygiène du soldat et pour lui éviter des accidents (1). Une grande partie de ces conseils vise les dépôts d'instruction.

Les soldats doivent savoir qu'ils ont le plus grand intérêt à exécuter *spontanément* ces instructions dont leurs chefs ont la surveillance.

Habillement. — Il importe au plus haut point qu'à la rentrée des exercices extérieurs par mauvais temps, les hommes ne conservent jamais sur eux des vêtements mouillés ou des chaussures imprégnées d'humidité. Les gradés veilleront à ce que les hommes utilisent les rechanges dont ils disposent.

Interdiction formelle sera faite de laisser sécher dans les chambrées les vêtements ou linges mouillés ; l'humidité résultant de cette pratique deviendrait une cause d'angines et de bronchites.

Des séchoirs chauffés pour les effets et les chaussures doivent être organisés dans toutes les casernes.

Dans les armes montées, l'obligation de ne pas avoir les mouvements gênés, à cheval ou pendant le pansage, entraîne souvent les hommes à ne garder sur eux que des vêtements trop légers. L'attention des gradés se portera sur ce point de manière à éviter une cause de refroidissement.

(1) Instructions du général Galliéni, ministre de la Guerre (3 novembre 1915).

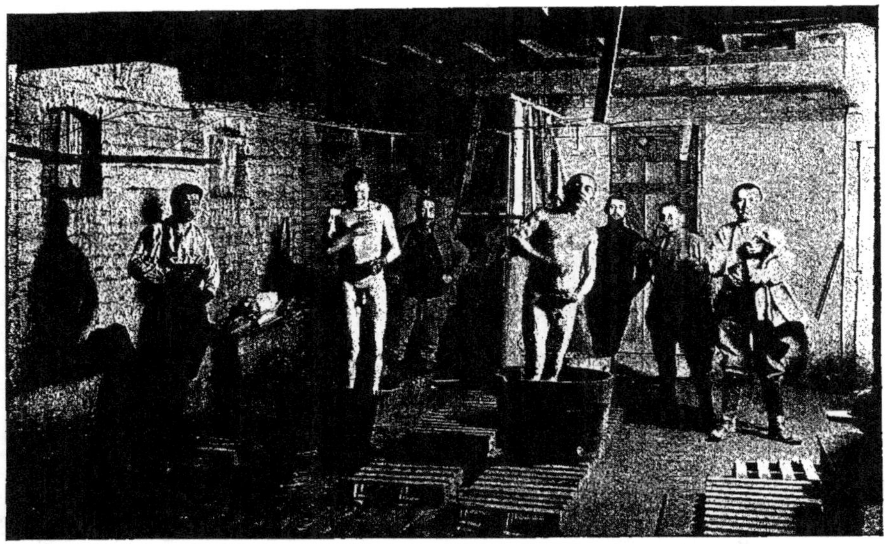

FIG. 449. — La couche au cantonnement. (Service photographique de l'armée.)

Mettez du linge propre le plus souvent possible. Profitez des périodes de repos pour laver souvent votre linge de corps : caleçons, chemises, chaussettes. Il n'est pas nécessaire d'être trop couvert pour avoir chaud.

Ayez des vêtements *amples*, ne vous serrez pas le cou ou la ceinture, ne serrez pas trop vos courroies d'équipement. Il faut que l'air puisse circuler autour de votre corps.

La ceinture de flanelle est indispensable ; portez-la en tout temps, à même la peau. Elle protège le ventre contre les refroidissements et les coliques qui en résultent.

Propreté. — Pour bien se porter et pour éviter les maladies *il faut être propre.* Si vous avez la peau propre vous *souffrirez moins de la chaleur et du froid* et vos blessures seront moins graves. Aussi chaque fois que vous le pouvez, lavez-vous non seulement le visage, les mains et les pieds mais tout le corps.

Usez largement des bains-douches et du savon. Nettoyez-vous la bouche après les repas, surtout après le repas du soir, frottez-vous les dents avec une brosse imprégnée de savon, sans quoi vos dents se gâteront, vous souffrirez, vous digérerez mal.

Lavez-vous les mains fréquemment, surtout *avant et après être allé aux latrines ou aux feuillées ;* ayez les ongles courts. Portez les cheveux ras, savonnez-les souvent, brossez-les souvent.

Bains-douches. — Les installations de bains-douches existantes seront mises en bon état d'utilisation et là, où elles n'existeraient pas, il en sera créé de provisoires, de façon que chaque soldat puisse prendre une douche par semaine. Le chauffage du déshabilloir devra être suffisant pour que les hommes n'éprouvent aucune appréhension de cette pratique dont il faut inculquer le *goût* et le *besoin.*

En outre, toutes facilités devront être données pour le lavage et l'entretien des pieds entre les séances de bains-douches ; de l'eau chaude sera mise à la disposition des hommes en hiver. Les blessures des pieds empruntent souvent un élément de gravité à la malpropreté. Des installations de bains-douches (*fig.* 449) ont été faites au front avec le concours de Sociétés et, notamment, du Touring-Club.

Alimentation. — Nous voyons plus loin le général Gallieni recommander la mise du pain en *commun*, sa distribution en portions découpées d'avance permettant d'éviter le gaspillage et de satisfaire aussi à tous les appétits. Il est arrivé fréquemment que les soldats partant pour les tranchées de première ligne recevaient « une boule et demie », or un grand nombre, trouvant cette portion trop élevée, la laissait au cantonnement.

La viande de conserve et la viande congelée constituent un aliment de première qualité. Il en est de même du riz qu'il s'agit de bien préparer.

Boissons. — Une eau souillée peut être l'origine d'un grand nombre de maladies : fièvre typhoïde, entérite, choléra. Ne vous fiez pas aux apparences, une eau très claire peut contenir des microbes dangereux. Les puits et les sources doivent être suspectés et lorsqu'on n'est pas sûr que l'eau est saine il est préférable de ne la boire qu'après ébullition ou adjonction d'eau de Javel, mais la quantité à employer est difficile à déterminer, étant donnée l'extrême variation de composition de ce produit et le goût qu'il donne à l'eau. (V. à ce mot des procédés de purification.) Le médecin peut seul fixer la dose à ajouter à l'eau. Ne buvez jamais une eau suspecte sans la faire bouillir. L'eau bouillie additionnée de thé ou d'une faible quantité de plante quelconque, menthe, camomille, etc., pour lui donner un goût agréable, est donc la boisson à préférer (se défier de nombreuses pastilles recommandées par une publicité* trompeuse). Des postes d'eau pure ont été installés de façon à desservir les tranchées (*fig.* 450). Les infusions chaudes (thé, café) sont excellentes ; en hiver elles réchauffent ; en été elles désaltèrent. Buvez en quantité modérée du vin, du cidre, de la bière, ne buvez jamais d'alcool, sinon en quantité très modérée, l'alcoolique est un malade et un blessé peu résistant chez lequel les complications graves sont fréquentes.

Repas. — Ne mangez jamais sans vous être lavé les mains ; sales, elles apportent sur les aliments des germes de maladie. Autant que possible ne prenez pas vos repas où vous couchez ; ne laissez jamais traîner d'aliments ou de détritus alimentaires qui attirent les mou-

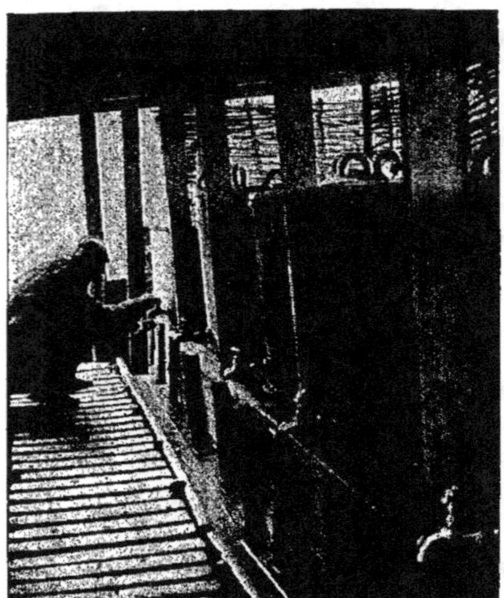
Service photographique de l'armée.
FIG. 450. — Poste d'eau en Artois.

ches (origine de maladies contagieuses) et les rats, et qui, en se décomposant, donnent de mauvaises odeurs. Enfouissez ces débris. V. aussi à FEUILLÉES.

Mangez des légumes frais chaque fois que vous le pouvez. La graisse, le beurre, sont un bon aliment surtout pendant l'hiver : le sucre, le chocolat donnent des jambes pour la marche.

Cantonnement (1). — Pour dormir, par les temps froids, ne pas appliquer trop étroitement la couverture et les vêtements contre le corps. Un vêtement trop ajusté et trop serré protège moins bien qu'un vêtement un peu lâche et qui ménage une sorte de matelas d'air protecteur.

C'est à tort que les hommes s'enferment souvent dans des locaux hermétiquement clos. Il est, au contraire, nécessaire de laisser pénétrer d'une manière continue un peu d'air dans les cantonnements, surtout quand les hommes y sont nombreux. Dans les cantonnements d'alerte, où les hommes sont encore plus resserrés, cette précaution est encore plus indispensable.

Ne vous éclairez pas avec un feu nu, de peur d'incendie. Si l'on peut allumer du feu, le faire avec toutes les précautions pour éviter l'intoxication par les gaz du charbon, ainsi que l'incendie. Ne pas utiliser les poêles détériorés, fissurés dont les tuyaux joignent mal et fument, car ils sont des causes dangereuses d'asphyxie. Pour éviter aussi les causes d'incendie, ne pas fumer dans les locaux qui servent de dortoir, une cigarette ou une allumette insuffisamment éteinte pouvant mettre le feu à la paille ou au foin.

Le soldat profitera de son séjour dans les cantonnements pour se laver (laver notamment les pieds), si possible se doucher, sécher ses effets, laver son linge, vérifier ses chaussures, les graisser. Il soignera les excoriations de ses pieds avec de la vaseline boriquée. On peut aussi utiliser les solutions de formol. (V. plus loin à MARCHE.)

Il lui est expressément recommandé, surtout dans les cas où régneraient certaines maladies, telles que la dysenterie, la fièvre typhoïde, les fièvres éruptives, de se

(1) D'après une instruction du Service de santé (*Revue d'hygiène*, 1915).

présenter aussitôt que possible à la visite médicale s'il éprouve quelques troubles de sa santé.

Coucher. — Ne marchez jamais avec vos chaussures souillées de boue sur la paille où vous couchez ; relevez-la et maintenez-la avec un rebord en clayonnage ou en treillage et laissez des passages libres pour circuler. Quand vous le pourrez, ne mettez pas la paille à nu sur la terre, mais sur un plancher improvisé et surélevé, au besoin fait de branchages.

Marche (1). — Les pieds doivent être propres, la chaussure bien graissée et souple, la jambe maintenue mais non serrée par la bande molletière.

Avant une longue marche, manger assez, mais pas trop. Ne boire jamais d'alcool ni avant ni pendant les marches ; cela coupe les jambes et provoque des insolations.

Prendre quelques aliments aux haltes. S'il fait chaud *buvez à votre soif*, mais pas d'eau glacée ni de boissons alcooliques. Prenez de préférence du café ou du thé léger et sucré. Pendant les haltes, ne vous étendez pas sur la terre humide et surtout évitez de *vous coucher sur le ventre*. Ne serrez pas votre cravate et dégagez-vous bien la poitrine pour pouvoir respirer facilement. A l'arrivée mettez si possible un vêtement sec si vous êtes mouillé par la sueur ou la pluie.

Si vos pieds transpirent ou s'écorchent, badigeonnez-les avec une solution de *deux cuillerées à soupe de formol* dans un litre d'eau. Ce médicament existe dans toutes les ambulances et dans toutes les infirmeries. Par ce moyen vos pieds deviendront durs et ne se blesseront plus ; vous pourrez ensuite les graisser avec un des nombreux onguents dont vous disposez.

Si vous avez des ampoules, ne les crevez pas, mais passez-y un fil à l'aide d'une aiguille de couturière.

Si vous êtes fatigué à l'arrivée, ne vous *couchez pas sans prendre un repas*. Aussitôt après dormez sans vous attarder à causer. Vous ne savez combien de temps vous pourrez dormir et quand vous pourrez vous reposer de nouveau

II. Soldats (accidents). — M. le Dʳ Bonnette, dans le *Supplément* de la P M C, indique un certain nombre de conseils des plus utiles aux jeunes soldats :

1º Le cavalier ne doit pas tirer le bridon du cheval avec l'index (ce qui l'expose, lorsqu'il attache à l'anneau le cheval et que celui-ci recule brusquement, à avoir le doigt pris entre l'anneau et l'anse du bridon, d'où arrachement de la phalangette. *Il faut le saisir à pleine main ;*

2º En descendant les escaliers trop vite ou sur la rampe (en ouragan) on s'expose à des entorses et à des chutes dans la cage ;

3º Avoir soin, lorsqu'on couche dans un grenier, de *barrer* les fenêtres à ras du sol de la pièce qu'on peut prendre pour une fenêtre ;

4º Ne pas se baigner seul dans une rivière dont on ne connaît pas la profondeur (50 noyades par an) ;

5º Ne pas jouer avec les armes ;

6º Ne pas se pencher en dehors en chemin de fer car on s'expose à heurter sa tête contre un obstacle ;

7º Surveiller les raccordements du tuyau du poêle avant de s'endormir.

Sous-marin (maladies du personnel). — D'après R. W. Mc Dowel, qui a écrit un article sur ce sujet dans *U. S. Naval Medical Bulletin* (janv. 1917), les états morbides, le plus fréquemment observés à bord des sous-marins, sont :

Des *intoxications* par les vapeurs de gazoline lorsqu'elle est employée comme combustible, pouvant ressembler à l'excitation alcoolique mais beaucoup plus intense lorsqu'on respire les vapeurs dégagées de la gazoline en combustion et allant alors du simple mal de tête au délire.

Des *troubles gastro-intestinaux*, suite de la constipation due au manque d'exercice, aux trépidations.

Des *troubles auditifs* causés par les changements de pression atmosphérique et le séjour prolongé dans des espaces étroits à côté de machines bruyantes.

(1) Instructions du sous-secrétariat d'État du Service de santé, 1914.

Des *infections des voies respiratoires* (amygdalites, naso-pharyngites, bronchites) dues à la ventilation insuffisante, « à la moiteur » résultat de la condensation à l'intérieur du bâtiment, de l'humidité chaude de l'air, à l'inhalation de gaz irritants.

Des *conjonctivites* dues aussi à ces gaz, au vent, aux efforts visuels constants exigés par le périscope.

Des *affections rhumatismales*, des myalgies avec tendance à la chronicité provoquées aussi par la moiteur.

Des *troubles nerveux variés* notamment la claustrophobie (d'après l'analyse de l'Office international d'hygiène publique, avril 1917).

Stérilisation facile des linges de pansement.

— M. H. Godlewski, s'inspirant du procédé indiqué par M. Weil, de Lyon, pour la stérilisation par *le fer à repasser* (dont la température est d'environ 150°) [*fig.* 451] des linges du nourrisson, l'a appliqué au linge du pansement.

TECHNIQUE. — Sur une surface plane devant faire office de planche à repasser, on dispose quelques épaisseurs d'étoffe ou de linge, pour faire un coussinet sur lequel le repassage sera plus aisé. Un linge étendu sur cette assise sera repassé soigneusement le premier, il sera laissé en place et c'est sur cette surface déjà stérile que seront repassés les linges de pansements.

Il importe seulement, avant la stérilisation de chaque objet, de passer de nouveau le fer très chaud sur le linge à demeure. Le fer à repasser est à la température voulue, lorsque la joue auprès de laquelle on l'approche à quelques centimètres perçoit une

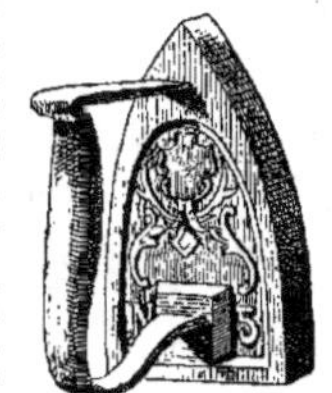

FIG. 451. — Fer à repasser.

chaleur rapidement trop vive pour être supportée.

L'opérateur a besoin pour guider son fer et disposer son linge, de toucher à celui-ci. Il importe donc qu'il ait les mains *aseptiques* et il peut, en outre, badigeonner la pulpe de ses doigts à la teinture d'iode. L'iodure bleu qui se formera au contact du doigt avec le linge n'a pas d'importance.

La *précaution indispensable* pour assurer la stérilisation est de *ne repasser le linge que mouillé*. Il faut donc l'humecter soigneusement avant de le presser sous le fer chaud ; c'est, d'ailleurs, réaliser le principe de la stérilisation en chambre humide, comme dans l'autoclave. Ensuite imitant la blanchisseuse, on repasse le linge face à face et pli par pli. Toutefois, il importe, quelle que soit l'asepsie des doigts, de ne toucher autant que possible le linge que par ses angles et de toujours donner un coup de fer ensuite sur la place qui vient d'être touchée. Ce linge, en attendant l'usage, sera enfermé dans un récipient quelconque stérilisé lui-même par le flambage (*Presse Médicale*).

SURDITÉ TRAUMATIQUE et SURDI-MUTITÉ.

— Il existe quatre variétés de surdités traumatiques : surdités traumatiques *indirecte, directe, fonctionnelle, psychique*. Nous rattacherons à cette dernière la surdi-mutité psychique.

I. Surdité indirecte par le bruit ou le vent du boulet.

— Par le bruit. — L'intensité du *bruit* produit une vibration si exagérée de l'appareil auditif, que le nerf acoustique est momentanément épuisé, mais cette surdité fonctionnelle ne dure que quelques jours.

Par le déplacement d'air. — L'explosion donne lieu à une condensation brusque de l'air contenu dans le conduit auditif. L'action est particulièrement intense dans un espace en partie clos comme les tranchées, l'expansion des gaz ne pouvant pas se faire librement. « Le rôle de l'oreille moyenne (*fig.* 452), organe de renforcement destiné à favoriser l'audition aérienne, est de transformer les mouvements de grande amplitude et de petite force, par quoi les ondes de

l'air agitent le tympan en mouvements de faible amplitude et de plus grande force exécutés par la platine de l'étrier, afin de vaincre l'inertie des milieux liquides de l'oreille interne. La chaîne des osselets, disposée en un levier du premier genre, réalise cet accroissement de force dans le rapport de 1 à 30. Le choc gazeux explosif qui frappe le tympan est pareillement multiplié ; on conçoit que les dentelles neuro-épithéliales de l'oreille interne ne puissent résister à un tel coup de bélier » (M. Lermoyez) [1].

Les troubles varient suivant que le tympan résiste ou non à la pression.

I. LE TYMPAN PERSISTE. — La force de l'explosion déjà énorme est transmise trentuplée par l'étrier au labyrinthe, d'où commotion *labyrinthique* d'autant plus intense que l'explosion est plus rapprochée, amoindrie, au contraire, si le conduit auditif est étroit et coudé, si le soldat, ayant ouvert la bouche au moment du bruit, a rendu par ce fait plus égale la pression des deux côtés du tympan.

Commotion labyrinthique bénigne. — Le malade est d'abord abasourdi puis, revenu à lui, « il éprouve dans une ou les deux oreilles une pénible sensation de plénitude ; il lui semble qu'il ait dans le fond du conduit un tampon d'ouate tassée qui voile les sons et dont il cherche à se débarrasser avec le doigt ; en même temps, il perçoit un bruit musical comme un vol de moustiques qu'il extériorise d'abord à tort, qu'il localise ensuite dans son oreille. Souvent il remarque que sa démarche est mal assurée ; lorsqu'il tourne vivement la tête, un étourdissement manque de le faire tomber. Pas d'écoulement d'oreilles, pas de douleur. Cet état, désagréable plutôt que pénible, dure plusieurs jours, parfois quelques semaines. Le vertige se dissipe d'abord ; l'audition se rétablit ensuite mais le bourdonnement musical peut persister indéfiniment ».

Comme traitement, simplement repos, calme, immobilité, silence et du bromure de potassium. Revenus au front après un mois, il sera utile pour ces soldats de protéger leur tympan par un gros tampon d'ouate.

Commotion labyrinthique grave. — Au moment de l'éclatement l'homme tombe ordinairement sans connaissance ; puis, revenu à lui, ne peut se relever seul, il est hébété, « comme saoul », tout tourne, il a des nausées et vomit, on doit l'emporter. Plusieurs jours après il reste encore immobile, silencieux, anxieux, sujet au vertige au moindre mouvement, avec sueurs froides, nausées, angoisse précordiale et ne peut prendre aucun aliment. Puis le vertige s'atténue. Le malade peut progressivement s'asseoir, se lever, marcher avec précaution, mais il reste sourd d'une seule oreille d'ordinaire et continue à entendre des sifflements, des sonneries. Sa surdité pourra s'atténuer quelquefois mais peut aussi s'accroître, il sera incapable, n'ayant qu'une oreille, d'orienter le son et les bourdonnements persisteront tout au moins en partie.

Le traitement consiste à « emporter le blessé sur un brancard avec de grandes précautions, de le coucher dans un endroit frais silencieux, obscur, car la vue du mouvement rappelle le vertige. On le laissera tranquille lui laissant choisir la position (décubitus dorsal, abdominal, latéral) où le vertige sera le moins accentué. La situation la meilleure est souvent en rapport avec la direction du *nystagmus* (2) spontané provoqué par la lésion vestibulaire ; le blessé doit se coucher latéralement du côté opposé à la direction de ce nystagmus » (Hautant).

« Contre la soif, quelques cuillerées à café de boisson glacée, le plus tard et le moins souvent possible ; limonade, sirop, ou même encore eau pure non gazeuse ; ni cordiaux, ni champagne, ni alcool. Sur le creux de l'estomac, sinapismes ou compresses d'eau chaude pour combattre les nausées. Sur l'apophyse mastoïde un

---

(1) La première partie de cet article est un résumé de celui de M. Lermoyez dans la *Presse Médicale*, 1915.
(2) Le *nystagmus* est un spasme des muscles des yeux provoquant une oscillation perpétuelle surtout *latérale* du globe oculaire.

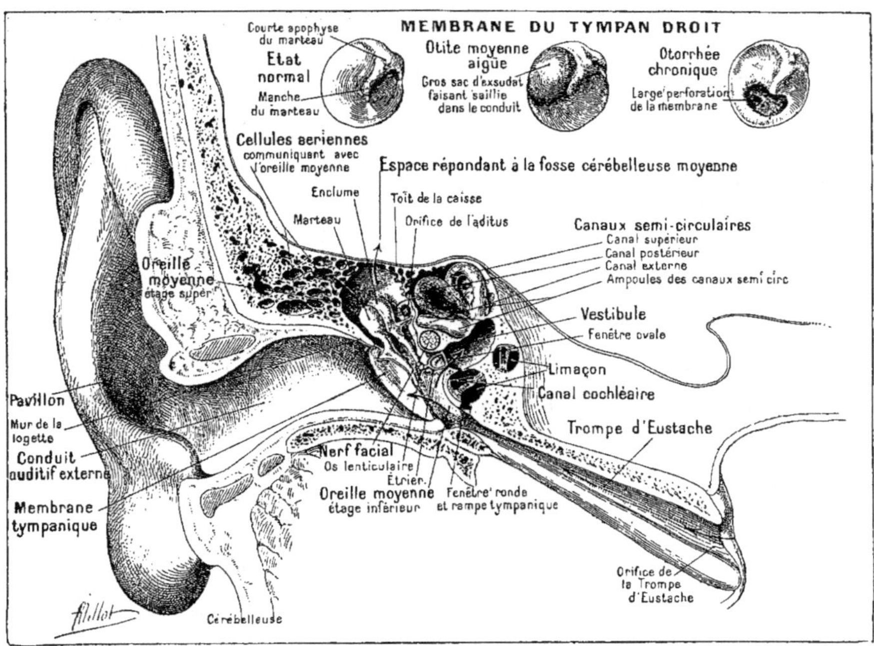

FIG. 452. — Coupe de l'oreille et maladies du tympan.

condom de baudruche rempli de glace pilée et maintenue par un épais pansement qui protège l'oreille contre le bruit ; l'interposition d'un morceau de flanelle prévient la congélation de la peau sur la face postérieure du pavillon. Au besoin si la tête est pesante et qu'il existe des bourdonnements, deux sangsues derrière l'oreille. Une injection de morphine de 1 centigramme, qui peut être répétée matin et soir pendant 2 ou 3 jours, procure un calme reposant. » A ce traitement Lermoyez ajoute le bromure de potassium pendant quinze jours lorsque le vertige s'est atténué et à la fin du mois, lorsqu'il a à peu près disparu, la strychnine d'abord à la dose de 2 milligrammes, en augmentant ensuite pendant deux semaines pour essayer de lutter contre la surdité. Il conseille de ne pas avoir recours trop tôt aux cornets acoustiques « un instrument de renforcement sonore pouvant empêcher l'effort auditif et faciliter le passage dans l'inconscient des restes d'audition ». (V. à AUDITION, *Rééducation auditive*, pour le traitement ultérieur de ces sourds.)

II. LE TYMPAN CÈDE. — Si la rupture frappe un *tympan normal*, cas rare, l'élasticité du tympan le protégeant contre l'éclatement, la commotion labyrinthique est très atténuée.

Si la rupture atteint un *tympan déformé*, les zones amincies se rompent et l'ankylose des osselets, qui accompagne en général les déformations tympaniques, oppose une résistance au choc de l'air qui n'est pas transmis au labyrinthe. Il se produit simplement une hémorragie. La douleur est assez vive pour provoquer quelquefois une syncope, mais la souffrance est courte et la lésion n'est pas grave ; la cicatrisation s'opère assez vite si on se contente de tamponner le conduit avec une mèche de gaze. Pas d'injections antiseptiques

qui auraient chance de provoquer une otorrhée (Lermoyez).

II. Surdité traumatique directe. — Tantôt un point de l'oreille est atteint directement par un projectile qui peut suivant la distance et la vitesse s'arrêter dans le conduit ou dans le rocher. S'il n'y a pas otorrhée, s'il n'existe ni paralysie faciale, ni troubles labyrinthiques, ni accidents méningés, il faut attendre pour intervenir, dans le cas contraire, l'intervention doit être immédiate. Tantôt la lésion de l'oreille est consécutive à un coup ou une chute sur la tête. La situation varie suivant que le rocher a été ou non fracturé.

Avec fracture du rocher. — Si cette fracture est *transversale* l'oreille moyenne n'est pas touchée, c'est l'oreille interne qui est atteinte, une hémorragie détruit l'organe de Corti, déchire le nerf auditif et le nerf facial. Les signes (en dehors de ceux de la fracture du crâne) sont un écoulement faible de sang et de liquide céphalo-rachidien abondant. Quand le blessé sort du coma il présente une paralysie faciale, un vertige intense avec nausées, de la surdité, des bourdonnements d'oreille. Ces troubles, analogues à ceux de la commotion labyrinthique décrits précédemment, suivent une marche analogue, disparition progressive du vertige, persistance de la surdité et des bourdonnements. Si la fracture est *longitudinale* au rocher, l'oreille interne n'est pas touchée mais bien l'oreille moyenne, l'écoulement est exclusivement sanguin, abondant, intermittent et peut se prolonger plusieurs jours. Le vertige et la paralysie faciale ne se produisent pas et la surdité n'est que temporaire. Lermoyez insiste encore ici sur l'importance de réduire le traitement à un tamponnement à la gaze iodoformée et à la suppression des injections.

Sans fracture du rocher. — Il peut se produire une hémorragie à l'intérieur du labyrinthe ou seulement des tiraillements, des arrachements, des filets nerveux acousticaux vestibulaires.

Le blessé tombe sans connaissance. Il sort de son évanouissement dans un état d'hébétude et doit se coucher. Le lendemain il a du vertige et de la surdité d'une oreille. Le vertige disparaît peu à peu assez rapidement, mais la surdité persiste et peut même progresser. Lermoyez a peu de confiance dans le traitement qui est celui de la commotion labyrinthique indiqué précédemment.

III. Surdité fonctionnelle. — Cette variété a été en fait décrite au début de cet article dans le paragraphe des surdités indirectes produites par le bruit de l'explosif.

IV. Surdité psychique. — Ces surdités sont-elles en partie fonctionnelles et en partie émotionnelles ou exclusivement émotionnelles, la question est difficile à déterminer. L'important est que, quelle que soit l'origine, la guérison est rapide, à condition que le traitement soit institué dès le début. Le professeur Chavigny (1) leur applique comme traitement la rééducation de l'ouïe au moyen d'un diapason de grandes dimensions, à vibrations très intenses et dont le pied est appuyé sur la nuque ou sur les apophyses mastoïdes. Deux ou trois séances de massage vibratoire par le diapason, chaque jour, amènent d'ordinaire une amélioration assez rapide. Simultanément les malades sont soumis à des séances de rééducation musicale au moyen d'un harmonium ou de tout autre instrument de musique à vibrations très sonores. Les malades, pendant les premières séances, appliquent l'oreille sur la caisse même de l'instrument et s'essayent à en percevoir les vibrations. Lorsque l'ouïe s'améliore, ils s'éloignent progressivement de l'instrument.

V. Surdi-mutité psychique. — L'examen de ces malades montre qu'il n'existe aucune lésion et ils n'ont eu en général ni bourdonnement, ni vertige. Dans quelques cas on observe que le malade entend certaines choses dites cependant à voix peu élevée. Le professeur Chavigny donne à cette forme le nom de « surdité par distraction », le malade semblant surtout ne pas entendre par impossibilité de fixer son attention.

En ce qui concerne la parole, le malade « ne se rappelle plus les mouvements à faire pour parler », il a une amnésie systématisée des mouvements nécessaires pour s'exprimer oralement alors qu'il écrit ce qu'il veut dire. Voici le traitement employé. « Le médecin se place vis-à-vis du malade et, suivant que celui-ci est sourd ou non, il l'invite par écrit ou de vive voix à faire en même temps que lui-même les mouvements nécessaires pour prononcer la voyelle A. Au moment même où il donne le signal au malade de faire effort pour prononcer cette lettre, le médecin fait passer un courant faradique d'intensité moyenne par la région antérieure du cou du malade, dans la zone prélaryngée. Le succès de ce système est pour ainsi dire absolu et, aussitôt après, on peut apprendre au malade à prononcer successivement les autres voyelles, puis une syllabe simple comportant des mouvements de lèvres très visibles. La plupart des muets parlent distinctement après une ou deux séances. » (Chavigny.)

VI. Surdité par explosion rapprochée (préservation). — Les lésions du tympan et des terminaisons nerveuses sont provoquées par les raréfactions et les condensations brusques de l'air dans le conduit auditif contenu pendant le tir. Une oreille est généralement plus affectée. En règle, chez les chasseurs, c'est l'oreille gauche qui est touchée.

Afin de se préserver, on maintient la bouche ouverte pour égaliser la pression sur les deux faces du tympan en mâchonnant un objet. On peut en outre boucher le conduit auditif avec de l'ouate ou mieux avec de la cire de joailler.

(1) *Paris Médical*, 1er janvier 1916.

D'autre part, M. Wicart a fait la communication suivante à l'Académie de médecine le 15 septembre 1916 « Les mutilations de l'ouïe, qui sont devenues très fréquentes par la violence et la répétition des détonations que comportent les bombardements actuels, peuvent être évitées ou très diminuées. L'attaque brutale de l'oreille par le tir d'artillerie ou l'éclatement des obus se trouvera très atténuée, quand les précautions suivantes auront été prises (celles actuellement utilisées étant insuffisantes) : 1º Avant, au moment ou aussitôt après une détonation violente, *avaler fortement la salive deux ou trois fois de suite, en se pinçant à plat les narines durant cette déglutition ;* 2º au cours des bombardements ou des tirs d'artillerie, remplir les conduits auriculaires d'une mèche de coton imbibée de glycérine et couvrir ensuite les oreilles et les mastoïdes d'oreillères garnies de coton cardé. Ces précautions sont simples et absolument efficaces. Lorsqu'elles n'auront pas pu être prises dans l'imprévu des bombardements et éclatements d'obus, il faudra bien se dire que le traumatisme de l'oreille par détonation est sans conséquences si l'infection n'a pu s'établir et que *la mutilation, dépendant de l'état antérieur du sujet, ne se transformera en infirmité que si ces conditions antérieures restent ignorées* (catarrhe muco-purulent du nez, du pharynx, hypertrophie ou atrophie des cornets avec obstruction tubaire, déviation de la cloison, anciennes otites cicatricielles, bouchons cérumineux durcis et enfoncés, congestion céphalique chez les scléreux syphilitiques, paludéens, intoxiqués, arthritiques).

Les soldats des tranchées et de l'artillerie doivent pouvoir chaque jour nettoyer leurs conduits auriculaires, en les remplissant de glycérine, et désinfecter et décongestionner leurs fosses nasales et leur pharynx avec de l'huile camphrée additionnée d'eucalyptol et d'essence de lavande dans la proportion de 1 pour 100 ou, à défaut, avec de la vaseline mentholée qui est beaucoup moins efficace. Ces instillations seront faites dans la position couchée, la tête demeurant un peu renversée en arrière durant cinq minutes. En tout cas, après le traumatisme, ces applications doivent pouvoir être faites dans les formations sanitaires, car tout assourdi par détonations, avec ou sans perforation du tympan, peut, dans les dix jours suivants, faire de l'otite suppurée, avec son cortège de complications et d'infirmités. »

Syndrome (du gr. *sundrômé* concours). — Réunion de symptômes sans rapport obligé avec une maladie déterminée, c'est-à-dire sans lésion encore connue et quelquefois sans origine établie. Lorsque la lésion et la cause d'un syndrome sont reconnues, la maladie est constituée.

Synergie (du gr. *sun* ensemble et *ergon* travail). — Action simultanée, à l'état normal ou à l'état de maladie, de plusieurs organes, sans continuité de tissus et qui concourent à l'accomplissement d'une fonction soit volontairement, soit involontairement à la suite de la perception d'une impression. L'harmonie des fonctions est la base de la notion du *moi ;* elle est sous la dépendance du système nerveux.

Synesthésie et **Synesthésalgie** (du gr. *sun* ensemble et *aisthésis* sensibilité). — Production de plusieurs sensations sous l'action d'une expression unique : l'une d'elle est rapportée au point d'excitation, l'autre ou les autres à un point plus ou moins éloigné qui peut être symétrique au premier. Dans la *synesthésalgie* (du gr. *algos* douleur), la sensation est douloureuse.

Ainsi dans un cas de névrite du sciatique par blessure de guerre M. Souques et Mlle Rathaus ont observé que le frôlement léger de tout point du corps, spécialement du pied sain, provoque des douleurs dans le pied malade, que l'objet soit froid ou chaud, pointu ou massif ; la pression forte ne déterminerait pas la synesthésalgie et celle-ci n'existerait que si la peau est sèche, disparaîtrait si elle est humide.

Syphilis. — V. VÉNÉRIENNES (Maladies).

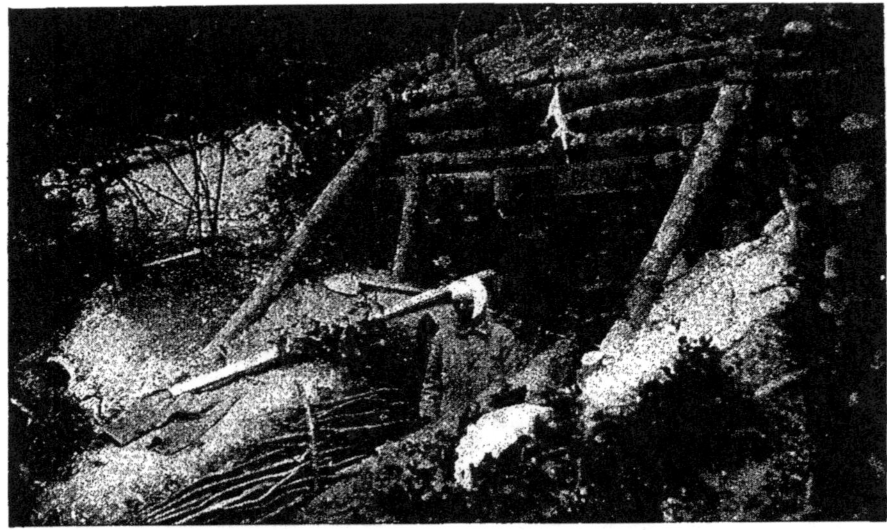

FIG. 453. — *POSTE DE SECOURS EN PREMIÈRE LIGNE*   Service photographique de l'armée.

**Tachycardie paroxystique.** — Les cas de cette affection ont été assez fréquents pendant la guerre de 1914 à la suite de fatigues excessives. Un traitement immédiat très simple de la crise a été employé avec succès par le Dr Godlewski. Il consiste à faire avaler rapidement un morceau de pain un peu rassis du volume d'une grosse noix verte, sans le mâcher, en aidant sa déglutition avec un peu d'eau. Le résultat est instantané ; le pouls tombe à 72, toute gêne disparaît. La jugulation de la crise est due à l'excitation des filets nerveux du pneumogastrique dans l'œsophage par la distension brusque de ce conduit.

Tétanos (de *tenein* tendre). — Maladie infectieuse commune aux hommes et aux animaux et provoquée par le bacille de Nicolaïer (*fig.* 454), existant dans les débris de terre, les fragments vestimentaires que les corps vulnérants ont introduits dans les blessures. Cette affection consiste dans la contracture permanente et douloureuse des muscles de la mâchoire (trismus) et du cou avec redoublements convulsifs, et l'extension des contractures à certains groupes et quelquefois à la totalité des muscles du corps. Le premier accès peut se produire quelques heures seulement après la blessure, notamment après celles par écrasement ou arrachement, les plaies des extrémités (doigts, orteils) ou des lésions comme les gelures (Bérard et Lumière), mais en général il est plus tardif (5 à 10 jours) et peut même

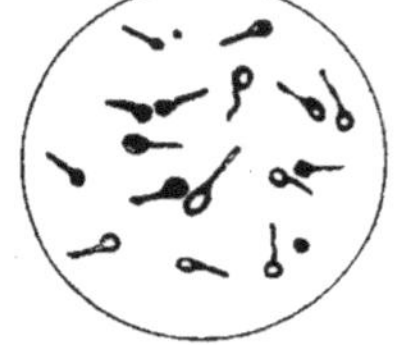

FIG. 454. — Bacille du tétanos.

apparaître beaucoup plus tard, comme on le verra plus loin, à l'occasion d'une opération chirurgicale. De nombreux cas de tétanos se sont produits au début de la guerre dans les deux armées (nous avons eu l'occasion d'en voir de nombreux cas chez les prisonniers allemands après la bataille de la Marne). Ils sont devenus de plus en plus rares dès qu'on a fait les injections préventives le plus rapidement possible après la blessure.

TERRAIN. — Le tétanos se produit de préférence chez l'homme dans les régions où il est fréquent chez les chevaux.

En 1897, Nocard, pour expérimenter le sérum antitétanique récemment découvert, en adressa à tous les vétérinaires qui lui en demandèrent et il présenta à l'Académie le résultat remarquable obtenu par le nouveau médicament : sur 400 animaux ayant reçu leur injection 1, 2, 3 et même 4 jours après la blessure aucun n'eut le tétanos. Si on relève les localités d'où il reçut des demandes, parce que les vétérinaires les connaissaient comme terrains tétanigènes, on a d'autant plus chance d'avoir les foyers principaux de cette affection en France que confirmation de ce fait a été donnée par l'abondance des cas de tétanos de nos soldats dans ces régions en 1914.

Dans un premier groupe de ces localités en effet, nous trouvons : Oulchy-le-Château, Guise, Ribemont, Vervins (Aisne) ; Buzancy, Launois, Attigny (Ardennes) ; Sézanne (Marne) ; Einvillers, Nancy, Saint-Nicolas-du-Port, Vézelise, Château-Salins, Lunéville (Meurthe-et-Moselle) ; Saint-Mihiel, Stenay (Meuse) ; Armentières, Nivelle, Vendagines-aux-Bois, La Gorgue (Nord) ; Creil (Oise) ; Meaux, Sourdun (Seine-et-Marne) ; Mirecourt (Vosges) ; Genappe (Belgique), soit 25 localités qui toutes sont des régions où les combats ont été nombreux et qui sont restreints à 9 départements de l'est et du nord de la France.

Dans le second groupe se classent : Troyes (Aube), Saint-Affrique (Aveyron), Marseille (Bouches-du-

Rhône), Hiersac (Charente), Die (Drôme), Nonancourt (Eure), Bonneval (Eure-et-Loir), Landivisiau (Finistère), Saint-Servan, Vitré (Ille-et-Vilaine), Orléans (Loiret), Saint-Amand-de-Vandamme, Blois (Loir-et-Cher), Saumur (Maine-et-Loire), Aubervilliers, Charenton (Seine), Versailles et Marly (Seine-et-Oise), Rouen (Seine-Inférieure), Fontenay-le-Comte (Vendée), Chablis, Pont-sur-Yonne, Ravière (Yonne), Alger (Mascara) et Tunis. 24 localités pour 19 départements réparties dans tout le reste de la France. On doit donc en conclure que le nord et l'est sont particulièrement des régions tétanigènes.

BACILLES. — Si dans une plaie il n'existe que des bacilles du tétanos, ceux-ci sont rapidement détruits par les leucocytes, mais s'ils sont associés à des microbes du pus (staphylocoques ou streptocoques), ils pullulent rapidement et secrètent une toxine contre laquelle les leucocytes sont impuissants. Les spores tétaniques comptent parmi les plus résistantes aux antiseptiques. Quelques-unes d'entre elles peuvent rester adhérentes à des fragments de projectiles, enkystées ou être incluses dans des leucocytes où elles sont immobilisées, mais aptes encore à germer si on réalise les conditions favorables à leur mise en liberté et à leur développement (Vaillard).

La toxine existe dans le sang du tétanique. Elle agit sur le système nerveux en se fixant par affinité sur les cellules nerveuses.

PHASES DU TÉTANOS. — Pour M. le professeur Étienne, de Nancy, le tétanos présente trois phases : la première d'*infection* pendant laquelle le bacille de Nicolaïer parvenu dans la plaie, sous l'action peut-être d'associations saprogènes, sécrète une toxine, de nature probablement diastasique, extraordinairement virulente pour l'homme. Cette toxine, ainsi que l'ont établi les recherches de Marie, peut suivre le trajet d'un nerf pour arriver, au bout d'un certain temps, aux cellules de la moelle épinière et du bulbe et s'y fixer. Dans d'autres cas, elle paraît véhiculée par la circulation. C'est la phase d'*intoxication*, mais à celle-ci succède une dernière phase, celle de *réaction cellulaire* où les cellules, altérées par l'action nocive de la toxine, réagissent pour leur propre compte, indépendamment des toxines, en déterminant les manifestations tétaniques ; et la preuve, c'est que les réactions cellulaires avec les symptômes de contracture peuvent continuer à se produire, alors que les toxines ont déjà été éliminées hors de l'organisme et même alors que le sang est devenu immunisant. Les contractures sont au tétanos ce que la paralysie du voile du palais est à la diphtérie. Il est évident que ces phases se superposent : l'invasion d'un groupe nerveux s'opère alors que les cellules d'un groupe voisin intoxiqué réagissent déjà à la contracture.

TRAITEMENT. — Pour M. Etienne, à la première phase répond l'*antisepsie* pour la suppression du foyer infecté ; la plaie doit être désinfectée profondément et méthodiquement ; à la seconde répond la *sérothérapie* pour neutraliser l'intoxication et celle-ci doit être faite à haute dose (injection de 100 centimètres cubes d'emblée, renouvelée le lendemain et le surlendemain, plus longtemps si nécessaire). Mais il est d'importance capitale pour répondre à la 3e phase, celle de réaction cellulaire où l'on a affaire à une véritable maladie nerveuse, d'y joindre l'action longtemps prolongée des *antispasmodiques*, le chloral à haute dose de 4 à 12 grammes (20 grammes sont parfois remarquablement tolérés d'ailleurs par les tétaniques) ; et même, si c'est nécessaire, d'y ajouter des injections de morphine (*Paris Médical*).

Cette médication souvent enraye net les accidents et, s'ils reparaissent, les atténue de nouveau puis les fait disparaître. La mortalité, qui dans les cas de tétanos à apparition rapide (1 à 5 jours) atteignait 90 pour 100 avant la sérothérapie, est tombée à 62 pour 100 (statistique Hanshalter) et à beaucoup moins dans la statistique Etienne qui porte sur un nombre trop faible de cas pour être déterminante.

Dans une étude sur l'action curative du sérum antitétanique (parue dans *Paris Médical*, décembre 1916),

M. E. Merle, professeur à Clermont-Ferrand, arrive aux conclusions suivantes :

1° Les centres nerveux et, en particulier, les cellules nerveuses possèdent une affinité particulière pour la toxine tétanique qui y pénètre non par l'intermédiaire de l'appareil circulatoire, mais par voie nerveuse, la toxine remontant vers ces centres nerveux en suivant le trajet des nerfs périphériques et s'y fixant électivement par absorption ;

2° La substance nerveuse possède, en outre, un pouvoir de neutralisation vis-à-vis de la toxine tétanique, mais ce pouvoir est limité : la cellule nerveuse est capable de fixer *plus* de toxine qu'elle n'en peut neutraliser. Les accidents tétaniques apparaîtront dans toute leur gravité lorsque, la limite du pouvoir neutralisant étant atteinte, une nouvelle quantité de toxine, non neutralisable, viendra se fixer sur la cellule nerveuse. Dans les cas subaigus et atténués du tétanos, il est probable que la quantité de toxine élaborée par les bacilles de Nicolaïer au niveau de la plaie est restreinte et qu'elle peut alors être presque entièrement neutralisée par les centres nerveux.

De ces constatations il résulte l'utilité de l'emploi comme préventif de hautes doses de sérum antitétanique, ainsi que Vaillard l'a recommandé. Pour E. Merle il en résulte aussi l'utilité de l'emploi comme curatif de très hautes doses de sérum par la voie intrarachidienne, intraveineuse et sous-cutanée à la fois pour neutraliser la toxine circulante et la toxine déjà fixée. Contrairement à une opinion assez généralement acceptée il estime qu'il n'est pas actuellement prouvé que la toxine fixée ne puisse pas être neutralisée par une antitoxine injectée mais qu'il est nécessaire alors que cette antitoxine soit à des doses telles que les centres nerveux baignent dans l'antitoxine. Les expériences de J. Camus, de Roux et Borrel semblent lui donner raison. A l'appui de sa thèse E. Merle énumère une longue liste de cas dans lesquels la guérison a été obtenue par l'usage de doses massives, mais le sérum a-t-il été employé *seul* ou avec adjonction des autres médications antitétaniques ?

Sérum antitétanique. — Ce sérum est du sérum de sang de cheval immunisé contre le tétanos. On atténue la toxine tétanique avec le trichlorure d'iode pour faire le sérum antitétanique qui est simplement antitoxique et n'agit pas sur le bacille (Vaillard, 1908). Il conserve ses propriétés si on le maintient dans un endroit dont la température est peu élevée et à l'abri de la lumière.

ACTION PRÉVENTIVE. — Injecté sous la peau, ce sérum confère une immunité *temporaire* contre le tétanos. Suivant la dose employée, cette immunité persiste de deux à six semaines ; elle peut être entretenue par des injections successives.

DURÉE DE L'IMMUNITÉ. — Pour MM. Bérard et Lumière l'immunité ne serait que d'une semaine, d'où la nécessité de réinjecter après 5 à 6 jours les blessés très infectés et de renouveler les injections de sérum avant toute intervention chirurgicale même pratiquée 5 à 6 jours après la première injection de 10 c. c.

Il est donc indiqué de faire des injections préventives de sérum :

Aux sujets atteints des divers traumatismes qui, par leur siège, leur nature et les circonstances dans lesquels ils se produisent, exposent particulièrement au développement du tétanos (plaies par écrasement des extrémités ou de la continuité des membres ; plaies contuses souillées de terre, de poussière provenant du sol, de débris de fumiers, de la vase des eaux ; plaies avec pénétration de corps étrangers, provenant du sol ou ayant été en contact avec lui).

Dix centimètres cubes suffiront généralement à la prévention chez l'homme. Cependant lorsqu'il s'agit de plaies particulièrement souillées et difficiles à nettoyer, il sera prudent de recourir à l'injection d'une nouvelle dose de sérum à huit jours d'intervalle.

L'emploi préventif du sérum ne dispense pas du traitement des plaies. Les plaies souillées ou supposées telles seront l'objet d'un nettoyage antiseptique rigoureux. Les corps étrangers doivent être enlevés ; leur persistance dans les tissus pouvant provoquer une infection tardive après la disparition de l'immunité passagère conférée par le sérum.

INJECTION. — On doit la faire dans le tissu cellulaire sous-cutané au niveau du flanc ou de la cuisse après avoir : 1° badigeonné la région avec de la teinture d'iode ; 2° stérilisé la seringue (*fig.* 455) et la canule en les plongeant dans de l'eau froide (1) que l'on porte

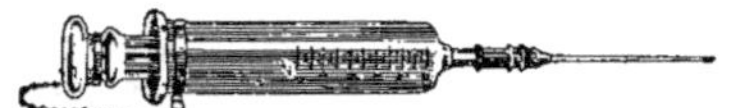

FIG. 455. — Seringue pour injection antitétanique.

à l'ébullition pendant un quart d'heure. On recouvrira avec du coton stérilisé l'endroit où la piqûre a été faite. L'introduction du sérum sous la peau est très peu douloureuse et le liquide est résorbé en quelques instants.

Tétanos localisé à la région blessée. — Le Dr Montais a eu l'occasion d'observer plusieurs cas de tétanos jusqu'alors inconnus, à contractures localisées à la région blessée, sans trismus, ni raideur de la nuque. Ces blessés avaient reçu tardivement l'injection préventive (de 40 heures à 4 jours après la blessure) ; trois fois celle-ci siégeait aux membres inférieurs, une fois à la paroi lombo-abdominale ; dans aucun cas il n'existait de blessure nerveuse notable.

L'incubation fut de 5, 10, 13 et 24 jours. Le cas le plus précoce fut naturellement extrêmement grave : allure ascendante de la contracture qui envahit bientôt le membre symétrique, ensuite la paroi abdominale, avec accélération de la respiration et du pouls, sueurs profuses.

La raison de cette localisation est que l'injection tardive immunise bien le blessé contre le poison produit ultérieurement par la plaie, mais elle est sans action contre le poison produit et fixé préalablement. Ce fait est une nouvelle preuve de l'utilité de l'injection hâtive.

Tétanos chez les asphyxiés. — Chez les asphyxiés par les gaz nuisibles, M. Dupérié, étant donné la prédilection des manifestations congestives pulmonaires de l'anaphylaxie sérique, conseille, lorsqu'il convient de faire une 2e injection antitétanique, d'utiliser la méthode Besredeka des petites doses subintrantes par voie sous-cutanée. Il engage à la plus grande prudence pour les injections intraveineuses ou intrarachidiennes.

Tétanos tardif. — D'après Léon Bérard et A. Lumière, le tétanos peut se produire chez des blessés injectés préventivement à l'occasion d'une intervention chirurgicale tardive qui peut libérer des débris souillés de spores à l'état de vie latente. La marche de cette complication est souvent alors lente, insidieuse, progressive et grave.

On peut obvier à ce danger en administrant, même chez les sujets qui ont reçu après la blessure les injections réglementaires : 1° une nouvelle dose de sérum lorsque la plaie est suspecte ; 2° de hautes doses de sérum, dès l'apparition des premiers accidents.

Tétragénémie épidémique. — Maladie provoquée par le microbe tétragène (*fig.* 456) et dont les signes sont souvent analogues à ceux de la grippe ou des paratyphoïdes.

Ces microbes existent fréquemment à l'état de saprophytes dans les cavités buccale et nasale, mais peuvent devenir virulents et passer dans le sang et déterminer des septicémies. On avait jusqu'ici constaté qu'ils pouvaient être l'origine, à l'état *sporadique*, d'une angine dite sableuse, de bronchopneumonies, de pleurésies, de péritonites, de méningites. MM. F. Trémolières et P. Lœw ont eu l'occasion de constater, au cours de la guerre, des *épidémies* se resentent sous deux formes : l'une bénigne, l'autre grave (1).

SIGNES. — La *forme bénigne* débute de façon progressive par une céphalée frontale ou rétro-orbitaire (assez significative en ce cas), une fatigue générale sans courbature, de la fièvre oscillant entre 38° et 39° avec pouls moins accéléré que ne le comporterait la température ; le sommeil est troublé par des transpirations abondantes. La langue est saburrale au centre, rouge sur les bords ; l'appétit est diminué ; la constipation est plus fréquente que la diarrhée. Parfois il existe quelques troubles légers du côté de la poitrine (bronchite, pleurésie sèche, congestion pulmonaire).

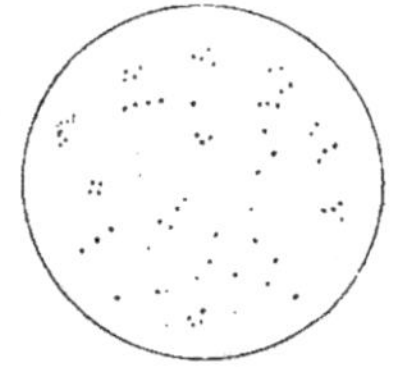

FIG. 456. — Tétragène.

L'évolution s'effectue en 8 à 15 jours, mais le malade reste longtemps fatigué et exposé à des rechutes. Parfois une angine peut survenir au début ou, plus souvent, au cours de l'affection.

Cette forme, prise souvent pour la grippe, se distingue par le catarrhe oculo-nasal et pharyngé, les douleurs musculaires.

La *forme grave* simule la fièvre typhoïde ou plutôt la paratyphoïde, mais le malade n'est pas abattu, sa fièvre dessine des descentes et des reprises successives et même, après la guérison, reste supérieure de quelques dixièmes à la normale.

Forme pleuro-pulmonaire. — Les crachats ne sont pas rouillés mais striés de sang et on y trouve le tétragène. La fièvre a les mêmes caractères irréguliers que dans la forme précédente.

Dans ces trois formes l'hémoculture décèle le tétragène qu'on trouve également en faisant le sérodiagnostic.

COMPLICATIONS. — Une phlébite peut se produire dans les membres inférieurs et quelquefois au membre supérieur. Elle diffère de celle de la fièvre typhoïde, car elle apparaît à la période d'état et non de convalescence comme dans celle-ci. On observe aussi quelquefois une péritonite ou un phlegmon diffus. L'infection tétragénique peut donner un coup de fouet à une tuberculose latente.

TRAITEMENT. — Celui, suivant les formes, de la fièvre typhoïde, de la pneumonie ou de la pleurésie.

Thermoconservateur (marmite norvégienne, autocuiseur, glacière économique). — Appareil (*fig.* 457) permettant, sans aucun frais, de conserver pendant des heures la température du contenu d'une marmite, que celle-ci soit chaude ou remplie de *glace*. Il est surtout utilisé pour la cuisson des aliments, d'où son nom.

Au point de vue médical, le thermoconservateur peut rendre de grands services pour conserver de la glace ou, au contraire, de l'eau chaude lorsqu'on doit appliquer l'un ou l'autre de ces procédés calmants de la douleur.

MATÉRIEL ET CONSTRUCTION. — 1° *Marmite* cylindrique à anse en haut (deux marmites peuvent être superposées de façon à être employées simultanément) ; 2° *caisse* carrée ou ronde en bois, en carton ou en ferblanc qu'on double de plusieurs épaisseurs de papier collé ou cloué ; 3° couper une grande quantité de papier sous forme de *serpentins;* 4° fabriquer avec du carton souple sur mesure une *gaine* pouvant recevoir la marmite, la renforcer en collant à l'intérieur vingt épaisseurs de papier. Placer au-dessous du fond de la gaine cinquante épaisseurs de papier et bourrer l'intervalle entre la gaine et la boîte avec le papier découpé, tassé, puis, avec le reste, bourrer un sac en toile dont vous faites ainsi un coussin qui servira de couvercle à la gaine, couvercle qu'on pourra recouvrir d'un autre couvercle solide en bois doublé de papier.

---

(1) Cette indication vise l'emploi d'une seringue en verre employée habituellement ; mais, celle-ci se brisant assez facilement, on peut employer une seringue entièrement métallique qu'on plongera au contraire dans de l'eau bouillante.

(1) *Paris Médical*, 1915.

En cas d'emploi de deux récipients, interposer entre eux un coussin qui les rendra tout à fait indépendants. Une *chaise percée* est un thermoconservateur tout trouvé.

MANIÈRE DE PROCÉDER. — Pour conserver l'eau très chaude introduire rapidement la marmite, où l'eau bout depuis cinq minutes, dans la gaine, la boucher et ne l'ouvrir qu'au moment du besoin ; puiser avec un récipient la quantité d'eau nécessaire et refermer

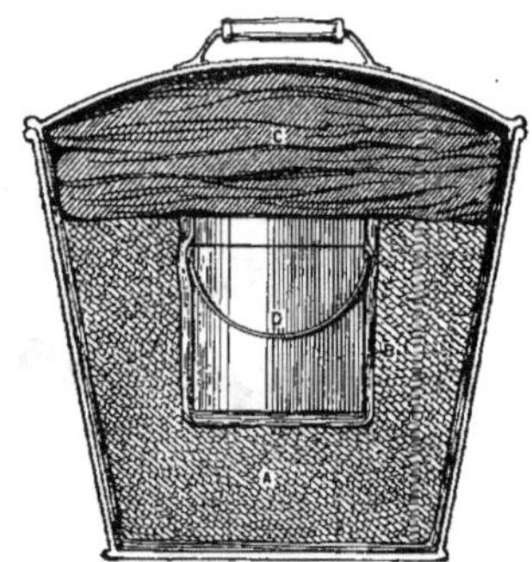

FIG. 457. — Thermoconservateur.

ensuite le plus vite possible. En prenant ces précautions l'eau restera encore très chaude quand on voudra en prendre à nouveau. Pour conserver de la glace on procédera de même ; on aura soin de remettre rapidement le morceau non utilisé.

★Thermothérapie et Photothérapie (application aux blessures de guerre).

— La thermothérapie comprend l'ensemble des applications de chaleur ; elle constitue un élément important de l'arsenal physiothérapique.

La chaleur peut être appliquée par l'intermédiaire de l'eau (*hydrothérapie*) ou de l'air ; dans ce dernier cas, elle se transmet au corps par continuité (*bains, douches d'air chaud*) ou par rayonnement (*bains de lumière, chaleur radiante*). Nous ne parlerons pas, dans cet article, de l'*héliothérapie* qui a fait l'objet d'une étude spéciale. V. à HÉLIOTHÉRAPIE*.

Hydrothérapie chaude. — L'hydrothérapie est utilisée avec succès dans les suites de blessures et de traumatismes de guerre, principalement sous forme de *bains locaux à eau courante chaude* dont la température varie, suivant le cas, de 38° à 45° C. Le matériel comprend des bacs pour le bras, le pied ou la totalité du membre inférieur ; un mélangeur permet de régler la température de l'eau qui arrive par des tubulures disposées de façon à produire dans le bain un mouvement giratoire, un tuyau d'écoulement placé à l'extrémité supérieure du bain permet l'écoulement du trop-plein.

Ces bains ont une durée de 15 à 20 minutes. Ils agissent par leur thermalité et aussi par l'action de l'eau courante, de l'effleurage que le mouvement giratoire de l'eau produit sur la peau.

Leurs indications principales sont les œdèmes consécutifs aux traumatismes des nerfs ou des os, les raideurs articulaires, les douleurs articulaires et musculaires, les névralgies et névrites sensitives.

Dans les névralgies et névrites sensitives, surtout si elles s'accompagnent de troubles trophiques et d'anesthésies, il faut craindre les brûlures de l'épiderme et n'utiliser les bains qu'à des températures modérées de 38° à 40° C. D'ailleurs l'eau, à cette température, produit une action plus sédative de la douleur qu'à des températures plus élevées. Mais pour combattre les douleurs et raideurs articulaires la thermalité doit être plus élevée et peut atteindre 45° C.

Ces bains redonnent de la vitalité à la peau et constituent une excellente préparation au massage et à la mobilisation. On peut même, dans certains cas, pratiquer le massage et la mobilisation dans l'eau et faire exécuter sous l'eau des mouvements volontaires plus faciles à réaliser, le membre étant soustrait à l'action de la pesanteur.

La *douche générale*, avec ses diverses modalités de pression, de durée et de température, est très utile pour relever l'état général des blessés ou remédier aux troubles consécutifs aux grands chocs nerveux.

La *douche locale* d'eau chaude est appliquée de préférence sur les régions qui ne peuvent être facilement immergées dans un bain : à la racine des membres et sur le tronc. Elle répond à peu près aux mêmes indications thérapeutiques que le bain d'eau courante chaude.

Bain d'air chaud. — Dans la thérapeutique des blessures de guerre, ce sont les bains locaux que l'on utilise. L'appareil le plus simple, facile à construire à peu de frais est l'appareil de Bier (*fig*. 458).

Une caisse en bois percée aux deux extrémités opposées permet de placer le membre ou le segment de membre à soigner, elle est fermée sur le membre par une étoffe feutrée. Par une ouverture de la paroi latérale on fait arriver un tuyau à l'autre bout

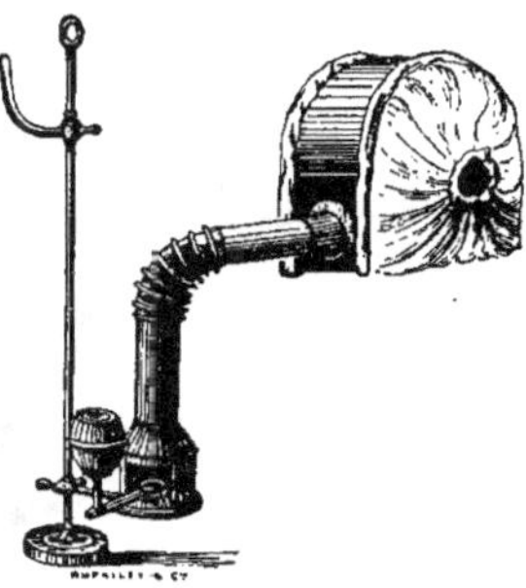

FIG. 458. — Bain d'air chaud (appareil de Bier).

duquel on place une lampe à alcool ou un bec de gaz Bunsen ; par un orifice de la paroi supérieure on fait passer un thermomètre. Au-dessus de l'arrivée de l'air dans la boîte se trouve une planchette qui répartit l'air chaud afin qu'il n'arrive pas directement sur le membre.

L'air peut être aussi chauffé par des résistances électriques placées sur les parois de la boîte. On remplace avec avantage

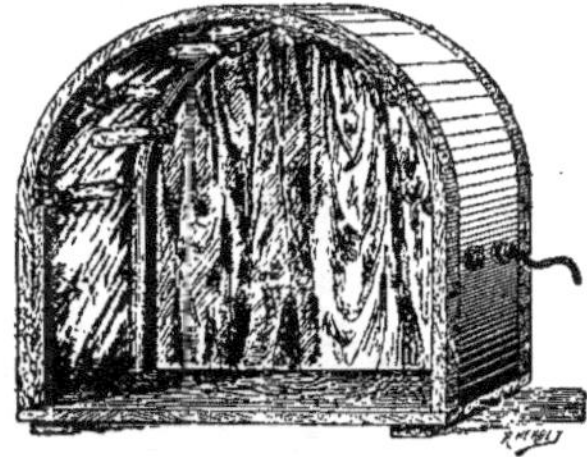

FIG. 459. — Bain d'air chaud chauffé électriquement.

pour les bains chauds chauffés électriquement les caisses en bois par des voûtes en osier sur les parois desquelles les résistances électriques sont placées entre deux feuilles d'amiante (*fig*. 459).

Bains de lumière, chaleur radiante. — Enfin la chaleur peut être obtenue par des lampes électriques simples, ou des lampes électriques chauffantes (système Dowsing par exemple) [*fig*. 460].

Si les lampes sont placées sur les parois de caisses ou de voûtes on réalise la combinaison du bain d'air chaud et de l'application de chaleur radiante. Si elles sont placées à distance du membre, à l'air libre, on réalise une application de chaleur radiante lumineuse simple. Il existe des projecteurs munis de lampes blanches, rouges ou bleues, la lumière bleue étant utilisée surtout comme sédatif de la douleur.

Douche d'air chaud. — Elle est obtenue à l'aide d'un ventilateur qui projette de l'air sur la région à traiter après que cet air est venu se chauffer sur une

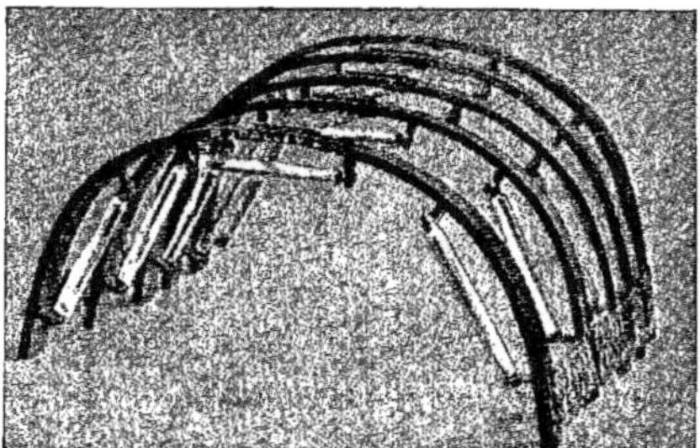

FIG. 460. — Bain local de lumière.

source calorifique. Lorsqu'on n'a pas à sa disposition de source électrique on utilise comme source de chaleur une lampe à alcool et le mouvement du ventilateur est réalisé par une manivelle (*fig.* 461). Lorsqu'on dispose d'une source électrique, on utilise un appareil très pratique tel que celui de Rupalley que, nous reproduisons ci-contre (*fig.* 462). Il est constitué par un ventilateur électrique et une résistance électrique chauffante. Cet appareil permet d'obtenir à la sortie de la tubulure de l'air à 120° C.

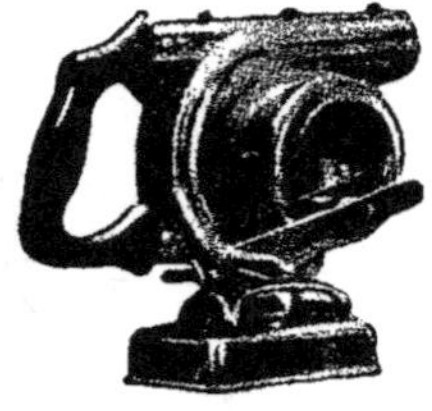

FIG. 461. — Douche d'air chaud à l'alcool.

Il existe aussi des appareils tels que celui représenté (*fig.* 463) qui permettent de réaliser les températures de 600° pour les

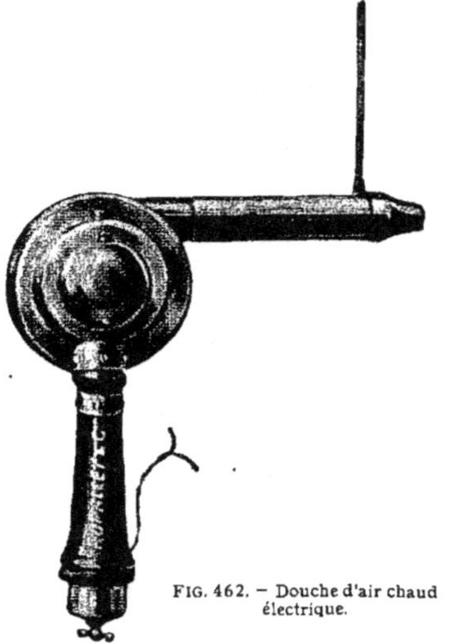

FIG. 462. — Douche d'air chaud électrique.

applications d'air chaud chirurgical. Sous l'anesthésie chloroformique on obtient ainsi la stérilisation des plaies et la destruction des escharres.

INDICATIONS THÉRAPEUTIQUES. -- Les bains d'air chaud sont utilisés surtout dans le traitement des cals douloureux, des arthrites consécutives aux entorses, luxations, fractures de voisinage, des raideurs articulaires par immobilisation prolongée ; ils aident puissamment à la résorption des exsudas et des œdèmes.

Comme l'hydrothérapie chaude les bains d'air chaud préparent le membre à la mobilisation et au massage. Mais l'action du bain d'air chaud se manifestant davantage dans la profondeur des tissus, il faudra lui donner la préférence sur le bain d'eau chaude dans le traitement des grandes articulations.

Pour combattre les troubles circulatoires et trophiques il faut donner la préférence au bain de lumière blanche ou rouge.

Pour modifier les douleurs névralgiques ou névritiques on utilise le bain de lumière bleue dont l'action

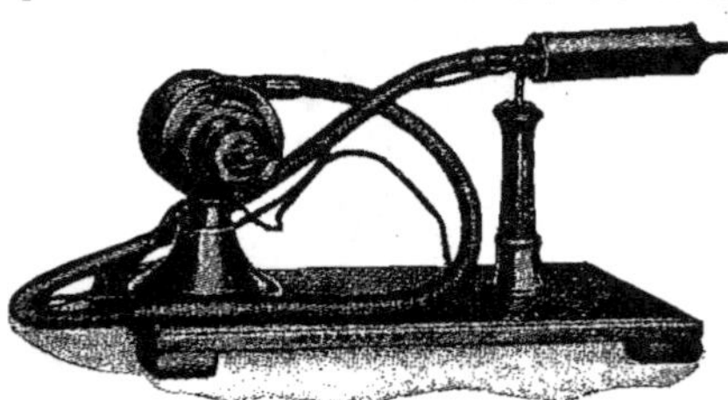

FIG. 463. — Douche d'air chaud à haute température.

sédative est très nette ; dans ce cas la température ne doit pas s'élever au-dessus de 60 à 70°.

Contre les cicatrices adhérentes, on emploie de préférence les applications de chaleur radiante avec projecteur de lumière blanche ou rouge. Si la cicatrice est douloureuse on donnera la préférence à la lumière bleue.

Le massage de la cicatrice pratiqué pendant ou tout de suite après l'irradiation lumineuse produit d'excellents résultats.

La douche d'air chaud à température modérée est utilisée dans les mêmes cas que le bain d'air chaud, de préférence sur les régions qu'il est difficile d'enfermer dans des boîtes. De plus, elle rend de très grands services dans le traitement des plaies atones et des ulcérations de la peau.

Comme on peut s'en rendre compte par cet exposé rapide, les applications de la chaleur au traitement des blessures et des traumatismes de guerre sont nombreuses et d'une utilité incontestée. Mais il importe, si l'on veut en tirer tout le parti possible, de choisir le mode de production et d'application de chaleur qui convient le mieux à chaque cas particulier. Il importe aussi pour éviter les accidents (brûlures à divers degrés) de tenir compte des troubles de la sensibilité, et des réactions de la peau souvent modifiées par les lésions du système nerveux. Dr Félix ALLARD.

Tolérance de l'organisme pour les projectiles. — L'expérience a montré que, si les projectiles inclus dans les tissus provoquent d'habitude de la suppuration et des fistules jusqu'à leur élimination, il y a des cas où ils sont parfaitement tolérés et le blessé arrive à n'en subir aucun effet fâcheux, le corps étranger finissant par s'enkyster. Il en est ainsi non seulement pour des inclusions de projectiles sous la peau dans les muscles, principalement là où les masses musculaires sont volumineuses, mais dans les articulations, dans les os (*fig.* 464), voire dans le poumon « Très souvent les projectiles se rencontrent non pas dans le muscle lui-même, mais dans les espaces aponévrotiques, le long des parois vasculo-nerveuses et des tendons. Ce phénomène s'explique par le fait que le projectile n'a plus

la force de perforer l'aponévrose et glisse sur elle ».
On a vu à l'article TÉTANOS que l'extraction de ces
projectiles peut, dans certains cas, entraîner des troubles graves, notamment une pullulation de microbes

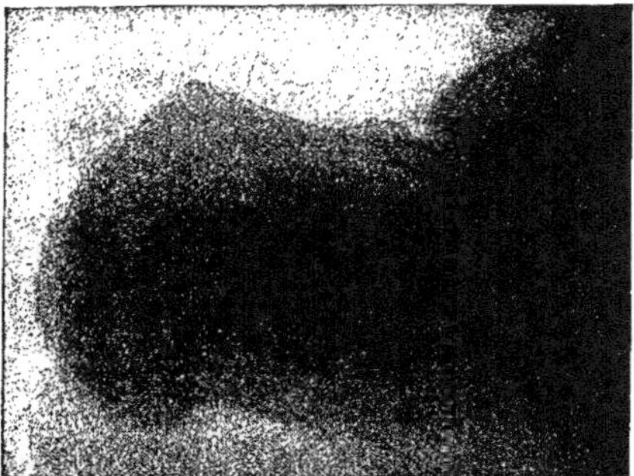

FIG. 464. — Radio d'un projectile dans le calcanéum.
(Collection du Dr Juillard.)

de Nicolaïer par la déchirure de la barrière fibreuse qui
les fixait souvent fortement (d'après Ch. Juilliard) [1].

(1) *L'Accoutumance aux mutilations*, par Ch. JUILLIARD.
(G.oz, éditeur à Genève et Bâle ; Alcan, à Paris.)

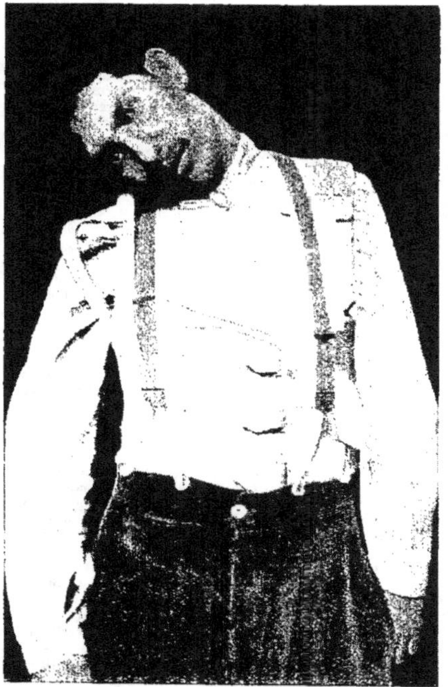

FIG. 465. — Torticolis suite de blessures, au début
du traitement orthopédique.

Notre collaborateur Guilleminot en a donné de curieux
exemples dans son article RADIOGRAPHIE*.

★**Torticolis.** — Attitude vicieuse de la tête qui est
inclinée sur un des côtés avec rotation de la face du
côté opposé par contracture musculaire. On a observé
au cours de la guerre des cas de torticolis suite de blessures et les deux figures 465 et 466 en donnent un
exemple.

Voici l'observation : Ch..., Plaie à la région cervicale
postérieure *droite* par éclat d'obus. Il présente un torticolis gauche par contracture des muscles de la nuque.
Localisation d'un éclat profond au niveau des apophyses transverses droites. Ablation sous radioscopie.
La contracture disparaît complètement sous l'anesthésie. Pendant quinze jours le blessé reste étendu
avec un collier de Seyre. La contracture se reproduit
dès qu'on enlève l'appareil.

Il y a dans ces formes de torticolis un élément nerveux qu'il est assez difficile souvent de déterminer.

TRANCHÉES (AFFECTIONS SPECIALES AUX).
— Nous avons réuni sous ce titre les principales affections que le mode de vie anormale dans les tranchées
a produite.

I. Tranchées (Constipation des). — S'il existe
une diarrhée des tranchées, la constipation peut s'y
manifester, surtout en hiver, par suite du genre d'alimentation (viande fraiche ou conservée, absence de
légumes frais et de fruits, fréquence de légumes secs
et riz, vin rouge, c'est-à-dire aliments contenant peu
des substances qui facilitent l'évacuation des matières).

Les soldats, sur le conseil des camarades de la cam-

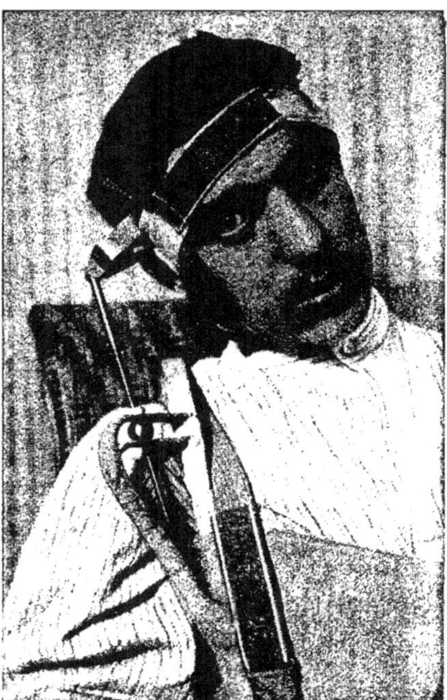

FIG. 466. — Torticolis suite de blessures, après un mois
de l'application de l'appareil. (Collection de Miss Gassette.)

pagne, ont eu l'idée d'utiliser certaines plantes sauvages des champs comme le pissenlit cuit ou cru en salades. Notre ami M. Piédallu, pharmacien-major, chef du laboratoire de l'intendance, a publié, suivant en cela un conseil donné par le Dr Helme dans *le Temps*, une petite brochure (1) qui contient toutes les indications pratiques sur les légumes sauvages.

Il y a donné la description d'une quarantaine de plantes susceptibles d'apporter un complément d'alimentation à la fois gratuit et rafraîchissant, non seulement à nos soldats mais aussi aux civils. Ces plantes sont utilisables surtout au *printemps* : asperge, barbarée vulgaire ou cresson de terre, bardane commune (jeunes pousses), bourrache officinale, capselle bourse à pasteur, cardamine ou cresson des prés, consoude officinale, crithme maritime, épilobe en épi, ficaire fausse renoncule, houblon, laitue vivace, mâche sauvage, mauve sauvage, moutarde sauvage, origan vulgaire, petite oseille, patience, phénope ou laitue des murailles, pimprenelle, primevère officinale, élevée et à grandes fleurs, raifort, raiponce, sénebière corne de cerf, spéculaire, véronique. En *été* la plupart existent encore et on peut employer en outre la tige de bardane, la bette ou la betterave vulgaire, le chardon Marie, le chénopode Bon-Henri, le coquelicot.

En *automne* on utilisera la racine de bardane, le salsifis des prés et plusieurs des plantes précédentes. En *hiver*, on disposera des légumes sauvages qui existent en toute saison : chicorée sauvage, cresson, crépides, lampsane commune, ortie blanche et grande ortie, oseille sauvage, pissenlit et porcelle.

A. Martinet, qui a étudié la question de la constipation dans la *Presse médicale*, conseille :

1° L'introduction, dans la ration et dans les « paquets » envoyés au front, de fruits secs (pruneaux, raisins secs, poires et surtout pommes tapées qui augmentent la proportion de cellulose). Nous y ajouterons les abricots secs de Californie, les pommes, pêches et poires séchées qui, maintenues vingt-quatre heures dans l'eau tiède et ensuite bouillies, constituent un excellent aliment pendant les repos du régiment ;

2° Des aliments draineurs, graines de lin, semence de psyllium, agar-agar (gélose) ;

3° L'absorption d'un grand verre d'eau pure le matin à jeun ou le soir au coucher. Elle excite dans ces conditions le péristaltisme de l'intestin ;

4° Les exercices gymnastiques provoquant l'excitation des muscles intestinaux qu'on répétera lentement douze fois chacun. Se coucher par terre et *a*, élever successivement les deux jambes ; *b*, plier la cuisse sur le ventre ; *c*, soulever le tronc et l'abaisser ; *d*, faire des mouvements respiratoires. Marcher à quatre pattes ;

5° Enfin avoir recours aux médicaments : huile de vaseline 1 à 4 cuillerées à café au réveil ; 1 à 2 pilules de belladone (1 centigr. d'extrait et 1 centigr. de poudre) pilules de podophyle de 25 milligr., et surtout grains purgatifs de Vals (1 ou 2) à prendre le soir au dîner ou au moment de se coucher pour aller à la selle le lendemain matin. Tous ces procédés ont encore pour résultat de donner l'*habitude* d'aller à la selle à la même heure. Peu à peu on les espacera, puis on les supprimera lorsque l'habitude sera obtenue.

II. Tranchées (Diarrhée des). — SIGNES. —

Les Drs P. Remlinger et J. Dumas, chargés d'une enquête bactériologique sur cette affection, en donnent la description suivante (2) : « Le sujet, le plus souvent, ne présente aucun antécédent morbide. En particulier, il n'a jamais souffert de l'estomac ou de l'intestin et n'a aucune tendance à la diarrhée. Depuis qu'il est mobilisé, il a continué de se bien porter et sa santé s'est maintenue excellente jusqu'à son arrivée dans l'Argonne. Mais voici que très peu de temps, en général après son envoi dans les tranchées où la fatigue et le froid se font vivement sentir, la diarrhée fait son apparition. Celle-ci s'installe insidieusement et se dé-

veloppe petit à petit. Pour commencer le malade a, dans les 24 heures, quatre à cinq selles molles, jaunâtres, nullement douloureuses. Il n'y prête aucune attention, continue son dur service et ne modifie pas son régime. Peu à peu les selles augmentent de fréquence, et c'est surtout sur le nombre des évacuations nocturnes, que porte l'augmentation. La consistance des matières est de plus en plus liquide, leur couleur de plus en plus claire. Parfois, au lieu d'être jaune, leur teinte est plus ou moins verdâtre. Le besoin d'aller à la selle se fait de plus en plus impérieux. Bientôt la défécation, précédée maintenant de coliques douloureuses, n'est plus, comme au début, suivie d'une sensation de soulagement. Des épreintes du ténesme font leur apparition. Puis le malade constate dans ses matières la présence de « graisse » ou de glaires striées de sang. Il peut avoir quelques faux besoins et quelques selles involontaires : dans les 24 heures le chiffre des selles atteint 12 ou 15 dont les deux tiers au moins la nuit.

L'état général fléchit un peu, il n'y a pas de fièvre mais diminution des forces et de l'appétit ; exagération de la soif, un peu de douleur frontale, quelquefois quelques nausées et 1 ou 2 vomissements.

A l'examen le ventre est souple, non gonflé, légèrement douloureux au creux épigastrique, la langue est un peu sale. »

Dès le séjour au lit l'amélioration est rapide et en quelques jours les selles redeviennent peu à peu normales.

Cette description est celle des cas les plus ordinaires, quelques-uns étant plus bénins, d'autres rarement plus graves.

CAUSES. — I. PRÉDISPOSANTES. — Le froid humide au ventre, aux pieds chez des individus fatigués, mangeant en général froid et presque exclusivement de la viande. II. DÉTERMINANTES. — Dans la majorité des cas un bacille dysentérique type Flexner ou His. Dans d'autres on trouve les bacilles typhiques et paratyphiques. Ces bacilles donnent des formes très atténuées de la maladie type. Il semble que la voie de transmission est la boue à laquelle s'incorporent les matières fécales, et qui des chaussures est apportée par les mains au tube digestif.

III. Tranchées (Fièvre des). — Ce nom a été

donné par les Anglais à une affection observée par le Dr Morichau-Beauchart dans nos propres lignes, mais sous une forme plus intense et dont il a donné la description dans la réunion des médecins de la 4e armée et dans un article de *Paris Médical* que nous résumons ci-dessous.

SIGNES. — Après quelques vagues malaises pendant quelques jours brusquement se produisent des frissons, une fièvre intense (39° ou 40°), un mal de tête intense au front et à l'occiput avec paroxysmes à certains moments ; une courbature lombaire et des douleurs au niveau des deux membres inférieurs (jambes et parties inférieures des cuisses), mais avec prédominence souvent d'un côté et siégeant dans les os avec maximum au niveau de l'extrémité inférieure du fémur et de l'extrémité supérieure du tibia ; elles s'exaspèrent la nuit et empêchent tout sommeil.

En général, après deux jours, la température tombe progressivement, puis, après un repos de 3 ou 5 jours, remonte brusquement et plusieurs accès se succèdent ainsi (*fig.* 467). Les douleurs persistent jusqu'à terminaison des accès qui peuvent se prolonger plusieurs semaines, mais atténuées dans les intervalles de montées fébriles. La langue est sale et il existe de la constipation ; la rate est très augmentée de volume.

CAUSES. — Aucun microbe n'a été trouvé ni dans le sang ni dans les excrétions bien que la maladie ressemble à une fièvre intermittente. L'inoculation du sang des malades à des bien portants a reproduit la maladie, le germe semble exister dans les globules sanguins. Pour M. Merklen ce ne serait là qu'une forme spéciale de la courbature* fébrile (v. ce mot).

IV. Tranchées (Héméralopie des). — Affai-

blissement anormal de la vision au moment du cré-

---

(1) *Légumes sauvages*, 6 planches en couleur, 28 figures (Librairie Larousse).
(2) *Revue d'hygiène et de police sanitaire*, 1915.

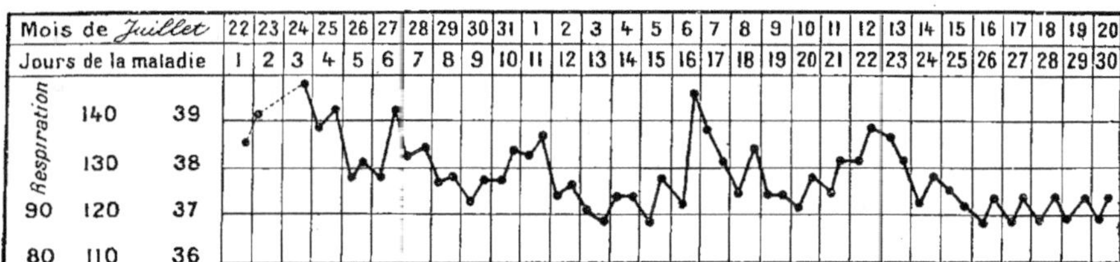

Mois de *Juillet*	22	23	24	25	26	27	28	29	30	31	1	2	3	4	5	6	7	8	9	10	11	12	13	14	15	16	17	18	19	20
Jours de la maladie	1	2	3	4	5	6	7	8	9	10	11	12	13	14	15	16	17	18	19	20	21	22	23	24	25	26	27	28	29	30

FIG. 467. — Fièvre des tranchées (d'après Morichau-Beauchart).

puscule. Pour Magitot elle est due à un trouble des fonctions d'adaptation de la rétine produit par une sécrétion défectueuse du pourpre visuel. La simulation est décelée par la photoplanche.

CAUSES. — Cette cécité crépusculaire se produit de préférence chez les myopes, la distension des membranes oculaires constituant une prédisposition. La fatigue et une intoxication gastro-intestinale en sont l'origine.

TRAITEMENT. — Repos et régime lacté absolu.

V. Tranchées (Mains de).

En dehors des gelures des pieds qui ont été nommées *Pieds de tranchées* (V. à FROIDURE), MM. Peré et Boyé ont observé, chez un quart environ des malades atteints de cette affection, des gelures des mains dont quelques-unes assez graves. M. Walter, qui rapportait la note de ces auteurs à la Société de chirurgie (4 juillet 1917), fait remarquer que cette proportion exceptionnellement forte s'explique par l'obligation où ont été ces soldats, en raison de la violence d'un bombardement, de rester couchés pendant quatre jours sans pouvoir se relever. Pendant ce temps, la neige tombait sur les mains qui tenaient le fusil et ils étaient dans l'impossibilité de les sécher. Beaucoup avaient été obligés de marcher à quatre pattes sur un sol couvert de boue et de neige.

« D'après les renseignements fournis par les blessés, les accidents avaient débuté par les symptômes suivants : picotement des doigts, difficulté à tenir le fusil, développement assez rapide d'un œdème du dos de la main, œdème qui paraît avoir été assez fugace, car il n'existait plus à l'arrivée à l'ambulance.

Presque toujours les lésions étaient bilatérales et symétriques. Deux fois seulement, les auteurs ont observé une forme grave à la main gauche, légère à la main droite.

Les auteurs distinguent :

a) Une *forme légère* caractérisée par : 1° l'attitude de la main en griffe avec diminution d'amplitude des mouvements d'extension et de flexion des doigts ; 2° l'état des pulpes unguéales qui sont un peu sèches ; 3° l'absence de modifications appréciables de coloration de la peau de la main, sauf sur la face dorsale des articulations des doigts où la coloration est plus vive.

b) Une *forme moyenne* avec : 1° même attitude de la main, mais limitation plus grande des mouvements ; 2° état des pulpes unguéales qui semblent plus blanches et qui sont tendues et dures ; 3° à la face dorsale des doigts, sur les deux dernières phalanges, aspect vernissé lisse avec disparition des plis normaux, coloration noirâtre plus foncée et quelquefois phlyctènes. Dans certains cas les auteurs ont noté dans cette forme, à un stade ultérieur, la desquamation de la peau, desquamation à forme scarlatineuse, gagnant la face dorsale de la main, de même le poignet.

c) Une *forme grave*, reconnaissable à l'attitude en griffe plus prononcée par l'immobilisation presque complète des doigts, avec momification absolue des deuxième et quelquefois troisième phalanges dont la pulpe est entièrement desséchée, noire, parcheminée, et les ongles très noirs et luisants. Plus haut, au delà de ces lésions de momification, les premières phalanges sont tuméfiées, vernissées, couvertes de phlyctènes.

Dans les cas les plus graves, les lésions dépassaient de fort peu les articulations métacarpo-phalangiennes.

La sensibilité objective est naturellement diminuée au niveau des parties atteintes, l'anesthésie complète au niveau des parties sphacélées.

Les formes moyennes, surtout les formes desquamatives, s'accompagnent souvent de douleurs aux mains et aux avant-bras, douleurs assez vives pour empêcher le sommeil. Les douleurs sont encore très vives et diffuses dans les formes légères. Dans les formes graves, la douleur semble moins intense et plus localisée.

Les auteurs proposent, pour toutes ces lésions, l'étiquette de *mains de tranchées*. Ils pensent qu'il convient d'étendre aux membres supérieurs cette dénomination réservée jusqu'ici « aux troubles sensitifs, moteurs, vasculaires et trophiques localisés aux membres inférieurs, consécutifs au séjour plus ou moins prolongé dans les tranchées pendant la saison froide. » (*Presse médicale*, 19 juillet 1917.)

VI. Tranchées (Néphrites des).

Les cas ont été assez fréquents dans les premiers mois de 1916 : 1/20 du chiffre total des malades dans les services d'ambulance de Gaud et Mauriac, plus fréquemment encore en été 1916 (P. Ameuille), ce qui semble indiquer, d'après cet auteur, que « la néphrite de guerre n'est pas fonction de la température atmosphérique, mais de la durée de séjour des malades au front ».

Forme albuminurique. — SIGNES. — 1° *Période de début.* Au cours d'une santé satisfaisante apparaissent un mal de tête tenace, des douleurs lombaires avec sensation de grande fatigue, légère oppression, puis un œdème au visage et aux membres.

2° *Période d'état.* Etat général satisfaisant avec *fièvre* ne dépassant pas 38,5. L'œdème s'accentue notablement à la face et envahit les membres inférieurs et supérieurs, le scrotum. Les urines sont d'abord peu abondantes (500 à 800 gr.), épaisses, boueuses foncées puis reviennent à la normale. Elles contiennent une quantité d'albumine qui varie de 2 à 30 grammes par litre mais ne dépasse pas d'ordinaire 3 à 5 grammes. Dans quelques cas l'urine a un contenu du sang.

ÉVOLUTION. — Sous l'action de repos et du régime lacté le rétablissement du malade se produit d'ordinaire en une quinzaine. La fièvre disparaît après 4 à 5 jours, l'œdème disparaît d'abord aux membres puis à la face, la quantité des urines s'accroît (2 litres à 2 litres 1/2), et l'albumine tombe progressivement à 1 gramme, 0,50 et 0,25 centigrammes. Lorsque la quantité d'albumine rendue dès le début est considérable, 30 grammes par litre, l'évolution favorable est plus prolongée.

CAUSES. — Pour Gaud et Mauriac elles sont les suivantes :

I. PRÉDISPOSANTES. — Grande fatigue. Alimentation presque exclusivement carnée et dans certains cas le froid.

II. DÉTERMINANTES. — Un bacille se rapprochant des paratyphiques ?

TRAITEMENT. — Repos le plus tôt possible après les débuts de la maladie. Régime lacté. Théobromine (0,50 centigr. par jour).

Forme azotémique. — SIGNES. — Dans cette forme décrite par Ameuille, il peut exister aussi de l'albuminurie mais ordinairement en petite quantité et à titre accessoire et ne s'accompagnant pas d'œdème ; le fait principal est la quantité d'urée dans le sang. Au début de la maladie son taux y est souvent de près de 2 grammes et dépasse même ce chiffre. Si ce taux fléchit rapidement, l'état graduel s'améliore, s'il s'élève ou se maintient au taux initial la situation devient grave. La fièvre s'élève à 38º,5, 39º.

Les signes qui accompagnent cet état sont déconcertants : le plus souvent il y a un certain degré de bronchite. Dans d'autres cas, on observe de l'ictère avec augmentation de volume du foie qui devient douloureux. Chez d'autres, les troubles nerveux dominent la scène : mal de tête très tenace, raideur de la nuque, crises convulsives ou délire confusionnel. L'affaiblissement, qui persiste pendant la convalescence, peut être intense et prolongé.

EVOLUTION. — Elle est rapide, quinze jours à peine, souvent beaucoup moins. Le début est souvent brusque.

CAUSES. — M. Ameuille estime qu'il s'agit d'une infection générale (microbe typhique ou paratyphique) qui, à l'état normal, ne toucherait pas plus le rein que les autres organes, mais qui dans les conditions de la vie de tranchées épuise son action sur des reins rendus fragiles par ladite vie.

TRAITEMENT. — Or colloïdal en injections.

VII. Tranchées (Pied de). — V. à FROIDURE.

VIII. Tranchées (Rhumatisme des). —

MM. Guerrieri et Lelong, médecins militaires, ont eu l'occasion de voir, notamment en avril 1915, un certain nombre de cas de rhumatismes ayant une localisation spéciale, en rapport avec la vie dans les tranchées pendant une période où les pluies étaient fréquentes. « Les douleurs articulaires siégeaient principalement aux articulations des pieds, surtout aux métatarso-phalangiennes et même simplement à l'articulation métatarso-phalangienne des deux gros orteils, et paraissaient provoquées par la position des soldats dans des tranchées humides (position accroupie ou assise du guetteur, du tireur, la marche n'y était point étrangère. »

TRAITEMENT. — Guérison rapide par le salicylate.

Transfusion du sang. — DÉFINITION ET INDICATIONS.

— Cette opération a pour but de faire passer le sang provenant de l'artère d'une personne bien portante dans la veine d'une personne affaiblie par une grande perte de sang (hémorragie par blessure, à la suite d'une opération ou d'un accouchement, hémorragie secondaire, épistaxis très abondant, hémoptysie, hématémèse, hématurie, hémophilie), ou par un état chronique (anémie-chlorose, anémie pernicieuse, purpura des nouveau-nés), enfin par une maladie infectieuse (notamment dans les hémorragies de la fièvre typhoïde), ou une intoxication oxycarbonée.

« Elle n'agit pas seulement comme un moyen de replétion vasculaire mais comme le meilleur des modificateurs du sang et, en particulier, de sa coagulabilité. » (Bérard et Lumière.)

Ses effets sont beaucoup plus puissants que l'injection intra-veineuse de sérum, puisqu'elle apporte des globules sanguins. Elle peut même être employée à titre préventif, avant l'opération d'un fibrome qui a anémié profondément le malade.

Préalablement à l'opération, on s'assure par l'analyse du sang du donneur (hémolyse, agglutination, réaction de Wassermann) que son sang est bon. L'âge de 20 à 40 ans, pour le donneur, est préférable.

La transfusion peut s'opérer *indirectement*, avec interposition d'un conducteur du sang, ou *directement*, par accolement des deux vaisseaux.

Transfusion indirecte. — La transfusion, à l'aide d'un appareil compliqué interposé, a donné de mauvais résultats, étant difficile à rendre aseptique et permettant une coagulation rapide du sang.

Actuellement, la transfusion *indirecte* s'opère à l'aide de tubes d'argent paraffinés à l'intérieur, de façon à éviter la coagulation sanguine, procédé Tuffier et Carrel - Bérard - Lumière (*fig.* 470, 472).

Procédé Tuffier. — La technique est la suivante : le donneur de sang et celui qui doit le recevoir sont couchés l'un à côté de l'autre, sur deux tables parallèles, de façon que les parties intéressées soient le plus possible en contact, bras gauche du donneur et jambe gauche du récepteur ; on les aseptise, puis on les anesthésie à la cocaïne ou à la stovaïne (*fig.* 468, 469).

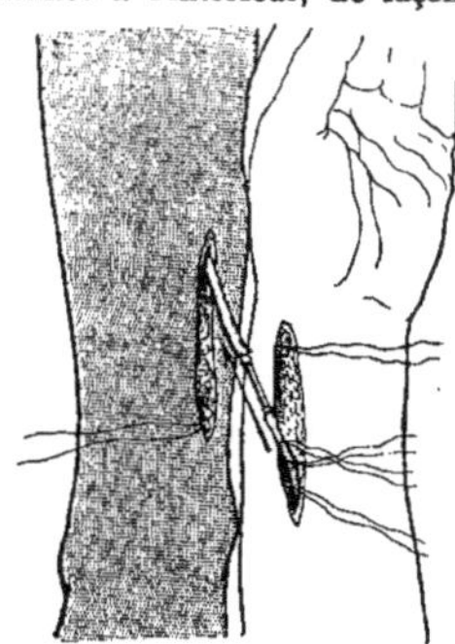

FIG. 468. — Transfusion indirecte du sang par tube paraffiné.

Ensuite on met à nu la veine saphène interne du malade sur une longueur de 8 centimètres et on la libère de ses attaches avec le pourtour. On procède de même pour l'artère radiale de l'individu sain, mais sur une longueur de 5 centimètres seulement. On pince cette artère à la partie supérieure de la plaie, pour arrêter temporairement la circulation, et on la lie au-dessus du poignet. On incise alors obliquement le vaisseau, entre la pince et la ligature, de façon à pouvoir introduire dans l'ouverture une des extré-

FIG. 469. — Position respective des deux sujets dans l'opération de la transfusion du sang. A, Lieu de l'incision.

mités du tube d'argent. On rapproche le plus possible les deux membres opposés, puis on incise à son tour la veine saphène et on y introduit l'autre extrémité du tube. Il ne reste plus qu'à enlever la pince de l'artère pour que le sang passe d'un sujet dans l'autre.

Procédé Carrel - Bérard - Lumière (*fig.* 470-472). — *Instrumentation.* — Les canules employées sont très courtes (45 millimètres), très minces (2/10 de millimètre), courbées en forme d'S très allongé, terminées par de petits renflements olivaires destinés à retenir les ligatures et taillées à leur extrémité en un biseau mousse permettant leur introduction facile dans le vaisseau sans le déchirer. Il est nécessaire d'avoir un jeu de canules de 3 diamètres, 2 mm. 1/2, 2 mm. 3/4 et 3 mm. (*fig.* 471, B). Elles sont plongées, jusqu'à emploi dans le mélange anticoagulant suivant, prescrit par A. Carrel et stérilisé à 120 :

Paraffine fusible à 52.	54 grammes
Paraffine fusible à 40.	18 —
Cire jaune	6 —
Huile de ricin	3 cent. cubes

Pour saisir les canules minces MM. Bérard et Lumière ont fait construire une pince spéciale (*fig.* 471, C), dont l'une des branches est élastique et qui présente à

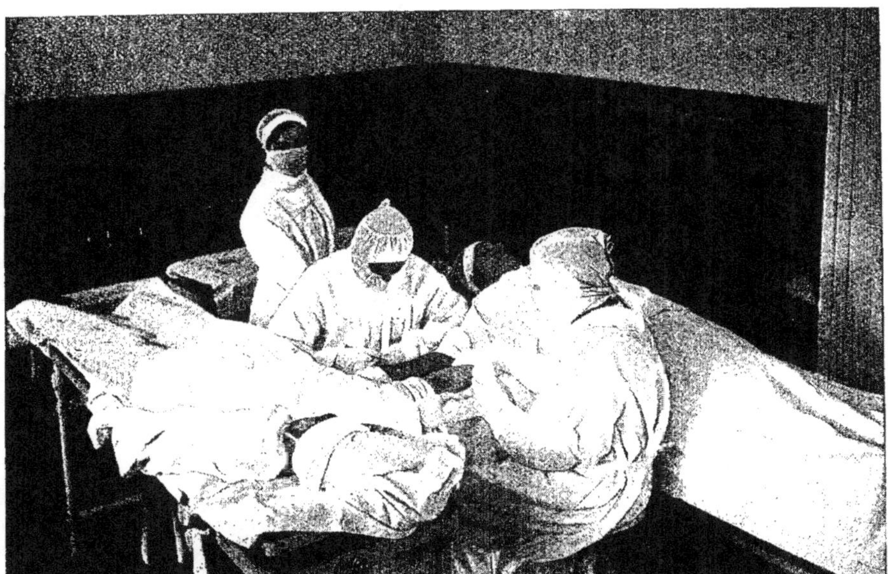

FIG. 470. — Transfusion du sang, procédé Carrel-Bérard-Lumière. (Phot. Lumière.)

son extrémité une gouttière permettant de recevoir la canule et de la manœuvrer. L'hémostase du vaisseau est faite avec une pince-clamp à branches souples et mousses (*fig.* 471, A) ; pour l'écrasement des collatérales on se sert des pinces d'Hobsted (*fig.* 471, E).

Choix des vaisseaux. — La *radiale* est ici aussi utilisée comme artère, mais comme veine on emploie une de celles du bras la *céphalique* ou la basilique. On choisit de préférence la radiale droite plus volumineuse et où l'introduction est plus facile.

Les deux bras du donneur et du récepteur étant rapprochés on ne sectionne sur l'artère, comme sur la veine qu'une moitié de sa circonférence environ, afin de garder un point d'appui pour l'introduction de la canule (*fig.* 472). Avant d'y procéder il est indispensable de desserrer la pince-clamp qui assure l'hémostase radiale afin de purger la canalisation de l'air qu'elle renferme ainsi que du caillot qui peut s'être formé.

Lorsque la quantité de sang transfusé paraît suffisante on procède à la ligature du bout central de la radiale sur le donneur, puis de la veine sur le récepteur.

MM. Bérard et Lumière signalent à la fin de l'article : « qu'à la suite d'un avis publié dans les journaux de

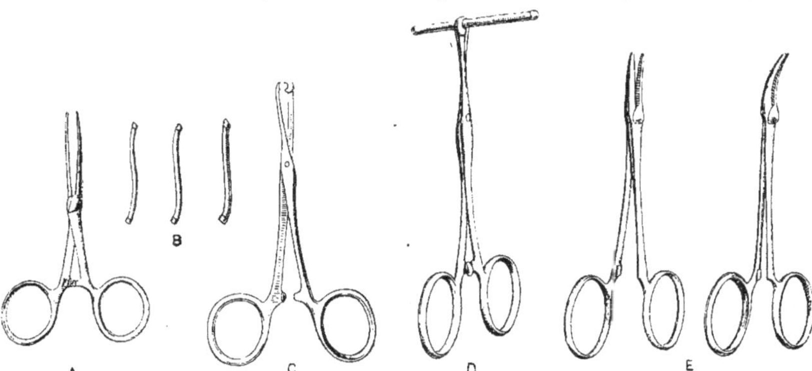

FIG. 471. — Instrumentation Bérard-Lumière pour la transfusion du sang.
A, Pince-clamp pour l'hémostase du vaisseau ; B, Canules ; C, Pince pour saisir les canules ; D, Pince tenant la canule ; E, Pinces d'Hobsted pour l'écrasement des collatérales.

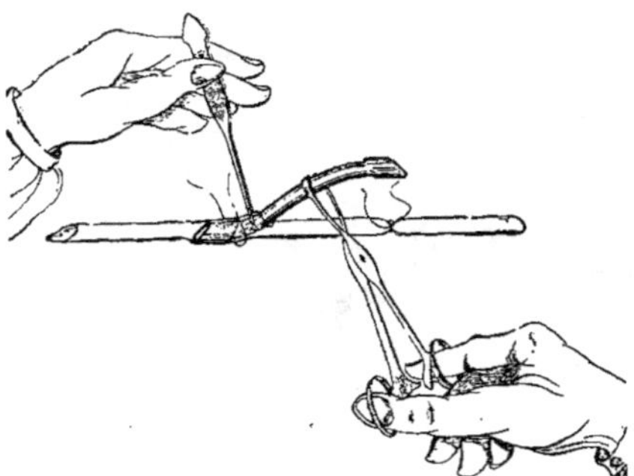

FIG. 472. – Comment on introduit la canule à transfusion dans l'artère.

Lyon au début de la guerre 150 sujets donneurs vinrent se faire inscrire à l'Hôtel-Dieu en une semaine ». Les auteurs ont surtout utilisé des femmes (1).

Transfusion directe. — I. *Procédé de Carrel.* — Il consiste à suturer bout à bout l'artère à la veine, opération délicate et peu employée.

II. *Procédé Guillot-Dehelly.* — L'anastomose est faite avec la canule d'Elsberg (*fig.* 473). L'artère dénudée

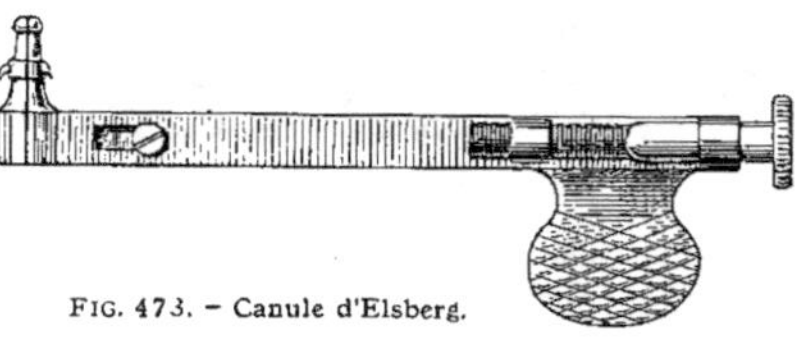

FIG. 473. – Canule d'Elsberg.

et sectionnée est passée dans la canule, où elle est légèrement maintenue par serrage, de façon que le bord de la section dépasse d'environ 6 millimètres l'extrémité de la canule (*fig.* 474, 475). Ce bord est alors

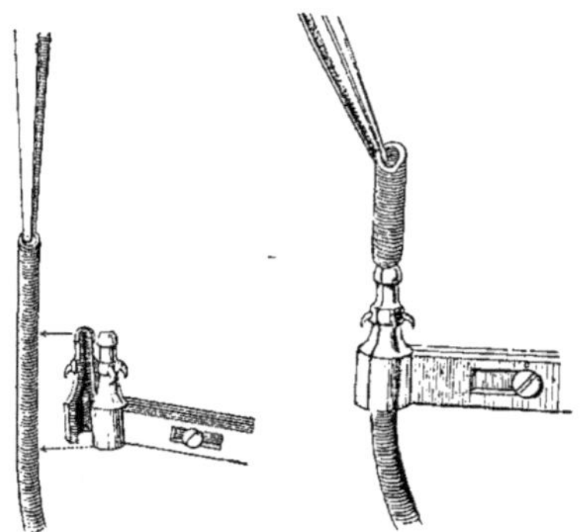

FIG. 474. – Artère prête à être mise dans la canule.   FIG. 475. – Artère prise dans la canule.

pris par trois pinces fines et rabattu jusqu'au niveau des crochets aigus qui garnissent la base de la canule. L'artère est ainsi maintenue retournée (*fig.* 476, 477).

(1) *Presse Médicale*, 1915.

Au besoin, on facilite le retournement en opérant une fente de 5 millimètres le long de la partie latérale de l'artère en partant de la section.

Après avoir vérifié la force du jet du sang de l'artère par l'enlèvement de la pince qui suspend le cours du sang, on la replace ; puis, avec deux pinces, on coiffe l'artère avec la veine (*fig.* 478), de façon à ce que la paroi de celle-ci arrive jusqu'aux crochets de la canule. Un fil placé entre la base des crochets et l'extrémité libre de la canule isolera du courant sanguin les portions des vaisseaux éraillées par le contact des pinces et maintiendra l'anastomose.

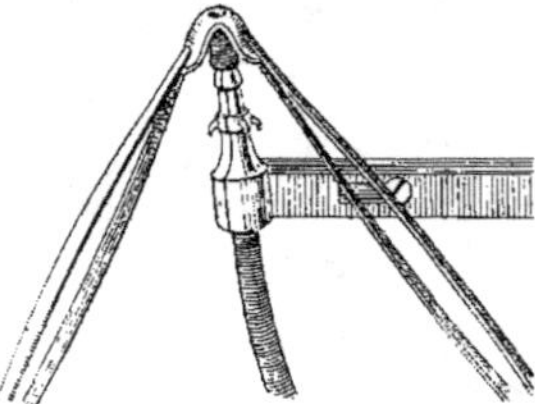

FIG. 476. – Retournement et rabattement de l'artère sur la canule.

Les deux pinces placées sur l'artère et la veine étant à ce moment enlevées et la canule dilatée, le sang passe, distendant visiblement la veine à chaque pulsation. On a soin, pendant toute la transfusion, de maintenir humides et chauds les deux vaisseaux anastomosés avec de l'eau salée physiologique chaude.

DURÉE DE LA TRANSFUSION. — D'après les moyennes, 500 à 600 gr. passent en une demi-heure par l'anastomose, mais la durée doit varier suivant le calibre du vaisseau, suivant aussi l'impression observée : 1° chez le récepteur, dont le pouls remonte, devient plus

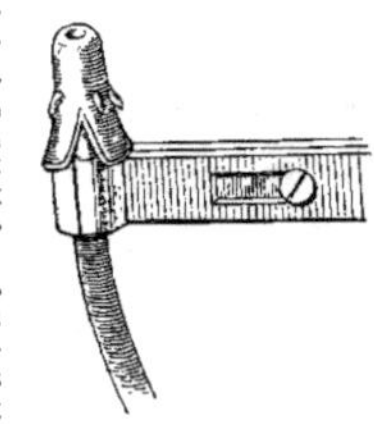

FIG. 477. – Artère entièrement retournée sur la canule à fixer.

tendu et se ralentit, les lèvres se colorent ; 2° chez le donneur qui, à un certain moment, peut se décolorer, éprouver du vertige, une soif intense, des sueurs abondantes. Si ces troubles s'accentuent, il faut interrompre la transfusion. On lie alors les deux vaisseaux, puis on les sépare par une section et on suture les deux plaies.

Transfusion de veine à veine. — M. Blechmann a présenté, à l'Académie de médecine, un procédé de transfusion par mise en communication d'une veine d'un donneur avec une veine d'un malade, le sang étant dissous en amont

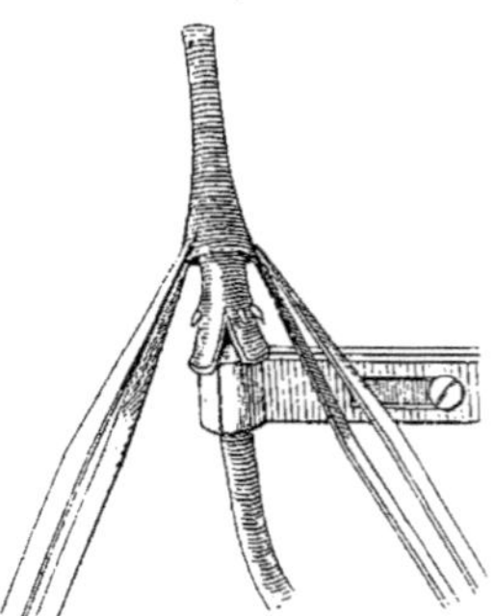

FIG. 478. – Fixation de la veine sur la canule.

de l'appareil de transfusion par du sérum artificiel, grâce à un mode d'amorçage latéral et passant d'un individu à l'autre par un tube de caoutchouc qui, suivant l'auteur, aurait la propriété de retarder la coagulation du sang.

Travail des amputés (Petits procédés facilitant le) [Tabl. LIV]. — Dispositifs de l'Ecole de

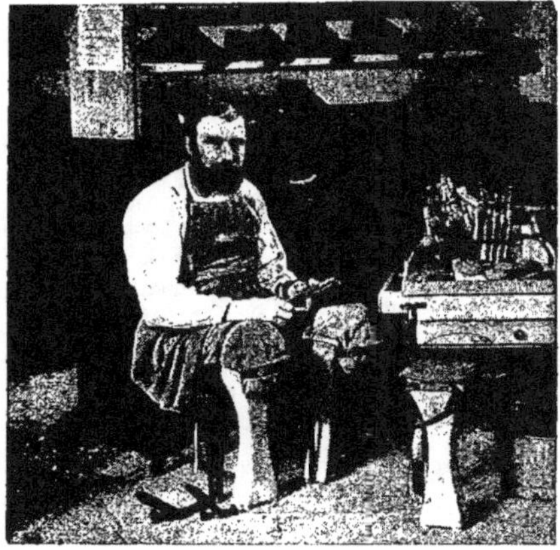

1. — Cale en bois pour cordonnier.

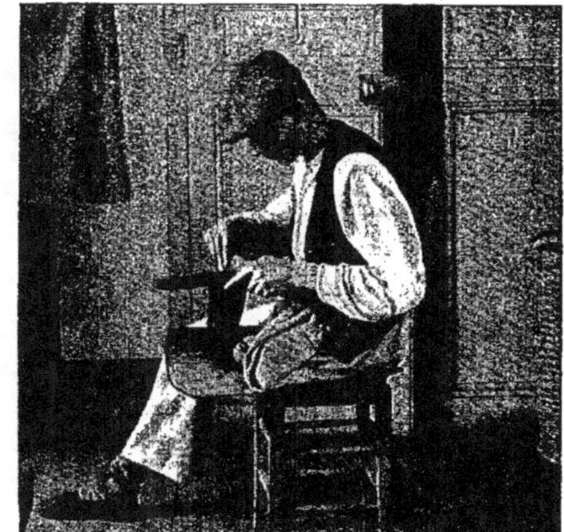

2. — Gaine pour moignon court (V. plus loin, 5).

(Collection du Dr Bourrillon.)

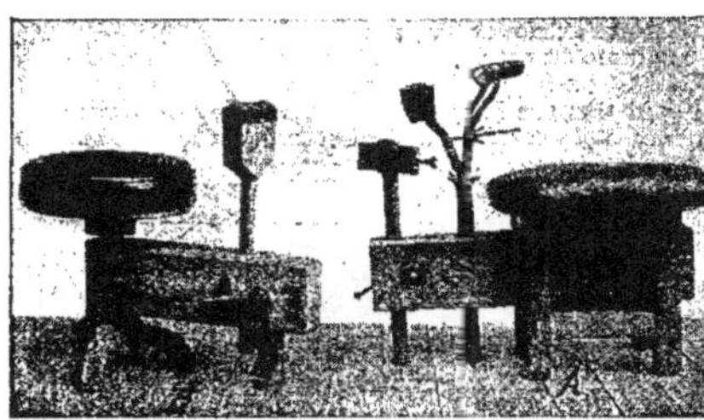

3. — Siège pour cordonnier amputé du membre inférieur.

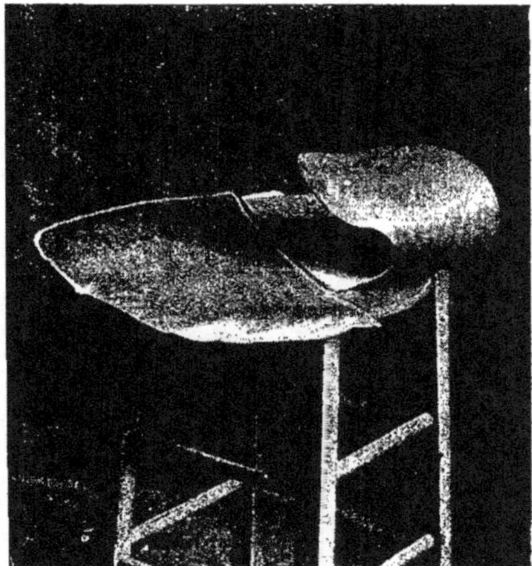

4. — Siège pour tailleur paralysé de la jambe.

(Dispositifs de Port-Villez.)

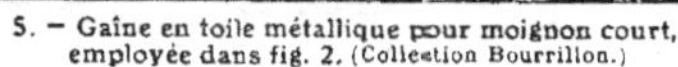

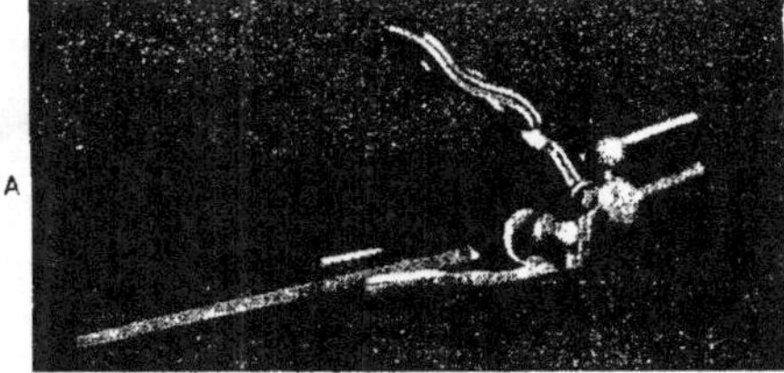

A

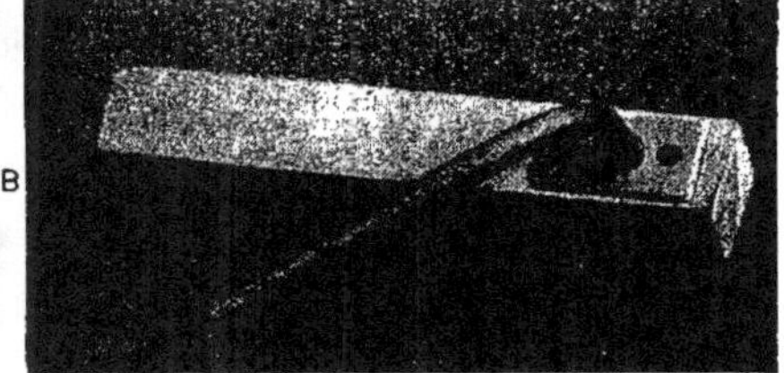

B

5. — Gaine en toile métallique pour moignon court,
employée dans fig. 2. (Collection Bourrillon.)

6. — A, Pince pour forgeron amputé d'avant-bras.
B, Rabot pour amputés d'avant-bras. (Coll. du Dr Gourdon.)

Petits procédés et dispositifs permettant le travail des amputés.

rééducation de Saint-Maurice (1). — M. le Dr Bourrillon, directeur de cette école, a signalé les procédés ingénieux, les tours de mains, les *trucs* imaginés par les amputés pour suppléer à l'absence d'un membre ou d'une partie de membre.

« Le travail peut être rendu encore plus aisé par des modifications sommaires de l'outillage. Il existe de nombreux exemples d'amputés des membres supérieurs qui, par ces artifices, arrivent aisément à gagner leur vie à la campagne. Combien il serait désirable que leurs procédés ingénieux fussent connus et vulgarisés, car leur exemple aiderait à triompher de la répugnance que montrent les cultivateurs mutilés à retourner aux champs.

Ce n'est du reste pas seulement pour l'agriculture que devrait être envisagée l'étude des diverses inventions, des tours de main, des trucs, dont usent les mutilés anciens et récents, pour pratiquer leur métier et suppléer par des moyens, parfois inattendus, à la disparition de leurs jambes ou de leurs bras. Tel un ouvrier agricole de la Brie, amputé de la cuisse en 1870, qui depuis a travaillé et suffisamment pourvu à son existence, en ajoutant à une jambe genre Beaufort, tout à fait rudimentaire, un vulgaire sabot qui l'empêche de s'enfoncer dans les terres labourées et humides ; tel un bourrelier, amputé de cuisse avec moignon court, qui a prolongé celui-ci par une gaine en tôle métallique forte, laquelle a été perfectionnée et adoptée dans les ateliers de Saint-Maurice et grâce à laquelle les apprentis peuvent serrer la pince en bois indispensable, entre la jambe valide et cette gaine. Tels les cordonniers qui emploient une cale en bois rembourrée qui, mieux que le pilon ou la jambe articulée, aide à la fixation de l'ouvrage sur les genoux.

Il y a une source inépuisable de ces procédés qui, plus que beaucoup d'appareils prothétiques, rendront à nos invalides des services appréciables. Je le répète, il faut les rechercher et les faire connaître le plus vite et le plus complètement possible. » (Dr BOURRILLON.)

Dispositifs de l'Ecole de rééducation belge de Port-Villez. — Le gouvernement belge a créé à Port-Villez, près Vernon (Eure), une école de rééducation. Le directeur technique a bien voulu nous envoyer les deux dispositifs qu'on verra sur le tableau LIV, 3 et 4, inventés pour permettre le travail à des amputés cordonniers. Le premier (3) est un siège pour cordonnier amputé ou estropié du membre inférieur. Le tabouret A, qui est fixe, se compose d'un siège rembourré et d'un étau à vis. L'ouvrier s'assied sur le tabouret de manière à avoir l'étau devant lui. Dans cet étau est serré, au droit des cavités creusées à cet effet, à la distance voulue, un manche en bois rond sur lequel est monté un dispositif à serrage à vis destiné à recevoir la tige brochée sur la forme. Cet agencement permet de procéder à toutes les coutures inférieures sauf celle de la semelle. Le talon est placé avant d'enlever la chaussure de cet appareil.

Après ces premières opérations, on retire la chaussure et on remplace ce premier appareil par un second, également monté sur une pièce de bois ronde et qui affecte plus ou moins la forme de la partie arrière d'un patin à glace. Le talon de la chaussure qui vient d'être enlevée est serré dans cet appareil, ce qui permet de tourner la bottine en tous sens et par suite de faire la couture de la semelle.

Le tabouret B est à siège tournant et l'étau lui-même peut tourner autour de l'axe du tabouret, ce qui permet à l'ouvrier de pousser cette partie de son siège soit à droite, soit à gauche lorsqu'il n'en a pas besoin. L'espèce de botte rembourrée à long manche remplace le genou disparu et permet à l'ouvrier de faire le clouage des semelles et des talons comme un ouvrier ordinaire.

Dans la figure 4 du Tableau LIV sont représentés un siège et une table de formes spéciales pour un tailleur, blessé au bassin et dont la jambe gauche est paralysée. Grâce à ce dispositif, le blessé peut travailler à

____

(1) Voir aussi l'article *Métiers* et Professions.*

la machine à coudre sans fatigue, variant sa position, partiellement assis et suspendu.

Travail (Rééducation par le). — V. à RÉÉDUCATION.

Trucs des mutilés. — Couteau. — Voici la disposition recommandée par M. Bertrand Faure, secrétaire de l'Association des mutilés. « Manchot moimême, j'ai essayé de tous les divers systèmes de couteau-fourchette qui ont été inventés pour les mutilés d'un bras.

Aucun ne m'a donné satisfaction.

Pour que le couteau coupe, il faut qu'il soit en acier. Or, dans la combinaison du couteau et de la fourchette en une seule pièce, la fourchette se trouve, elle aussi, être en acier, ce qui n'est ni agréable, ni sans danger.

L'assemblage de ces deux ustensiles me semble d'ailleurs inutile, attendu que, partout où l'on se trouve,

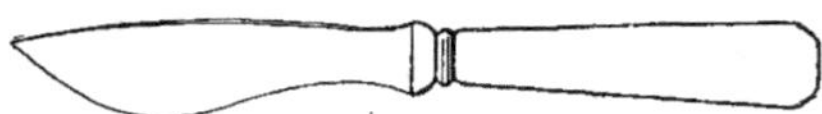

FIG. 479. — Couteau de M. B. Faure pour manchot.

chez soi, au restaurant ou chez des amis, on a toujours une fourchette à sa disposition.

J'en suis donc venu à faire faire un simple couteau d'une forme spéciale, dont je me sers depuis un an, et qui m'est extrêmement précieux (*fig.* 479).

La lame en est fortement arrondie à l'extrémité. On s'en sert en faisant basculer le couteau en avant, exactement d'après le principe du hachoir de cuisine ou encore de la demi-lune dont se servent les bourreliers. (Voir la figure ci-après).

Bien entendu, il faut que la lame soit en acier de toute première qualité, sauf à en voir le fil s'écraser et ne plus couper du tout. »

Le couteau-fourchette (*fig.* 480) présente cependant certains avantages qui permettent au mutilé d'avoir un

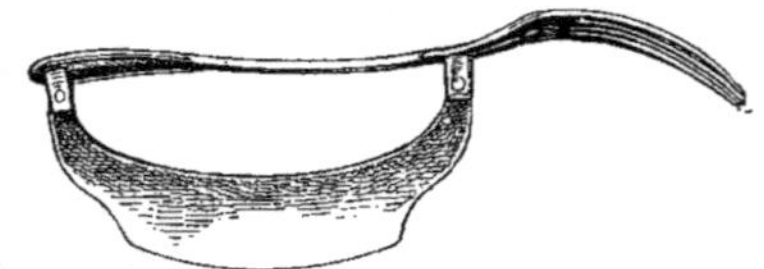

FIG. 480. — Couteau-fourchette pour mutilé.

seul instrument pour couper la viande en lui imprimant à la lame un mouvement de bascule et pour piquer ensuite les morceaux ainsi séparés.

Tremblement de la main (Étude du). — L'appareil, modèle Verdin, employé pour cette étude, est

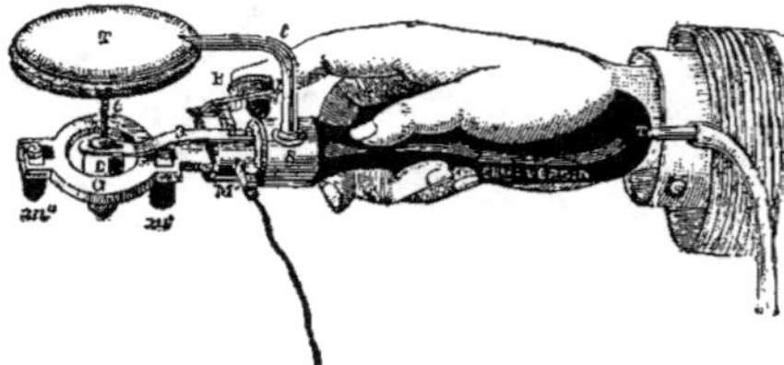

FIG. 481. — Appareil de Verdin pour l'étude du tremblement.

constitué (*fig.* 481) par une cuvette munie d'une membrane de caoutchouc, laquelle supporte une tige T ; sur cette tige on peut adapter des masses de métal, de poids différents : 5, 10, 15, 20 grammes. La cuvette est

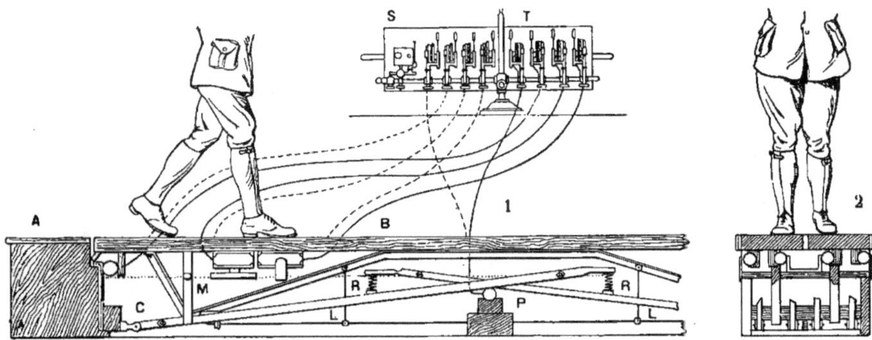

FIG. 482. — Trottoir dynamographique du prof. Amar (schéma).

1. Élévation ; 2. Coupe transversale ; B. Plate-forme sur laquelle se déplace le blessé ; L, L. Système de leviers supportant la plate-forme par l'intermédiaire de montants M ; R. Ressort à boudins ; C. Articulation à chape ; P. Poire en caoutchouc reliée au tambour T inscrivant sur le cylindre S ; A. Palier de repos.

munie d'un manche, lequel est creux et communique par un tube à transmission à un tambour inscripteur de Marey. Le manche est tenu par la main du sujet dont on étudie les tremblements. Ceux-ci se répercutent sur la masse de métal qui produit des petites variations de pression dans le volume clos de la cuvette ; ces variations sont transmises au tambour inscripteur qui les enregistre. Nous avons donné un exemple d'application de cet appareil à l'article AVIATION, p. 40.

Trinitrotoluène (Poudre au). — MM. A. Livingstone Learmouth et B.-M. Cunningham ont étudié, dans le numéro 4850 de *la Lancette*, l'action du trinitrotoluène sur la santé des ouvrières (1).

Suivant sa destination, la poudre se trouve en grains plus ou moins fins ; ces derniers sont les plus nocifs parce qu'ils flottent en poussière dans l'atmosphère.

SIGNES. — Ils se divisent en *troubles d'irritation* et *troubles toxiques.*

Troubles d'irritation. — 1° Sur l'*appareil respiratoire,* ces troubles résultent d'inhalation de poussières ; ils sont passagers et disparaissent avec le changement d'atelier ou même par l'accoutumance ;

2° Sur l'*appareil digestif,* ils sont caractérisés par une sensation habituelle d'amertume dans la bouche, des douleurs spasmodiques au niveau du foie et de l'estomac, accompagnées de nausées et de vomissements. Il y a d'abord de la constipation, puis de la diarrhée ;

3° Sur la *peau,* éruptions sur les régions découvertes, affectant la forme de papules rouges ou d'érythème tacheté avec démangeaisons. Ces troubles sont particulièrement accusés chez les ouvriers qui transpirent facilement.

Troubles toxiques. — On les observe surtout chez les ouvrières qui continuent leur travail malgré l'apparition des signes précédents.

1° *Troubles digestifs :* nausées, vomissements bilieux, perte d'appétit, constipation, jaunisse ;

2° *Troubles de la circulation :* syncopes, vertiges, bouffées congestives ou pâleur, légère teinte bleuâtre du visage, lenteur du pouls, palpitations, transpiration des mains et des pieds ;

3° *Troubles cérébraux :* somnolence, dépression, lassitude, perte passagère de la mémoire, légers troubles visuels ; parfois névrites périphériques transitoires. Dans les cas graves : délire, coma, convulsion ;

4° *Autres troubles :* irrégularité des règles, urines colorées avec sensation de brûlure à la miction.

---

(1) Résumé d'après l'Office international d'hygiène, nov. 1916.

EVOLUTION. — D'ordinaire les symptômes toxiques évoluent graduellement. Il n'existe aucune relation entre la gravité des accidents et leur persistance : des accidents graves peuvent disparaitre après quelques jours de repos, tandis qu'une simple lassitude avec perte d'appétit peut persister longtemps après la cessation du travail. Généralement, le simple transfert des ouvrières à un autre travail suffit à amener rapidement la cessation des troubles.

CAUSES PRÉDISPOSANTES. — Femmes anémiques ou ayant eu des affections de l'estomac ou du foie, de la gorge ou des poumons, alcooliques, surmenées, ou ayant une transpiration abondante et ne prenant pas les soins habituels de propreté. Ces femmes doivent être exclues des fabriques de trinitrotoluène.

TRAITEMENT PRÉVENTIF. — Ventilation active des ateliers dans le jour et surtout la nuit, où le travail doit être interrompu. Ne pas travailler à jeun, repas chaud à midi ; mise à la disposition des ouvrières de boissons saines, interdiction de l'alcool. Vêtements de travail, gants, coiffes servant exclusivement à l'atelier. Lavage fréquent de ces vêtements. Bains annexés aux ateliers. Journée diurne de 8 heures avec roulement, de façon que tous les trois mois un travail salubre remplace celui du trinitrotoluène.

Trottoir dynamographique du prof. Amar. — Cet appareil a fait l'objet d'une communication de M. J. Amar à l'Académie des sciences, le 31 juillet 1916. Nous la résumons ci-dessous :

Ce trottoir (*fig.* 482) est destiné à enregistrer les mouvements des jambes dans les efforts de la locomotion afin de pouvoir : 1° étudier la marche pathologique et les progrès que telle ou telle méthode de rééducation pouvait réaliser ; 2° contrôler indiscutablement les avantages et les inconvénients des jambes artificielles soumises au Service de santé.

Les amputations doubles, les impotences atteignant les deux membres inférieurs donnent lieu à des observations qui s'éclairent en les confrontant avec des observations sur l'homme normal.

DESCRIPTION DE L'APPAREIL. — « Le trottoir dynamographique est constitué par deux plates-formes en bois, parallèles et semblables, couvrant chacune un même dispositif mécanique d'enregistrement, enfermé dans une caisse également en bois. Un palier de repos le termine à chaque extrémité et l'ensemble présente les dimensions moyennes suivantes : longueur, 3 mètres ; largeur totale, 0m,50 ; hauteur, 0m,30.

Le dispositif mécanique est formé de leviers en fer forgé, dont la section a 40 millimètres sur 10 millimètres. Ils sont placés par paires dans le coffre et se croisent en leur milieu. Chaque levier se fixe d'un côté par une articulation à chape et de l'autre il prend contact avec un ressort à boudin qui appuie sur le levier opposé. C'est donc une pression réciproque et parfaitement répartie. Huit ressorts agissent de même à l'intérieur du trottoir, quatre par trottoir et symétriquement placés.

Aux points de croisement, les leviers sont tangents à une petite poire en caoutchouc reliée à un tambour inscripteur. Les ressorts ont une force de 20 kilogr. pour un raccourcissement de 10 millimètres.

Des montants verticaux en acier, ayant 30 millimètres sur 8 millimètres, sont brasés sur les leviers et soutiennent le plancher. Celui-ci est entièrement mobile dans son plan horizontal, par suite de son mode de suspension. Il est, en effet, supporté par un système articulé qui assure son déplacement antéro-postérieur et latéral dans les deux sens. Et dans ces trois déplacements différents, il rencontre de petites poires en caoutchouc pour l'enregistrement.

La résistance de ce dispositif est garantie contre toute flexion excessive par des arcs-boutants en fer à T qui longent la surface interne du plancher ; ils ont une section de 50 millimètres sur 39 millimètres et occupent toute la longueur du coffre. Un tendeur, fixé par des boutons réglables, les consolide inférieurement.

UTILISATION. — Mouvements et forces enregistrés sont donc au nombre de huit, soit quatre par jambe : pression verticale, impulsion en arrière de la jambe qui quitte le trottoir, poussées latérales interne et externe du pied. Au moyen de tubes de caoutchouc, les pressions sont transmises à des tambours inscripteurs placés devant un cylindre à rotation rapide, marchant à poids. On obtient, de chaque type de marche, un tracé d'une remarquable clarté, car l'appareil est calculé pour avoir une sensibilité convenable ; il est, en outre, très fidèle et, dans aucun cas, il ne fausse ni ne gêne les conditions qu'aurait la marche sur un plancher ordinaire.

L'inscription de temps complète cette analyse physiologique. Faire la rééducation locomotrice des blessés, corriger les mauvaises démarches, établir le diagnostic des impotences et en suivre l'évolution, c'est l'un des buts de l'emploi du trottoir dynamographique. Mais il y en a un second plus important : c'est le contrôle des défauts des appareils de prothèse du membre inférieur, qui entraînent une gêne dans l'exécution du *pas* et qui ont parfois un retentissement fâcheux sur l'état fonctionnel des moignons. »

★**TUBERCULOSE** (Tabl. LIV, LV, *fig.* 483). — La tuberculose a présenté de nombreuses manifestations chez les soldats. Pour un grand nombre, il y a eu simplement réveil des lésions, sous l'action des fatigues excessives, du froid, de l'humidité ; chez quelques-uns on a pu incriminer l'action de blessures. Par contre, on a constaté que certains soldats qui, dans l'appréhension de la tuberculose, vivaient d'une façon réduite, sous l'action d'une existence active en plein air, ont vu disparaître la toux qui les inquiétait et sont devenus très vigoureux, montrant une fois de plus que le meilleur traitement de la tuberculose est la vie au grand air.

On trouvera ci-dessous des articles sur : 1° *Assistance aux soldats tuberculeux* ; 2° *Tuberculose et travail* ; 3° *Contagion par la sueur* ; 4° *Tuberculose et fièvre typhoïde* ; 5° *Fausse tuberculose*.

I. Tuberculose (assistance aux soldats tuberculeux). — L'organisation est la suivante :

Service de triage *(ministère de la Guerre)*. — Les services de *triage* dans les hôpitaux *sanitaires* spéciaux aux tuberculeux établissent quatre catégories de malades : 1° les non tuberculeux ou tuberculeux à formes larvées qui sont soignés dans les hôpitaux non spécialisés puis récupérés dans le service armé ou le service auxiliaire ; 2° les tuberculeux légers curables qui sont envoyés dans les *sanatoria* après un séjour également dans les hôpitaux non spécialisés ; 3° les tuberculeux chroniques qui sont envoyés à fin de réforme dans les *stations sanitaires* du ministère de l'Intérieur ; 4° les tuberculeux aigus graves qui sont traités dans l'hôpital sanitaire ou dans les *services spéciaux* des hôpitaux. Ces malades, que la gravité de leur état exclut des conditions d'admission aux stations sanitaires, seront réformés sur place, si leurs familles les réclament et justifient de la possibilité de les héberger et de leur donner tous les soins nécessaires. (Circulaire du 25 août 1916.)

Situation militaire. — *Réforme temporaire.* — Les tuberculeux légers curables obtiennent en général la réforme temporaire. MM. Ch. Laubry et L .Marre appellent justement l'attention sur l'extrême rapidité avec laquelle on procède dans les conseils de *réforme temporaire* à l'examen des suspects de tuberculose après les trois premiers mois ou après l'année de repos. Ils demandent qu'au moment de ces deux visites, le soldat réformé pour tuberculose soit *hospitalisé* huit jours avant sa comparution, de façon à pouvoir être sérieusement examiné.

Réforme définitive. — Pour les tuberculeux avancés, suivant que la tuberculose était antérieure ou postérieure à l'incorporation, ils sont réformés n° 1 ou n° 2. Cette distinction est une des plus difficiles à faire par les médecins experts. En principe, un soldat étant éliminé à l'incorporation, s'il est tuberculeux, le fait de son admission semblerait devoir impliquer qu'il a contracté son affection à l'armée, mais la mesure serait cependant excessive, car il y a pu avoir seulement réveil d'une tuberculose assoupie qui n'était pas constatable au conseil de révision. D'après L. Bernard, Rist, Sergent, Besançon, « la tuberculose de l'adulte est le réveil d'une tuberculose endormie depuis l'enfance ou la réinfection d'un organisme immunisé partiellement. » La situation du réformé n° 2 tuberculeux est très pénible, il *peut* obtenir, dans certains cas, une gratification, mais n'y a aucun droit, alors que ses conditions de vie sont très difficiles. Dans le but de lui venir en aide, deux sociétés ont été créées qui ont d'étroits rapports ensemble : la *Société de protection du réformé n° 2* qui s'est proposé plus spécialement d'assister la famille du tuberculeux et de procurer à ce dernier du travail, et les *Comités d'assistance aux militaires tuberculeux* (voir plus loin).

Récupérés armés ou auxiliaires. — Les récupérés *armés* sont pris dans les *faux tuberculeux* (anomalies respiratoires, liées à une insuffisance respiratoire plus ou moins accentuée (malformations extra-pulmonaires laryngées ou nasales), dyspeptiques. Si ces lésions n'ont pas la gravité de la tuberculose, elles n'en atteignent pas moins les fonctions dans une certaine mesure ; aussi ces soldats doivent-ils être soumis à un entraînement progressif et surveillé dans les dépôts par les médecins du corps qui, en principe, devra être autre que l'infanterie, où les fatigues sont très grandes.

Le *service auxiliaire*, de préférence à la campagne (équipes agricoles, gardes-voies ou de prisonniers), convient aux tuberculeux guéris, mais qui ont besoin encore d'être ménagés.

Stations sanitaires *(ministère de l'Intérieur).* — Il a été créé trente-deux établissements dits *stations sanitaires*, comportant ensemble environ 3 500 lits, où sont hospitalisés les militaires réformés ou en instance de réforme pour tuberculose. Le séjour de chaque malade dans ces stations sanitaires est, en principe, de trois mois. En dehors des soins qui leur sont donnés, les malades reçoivent à la station l'éducation antituberculeuse, c'est-à-dire qu'on leur enseigne ce qu'ils doivent faire pour améliorer leur état de santé et ne pas contaminer leur famille. A leur sortie, les malades sont signalés au Comité d'assistance aux militaires tuberculeux. Les dépenses occasionnées par l'organisation et le fonctionnement des stations sanitaires sont presque toutes supportées par l'Etat.

La moyenne de trois mois de séjour dépend de l'état des malades ; elle est prolongée si le médecin considère qu'il y ait intérêt majeur à les conserver pour améliorer leur état ; elle est réduite si le malade fournit, par son intelligence et son esprit de discipline, le témoignage d'une éducation suffisante et de la volonté de continuer à se soigner.

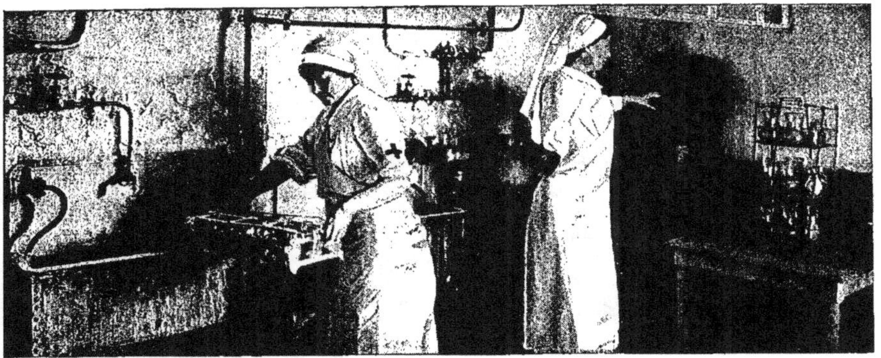

1. – Stérilisation des crachoirs.

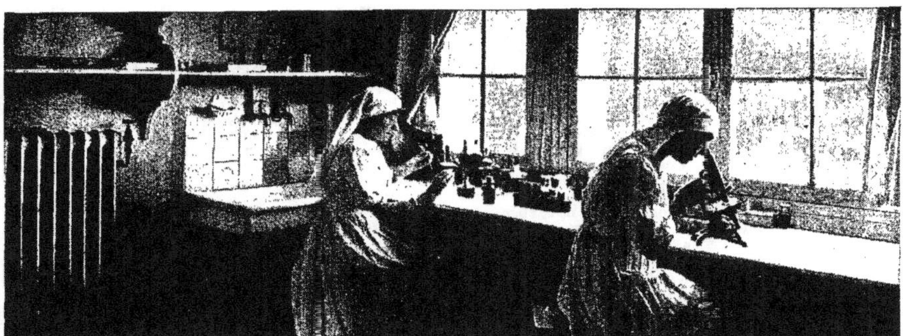

2. – Examen bactériologique des crachats.

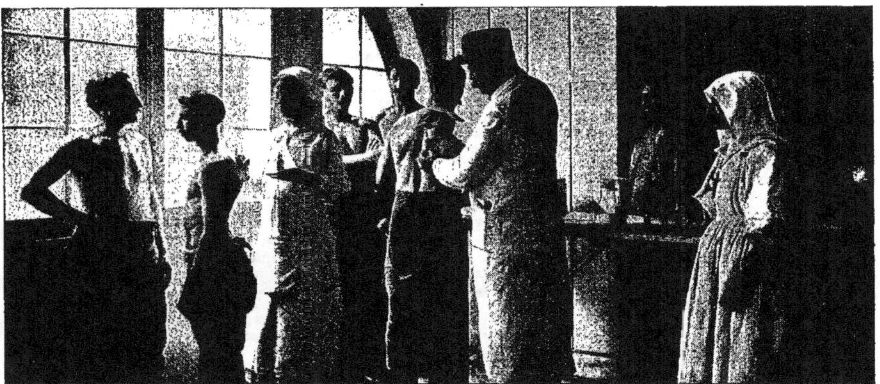

3. – Injection hypodermique médicamenteuse.

Traitement de la tuberculose au sanatorium de **Bligny** (Seine-et-Oise). (Service photographique de l'armée.)

Actuellement les demandes d'admission peuvent être satisfaites, en moyenne, dans les quinze jours. La répartition est déterminée d'après les règles suivantes : *a*) proximité du pays d'origine et de la famille du malade ; *b*) souci d'éviter un long voyage aux malades entre l'hôpital et la station sanitaire ; *c*) disponibilité en lits des stations ; *d*) contre-indications particulières d'ordre médical. (D'après le rapport du Dr Léon Bernard.)

Comités d'assistance aux militaires tuberculeux. — Dans chaque département, il a été institué un Comité d'assistance aux militaires tuberculeux, qui fournit des secours en argent et en nature aux militaires réformés pour tuberculose. Les dépenses de ces comités sont couvertes par les ressources qu'ils peuvent se procurer auprès des collectivités locales ou de généreux donateurs. L'État leur accorde des subventions quand besoin est.

Ces comités sont des associations libres, déclarées suivant la loi. Ils ont pour mission de prendre en charge les réformés sortis des stations sanitaires qui leur sont signalés par le préfet et de leur donner, à eux et à leur famille, l'assistance médicale et hygiénique, les secours moraux et matériels que réclame leur état. Leur rôle consiste à surveiller la salubrité du logement autant que les soins du malade, à fournir les conseils et les matériaux (crachoirs, thermomètres, sacs à linge, mouchoirs, lits, liquides désinfectants, bons de lait) en vue d'une meilleure hygiène, autant que les consultations médicales et les remèdes ; à placer les enfants dans un milieu sain autant qu'à pourvoir à l'hospitalisation des malades lorsqu'elle est indiquée.

Les comités départementaux ont adopté l'un des deux types suivants : ou la nomination de délégués qui apportent dans les communes du département l'action du comité, ou la constitution de sous-comités dotés d'une autonomie plus ou moins complète.

Dans certaines villes, comme Lyon, il a suffi d'adapter à cette nouvelle fonction le dispensaire antituberculeux existant ; pour les communes, une sorte de dispensaire ambulant a été constitué avec automobile, médecin et dame visiteuse. Certains comités se sont entendus avec des sanatoria auxquels ils adressent quelques-uns de leurs malades ; d'autres en créent de nouveaux et établissent des dispensaires antituberculeux selon le modèle de celui de Calmette à Lille.

Le Comité central d'assistance aux militaires tuberculeux (5, rue Las-Cazes) exerce son action en coordonnant les efforts des comités départementaux, en leur fournissant toutes les indications utiles (guides, tracts) et en les subventionnant dans certains cas.

II. Tuberculose et travail. — Autrefois presque tous les médecins qui s'étaient occupés de la tuberculose prescrivaient l'exercice, Dettweiler, au contraire, conseilla le repos et l'alimentation à outrance qui devinrent longtemps un dogme. On en est heureusement revenu : les excès d'alimentation ont été abandonnés et Daremberg et Kuss proposèrent la création de fermes-écoles pour les malades en voie de guérison. En Angleterre dans les sanatoria populaires, sous l'impulsion énergique de Paterson, le *travail, particulièrement celui au grand air*, devient non seulement un simple adjuvant du traitement, mais une véritable thérapeutique dont personnellement nous avons obtenu le meilleur résultat. En France, dès 1909, Dumarest fait connaître cette méthode et l'introduit au sanatorium d'Hauteville et A. Vigné en a donné les indications dans son livre, *la Cure de travail dans la tuberculose pulmonaire* (1916) et dans *Paris Médical* (avril 1917), auquel nous ferons des emprunts.

Il est évident que le travail ne peut pas être imposé à tous les tuberculeux. Il faut se préoccuper, avant tout, de la *tendance évolutive* de la maladie : si les lésions sont en voie d'*aggravation* le repos s'impose, car l'exercice musculaire risquerait de donner un coup de fouet à la maladie ; si, au contraire, la tuberculose est, temporairement au moins, maladie locale *immobilisée* on peut avoir recours au travail. « Un bon état général est une des conditions primordiales pour que l'exercice donne

d'heureux résultats » (Vigné). Paterson, se basant sur des recherches de Wright pour qui une auto-inoculation intermittente serait le moyen d'immunisation dans les infections, pose, comme principe, que le travail est le stimulant qui provoque l'auto-inoculation curative. Le malade devant fabriquer lui-même les substances qui annulent le poison (les anticorps) et dirigent dans un sens favorable les réactions congestives et inflammatoires qui apparaissent au niveau des foyers morbides, il est nécessaire qu'il ait assez de résistance et de vitalité pour en faire les frais.

Les résultats obtenus par M. A. Vigné sont dans certains cas inattendus. Il avait choisi ses malades d'après leurs symptômes généraux, l'absence de fièvre, leur résistance et non d'après la forme ou le degré des lésions. Or il a constaté que les cas graves anatomiquement figurent pour une importante proportion parmi les bons résultats de fin de cure et qu'ils ont montré la meilleure aptitude au travail.

RÈGLES. — 1° *Le travail doit être adopté par sa nature autant que possible à l'état de santé.*

Les occupations de plein air, les travaux agricoles surtout viennent en première ligne, d'autant plus qu'ils peuvent être très variés comme intensité (Tabl. LVI). Mais pour M. Vigné les travaux d'ateliers peuvent dans une certaine mesure être aussi effectués quand ils représentent des occupations ni trop pénibles ni malsaines. Le travail professionnel habituel donne des réactions thermiques moins élevées que le travail de la pelle et de la pioche, par suite de l'adaptation et de l'entraînement des membres à des mouvements professionnels déterminés ;

2° *La quantité de travail doit être proportionnée à la capacité de résistance individuelle ;*

3° *La tuberculose ne doit pas être dissimulée*, car les malades doivent user ouvertement du crachoir, les dangers de contagion qu'ils présentent étant fonction de l'état de dissimulation.

III. Tuberculose (virulence et contagiosité de la sueur des tuberculeux). — « La sueur des tuberculeux, sueur pure mise à l'abri de toute contamination extrinsèque, est virulente et contient le bacille tuberculeux. Féry (de Lyon) a constaté cette virulence dans 36 pour 100 des personnes atteintes de lésions chirurgicales, de rhumatisme tuberculeux, de péritonite tuberculeuse, c'est-à-dire avec des lésions sûrement fermées et faiblement évolutives. La sueur des phtisiques peut être, plus souvent encore — dans 41,66 pour 100 des cas, — le véhicule du bacille de Koch. Les sueurs des tuberculeux doivent donc être considérées comme des crises d'élimination bacillaire.

La sueur est un *agent de contagion*. Elle est dangereuse par elle-même, soit par voie directe (contagion par contact direct et pénétration par voie cutanée chez le contagionné), soit par voie indirecte (souillure du linge, des draps, de la literie, des vêtements). Le pouvoir contagieux de la sueur impose des *mesures prophylactiques* spéciales vis-à-vis de tout tuberculeux, même à lésions chirurgicales fermées, bénignes ou latentes.

Ces mesures sont, avant tout, la désinfection permanente de tous les objets souillés par la sueur des tuberculeux : linge, vêtements, puis son isolement ; surtout il devra coucher dans un lit séparé. » (P. Reille, *Annales d'hygiène*.)

IV. Tuberculose et Fièvre typhoïde. — « La règle habituelle est que la tuberculose précède la fièvre typhoïde, bien qu'ignorée et silencieuse même durant le cours de l'infection surajoutée. Mais elle subit l'influence de la typhoïde qui semble lui donner un coup de fouet : en effet, la typhoïde rend évidente la tuberculose jusque là latente ; toujours elle l'aggrave, souvent elle lui imprime une évolution aiguë par suite, sans doute, de la profonde dénutrition qu'elle produit. Par contre, il semble bien que la tuberculose ne constitue pas un terrain propice à la germination du bacille typhoïdique. Les tuberculeux atteints par cette infection sont très rares. » (L. Bernard.)

Dans la typho-bacillose de Landouzy, il y a deux

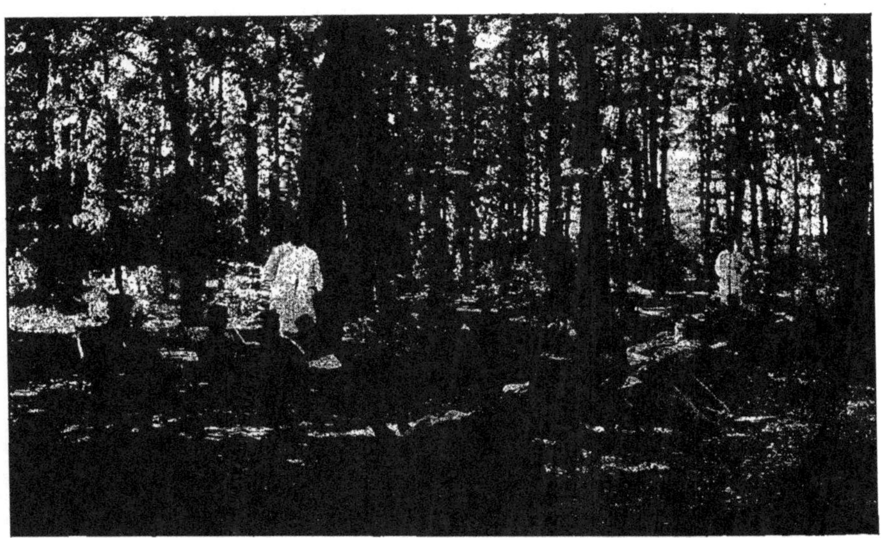

1. — Une cure d'air sous bois.

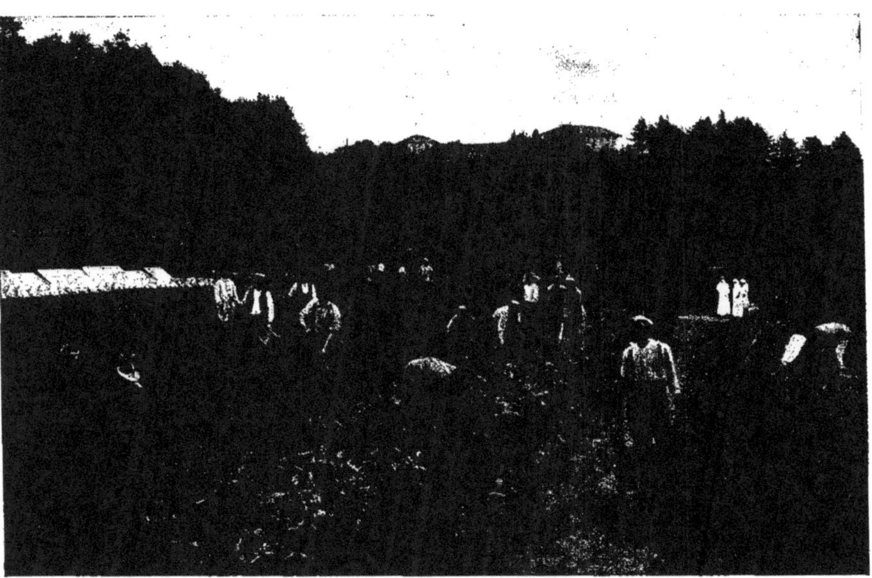

2. — Cure de travail et d'entraînement.

Soldats tuberculeux au sanatorium de Bligny (Seine-et-Oise). (Service photographique de l'armée.)

temps : le premier reproduit les manifestations de la fièvre typhoïde. Il est suivi d'un second où la tuberculose se localise en un point variable.

TRAITEMENT. — Ces malades doivent être alimentés le plus tôt possible par des farines digestibles, œufs crus, sucre, jus de viande.

V. Tuberculose (Faux diagnostic de). —

M. Sergent a insisté sur l'erreur des soldats qui se croient tuberculeux (et qui quelquefois sont maintenus par les médecins comme suspects de tuberculose) parce qu'ils sont des tousseurs habituels par suite d'insuffisance de la perméabilité nasale due à des lésions inflammatoires du rhinopharynx qui entretient une trachéobronchite banale. « On comprend aisément que le sujet dont le nez est bouché respire par la bouche et qu'ainsi il introduise directement dans ses bronches de l'air sec, froid et chargé de poussières. A l'état normal la traversée naso-pharyngée est l'équivalent

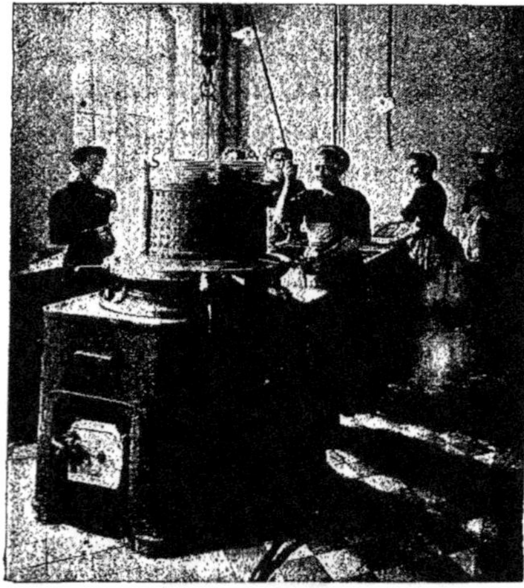

FIG. 483. — Désinfection des ustensiles de table.

d'un filtre humide et chaud. La suppression de ce filtre entraîne la production de la laryngite, de la trachéite, de la bronchite. » Plus cette obstruction se prolonge, plus ses conséquences sont tenaces et récidivantes et s'exacerbent sous l'action du refroidissement avec possibilité à leur suite d'emphysème. Or, le refroidissement humide a été la règle dans les tranchées, l'hiver et pendant les veillées de nuit, d'où la *bronchite des pieds humides et des nez bouchés*, de Sergent. L'action de la fumée de tabac a eu aussi son action, en irritant la gorge. Qu'il s'y ajoute un amaigrissement dû aux fatigues et l'aspect général peut illusionner, mais ces malades, après un court séjour à l'hôpital, reprennent vite la santé.

Une plaie de poitrine peut-elle entraîner la tuberculose ?

Pour Sergent, le traumatisme thoracique par projectile pénétrant n'est qu'exceptionnellement suivi de la tuberculose.

Typhlographie (du Dr Cantonnet). —

A l'article AVEUGLES nous avons indiqué les moyens que peuvent employer les personnes qui ont perdu la vue pour correspondre entre elles et avec les voyants. Le Dr Cantonnet, ophtalmologiste des hôpitaux de Paris, ayant constaté les difficultés que présente l'écriture Braille pour l'aveugle et pour le voyant, a eu l'idée de réaliser une écriture *en relief, en pointillé, en caractères usuels* dont il donne ci-dessous l'explication.

« Je suis arrivé à un procédé extrêmement simple. J'ai fait construire une réglette en cuivre (*fig.* 484), d'un prix insignifiant (1), qui permet seize lettres ou signes par ligne. Chaque lettre comprend trois rainures dans chacune desquelles on peut piquer trois points ; il y a donc pour chaque lettre un maximum de neuf points possibles ; selon la combinaison des points piqués, on peut tracer toutes les lettres de l'alphabet, les signes

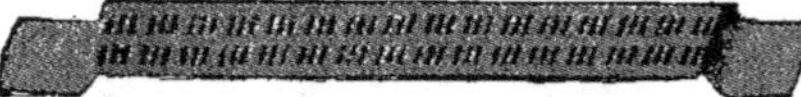

FIG. 484. — Réglette du Dr Cantonnet.

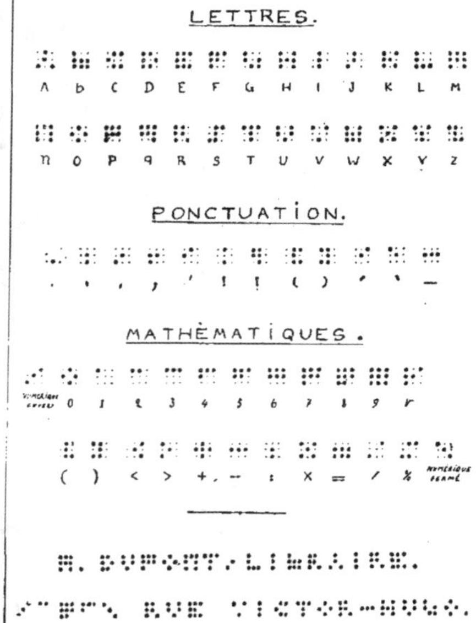

de ponctuation ainsi que les chiffres. Les lettres sont toutes des majuscules, sauf le B, l'N et le Q qui sont des minuscules. Chaque chiffre est indiqué par autant de points qu'il y a d'unités dans le chiffre (1 point pour le chiffre 1 ; 2 points pour le chiffre 2, etc.) ; un signe dit « numérique ouvert » est intercalé dans le texte avant que les chiffres ou signes mathématiques soient commencés ; un signe semblable, mais orienté en sens inverse et dit « numérique fermé », indique que les mathématiques sont terminées et que l'écriture ordinaire reprend (*fig.* 485).

Un apprentissage extrêmement court est donc suffisant pour apprendre ce procédé de typhlographie.

Écriture. — Cette réglette est mise en place sur la planchette Braille ; on intercale, entre le cadre et la plaque métallique ondulée, une feuille de papier fort et l'on commence à piquer avec le poinçon les points nécessaires à chaque lettre dans les trois rainures correspondant à cette lettre ; lorsqu'on a tracé les lettres d'un mot, on passe au mot suivant ; lorsqu'on a fini une

FIG. 485. — Écriture en relief (lettres, chiffres, signes et phrase).

(1) On trouve cette réglette chez Foucher, 62, boulevard Jourdan, Paris (XIVe), déjà constructeur de la planchette Braille.

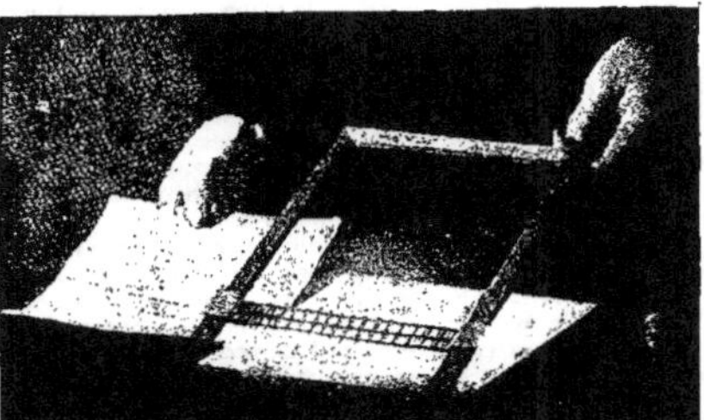

FIG. 486. — La réglette mise en place.

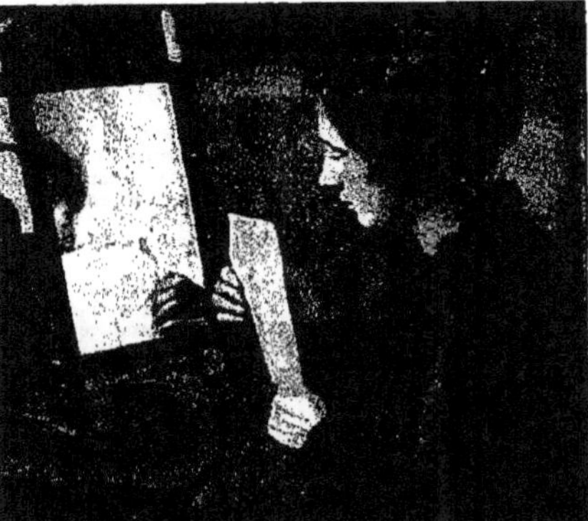

FIG. 487. — Lecture par le voyant.

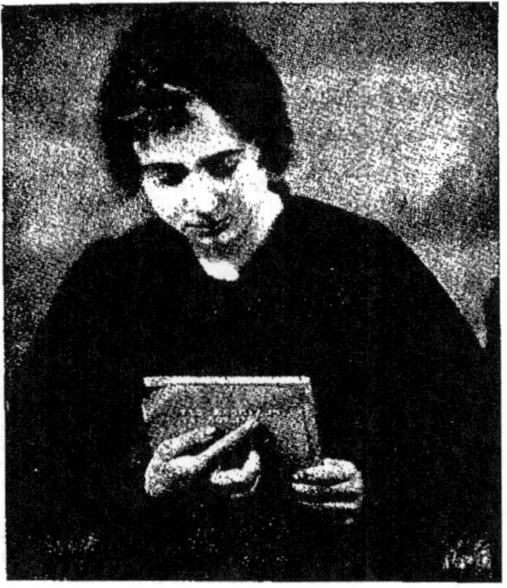

FIG. 488. — Lecture par l'aveugle.

ligne, on écrit la ligne suivante sans déplacer la réglette, car celle-ci comporte deux rangées de rainures pouvant permettre d'écrire consécutivement deux lignes. Ensuite, on déplace la réglette pour écrire les deux lignes suivantes, et ainsi de suite (*fig.* 486).

Lecture : 1° *Par le voyant* (*fig.* 487). — Il peut lire du côté des dépressions produites par l'enfoncement du poinçon ; il lit alors de gauche à droite, dans le sens où le texte a été écrit. Mais il y a avantage à ce qu'il lise du côté des saillies ; or, ces saillies se trouvent du côté de la face inférieure du papier ; si donc le voyant renverse le papier pour voir les saillies, il renverse du coup le sens de l'écriture et il retombe ainsi dans l'un des inconvénients de l'écriture Braille. Pour l'éviter, il suffit de regarder les saillies des lettres dans un miroir ; nous renverserons ainsi le sens de ces saillies : deux négations valant une affirmation, nous nous retrouverons dans le sens de l'écriture et nous pourrons lire de gauche à droite. Il s'agit donc de *lecture en miroir ;*

2° *Par l'aveugle* (*fig.* 488). — Celui-ci ne pouvant, et pour cause, se servir du miroir, doit cependant pouvoir redresser le sens des lettres. Il est pour cela un procédé extrêmement simple : il suffit de glisser la feuille poinçonnée *sous* la tablette Braille ; la face inférieure du papier restera donc la face inférieure et le doigt de l'aveugle lira les saillies de gauche à droite, c'est-à-dire dans le sens où il aura écrit.

Si maintenant nous voulons établir un court parallèle entre l'écriture Braille et mon procédé, nous arriverons aux conclusions suivantes :

1° Le Braille a l'avantage d'être déjà connu dans le monde entier. La réglette Braille permet vingt-trois lettres à la ligne ; or, il faudra 2 feuilles 3/4 pour écrire avec mon procédé ce que le Braille permet d'écrire en 2 pages. Le Braille n'ayant qu'une moyenne de 3 points 1/2 par lettre, tandis que mon procédé nécessite une moyenne de 4 points 1/2, s'écrira et se lira plus rapidement que mon écriture pour un sujet également exercé ;

2° Mais si mon procédé a l'inconvénient de nécessiter l'emploi d'un peu plus de papier, de s'écrire et de se lire un peu moins vite, il a, par contre, un avantage qui me semble *énorme :* il permet, avec un apprentissage de dix minutes pour le voyant, et un apprentissage extrêmement court pour l'aveugle (une ou deux heures au maximum), une correspondance facile entre l'aveugle et n'importe qui ; l'insignifiance du prix de ma réglette est encore un avantage. Ce ne seront plus quelques rares philanthropes qui correspondront avec les aveugles ; n'importe qui pourra, sans être rebuté par un apprentissage laborieux, correspondre avec eux. » (Dr A. Cantonnet.)

★**TYPHOÏDES (FIÈVRES).** — Nous compléterons ici les indications que nous avions données au fascicule 51 du *Larousse Médical* par ce que nous avons appris depuis quatre ans sur cette maladie.

Après les premiers mois de guerre, on constata que la fièvre typhoïde proprement dite ou par bacilles d'Eberth était tout à fait exceptionnelle parmi les troupes de l'active qui avaient été immunisées contre cette maladie par les injections des sérums Vincent, Chantemesse ou de l'Institut Pasteur, tandis que cette affection était fréquente dans les troupes de réserve et de la territoriale qui n'avaient pas subi de piqûres antityphiques. Par contre, on observa de nombreux cas de fièvres paratyphoïdes A et B, particulièrement chez les soldats de l'active.

Après une longue campagne de M. Landouzy on obtint la vaccination par le sérum mixte provenant des bacilles des trois typhoïdes. M. le prof. Vincent avait utilisé ce vaccin déjà avec un plein succès en 1910-1912, notamment au Maroc. Le résultat fut excellent.

Actuellement les instructions du S. S. d'Etat du Service de santé prescrivent : 1° de ne plus employer dans l'armée que le vaccin triple pour immuniser contre les infections typhoïdes et paratyphoïdes, et 2° de revacciner chaque année à l'aide d'une seule injection donnée à titre de dose d'entretien. L'immunité donnée par la vaccination n'est, en effet, jamais que relative et s'affaiblit avec le temps.

La fièvre typhoïde était, il y a peu d'années encore, la maladie inévitable pour les troupes en campagne (dans la campagne de Tunisie, le quart de l'effectif en subit les atteintes) ; aujourd'hui le nombre des cas est relativement insignifiant dans l'armée : cette affection est beaucoup plus rare, malgré les conditions exceptionnelles, qu'elle ne l'était en temps de paix.

I. Typhoïde (Dissémination de la fièvre). —

Des recherches de MM. Carnot et Weil-Hallé, il résulte que les poussières des salles où se trouvent des typhiques contiennent le microbe ; qu'il est fréquemment constaté dans les dépôts sous-unguéaux des malades et du personnel soignant, lesquels peuvent contaminer ainsi les aliments et, dans le dernier cas, eux-mêmes, par apport des doigts à la bouche. D'où l'utilité de fréquentes immersions dans l'eau de Javel.

CONTAGION — *Elimination de bacilles typhiques par la bouche.* — On avait déjà constaté qu'au cours de la fièvre typhoïde les malades ayant des ulcérations bucco-pharyngées pouvaient éliminer, dans leurs crachats, des bacilles d'Eberth. Des recherches récentes de MM. Gould et Guales ont établi que l'on peut aussi déceler le bacille spécifique dans la salive des convalescents de la fièvre typhoïde, qui peuvent ainsi être des propagateurs de la maladie. Les cuisiniers porteurs de bacilles peuvent donc contaminer non seulement avec leurs mains, mais avec leur salive.

Eggebrecht a constaté la présence des microbes typhiques et paratyphiques dans les mucosités provenant des amygdales, de la gorge et de la langue d'individus convalescents ou guéris récemment de fièvre typhoïde, atteints de catarrhe des voies respiratoires. Aucun de ces porteurs de bacilles n'en excrétait par contre dans les selles. Il y a donc là une source d'infection particulièrement persistante.

M. Jean Minet, dans la *Presse médicale* (3 avril 1916), a appelé de son côté l'attention sur la fréquence de ces bacilles dans les crachats des malades atteints de bronchite simple ou de congestion pulmonaire au cours de la fièvre paratyphoïde, affections dues à la multiplication desdits microbes.

Le porteur de germes pulmonaires typhiques et paratyphiques doit donc être aussi surveillé que le porteur de germes intestinaux.

Porteurs de bacilles typhiques. — Les porteurs de germes se divisent, comme les autres, en *malades* convalescents en incubation et à formes frustes et en *sains* simples transporteurs de microbes. La question se complique ici des bacilles paratyphiques que de nombreux médecins considèrent comme des formes de même race, et de l'énorme étendue de muqueuses sur laquelle peuvent persister les bacilles (intestin, vésicule biliaire).

Les porteurs sains sont très nombreux, mais il semble que les bacilles sont chez eux d'une virulence très atténuée et constituent simplement des saprophytes aptes, dans certaines conditions, à devenir pathogènes, mais de faible contagiosité. Il est même possible que la présence de ces bacilles dans leur intestin leur donne une certaine immunité.

Les porteurs malades peuvent malheureusement conserver très longtemps (plusieurs années dans le cas d'une cuisinière allemande) des microbes pathogènes qui sèment la fièvre typhoïde dans l'entourage.

Des essais ont été faits par P. Carnot d'antisepsie de l'intestin avec un bilio-vaccin et par une bactériothérapie consistant à faire ingérer des colibacilles à puissance exaltée, dans le but de leur faire détruire les bacilles typhiques. Les résultats sont douteux. C'est le lavage des mains du porteur de germes qui peut seul jusqu'ici prévenir la contagion.

« Parmi les porteurs de germes de la fièvre typhoïde, il est admis que les femmes prédominent de beaucoup sur les hommes. Formant seulement un cinquième des malades atteints de fièvre typhoïde, elles constituent les quatre cinquièmes des porteurs chroniques. D'après Sacquepée, plus de la moitié des femmes typhoïdiques

continuent, longtemps après la guérison, à éliminer des bacilles ». (F.-H. Renaut). Cette observation est très importante au point de vue de la contamination alimentaire, les femmes étant plus particulièrement chargées du soin de la préparation de la nourriture. C'est parmi les cuisinières, les bonnes à tout faire et les ménagères qu'on trouve le plus fréquemment l'origine des contagions. On comprend l'utilité de la surveillance des mains chez ces personnes.

M. Lemierre a appelé l'attention sur les dangers que présentent, au point de vue contagieux, certains individus atteints d'une infection chronique des voies urinaires par le bacille paratyphique B. Il a observé un cas où ainsi un typhique était devenu un porteur de germes typhiques extrêmement abondants, alors qu'il ne présentait pas de signes pouvant signaler cette situation. Or, la diffusion des urines se fait plus largement que celle des matières fécales.

P. Remlinger a posé la question de savoir si la contamination ne pourrait pas s'effectuer aussi dans les relations sexuelles, et il rappelle que le Coran édicte qu'après les rapports il ne faut pas que la moindre parcelle de peau et de muqueuse demeure sans être lavée.

II. Typhoïdes (Manifestations des). — Parenté des typhoïdes et des paratyphoïdes. —

De l'étude d'un grand nombre de fièvres typhoïdes éberthiennes paratyphoïdes A et B, M. Léon Bernard conclut que :

1º La fièvre typhoïde à bacille d'Eberth est d'une grande rareté chez les vaccinés par l'antityphique *éberthien* ;

2º L'immunité acquise par la vaccination ne transforme pas les caractères cliniques de la maladie. Du reste, pour M. Bernard, l'affection engendrée par les paratyphiques ressemble en tous points à celle que provoque le bacille d'Eberth ;

3º La vaccination atténue grandement l'intensité de la forme éberthienne (pas de cas de mort), partiellement celle des formes paratyphiques, dont la gravité est beaucoup moins grande, du reste, même chez les non vaccinés, que celle de la fièvre typhoïde proprement dite.

Il y a lieu de remarquer que tous les auteurs ont constaté la coexistence des épidémies des trois typhoïdes. Si l'on rapproche ce fait de l'identité des signes, on est porté à se demander, avec MM. Bernard et J. Parel, si cette pluralité de germes est bien réelle, s'il ne s'agit pas seulement de races, de variations d'une seule espèce. « Les bacilles typhiques et paratyphiques possèdent mêmes caractères généraux de forme, de mobilité, de vitalité, de coloration. Seuls, les caractères de culture les différencient. Les caractères communs appartiennent, en outre, à des variétés *indécises*, qui peut-être sont des formes intermédiaires ou dégénérées de ces races. »

Fièvres typhoïdes intriquées. — MM. Chantemesse et Grimbert, de l'observation d'un grand nombre de fièvres typhoïdes et paratyphoïdes, arrivent aux conclusions suivantes :

1º La fièvre typhoïde commune n'est pas toujours due à l'invasion pure et simple du bacille d'Eberth. Bien que ce germe en constitue la cause la plus importante et la plus grave, souvent intervient d'emblée, ou au cours de l'évolution de la maladie, une infection concomitante des paratyphoïdes A et B ;

2º La comparaison de la courbe de température montre l'influence exercée sur l'évolution thermique par l'invasion de nouveaux germes typhoïdes ;

3º La guérison de la fièvre typhoïde commune confère d'habitude une immunité anti-éberthienne qui s'étend à l'une ou aux deux paratyphoïdes. La vaccination contre le seul bacille d'Eberth n'entraine pas une immunité aussi générale.

III. Typhoïdes (complications). —

On a observé au cours des épidémies de fièvre typhoïde qui ont marqué le début de la guerre, de nombreuses complications : pneumonies, phlébites, entrainant des paralysies (*fig.* 489 et 490), ces deux dernières au cours

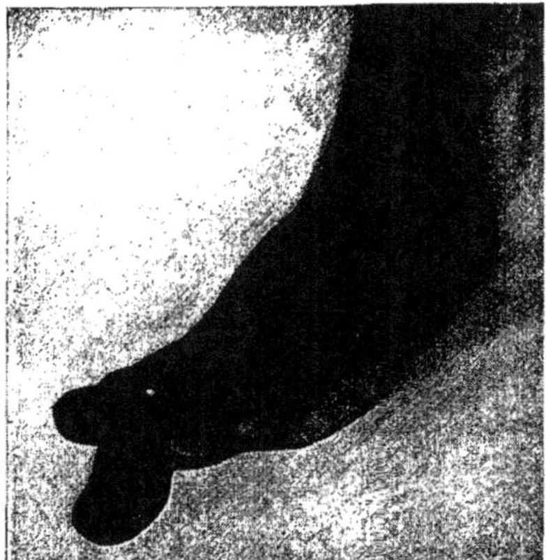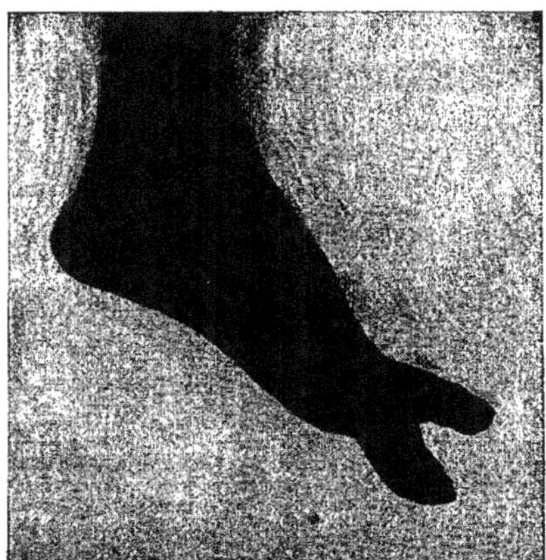

FIG. 489 et 490. — Phlébite ayant entraîné la paralysie d'un orteil. (Collection du Dr Galtier-Boissière.)

de la convalescence et prolongeant la durée de la maladie.

Au contraire, au début de l'affection, on a observé chez les soldats affaiblis par un long séjour dans les tranchées, une dissociation du pouls qui, dans un cas observé par nous à l'hôpital 103, était au-dessous de la normale.

IV. Typhoïde (Fièvre). — Prévention par des précautions alimentaires.

— Le Dr Gaillard a montré que l'adjonction de toute boisson alcoolique (vin blanc ou rouge) à une eau, a pour résultat une diminution à peu près immédiate du nombre plus ou moins grand des microbes qu'elle renferme. Toutes les espèces pathogènes sont détruites par un coupage à parties égales. Le microbe typhique est plus sensible au vin blanc qu'au vin rouge, or le vin blanc est d'ordinaire plus acide que le vin rouge.

MM. A. Loir et Legangneux, à la suite d'expériences, ont déterminé que si, après avoir lavé une salade, on met ses feuilles séparées dans un litre d'eau additionnée d'une cuillerée à soupe (18 grammes) de vinaigre et qu'on les laisse baigner ainsi pendant une heure et quart environ, tous les microbes sont détruits.

On peut employer le même procédé pour tous les légumes mangés crus. Le vinaigre ou le citron ajouté à l'huître ne donnent pas de résultats : 1º parce que le contact est trop court, et il ne peut être long car, après cinq minutes, l'huître meurt et devient molle ; 2º parce que ces substances acides ne pénètrent pas dans le tube digestif de l'animal. Il est donc prudent de n'absorber que des huîtres stabilisées ou cuites à l'américaine sous forme de beignets. Le vin blanc est indiqué avec les huîtres crues.

V. Typhoïdes (Fièvres). — Vaccination et revaccination contre les infections typhoïdes et paratyphoïdes.

(*Instruction du sous-secrétariat du Service de santé (10 septembre 1916)* [1]. — La vaccination (*fig.* 491 et 492) contre les infections typhoïdes est réalisée uniquement au moyen de vaccin triple TAB immunisant à la fois contre la fièvre typhoïde éberthienne et contre les fièvres paratyphoïdes A et B.

L'emploi du *vaccin à l'éther* préparé au laboratoire de vaccination antityphoïdique de l'armée, au Val-de-Grâce et celui du *vaccin chauffé* préparé à l'Institut Pasteur étant autorisés par l'Académie de médecine,

____
(1) Nous donnons ici les parties essentielles de cette instruction.

l'un et l'autre de ces vaccins peuvent être utilisés suivant le désir et suivant le cas, des chefs de secteur dans les territoires des médecins divisionnaires, des directeurs de Service de santé ou des médecins chefs du Service de santé des étapes.

Médecins vaccinateurs. — La vaccination est opérée par des équipes de deux médecins responsables désignés par les directeurs du S. S. et qui seuls pratiquent les injections. Ils sont assistés de deux infirmiers habitués à l'antisepsie. Au moment de l'incorporation d'un contingent, la vaccination est commencée dans les dépôts aussitôt après la visite d'incorporation. Les opérations doivent être effectuées dans une pièce ou les précautions doivent être prises pour éviter le refroidissement des hommes vaccinés et aucune fatigue ne doit leur être imposée (marche), les vaccinateurs se transportent là où ils se trouvent.

Contrôle des vaccinations. — Ceux des hommes, qui *avant leur incorporation ont été vaccinés* complètement par un vaccin triple TAB, doivent produire, à cet effet, un certificat médical indiquant la date de la vaccination, la nature du vaccin triple employé (à l'éther ou chauffé) le nombre des injections pratiquées, les doses inoculées.

Dans chaque séance l'équipe médicale de vaccination procède à l'*interrogatoire* et à l'*examen* préalables des hommes, à la vaccination proprement dite et à l'enregistrement des opérations.

Les résultats des vaccinations (numéro d'ordre, dose, date de chaque injection, nature du vaccin employé, signature du médecin vaccinateur) sont consignés d'une part sur le registre d'incorporation, de l'autre sur le livret de l'homme à l'aide de fiches qui sont *verte* pour le vaccin à l'éther, *jaune* pour le vaccin chauffé.

Pour les hommes vaccinés avant l'incorporation une fiche est également établie.

Tout homme dont le livret ne portera pas d'indication ou dont l'authenticité des renseignements n'aura pas été certifiée par la signature d'un médecin sera considéré comme non vacciné.

Rapports de vaccination. — Ils seront adressés au S.-S. du S. S. en envisageant séparément les premières vaccinations et les revaccinations.

Exécution des vaccinations. — Chaque ampoule porte une étiquette indiquant la date limite d'utilisation du vaccin. Elles devront être, quelle que soit la variété de vaccin, soigneusement conservées au frais et à l'abri de la lumière. Il y a lieu par suite de rejeter tout vaccin dont l'activité aurait été altérée par suite de son exposition au soleil, de son échauffement ou de son ancienneté.

L'immunité est acquise à la suite de la dernière injection réglementaire. Ne devront être considérés comme complètement vaccinés que ceux ayant reçu la totalité de ces injections.

Interrogatoire et examen des hommes à vacciner. — Il est expressément recommandé d'interroger et d'examiner chacun des hommes qui se présenteront pour être vaccinés. Ajourner et éliminer ceux qui, par leur état de santé antérieur et actuel, sont atteints de symptômes morbides ou de maladies.

Examiner spécialement l'*urine*, le *cœur* et l'*appareil pleuro-pulmonaire*, en vue de la recherche de l'albuminurie, du diabète et des lésions organiques viscérales.

CONTRE-INDICATIONS. — Chez les soldats *aptes à faire campagne*, il n'existe pas, en principe, de contre-indication à la vaccination. Toutefois il faut éviter de vacciner les sujets en état de surmenage, les hommes qui sont en état fébrile ou ceux dont l'état général peut faire soupçonner le début d'une maladie aiguë, les soldats atteints de maladie *chronique* (tuberculose avérée, lésions organiques du cœur) susceptibles d'entraîner la réforme temporaire ou définitive.

La vaccination peut être faite aux militaires qui présentent de l'albumine dans l'urine (depuis des traces jusqu'à 50 centigr. par litre) *en dehors de tout symptôme* d'*urémie*, d'*œdème* ou d'*hypertension artérielle* ou qui auraient eu des *hématuries*. L'expérience a montré que l'albumine peut, dans un assez grand nombre de cas, diminuer ou disparaître après les injections.

Ces injections ne seront pas cependant poursuivies si l'albuminurie augmente ou s'il se produit des symptômes anormaux après l'une d'entre elles.

Il n'y a pas lieu de poursuivre les inoculations lorsque, ce qui est exceptionnel, il se produit, en dehors de toute cause appréciable, une réaction forte dès la première injection.

L'attention se portera plus spécialement, à tous égards, sur les hommes du service auxiliaire et sur les récupérés, pouvant être porteurs de lésions ayant échappé au Conseil de révision ou à la visite d'incorporation. Ceux des récupérés ayant un développement physique insuffisant recevraient une dose de vaccin à l'éther un peu inférieure (un quart de centimètre cube en moins à chaque injection). On remettra à une séance ultérieure de vaccination tout homme en état d'alcoolisme aigu.

En cas d'épidémie, notamment de grippe, affections pulmonaires, scarlatine, rougeole, méningite cérébro-spinale, diphtérie, la vaccination sera ajournée.

DOSES DE LA 1re VACCINATION. — *Règles communes aux deux vaccins.* — Les hommes appartenant à l'armée active ou à sa réserve recevront 4 injections *espacées de 7 à 10 jours.*

Règles spéciales au vaccin à l'éther. — Les doses successives à inoculer sont les suivantes : *1re injection,* un centimètre cube et demi ; *2e, 3e et 4e injections,* deux centimètres cubes et demi chaque fois (1).

Tout militaire appartenant à l'armée active ou à sa réserve ayant été incomplètement vacciné par une ou deux injections contre la fièvre typhoïde recevra les 4 injections. Les hommes de la territoriale ou de sa réserve recevront une vaccination réduite avec les 3 premières injections de vaccin. Il en sera de même pour tout militaire ayant été antérieurement vacciné par le vaccin antityphoïdique seul, le vaccin T A B tout en entretenant l'immunité contre la fièvre typhoïde assurant la protection contre les fièvres paratyphoïdes. Si les injections n'ont pu être effectuées aux intervalles réglementaires (7 à 10 jours), on peut les continuer après 3 semaines ou un mois sans modifica-

tion dans le nombre total ni dans la quantité des doses à injecter.

Règles spéciales au vaccin chauffé. — Les doses successives à inoculer sont les suivantes : 1re injection, un centimètre cube ; 2e injection, un centimètre cube et demi ; 3e injection, deux centimètres cubes ; 4e injection, trois centimètres cubes.

Les hommes de la territoriale et de sa réserve recevront seulement les 1re, 3e et 4e injections (1, 2, 3 c. c.). Il en sera de même pour les hommes ayant été au vaccin simple antityphique et aussi pour tout militaire au cas où le temps manque pour faire quatre injections.

Si les circonstances ont interrompu les injections pendant moins d'un mois, on continuera la série sans tenir compte de l'interruption. Si l'intervalle est supérieur à un mois, on renouvellera la dernière injection pratiquée et on continuera ensuite la série.

MODES D'EMPLOI. — *Règles communes aux deux vaccins.* Les seringues et les aiguilles seront rigoureusement stérilisées en les faisant séjourner dans l'eau en ébullition. Attendre leur complet refroidissement avant de s'en servir.

N'employer que des aiguilles fines qu'on ajustera avec une pince stérilisée.

Agiter chaque flacon ou ampoule avant de l'ouvrir, afin de rendre l'émulsion homogène.

Aspirer directement avec la seringue le vaccin contenu dans le flacon ou l'ampoule. Tout flacon ouvert et utilisé en partie doit être sacrifié. L'asepsie de la région sera assurée par une couche de teinture d'iode avant et après l'injection. L'inoculation doit être faite dans le tissu cellulaire sous-cutané *dans la région sous-épineuse gauche* au-dessous de l'*épine* de l'*omoplate* (éviter de la pousser dans le derme ou le muscle). Injecter très lentement et ne pas masser la boule d'œdème. Pendant la durée du repos complet prescrit à l'occasion de chaque injection, les militaires vaccinés seront retenus au cantonnement ou à la caserne.

Les sujets vaccinés s'habilleront 5 à 10 minutes après l'injection et sans faire d'effort. Ils seront invités à ne pas trop se servir du bras pendant 2 heures. Ils s'abstiendront de toute fatigue le jour de l'injection et seront exemptés de service le jour et le lendemain de la vaccination. On leur recommandera de ne pas s'exposer au froid après l'injection.

Règles spéciales au vaccin à l'éther. — S'assurer que l'ampoule n'a pas été fissurée pendant le transport. Avant d'ouvrir une ampoule, donner un trait de lime à la jonction du goulot et du corps de l'ampoule ; badigeonner ensuite ce goulot avec de la teinture d'iode (éviter le *flambage* qui pourrait altérer le pouvoir immunigène du vaccin). Laisser sécher puis sectionner.

Lorsque plusieurs personnes doivent être simultanément vaccinées, il est utile, chaque fois et pour chacune d'elles, de recourir à une seringue et à une aiguille différentes stérilisées par une nouvelle ébullition.

Repas léger. Éviter de boire du vin ou toute autre boisson alcoolique.

Une à deux heures après l'injection, les personnes vaccinées (adultes seulement) pourront absorber, sauf susceptibilité spéciale à l'endroit de ce médicament, un cachet d'aspirine de 0,50 centigr. Certaines personnes prédisposées ont, à la suite de l'administration de ce médicament, des érythèmes, des vomissements, et beaucoup plus rarement de l'anurie, de l'hypothermie, des syncopes, etc. En pareil cas, ne pas renouveler l'antipyrine.

Règles spéciales au vaccin chauffé. — Pour ouvrir un flacon, on fait sur la partie la plus étranglée du goulot un trait bien marqué avec la lime qui accompagne chaque envoi. Un coup sec donné ensuite avec une clef au-dessus de ce trait et aussi près que possible de la pointe du goulot suffit pour le détacher.

On donnera 0,50 centigr. d'aspirine en cas de fièvre ou de mal de tête.

Vaccination des contingents indigènes. — Il n'y a pas lieu de pratiquer la vaccination antityphoïdique chez les Sénégalais et les Kabyles.

---

(1) Chez l'enfant de 2 à 4 ans, la dose à employer est égale au quart de celle de l'adulte ; de 5 à 7 ans, au tiers de celle-ci ; de 8 à 12 ans, à la moitié ; de 13 à 15 ans, elle est égale aux deux tiers de celle de l'adulte.

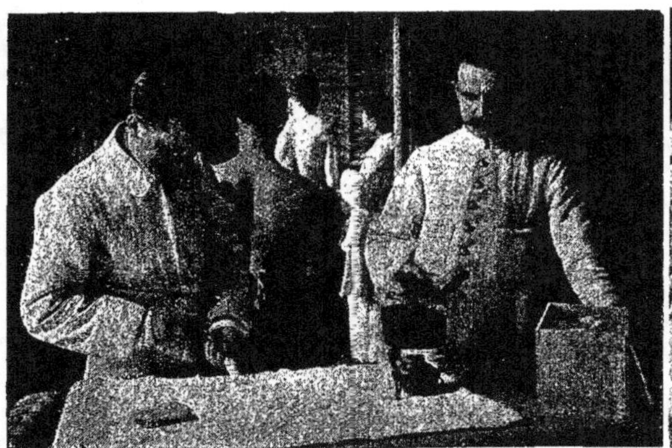

FIG. 491. — Vaccination antityphique : stérilisation des instruments.

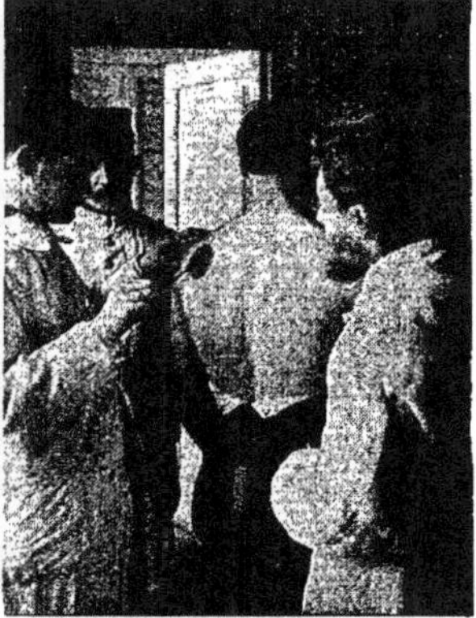

Service photographique de l'armée.

FIG. 492. — Injection du sérum.

Les Créoles et les Malgaches seront vaccinés au moyen de vaccin T A B chauffé, dans les mêmes conditions que les contingents français.

Les Annamites et les Canaques seront vaccinés au vaccin T A B chauffé, en cas d'épidémie seulement.

Vaccination dans les établissements d'artillerie et dans les établissements et usines privés travaillant pour la défense nationale. — Le personnel militaire ou militarisé est astreint à la vaccination. Elle est facultative pour le personnel civil.

Vaccination des prisonniers de guerre. — Les vaccinations et revaccinations seront opérées en cas d'épidémie.

Vaccination des infirmières permanentes et temporaires des hôpitaux militaires. — Leur vaccination est facultative. On s'attachera à appeler l'attention de ce personnel sur l'intérêt qui s'attache à son immunisation contre les infections typhoïdes.

Aucune infirmière ne sera admise à donner des soins aux malades atteints de ces affections, si elle n'a accepté, au préalable, la vaccination et les revaccinations réglementaires.

Réduction du nombre des injections pour la vaccination mixte antityphoïdique et antiparatyphoïdique. — MM. Vidal et Salembeni sont d'avis que le nombre des injections de la première vaccination faites dans l'armée est exagéré. Ils concluent de leurs recherches qu'on peut sans inconvénient diminuer le nombre des injections en augmentant le nombre des bacilles introduits dans l'organisme par chacune d'elles.

Leur vaccin, préparé à l'Institut Pasteur suivant la technique de l'un d'eux, est une simple émulsion de bacilles stérilisés par la chaleur dans de l'eau salée à 9/1 000 ; il est concentré de telle façon que 3 centimètres cubes contiennent 10 milliards de germes. On l'injecte en deux fois à 7 jours d'intervalle, aux doses successives de 1 centimètre cube et 2 centimètres cubes. Le vaccin injecté à 5 000 personnes n'a pas donné plus de réaction que par le procédé des 4 injections. Même ils ont injecté à 2 000 personnes une seule dose de un centimètre cube et demi (soit 5 milliards de germes) et le vaccin a été bien supporté.

REVACCINATION ET VACCINATION APRÈS FIÈVRE TYPHOÏDE. — *Un an après la réalisation d'une première vaccination,* quel que soit le vaccin employé, on procédera à une revaccination avec l'un ces deux vaccins.

Cette revaccination se fera au moyen d'une unique injection de deux centimètres cubes de vaccin T A B. Toutefois, chez les militaires, de moindre résistance pour lesquels on utilisera le vaccin T A B à l'éther, la dose sera de un centimètre cube et demi.

La revaccination aura lieu tous les ans. Elle donnera lieu à la rédaction de fiches spéciales de couleurs appropriées qui seront établies et insérées dans les livrets individuels.

On procédera de même un an après la guérison d'une infection typhoïde ou paratyphoïde.

Il est du plus haut intérêt que l'immunisation contre les infections typhoïdes soit faite dans les régions de l'arrière, toutes les fois qu'il est possible de la réaliser avant que les intéressés soient normalement appelés à partir pour le front.

Vaccin pendant l'incubation de la fièvre typhoïde. — La durée de l'incubation de la fièvre typhoïde étant de 2 à 3 semaines et celle des opérations de vaccination étant de 21 jours, il arrive communément que, lorsque la typho-vaccination est opérée en période épidémique, les inoculations vaccinales sont faites chez des personnes déjà contagionnées et en incubation de leur maladie au moment où elles reçoivent les premières injections. La contagion typhoïdique peut aussi se produire au cours même de la période de vaccination, alors que le sujet n'est pas évidemment pas encore immunisé.

M. H. Vincent s'est demandé ce qu'il advient en pareille occurrence. Des observations lui permettent de conclure que, le plus souvent, les premières injections de typho-vaccin polyvalent donnent une immunité suffisante pour protéger, et ceux qui sont déjà en incubation récente de fièvre typhoïde, et ceux qui, éventuellement, peuvent être contagionnés pendant les trois semaines que nécessitent les inoculations.

Il n'existe donc pas de phase négative, et il n'y a aucun danger à vacciner pendant les épidémies. Les injections exercent, au contraire, une influence favorable qui se traduit par la rareté des atteintes typhoïdiques chez les sujets en incubation ou infectés au cours de l'épidémie et par l'évolution bénigne de la fièvre typhoïde, lorsqu'elle survient au cours de l'immunisation (1).

VI. Typhoïdes (Fièvres). — Médication. — TRAITEMENT PAR L'UROTROPINE. — Chauffard, puis Triboulet et Lévy ont employé l'urotropine à la dose de 4 à 5 gr., soit par la bouche, soit par injection sous-cutanée. Agissant comme désinfectant de la bile, de l'intestin, de l'urine, elle abaisse la température rapidement et a l'avantage en outre de détruire les bacilles d'Eberth dans les matières fécales et les urines, supprimant ainsi une cause de transmissibilité.

(1) *C. R. Académie des Sciences,* 10-3-13.

TRAITEMENT PAR LA TEINTURE D'IODE. — Arnozan, partant du fait que la fièvre typhoïde est une maladie à hypoleucocytose, c'est-à-dire où le nombre des globules blancs du sang est réduit, conseille l'emploi de la teinture d'iode, agent puissant d'hyperleucocytose par suite de son action excitatrice spéciale sur le tissu lymphoïde.

La dose par jour est de 15 à 25 gouttes de teinture d'iode à prendre dans du vin de quinquina au malaga ou du lait.

Les différents troubles provoqués par la maladie sont atténués et la guérison avancée.

TRAITEMENT DE MASSARY PAR LA VESSIE DE GLACE. — A partir de 1870 jusqu'aux environs de 1900, sur les conseils de Glénard, le traitement par les bains froids à 20° (méthode de Brand), toutes les trois heures, régna en maître. Puis, peu à peu, les bains furent espacés et l'eau réchauffée.

M. de Massary, médecin de l'hôpital Andral, a réagi nettement contre ce mode de traitement fatigant pour le malade, difficile à employer dans la clientèle privée

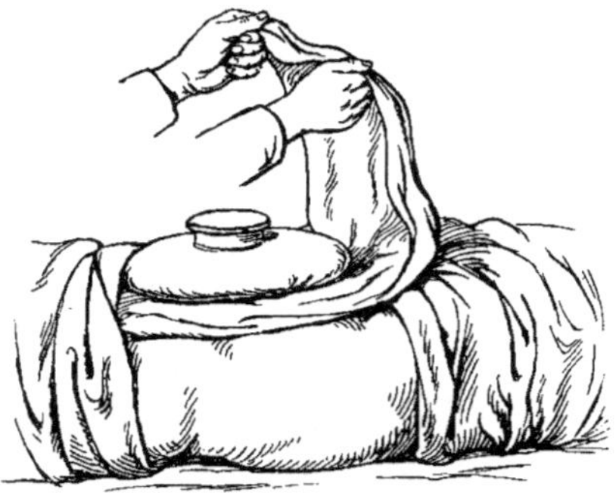

FIG. 493 — Application de la vessie de glace.

et dans les hôpitaux, presque impossible à réaliser lorsqu'on n'a pas à sa disposition un personnel nombreux, ce qui était le cas pendant la guerre, et qui peut être dangereux si des négligences se produisent. Il est d'avis d'y substituer, le jour de l'entrée puis de temps en temps, pour entretenir la vitalité de la peau, des bains savonneux de propreté à 35-37°, et de remplacer le bain froid par *l'application permanente d'une large vessie de glace sur l'abdomen depuis le commencement de la maladie jusqu'à la disparition complète de la fièvre* (*fig.* 493).

« C'est à cette réfrigération permanente de tous les organes abdominaux que j'attribue mes heureux résultats : très faible mortalité, chute progressive et généralement rapide de la température, rareté des rechutes et des complications (1). »

Technique. — « La peau du ventre est recouverte d'une couche épaisse de talc, une flanelle légère est mise en place ; au-dessus d'elle s'étale une large poche de caoutchouc modérément remplie de morceaux de glace ; son poids ne doit être ni lourd, ni même gênant ; l'air est soigneusement chassé de la poche qui, sans cette précaution, resterait globuleuse et ne s'appliquerait pas étroitement sur la peau. Le tout est maintenu par une alèze pliée ; je préfère cette alèze à un simple bandage de corps, qui se chiffonne trop facilement et prend l'aspect d'une corde permettant l'échappée de la poche de glace.

Le but de la poudre de talc est de protéger la peau qui doit subir une réfrigération prolongée. La flanelle a la même utilité ; mais que cette flanelle soit légère,

car, trop épaisse, elle ne permet pas le passage du froid et rend illusoire la présence de la glace. Si malgré ces précautions la peau prend des aspects violacés, il faut interrompre la glace pendant quelques heures pour éviter des escarres qui sont du reste exceptionnelles. La glace fond en deux heures et demie à trois heures ; c'est donc toutes les deux heures et demie à peu près qu'il faut changer et remplir la poche de caoutchouc. Ceci se fait rapidement, sans trop de fatigue pour le personnel et sans désagrément pour le malade.

Ainsi est obtenue une seconde indication du traitement du typhique, indication jadis si troublée par les bains ; je veux parler du *repos absolu* qui est le meilleur calmant pour des typhiques civils et surtout pour des soldats arrivant éreintés à l'hôpital. »

Médications complémentaires. — M. de Massary conseille en outre de donner aux typhiques des *boissons abondantes* (4 à 5 litres) : lait, tisanes, thé alcoolisé, potion de Todd, orangeades, citronnades. Après chaque prise de lait, le malade se lave la bouche avec de l'eau alcaline et en boit une gorgée.

Ces boissons abondantes humidifient la bouche si sèche des typhiques, assurent le fonctionnement des glandes salivaires et provoquent une abondante évacuation d'urines qui lave les reins.

Si le malade ne peut boire abondamment, M. de Massary, les premiers jours, lui fait donner de grands lavements d'eau sucrée (50 gr. de sucre pour un litre d'eau bouillie), en les faisant absorber très lentement (4 à 5 heures) [V. à LAVEMENT*, *goutte à goutte*].

« Sous l'influence de ces trois facteurs : *réfrigération constante des organes abdominaux, repos absolu, boissons abondantes*, l'évolution de la fièvre typhoïde se réduit à un double schéma concernant, l'un la courbe descendante de la température, l'autre la montée urinaire, ces deux tracés se croisant en X ».

Ce traitement est logique, puisqu'il donne à la fois une action locale sur les ulcérations intestinales, une action générale sur la septicémie par l'abaissement thermique.

Il a été employé avec succès par de nombreux médecins et, personnellement, nous n'avons eu qu'à nous en louer à l'hôpital 103 où nous l'avons appliqué systématiquement.

Vaccinothérapie. Vaccination curative. — Le traitement par des vaccins (H. Vincent, Besredka, Chantemesse) a été utilisé avec succès, mais cependant pas toujours constant.

Dans nombre de cas on a constaté, dès le deuxième ou le troisième jour après l'injection, un abaissement brusque ou lent de la fièvre. Les symptômes s'atténuent, l'urine est plus abondante, le malade perd l'aspect typhique. En outre, la durée est raccourcie, les complications nulles, les rechutes rares. L'affection prend une forme bénigne. De la statistique d'Ardin-Delteil, portant sur 2 020 cas, il résulte que ce traitement donne 5,43 pour 100 de mortalité au lieu de 8,38 pour 100. Cet abaissement peut même tomber à moins de 4 pour 100, soit une réduction de moitié.

Dans certains cas, l'effet n'est pas appréciable (variété spéciale de bacille ? association microbienne ?).

Ce traitement, étant inoffensif et n'excluant pas les autres, semble devoir être employé dès le début de la maladie, car il est d'autant plus efficace que plus hâtif. « La méthode demande encore à être étudiée au point de vue du choix des vaccins à utiliser, des doses à injecter, des contre-indications ». (Dopter).

M. Petzetakis a cité dans le *Progrès médical* deux cas de fièvre typhoïde grave où une injection intraveineuse de vaccin antityphique Chantemesse (25 à 50 millions de bacilles, c'est-à-dire un demi ou un quart de centimètre cube préalablement dilué avec du serum isotonique) qu'on peut répéter quatre jours après la première, lui a donné d'excellents résultats. La réaction est assez violente mais de courte durée et sans danger si on a soin de tonifier le cœur. Deux heures après, le malade éprouve un sentiment de bien-être, tous les phénomènes maladifs s'atténuent progressivement jusqu'à la guérison complète, quelques jours après.

---

(1) *Presse médicale*, n° 2, janvier 1915.

VII. Typhoïde (ostéomyélite typhique traitée par la vaccinothérapie). — E. Weil a obtenu la guérison complète d'ostéomyélite des os, notamment des côtes due à la fièvre typhoïde ou paratyphoïde par l'emploi du vaccin antityphique ou antiparatyphique. Il importe de bien reconnaître le germe pathogène afin d'employer le vaccin spécifique.

VIII. Typhoïde (typho-dysenterie). — Kelsch avait noté cette association qui constitue une des affections *mixtes* (V. à MALADIES MIXTES) particulièrement en Tunisie. Les selles muco-sanglantes de la dysenterie, lorsque c'est elle qui ouvre la scène, sont de bonne heure remplacées par les évacuations séro-bilieuses de la fièvre typhoïde. Sous l'action stupéfiante de l'agent typhique, les coliques et le ténesme s'effacent, la fièvre s'allume, mais elle est plus modérée, marquée par de grandes oscillations diurnes ; les extrémités se refroidissent par moments. La fièvre typhoïde qui contrarie les symptômes intestinaux et les manifestations douloureuses de la dysenterie est à son tour réprimée par l'action hypothermique du poison de cette dernière.

IX. Typhoïde (typho-tuberculose). — V. à TUBERCULOSE.

★Typhus exanthématique. — Maladie infectieuse ressemblant à la fièvre typhoïde et à une fièvre éruptive.

ÉRUPTION. — Pour la plupart des auteurs elle est marquée seulement par une éruption externe. Pour MM. les Dʳˢ Deléarde et Halluin qui ont eu l'occasion de voir un grand nombre de typhiques au début de 1915 dans un camp de prisonniers en Allemagne, un exanthème (éruption sur les muqueuses) le précède. Il se localise d'abord au pharynx, puis à la trachée et de là aux bronches. Il se présente sous l'aspect d'une angine érythémateuse : les piliers, la paroi postérieure du pharynx, les amygdales sont uniformément rouges, le voile du palais est souvent indemne. Comme dans la rougeole, l'éruption se propage aux voies respiratoires, il provoque la toux quinteuse qui revêt peu à peu les caractères de la toux de bronchite aiguë avec expectoration muco-purulente. Cette localisation pulmonaire au début du typhus ne manque jamais, elle est la première manifestation des complications respiratoires si fréquentes de la maladie et que l'on a considérées à tort comme particulières à la seconde semaine. Chez certains malades, l'angine peut être très nette, chez d'autres à peine marquée ou fugace comme dans certains cas de scarlatine. Ils ont noté plusieurs cas de coryza concomitant qui put se transformer faute de soins en rhinite purulente et même en sinusite frontale.

Les yeux sont injectés, les otites moyennes suppurées ou non sont fréquentes et les malades conservent longtemps après des bourdonnements d'oreilles et une grande sensibilité aux bruits.

La bronchite peut se transformer en broncho-pneumonie avec gêne respiratoire intense.

Dans les cas graves le malade se plaint de douleurs dans la région du cœur et d'oppression et le pouls peut devenir dépressible.

« Les caractères de l'éruption externe (décrite a TYPHUS★) montrent combien les troubles vaso-moteurs sont intenses puisqu'ils aboutissent à la rupture des petits vaisseaux cutanés. A ce sujet nous décrirons un signe dénommé par les Allemands « signe du trait de gomme ». Si on frotte avec l'ongle et doucement un point quelconque de la surface du corps on ne tarde pas à voir apparaître sur toute l'étendue de la zone frictionnée de petites hémorragies punctiformes, intradermiques. »

Dans la forme hémorragique ordinairement trop souvent mortelle, on observe des épanchements sanguins dans les articulations avec saignements de nez, vomissements de sang qui peut être évacué aussi par l'anus (méléna) et dans l'urine : il se produit alors des syncopes et un abaissement de température entraînant du collapsus.

La constipation est la règle ; mais il y a quelquefois de la diarrhée : elle n'a pas la teinte jaune de la diarrhée typhoïde et ne s'accompagne pas de ballonnement du ventre. La parotidite est fréquente.

COMPLICATIONS. — A celles déjà connues il faut ajouter : 1º le réveil de foyers tuberculeux anciens qui évoluent d'une façon très rapide ; 2º au cours de la convalescence l'artérite aboutissant à la gangrène sèche. « Le malade se plaint d'abord d'engourdissement, de refroidissement des extrémités puis peu à peu les orteils ou les doigts, suivant la localisation, deviennent violacés puis noirâtres. Un sillon d'élimination se forme et le malheureux est amputé spontanément d'une portion plus ou moins étendue du pied ou des doigts de la main ; 3º la néphrite avec œdème des membres inférieurs et une abondante albuminurie (cette dernière existe fréquemment à la période d'éruption mais disparaît avant la terminaison de cette phase dans le cas ordinaire) ». MM. Lemoine et Devin attribuent cette néphrite surtout fréquente chez les Russes à leur obstination à s'alimenter pendant leur maladie ; 4º la diphtérie et l'érysipèle.

ORIGINE DE L'INFECTION. — Tout en reconnaissant que l'origine de l'infection est le plus souvent les poux, ces auteurs estiment que l'éruption sur les muqueuses (angine, bronchite) a aussi une action infectieuse par la toux qu'elle provoque lançant à distance des gouttelettes de salive probablement pathogène. Des médecins, notamment, semblent avoir été aussi infectés, n'ayant constaté aucune morsure de poux sur le corps. Il y aurait donc, comme pour la peste, une sorte de contamination par la voie respiratoire. Il y a lieu de remarquer que dans l'épidémie observée par MM. Lemoine et Devin les lésions de l'appareil pulmonaire étaient très importantes, alors que, dans la forme classique, il y est fait simplement allusion comme complication possible.

MM. H. Plotz, P.-K. Olitsky et G. Bachr ont exposé dans le *New York Journal of Infections diseases*, 1915, la découverte qu'ils ont faite du microbe origine du typhus exanthématique qui serait un bacille pléomorphe, anaérobie ne présentant pas de motilité ; sa longueur varie de 0,9 à 1,9 millieme de millimètre : en général droit, il est quelquefois légèrement incurvé ou en forme de coccus ; il n'existe pas de spores. Ces auteurs ont constaté qu'injectés à des animaux ils reproduisent chez ceux-ci la maladie. Leur abondance dans le sang coïncide avec le degré maximum de l'affection.

Des observations faites dans les camps de prisonniers atteints du typhus, il semble résulter que la contagion dans la forme pulmonaire pourrait être due à des bactéries en bâtonnets trouvés dans les crachats (Petrusckhy).

TRAITEMENT. — MM. Lemoine et Devin insistent sur l'importance des toni-cardiaques contre la fatigue du cœur (d'après *Revue d'hygiène*, 1916).

D'autre part, Davy et Brown estiment que le traitement doit consister surtout à bien alimenter le malade en surveillant attentivement l'état de sa bouche. On doit donner pendant tout le cours de l'affection une grande quantité de liquide, puis dès que la langue devient propre, ce qui coïncide en général avec un violent appétit, un régime solide, substantiel et de digestion facile.

Comme mesure *prophylactique*, faire usage d'un surtout dont les jambes et les manches soient prises dans des bottes et des gants de caoutchouc.

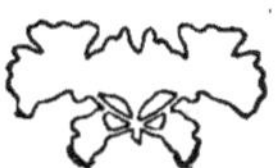

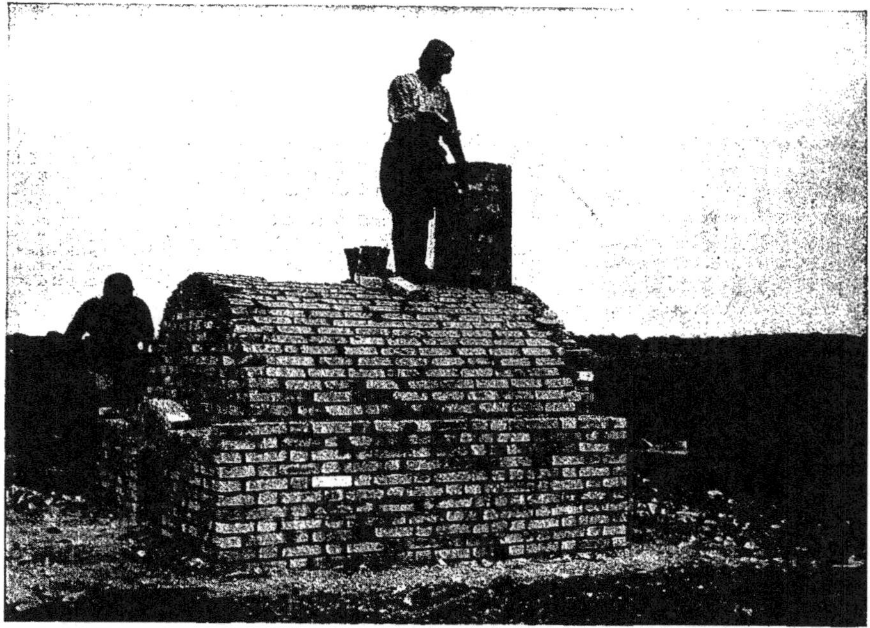

Service photographique de l'armée.

FIG. 494. — *FOUR EN BRIQUES POUR L'INCINÉRATION DES ORDURES D'UN CAMP.*

★**Vénériennes (Maladies).** — Ces maladies se sont considérablement accrues depuis la guerre. Le nombre des filles publiques non surveillées s'est multiplié au voisinage du front et l'abondance de leurs clients a naturellement accru le nombre et la gravité de leurs affections vénériennes. Il en est de même au voisinage des dépôts. D'autre part, les hommes qui leur rendent visite ne prennent et souvent ne peuvent prendre les précautions qu'ils prendraient peut-être dans des conditions normales. Enfin, les formes graves de ces maladies sont observées par la raison que toutes les causes susceptibles de leur donner ce caractère exercent leur action : malpropreté, défaut d'hygiène, absence de traitement.

L'Académie de médecine s'est surtout occupée de la *syphilis;* or, si la longue durée de l'évolution de cette affection lui donne une gravité particulière, les accidents initiaux sont généralement bénins. Alex. Renault a fait justement observer que, pour les deux autres, la *blennorragie* et le *chancre simple,* les manifestations pénibles sont au contraire hâtives.

Moyens de se préserver. — Contre la blennorragie et le chancre mou, l'emploi de la capote anglaise (le condom) est suffisant, la maladie ne se contracte que dans le rapport vénérien. Il n'en est pas de même pour la syphilis qui se contracte en outre par le baiser. Se garder par suite d'embrasser sur les lèvres. Se souvenir que plus une fille publique est jeune, plus elle a de chance d'être à la période particulièrement dangereuse de la syphilis.

Balzer recommande en outre : « 1º d'uriner après le rapport sexuel ; 2º les lavages et savonnages *immédiats* rigoureux et prolongés, utiles encore plusieurs heures après le contact suspect. Les lavages peuvent être faits quand cela est possible avec une solution de sublimé de 0,50 à 1 gramme pour 1 000 d'eau ; 3º d'être muni d'un tube de pommade de Metchnikoff (au calomel à 33 pour 100) et d'enduire toute la verge avec cette pommade *avant* et *après* le rapport sexuel ; faire pénétrer le médicament dans le méat et la petite cavité au-dessous (fosse naviculaire). On pare ainsi la contagion de la syphilis et de la blennorragie. A défaut de cette pommade on peut employer, avant le rapport, un corps gras quelconque, suif, huile, saindoux. Il recommande aussi de faire aussitôt que possible une injection d'argyrol à 10 pour 100 ou de protéate d'argent ou protargol à 2 pour 100 ou encore de permanganate de potasse 0,20 pour 200. Il est préférable de faire effectuer cette injection par le médecin militaire ; en tous cas ne pas injecter avec force ce liquide destiné seulement à la partie antérieure de l'urètre et le conserver une dizaine de minutes. Faire l'injection après avoir uriné.

Nous empruntons d'autre part à la notice rédigée par l'Académie de médecine les conseils suivants au soldat :

« Il ne faut pas croire que la continence sexuelle soit nuisible : elle conserve à l'organisme humain toutes ses forces.

Evite toutes les femmes qui rôdent dans les rues en provoquant les passants. Sache bien que la plupart sont malades et que tu risquerais d'être contaminé par elles

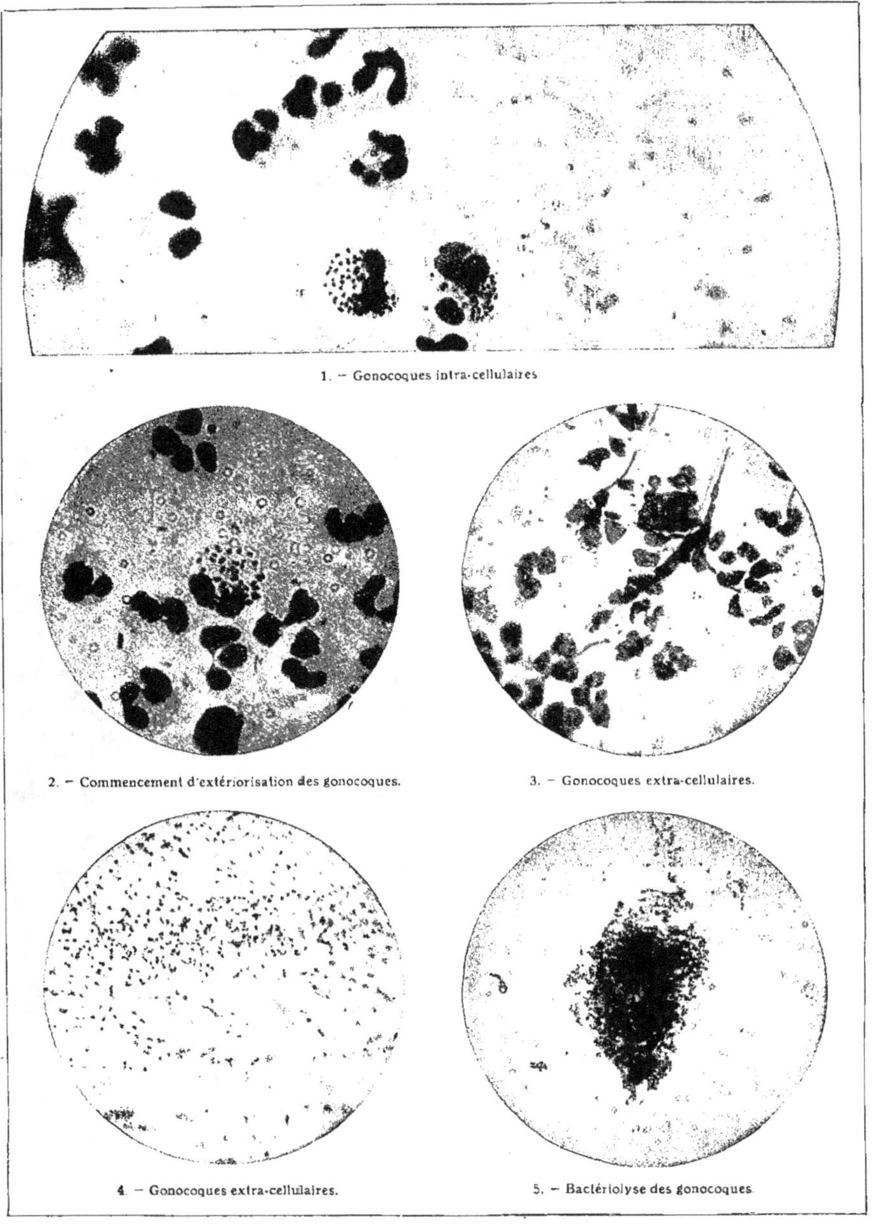

1. — Gonocoques intra-cellulaires

2. — Commencement d'extériorisation des gonocoques.

3. — Gonocoques extra-cellulaires.

4. — Gonocoques extra-cellulaires.

5. — Bactériolyse des gonocoques.

Phases de la destruction des gonocoques. (Clichés Lumière).

Si tu as la faiblesse de les suivre, ne permets pas d'attouchements ni à la bouche ni aux organes génitaux.

Si le mauvais sort veut que tu sois atteint, consulte aussitôt un médecin. Ne crois pas que le médecin te punira pour avoir contracté une maladie vénérienne. C'est une fausse légende.

Evite les contacts avec les syphilitiques, car la maladie peut être contractée par contact avec les objets dont ils se servent (pipe, rasoir, mouchoirs). »

★**Blennorragie** (chaudepisse) [1]. — Chez l'homme elle se manifeste au début par un écoulement purulent et des douleurs très vives en urinant. Elle peut se compliquer d'*orchite* (inflammation des testicules) qui, lorsqu'elle est double, peut amener la stérilité, de *cystite* (inflammation très douloureuse de la vessie), d'*arthrites* (pouvant amener l'ankylose des articulations, en particulier du genou) d'*anémie* grave et même exceptionnellement de mort par généralisation de l'infection. C'est une maladie souvent longue et qui devient très facilement chronique (goutte militaire). Cette « goutte militaire » est contagieuse et est souvent suivie de *rétrécissement du canal* avec gêne pour uriner.

Ne touchez jamais vos yeux avec vos mains, souillées de pus ; vous vous exposeriez à perdre la vue.

Tout homme porteur de blennorragie, même très légère, contamine presque fatalement la femme avec laquelle il a des rapports. Cette maladie est très grave chez elle par les complications sur la matrice (métrite), les ovaires (salpingite), la possibilité de fièvre puerpérale en cas d'accouchement et d'ophtalmie purulente de l'enfant. En général, lorsque la femme donne la blennorragie, celle-ci est à la phase chronique, la malade ne souffre pas et par conséquent peut même ignorer qu'elle est contagieuse.

TRAITEMENT. — Les figures de la planche LVII montrent l'évolution de la destruction des microbes de la blennorragie, les gonocoques. Elles sont empruntées à une publication de MM. Lumière et Vigne sur un nouveau médicament, la *rhéantine* constituée par un mélange stérilisé de 24 variétés de gonocoques qui sont absorbés sous forme de sphérules. Il s'agit donc d'une vaccinothérapie par voie digestive. L'Institut Pasteur ne croit pas à l'efficacité de ce mode de vaccinothérapie. Personnellement, nos essais ne sont pas assez nombreux pour nous faire une opinion. Les auteurs de cette méthode reconnaissent que le résultat favorable ne peut être obtenu qu'à condition que la variété de gonocoques du malade soit celle de leur préparation.

D'autre part le Dʳ Cruveilher a utilisé en injection hypodermique la méthode des virus-vaccins sensibilisés de Besredka appliquée aux gonocoques, dans le rhumatisme et l'orchiépididymite blennorragique avec des résultats très rapides.

En ce qui concerne l'écoulement urétral, les anciens procédés, balsamiques, injections et instillations dans le canal conservent leur réputation.

★**Chancre mou simple.** — Le chancre mou est une ulcération toujours assez étendue qui présente trois complications graves, le *bubon*, le *phagédénisme* et la *gangrène de la verge*.

Pour que le *bubon* (inflammation spécifique des ganglions de l'aine) ne suppure pas (il suppure une fois sur trois), « le malade doit marcher aussi peu que possible, prendre de grands bains, appliquer des pansements spéciaux, bref recourir à une série de moyens dont l'application est peu aisée dans les circonstances actuelles ».

Quant au *phagédénisme*, c'est-à-dire à l'extension souvent très étendue de la plaie chancrelleuse ou bubonique, toutes les causes qui influencent la constitution de façon à l'altérer ou l'affaiblir (misère, privations, alimentation insuffisante, locaux humides et malsains, abus de l'alcool) y prédisposent (Ricord) ; aussi doit-on

grandement appréhender cette complication terrible qui peut détruire une partie de la verge ou du scrotum. La *gangrène* enfin peut provoquer aussi de très graves altérations et avec une rapidité extrême.

Il est donc indispensable de consulter un médecin qui permettra d'éviter toutes ces complications.

★**Syphilis.** — C'est une maladie grave, une infection générale du sang. Elle débute par une *ulcération* souvent très petite (chancre) suivie *d'éruptions diverses* (roséole sur la peau, plaques muqueuses à la bouche, à la gorge, à l'anus) de lésions des gencives et des dents. Toutes ces lésions sont *très contagieuses*.

Le malade peut perdre les cheveux, être atteint d'anémie intense.

Plus tard, s'il n'est pas soigné, la maladie peut provoquer des désordres plus graves sur tous les organes, et en particulier sur les os ; frapper les organes des sens (oreilles [surdité]; yeux [cécité]) et le système nerveux (ramollissement, paralysie générale, ataxie, folie).

La syphilis est une cause d'aggravation des autres maladies. L'évolution de ce mal peut être silencieuse ; elle n'en est que plus grave, car le malade néglige souvent de faire un traitement qui supprimerait les accidents sérieux.

Le syphilitique reste longtemps contagieux ; il y a donc danger de contamination pour sa femme qui peut, de son côté, faire de nombreuses fausses couches ou donner naissance à des enfants qui ne vivent pas.

Le traitement doit être prolongé au moins trois ans, et le syphilitique ne doit se marier qu'après autorisation médicale.   GALTIER-BOISSIÈRE.

Syphilis et blessures de guerre. — Les syphilitiques et leurs proches parents s'inquiètent souvent

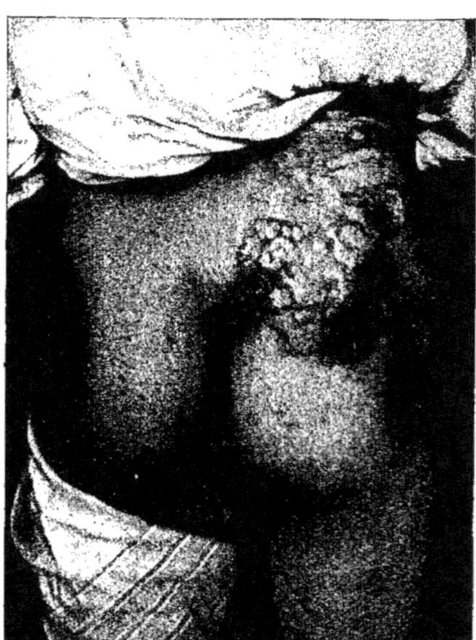

FIG. 495. — Syphilide tuberculo-ulcéreuse de la fesse développée au niveau d'une blessure. (Collection du Dʳ Debat.)

de savoir si les blessures de guerre présentent chez eux une gravité spéciale.

On peut, croyons-nous, affirmer qu'il n'en est rien dans la grande majorité des cas. Nous avons eu, en effet, à soigner de nombreux syphilitiques chez les-

---

(1) Nous n'avons pu donner ici que de courts renseignements sur ces maladies, qui sont traitées dans le *Larousse Médical illustré* au nom de chacune d'elles (*blennorragie*, fasc. 7, *chancre mou*, fasc. 9, *syphilis*, fasc. 47 et 48), avec, pour chacune, de nombreuses figures en noir et, pour la dernière, en outre, une planche en couleurs.

quels les blessures ont évolué normalement ; certains cependant étaient infectés sans le savoir et n'avaient jamais subi de traitement spécifique.

D'autre part, chez les blessés évacués dans notre service dermatologique pour plaies atones, plaies ulcérées, plaies eczématisées ou toute autre complication empêchant la cicatrisation normale, nous n'avons pas remarqué que la syphilis put être spécialement incriminée comme facteur d'aggravation.

Ce n'est qu'exceptionnellement que nous avons observé la syphilisation des blessures. Tel est le cas de ce soldat blessé par éclat d'obus à la fesse (*fig.* 495), qui vit sa plaie évoluer très lentement avec des alternatives de cicatrisation et d'ulcération. Un an après, la lésion présentait l'aspect que montre la photographie : ulcérations atones dessinant des arcs de cercle réguliers avec puits purulents. Il s'agissait d'une syphilide tuberculo-ulcéreuse développée au niveau de la blessure. Le malade était syphilitique sans le savoir et ne s'était jamais soigné. Traité par l'arséno-benzol et le mercure, il vit ses lésions disparaître très rapidement.

Citons également, à titre d'exceptions heureusement fort rares, les cas de chancres syphilitiques développés au niveau des blessures superficielles des régions découvertes.

Nous avons noté ce fait chez trois soldats.

La figure 496 représente la lésion initiale de l'un d'eux. Ce blessé atteint légèrement à la face par un minuscule éclat d'obus, continua son service dans la tran-

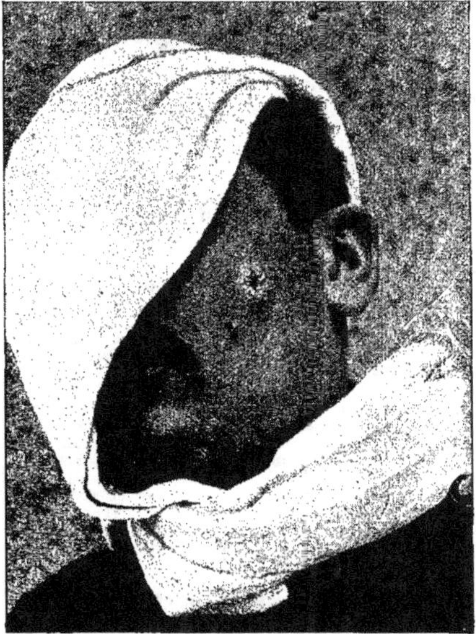

FIG. 496. — Chancre contracté par inoculation d'une blessure.
(Collection du Dr Debat.)

chée sans prêter attention à sa plaie. Celle-ci non protégée par un pansement s'infecta, le soldat arracha à plusieurs reprises la croûte qui s'était formée. Après quatre ou cinq semaines il s'aperçut que l'écorchure s'agrandissait et s'indurait. Il se fit alors soigner au poste de secours où l'on appliqua successivement l'eau oxygénée, la teinture d'iode, le nitrate d'argent. La plaie ne se modifiant pas et l'homme ressentant quelques malaises, on l'évacua avec le diagnostic de plaie atone.

Au premier examen nous remarquâmes l'induration très nette de la lésion, un ganglion sous-maxillaire volumineux et sur le corps une roséole manifeste. Il s'agissait, à n'en pas douter, d'une syphilis dont l'accident primaire s'était développé sur la blessure de la joue, très vraisemblablement au contact d'un jet de salive d'un camarade contaminé.   Dr F. DEBAT.

Vêtements malpropres et Infections. —

Les plaies de guerre peuvent être infectées et l'ont particulièrement été, pendant la guerre 1914-1917, par les germes de la *terre* et de l'*intestin*, soit que le projectile ait fait ricochet sur la terre et s'y soit imprégné de microbes nuisibles, soit, cas le plus fréquent, qu'il ait entraîné avec lui, dans l'intérieur de la blessure, des débris de vêtement enduits de boue et de matières fécales agglomérées avec cette boue. La guerre de tranchées expose tout spécialement les soldats vivant dans la terre souillée qui s'agglutine à toutes les parties de son uniforme (drap et doublure), de son linge et même de sa peau.

Les microbes, origine du tétanos, de la gangrène gazeuse, des suppurations interminables, se trouvent en abondance dans cette boue.

« La gravité des blessures est faite, avant tout, de l'infection qui les menace, et les souillures des vêtements, du linge, de la peau sont plus dangereuses que les projectiles. » (P. Carnot.)

Le pus prélevé en un point quelconque de la plaie infectée contient des microorganismes identiques à ceux qu'on découvre dans les frottis faites avec les fragments de tissu retiré de la plaie.

Or « tout homme doit être d'autant moins septique qu'il est plus exposé aux plaies pénétrantes ». M. Carnot rappelle que les Japonais nous ont donné d'utiles leçons : « Le soldat nippon, plus naturellement propre que le nôtre, se baignait en campagne dans de l'eau très chaude, même au milieu de la neige, et il entretenait soigneusement sa propreté corporelle ; on dit même qu'avant la bataille, il exonérait, par ordre, ses intestins et sa vessie pour éviter les dangers des plaies abdominales. »

Il serait donc des plus utiles que la préparation au combat comprit un nettoyage complet du combattant (savonnage de la peau, brossage des vêtements qui devraient être passés au fer chaud, changement de linge) ; mais ces vœux restent théoriques, car souvent l'eau manque alors même que le soldat accepterait de s'astreindre à ces soins.

Le nombre des voitures pouvant faciliter le nettoyage de l'homme par la douche, pendant que linge et vêtements sont lavés, désinfectés, séchés, est insuffisant. Le prof. Bordas a indiqué un procédé très simple (V. DÉSINFECTION) qui, malheureusement, n'a pas été assez généralisé.

Procédés de défense. — M. le prof. Paul Carnot et Mlle Marie Davies ont fait des expériences afin de remédier à l'infection des vêtements militaires. Nous donnons ci-dessous les conclusions de leurs travaux, d'après les *Archives de médecine et de pharmacie militaires, 1916* :

CONCLUSIONS DE M. CARNOT. — 1° La protection du vêtement par un *survêtement* (bourgeron, pantalon de treillis) *imperméabilisé* à l'huile de lin paraît un procédé pratiquement efficace et facile à réaliser ; il semble particulièrement recommandable ;

2° Le *nettoyage*, le *lessivage*, la *stérilisation* du vêtement représentent une seconde méthode de lutte efficace contre la septicité du vêtement et du linge (bien que fugace en ses effets) et qui présente de très multiples avantages ;

3° L'*antiseptisation* même du vêtement permet de réaliser son auto-stérilisation permanente, grâce à l'adjonction, à la fibre même, de substances antiseptiques. L'adjonction d'antiseptiques à divers types d'imperméabilisants (gélatine, caoutchouc, huiles, paraffine, sels métalliques) soit par solvants appropriés, soit par le dépôt sur la fibre de savons antiseptiques de cuivre et de zinc, paraît réaliser expérimentalement les conditions cherchées ; elle produit la destruction des germes usuels de la terre et des matières

fécales (des spores de vibrion et de tétanos notamment).
Elle semble, par là-même, susceptible de résultats
pratiques réalisables sur les uniformes actuels.

CONCLUSIONS DE Mlle MARIE DAVIES. — 1° Après
avoir essayé différents antiseptiques pour antiseptiser
les vêtements, le meilleur a semblé le *pyxol*, mélange
de crésol et de savon noir qui possède les avantages
de se trouver facilement, d'être peu coûteux, inoffensif comme odeur et comme couleur et non irritant
pour la peau même, quand le linge qui a été trempé
dans une solution à 5 pour 100 de ce produit est porté
avant d'être tout à fait sec ;

2° Des morceaux de drap bleu d'uniforme mis à
bouillir dans des solutions de pyxol, exposés aux intempéries pendant un mois et ensuite laissés trois
semaines à découvert dans le laboratoire, ayant ensuite
été immergés dans un tube à culture après avoir été
enduits de terre de jardin contenant des bacilles, puis
brossés, restèrent stériles pour l'agar-agar, alors que
du drap bleu non préparé donnait de nombreuses
colonies de bacilles. Il semble donc que si le linge du
soldat était soumis à ce traitement, la virulence des
micro-organismes tels que streptocoques et staphylocoques, déjà présents sur la peau, serait grandement
atténuée. Il est à présumer que l'action sur les poux
s'y ajouterait. Il serait donc désirable que du pyxol ou
un autre antiseptique à base de crésol soit ajouté à
l'eau de rinçage employée pour le lavage du linge et
des vêtements des soldats.

Voirie au front (*fig.* 494 et 497). — M. G. Degaast
a bien voulu nous adresser sur ce sujet la note suivante :
Destruction des détritus et immondices en

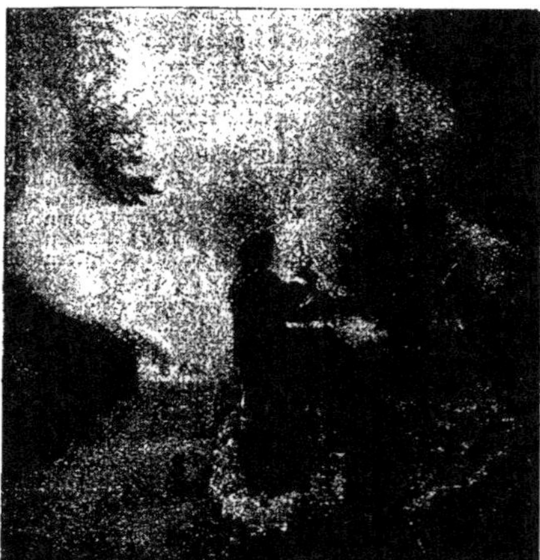

FIG. 497. — Incinération des ordures des camps.
(Service photographique de l'armée.)

campagne. — La guerre de tranchées, par la stagna-
tion des adversaires, a permis de remettre en œuvre
quelques pratiques de la vie sociale. Les effectifs importants de combattants, le grand nombre des animaux de
trait ont entraîné l'établissement en quelque sorte automatique d'un service de voirie au front assuré soit
par les unités combattantes, soit par des groupements
spéciaux : brancardiers régimentaires, divisionnaires
ou de corps ou territoriaux. En première ligne même,

outre l'enlèvement des cadavres, la prophylaxie a
été mise en œuvre. Si, dès les premiers temps de la
guerre, le « parapet » de la tranchée a été la « poubelle »
du poilu, ce dernier, les chaleurs aidant, en a été le
premier incommodé et a reconnu l'utilité de recourir
aux trous à ordures et aux « feuillées » préconisés par
le Service de santé. On peut donc dire que, sauf les cas
d'attaques et de mouvements continuels, la traditionnelle corvée de quartier a eu lieu jusqu'aux premières
lignes.

A l'arrière, c'est-à-dire dans une zone oscillant,
suivant les secteurs « tranquilles » ou non entre 5 à
10 kilomètres et plus du front immédiat, la collecte
des détritus et immondices est organisée de façon
systématique, avec plus ou moins de rapidité ou de
luxe suivant les moyens dont on dispose, le lieu où
l'on se trouve. De la simple claie ou de la boîte à
porteurs jusqu'au classique tombereau, en passant par
la traditionnelle brouette, les poilus ont utilisé toute
la gamme des récipients et véhicules pour la collecte et
le transport. Les « tas d'ordures » sont disposés à
plusieurs centaines de mètres des cantonnements :
camps ou villages, à proximité d'incinérateurs. Généralement, un tri est fait avant incinération pour séparer
les corps incombustibles (métal, verre, céramique, etc.),
des corps combustibles. Les incinérateurs sont des
modèles les plus divers et, là encore, le soldat français
s'est distingué par son initiative. Terre et gazon, terre
battue, terre glaise, pierres, moellons et, suprême luxe,
briques (provenant surtout des maisons bombardées)
sont utilisés. Il y a des incinérateurs simples, sortes
de braseros géants ; il y en a d'autres dotés de savants
retours de flammes donnant un meilleur rendement.

La destruction des détritus et immondices est utilement complétée par l'usage fréquent et abondant d'antiseptiques et désinfectants (eau de javel, hypochlorite
de chaux, chaux vive, crésyl, formol) qui sont des agents
prophylactiques parfaits et ont préservé plus d'un de
nos braves combattants de cette autre terrible enne-
mie : la maladie.

Voitures automobiles sanitaires. — Intoxication par les gaz du moteur. — M. Tanon attire
l'attention sur les inconvénients que présentent certains modes de chauffage des voitures par le tuyau
d'échappement du moteur. Lorsque ce dernier fonctionne mal et que les joints des tubes ne sont pas her-
métiques, il se produit, dans l'intérieur de la voiture,
un dégagement de gaz qui peut déterminer des accidents. Dans certains cas, les accidents ont été mortels ;
des faits semblables avaient été observés pendant la
guerre avec quelques voitures de tourisme.

Le mécanisme de l'intoxication n'est pas simple, car
la quantité d'oxyde de carbone mélangée aux gaz est
minime, bien que les lésions observées à l'autopsie
soient celles de l'intoxication oxycarbonée. Les produits de combustion incomplète des hydro-carbures
ne déterminent pas la mort chez l'animal ; ils ne
détruisent pas les globules sanguins et ne réduisent
pas l'hémoglobine, comme l'ont montré des recherches
faites avec M. le pharmacien-major Ebren. Le sang
imprégné d'hydrocarbures est capable d'absorber à
nouveau de l'oxygène. Il s'agit d'une action plus complète, à la fois sur l'appareil respiratoire et sur le
bulbe ; les premiers symptômes éprouvés paraissent
relever d'une action toxique sur le bulbe. Il importe
que les médecins des formations sanitaires veillent
avec le plus grand soin au fonctionnement de leurs
voitures, et que les chauffeurs, chaque fois que leur
moteur fonctionne mal, s'assurent de l'état des malades
qu'ils transportent. En tous cas, toute voiture à chauffage par le moteur devra être visitée dès que l'on aura
constaté la présence de gaz dans son intérieur.

(1) D'après la *Presse médicale*, janvier 1917.

Paris. — Imprimerie LAROUSSE, 17, rue Montparnasse.

N° . 75 centimes

Larousse Médical

ILLUSTRÉ
de Guerre

SUPPLÉMENT
LAROUSSE
DICAL ILLUSTRÉ
BLESSURES
LADIES de GU
RÉÉDUCATION
MUTIL

PUBLIÉ
LA
CTION
OCTEUR
ALTIER-
SSIÈRE.

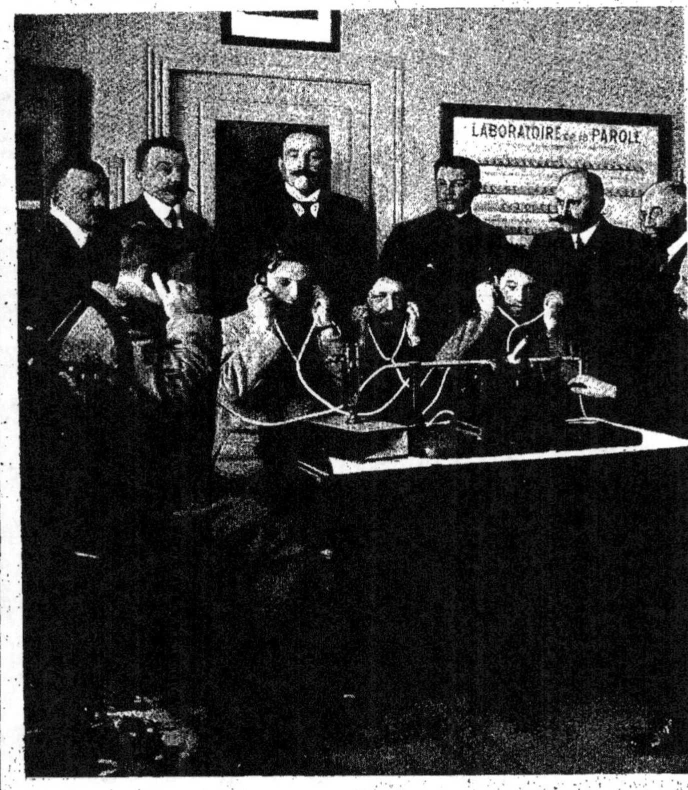

RÉÉDUCATION COLLECTIVE PAR LE PHONOGRAPHE.

le concours de M.M. les Médecins militaires
LLARD - BOUREAU - de CHAMPTASSIN
BAT - H. GUILLEMINOT - P. KOUINDJY
KRESSER - J. MOLINIÉ - H. NEPPER
ALIGNAT - CH. VALLÉE - G. VALOIS et les
eins spécialistes DUCROQUET - P. DEGRAIS
FLOERSHEIM chirurgien de l'Hôpital 103

de M.M. L. DUPUIS, HERVA
et H. MARICHELLE, professeurs
à l'Institut des Sourds - Muets
PÉROUZE, professeur
aux Jeunes Aveugles
et du Capitaine aviateur

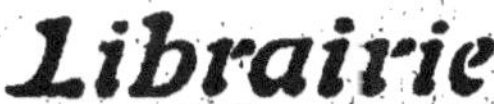

Librairie Larousse - Paris.

LAROUSSE MÉDICAL DE GUERRE

La guerre, en multipliant les blessures et les maladies, a apporté de nombreuses modifications dans la connaissance de leurs signes et dans leur traitement. On a constaté que des affections transmissibles comme la dysenterie, la fièvre typhoïde, la tuberculose, des maladies de la peau comme les gelures et certaines dermites, des maladies nerveuses comme les psychoses ont présenté des formes spéciales aussi bien dans la clientèle civile que dans l'armée et on a trouvé des thérapeutiques nouvelles.

Le pansement des plaies, les greffes, les appareils à fracture ont été grandement améliorés ; les applications de la gymnastique élévatoire, du massage, des bains de vapeur locaux et des bains de soleil (héliothérapie), de la radio et de la radiumthérapie, de l'hydrothérapie chaude et froide ont été agrandies; des vaccins préventifs et curatifs ont été découverts. Un de nos collaborateurs a inventé un appareil de mécanothérapie pouvant être utilisé pour tous les usages, un autre a créé pour la mobilisation des articulations, des appareils de fortune très simples qui rendent les plus grands services. Enfin la nécessité de remédier aux mutilations a stimulé l'ingéniosité de nos compatriotes médecins, professeurs ou fabricants et un nombre considérable d'appareils de prothèse pour les mains et les jambes sont venus suppléer les fonctions altérées ou supprimées.

Des méthodes de rééducation des amputés et mutilés, des aveugles et des sourds dont bénéficieront les accidentés du travail ont été imaginées; elles donnent déjà d'excellents résultats et ont permis de rendre à l'industrie des ouvriers gagnant un salaire rémunérateur.

Il nous a semblé que le public, à un moment où tant de familles ont été atteintes, avait intérêt à connaître toutes ces découvertes qui survivront à la guerre et dont nous ne pouvons signaler ici qu'une faible partie, tel est le but de ce Supplément au LAROUSSE MÉDICAL qui fut accueilli avec tant de faveur.

LISTE DES COLLABORATEURS

Dʳ GALTIER-BOISSIÈRE [1], Médecin de l'hôpital 103, Directeur du *Larousse Médical*

MM. les *Médecins militaires :*

Dʳ **F. Allard**, aide-major, chef des services de thermothérapie et de photothérapie au Grand Palais, Directeur de l'Institut des agents physiques.

Dʳ **Boureau** (de Tours), médecin-major de 2ᵉ cl., chirurgien de l'hôpital 7/9.

Dʳ **de Champtassin**, médecin chef de l'ambulance 9/5, chef du service de mécanothérapie à l'hôpital Saint-Louis.

Dʳ **F. Debat**, aide-major, chef du service de dermatologie de la 8ᵉ région, assistant de dermatologie à l'hôpital Saint-Antoine.

Dʳ **H. Guilleminot**, aide-major, chef du service central de physiothérapie à Dijon. Chef des travaux pratiques de physique biologique à la Faculté de médecine de Paris.

Dʳ **P. Kouindjy**, aide-major, chef du service de physiothérapie au Val-de-Grâce. Chargé du service de rééducation et de massage à la Clinique Charcot (Salpêtrière).

Dʳ **H. Kresser**, médecin-major de 2ᵉ classe.

Dʳ **J. Molinié**, médecin-major de 2ᵉ classe.

Dʳ **H. Nepper**, aide-major, chef du laboratoire de physiologie pathologique du Collège de France.

Dʳ **L. Salignat** (de Vichy), aide-major de 1ʳᵉ cl.

Dʳ **Somen**, aide-major, assistant de physiothérapie à la Clinique médicale de l'Hôtel-Dieu.

Dʳ **Ch. Vallée**, aide-major de 2ᵉ classe, chef du service de rééducation du Grand-Palais.

Dʳ **Valois** (de Moulins), aide-major de 2ᵉ classe.

MM. les *Médecins spécialistes :*

Dʳ **Degrais**, ancien chef de laboratoire à l'hôpital Saint-Louis.

Dʳ **Ducroquet**, chef du service d'orthopédie à l'hôpital Rothschild.

Dʳ **Flœrsheim**, ancien interne des hôpitaux, chirurgien de l'hôpital 103.

MM. les *Professeurs :*

Dupuis, professeur à l'Institution des Sourds-Muets de Paris.

Hervaux, professeur à l'Institution des Sourds-Muets de Paris.

H. Marichelle, professeur à l'Institution des Sourds-Muets de Paris, directeur du laboratoire de la parole à l'Ecole pratique des hautes études.

Pérouze, professeur à l'Institution des Jeunes Aveugles

M. le Capitaine aviateur X....

---

(1) Les articles non signés et les parties d'articles suivies du monogramme G. B. sont écrits par le Directeur du *Larousse Médical*.

Prix : 75 centimes

Fascicule 3

Larousse Médical

Illustré de Guerre

PUBLIÉ
S LA
ECTION
DOCTEUR
ALTIER=
SSIÈRE.

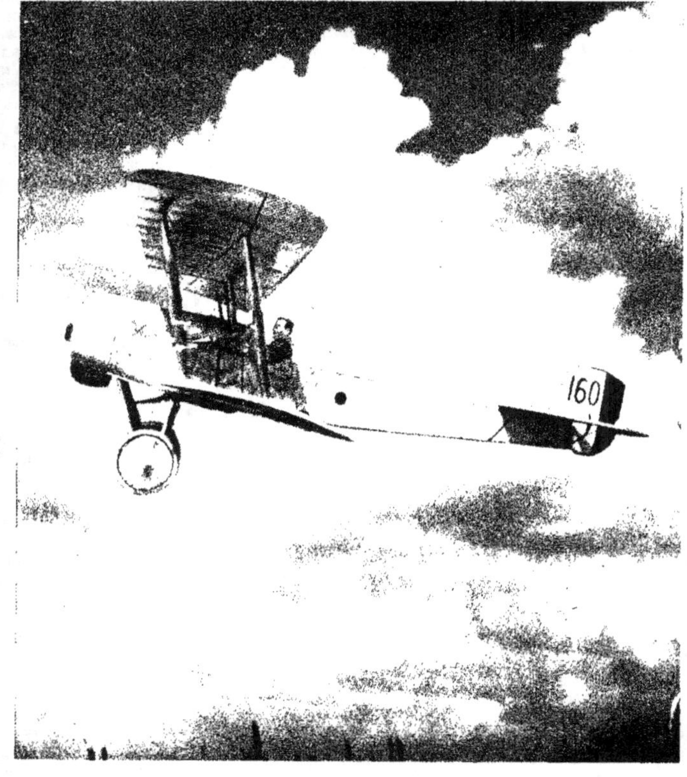

AVION DE BOMBARDEMENT.

le concours de M.M. les Médecins militaires
LARD - BOUREAU - de CHAMPTASSIN
BAT - H. GUILLEMINOT - P. KOUINDJY
KRESSER - J. MOLINIÉ - H. NEPPER
LIGNAT - CH. VALLÉE - G. VALOIS et les
cins spécialistes DUCROQUET - P. DEGRAIS
FLŒRSHEIM chirurgien de l'Hôpital 103

de M.M. L. DUPUIS, HERVAUX
et H. MARICHELLE, professeurs
à l'Institut des Sourds-Muets,
PÉROUZE, professeur
aux Jeunes Aveugles
et du Capitaine aviateur X.

Librairie Larousse - Paris.

LAROUSSE MÉDICAL DE GUERRE

La guerre, en multipliant les blessures et les maladies, a apporté de nombreuses modifications dans la connaissance de leurs signes et dans leur traitement. On a constaté que des affections transmissibles comme la dysenterie, la fièvre typhoïde, la tuberculose, des maladies de la peau comme les gelures et certaines dermites, des maladies nerveuses comme les psychoses ont présenté des formes spéciales aussi bien dans la clientèle civile que dans l'armée et on a trouvé des thérapeutiques nouvelles.

Le pansement des plaies, les greffes, les appareils à fracture ont été grandement améliorés ; les applications de la gymnastique élévatoire, du massage, des bains de vapeur locaux et des bains de soleil (héliothérapie), de la radio et de la radiumthérapie, de l'hydrothérapie chaude et froide ont été agrandies; des vaccins préventifs et curatifs ont été découverts. Un de nos collaborateurs a inventé un appareil de mécanothérapie pouvant être utilisé pour tous les usages, un autre a créé pour la mobilisation des articulations, des appareils de fortune très simples qui rendent les plus grands services. Enfin la nécessité de remédier aux mutilations a stimulé l'ingéniosité de nos compatriotes médecins, professeurs ou fabricants et un nombre considérable d'appareils de prothèse pour les mains et les jambes sont venus suppléer les fonctions altérées ou supprimées.

Des méthodes de rééducation des amputés et mutilés, des aveugles et des sourds dont bénéficieront les accidentés du travail ont été imaginées; elles donnent déjà d'excellents résultats et ont permis de rendre à l'industrie des ouvriers gagnant un salaire rémunérateur.

Il nous a semblé que le public, à un moment où tant de familles ont été atteintes, avait intérêt à connaître toutes ces découvertes qui survivront à la guerre et dont nous ne pouvons signaler ici qu'une faible partie, tel est le but de ce Supplément au LAROUSSE MEDICAL qui fut accueilli avec tant de faveur.

LISTE DES COLLABORATEURS

Dʳ GALTIER-BOISSIÈRE [1], Médecin de l'hôpital 103, Directeur du *Larousse Médical*

MM. les *Médecins militaires :*

Dʳ F. Allard, aide-major, chef des services de thermothérapie et de photothérapie au Grand Palais, Directeur de l'Institut des agents physiques.

Dʳ Boureau (de Tours), médecin-major de 2ᵉ cl., chirurgien de l'hôpital 7/9.

Dʳ de Champtassin, médecin chef de l'ambulance 9/5, chef du service de mécanothérapie à l'hôpital Saint-Louis.

Dʳ F. Debat, aide-major, chef du service de dermatologie de la 8ᵉ région, assistant de dermatologie à l'hôpital Saint-Antoine.

Dʳ H. Guilleminot, aide-major, chef du service central de physiothérapie à Dijon. Chef des travaux pratiques de physique biologique à la Faculté de médecine de Paris.

Dʳ P. Kouindjy, aide-major, chef du service de physiothérapie au Val-de-Grâce. Chargé du service de rééducation et de massage à la Clinique Charcot (Salpêtrière).

Dʳ H. Kresser, médecin-major de 2ᵉ classe.

Dʳ J. Molinié, médecin-major de 2ᵉ classe.

Dʳ H. Nepper, aide-major, chef du laboratoire de physiologie pathologique du Collège de France.

Dʳ L. Salignat (de Vichy), aide-major de 1ʳᵉ cl.

Dʳ Somen, aide-major, assistant de physiothérapie à la Clinique médicale de l'Hôtel-Dieu.

Dʳ Ch. Vallée, aide-major de 2ᵉ classe, chef du service de rééducation du Grand-Palais.

Dʳ Valois (de Moulins), aide-major de 2ᵉ classe.

MM. les *Médecins spécialistes :*

Dʳ Degrais, ancien chef de laboratoire à l'hôpital Saint-Louis.

Dʳ Ducroquet, chef du service d'orthopédie à l'hôpital Rothschild.

Dʳ Flœrsheim, ancien interne des hôpitaux, chirurgien de l'hôpital 103.

MM. les *Professeurs :*

Dupuis, professeur à l'Institution des Sourds-Muets de Paris.

Hervaux, professeur à l'Institution des Sourds-Muets de Paris.

H. Marichelle, professeur à l'Institution des Sourds-Muets de Paris, directeur du laboratoire de la parole à l'Ecole pratique des hautes études.

Pérouze, professeur à l'Institution des Jeunes Aveugles.

M. le Capitaine aviateur X....

---

(1) Les articles non signés et les parties d'articles suivies du monogramme G. B. sont écrits par le Directeur du *Larousse Médical*.

Prix : 75 centimes

Larousse Médical

ILLUSTRÉ
de Guerre

PUBLIÉ
S LA
ECTION
OCTEUR
ALTIER-
SSIÈRE.

SUPPLÉMENT
LAROUSSE
DICAL ILLUST
—
BLESSURES E
LADIES DE GU
RÉÉDUCATION
MUTILÉS

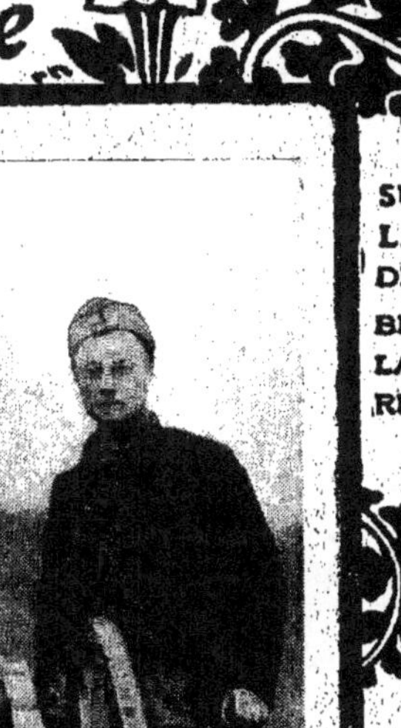

BRANCARDIERS TRANSPORTANT UN BLESSÉ.

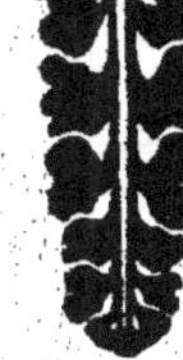

le concours de M.M. les Médecins militaires
LLARD - BOUREAU - de CHAMPTASSIN
EBAT - H. GUILLEMINOT - P. KOUINDJY
KRESSER - J. MOLINIÉ - H. NEPPER
ALIGNAT - CH. VALLÉE - G. VALOIS et les
cins spécialistes DUCROQUET - P. DEGRAIS
FLŒRSHEIM chirurgien de l'Hôpital 103

de M.M. L. DUPUIS, HERVAL
et H. MARICHELLE, professeurs
à l'Institut des Sourds-Muets
PÉROUZE, professeur
aux Jeunes Aveugles
et du Capitaine aviateur X

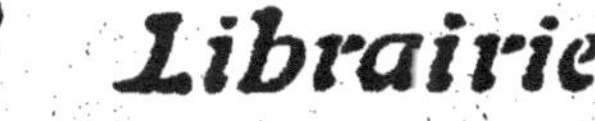

Librairie Larousse - Paris.

LAROUSSE MÉDICAL DE GUERRE

La guerre, en multipliant les blessures et les maladies, a apporté de nombreuses modifications dans la connaissance de leurs signes et dans leur traitement. On a constaté que des affections transmissibles comme la dysenterie, la fièvre typhoïde, la tuberculose, des maladies de la peau comme les gelures et certaines dermites, des maladies nerveuses comme les psychoses ont présenté des formes spéciales aussi bien dans la clientèle civile que dans l'armée et on a trouvé des thérapeutiques nouvelles.

Le pansement des plaies, les greffes, les appareils à fracture ont été grandement améliorés ; les applications de la gymnastique élévatoire, du massage, des bains de vapeur locaux et des bains de soleil (héliothérapie), de la radio et de la radiumthérapie, de l'hydrothérapie chaude et froide ont été agrandies ; des vaccins préventifs et curatifs ont été découverts. Un de nos collaborateurs a inventé un appareil de mécanothérapie pouvant être utilisé pour tous les usages, un autre a créé pour la mobilisation des articulations, des appareils de fortune très simples qui rendent les plus grands services. Enfin la nécessité de remédier aux mutilations a stimulé l'ingéniosité de nos compatriotes médecins, professeurs ou fabricants et un nombre considérable d'appareils de prothèse pour les mains et les jambes sont venus suppléer les fonctions altérées ou supprimées.

Des méthodes de rééducation des amputés et mutilés, des aveugles et des sourds dont bénéficieront les accidentés du travail ont été imaginées ; elles donnent déjà d'excellents résultats et ont permis de rendre à l'industrie des ouvriers gagnant un salaire rémunérateur.

Il nous a semblé que le public, à un moment où tant de familles ont été atteintes, avait intérêt à connaître toutes ces découvertes qui survivront à la guerre et dont nous ne pouvons signaler ici qu'une faible partie, tel est le but de ce Supplément au LAROUSSE MÉDICAL qui fut accueilli avec tant de faveur.

LISTE DES COLLABORATEURS

Dr GALTIER-BOISSIÈRE [1], Médecin de l'hôpital 103, Directeur du *Larousse Médical*

MM. les *Médecins militaires :*

Dr **F. Allard**, aide-major, chef des services de thermothérapie et de photothérapie au Grand Palais, Directeur de l'Institut des agents physiques.

Dr **Boureau** (de Tours), médecin-major de 2e cl., chirurgien de l'hôpital 7/9.

Dr **de Champtassin**, médecin chef de l'ambulance 9/5, chef du service de mécanothérapie à l'hôpital Saint-Louis.

Dr **F. Debat**, aide-major, chef du service de dermatologie de la 8e région, assistant de dermatologie à l'hôpital Saint-Antoine.

Dr **H. Guilleminot**, aide-major, chef du service central de physiothérapie à Dijon. Chef des travaux pratiques de physique biologique à la Faculté de médecine de Paris.

Dr **P. Kouindjy**, aide-major, chef du service de physiothérapie au Val-de-Grâce. Chargé du service de rééducation et de massage à la Clinique Charcot (Salpêtrière).

Dr **H. Kresser**, médecin-major de 2e classe.

Dr **J. Molinié**, médecin-major de 2e classe.

Dr **H. Nepper**, aide-major, chef du laboratoire de physiologie pathologique du Collège de France.

Dr **L. Salignat** (de Vichy), aide-major de 1re cl.

Dr **Somen**, aide-major, assistant de physiothérapie à la Clinique médicale de l'Hôtel-Dieu.

D^r **Ch. Vallée**, aide-major de 2e classe, chef du service de rééducation du Grand-Palais.

Dr **Valois** (de Moulins), aide-major de 2e classe.

MM. les *Médecins spécialistes :*

Dr **Degrais**, ancien chef de laboratoire à l'hôpital Saint-Louis.

Dr **Ducroquet**, chef du service d'orthopédie à l'hôpital Rothschild.

D^r **Flœrsheim**, ancien interne des hôpitaux, chirurgien de l'hôpital 103.

MM. les *Professeurs :*

Dupuis, professeur à l'Institution des Sourds-Muets de Paris.

Hervaux, professeur à l'Institution des Sourds-Muets de Paris.

H. Marichelle, professeur à l'Institution des Sourds-Muets de Paris, directeur du laboratoire de la parole à l'Ecole pratique des hautes études.

Pérouze, professeur à l'Institution des Jeunes Aveugles.

M. le **Capitaine aviateur X....**

---

(1) Les articles non signés et les parties d'articles suivies du monogramme G. B. sont écrits par le Directeur du *Larousse Médical*.

IX : 75 centimes

Larousse Médical
ILLUSTRÉ
de Guerre

PUBLIÉ
LA
CTION
OCTEUR
LTIER-
SSIÈRE.

SUPPLÉMEN
LAROUSSE
DICAL ILLUS
—
BLESSURES
LADIES de GU
RÉÉDUCATION
NUTILE

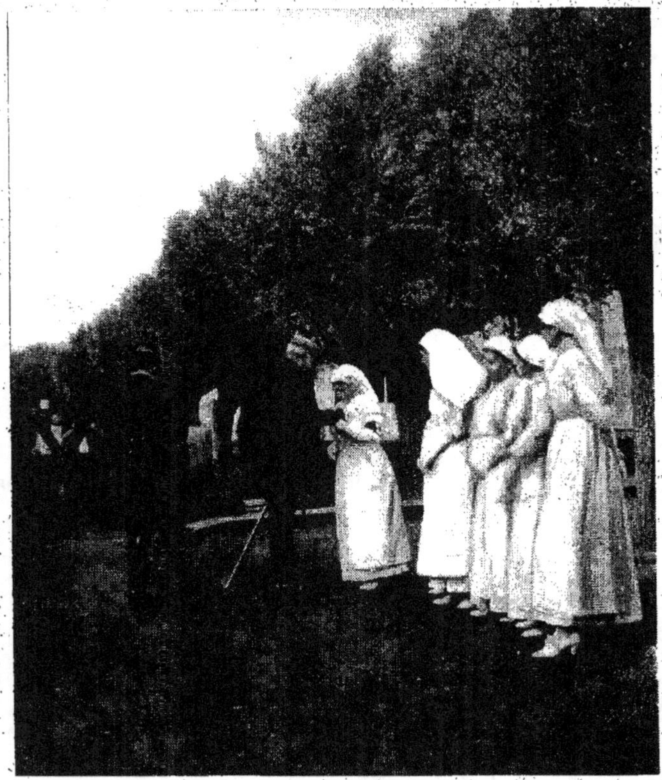
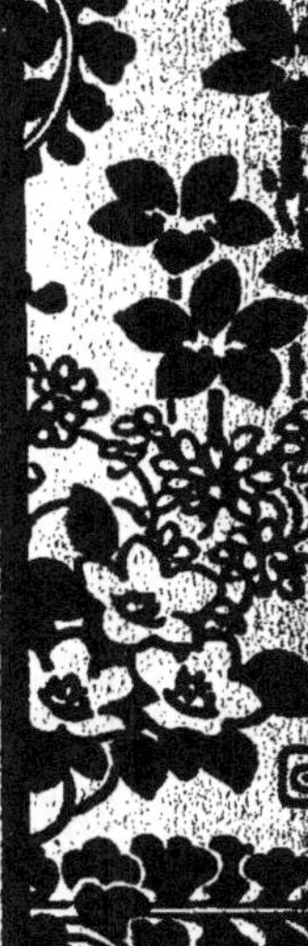

REMISE DE LA CROIX DE GUERRE A UNE INFIRMIÈRE DE LA S. B. M.

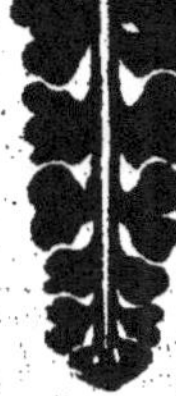

le concours de M.M. les Médecins militaires
LARD - BOUREAU - de CHAMPTASSIN
BAT - H. GUILLEMINOT - P. KOUINDJY
KRESSER - J. MOLINIÉ - H. NEPPER
LIGNAT - CH. VALLÉE - G. VALOIS et les
cins spécialistes DUCROQUET - P. DEGRAIS
FLŒRSHEIM chirurgien de l'Hôpital 103

de M.M. L. DUPUIS, HERVA
et H. MARICHELLE, professeurs
à l'Institut des Sourds - Muets
PÉROUZE, professeur
aux Jeunes Aveugles
et du Capitaine aviateur X

Librairie Larousse - Paris.

LAROUSSE MÉDICAL DE GUERRE

La guerre, en multipliant les blessures et les maladies, a apporté de nombreuses modifications dans la connaissance de leurs signes et dans leur traitement. On a constaté que des affections transmissibles comme la dysenterie, la fièvre typhoïde, la tuberculose, des maladies de la peau comme les gelures et certaines dermites, des maladies nerveuses comme les psychoses ont présenté des formes spéciales aussi bien dans la clientèle civile que dans l'armée et on a trouvé des thérapeutiques nouvelles.

Le pansement des plaies, les greffes, les appareils à fracture ont été grandement améliorés ; les applications de la gymnastique élévatoire, du massage, des bains de vapeur locaux et des bains de soleil (héliothérapie), de la radio et de la radiumthérapie, de l'hydrothérapie chaude et froide ont été agrandies ; des vaccins préventifs et curatifs ont été découverts. Un de nos collaborateurs a inventé un appareil de mécanothérapie pouvant être utilisé pour tous les usages, un autre a créé pour la mobilisation des articulations, des appareils de fortune très simples qui rendent les plus grands services. Enfin la nécessité de remédier aux mutilations a stimulé l'ingéniosité de nos compatriotes médecins, professeurs ou fabricants et un nombre considérable d'appareils de prothèse pour les mains et les jambes sont venus suppléer les fonctions altérées ou supprimées.

Des méthodes de rééducation des amputés et mutilés, des aveugles et des sourds dont bénéficieront les accidentés du travail ont été imaginées ; elles donnent déjà d'excellents résultats et ont permis de rendre à l'industrie des ouvriers gagnant un salaire rémunérateur.

Il nous a semblé que le public, à un moment où tant de familles ont été atteintes, avait intérêt à connaître toutes ces découvertes qui survivront à la guerre et dont nous ne pouvons signaler ici qu'une faible partie, tel est le but de ce Supplément au LAROUSSE MÉDICAL qui fut accueilli avec tant de faveur.

LISTE DES COLLABORATEURS

Dr GALTIER-BOISSIÈRE [1], Médecin de l'hôpital 103, Directeur du *Larousse Médical*

MM. les *Médecins militaires :*

Dr **F. Allard**, aide-major, chef des services de thermothérapie et de photothérapie au Grand Palais, Directeur de l'Institut des agents physiques.

Dr **Boureau** (de Tours), médecin-major de 2e cl., chirurgien de l'hôpital 7/9.

Dr **de Champtassin**, médecin chef de l'ambulance 9/5, chef du service de mécanothérapie à l'hôpital Saint-Louis.

Dr **F. Debat**, aide-major, chef du service de dermatologie de la 8e région, assistant de dermatologie à l'hôpital Saint-Antoine.

Dr **H. Guilleminot**, aide-major, chef du service central de physiothérapie à Dijon. Chef des travaux pratiques de physique biologique à la Faculté de médecine de Paris.

Dr **P. Kouindjy**, aide-major, chef du service de physiothérapie au Val-de-Grâce. Chargé du service de rééducation et de massage à la Clinique Charcot (Salpêtrière).

Dr **H. Kresser**, médecin-major de 2e classe.

Dr **J. Molinié**, médecin-major de 2e classe.

Dr **H. Nepper**, aide-major, chef du laboratoire de physiologie pathologique du Collège de France.

Dr **L. Salignat** (de Vichy), aide-major de 1re cl.

Dr **Somen**, aide-major, assistant de physiothérapie à la Clinique médicale de l'Hôtel-Dieu.

D^r **Ch. Vallée**, aide-major de 2e classe, chef du service de rééducation du Grand-Palais.

Dr **Valois** (de Moulins), aide-major de 2e classe.

MM. les *Médecins spécialistes :*

Dr **Degrais**, ancien chef de laboratoire à l'hôpital Saint-Louis.

Dr **Ducroquet**, chef du service d'orthopédie à l'hôpital Rothschild.

Dr **Floersheim**, ancien interne des hôpitaux, chirurgien de l'hôpital 103.

MM. les *Professeurs :*

Dupuis, professeur à l'Institution des Sourds-Muets de Paris.

Hervaux, professeur à l'Institution des Sourds-Muets de Paris.

H. Marichelle, professeur à l'Institution des Sourds-Muets de Paris, directeur du laboratoire de la parole à l'Ecole pratique des hautes études.

Pérouze, professeur à l'Institution des Jeunes Aveugles.

M. le **Capitaine aviateur** X....

Paris. — Imp. LAROUSSE, 17, rue Montparnasse.

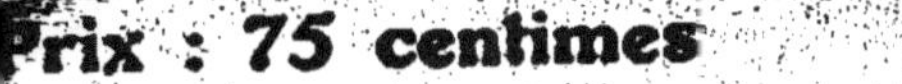

Prix : 75 centimes   Fascicule 6

Larousse Médical

ILLUSTRÉ de Guerre

PUBLIÉ
S LA
ECTION
DOCTEUR
ALTIER-
SSIÈRE.

SUPPLÉMENT
LAROUSSE M
DICAL ILLUSTR
BLESSURES ET M
LADIES DE GUER
RÉÉDUCATION D
MUTILÉS

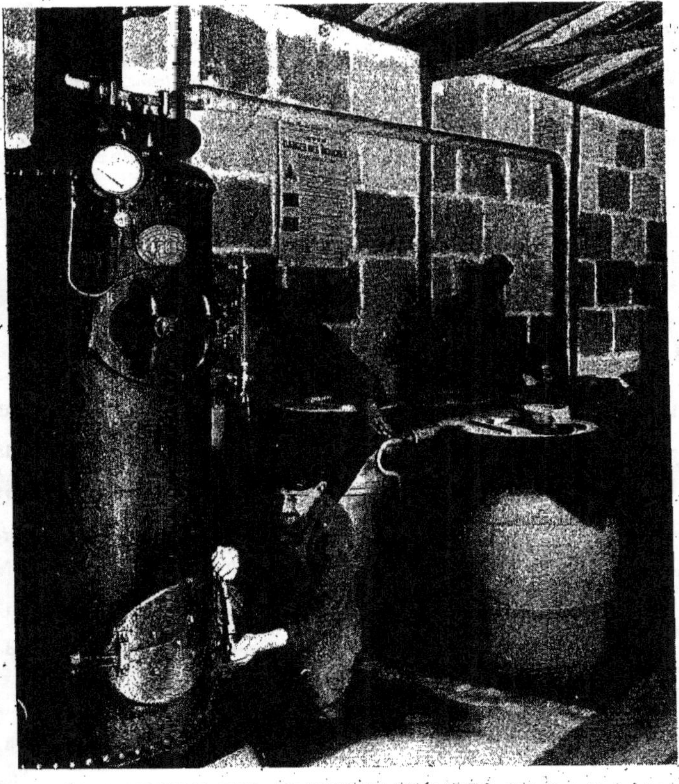

DÉSINFECTION DES TRAINS SANITAIRES (Col. Prof. Bordas).

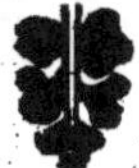

ec le concours de M.M. les Médecins militaires
ILLARD - BOUREAU - de CHAMPTASSIN
EBAT - H. GUILLEMINOT - P. KOUINDJY
.KRESSER - J. MOLINIÉ - H. NEPPER
ALIGNAT - CH. VALLÉE - G. VALOIS et les
decins spécialistes DUCROQUET - P. DEGRAIS
L. FLŒRSHEIM chirurgien de l'Hôpital 103

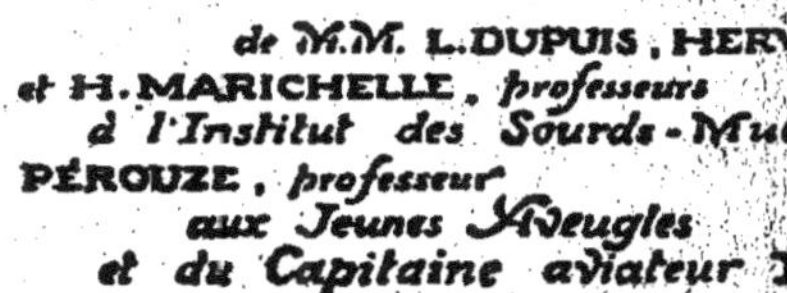

de M.M. L. DUPUIS, HERVAUX
et H. MARICHELLE, professeurs
d'l'Institut des Sourds-Muets,
PÉROUZE, professeur
aux Jeunes Aveugles
et du Capitaine aviateur X.

Librairie Larousse - Paris.

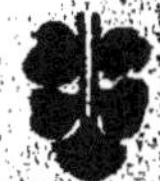

LAROUSSE MÉDICAL DE GUERRE

La guerre, en multipliant les blessures et les maladies, a apporté de nombreuses modifications dans la connaissance de leurs signes et dans leur traitement. On a constaté que des affections transmissibles comme la dysenterie, la fièvre typhoïde, la tuberculose, des maladies de la peau comme les gelures et certaines dermites, des maladies nerveuses comme les psychoses ont présenté des formes spéciales aussi bien dans la clientèle civile que dans l'armée et on a trouvé des thérapeutiques nouvelles.

Le pansement des plaies, les greffes, les appareils à fracture ont été grandement améliorés ; les applications de la gymnastique élévatoire, du massage, des bains de vapeur locaux et des bains de soleil (héliothérapie), de la radio et de la radiumthérapie, de l'hydrothérapie chaude et froide ont été agrandies; des vaccins préventifs et curatifs ont été découverts. Un de nos collaborateurs a inventé un appareil de mécanothérapie pouvant être utilisé pour tous les usages, un autre a créé pour la mobilisation des articulations, des appareils de fortune très simples qui rendent les plus grands services. Enfin la nécessité de remédier aux mutilations a stimulé l'ingéniosité de nos compatriotes médecins, professeurs ou fabricants et un nombre considérable d'appareils de prothèse pour les mains et les jambes sont venus suppléer les fonctions altérées ou supprimées.

Des méthodes de rééducation des amputés et mutilés, des aveugles et des sourds dont bénéficieront les accidentés du travail ont été imaginées; elles donnent déjà d'excellents résultats et ont permis de rendre à l'industrie des ouvriers gagnant un salaire rémunérateur.

Il nous a semblé que le public, à un moment où tant de familles ont été atteintes, avait intérêt à connaître toutes ces découvertes qui survivront à la guerre et dont nous ne pouvons signaler ici qu'une faible partie, tel est le but de ce Supplément au LAROUSSE MÉDICAL qui fut accueilli avec tant de faveur.

LISTE DES COLLABORATEURS

Dʳ GALTIER-BOISSIÈRE [1], Médecin de l'hôpital 103, Directeur du *Larousse Médical*

MM. les *Médecins militaires* :

Dʳ **F. Allard**, aide-major, chef des services de thermothérapie et de photothérapie au Grand Palais, Directeur de l'Institut des agents physiques.

Dʳ **Boureau** (de Tours), médecin-major de 2ᵉ cl., chirurgien de l'hôpital 7/9.

Dʳ **de Champtassin**, médecin chef de l'ambulance 9/5, chef du service de mécanothérapie à l'hôpital Saint-Louis.

Dʳ **F. Debat**, aide-major, chef du service de dermatologie de la 8ᵉ région, assistant de dermatologie à l'hôpital Saint-Antoine.

Dʳ **H. Guilleminot**, aide-major, chef du service central de physiothérapie à Dijon. Chef des travaux pratiques de physique biologique à la Faculté de médecine de Paris.

Dʳ **P. Kouïndjy**, aide-major, chef du service de physiothérapie au Val-de-Grâce. Chargé du service de rééducation et de massage à la Clinique Charcot (Salpêtrière).

Dʳ **H. Kresser**, médecin-major de 2ᵉ classe.

Dʳ **J. Molinié**, médecin-major de 2ᵉ classe.

Dʳ **H. Nepper**, aide-major, chef du laboratoire de physiologie pathologique du Collège de France.

Dʳ **L. Salignat** (de Vichy), aide-major de 1ʳᵉ cl.

Dʳ **Somen**, aide-major, assistant de physiothérapie à la Clinique médicale de l'Hôtel-Dieu.

Dʳ **Ch. Vallée**, aide-major de 2ᵉ classe, chef du service de rééducation du Grand-Palais.

Dʳ **Valois** (de Moulins), aide-major de 2ᵉ classe.

MM. les *Médecins spécialistes* :

Dʳ **Degrais**, ancien chef de laboratoire à l'hôpital Saint-Louis.

Dʳ **Ducroquet**, chef du service d'orthopédie à l'hôpital Rothschild.

Dʳ **Flœrsheim**, ancien interne des hôpitaux, chirurgien de l'hôpital 103.

MM. les *Professeurs* :

Dupuis, professeur à l'Institution des Sourds-Muets de Paris.

Hervaux, professeur à l'Institution des Sourds-Muets de Paris.

H. Marichelle, professeur à l'Institution des Sourds-Muets de Paris, directeur du laboratoire de la parole à l'Ecole pratique des hautes études.

Pérouze, professeur à l'Institution des Jeunes Aveugles.

M. le **Capitaine aviateur** X....

---

(1) Les articles non signés et les parties d'articles suivies du monogramme G. B. sont écrits par le Directeur du *Larousse Médical*.

Larousse Médical

Illustré
de Guerre

PUBLIÉ
LA
SECTION
DOCTEUR
GALTIER-
BOISSIÈRE.

SUPPLÉ
LAROU
DICAL
BLESSURE
LADIES
RÉÉDUCA
MUTI

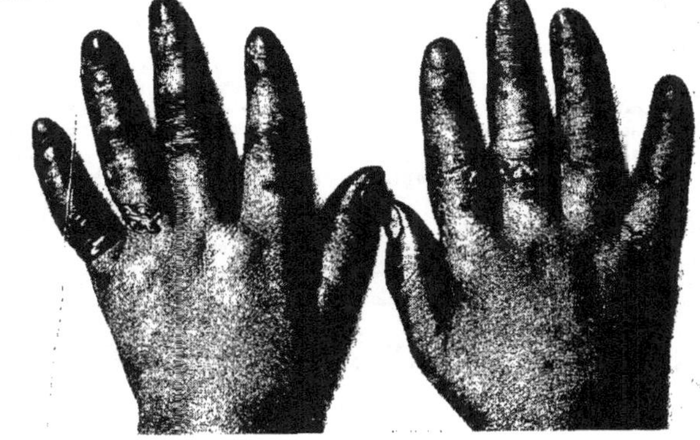
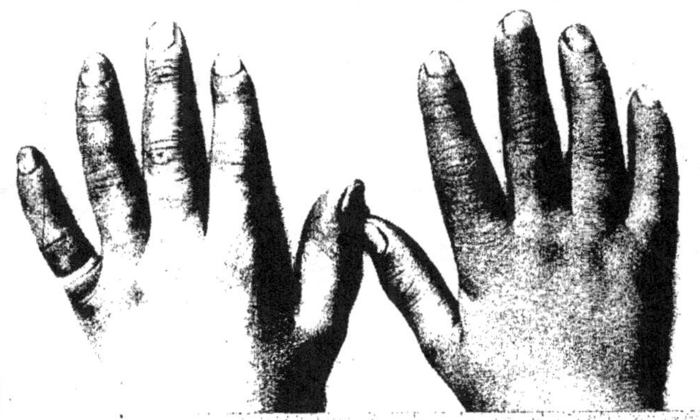

ENGELURES (Col. du Dr Debat).

le concours de M.M. les Médecins militaires
LARD - BOUREAU - de CHAMPTASSIN
BAT - H. GUILLEMINOT - P. KOUINDJY
KRESSER - J. MOLINIÉ - H. NEPPER
LIGNAT - CH. VALLÉE - G. VALOIS et les
cins spécialistes DUCROQUET - P. DEGRAIS
FLŒRSHEIM chirurgien de l'Hôpital 103

de M.M. L. DUPUIS, HER
et H. MARICHELLE, professeurs
à l'Institut des Sourds-M
DÉROUZE, professeur
aux Jeunes Aveugles
et du Capitaine aviateur

Librairie Larousse - Paris.

LAROUSSE MÉDICAL DE GUERRE

La guerre, en multipliant les blessures et les maladies, a apporté de nombreuses modifications dans la connaissance de leurs signes et dans leur traitement. On a constaté que des affections transmissibles comme la dysenterie, la fièvre typhoïde, la tuberculose, des maladies de la peau comme les gelures et certaines dermites, des maladies nerveuses comme les psychoses ont présenté des formes spéciales aussi bien dans la clientèle civile que dans l'armée et on a trouvé des thérapeutiques nouvelles.

Le pansement des plaies, les greffes, les appareils à fracture ont été grandement améliorés ; les applications de la gymnastique élévatoire, du massage, des bains de vapeur locaux et des bains de soleil (héliothérapie), de la radio et de la radiumthérapie, de l'hydrothérapie chaude et froide ont été agrandies ; des vaccins préventifs et curatifs ont été découverts. Un de nos collaborateurs a inventé un appareil de mécanothérapie pouvant être utilisé pour tous les usages, un autre a créé pour la mobilisation des articulations, des appareils de fortune très simples qui rendent les plus grands services. Enfin la nécessité de remédier aux mutilations a stimulé l'ingéniosité de nos compatriotes médecins, professeurs ou fabricants et un nombre considérable d'appareils de prothèse pour les mains et les jambes sont venus suppléer les fonctions altérées ou supprimées.

Des méthodes de rééducation des amputés et mutilés, des aveugles et des sourds dont bénéficieront les accidentés du travail ont été imaginées ; elles donnent déjà d'excellents résultats et ont permis de rendre à l'industrie des ouvriers gagnant un salaire rémunérateur.

Il nous a semblé que le public, à un moment où tant de familles ont été atteintes, avait intérêt à connaître toutes ces découvertes qui survivront à la guerre et dont nous ne pouvons signaler ici qu'une faible partie, tel est le but de ce Supplément au LAROUSSE MEDICAL qui fut accueilli avec tant de faveur.

LISTE DES COLLABORATEURS

Dr GALTIER-BOISSIÈRE [1], Médecin de l'hôpital 103, Directeur du *Larousse Médical*

MM. les *Médecins militaires :*

Dr **F. Allard**, aide-major, chef des services de thermothérapie et de photothérapie au Grand Palais, Directeur de l'Institut des agents physiques.

Dr **Boureau** (de Tours), médecin-major de 2e cl., chirurgien de l'hôpital 7/9.

Dr **de Champtassin**, médecin chef de l'ambulance 9/5, chef du service de mécanothérapie à l'hôpital Saint-Louis.

Dr **F. Debat**, aide-major, chef du service de dermatologie de la 8e région, assistant de dermatologie à l'hôpital Saint-Antoine.

Dr **H. Guilleminot**, aide-major, chef du service central de physiothérapie à Dijon. Chef des travaux pratiques de physique biologique à la Faculté de médecine de Paris.

Dr **P. Kouindjy**, aide-major, chef du service de physiothérapie au Val-de-Grâce. Chargé du service de rééducation et de massage à la Clinique Charcot (Salpêtrière).

Dr **H. Kresser**, médecin-major de 2e classe.

Dr **J. Molinié**, médecin-major de 2e classe.

Dr **H. Nepper**, aide-major, chef du laboratoire de physiologie pathologique du Collège de France.

Dr **L. Salignat** (de Vichy), aide-major de 1re cl.

Dr **Somen**, aide-major, assistant de physiothérapie à la Clinique médicale de l'Hôtel-Dieu.

D^r **Ch. Vallée**, aide-major de 2e classe, chef du service de rééducation du Grand-Palais.

Dr **Valois** (de Moulins), aide-major de 2e classe.

MM. les *Médecins spécialistes :*

Dr **Degrais**, ancien chef de laboratoire à l'hôpital Saint-Louis.

Dr **Ducroquet**, chef du service d'orthopédie à l'hôpital Rothschild.

D^r **Flœrsheim**, ancien interne des hôpitaux, chirurgien de l'hôpital 103.

MM. les *Professeurs :*

Dupuis, professeur à l'Institution des Sourds-Muets de Paris.

Hervaux, professeur à l'Institution des Sourds-Muets de Paris.

H. Marichelle, professeur à l'Institution des Sourds-Muets de Paris, directeur du laboratoire de la parole à l'École pratique des hautes études.

Pérouze, professeur à l'Institution des Jeunes Aveugles.

M. le **Capitaine aviateur** X....

---

(1) Les articles non signés et les parties d'articles suivies du monogramme G. B. sont écrits par le Directeur du *Larousse Médical*.

Prix : 75 centimes   Fascicule 8

Larousse Médical

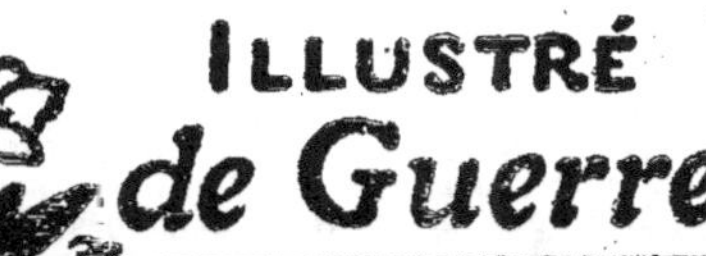

PUBLIÉ
SOUS LA DI-
RECTION
DU DOCTEUR
GALTIER-
BOISSIÈRE.

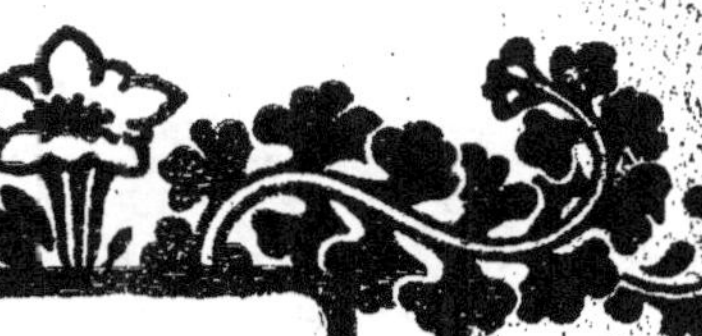

SUPPLÉMENT AU
LAROUSSE MÉ-
DICAL ILLUSTRÉ
—
BLESSURES ET MA-
LADIES de GUERRE
RÉÉDUCATION des
MUTILÉS

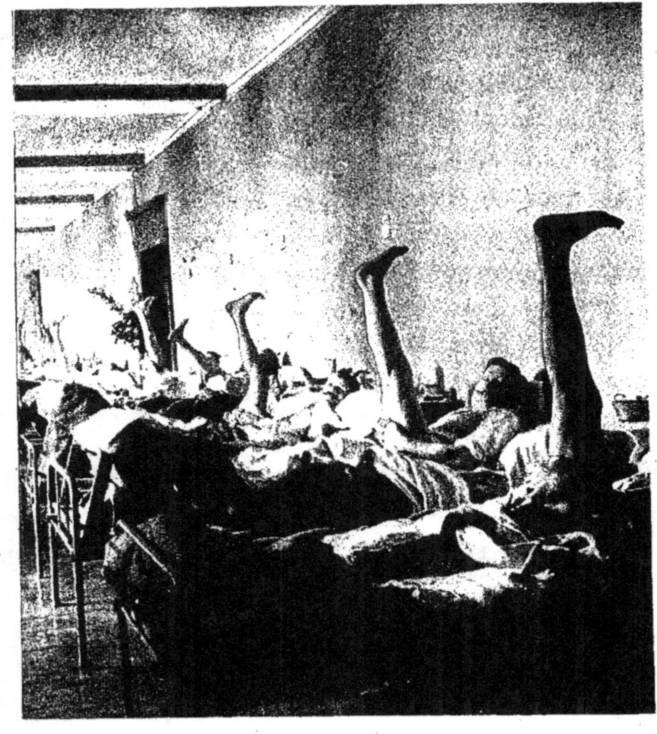
GYMNASTIQUE ÉLÉVATOIRE (Col. du Dr Debat).

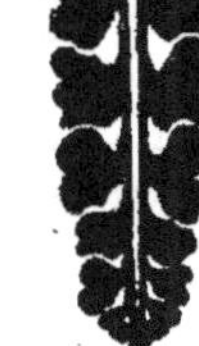

le concours de M.M. les Médecins militaires
...LARD - BOUREAU - de CHAMPTASSIN
...BAT - H. GUILLEMINOT - P. KOUINDJY
...KRESSER - J. MOLINIÉ - H. NEPPER
...LIGNAT - CH. VALLÉE - G. VALOIS et les
...cins spécialistes DUCROQUET - P. DEGRAIS
...FLŒRSHEIM chirurgien de l'Hôpital 103

de M.M. L. DUPUIS, HERVAUX
et H. MARICHELLE, professeurs
d l'Institut des Sourds - Muets,
PÉROUZE, professeur
aux Jeunes Aveugles
et du Capitaine aviateur X.

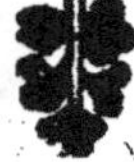
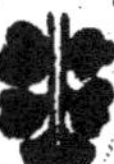

Librairie Larousse - Paris.

LAROUSSE MÉDICAL DE GUERRE

La guerre, en multipliant les blessures et les maladies, a apporté de nombreuses modifications dans la connaissance de leurs signes et dans leur traitement. On a constaté que des affections transmissibles comme la dysenterie, la fièvre typhoïde, la tuberculose, des maladies de la peau comme les gelures et certaines dermites, des maladies nerveuses comme les psychoses ont présenté des formes spéciales aussi bien dans la clientèle civile que dans l'armée et on a trouvé des thérapeutiques nouvelles.

Le pansement des plaies, les greffes, les appareils à fracture ont été grandement améliorés ; les applications de la gymnastique élévatoire, du massage, des bains de vapeur locaux et des bains de soleil (héliothérapie), de la radio et de la radiumthérapie, de l'hydrothérapie chaude et froide ont été agrandies ; des vaccins préventifs et curatifs ont été découverts. Un de nos collaborateurs a inventé un appareil de mécanothérapie pouvant être utilisé pour tous les usages, un autre a créé pour la mobilisation des articulations, des appareils de fortune très simples qui rendent les plus grands services. Enfin la nécessité de remédier aux mutilations a stimulé l'ingéniosité de nos compatriotes médecins, professeurs ou fabricants et un nombre considérable d'appareils de prothèse pour les mains et les jambes sont venus suppléer les fonctions altérées ou supprimées.

Des méthodes de rééducation des amputés et mutilés, des aveugles et des sourds dont bénéficieront les accidentés du travail ont été imaginées ; elles donnent déjà d'excellents résultats et ont permis de rendre à l'industrie des ouvriers gagnant un salaire rémunérateur.

Il nous a semblé que le public, à un moment où tant de familles ont été atteintes, avait intérêt à connaître toutes ces découvertes qui survivront à la guerre et dont nous ne pouvons signaler ici qu'une faible partie, tel est le but de ce Supplément au LAROUSSE MÉDICAL qui fut accueilli avec tant de faveur.

LISTE DES COLLABORATEURS

Dr GALTIER-BOISSIÈRE [1], Médecin de l'hôpital 103, Directeur du *Larousse Médical*

MM. les *Médecins militaires :*

Dr F. Allard, aide-major, chef des services de thermothérapie et de photothérapie au Grand Palais, Directeur de l'Institut des agents physiques.

Dr Boureau (de Tours), médecin-major de 2e cl., chirurgien de l'hôpital 7/9.

Dr de Champtassin, médecin chef de l'ambulance 9/5, chef du service de mécanothérapie à l'hôpital Saint-Louis.

Dr F. Debat, aide-major, chef du service de dermatologie de la 8e région, assistant de dermatologie à l'hôpital Saint-Antoine.

Dr H. Guilleminot, aide-major, chef du service central de physiothérapie à Dijon. Chef des travaux pratiques de physique biologique à la Faculté de médecine de Paris.

Dr P. Kouindjy, aide-major, chef du service de physiothérapie au Val-de-Grâce. Chargé du service de rééducation et de massage à la Clinique Charcot (Salpêtrière).

Dr H. Kresser, médecin-major de 2e classe.

Dr J. Molinié, médecin-major de 2e classe.

Dr H. Nepper, aide-major, chef du laboratoire de physiologie pathologique du Collège de France.

Dr L. Salignat (de Vichy), aide-major de 1re cl.

Dr Somen, aide-major, assistant de physiothérapie à la Clinique médicale de l'Hôtel-Dieu.

Dr Ch. Vallée, aide-major de 2e classe, chef du service de rééducation du Grand-Palais.

Dr Valois (de Moulins), aide-major de 2e classe.

MM. les *Médecins spécialistes :*

Dr Degrais, ancien chef de laboratoire à l'hôpital Saint-Louis.

Dr Ducroquet, chef du service d'orthopédie à l'hôpital Rothschild.

Dr Flœrsheim, ancien interne des hôpitaux, chirurgien de l'hôpital 103.

MM. les *Professeurs :*

Dupuis, professeur à l'Institution des Sourds-Muets de Paris.

Hervaux, professeur à l'Institution des Sourds-Muets de Paris.

H. Marichelle, professeur à l'Institution des Sourds-Muets de Paris, directeur du laboratoire de la parole à l'Ecole pratique des hautes études.

Pérouze, professeur à l'Institution des Jeunes Aveugles.

M. le Capitaine aviateur X....

(1) Les articles non signés et les parties d'articles suivies du monogramme G. B. sont écrits par le Directeur du *Larousse Médical*.

Paris. — Imprimerie Larousse, 17, rue Montparnasse.

Prix : 75 centimes — Fascicule 9

Larousse Médical
ILLUSTRÉ de Guerre

PUBLIÉ SOUS LA DIRECTION DU DOCTEUR GALTIER-BOISSIÈRE.

SUPPLÉMENT LAROUSSE MÉDICAL ILLUSTRÉ — BLESSURES ET MALADIES DE GUERRE — RÉÉDUCATION DES MUTILÉS.

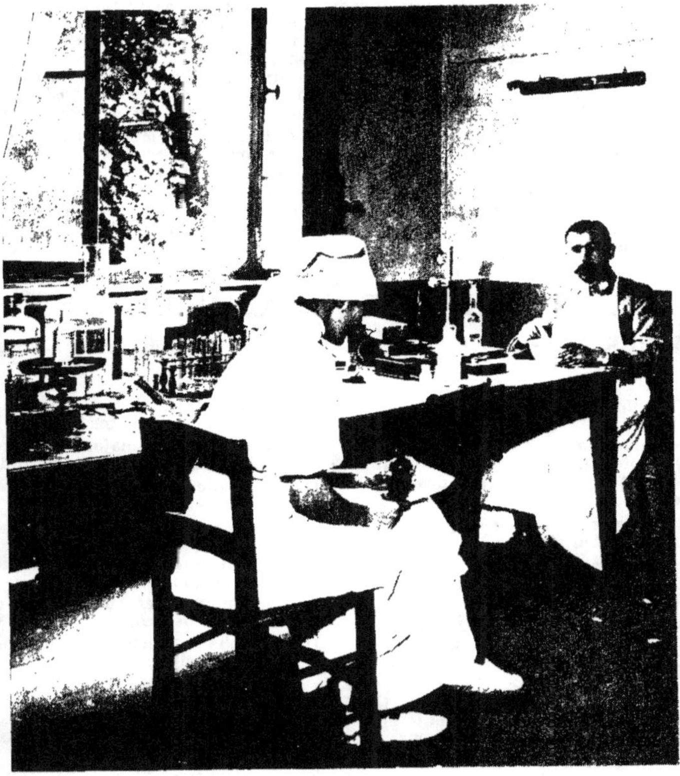

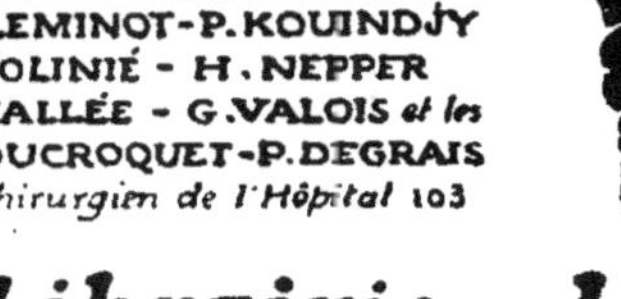

UNE PHARMACIE DE LA CROIX-ROUGE.

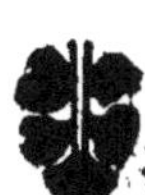

le concours de M.M. les Médecins militaires LARD - BOUREAU - de CHAMPTASSIN BAT - H. GUILLEMINOT - P. KOUINDJY KRESSER - J. MOLINIÉ - H. NEPPER LIGNAT - CH. VALLÉE - G. VALOIS et les tins spécialistes DUCROQUET - P. DEGRAIS FLŒRSHEIM chirurgien de l'Hôpital 103

de M.M. L. DUPUIS, HERVAUX et H. MARICHELLE, professeurs à l'Institut des Sourds-Muets, PÉROUZE, professeur aux Jeunes Aveugles et du Capitaine aviateur X.

Librairie Larousse - Paris.

LAROUSSE MÉDICAL DE GUERRE

La guerre, en multipliant les blessures et les maladies, a apporté de nombreuses modifications dans la connaissance de leurs signes et dans leur traitement. On a constaté que des affections transmissibles comme la dysenterie, la fièvre typhoïde, la tuberculose, des maladies de la peau comme les gelures et certaines dermites, des maladies nerveuses comme les psychoses ont présenté des formes spéciales aussi bien dans la clientèle civile que dans l'armée et on a trouvé des thérapeutiques nouvelles.

Le pansement des plaies, les greffes, les appareils à fracture ont été grandement améliorés ; les applications de la gymnastique élévatoire, du massage, des bains de vapeur locaux et des bains de soleil (héliothérapie), de la radio et de la radiumthérapie, de l'hydrothérapie chaude et froide ont été agrandies; des vaccins préventifs et curatifs ont été découverts. Un de nos collaborateurs a inventé un appareil de mécanothérapie pouvant être utilisé pour tous les usages, un autre a créé pour la mobilisation des articulations, des appareils de fortune très simples qui rendent les plus grands services. Enfin la nécessité de remédier aux mutilations a stimulé l'ingéniosité de nos compatriotes médecins, professeurs ou fabricants et un nombre considérable d'appareils de prothèse pour les mains et les jambes sont venus suppléer les fonctions altérées ou supprimées.

Des méthodes de rééducation des amputés et mutilés, des aveugles et des sourds dont bénéficieront les accidentés du travail ont été imaginées; elles donnent déjà d'excellents résultats et ont permis de rendre à l'industrie des ouvriers gagnant un salaire rémunérateur.

Il nous a semblé que le public, à un moment où tant de familles ont été atteintes, avait intérêt à connaître toutes ces découvertes qui survivront à la guerre et dont nous ne pouvons signaler ici qu'une faible partie, tel est le but de ce Supplément au LAROUSSE MÉDICAL qui fut accueilli avec tant de faveur.

LISTE DES COLLABORATEURS

Dʳ GALTIER-BOISSIÈRE [1], Médecin de l'hôpital 103, Directeur du *Larousse Médical*

MM. les *Médecins militaires :*

Dʳ **F. Allard**, aide-major, chef des services de thermothérapie et de photothérapie au Grand Palais, Directeur de l'Institut des agents physiques.

Dʳ **Boureau** (de Tours), médecin-major de 2ᵉ cl., chirurgien de l'hôpital 7/9.

Dʳ **de Champtassin**, médecin chef de l'ambulance 9/5, chef du service de mécanothérapie à l'hôpital Saint-Louis.

Dʳ **F. Debat**, aide-major, chef du service de dermatologie de la 8ᵉ région, assistant de dermatologie à l'hôpital Saint-Antoine.

Dʳ **H. Guilleminot**, aide-major, chef du service central de physiothérapie à Dijon. Chef des travaux pratiques de physique biologique à la Faculté de médecine de Paris.

Dʳ **P. Kouindjy**, aide-major, chef du service de physiothérapie au Val-de-Grâce. Chargé du service de rééducation et de massage à la Clinique Charcot (Salpêtrière).

Dʳ **H. Kresser**, médecin-major de 2ᵉ classe.

Dʳ **J. Molinié**, médecin-major de 2ᵉ classe.

Dʳ **H. Nepper**, aide-major, chef du laboratoire de physiologie pathologique du Collège de France.

Dʳ **L. Salignat** (de Vichy), aide-major de 1ʳᵉ cl.

Dʳ **Somen**, aide-major, assistant de physiothérapie à la Clinique médicale de l'Hôtel-Dieu.

Dʳ **Ch. Vallée**, aide-major de 2ᵉ classe, chef du service de rééducation du Grand-Palais.

Dʳ **Valois** (de Moulins), aide-major de 2ᵉ classe.

MM. les *Médecins spécialistes :*

Dʳ **Degrais**, ancien chef de laboratoire à l'hôpital Saint-Louis.

Dʳ **Ducroquet**, chef du service d'orthopédie à l'hôpital Rothschild.

Dʳ **Flœrsheim**, ancien interne des hôpitaux, chirurgien de l'hôpital 103.

MM. les *Professeurs :*

Dupuis, professeur à l'Institution des Sourds-Muets de Paris.

Hervaux, professeur à l'Institution des Sourds-Muets de Paris.

H. Marichelle, professeur à l'Institution des Sourds-Muets de Paris, directeur du laboratoire de la parole à l'Ecole pratique des hautes études.

Pérouze, professeur à l'Institution des Jeunes Aveugles.

M. le **Capitaine aviateur X....**

---

(1) Les articles non signés et les parties d'articles suivies du monogramme G. B. sont écrits par le Directeur du *Larousse Médical*.

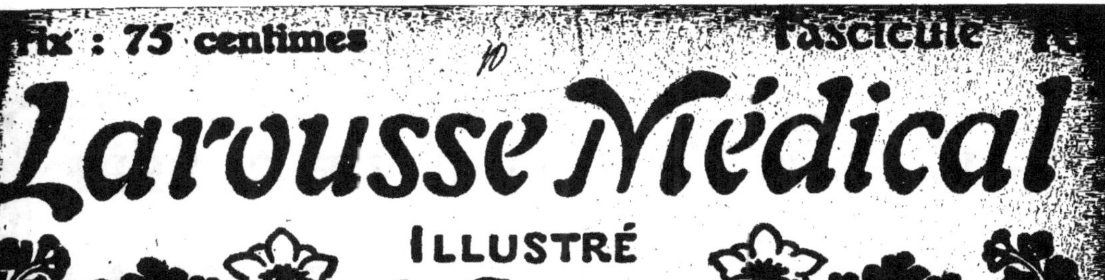

Prix : 75 centimes
fascicule
Larousse Médical
ILLUSTRÉ
de Guerre

PUBLIÉ
LA
CTION
OCTEUR
LTIER=
SSIÈRE.

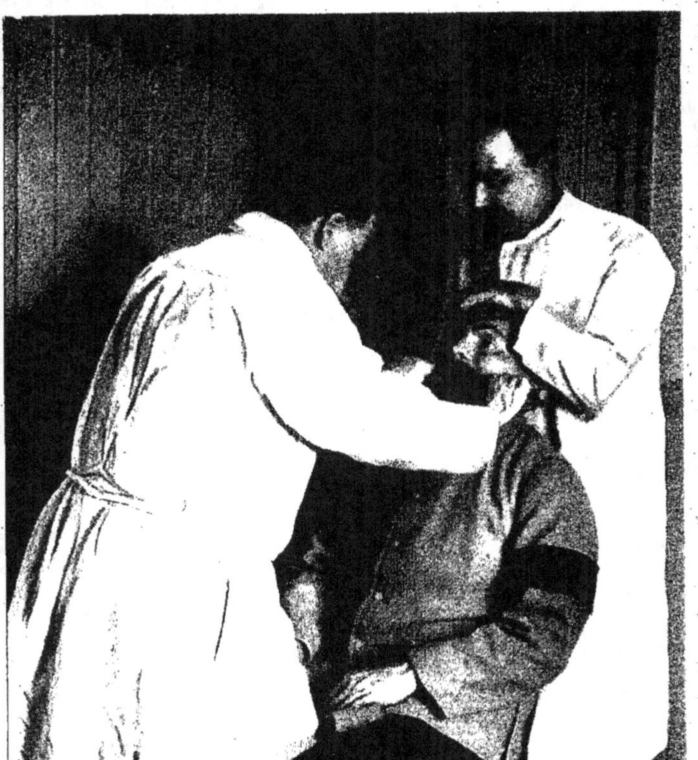

CORRECTION DES MACHOIRES. (Col. du Dr Kouindjy).

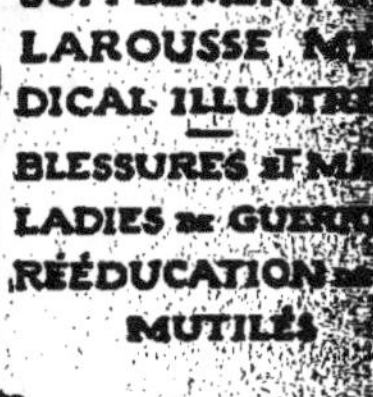

SUPPLÉMENT AU
LAROUSSE MÉ
DICAL ILLUSTRÉ
BLESSURES et MA
LADIES de GUERRE
RÉÉDUCATION des
MUTILÉS

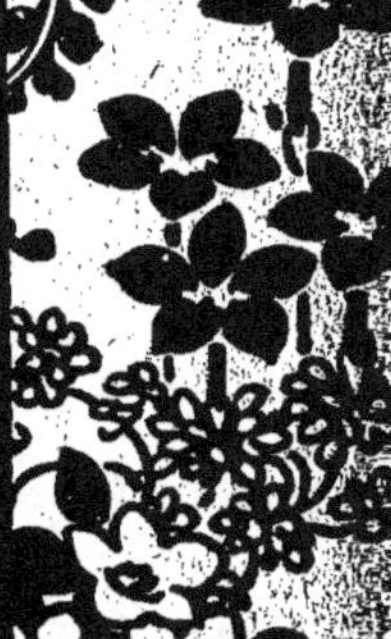
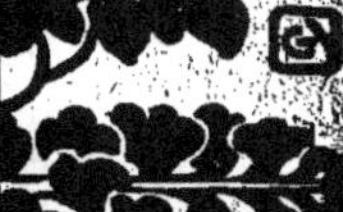
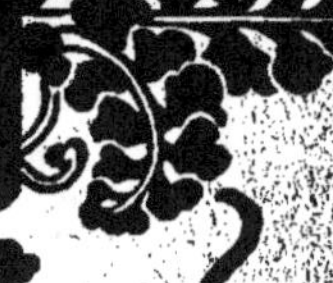
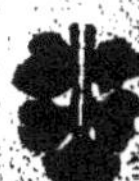

le concours de M.M. les Médecins militaires
LARD - BOUREAU - de CHAMPTASSIN
BAT - H. GUILLEMINOT - P. KOUINDJY
KRESSER - J. MOLINIÉ - H. NEPPER
LIGNAT - CH. VALLÉE - G. VALOIS et les
ins spécialistes DUCROQUET - P. DEGRAIS
FLŒRSHEIM chirurgien de l'Hôpital 103

de M.M. L. DUPUIS, HERVAUX
et H. MARICHELLE, professeurs
à l'Institut des Sourds-Muets.
PÉROUZE, professeur
aux Jeunes Aveugles
et du Capitaine aviateur X.

Librairie Larousse - Paris.

LAROUSSE MÉDICAL DE GUERRE

La guerre, en multipliant les blessures et les maladies, a apporté de nombreuses modifications dans la connaissance de leurs signes et dans leur traitement. On a constaté que des affections transmissibles comme la dysenterie, la fièvre typhoïde, la tuberculose, des maladies de la peau comme les gelures et certaines dermites, des maladies nerveuses comme les psychoses ont présenté des formes spéciales aussi bien dans la clientèle civile que dans l'armée et on a trouvé des thérapeutiques nouvelles.

Le pansement des plaies, les greffes, les appareils à fracture ont été grandement améliorés ; les applications de la gymnastique élévatoire, du massage, des bains de vapeur locaux et des bains de soleil (héliothérapie), de la radio et de la radiumthérapie, de l'hydrothérapie chaude et froide ont été agrandies; des vaccins préventifs et curatifs ont été découverts. Un de nos collaborateurs a inventé un appareil de mécanothérapie pouvant être utilisé pour tous les usages, un autre a créé pour la mobilisation des articulations, des appareils de fortune très simples qui rendent les plus grands services. Enfin la nécessité de remédier aux mutilations a stimulé l'ingéniosité de nos compatriotes médecins, professeurs ou fabricants et un nombre considérable d'appareils de prothèse pour les mains et les jambes sont venus suppléer les fonctions altérées ou supprimées.

Des méthodes de rééducation des amputés et mutilés, des aveugles et des sourds dont bénéficieront les accidentés du travail ont été imaginées; elles donnent déjà d'excellents résultats et ont permis de rendre à l'industrie des ouvriers gagnant un salaire rémunérateur.

Il nous a semblé que le public, à un moment où tant de familles ont été atteintes, avait intérêt à connaître toutes ces découvertes qui survivront à la guerre et dont nous ne pouvons signaler ici qu'une faible partie, tel est le but de ce Supplément au LAROUSSE MÉDICAL, qui fut accueilli avec tant de faveur.

LISTE DES COLLABORATEURS

Dᵣ GALTIER-BOISSIÈRE [1], Médecin de l'hôpital 103, Directeur du *Larousse Médical*

MM. les *Médecins militaires :*

Dᵣ **F. Allard,** aide-major, chef des services de thermothérapie et de photothérapie au Grand Palais, Directeur de l'Institut des agents physiques.

Dᵣ **Boureau** (de Tours), médecin-major de 2ᵉ cl., chirurgien de l'hôpital 7/9.

Dᵣ **de Champtassin,** médecin chef de l'ambulance 9/5, chef du service de mécanothérapie à l'hôpital Saint-Louis.

Dᵣ **F. Debat,** aide-major, chef du service de dermatologie de la 8ᵉ région, assistant de dermatologie à l'hôpital Saint-Antoine.

Dᵣ **H. Guilleminot,** aide-major, chef du service central de physiothérapie à Dijon. Chef des travaux pratiques de physique biologique à la Faculté de médecine de Paris.

Dᵣ **P. Kouindjy,** aide-major, chef du service de physiothérapie au Val-de-Grâce. Chargé du service de rééducation et de massage à la Clinique Charcot (Salpêtrière).

Dᵣ **H. Kresser,** médecin-major de 2ᵉ classe.

Dᵣ **J. Molinié,** médecin-major de 2ᵉ classe.

Dᵣ **H. Nepper,** aide-major, chef du laboratoire de physiologie pathologique du Collège de France.

Dᵣ **L. Salignat** (de Vichy), aide-major de 1ʳᵉ cl.

Dᵣ **Somen,** aide-major, assistant de physiothérapie à la Clinique médicale de l'Hôtel-Dieu.

Dᵣ **Ch. Vallée,** aide-major de 2ᵉ classe, chef du service de rééducation du Grand-Palais.

Dᵣ **Valois** (de Moulins), aide-major de 2ᵉ classe.

MM. les *Médecins spécialistes :*

Dᵣ **Degrais,** ancien chef de laboratoire à l'hôpital Saint-Louis.

Dᵣ **Ducroquet,** chef du service d'orthopédie à l'hôpital Rothschild.

Dᵣ **Flœrsheim,** ancien interne des hôpitaux, chirurgien de l'hôpital 103.

MM. les *Professeurs :*

Dupuis, professeur à l'Institution des Sourds-Muets de Paris.

Hervaux, professeur à l'Institution des Sourds-Muets de Paris.

H. Marichelle, professeur à l'Institution des Sourds-Muets de Paris, directeur du laboratoire de la parole à l'Ecole pratique des hautes études.

Pérouze, professeur à l'Institution des Jeunes Aveugles.

M. le **Capitaine aviateur X....**

---

(1) Les articles non signés et les parties d'articles suivies du monogramme G. B. sont écrits par le Directeur du *Larousse Médical.*

Prix : 75 centimes

Fascicule 11

Larousse Médical

ILLUSTRÉ
de Guerre

PUBLIÉ
LA
CTION
OCTEUR
LTIER-
SIÈRE.

SUPPLÉMENT AU
LAROUSSE MÉ-
DICAL ILLUSTRÉ
BLESSURES ET MA-
LADIES DE GUERRE
RÉÉDUCATION DES
MUTILÉS

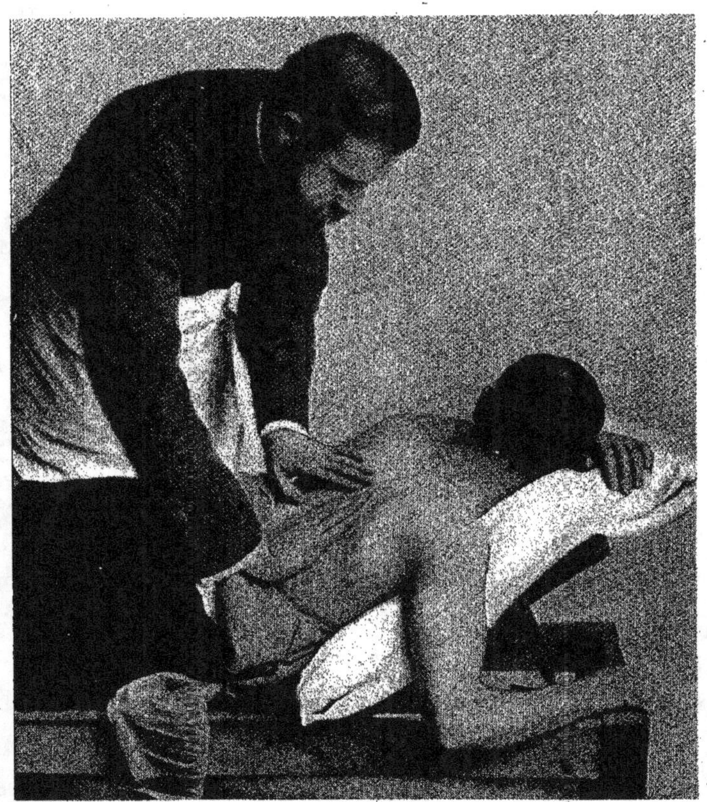

MASSAGE DU DOS PAR EFFLEURAGE. (Col. du Dr Samuel.)

le concours de MM. les Médecins militaires
ARD - BOUREAU - de CHAMPTASSIN
BAT - H. GUILLEMINOT - P. KOUINDJY
KRESSER - J. MOLINIÉ - H. NEPPER
LIGNAT - CH. VALLÉE - G. VALOIS et les
ins spécialistes DUCROQUET - P. DEGRAIS
FLŒRSHEIM chirurgien de l'Hôpital 103

de MM. L. DUPUIS, HERVAUX
et H. MARICHELLE, professeurs
à l'Institut des Sourds-Muets,
PÉROUZE, professeur
aux Jeunes Aveugles
et du Capitaine aviateur X.

Librairie Larousse - Paris.

LAROUSSE MÉDICAL DE GUERRE

La guerre, en multipliant les blessures et les maladies, a apporté de nombreuses modifications dans la connaissance de leurs signes et dans leur traitement. On a constaté que des affections transmissibles comme la dysenterie, la fièvre typhoïde, la tuberculose, des maladies de la peau comme les gelures et certaines dermites, des maladies nerveuses comme les psychoses ont présenté des formes spéciales aussi bien dans la clientèle civile que dans l'armée et on a trouvé des thérapeutiques nouvelles.

Le pansement des plaies, les greffes, les appareils à fracture ont été grandement améliorés ; les applications de la gymnastique élévatoire, du massage, des bains de vapeur locaux et des bains de soleil (héliothérapie), de la radio et de la radiumthérapie, de l'hydrothérapie chaude et froide ont été agrandies ; des vaccins préventifs et curatifs ont été découverts. Un de nos collaborateurs a inventé un appareil de mécanothérapie pouvant être utilisé pour tous les usages, un autre a créé pour la mobilisation des articulations, des appareils de fortune très simples qui rendent les plus grands services. Enfin la nécessité de remédier aux mutilations a stimulé l'ingéniosité de nos compatriotes médecins, professeurs ou fabricants et un nombre considérable d'appareils de prothèse pour les mains et les jambes sont venus suppléer les fonctions altérées ou supprimées.

Des méthodes de rééducation des amputés et mutilés, des aveugles et des sourds dont bénéficieront les accidentés du travail ont été imaginées ; elles donnent déjà d'excellents résultats et ont permis de rendre à l'industrie des ouvriers gagnant un salaire rémunérateur.

Il nous a semblé que le public, à un moment où tant de familles ont été atteintes, avait intérêt à connaître toutes ces découvertes qui survivront à la guerre et dont nous ne pouvons signaler ici qu'une faible partie, tel est le but de ce Supplément au LAROUSSE MÉDICAL qui fut accueilli avec tant de faveur.

LISTE DES COLLABORATEURS

Dʳ GALTIER-BOISSIÈRE [1], Médecin de l'hôpital 103, Directeur du *Larousse Médical*

MM. les *Médecins militaires :*

Dʳ **F. Allard**, aide-major, chef des services de thermothérapie et de photothérapie au Grand Palais, Directeur de l'Institut des agents physiques.

Dʳ **Boureau** (de Tours), médecin-major de 2ᵉ cl., chirurgien de l'hôpital 7/9.

Dʳ **de Champtassin**, médecin chef de l'ambulance 9/5, chef du service de mécanothérapie à l'hôpital Saint-Louis.

Dʳ **F. Debat**, aide-major, chef du service de dermatologie de la 8ᵉ région, assistant de dermatologie à l'hôpital Saint-Antoine.

Dʳ **H. Guilleminot**, aide-major, chef du service central de physiothérapie à Dijon. Chef des travaux pratiques de physique biologique à la Faculté de médecine de Paris.

Dʳ **P. Kouindjy**, aide-major, chef du service de physiothérapie au Val-de-Grâce. Chargé du service de rééducation et de massage à la Clinique Charcot (Salpêtrière).

Dʳ **H. Kresser**, médecin-major de 2ᵉ classe.

Dʳ **J. Molinié**, médecin-major de 2ᵉ classe.

Dʳ **H. Nepper**, aide-major, chef du laboratoire de physiologie pathologique du Collège de France.

Dʳ **L. Salignat** (de Vichy), aide-major de 1ʳᵉ cl.

Dʳ **Somen**, aide-major, assistant de physiothérapie à la Clinique médicale de l'Hôtel-Dieu.

Dʳ **Ch. Vallée**, aide-major de 2ᵉ classe, chef du service de rééducation du Grand-Palais.

Dʳ **Valois** (de Moulins), aide-major de 2ᵉ classe.

MM. les *Médecins spécialistes :*

Dʳ **Degrais**, ancien chef de laboratoire à l'hôpital Saint-Louis.

Dʳ **Ducroquet**, chef du service d'orthopédie à l'hôpital Rothschild.

Dʳ **Flœrsheim**, ancien interne des hôpitaux, chirurgien de l'hôpital 103.

MM. les *Professeurs :*

Dupuis, professeur à l'Institution des Sourds-Muets de Paris.

Hervaux, professeur à l'Institution des Sourds-Muets de Paris.

H. Marichelle, professeur à l'Institution des Sourds-Muets de Paris, directeur du laboratoire de la parole à l'Ecole pratique des hautes études.

Pérouze, professeur à l'Institution des Jeunes Aveugles.

M. le **Capitaine aviateur** X....

---

(1) Les articles non signés et les parties d'articles suivies du monogramme G. B. sont écrits par le Directeur du *Larousse Médical*.

Prix : 75 centimes   Fascicule 12

Larousse Médical

ILLUSTRÉ
de Guerre

PUBLIÉ
sous la
DIRECTION
du DOCTEUR
GALTIER-
BOISSIÈRE

SUPPLÉMENT AU
LAROUSSE MÉ-
DICAL ILLUSTRÉ
—
BLESSURES ET MA-
LADIES de GUERRE
RÉÉDUCATION des
MUTILÉS

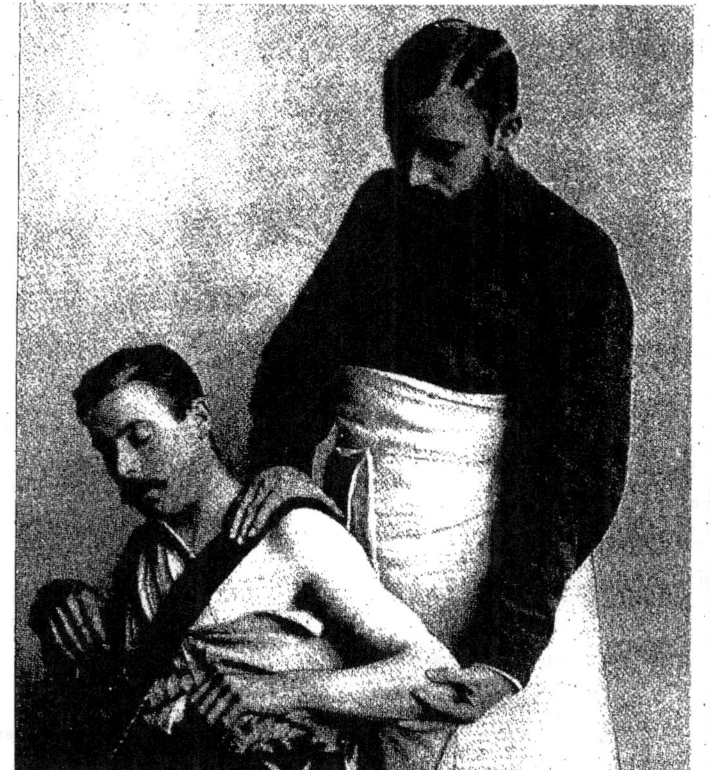

MOBILISATION DE L'ÉPAULE. (Coll. du Dr Sencert.)

avec le concours de MM. les Médecins militaires
...ARD - BOUREAU - ... CHALETABERT
... - H. GUILLEMINOT - P. ROUINDRY
...RESSER - P. MOLLÉ - H. LEPTER
...UNAT - CH. VALLÉE - G. NALOIS et les
... spécialistes DUCROQUET - D. DEGRAIS
...ORSTERIE, chirurgien de l'Hôpital 103

et MM. L. DUPUIS, HERVAUX
et H. MARICHELLE, professeurs
à l'Institut des Sourds-Muets,
PÉROUZE, professeur
aux Jeunes Aveugles
et le Capitaine aviateur X.

Librairie Larousse - Paris.

LAROUSSE MÉDICAL DE GUERRE

La guerre, en multipliant les blessures et les maladies, a apporté de nombreuses modifications dans la connaissance de leurs signes et dans leur traitement. On a constaté que des affections transmissibles comme la dysenterie, la fièvre typhoïde, la tuberculose, des maladies de la peau comme les gelures et certaines dermites, des maladies nerveuses comme les psychoses ont présenté des formes spéciales aussi bien dans la clientèle civile que dans l'armée et on a trouvé des thérapeutiques nouvelles.

Le pansement des plaies, les greffes, les appareils à fracture ont été grandement améliorés ; les applications de la gymnastique élévatoire, du massage, des bains de vapeur locaux et des bains de soleil (héliothérapie), de la radio et de la radiumthérapie, de l'hydrothérapie chaude et froide ont été agrandies ; des vaccins préventifs et curatifs ont été découverts. Un de nos collaborateurs a inventé un appareil de mécanothérapie pouvant être utilisé pour tous les usages, un autre a créé pour la mobilisation des articulations, des appareils de fortune très simples qui rendent les plus grands services. Enfin la nécessité de remédier aux mutilations a stimulé l'ingéniosité de nos compatriotes médecins, professeurs ou fabricants et un nombre considérable d'appareils de prothèse pour les mains et les jambes sont venus suppléer les fonctions altérées ou supprimées.

Des méthodes de rééducation des amputés et mutilés, des aveugles et des sourds dont bénéficieront les accidentés du travail ont été imaginées ; elles donnent déjà d'excellents résultats et ont permis de rendre à l'industrie des ouvriers gagnant un salaire rémunérateur.

Il nous a semblé que le public, à un moment où tant de familles ont été atteintes, avait intérêt à connaître toutes ces découvertes qui survivront à la guerre et dont nous ne pouvons signaler ici qu'une faible partie, tel est le but de ce Supplément au LAROUSSE MÉDICAL qui fut accueilli avec tant de faveur.

LISTE DES COLLABORATEURS

Dr GALTIER-BOISSIÈRE [1], Médecin de l'hôpital 103, Directeur du *Larousse Médical*

MM. les *Médecins militaires :*

Dr **F. Allard**, aide-major, chef des services de thermothérapie et de photothérapie au Grand Palais, Directeur de l'Institut des agents physiques.

Dr **Boureau** (de Tours), médecin-major de 2ᵉ cl., chirurgien de l'hôpital 7/9.

Dr **de Champtassin**, médecin chef de l'ambulance 9/5, chef du service de mécanothérapie à l'hôpital Saint-Louis.

Dr **F. Debat**, aide-major, chef du service de dermatologie de la 8ᵉ région, assistant de dermatologie à l'hôpital Saint-Antoine.

Dr **H. Guilleminot**, aide-major, chef du service central de physiothérapie à Dijon. Chef des travaux pratiques de physique biologique à la Faculté de médecine de Paris.

Dr **P. Koulndjy**, aide-major, chef du service de physiothérapie au Val-de-Grâce. Chargé du service de rééducation et de massage à la Clinique Charcot (Salpêtrière).

Dr **H. Kresser**, médecin-major de 2ᵉ classe.

Dr **J. Molinié**, médecin-major de 2ᵉ classe.

Dr **H. Nepper**, aide-major, chef du laboratoire de physiologie pathologique du Collège de France.

Dr **L. Salignat** (de Vichy), aide-major de 1ʳᵉ cl.

Dr **Semen**, aide-major, assistant de physiothérapie à la Clinique médicale de l'Hôtel-Dieu.

D^r **Ch. Vallée**, aide-major de 2ᵉ classe, chef du service de rééducation du Grand-Palais.

Dr **Valois** (de Moulins), aide-major de 2ᵉ classe.

MM. les *Médecins spécialistes :*

Dr **Degrais**, ancien chef de laboratoire à l'hôpital Saint-Louis.

Dr **Ducroquet**, chef du service d'orthopédie à l'hôpital Rothschild.

Dr **Floersheim**, ancien interne des hôpitaux, chirurgien de l'hôpital 103.

MM. les *Professeurs :*

Dupuis, professeur à l'Institution des Sourds-Muets de Paris.

Hervaux, professeur à l'Institution des Sourds-Muets de Paris.

H. Marichelle, professeur à l'Institution des Sourds-Muets de Paris, directeur du laboratoire de la parole à l'Ecole pratique des hautes études.

Pérouze, professeur à l'Institution des Jeunes Aveugles.

M. le **Capitaine aviateur** X....

---

[1] Les articles non signés et les parties d'articles suivies du monogramme G. B. sont écrits par le Directeur du *Larousse Médical*.

Prix : 75 centimes

Fascicule 13

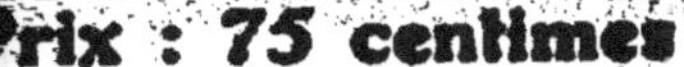

Larousse Médical

ILLUSTRÉ

de Guerre

PUBLIÉ
S LA
ECTION
DOCTEUR
ALTIER-
SSIÈRE.

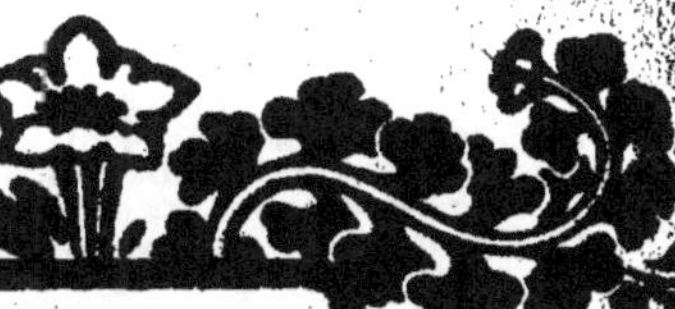

SUPPLÉMENT AU
LAROUSSE MÉ-
DICAL ILLUSTRÉ
—
BLESSURES ET MA-
LADIES DE GUERRE
RÉÉDUCATION DES
MUTILÉS

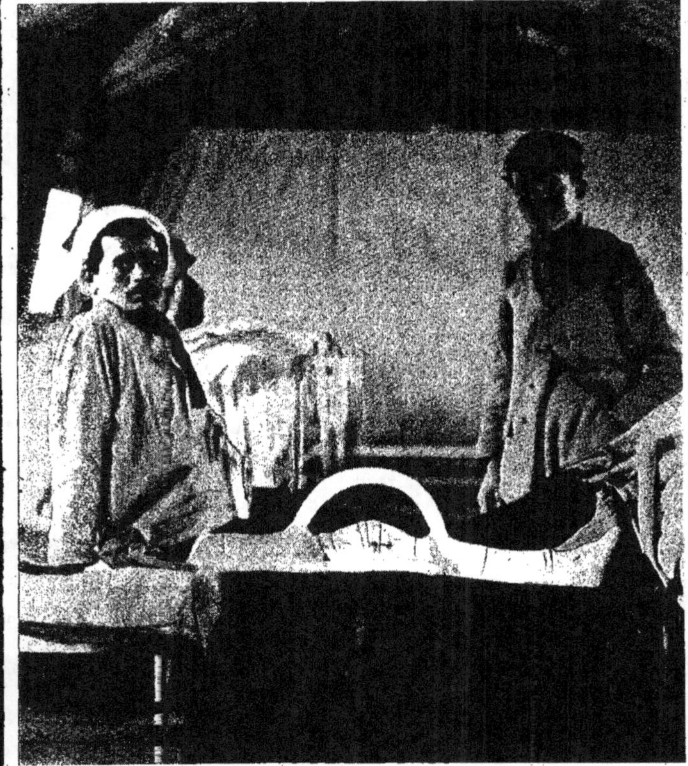

APPAREIL PLATRÉ A ANSES.

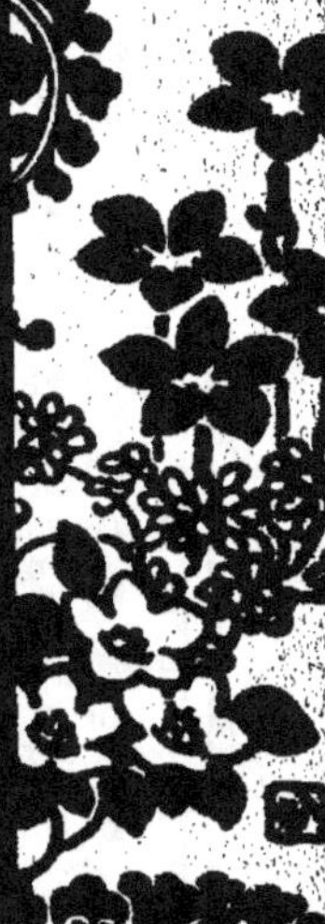

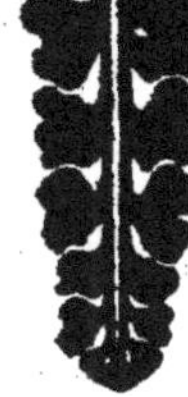

le concours de MM. les Médecins militaires
LARD - BOUREAU - de CHAMPTASSIN
BAT - H. GUILLEMINOT - P. KOUINDJY
KRESSER - J. MOLINIÉ - H. NEPPER
LIGNAT - CH. VALLÉE - G. VALOIS et les
ins spécialistes DUCROQUET - P. DEGRAIS
FLŒRSHEIM chirurgien de l'Hôpital 103

de MM. L. DUPUIS, HERVAUX
et H. MARICHELLE, professeurs
à l'Institut des Sourds-Muets,
PÉROUZE, professeur
aux Jeunes Aveugles
et du Capitaine aviateur X.

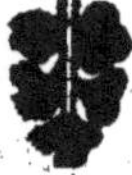

Librairie Larousse - Paris.

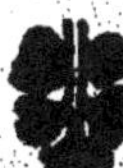

LAROUSSE MÉDICAL DE GUERRE

La guerre, en multipliant les blessures et les maladies, a apporté de nombreuses modifications dans la connaissance de leurs signes et dans leur traitement. On a constaté que des affections transmissibles comme la dysenterie, la fièvre typhoïde, la tuberculose, des maladies de la peau comme les gelures et certaines dermites, des maladies nerveuses comme les psychoses ont présenté des formes spéciales aussi bien dans la clientèle civile que dans l'armée et on a trouvé des thérapeutiques nouvelles.

Le pansement des plaies, les greffes, les appareils à fracture ont été grandement améliorés ; les applications de la gymnastique élévatoire, du massage, des bains de vapeur locaux et des bains de soleil (héliothérapie), de la radio et de la radiumthérapie, de l'hydrothérapie chaude et froide ont été agrandies ; des vaccins préventifs et curatifs ont été découverts. Un de nos collaborateurs a inventé un appareil de mécanothérapie pouvant être utilisé pour tous les usages, un autre a créé pour la mobilisation des articulations, des appareils de fortune très simples qui rendent les plus grands services. Enfin la nécessité de remédier aux mutilations a stimulé l'ingéniosité de nos compatriotes médecins, professeurs ou fabricants et un nombre considérable d'appareils de prothèse pour les mains et les jambes sont venus suppléer les fonctions altérées ou supprimées.

Des méthodes de rééducation des amputés et mutilés, des aveugles et des sourds dont bénéficieront les accidentés du travail ont été imaginées ; elles donnent déjà d'excellents résultats et ont permis de rendre à l'industrie des ouvriers gagnant un salaire rémunérateur.

Il nous a semblé que le public, à un moment où tant de familles ont été atteintes, avait intérêt à connaître toutes ces découvertes qui survivront à la guerre et dont nous ne pouvons signaler ici qu'une faible partie, tel est le but de ce Supplément au LAROUSSE MÉDICAL qui fut accueilli avec tant de faveur.

LISTE DES COLLABORATEURS

Dr GALTIER-BOISSIÈRE [1], Médecin de l'hôpital 103, Directeur du *Larousse Médical*

MM. les *Médecins militaires* :

Dr **F. Allard**, aide-major, chef des services de thermothérapie et de photothérapie au Grand Palais, Directeur de l'Institut des agents physiques.

Dr **Boureau** (de Tours), médecin-major de 2e cl., chirurgien de l'hôpital 7/9.

Dr **de Champtassin**, médecin chef de l'ambulance 9/5, chef du service de mécanothérapie à l'hôpital Saint-Louis.

Dr **F. Debat**, aide-major, chef du service de dermatologie de la 8e région, assistant de dermatologie à l'hôpital Saint-Antoine.

Dr **M. Guilleminet**, aide-major, chef du service central de physiothérapie à Dijon. Chef des travaux pratiques de physique biologique à la Faculté de médecine de Paris.

Dr **P. Kouindjy**, aide-major, chef du service de physiothérapie au Val-de-Grâce. Chargé du service de rééducation et de massage à la Clinique Charcot (Salpêtrière).

Dr **M. Kresser**, médecin-major de 2e classe.

Dr **J. Molinié**, médecin-major de 2e classe.

Dr **H. Nepper**, aide-major, chef du laboratoire de physiologie pathologique du Collège de France.

Dr **L. Salignat** (de Vichy), aide-major de 1re cl.

Dr **Somen**, aide-major, assistant de physiothérapie à la Clinique médicale de l'Hôtel-Dieu.

D^r **Ch. Vallée**, aide-major de 2e classe, chef du service de rééducation du Grand-Palais.

Dr **Valois** (de Moulins), aide-major de 2e classe.

MM. les *Médecins spécialistes* :

Dr **Degrais**, ancien chef de laboratoire à l'hôpital Saint-Louis.

Dr **Ducroquet**, chef du service d'orthopédie à l'hôpital Rothschild.

D^r **Flœrsheim**, ancien interne des hôpitaux, chirurgien de l'hôpital 103.

MM. les *Professeurs* :

Dupuis, professeur à l'Institution des Sourds-Muets de Paris.

Hervoux, professeur à l'Institution des Sourds-Muets de Paris.

H. Marichelle, professeur à l'Institution des Sourds-Muets de Paris, directeur du laboratoire de la parole à l'École pratique des hautes études.

Pérouze, professeur à l'Institution des Jeunes Aveugles.

M. le **Capitaine aviateur X....**

(1) Les articles non signés et les parties d'articles suivies du monogramme G. B. sont écrits par le Directeur du *Larousse Médical*.

Prix : 75 centimes

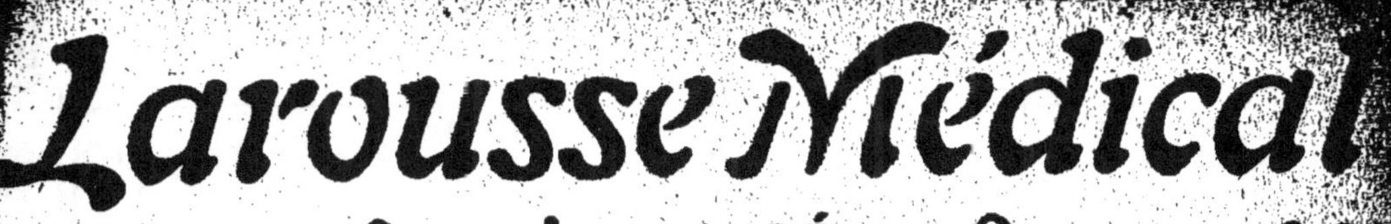

Larousse Médical
ILLUSTRÉ
de Guerre

PUBLIÉ
S LA
ECTION
DOCTEUR
ALTIER-
SSIÈRE.

SUPPLÉMENT
LAROUSSE
DICAL ILLUST
—
BLESSURES et
LADIES de GU
RÉÉDUCATION
MUTILÉS

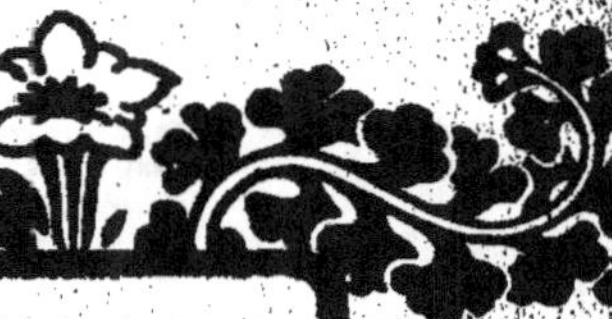

FRACTURE DE L'HUMÉRUS. (Col. du Dr Flœrsheim).

ec le concours de M.M. les Médecins militaires
LLARD — BOUREAU — de CHAMPTASSIN
EBAT — H. GUILLEMINOT — P. KOUINDJY
L. KRESSER — J. MOLINIÉ — H. NEPPER
ALIGNAT — CH. VALLÉE — G. VALOIS et les
decins spécialistes DUCROQUET — P. DEGRAIS
L. FLŒRSHEIM chirurgien de l'Hôpital 103

de M.M. L. DUPUIS, HERVA
et H. MARICHELLE, professeurs
d l'Institut des Sourds-Muets
PÉROUZE, professeur
aux Jeunes Aveugles
et du Capitaine aviateur X

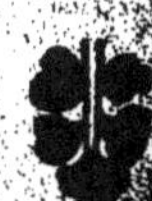

Librairie Larousse - Paris.

LAROUSSE MÉDICAL DE GUERRE

La guerre, en multipliant les blessures et les maladies, a apporté de nombreuses modifications dans la connaissance de leurs signes et dans leur traitement. On a constaté que des affections transmissibles comme la dysenterie, la fièvre typhoïde, la tuberculose, des maladies de la peau comme les gelures et certaines dermites, des maladies nerveuses comme les psychoses ont présenté des formes spéciales aussi bien dans la clientèle civile que dans l'armée et on a trouvé des thérapeutiques nouvelles.

Le pansement des plaies, les greffes, les appareils à fracture ont été grandement améliorés ; les applications de la gymnastique élévatoire, du massage, des bains de vapeur locaux et des bains de soleil (héliothérapie), de la radio et de la radiumthérapie, de l'hydrothérapie chaude et froide ont été agrandies ; des vaccins préventifs et curatifs ont été découverts. Un de nos collaborateurs a inventé un appareil de mécanothérapie pouvant être utilisé pour tous les usages, un autre a créé pour la mobilisation des articulations, des appareils de fortune très simples qui rendent les plus grands services. Enfin la nécessité de remédier aux mutilations a stimulé l'ingéniosité de nos compatriotes médecins, professeurs ou fabricants et un nombre considérable d'appareils de prothèse pour les mains et les jambes sont venus suppléer les fonctions altérées ou supprimées.

Des méthodes de rééducation des amputés et mutilés, des aveugles et des sourds dont bénéficieront les accidentés du travail ont été imaginées ; elles donnent déjà d'excellents résultats et ont permis de rendre à l'industrie des ouvriers gagnant un salaire rémunérateur.

Il nous a semblé que le public, à un moment où tant de familles ont été atteintes, avait intérêt à connaître toutes ces découvertes qui survivront à la guerre et dont nous ne pouvons signaler ici qu'une faible partie. Tel est le but de ce Supplément au LAROUSSE MÉDICAL qui fut accueilli avec tant de faveur.

LISTE DES COLLABORATEURS

Dr GALTIER-BOISSIÈRE [1], Médecin de l'hôpital 103, Directeur du *Larousse Médical*

MM. les *Médecins militaires* :

Dr F. Allard, aide-major, chef des services de thermothérapie et de photothérapie au Grand Palais, Directeur de l'Institut des agents physiques.

Dr Boureau (de Tours), médecin-major de 2e cl., chirurgien de l'hôpital 7/9.

Dr de Champtassin, médecin chef de l'ambulance 9/5, chef du service de mécanothérapie à l'hôpital Saint-Louis.

Dr F. Debat, aide-major, chef du service de dermatologie de la 8e région, assistant de dermatologie à l'hôpital Saint-Antoine.

Dr H. Guilleminot, aide-major, chef du service central de physiothérapie à Dijon. Chef des travaux pratiques de physique biologique à la Faculté de médecine de Paris.

Dr P. Koulndjy, aide-major, chef du service de physiothérapie au Val-de-Grâce. Chargé du service de rééducation et de massage à la Clinique Charcot (Salpêtrière).

Dr H. Kresser, médecin-major de 2e classe.

Dr J. Mollné, médecin-major de 2e classe.

Dr H. Nepper, aide-major, chef du laboratoire de physiologie pathologique du Collège de France.

Dr L. Salignat (de Vichy), aide-major de 1re cl.

Dr Somen, aide-major, assistant de physiothérapie à la Clinique médicale de l'Hôtel-Dieu.

Dr Ch. Vallée, aide major de 2e classe, chef du service de rééducation du Grand-Palais.

Dr Vetois (de Moulins), aide-major de 2e classe.

MM. les *Médecins spécialistes* :

Dr Degrais, ancien chef de laboratoire à l'hôpital Saint-Louis.

Dr Ducroquet, chef du service d'orthopédie à l'hôpital Rothschild.

Dr Flœrsheim, ancien interne des hôpitaux, chirurgien de l'hôpital 103.

MM. les *Professeurs* :

Dupuis, professeur à l'Institution des Sourds-Muets de Paris.

Hervaux, professeur à l'Institution des Sourds-Muets de Paris.

M. Marichelle, professeur à l'Institution des Sourds-Muets de Paris, directeur du laboratoire de la parole à l'Ecole pratique des hautes études.

Pérouze, professeur à l'Institution des Jeunes Aveugles.

M. le Capitaine aviateur X....

---

(1) Les articles non signés et les parties d'articles suivis du monogramme G. B. sont écrits par le Directeur du *Larousse Médical*.

: 75 centimes   fascicules

Larousse Médical
ILLUSTRÉ de Guerre

PUBLIÉ
LA
CTION
OCTEUR
LTIER-
SIÈRE.

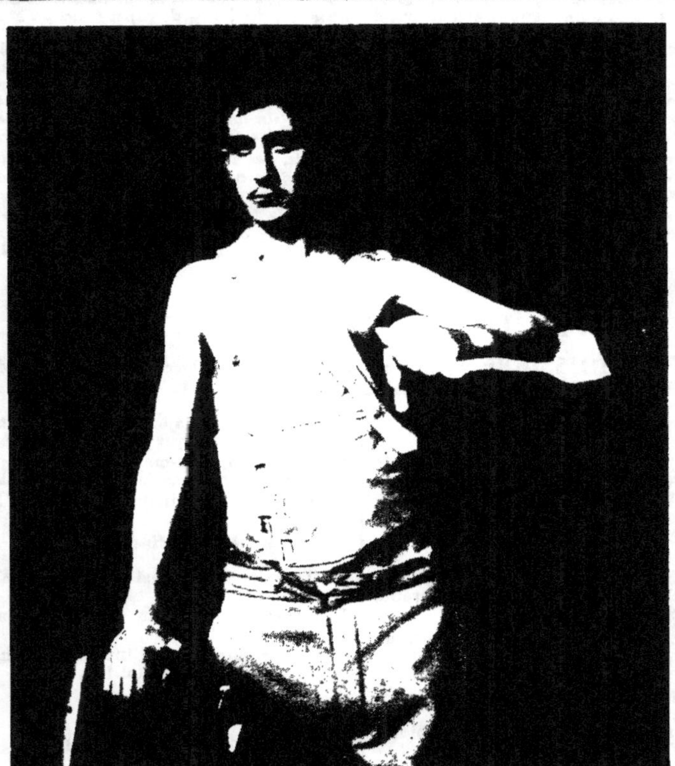

SUPPLÉMENT
LAROUSSE
DICAL ILLUST
—
BLESSURES
LADIES de GU
RÉÉDUCATION
MUTILÉS

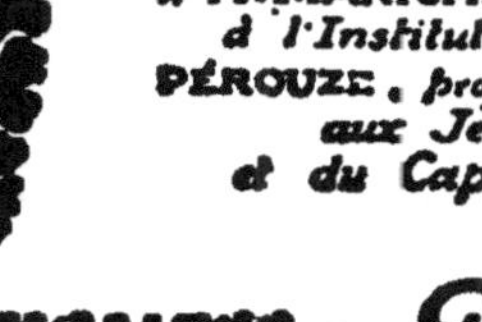

le concours de M.M. les Médecins militaires   de M.M. L.DUPUIS, HERVA
LARD - BOUREAU - de CHAMPTASSIN   et H.MARICHELLE, professeurs
BAT - H.GUILLEMINOT - P.KOUINDJY   à l'Institut des Sourds-Muets,
KRESSER - J.MOLINIÉ - H.NEPPER   PÉROUZE, professeur
LIGNAT - CH.VALLÉE - G.VALOIS et les   aux Jeunes Aveugles
cins spécialistes DUCROQUET-P.DEGRAIS   et du Capitaine aviateur X.
FLŒRSHEIM chirurgien de l'Hôpital 103

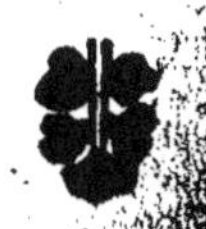

Librairie Larousse - Paris.

LAROUSSE MÉDICAL DE GUERRE

La guerre, en multipliant les blessures et les maladies, a apporté de nombreuses modifications dans la connaissance de leurs signes et dans leur traitement. On a constaté que des affections transmissibles comme la dysenterie, la fièvre typhoïde, la tuberculose, des maladies de la peau comme les gelures et certaines dermites, des maladies nerveuses comme les psychoses ont présenté des formes spéciales aussi bien dans la clientèle civile que dans l'armée et on a trouvé des thérapeutiques nouvelles.

Le pansement des plaies, les greffes, les appareils à fracture ont été grandement améliorés ; les applications de la gymnastique élévatoire, du massage, des bains de vapeur locaux et des bains de soleil (héliothérapie), de la radio et de la radiumthérapie, de l'hydrothérapie chaude et froide ont été agrandies ; des vaccins préventifs et curatifs ont été découverts. Un de nos collaborateurs a inventé un appareil de mécanothérapie pouvant être utilisé pour tous les usages, un autre a créé pour la mobilisation des articulations, des appareils de fortune très simples qui rendent les plus grands services. Enfin la nécessité de remédier aux mutilations a stimulé l'ingéniosité de nos compatriotes médecins, professeurs ou fabricants et un nombre considérable d'appareils de prothèse pour les mains et les jambes sont venus suppléer les fonctions altérées ou supprimées.

Des méthodes de rééducation des amputés et mutilés, des aveugles et des sourds dont bénéficieront les accidentés du travail ont été imaginées ; elles donnent déjà d'excellents résultats et ont permis de rendre à l'industrie des ouvriers gagnant un salaire rémunérateur.

Il nous a semblé que le public, à un moment où tant de familles ont été atteintes, avait intérêt à connaître toutes ces découvertes qui survivront à la guerre et dont nous ne pouvons signaler ici qu'une faible partie, tel est le but de ce Supplément au LAROUSSE MÉDICAL qui fut accueilli avec tant de faveur.

LISTE DES COLLABORATEURS

Dr GALTIER-BOISSIÈRE [1], Médecin de l'hôpital 103, Directeur du *Larousse Médical*

MM. les *Médecins militaires :*

Dr F. Allard, aide-major, chef des services de thermothérapie et de photothérapie au Grand Palais, Directeur de l'Institut des agents physiques.

Dr Boureau (de Tours), médecin-major de 2e cl., chirurgien de l'hôpital 7/9.

Dr de Champtassin, médecin chef de l'ambulance 9/5, chef du service de mécanothérapie à l'hôpital Saint-Louis.

Dr F. Debat, aide-major, chef du service de dermatologie de la 8e région, assistant de dermatologie à l'hôpital Saint-Antoine.

Dr H. Guilleminot, aide-major, chef du service central de physiothérapie à Dijon. Chef des travaux pratiques de physique biologique à la Faculté de médecine de Paris.

Dr P. Kouindjy, aide-major, chef du service de physiothérapie au Val-de-Grâce. Chargé du service de rééducation et de massage à la Clinique Charcot (Salpêtrière).

Dr H. Kresser, médecin-major de 2e classe.

Dr J. Molinié, médecin-major de 2e classe.

Dr H. Nepper, aide-major, chef du laboratoire de physiologie pathologique du Collège de France.

Dr L. Sofignat (de Vichy), aide-major de 1re cl.

Dr Somen, aide-major, assistant de physiothérapie à la Clinique médicale de l'Hôtel-Dieu.

Dr Ch. Vallée, aide-major de 2e classe, chef du service de rééducation du Grand-Palais.

Dr Valois (de Moulins), aide-major de 2e classe.

MM. les *Médecins spécialistes :*

Dr Degrais, ancien chef de laboratoire à l'hôpital Saint-Louis.

Dr Ducroquet, chef du service d'orthopédie à l'hôpital Rothschild.

Dr Floersheim, ancien interne des hôpitaux, chirurgien de l'hôpital 103.

MM. les *Professeurs :*

Dupuis, professeur à l'Institution des Sourds-Muets de Paris.

Hervaux, professeur à l'Institution des Sourds-Muets de Paris.

H. Marichelle, professeur à l'Institution des Sourds-Muets de Paris, directeur du laboratoire de la parole à l'Ecole pratique des hautes études.

Pérouze, professeur à l'Institution des Jeunes Aveugles.

M. le Capitaine aviateur X....

---

(1) Les articles non signés et les parties d'articles suivies du monogramme G. B. sont écrits par le Directeur du *Larousse Médical*.

Prix : 75 centimes

Fascicule 16

Larousse Médical

ILLUSTRÉ
de Guerre

PUBLIÉ
LA 2.
CTION
OCTEUR
LTIER=
SIÈRE.

SUPPLÉMENT AU
LAROUSSE MÉ-
DICAL ILLUSTRÉ
BLESSURES ET MA-
LADIES DE GUERRE
RÉÉDUCATION DES
MUTILÉS

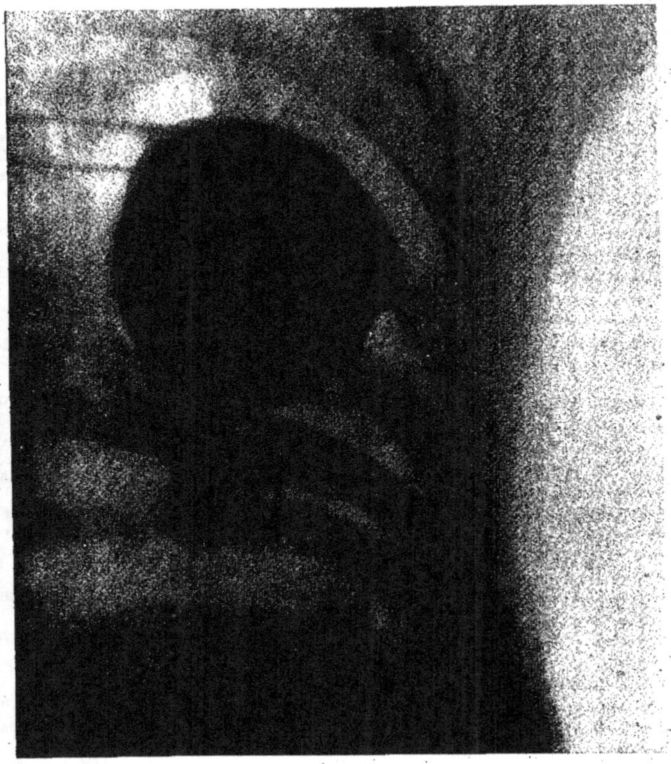

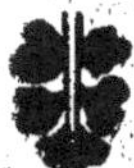

RADIO D'UN PROJECTILE DANS LA POITRINE (Col. du Dr Flœrsheim).

e concours de M.M. les Médecins militaires
ARD - BOUREAU - de CHAMPTASSIN
AT - H. GUILLEMINOT - P. KOUINDJY
RESSER - J. MOLINIÉ - H. NEPPER
IGNAT - CH. VALLÉE - G. VALOIS et les
s spécialistes DUCROQUET - P. DEGRAIS
LŒRSHEIM chirurgien de l'Hôpital 103

de M.M. L. DUPUIS, HERVAUX
et H. MARICHELLE, professeurs
à l'Institut des Sourds-Muets,
PÉROUZE, professeur
aux Jeunes Aveugles
et du Capitaine aviateur X.

Librairie Larousse - Paris.

LAROUSSE MÉDICAL DE GUERRE

La guerre, en multipliant les blessures et les maladies, a apporté de nombreuses modifications dans la connaissance de leurs signes et dans leur traitement. On a constaté que des affections transmissibles comme la dysenterie, la fièvre typhoïde, la tuberculose, des maladies de la peau comme les gelures et certaines dermites, des maladies nerveuses comme les psychoses ont présenté des formes spéciales aussi bien dans la clientèle civile que dans l'armée et on a trouvé des thérapeutiques nouvelles.

Le pansement des plaies, les greffes, les appareils à fracture ont été grandement améliorés ; les applications de la gymnastique élévatoire, du massage, des bains de vapeur locaux et des bains de soleil (héliothérapie), de la radio et de la radiumthérapie, de l'hydrothérapie chaude et froide ont été agrandies ; des vaccins préventifs et curatifs ont été découverts. Un de nos collaborateurs a inventé un appareil de mécanothérapie pouvant être utilisé pour tous les usages, un autre a créé pour la mobilisation des articulations, des appareils de fortune très simples qui rendent les plus grands services. Enfin la nécessité de remédier aux mutilations a stimulé l'ingéniosité de nos compatriotes médecins, professeurs ou fabricants et un nombre considérable d'appareils de prothèse pour les mains et les jambes sont venus suppléer les fonctions altérées ou supprimées.

Des méthodes de rééducation des amputés et mutilés, des aveugles et des sourds dont bénéficieront les accidentés du travail ont été imaginées ; elles donnent déjà d'excellents résultats et ont permis de rendre à l'industrie des ouvriers gagnant un salaire rémunérateur.

Il nous a semblé que le public, à un moment où tant de familles ont été atteintes, avait intérêt à connaître toutes ces découvertes qui survivront à la guerre et dont nous ne pouvons signaler ici qu'une faible partie, tel est le but de ce Supplément au LAROUSSE MÉDICAL qui fut accueilli avec tant de faveur.

LISTE DES COLLABORATEURS

Dʳ GALTIER-BOISSIÈRE [1], Médecin de l'hôpital 103, Directeur du *Larousse Médical*

MM. les *Médecins militaires* :

Dʳ **F. Allard**, aide-major, chef des services de thermothérapie et de photothérapie au Grand Palais, Directeur de l'Institut des agents physiques.

Dʳ **Boureau** (de Tours), médecin-major de 2ᵉ cl., chirurgien de l'hôpital 7/9.

Dʳ **de Champtassin**, médecin chef de l'ambulance 9/5, chef du service de mécanothérapie à l'hôpital Saint-Louis.

Dʳ **F. Debat**, aide-major, chef du service de dermatologie de la 8ᵉ région, assistant de dermatologie à l'hôpital Saint-Antoine.

Dʳ **H. Guilleminot**, aide-major, chef du service central de physiothérapie à Dijon. Chef des travaux pratiques de physique biologique à la Faculté de médecine de Paris.

Dʳ **P. Koulndjy**, aide-major, chef du service de physiothérapie au Val-de-Grâce. Chargé du service de rééducation et de massage à la Clinique Charcot (Salpêtrière).

Dʳ **H. Kresser**, médecin-major de 2ᵉ classe.

Dʳ **J. Molinié**, médecin-major de 2ᵉ classe.

Dʳ **H. Nepper**, aide-major, chef du laboratoire de physiologie pathologique du Collège de France.

Dʳ **L. Salignat** (de Vichy), aide-major de 1ʳᵉ cl.

Dʳ **Somen**, aide-major, assistant de physiothérapie à la Clinique médicale de l'Hôtel-Dieu.

Dʳ **Ch. Vallée**, aide-major de 2ᵉ classe, chef du service de rééducation du Grand-Palais.

Dʳ **Valois** (de Moulins), aide-major de 2ᵉ classe.

MM. les *Médecins spécialistes* :

Dʳ **Degrais**, ancien chef de laboratoire à l'hôpital Saint-Louis.

Dʳ **Ducroquet**, chef du service d'orthopédie à l'hôpital Rothschild.

Dʳ **Flœrsheim**, ancien interne des hôpitaux, chirurgien de l'hôpital 103.

MM. les *Professeurs* :

Dupuis, professeur à l'Institution des Sourds-Muets de Paris.

Hervaux, professeur à l'Institution des Sourds-Muets de Paris.

H. Marichelle, professeur à l'Institution des Sourds-Muets de Paris, directeur du laboratoire de la parole à l'Ecole pratique des hautes études.

Pérouze, professeur à l'Institution des Jeunes Aveugles.

M. le **Capitaine aviateur** X....

---

(1) Les articles non signés et les parties d'articles suivies du monogramme G. B. sont écrits par le Directeur du *Larousse Médical*.

Prix : 75 centimes

Fascicule 17

Larousse Médical
ILLUSTRÉ de Guerre

PUBLIÉ
SOUS LA
DIRECTION
DU DOCTEUR
GALTIER-
BOISSIÈRE.

SUPPLÉMENT AU
LAROUSSE MÉ-
DICAL ILLUSTRÉ
—
BLESSURES ET MA-
LADIES de GUERRE
RÉÉDUCATION des
MUTILÉS.

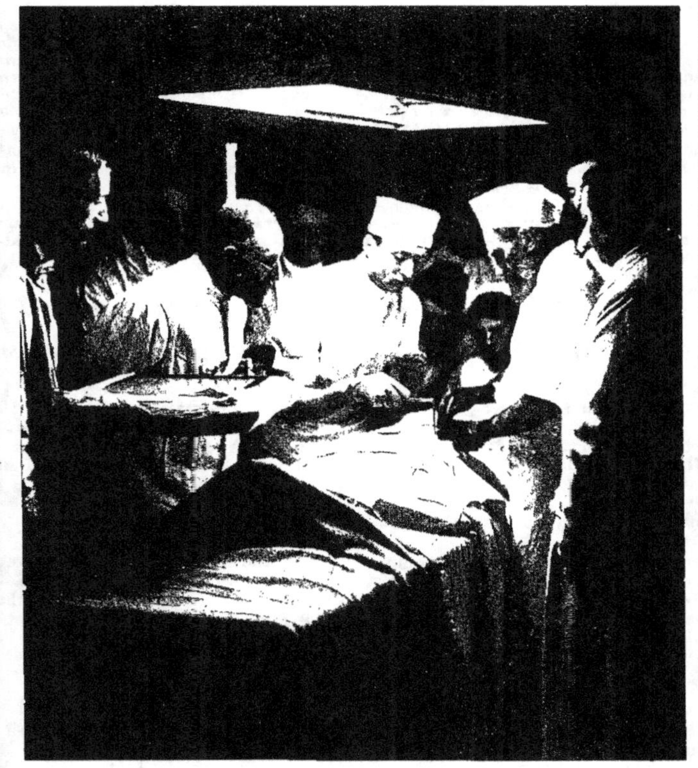

OPÉRATION EN LUMIÈRE ROUGE.

le concours de M.M. les Médecins militaires
LARD - BOUREAU - de CHAMPTASSIN
BAT - H. GUILLEMINOT - P. KOUINDJY
KRESSER - J. MOLINIÉ - H. NEPPER
LIGNAT - CH. VALLÉE - G. VALOIS et les
médecins spécialistes DUCROQUET - P. DEGRAIS
FLŒRSHEIM chirurgien de l'Hôpital 103

de M.M. L. DUPUIS, HERVAUX
et H. MARICHELLE, professeurs
d'Institut des Sourds-Muets,
PÉROUZE, professeur
aux Jeunes Aveugles
et du Capitaine aviateur X.

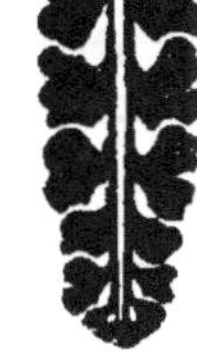
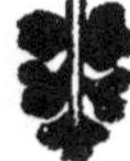
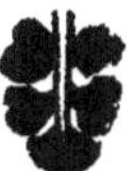

Librairie Larousse - Paris.

LAROUSSE MÉDICAL DE GUERRE

La guerre, en multipliant les blessures et les maladies, a apporté de nombreuses modifications dans la connaissance de leurs signes et dans leur traitement. On a constaté que des affections transmissibles comme la dysenterie, la fièvre typhoïde, la tuberculose, des maladies de la peau comme les gelures et certaines dermites, des maladies nerveuses comme les psychoses ont présenté des formes spéciales aussi bien dans la clientèle civile que dans l'armée et on a trouvé des thérapeutiques nouvelles.

Le pansement des plaies, les greffes, les appareils à fracture ont été grandement améliorés ; les applications de la gymnastique élévatoire, du massage, des bains de vapeur locaux et des bains de soleil (héliothérapie), de la radio et de la radiumthérapie, de l'hydrothérapie chaude et froide ont été agrandies ; des vaccins préventifs et curatifs ont été découverts. Un de nos collaborateurs a inventé un appareil de mécanothérapie pouvant être utilisé pour tous les usages, un autre a créé pour la mobilisation des articulations, des appareils de fortune très simples qui rendent les plus grands services. Enfin la nécessité de remédier aux mutilations a stimulé l'ingéniosité de nos compatriotes médecins, professeurs ou fabricants et un nombre considérable d'appareils de prothèse pour les mains et les jambes sont venus suppléer les fonctions altérées ou supprimées.

Des méthodes de rééducation des amputés et mutilés, des aveugles et des sourds dont bénéficieront les accidentés du travail ont été imaginées; elles donnent déjà d'excellents résultats et ont permis de rendre à l'industrie des ouvriers gagnant un salaire rémunérateur.

Il nous a semblé que le public, à un moment où tant de familles ont été atteintes, avait intérêt à connaître toutes ces découvertes qui survivront à la guerre et dont nous ne pouvons signaler ici qu'une faible partie, tel est le but de ce Supplément au LAROUSSE MÉDICAL qui fut accueilli avec tant de faveur.

LISTE DES COLLABORATEURS

D* GALTIER-BOISSIÈRE [1], Médecin de l'hôpital 103, Directeur du *Larousse Médical*

MM. les *Médecins militaires* :

D* **F. Allard**, aide-major, chef des services de thermothérapie et de photothérapie au Grand Palais, Directeur de l'Institut des agents physiques.

D* **Boureau** (de Tours), médecin-major de 2* cl., chirurgien de l'hôpital 7/9.

D* **de Champtassin**, médecin chef de l'ambulance 9/5, chef du service de mécanothérapie à l'hôpital Saint-Louis.

D* **F. Debat**, aide-major, chef du service de dermatologie de la 8* région, assistant de dermatologie à l'hôpital Saint-Antoine.

D* **H. Guilleminot**, aide-major, chef du service central de physiothérapie à Dijon. Chef des travaux pratiques de physique biologique à la Faculté de médecine de Paris.

D* **P. Kouindjy**, aide-major, chef du service de physiothérapie au Val-de-Grâce. Chargé du service de rééducation et de massage à la Clinique Charcot (Salpêtrière).

D* **H. Kresser**, médecin-major de 2* classe.

D* **J. Mollnié**, médecin-major de 2* classe.

D* **H. Nepper**, aide-major, chef du laboratoire de physiologie pathologique du Collège de France.

D* **L. Salignat** (de Vichy), aide-major de 1** cl.

D* **Somon**, aide-major, assistant de physiothérapie à la Clinique médicale de l'Hôtel-Dieu.

D* **Ch. Vallée**, aide-major de 2* classe, chef du service de rééducation du Grand-Palais.

D* **Valois** (de Moulins), aide-major de 2* classe.

MM. les *Médecins spécialistes* :

D* **Degrais**, ancien chef de laboratoire à l'hôpital Saint-Louis.

D* **Ducroquet**, chef du service d'orthopédie à l'hôpital Rothschild.

D* **Floersheim**, ancien interne des hôpitaux, chirurgien de l'hôpital 103.

MM. les *Professeurs* :

Dupuis, professeur à l'Institution des Sourds-Muets de Paris.

Hervaux, professeur à l'Institution des Sourds-Muets de Paris.

H. Marichelle, professeur à l'Institution des Sourds-Muets de Paris, directeur du laboratoire de la parole à l'École pratique des hautes études.

Pérouze, professeur à l'Institution des Jeunes Aveugles.

M. le **Capitaine aviateur X....**

(1) Les articles non signés et les parties d'articles suivies du monogramme G. B. sont écrits par le Directeur du *Larousse Médical*.

Larousse Médical
ILLUSTRÉ
de Guerre

UBLIÉ
LA
CTION
OCTEUR
LTIER-
IÈRE.

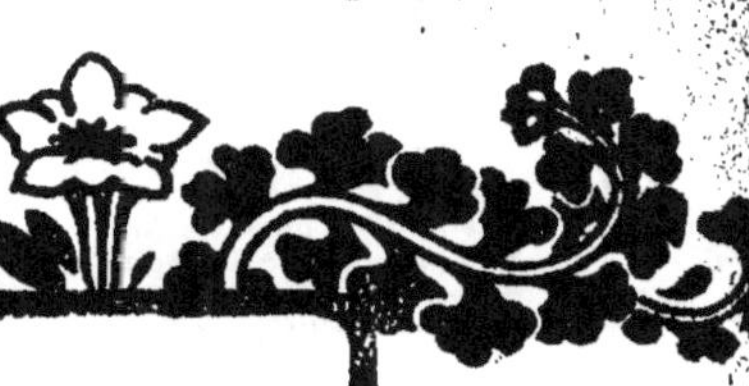

SUPPLÉMENT AU
LAROUSSE MÉ-
DICAL ILLUSTRÉ
—
BLESSURES et MA-
LADIES de GUERRE
RÉÉDUCATION des
MUTILÉS

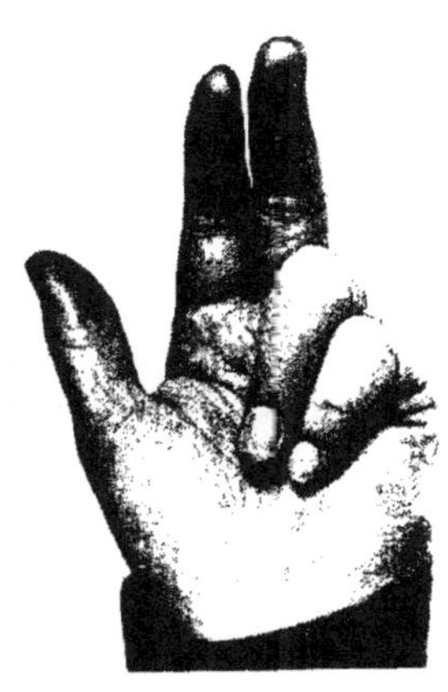
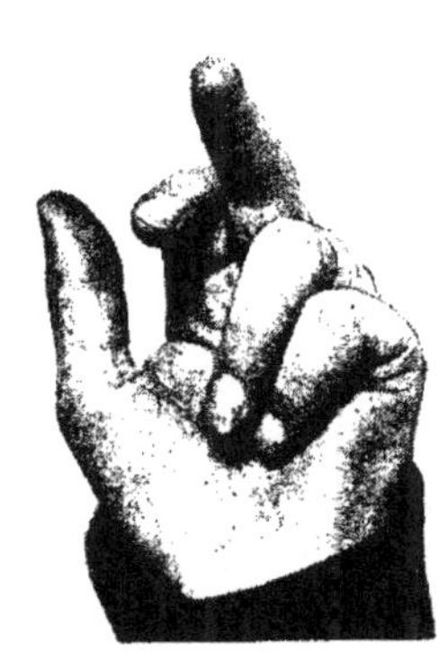
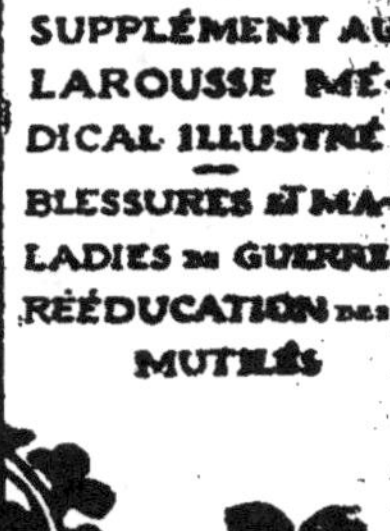
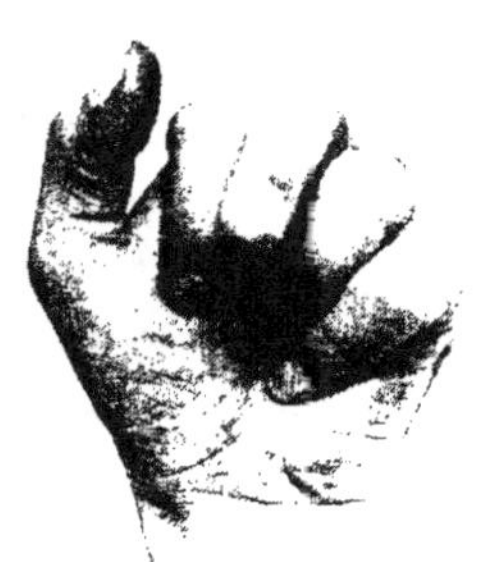
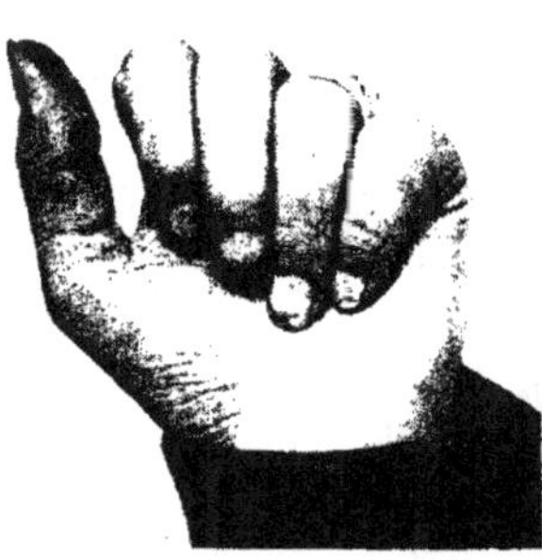
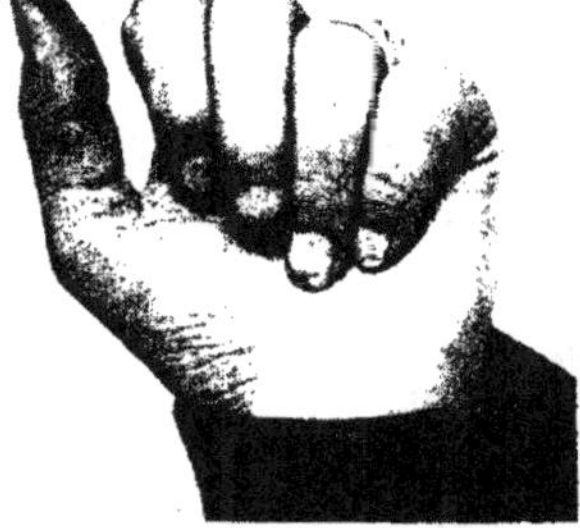

IMPOTENCE FONCTIONNELLE TRAITÉE PAR LE RADIUM. (Ce. du Dʳ Belot.)

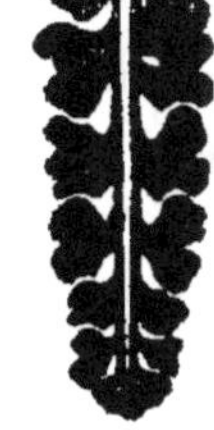

le concours de M.M. les Médecins militaires
ARD - BOUREAU - de CHAMPTASSIN
AT - H. GUILLEMINOT - P. KOUINDJY
RESSER - J. MOLINIÉ - H. NEPPER
IGNAT - CH. VALLÉE - G. VALOIS et les
s spécialistes DUCROQUET - P. DEGRAIS
LŒRSHEIM chirurgien de l'Hôpital 103

de M.M. L. DUPUIS, HERVAUX
et H. MARICHELLE, professeurs
d'l'Institut des Sourds-Muets,
PÉROUZE, professeur
aux Jeunes Aveugles
et du Capitaine aviateur X.

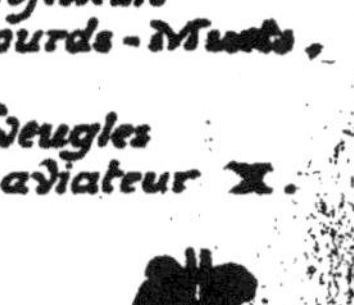
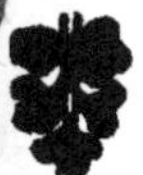
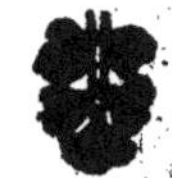

Librairie Larousse - Paris.

LAROUSSE MÉDICAL DE GUERRE

La guerre, en multipliant les blessures et les maladies, a apporté de nombreuses modifications dans la connaissance de leurs signes et dans leur traitement. On a constaté que des affections transmissibles comme la dysenterie, la fièvre typhoïde, la tuberculose, des maladies de la peau comme les gelures et certaines dermites, des maladies nerveuses comme les psychoses ont présenté des formes spéciales aussi bien dans la clientèle civile que dans l'armée et on a trouvé des thérapeutiques nouvelles.

Le pansement des plaies, les greffes, les appareils à fracture ont été grandement améliorés; les applications de la gymnastique élévatoire, du massage, des bains de vapeur locaux et des bains de soleil (héliothérapie), de la radio et de la radiumthérapie, de l'hydrothérapie chaude et froide ont été agrandies; des vaccins préventifs et curatifs ont été découverts. Un de nos collaborateurs a inventé un appareil de mécanothérapie pouvant être utilisé pour tous les usages, un autre a créé pour la mobilisation des articulations, des appareils de fortune très simples qui rendent les plus grands services. Enfin la nécessité de remédier aux mutilations a stimulé l'ingéniosité de nos compatriotes médecins, professeurs ou fabricants et un nombre considérable d'appareils de prothèse pour les mains et les jambes sont venus suppléer les fonctions altérées ou supprimées.

Des méthodes de rééducation des amputés et mutilés, des aveugles et des sourds dont bénéficieront les accidentés du travail ont été imaginées; elles donnent déjà d'excellents résultats et ont permis de rendre à l'industrie des ouvriers gagnant un salaire rémunérateur.

Il nous a semblé que le public, à un moment où tant de familles ont été atteintes, avait intérêt à connaître toutes ces découvertes qui survivront à la guerre et dont nous ne pouvons signaler ici qu'une faible partie, tel est le but de ce Supplément au LAROUSSE MÉDICAL qui fut accueilli avec tant de faveur.

LISTE DES COLLABORATEURS

D' GALTIER-BOISSIÈRE [1], Médecin de l'hôpital 103, Directeur du *Larousse Médical*

MM. les *Médecins militaires* :

D' **P. Allard**, aide-major, chef des services de thermothérapie et de photothérapie au Grand-Palais, Directeur de l'Institut des agents physiques.

D' **Boureau** (de Tours), médecin-major de 2° cl., chirurgien de l'hôpital 7/9.

D' **de Champtassin**, médecin chef de l'ambulance 9/5, chef du service de mécanothérapie à l'hôpital Saint-Louis.

D' **P. Debat**, aide-major, chef du service de dermatologie de la 8° région, assistant de dermatologie à l'hôpital Saint-Antoine.

D' **H. Guilleminot**, aide-major, chef du service central de physiothérapie à Dijon. Chef des travaux pratiques de physique biologique à la Faculté de médecine de Paris.

D' **P. Koulachy**, aide-major, chef du service de physiothérapie au Val-de-Grâce. Chargé du service de rééducation et de massage à la Clinique Charcot (Salpêtrière).

D' **M. Kresser**, médecin-major de 2° classe.

D' **J. Mallald**, médecin-major de 2° classe.

D' **K. Nepper**, aide-major, chef du laboratoire de physiologie pathologique du Collège de France.

D' **L. Salignat** (de Vichy), aide-major de 1° cl.

D' **Semen**, aide-major, assistant de physiothérapie à la Clinique médicale de l'Hôtel-Dieu.

D' **Ch. Vallée**, aide-major de 2° classe, chef du service de rééducation du Grand-Palais.

D' **Velets** (de Moulins), aide-major de 2° classe.

MM. les *Médecins spécialistes* :

D' **Degrais**, ancien chef de laboratoire à l'hôpital Saint-Louis.

D' **Ducroquet**, chef du service d'orthopédie à l'hôpital Rothschild.

D' **Floersheim**, ancien interne des hôpitaux, chirurgien de l'hôpital 103.

MM. les *Professeurs* :

Dupuis, professeur à l'Institution des Sourds-Muets de Paris.

Hervaux, professeur à l'Institution des Sourds-Muets de Paris.

H. Marichelle, professeur à l'Institution des Sourds-Muets de Paris, directeur du laboratoire de la parole à l'École pratique des hautes études.

Férouze, professeur à l'Institution des Jeunes Aveugles.

M. le Capitaine aviateur X...

[1] Les articles non signés et les parties d'articles suivies du monogramme G. B. sont écrits par le Directeur du *Larousse Médical*.

Prix : 75 centimes   4   **Fascicule 19**

Larousse Médical

ILLUSTRÉ de Guerre

PUBLIÉ
LA DI-
RECTION
DOCTEUR
GALTIER-
BOISSIÈRE

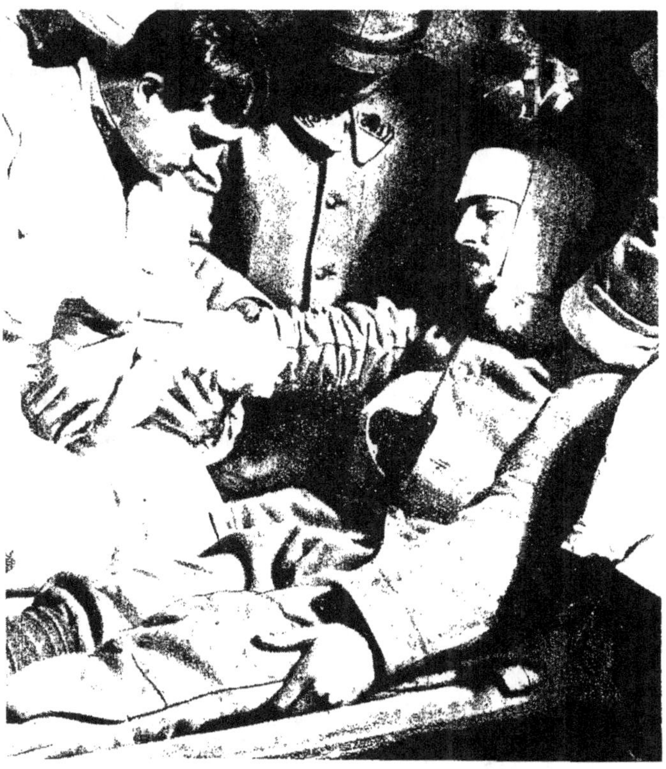

SUPPLÉMENT AU
LAROUSSE MÉ-
DICAL ILLUSTRÉ
BLESSURES ET MA-
LADIES DE GUERRE
RÉÉDUCATION DES
MUTILÉS.

par MM. A. BROCA, HERVOUET
et H. MARESCHAL, Professeur
à l'Institut des Sourds-Muets,
DÉROUX, Professeur
aux Jeunes Aveugles
et le Capitaine aviateur X.

Librairie Larousse - Paris.
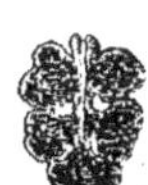

LAROUSSE MÉDICAL DE GUERRE

La guerre, en multipliant les blessures et les maladies, a apporté de nombreuses modifications dans la connaissance de leurs signes et dans leur traitement. On a constaté que des affections transmissibles comme la dysenterie, la fièvre typhoïde, la tuberculose, des maladies de la peau comme les gelures et certaines dermites, des maladies nerveuses comme les psychoses ont présenté des formes spéciales aussi bien dans la clientèle civile que dans l'armée et on a trouvé des thérapeutiques nouvelles.

Le pansement des plaies, les greffes, les appareils à fracture ont été grandement améliorés : les applications de la gymnastique élévatoire, du massage, des bains de vapeur locaux et des bains de soleil (héliothérapie), de la radio et de la radiumthérapie, de l'hydrothérapie chaude et froide ont été agrandies; des vaccins préventifs et curatifs ont été découverts. Un de nos collaborateurs a inventé un appareil de mécanothérapie pouvant être utilisé pour tous les usages, un autre a créé pour la mobilisation des articulations, des appareils de fortune très simples qui rendent les plus grands services. Enfin la nécessité de remédier aux mutilations a stimulé l'ingéniosité de nos compatriotes médecins, professeurs ou fabricants et un nombre considérable d'appareils de prothèse pour les mains et les jambes sont venus suppléer les fonctions altérées ou supprimées.

Des méthodes de rééducation des amputés et mutilés, des aveugles et des sourds dont bénéficieront les accidentés du travail ont été imaginées; elles donnent déjà d'excellents résultats et ont permis de rendre à l'industrie des ouvriers gagnant un salaire rémunérateur.

Il nous a semblé que le public, à un moment où tant de familles ont été atteintes, avait intérêt à connaître toutes ces découvertes qui survivront à la guerre et dont nous ne pouvons signaler ici qu'une faible partie, tel est le but de ce Supplément au LAROUSSE MÉDICAL, qui fut accueilli avec tant de faveur.

LISTE DES COLLABORATEURS

Dr GALTIER-BOISSIÈRE [1], Médecin de l'hôpital 103, Directeur du *Larousse Médical*

MM. les *Médecins militaires* :

Dr **F. Allard**, aide-major, chef des services de thermothérapie et de photothérapie au Grand Palais, Directeur de l'Institut des agents physiques.

Dr **Boureau** (de Tours), médecin-major de 2e cl., chirurgien de l'hôpital 7/9.

Dr **de Champtassin**, médecin chef de l'ambulance 9/5, chef du service de mécanothérapie à l'hôpital Saint-Louis.

Dr **F. Debat**, aide-major, chef du service de dermatologie de la 8e région, assistant de dermatologie à l'hôpital Saint-Antoine.

Dr **H. Guilleminot**, aide-major, chef du service central de physiothérapie à Dijon. Chef des travaux pratiques de physique biologique à la Faculté de médecine de Paris.

Dr **P. Kouindjy**, aide-major, chef du service de physiothérapie au Val-de-Grâce. Chargé du service de rééducation et de massage à la Clinique Charcot (Salpêtrière).

Dr **H. Kreeser**, médecin-major de 2e classe.

Dr **J. Molinié**, médecin-major de 2e classe.

Dr **H. Nepper**, aide-major, chef du laboratoire de physiologie pathologique du Collège de France.

Dr **L. Salignat** (de Vichy), aide-major de 1re cl.

Dr **Semen**, aide-major, assistant de physiothérapie à la Clinique médicale de l'Hôtel-Dieu.

Dr **Ch. Vallée**, aide-major de 2e classe, chef du service de rééducation du Grand-Palais.

Dr **Valois** (de Moulins), aide-major de 2e classe.

MM. les *Médecins spécialistes* :

Dr **Degrais**, ancien chef de laboratoire à l'hôpital Saint-Louis.

Dr **Ducroquet**, chef du service d'orthopédie à l'hôpital Rothschild.

Dr **Floersheim**, ancien interne des hôpitaux, chirurgien de l'hôpital 103.

MM. les *Professeurs* :

Dupuis, professeur à l'Institution des Sourds-Muets de Paris.

Hervaux, professeur à l'Institution des Sourds-Muets de Paris.

H. Marichelle, professeur à l'Institution des Sourds-Muets de Paris, directeur du laboratoire de la parole à l'École pratique des hautes études.

Pérouze, professeur à l'Institution des Jeunes Aveugles.

M. le **Capitaine aviateur** X....

---

(1) Les articles non signés et les parties d'articles suivies du monogramme G. B. sont écrits par le Directeur du *Larousse Médical*.

Prix : 75 centimes

Fascicule 20

Larousse Médical

ILLUSTRÉ
de Guerre

PUBLIÉ
SOUS LA DIRECTION
DU DOCTEUR
GALTIER-
BOISSIÈRE.

SUPPLÉMENT AU
LAROUSSE MÉ-
DICAL ILLUSTRÉ
—
BLESSURES ET MA-
LADIES de GUERRE
RÉÉDUCATION des
MUTILÉS.

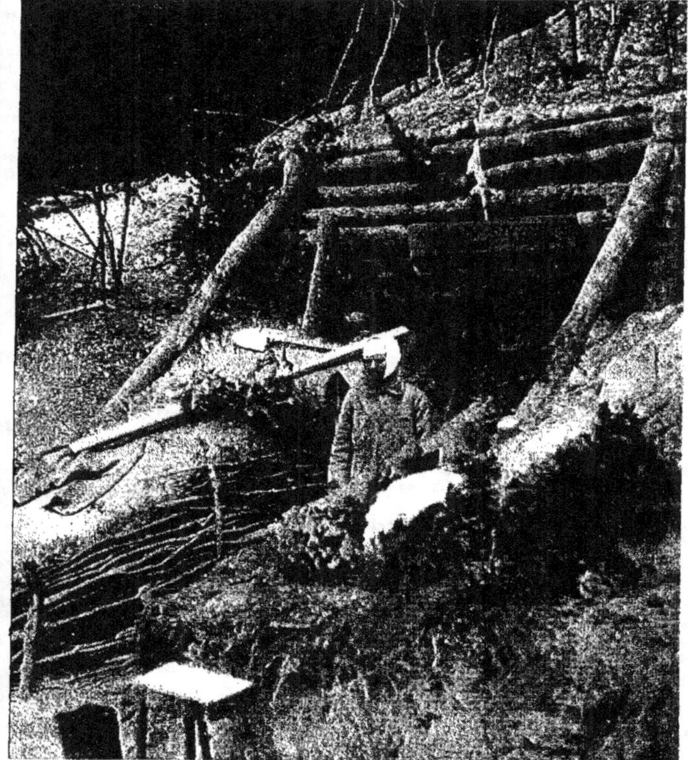

POSTE DE SECOURS EN PREMIÈRE LIGNE. (Serv. phot. de l'armée).

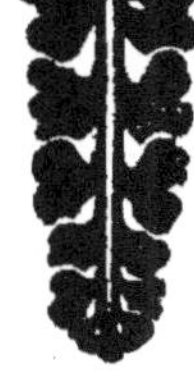

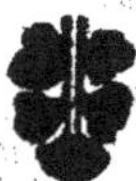

avec le concours de M.M. les Médecins militaires
BILLARD - BOUREAU - de CHAMPTASSIN
REBAT - H. GUILLEMINOT - P. KOUINDJY
KRESSER - J. MOLINIÉ - H. NEPPER
POLIGNAT - CH. VALLÉE - G. VALOIS et les
médecins spécialistes DUCROQUET - P. DEGRAIS
M. FLŒRSHEIM chirurgien de l'Hôpital 103

de M.M. L. DUPUIS, HERVAUX
et H. MARICHELLE, professeurs
d l'Institut des Sourds-Muets,
PÉROUZE, professeur
aux Jeunes Aveugles
et du Capitaine aviateur X.

Librairie Larousse - Paris.

LAROUSSE MÉDICAL DE GUERRE

La guerre, en multipliant les blessures et les maladies, a apporté de nombreuses modifications dans la connaissance de leurs signes et dans leur traitement. On a constaté que des affections transmissibles comme la dysenterie, la fièvre typhoïde, la tuberculose, des maladies de la peau comme les gelures et certaines dermites, des maladies nerveuses comme les psychoses ont présenté des formes spéciales aussi bien dans la clientèle civile que dans l'armée et on a trouvé des thérapeutiques nouvelles.

Le pansement des plaies, les greffes, les appareils à fracture ont été grandement améliorés; les applications de la gymnastique élévatoire, du massage, des bains de vapeur locaux et des bains de soleil (héliothérapie), de la radio et de la radiumthérapie, de l'hydrothérapie chaude et froide ont été agrandies; des vaccins préventifs et curatifs ont été découverts. Un de nos collaborateurs a inventé un appareil de mécanothérapie pouvant être utilisé pour tous les usages, un autre a créé pour la mobilisation des articulations, des appareils de fortune très simples qui rendent les plus grands services. Enfin la nécessité de remédier aux mutilations a stimulé l'ingéniosité de nos compatriotes médecins, professeurs ou fabricants et un nombre considérable d'appareils de prothèse pour les mains et les jambes sont venus suppléer les fonctions altérées ou supprimées.

Des méthodes de rééducation des amputés et mutilés, des aveugles et des sourds dont bénéficieront les accidentés du travail ont été imaginées; elles donnent déjà d'excellents résultats et ont permis de rendre à l'industrie des ouvriers gagnant un salaire rémunérateur.

Il nous a semblé que le public, à un moment où tant de familles ont été atteintes, avait intérêt à connaître toutes ces découvertes qui survivront à la guerre et dont nous ne pouvons signaler ici qu'une faible partie, tel est le but de ce Supplément au LAROUSSE MÉDICAL qui fut accueilli avec tant de faveur.

LISTE DES COLLABORATEURS

Dr GALTIER-BOISSIÈRE [1], Médecin de l'hôpital 103, Directeur du *Larousse Médical*

MM. les *Médecins militaires* :

Dr F. Allard, aide-major, chef des services de thermothérapie et de photothérapie au Grand Palais, Directeur de l'Institut des agents physiques.

Dr Boureau (de Tours), médecin-major de 2e cl., chirurgien de l'hôpital 7/9.

Dr de Champtassin, médecin chef de l'ambulance 9/5, chef du service de mécanothérapie à l'hôpital Saint-Louis.

Dr F. Debat, aide-major, chef du service de dermatologie de la 8e région, assistant de dermatologie à l'hôpital Saint-Antoine.

Dr H. Guilleminot, aide-major, chef du service central de physiothérapie à Dijon. Chef des travaux pratiques de physique biologique à la Faculté de médecine de Paris.

Dr P. Koulndjy, aide-major, chef du service de physiothérapie au Val-de-Grâce. Chargé du service de rééducation et de massage à la Clinique Charcot (Salpêtrière).

Dr H. Kresser, médecin-major de 2e classe.

Dr J. Mollnié, médecin-major de 2e classe.

Dr H. Nepper, aide-major, chef du laboratoire de physiologie pathologique du Collège de France.

Dr L. Salignat (de Vichy), aide-major de 1re cl.

Dr Semon, aide-major, assistant de physiothérapie à la Clinique médicale de l'Hôtel-Dieu.

Dr Ch. Vallée, aide-major de 2e classe, chef du service de rééducation du Grand-Palais.

Dr Valois (de Moulins), aide-major de 2e classe.

MM. les *Médecins spécialistes* :

Dr Degrais, ancien chef de laboratoire à l'hôpital Saint-Louis.

Dr Ducroquet, chef du service d'orthopédie à l'hôpital Rothschild.

Dr Floersheim, ancien interne des hôpitaux, chirurgien de l'hôpital 103.

MM. les *Professeurs* :

Dupuis, professeur à l'Institution des Sourds-Muets de Paris.

Hervaux, professeur à l'Institution des Sourds-Muets de Paris.

M. Marichelle, professeur à l'Institution des Sourds-Muets de Paris, directeur du laboratoire de la parole à l'École pratique des hautes études.

Pérouze, professeur à l'Institution des Jeunes Aveugles.

M. le Capitaine aviateur X....

---

(1) Les articles non signés et les parties d'articles suivies du monogramme G. B. sont écrits par le Directeur du *Larousse Médical*.

Prix : 75 centimes

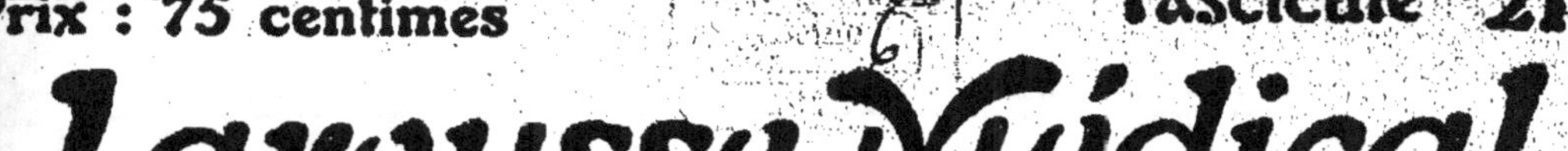

Larousse Médical
ILLUSTRÉ
de Guerre

Fascicule 21

PUBLIÉ
S LA
ECTION
DOCTEUR
ALTIER-
SSIÈRE.

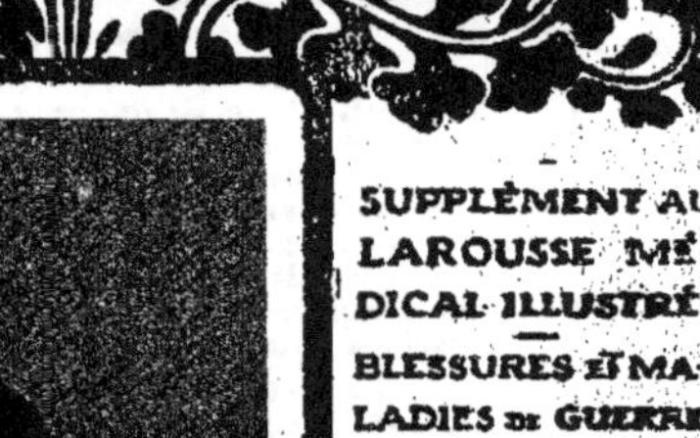

SUPPLÉMENT AU
LAROUSSE MÉ-
DICAL ILLUSTRÉ

BLESSURES ET MA-
LADIES DE GUERRE
RÉÉDUCATION DES
MUTILÉS

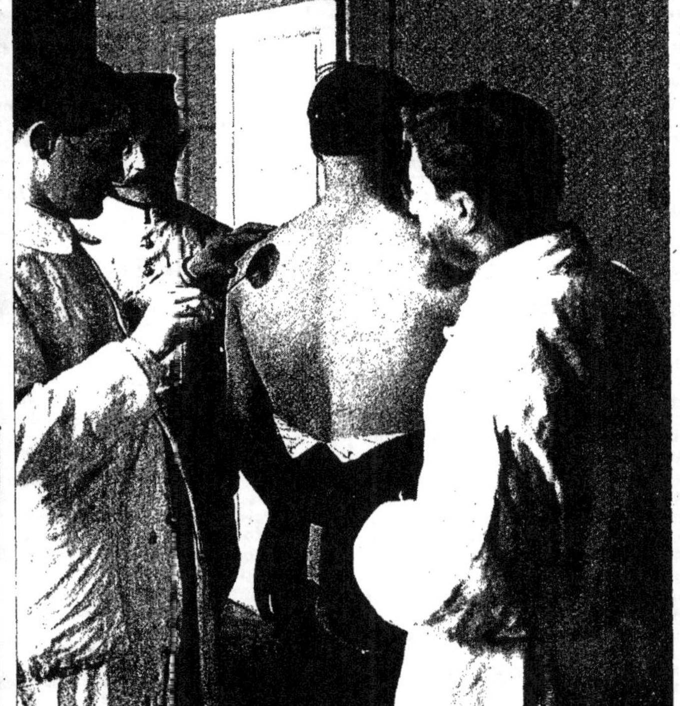

PIQURE ANTITYPHOÏDIQUE (Serv. phot. de l'armée).

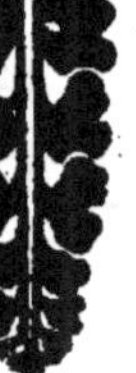

e le concours de M.M. les Médecins militaires
LLARD - BOUREAU - de CHAMPTASSIN
BAT - H. GUILLEMINOT - P. KOUINDJY
KRESSER - J. MOLINIÉ - H. NEPPER
ALIGNAT - CH. VALLÉE - G. VALOIS et les
ins spécialistes DUCROQUET - P. DEGRAIS
FLŒRSHEIM chirurgien de l'Hôpital 103

de M.M. L. DUPUIS, HERVAUX
et H. MARICHELLE, professeurs
d'l'Institut des Sourds-Muets,
PÉROUZE, professeur
aux Jeunes Aveugles
et du Capitaine aviateur X.

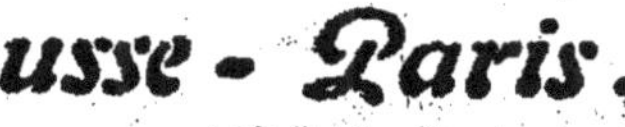

Librairie Larousse - Paris.

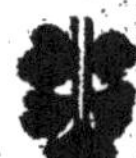

LAROUSSE MÉDICAL DE GUERRE

La guerre, en multipliant les blessures et les maladies, a apporté de nombreuses modifications dans la connaissance de leurs signes et dans leur traitement. On a constaté que des affections transmissibles comme la dysenterie, la fièvre typhoïde, la tuberculose, des maladies de la peau comme les gelures et certaines dermites, des maladies nerveuses comme les psychoses ont présenté des formes spéciales aussi bien dans la clientèle civile que dans l'armée et on a trouvé des thérapeutiques nouvelles.

Le pansement des plaies, les greffes, les appareils à fracture ont été grandement améliorés; les applications de la gymnastique élévatoire, du massage, des bains de vapeur locaux et des bains de soleil (héliothérapie), de la radio et de la radiumthérapie, de l'hydrothérapie chaude et froide ont été agrandies; des vaccins préventifs et curatifs ont été découverts. Un de nos collaborateurs a inventé un appareil de mécanothérapie pouvant être utilisé pour tous les usages, un autre a créé pour la mobilisation des articulations, des appareils de fortune très simples qui rendent les plus grands services. Enfin la nécessité de remédier aux mutilations a stimulé l'ingéniosité de nos compatriotes médecins, professeurs ou fabricants et un nombre considérable d'appareils de prothèse pour les mains et les jambes sont venus suppléer les fonctions altérées ou supprimées.

Des méthodes de rééducation des amputés et mutilés, des aveugles et des sourds dont bénéficieront les accidentés du travail ont été imaginées; elles donnent déjà d'excellents résultats et ont permis de rendre à l'industrie des ouvriers gagnant un salaire rémunérateur.

Il nous a semblé que le public, à un moment où tant de familles ont été atteintes, avait intérêt à connaître toutes ces découvertes qui survivront à la guerre et dont nous ne pouvons signaler ici qu'une faible partie, tel est le but de ce Supplément au LAROUSSE MÉDICAL qui fut accueilli avec tant de faveur.

LISTE DES COLLABORATEURS

Dʳ GALTIER-BOISSIÈRE [1], Médecin de l'hôpital 103, Directeur du *Larousse Médical*

MM. les *Médecins militaires* :

Dʳ F. Allard, aide-major, chef des services de thermothérapie et de photothérapie au Grand Palais, Directeur de l'Institut des agents physiques.

Dʳ Boureau (de Tours), médecin-major de 2ᵉ cl., chirurgien de l'hôpital 7/9.

Dʳ de Champtassin, médecin chef de l'ambulance 9/5, chef du service de mécanothérapie à l'hôpital Saint-Louis.

Dʳ F. Debat, aide-major, chef du service de dermatologie de la 8ᵉ région, assistant de dermatologie à l'hôpital Saint-Antoine.

Dʳ H. Guilleminot, aide-major, chef du service central de physiothérapie à Dijon. Chef des travaux pratiques de physique biologique à la Faculté de médecine de Paris.

Dʳ P. Koulndjy, aide-major, chef du service de physiothérapie au Val-de-Grâce. Chargé du service de rééducation et de massage à la Clinique Charcot (Salpêtrière).

Dʳ H. Kresser, médecin-major de 2ᵉ classe.

Dʳ J. Molinié, médecin-major de 2ᵉ classe.

Dʳ H. Nepper, aide-major, chef du laboratoire de physiologie pathologique du Collège de France.

Dʳ L. Salignat (de Vichy), aide-major de 1ʳᵉ cl.

Dʳ Semon, aide-major, assistant de physiothérapie à la Clinique médicale de l'Hôtel-Dieu.

Dʳ Ch. Vallée, aide-major de 2ᵉ classe, chef du service de rééducation du Grand-Palais.

Dʳ Valois (de Moulins), aide-major de 2ᵉ classe.

MM. les *Médecins spécialistes* :

Dʳ Degrais, ancien chef de laboratoire à l'hôpital Saint-Louis.

Dʳ Ducroquet, chef du service d'orthopédie à l'hôpital Rothschild.

Dʳ Floersheim, ancien interne des hôpitaux, chirurgien de l'hôpital 103.

MM. les *Professeurs* :

Dupuis, professeur à l'Institution des Sourds-Muets de Paris.

Hervaux, professeur à l'Institution des Sourds-Muets de Paris.

H. Marichelle, professeur à l'Institution des Sourds-Muets de Paris, directeur du laboratoire de la parole à l'École pratique des hautes études.

Pérouze, professeur à l'Institution des Jeunes Aveugles.

M. le Capitaine aviateur X....

(1) Les articles non signés et les parties d'articles suivies du monogramme G. B. sont écrits par le Directeur du *Larousse Médical*.

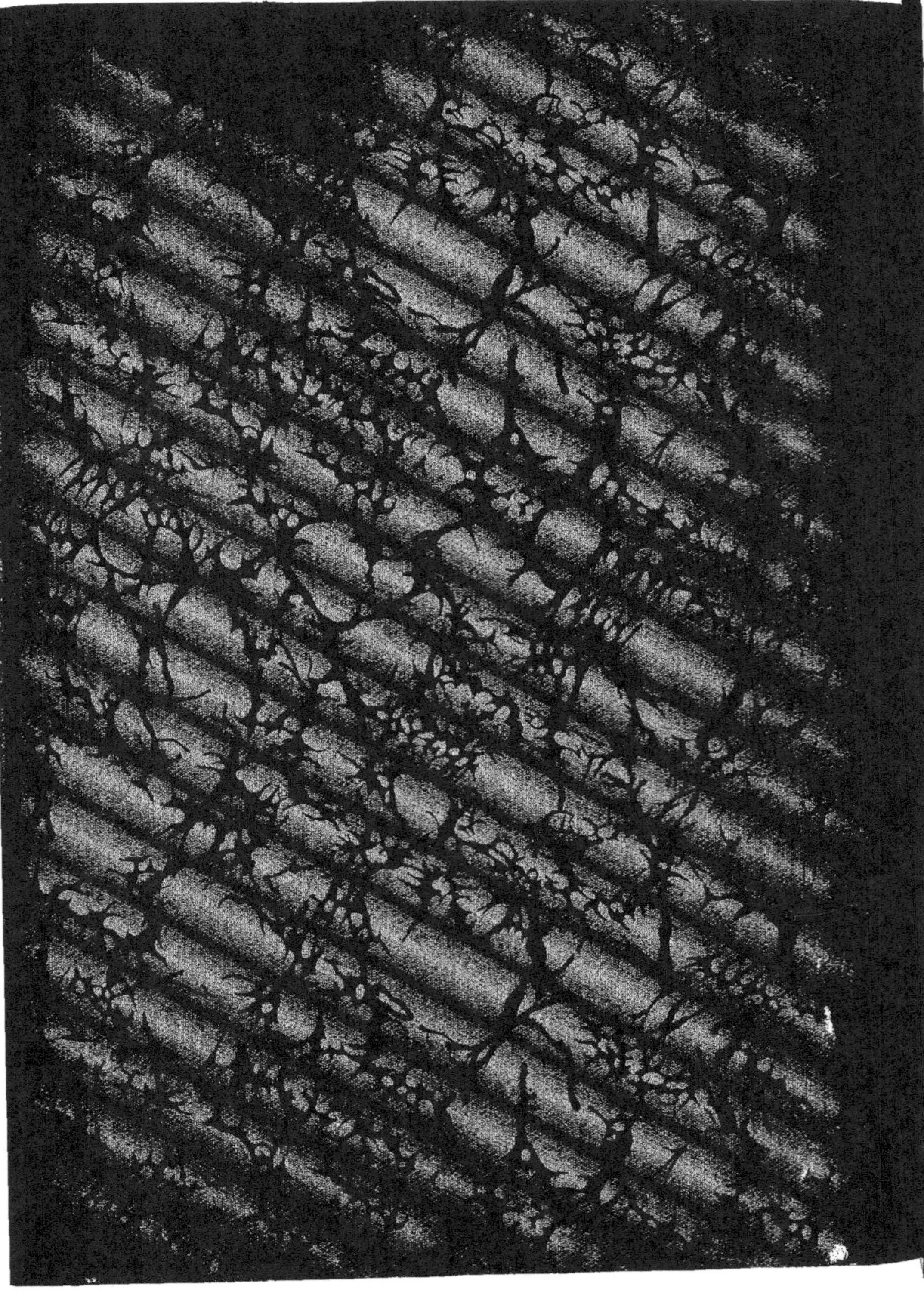

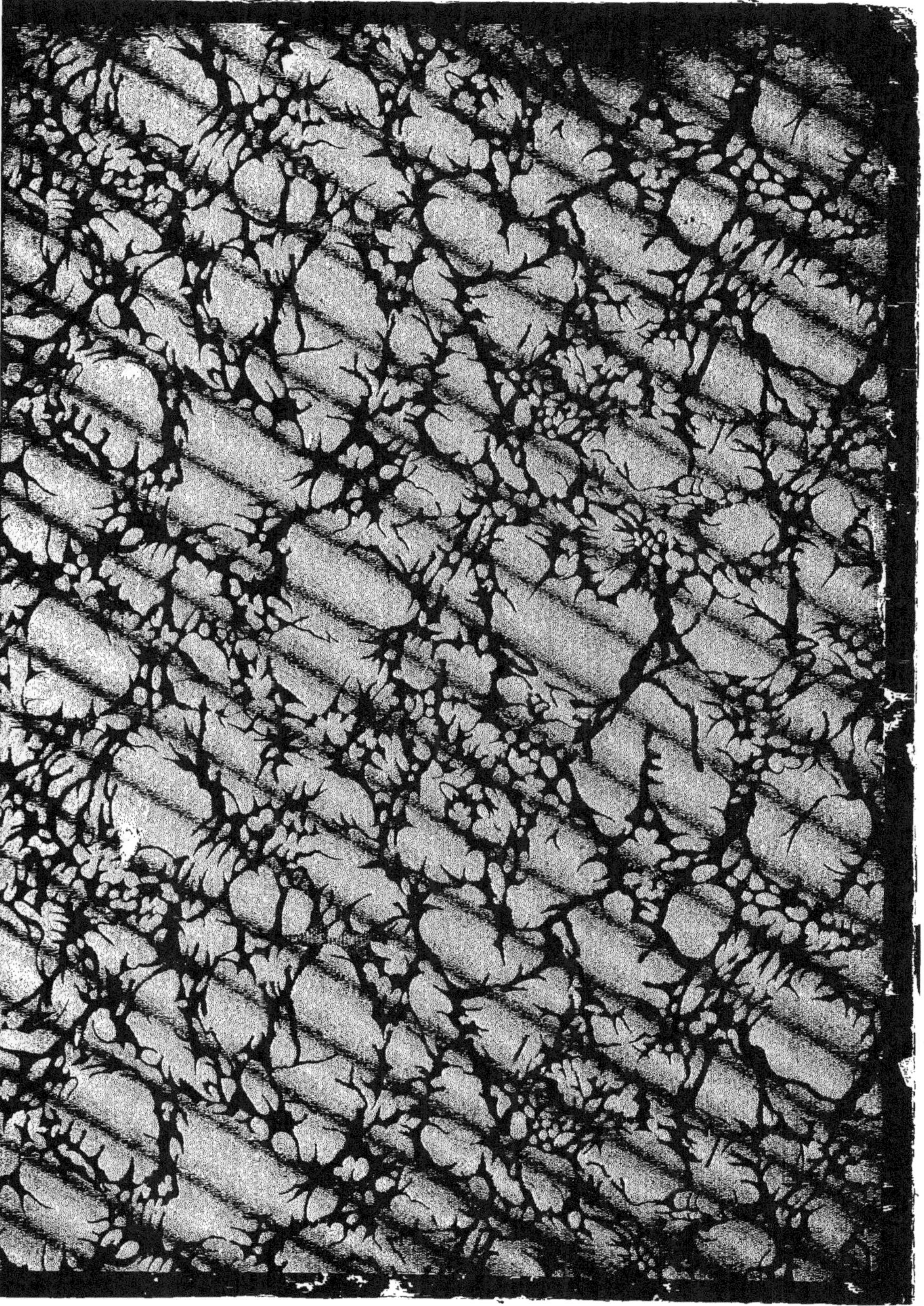